Pflanzliche Lebensmittelalternativen

David Julian McClements · Lutz Grossmann ·
Anja Maria Wagemans

Pflanzliche Lebensmittelalternativen

Eigenschaften, Formulierung, Verarbeitungsmethoden und Herstellung

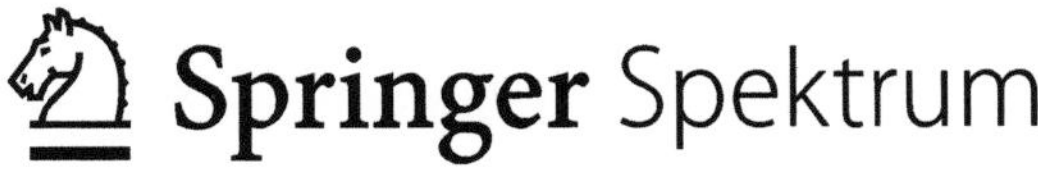

David Julian McClements
Department of Food Science
University of Massachusetts
Amherst, MA, USA

Lutz Grossmann
Department of Food Science
University of Massachusetts Amherst
Amherst, MA, USA

Anja Maria Wagemans
Professur für Lebensmitteltechnik
Technische Universität Dresden
Dresden, Deutschland

ISBN 978-3-031-52638-1   ISBN 978-3-031-52639-8   (eBook)
https://doi.org/10.1007/978-3-031-52639-8

Die Deutsche Nationalbibliothek verzeichnet diese Publikation in der Deutschen Nationalbibliografie; detaillierte bibliografische Daten sind im Internet über https://portal.dnb.de abrufbar.

Planung/Lektorat: Ken Kissinger
Springer Spektrum ist ein Imprint der eingetragenen Gesellschaft Springer Nature Switzerland AG und ist ein Teil von Springer Nature.
Die Anschrift der Gesellschaft ist: Gewerbestrasse 11, 6330 Cham, Switzerland

Das Papier dieses Produkts ist recycelbar.

David Julian McClements widmet dieses Buch seiner Tochter Isobelle McClements und seiner Frau Jayne Farrell.

Lutz Grossmann widmet dieses Buch seiner Familie und all den genialen Köpfen, die das Wissen für dieses Buch geschaffen haben. Lasst uns die Welt durch positive Wissenschaft zu einem besseren Ort machen.

*Anja Maria Wagemans widmet dieses Buch ihrer Tochter Laura Maria Wagemans, ihrem Ehemann Wiebe Wagemans und dem wissenschaftlichen Nachwuchs, denn sie sind die Forscher*innen von morgen.*

Danksagung

Dieses Buch ist ursprünglich in englischer Sprache 2021–2022 von David Julian McClements und Lutz Grossmann geschrieben und veröffentlicht worden. Die ungebrochen hohe Nachfrage nach pflanzlichen Lebensmitteln im deutschsprachigen Raum und das Angebot von Springer, eine deutsche Version des Buches zu veröffentlichen, hat Lutz Grossmann und Anja Maria Wagemans zu dieser Übersetzung bewogen. Unser besonderer Dank gilt Ken Kissinger von Springer, der den Ball ins Rollen gebracht hat. Wir hoffen, dass diese Übersetzung dazu beiträgt, unser Lebensmittelsystem für alle ein wenig besser zu machen.

Wir wollen uns zudem bei zahlreichen Personen für ihre fachliche Beratung und Unterstützung während der Verfassung unseres Buches bedanken. Mehrere Personen haben freundlicherweise die ersten Entwürfe der Kapitel gelesen und konstruktives Feedback gegeben. Unser besonderer Dank gilt Erin Rees Clayton und Priera Panescu vom Good Food Institute sowie Nicole Negowetti von der Plant Based Foods Association, die aufschlussreichen Kommentare und Vorschläge zu mehreren Kapiteln lieferten. Wir danken auch Celia Homyak von Ripple Foods und Luke Chavez von Danone für ihr Feedback zum Kapitel über pflanzliche Milch. Wir danken auch Zack Henderson von Sensient Technologies für seine Einblicke in pflanzliche Lebensmittelfarben. Das Feedback hat uns sicherlich geholfen, unser Buch zu verbessern. Alle verbleibenden Fehler sind unsere eigenen.

Wir danken auch allen Personen und Unternehmen, die uns freundlicherweise erlaubt haben, Fotos ihrer Analysegeräte oder ihrer pflanzlichen Lebensmittel zu verwenden. Wir danken Marc Johnson von Texture Technologies Corp. für die Bereitstellung von Fotos der Texturanalysegeräte und Philip Rolfe von Netzsch Instruments für die Bereitstellung von Fotos der Rheometer. Wir danken auch der Verkaufsabteilung von Malvern Panalytical für die Bereitstellung von Fotos der Partikelgrößenmessinstrumente, einschließlich statischer und dynamischer Lichtstreuung. Außerdem danken wir auch Impossible Foods, Beyond Meat, Just Eat und Revo Foods für die Bereitstellung von Bildern pflanzlicher Lebensmittelprodukte. Nicht zuletzt danken wir Coperion, C. Gerhardt Analytical Systems, der Albert Handtmann Holding, der Bühler Gruppe und ProXES für die Bereitstellung von Bildern von Geräten.

Die Autoren danken auch Daniel Falatko von Springer für die ursprüngliche Annahme unseres Buchvorschlags in englischer Fassung.

Die Autoren danken auch allen ihren Studierenden, Gastwissenschaftler*innen und Post-Docs, die Spitzenforschung zu pflanzlichen Lebensmitteln betreiben und die Autoren in aufmerksame Diskussionen über die Entwicklung dieser Produkte einbezogen haben. Unser besonderer Dank gilt Hualu (Lu) Zhou, Zhiyun (Kevin) Zhang, Yunbing (Shelly) Tan, Kanon Kobata, Giang Vu, Carlos Woern und Kanokporn Leethanapanich. Wir danken auch allen unseren Kolleg:innen an der University of Massachusetts Amherst und TU Berlin für ihre Erkenntnisse und ihre Zusammenarbeit im Bereich der pflanzlichen Lebensmittel, darunter Amanda Kinchla, Alissa Nolden, David Sela, Hang Xiao, Eric Decker, Lili He, Jiakai Liu, Yeonhwa Park, Jean Alamed und Stephan Drusch.

Schließlich danken die Autoren unseren Familien und Freunden für ihre ständige Unterstützung und Ermutigung während der Arbeit an diesem Buch. Besonderer Dank geht an David Sela und Matthew Moore für all ihre ausgezeichneten feuchtfröhlichen Ratschläge in Progression. Ein herzlicher Dank geht auch an Wiebe Wagemans, der Anja Wagemans tatkräftig unterstützt und ihr den Rücken freigehalten hat. Ein besonderer Dank geht auch an Jayne Farrell und Isobelle McClements, die insbesondere Julian McClements dazu ermutigt haben, das Buch zu initiieren.

Inhaltsverzeichnis

Über die Autoren

David Julian McClements ist Distinguished Professor im Department of Food Science an der University of Massachusetts (USA). Er konzentriert sich in seiner Forschung auf Biopolymere und Kolloide in Lebensmitteln und entwickelt dabei strukturelle Designprinzipien für die Herstellung von gesünderen und nachhaltigeren Lebensmitteln. Er hat zahlreiche Bücher und über 1400 wissenschaftliche Artikel veröffentlicht und ist einer der am häufigsten zitierten Wissenschaftler der Welt.

Lutz Grossmann ist momentan Assistant Professor im Department of Food Science an der University of Massachusetts Amherst (USA). Sein Forschungsschwerpunkt liegt im Bereich der nachhaltigen Lebensmittelmaterialwissenschaft.

Anja Maria Wagemans war Juniorprofessorin für Lebensmittelbiowissenschaften an der Technischen Universität Berlin und hat in 2024 die Professur für Lebensmitteltechnik an der Technischen Universität Dresden übernommen. Ihr Forschungsschwerpunkt liegt in der Aufklärung von Struktur-Prozess-Eigenschafts-Beziehungen tierischer, mikrobieller und pflanzlicher Lebensmittelbiopolymere.

Pflanzliche Lebensmittelalternativen auf dem Vormarsch

1

1.1 Einleitung

Das Interesse vieler Verbraucher*innen an einer pflanzlicheren Ernährung hat stark zugenommen. Immer mehr Verbraucher*innen ernähren sich vegan (ohne tierische Produkte), vegetarisch (kein Fleisch, aber einige Milchprodukte und Eier) oder pescetarisch (kein Fleisch, aber Fisch). Häufiger ist jedoch die Umstellung auf eine flexible Ernährung, bei der die Verbraucher*innen zwar weiterhin Fleisch essen, aber versuchen, die Gesamtmenge zu reduzieren. Eine Umfrage der *Plant-based Foods Association* in den USA ergab, dass sich 65 % der Befragten als Omnivor*innen (Allesesser), 29 % als Flexitarier*innen, 4 % als Vegetarier*innen und 2 % als Veganer*innen bezeichneten (www.plantbasedfoods.org). Verbraucher*innen geben eine Vielzahl von Gründen an, warum sie tierische Lebensmittel in ihrer Ernährung ausschließen oder reduzieren, wobei die Hauptgründe Gesundheit, Nachhaltigkeit und Tierschutz sind (Fox und Ward 2008; Fresan et al. 2020; Stoll-Kleemann und Schmidt 2017). Da Flexitarier*innen derzeit den größten Anteil der Verbraucher*innen ausmachen, die an pflanzlichen Lebensmitteln interessiert sind, und der größte potenzielle unerschlossene Markt nach wie vor Omnivore sind, hat man sich auf die Entwicklung pflanzlicher Lebensmittel konzentriert, die das Aussehen, die Textur und den Geschmack von tierischen Lebensmitteln getreu nachahmen. Diese Produkte können dann leicht in die Ernährung integriert werden, ohne dass große Änderungen des Lebensstils erforderlich sind. Lebensmittel tierischen Ursprungs umfassen eine Vielzahl von Produkten wie Fleisch (Rind, Lamm, Schwein, Huhn, Burger, Würstchen, Nuggets), Meeresfrüchte (Fisch, Krabben, Jakobsmuscheln), Milchprodukte (Milch, Sahne, Käse, Joghurt) und Eier (Rührei, Mayonnaise, Flan). Viele dieser tierischen Lebensmittel sind von Natur aus komplexe Materialien, deren physikochemische Eigenschaften, sensorische Merkmale und Nährwertprofile von der Art und dem strukturellen Aufbau der verschiedenen enthaltenen Komponenten abhängen. Beispielsweise sind die Proteine in Muskelfleisch in komplexen, hierarchischen Faserstrukturen organisiert, die das Aussehen, die Haptik und das Mundgefühl dieser Fleisch- und Fischprodukte wesentlich beeinflussen. Pflanzliche Lebensmittelinhaltsstoffe (wie Proteine, Kohlenhydrate und Lipide) haben in der Regel ganz andere molekulare und funktionelle Eigenschaften als tierische. Daher ist die Herstellung von pflanzlichen Lebensmitteln, die die erwünschten Eigenschaften von tierischen Lebensmitteln genau imitieren, oft eine große Herausforderung. Ziel dieses Buches ist es, die wissenschaftlichen und technologischen Grundlagen für die Herstellung hochwertiger pflanzlicher Lebensmittel der nächsten Generation aufzuzeigen. Mit „der nächsten Generation" meinen wir Lebensmittel, die speziell entwickelt wurden, um die Eigenschaften bestehender tierischer Lebensmittel wie Fleisch, Meeresfrüchte, Eier und Milchprodukte nachzuahmen. Natürliche pflanzliche Lebensmittel wie Obst, Gemüse, Nüsse, Getreide und Hülsenfrüchte sowie aus diesen Zutaten hergestellte traditionelle pflanzliche Lebensmittel wie Tempeh, Tofu und Seitan werden nicht berücksichtigt. Wir erkennen an, dass Diese ein wichtiger Bestandteil einer gesunden pflanzlichen Ernährung sind, aber sie liegen außerhalb des Rahmens dieses Buchest.

In diesem Kapitel geben wir einen Überblick über die wichtigsten Beweggründe der Verbraucher*innen, sich pflanzlich zu ernähren. Wir zeigen auch die Chancen für die Lebensmittelindustrie auf, die sich aus der steigenden Nachfrage nach pflanzlichen Lebensmitteln der nächsten Generation ergeben.

1.2   Umwelt- und Nachhaltigkeitsgründe für den Verzehr pflanzlicher Lebensmittel

Einer der dringendsten Gründe, den Anteil tierischer Produkte in der menschlichen Ernährung zu reduzieren, ist die negative Auswirkung der Tierhaltung auf die Umwelt. Die Aufzucht von Kühen, Schweinen, Schafen, Hühnern und Fischen für die Lebensmittelproduktion erschöpft die Ressourcen der Erde, verschmutzt Boden, Wasser und Luft und reduziert die Vielfalt der einheimischen Arten (Poore und Nemecek 2018). Dieses Problem wird sich weiter verschärfen, wenn nichts unternommen wird. Die Weltbevölkerung wächst weiter und wird im Jahr 2050 voraussichtlich fast 10 Mrd. Menschen umfassen. Das bedeutet, dass bis dahin genügend Nahrungsmittel produziert werden müssen, um weitere 3 Mrd. Menschen zu ernähren (Abb. 1.1). Hinzu kommt, dass die Menschen in vielen Teilen der Welt immer wohlhabender werden und länger leben, was den Wunsch nach einer qualitativ hochwertigeren Ernährung mit sich bringt. Der Verzehr von tierischen Produkten, insbesondere von Fleisch, wird häufig mit einem wohlhabenderen Lebensstil in Verbindung gebracht. So ist beispielsweise die Zahl der weltweit verzehrten Tiere in den letzten zwei Jahrzehnten um 80 % gestiegen. Prognosen zufolge wird der weltweite Fleischkonsum bis 2050 um weitere 50 % steigen, wenn sich die derzeitigen Trends fortsetzen.

Abb. 1.1 Prognosen zufolge wird die Weltbevölkerung („global population") angegeben in Milliarden („billions") bis 2050 auf etwa 10 Mrd. Menschen anwachsen, was bedeutet, dass mehr Lebensmittel produziert werden müssen, um diese zusätzlichen Menschen zu ernähren. (Daten von Our World in Data (ourworldindata. org))

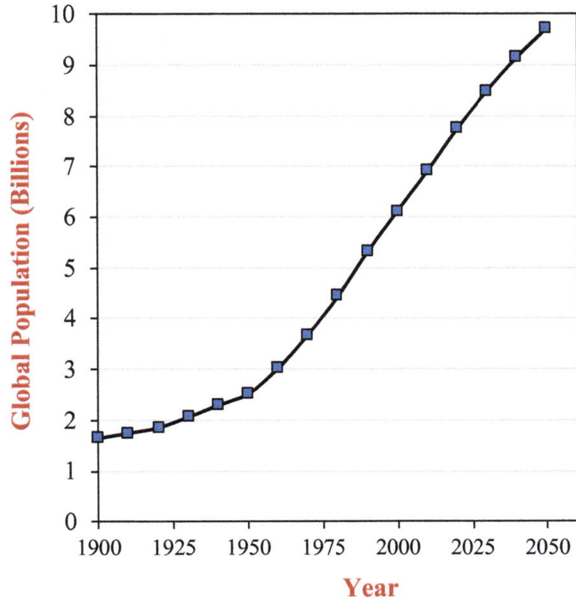

Abb. 1.2 Die jährlich produzierte Fleischmenge („meat production"), angegeben in Millionen Tonnen („million tonnes") hat in den letzten Jahrzehnten stark zugenommen. (Daten von Our World in Data (ourworldindata. org))

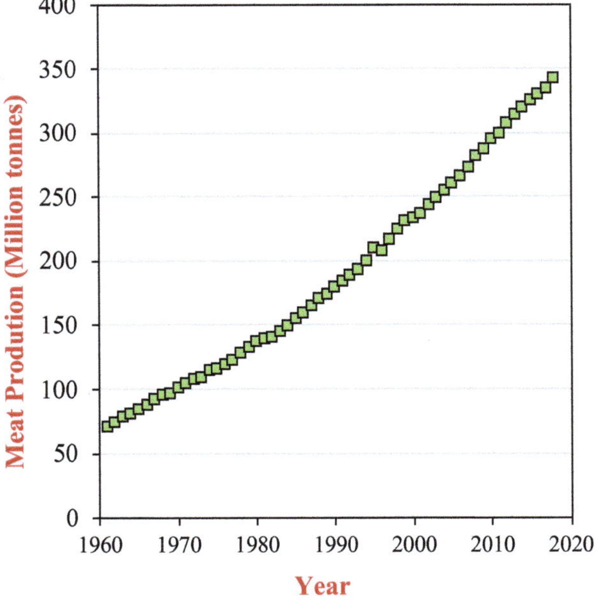

Die von Dr. Hannah Ritchie und Max Roser von der Universität Oxford (Groß-britannien) betriebene Webseite *Our World in Data* (ourworldindata.org), enthält Daten zur globalen Fleischproduktion der letzten Jahrzehnte (Abb. 1.2). Diese Daten zeigen, dass die Fleischproduktion rapide zugenommen hat, um die weltweit steigende Nachfrage zu decken. Heute wird weltweit fast viermal so viel Fleisch verzehrt wie noch vor 50 Jahren. Im Jahr 2018 wurden rund 340 Mio. Tonnen Fleisch produziert, darunter etwa 69 Mrd. Hühner, 1,5 Mrd. Schweine, 574 Mio. Schafe und 302 Mio. Rinder. Das bedeutet, dass für jeden Menschen auf der Erde fast 10 Tiere pro Jahr sterben mussten, um ihn mit Fleisch zu versorgen. Natürlich hängt dies von den wirtschaftlichen Ressourcen und kulturellen Gewohnheiten der Menschen in den verschiedenen Teilen der Welt ab. Im Durchschnitt essen die Amerikaner*innen viel mehr Fleisch als die Menschen in den meisten anderen Teilen der Welt. Im Jahr 2017 aß der Durchschnittsamerikaner mehr als 124 kg Fleisch pro Jahr, was etwa einem Viertel einer Kuh, einem Schwein oder 37 Hühnern entspricht. Wenn wir die negativen Auswirkungen des Konsums tierischer Lebensmittel auf unsere Umwelt verringern wollen, ist es wichtig, dass die Lebensmittelindustrie praktikable Alternativen zu diesen Produkten anbietet, die die Verbraucher*innen auch tatsächlich essen wollen.

1.2.1 Die Ineffizienz von tierischen Lebensmitteln

Eines der Hauptprobleme im Zusammenhang mit dem Verzehr von Tieren besteht darin, dass die knappen Ressourcen unseres Planeten von Tieren nicht sehr effizient in Lebensmittel umgewandelt werden. In Abb. 1.3 ist der Vergleich der Proteinausbeute pro Flächeneinheit für proteinreiche Lebensmittel aus Pflanzen und aus verschiedenen Nutztierarten dargestellt. Diese Daten zeigen, dass es für uns viel besser wäre, pflanzliche Lebensmittel direkt zu verzehren, anstatt sie an Tieren zu verfüttern, die wir dann essen. Der Grund dafür ist die geringe Futterverwertung der Tiere, d. h., sie müssen einen Teil

Abb. 1.3 Vergleich des Proteinertrags pro Flächeneinheit („amount of feed") für tierische und pflanzliche Proteinquellen ("protein sources"): Mykoprotein („mycoprotein"), Rind („beef"), Lamm („lamb"), Schwein („pork") und Geflügel („poultry"). Aus Pflanzen kann deutlich mehr Nahrungsprotein gewonnen werden als aus Tieren. (Daten entnommen aus Alexander et al. (2017))

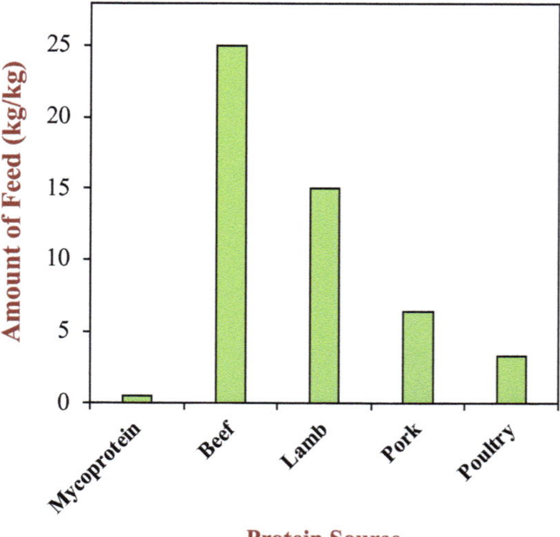

der Energie und der Ressourcen, die sie verbrauchen, für das Wachstum und die Erhaltung von Organen aufwenden, die normalerweise nicht als Fleisch verzehrt werden (wie Hufe, Knorpel und Knochen). Darüber hinaus wird ein Teil der Energie aus der aufgenommenen Nahrung für überlebenswichtige biologische Prozesse wie Atmung, Denken, Bewegung und Aufrechterhaltung der Körpertemperatur benötigt.

Betrachtet man nur die Futterverwertung, so könnte man annehmen, dass es generell nicht sinnvoll ist, Fleisch zu essen. Dies ist jedoch nicht immer der Fall, denn in einigen Fällen verwandeln Tiere etwas, das wir nicht essen können (Gras), in etwas sehr Nahrhaftes (Fleisch und Milch). Aus Gründen der Ernährungssicherheit gibt es daher einige Argumente für die Viehzucht auf Flächen, die der Mensch nicht ohne Weiteres für pflanzliche Nahrungsmittel nutzen kann, z. B. Flächen, auf denen der Anbau von Nutzpflanzen unpraktisch ist. Dennoch ist die Tatsache, dass Tiere nicht besonders effizient darin sind, Futter in Nahrung umzuwandeln, ein gutes Argument für die Umwandlung eines Großteils der derzeit für die Viehzucht genutzten Flächen in Anbauflächen für landwirtschaftliche Nutzpflanzen. Wir erkennen jedoch an, dass dies nicht immer möglich ist, und es gibt gute wirtschaftliche und kulturelle Argumente dafür, in vielen Teilen der Welt weiterhin Vieh zu halten (Houzer und Scoones 2021).

1.2.2 Auswirkungen von tierischen Lebensmitteln auf die Umwelt

In den Regionen, in denen es möglich ist, Tiere durch landwirtschaftliche Nutzpflanzen zu ersetzen, gibt es sehr gute Argumente dafür, dies zu tun. Die Tatsache, dass Nutztiere, insbesondere Rinder, Futter nicht besonders effizient in Nahrung umwandeln können, bedeutet, dass viel mehr Land, Wasser, Dünger und Pestizide benötigt werden, um die gleiche Menge an Nahrung zu produzieren, die durch den direkten Verzehr von pflanzlichen Lebensmitteln erzeugt werden könnte. Darüber hinaus sind mit der Viehzucht viel mehr Umweltverschmutzung und Treibhausgasemissionen verbunden als mit dem Anbau von Nutzpflanzen. Das Ausmaß dieser Auswirkungen wird in Studien über die Umweltauswirkungen der modernen Lebensmittelversorgung deutlich. In einer Studie von Forscher*innen der Universität Oxford im Vereinigten Königreich wurden die Umweltauswirkungen von rund 38 Tausend landwirtschaftlichen Betrieben aus der ganzen Welt verglichen, die 40 verschiedene landwirtschaftliche Erzeugnisse produzieren (Poore et al. 2018). In dieser Studie wurden die Umweltauswirkungen der Produktion einer breiten Palette von tierischen und pflanzlichen Lebensmitteln verglichen. Die Auswirkungen verschiedener proteinreicher Lebensmittel, darunter ein pflanzliches (Tofu) und mehrere tierische (Rind, Lamm, Schwein und Geflügel), auf Marker für Umweltauswirkungen wie Ackerlandnutzung, Wasserverbrauch, Treibhausgasemissionen und Versauerung werden in Abb. 1.4 verglichen. Diese Daten zeigen deutlich, dass die Produktion von pflanzlichem Protein die Umwelt weit weniger belastet als die von tierischem Protein, da für die Herstellung weniger Land sowie Wasser benötigt wird und weniger Umweltverschmutzung und Treibhausgasemissionen verursacht werden. Auch eine Reihe anderer

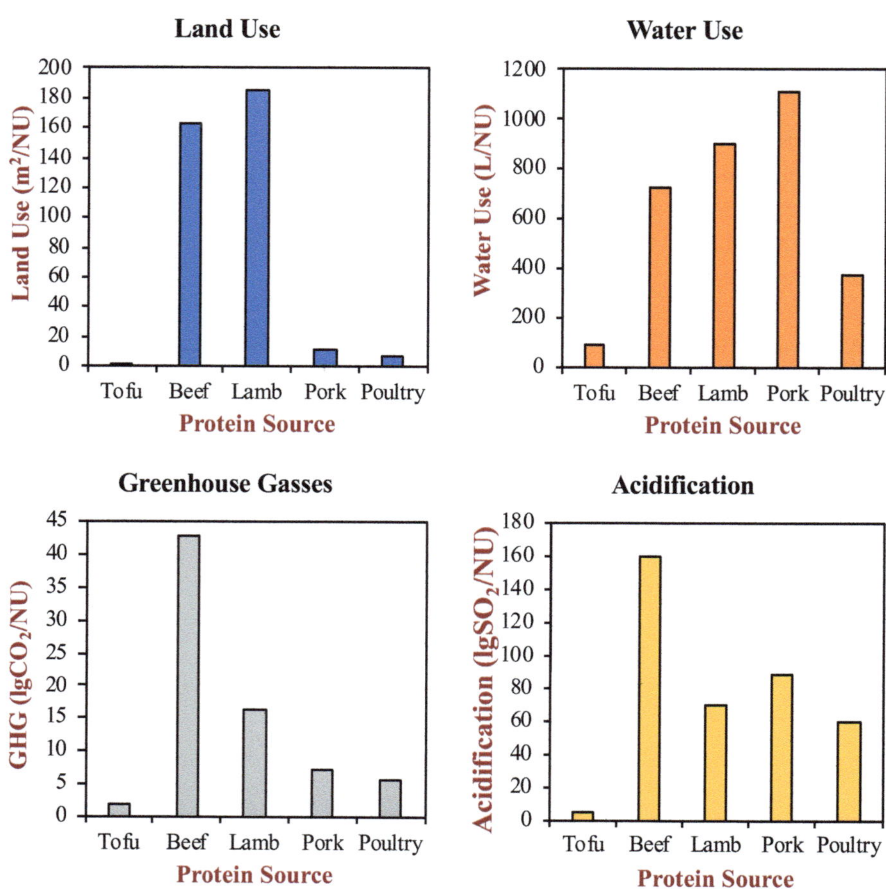

Abb. 1.4 Vergleich der Umweltauswirkungen Ackerlandnutzung („land use"), Wasserverbrauch („water use"), Treibhausgasemission („GHG") und Versauerung („acidification") der verschiedenen Proteinquellen („protein sources") Tofu, Rind („beef"), Lamm („lamb"), Schwein („pork") und Geflügel („poultry"). Die Viehzucht zur Nahrungsmittelerzeugung ist wesentlich umweltschädlicher als der Anbau von Nutzpflanzen, wie z. B. Sojabohnen für Tofu. (Daten aus Poore und Nemecek (2018))

Studien kommt zu ähnlichen Schlussfolgerungen über die allgemeinen Umweltvorteile einer Umstellung von einer tierischen auf eine pflanzliche Ernährung (Xu et al. 2021). Die meisten dieser Studien befassten sich mit der Umstellung auf eine breit angelegte pflanzliche Ernährung, die z. B. mehr Obst, Gemüse, Getreide und Nüsse enthält, anstatt mehr pflanzliche Lebensmittel der nächsten Generation in die Ernährung aufzunehmen. Es gibt jedoch auch Hinweise aus Lebenszyklusanalysen (Nachhaltigkeitsanalysen), dass der Austausch bestimmter tierischer Lebensmittel (z. B. Frikadellen oder Burger) gegen pflanzliche Alternativen auch Vorteile für die Umwelt haben kann (Saerens et al. 2021; Saget et al. 2021a, b).

Kürzlich hat das Good Food Institute (ein Think tank aus Washington D.C., USA) berichtet, dass das globale Lebensmittelsystem etwa 34 % der gesamten globalen Treibhausgasemissionen verursacht, wobei die Hälfte davon auf die Proteinproduktion zurückzuführen ist (GFI 2021a). Diese Menge übersteigt die Gesamtemissionen aller Sektoren in den Vereinigten Staaten zusammengenommen, was das Ausmaß des Problems verdeutlicht. Diese Treibhausgasemissionen sind auf eine Vielzahl von Quellen zurückzuführen, darunter die Abholzung von Wäldern für die Vieh- und Futtermittelproduktion, Emissionen aus der Futtermittel produktion und direkte Emissionen, einschließlich Methan und Lachgas.

1.2.3   Effizienzsteigerung der Lebensmittelproduktion

Die Umweltauswirkungen der Nutztierhaltung hängen von der Art und Weise ab, wie das Vieh gezüchtet und geschlachtet wird. Je nach Tierart und Haltungsform gibt es große Unterschiede. Die domestizierten Tiere, die für die Viehzucht verwendet werden, wurden über Jahrhunderte gezüchtet, um möglichst viel Fleisch in möglichst kurzer Zeit zu produzieren. Darüber hinaus handelt es sich bei modernen industriellen Betrieben häufig um Intensivtierhaltung („concentrated animal feeding operations", CAFOs), in denen eine große Anzahl von Tieren auf relativ engem Raum gehalten wird und deren Futter sorgfältig auf maximale Wachstumsraten ausgelegt ist. Es ist etwas überraschend, dass Tiere, die in großen industriellen Betrieben für die Fleischproduktion gezüchtet werden, in einigen wichtigen Punkten die Umwelt weniger belasten als Tiere, die sich frei auf grünen Weiden bewegen können. Dies wurde in einem von einer Forscher*innengruppe aus Kalifornien und Oregon veröffentlichten Publikation hervorgehoben (Swain et al. 2018), die zu dem Schluss kam, dass „moderne, Intensivtierhaltungssysteme, insbesondere für Rindfleisch, einen wesentlich geringeren Flächenbedarf und geringere Treibhausgasemissionen pro Kilogramm Fleisch aufweisen als traditionelle, extensive Systeme." So lag der CO_2-Fußabdruck der Rindfleischproduktion in der Massentierhaltung zwischen 9 und 42 Einheiten (kg $CO_{2\text{-eq}}$ kg^{-1}), während der CO_2-Fußabdruck von Rindfleisch aus Weidehaltung (wo die Rinder frei umherlaufen) 12–129 Einheiten betrug. Auch der Flächenverbrauch für Rindfleisch aus Massentierhaltung (15–29 m^2 kg^{-1}) war deutlich geringer als der für die Weidehaltung (286–420 m^2 kg^{-1}). Diese Autor*innen argumentierten, dass die modernen Praktiken der Massentierhaltung zum Umweltschutz beitragen könnten, insbesondere an Orten wie dem brasilianischen Amazonasgebiet, da weniger Land und Ressourcen benötigt würden, um die gleiche Menge an Fleisch zu produzieren. Der Grund dafür, dass weniger Wasser und Futtermittel benötigt werden, ist, dass die Tiere viel schneller wachsen und ihre volle Größe in kürzerer Zeit erreichen. Infolgedessen würde weniger Druck auf die Abholzung der Regenwälder ausgeübt, die für die Aufrechterhaltung eines gesunden globalen Klimas unerlässlich sind.

Dennoch gibt es ernsthafte ethische und ökologische Probleme im Zusammenhang mit CAFOs. Insbesondere gibt es Bedenken hinsichtlich des Tierschutzes und der Erzeugung von Millionen Tonnen Gülle, die das umliegende Land, die Luft und das Wasser verschmutzen. Die mit CAFOs verbundenen Abwasserseen beeinträchtigen die Lebensqualität und die Gesundheit der Menschen, die in ihrer Nähe leben, erheblich. Wenn die Menschen weniger Fleisch konsumieren würden, gäbe es weniger Probleme mit der traditionellen Viehzucht. Infolgedessen könnte ein größerer Teil der Tiere unter Bedingungen aufgezogen werden, die ihr Wohlergehen verbessern, ohne übermäßige Umweltverschmutzung zu verursachen. Darüber hinaus könnten neuere regenerative landwirtschaftliche Praktiken, die Treibhausgasemissionen reduzieren und sogar einen Teil davon aus der Luft binden, die globale Erwärmung verringern (Kleppel 2020). Außerdem können derartige landwirtschaftliche Praktiken zu einer Verbesserung der Bodenqualität und einer geringeren Verschmutzung führen, was für die Gewährleistung nachhaltiger und widerstandsfähiger landwirtschaftlicher Systeme von wesentlicher Bedeutung ist (Kwon, Liu, Xu, & Wang).

Forscher*innen versuchen, innovative Methoden zu entwickeln, um die negativen Auswirkungen der Viehhaltung auf unsere Umwelt zu verringern. Kühe tragen zur globalen Erwärmung wesentlich bei, indem sie während der Verdauung von Gräsern und anderem Futter Methan in ihren Mägen produzieren, welches anschließend durch Rülpsen oder Blähungen in die Atmosphäre gelangt. Wissenschaftler*innen arbeiten derzeit daran, die Methanemissionen von Kühen zu reduzieren und so ihre negativen Auswirkungen auf die globale Erwärmung zu verringern (Schlossberg 2020). So wurde beispielsweise festgestellt, dass die Zugabe relativ geringer Mengen einer vor der australischen Küste wachsenden roten Meeresalge *Asparagopsis* zum Futter einer Kuh die Methanproduktion um etwa 98 % verringern kann. Der Grund dafür ist, dass die Alge eine natürliche Verbindung (Bromoform) enthält, die die Umwandlung von Wasserstoff und Kohlenstoff in Methan im Magen der Kuh blockiert. Außerdem entzieht der Anbau der Algen der Luft Treibhausgase und wirkt sich so positiv auf das Klima aus. Aus diesen Gründen werden Algenfarmen und -verarbeitungsanlagen eingerichtet, um diese methanreduzierende Verbindung aus einer nachhaltigen Ressource zu gewinnen, sodass sie Inhaltsstoffe liefern können, die Landwirt*innen in ihr Tierfutter einarbeiten können. Wenn es gelingt, diese Inhaltsstoffe in ausreichenden Mengen wirtschaftlich zu produzieren, könnten sie einen wichtigen Einfluss auf die globale Erwärmung haben. Es muss jedoch noch nachgewiesen werden, dass diese Inhaltsstoffe der Gesundheit der Kuh nicht schaden oder die Fleischqualität und den Ertrag beeinträchtigen. Auch hier würde eine Umstellung auf eine stärker pflanzlich geprägte Ernährung viele der derzeitigen Umweltprobleme im Zusammenhang mit der Viehzucht wirksamer lösen.

Fisch ist eine weitere wichtige Quelle für hochwertige Proteine in der menschlichen Ernährung und eine gute Quelle für andere wichtige Nährstoffe wie Omega-3-Fettsäuren, Vitamine und Mineralien. Die Überfischung der wildlebenden Fischpopulationen dezimiert jedoch die Ozeane um diese wertvolle Ressource (FAO 2020; GFI 2019). Darüber hinaus verändert der Klimawandel die Migrationsmuster von Fischen, was tiefgreifende Auswirkungen auf die Fischereiindustrie und die Küstenregionen hat (FAO 2018; Lavelle 2015). Wildfisch kann auch erhebliche Mengen an Toxinen wie Quecksilber oder organische Schadstoffe enthalten. Die schnell wachsende Aquakulturindustrie mildert einige dieser Probleme, hat aber auch ihre eigenen Herausforderungen, einschließlich des Bedarfs an proteinreichen Ressourcen zur Fütterung der Fische und der Umweltverschmutzung, wie z. B. Eutrophierung (DeWeerdt 2020; White 2017). Außerdem gibt es in der Aquakultur erhebliche Verluste aufgrund von Fischkrankheiten, wie z. B. Fischläusen bei Lachs, die zu Lebensmittelverschwendung und wirtschaftlichen Verlusten beitragen (DeWeerdt 2020). Schließlich gibt es Bedenken, dass die zur Bekämpfung dieser Krankheiten eingesetzten Antibiotika und Pestizide die Fische und die Umwelt kontaminieren könnten.

1.2.4 Etablierung von planetaren Grenzen

Eine umfassende Studie über die Auswirkungen verschiedener Lebensmittel auf die Gesundheit der Menschen und des Planeten wurde von der EAT-Lancet-Kommission unter der Leitung von Professor Walter Willet von der School of Public Health der Harvard University durchgeführt (Willett et al. 2019). Die Forscher*innen empfahlen, dass eines der wirksamsten Mittel zur Schaffung eines gesünderen und nachhaltigeren Lebensmittelproduktionssystemen darin besteht, die Menge an pflanzlichen Lebensmitteln in der menschlichen Ernährung zu erhöhen und gleichzeitig den Verzehr von tierischen Lebensmitteln, insbesondere von rotem Fleisch und verarbeitetem Fleisch, zu reduzieren (Willett et al. 2019). In der Studie heißt es, dass die Umstellung auf eine gesunde Ernährung bis zum Jahr 2050 erhebliche Veränderungen in der Ernährung erfordern wird. Der weltweite Verbrauch von Obst, Gemüse, Nüssen und Hülsenfrüchten muss sich verdoppeln, und der Verbrauch von Lebensmitteln wie rotem Fleisch und Zucker muss um mehr als 50 % reduziert werden. Eine Ernährung, die reich an pflanzlichen Lebensmitteln ist und weniger tierische Lebensmittel enthält, bringt sowohl Vorteile für die Gesundheit als auch für die Umwelt mit sich. Die Autor*innen der EAT-Lancet-Kommission stellten außerdem fest, dass die globale Nahrungsmittelproduktion die Klimastabilität und die Widerstandsfähigkeit der Ökosysteme bedroht und der größte Einzelverursacher von Umweltzerstörung und der Überschreitung der planetaren Grenzen ist. Es liegt auf der Hand, dass eine radikale Umgestaltung des globalen Lebensmittelsystems erforderlich ist, um Probleme im Zusammenhang mit dem Klimawandel und der Nachhaltigkeit der Ernährung zu bekämpfen. Die Kommission hat eine Reihe von konkreten Vorschlägen gemacht, wie dieses Ziel erreicht werden kann. Insbesondere hat sie mehrere universelle Ziele für das Lebensmittelsystem festgelegt. Zu diesem Zweck schlägt die Kommission eine Reihe von Leitlinien vor, die definieren sollen, wie eine gesunde Lebensmittelversorgung gesichert werden kann, ohne die planetaren Grenzen zu überschreiten und den Planeten zu schädigen. Einige der vorgeschlagenen Zielvorgaben sind in Tab. 1.1 zusammengefasst. Einzelpersonen, Regierungen und Unternehmen können diese Empfehlung nutzen, um auf eine ökologisch nachhaltigere Lebensmittelversorgung hinzuarbeiten, damit wir auch künftige Generationen ernähren können, ohne den Planeten zu schädigen. Leider nähern wir uns bereits den vor-

Tab. 1.1 Planetaren Grenzen für eine nachhaltige Ernährung – Vorgeschlagen von der EAT-Lancet-Kommission

Erdsystem-Prozess	Kontrollvariable	Ziel-Grenzwert
Klimawandel	Treibhausgasemissionen	5 Gigatonnen CO_2-eq/ Jahr
Veränderung des Landsystems	Ackerlandnutzung	13 Mio. km^2
Süßwassernutzung	Wasserverbrauch	2500 km^3/Jahr
Stickstoffkreislauf	Stickstoffausbringung	90 Teratonnen/Jahr
Phosphorkreislauf	Phosphorausbringung	8 Teratonnen/Jahr
Anteil der biologischen Vielfalt	Extinktionsrate	10 Arten pro Jahr

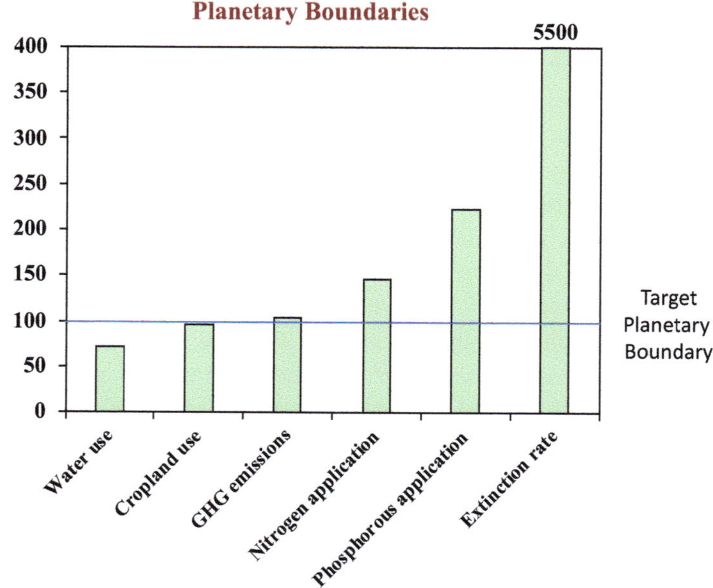

Abb. 1.5 Vergleich der aktuellen Situation mit den angestrebten planetaren Grenzen („planetary boundaries") Wasserverbrauch („water use"), Ackerlandnutzung („cropland use"), Treibhausgasemission („GHG emission"), Stickstoffausbringung („nitrogen application"), Phosphatausbringung („phosphorous application") und Extinktionsrate („extintion rate"), ausgedrückt als Prozentsatz des Ziels. Die Daten zeigen, dass eine Reihe von planetaren Grenzen (target planetary boundary) bereits überschritten werden und dies rückgängig gemacht werden muss. (Daten aus Willet et al. (2019))

geschlagenen Grenzen oder überschreiten sie, und dies wird sich wahrscheinlich noch verschlimmern, wenn Einzelpersonen, Unternehmen und Regierungen nicht bald handeln (Abb. 1.5).

Die EAT-Lancet-Kommission schlug eine Reihe spezifischer Maßnahmen vor, die ergriffen werden sollten, um die vorgeschlagenen Ziele zu erreichen, und die einige radikale Veränderungen in der Art und Weise beinhalten, wie Lebensmittel produziert und konsumiert werden (Willett et al. 2019):

- *Ernährungsumstellung*: Die Menschen sollten weniger Fleisch und mehr gesunde pflanzliche Lebensmittel wie Obst, Gemüse, Vollkornprodukte, Nüsse und Samen essen.
- *Steigerung von Erträgen und Effizienz*: Die Landwirtschafts-, Transport- und Lebensmittelproduktionssysteme sollten verbessert werden, um mit weniger Ressourcen (Land, Wasser, Düngemittel, Pestizide und fossile Brennstoffe) nachhaltig gesunde Lebensmittel zu produzieren.
- *Verringerung der Lebensmittelverschwendung:* Die Menge an Lebensmitteln, die derzeit bei der Produktion, der Lagerung und dem Verbrauch verschwendet wird, sollte reduziert werden.

Um diese Ziele zu erreichen, sind daher erhebliche Veränderungen in der Landwirtschaft, im Transportwesen und in der Lebensmittelherstellung sowie in der Art und Weise, wie Lebensmittel vermarktet und verkauft werden, notwendig. Dies erfordert politische Veränderungen auf nationaler und internationaler Ebene, um die Produktion von erschwinglichen und nachhaltigen gesunden Lebensmitteln zu fördern, z. B. durch Steuern, Subventionen, Vorschriften, Zuschüsse und Bildungsprogramme. Diese politischen Änderungen sollten darauf abzielen, die Landwirtschaft und die Fischereiwirtschaft zu ermutigen, ein vielfältiges Angebot an gesunden und nachhaltigen Lebensmitteln zu produzieren, anstatt nur die Mengen zu erhöhen und die Kosten zu senken. Außerdem sollte in der Landwirtschaft und im Lebensmittelsektor mehr Fokus auf die Entwicklung und Einführung von Technologie- und Management-Innovationen gelegt werden. Verbesserte Anbaumethoden wie die regenerative Landwirtschaft werden entscheidend sein, ebenso fortschrittliche Technologien wie Gentechnologie, zelluläre Landwirtschaft („cellular agriculture"), alternative Proteine, Nanotechnologie, Sensoren, Robotik, Automatisierung und Big Data werden für die Entwicklung eines nachhaltigen Lebensmittelsystems eine wichtige Rolle spielen (McClements 2019; WEF 2019). Die Lebensmittel- und Agrarindustrie muss daher fundamentall umgestaltet werden. So kamen die Autor*innen einer kürzlich in der Zeitschrift *Science* veröffentlichten Studie zu dem Schluss, dass eine rasche und fundamentale Umgestaltung der globalen Lebensmittelversorgung für die Erreichung der Klimaziele des Pariser Abkommens zur Begrenzung der Erderwärmung auf höchstens 2°C entscheidend ist (Clark Michael et al. 2020).

In diesem Buch konzentrieren wir uns auf die Entwicklung von pflanzlichen Alternativen zu traditionellen tierischen Produkten wie Fleisch, Fisch, Eiern und Milchprodukten, die einen wichtigen Beitrag zum Gelingen dieses Wandels leisten werden.

1.2.5 Sicherung der biologischen Vielfalt

Die Flächen, die für den Anbau von landwirtschaftlichen Nutzpflanzen zur Fütterung von Rindern und anderen Tieren genutzt werden, verdrängen andere Tiere, was zu einem dramatischen Rückgang der weltweiten Artenvielfalt führt. Um mehr Nahrung für die Menschen zu produzieren, werden Regenwälder, Savannen und Grasland in Acker- und Weideland umgewandelt, wodurch viele Pflanzen- und Tierarten vom Aussterben bedroht sind. Der World Wildlife Fund schätzt, dass seit 1970 über 60 % der Säugetiere, Vögel, Fische und Reptilien auf der Erde durch menschliche Aktivitäten ausgerottet wurden, wobei die Lebensmittelproduktion einen großen Teil dieses Problems verursacht hat. Diese Ergebnisse wurden in einem umfassenden Bericht des Londoner Chatham House, auch bekannt als Royal Institute of International Affairs, aus dem Jahr 2021 über die Auswirkungen des modernen Ernährungssystems auf den Verlust der biologischen Vielfalt bestätigt (Benton et al. 2021). Die Autor*innen stellten fest, dass die durchschnittliche Extinktionsrate heute um mehrere Größenordnungen höher ist als zu jedem anderen Zeitpunkt in den letzten 10 Mio. Jahren. Dieser Zeitraum ist 33 Mal länger, als der moderne Mensch auf der Erde lebt. Die Umwandlung natürlicher Ökosysteme in Ackerland für den Weide- oder Getreideanbau wurde als Hauptursache für diesen Verlust an biologischer Vielfalt ausgemacht, der seinerseits durch die Nachfrage nach immer billigeren und reichhaltigeren Nahrungsmitteln, vor allem auf tierischer Basis, angetrieben wurde. Die Autor*innen dieses Berichts betonten die dringende Notwendigkeit gesellschaftlicher, politischer und wirtschaftlicher Veränderungen, um eine nachhaltigere Lebensmittelversorgung zu schaffen, wobei der Schwerpunkt wiederum auf der Umstellung von tierischen auf pflanzliche Lebensmittel liegt.

Kurz gesagt, zahlreiche wichtige Studien sind zu dem Schluss gekommen, dass wir weniger Fleisch essen sollten, wenn wir die globale Erwärmung und andere Umweltprobleme ernsthaft angehen wollen.

1.3 Ethische Gründe für den Verzehr von pflanzlichen Lebensmitteln

Ein wichtiger Anlass, warum manche Menschen keine Tiere konsumieren, sind ethische Gründe, da sie über das Wohlergehen der Tiere und andere unerwünschte Folgen der Aufzucht von Tieren für Lebensmittel besorgt sind (Alvaro 2017a; Ursin 2016). Eine kürzlich durchgeführte Studie ergab, dass das Wohlergehen von Tieren die größte Sorge von Amerikanern zwischen 18 und 30 Jahren ist (Feldmann et al. 2021). Diese Menschen sind der Meinung, dass Tiere bestimmte Rechte haben und dass es daher falsch ist, sie einzusperren und zu töten, um sie als Nahrungsmittel für Menschen zu verwenden. Viele Verbraucher*innen zeigen eine Form der kognitiven Dissonanz – sie verknüpfen die lebenden Tiere nicht mit den Lebensmitteln auf ihrem Teller. Nur wenige Menschen in den meisten Industrieländern wären bereit, ein lebendes Tier für die Produktion von Lebensmitteln zu schlachten. Viele Menschen kaufen jedoch gerne einen Hamburger, Chicken Nuggets oder ein Rindersteak. Wie bereits erwähnt, werden jedes Jahr fast 70 Mrd. Tiere für den Verzehr getötet, die meisten davon sind Hühner. Die Art und Weise, wie diese Tiere gezüchtet, aufgezogen und geschlachtet werden, ist je nach Art des Betriebs sehr unterschiedlich. Einige Tiere leben auf Bauernhöfen oder auf Weiden, wo sie sich frei bewegen können, während andere auf engstem Raum gehalten werden, wo sie sich nicht einmal umdrehen können. Immer mehr Tiere werden in industriellen Großbetrieben gezüchtet, damit große Mengen an tierischen Lebensmitteln wie Fleisch, Eier und Milch billig produziert werden können (Rossi und Garner 2014). Die Praktiken zur Aufzucht und Schlachtung von Tieren in diesen Betrieben haben jedoch negative Auswirkungen auf das Wohlergehen der Tiere, die Umwelt, die Übertragung von Zoonosen und die ländlichen Gemeinden.

Viele Nutztiere werden nicht nur auf engstem Raum, sondern auch unter unnatürlichen Lichtverhältnissen gehalten und müssen auf harten oder unebenen Flächen stehen, was ihnen Unbehagen und Stress bereitet (Rossi et al. 2014). Es kann auch vorkommen, dass sie so eng an andere Tiere gepfercht sind, dass dies psychische Probleme, Kämpfe und Verletzungen fördert. Um diese Probleme zu vermeiden, schneiden Landwirt*innen Hühnern die Schnäbel, Rindern die Hörner oder Schweinen die Schwänze ab. Viele Nutztiere werden gezüchtet, um schnell große Erträge zu erzielen, und nicht, um sich wohlzufühlen. Außerdem werden sie oft mit Futtermitteln gefüttert, die für sie nicht natürlich sind. Tiere, die unter diesen höchst unnatürlichen Bedingungen leben, sind oft anfälliger für Krankheiten und Missbildungen, was ihre Lebensqualität weiter mindert. Philosoph*innen haben mithilfe der Tugendethik argumentiert, dass es unethisch ist, Fleisch zu konsumieren, wenn es ähnliche oder bessere pflanzliche Alternativen gibt, bei denen keine Tiere verletzt werden müssen (Alvaro 2017a, b). Sie argumentieren, dass eine gemäßigte, gerechte, faire und mitfühlende Person einem anderen Lebewesen, das Schmerz und Leid empfinden kann, kein Leid zufügen möchte. Andere Philosoph*innen haben sich jedoch auf die Tugendethik berufen, um zu argumentieren, dass es in manchen Fällen für eine tugendhafte Person gerechtfertigt wäre, Fleisch in ihre Ernährung aufzunehmen (Bobier 2021). Dieses Argument stützt sich teilweise auf die Tatsache, dass selbst der Anbau von Pflanzen zur Nahrungsmittelerzeugung Tieren Schaden zufügt, z. B. können Pestizide, die Rodung von Land und die mechanische Ernte von Feldfrüchten Tiere, Vögel und Fische verletzen oder töten. (Es sei darauf hingewiesen, dass dies durch eine Änderung der landwirtschaftlichen Praktiken vermieden werden könnte, um diese Auswirkungen zu minimieren). Die Anhänger*innen dieser philosophischen Position, die als „virtuous new omnivores" bezeichnet werden, was so viel wie „tugendhafte Ominvore" bedeutet, lehnen den Verzehr von tierischen Lebensmitteln aus Massentierhaltung ab. Stattdessen halten sie es für ethisch vertretbar, Tiere zu verzehren, die keinen Schmerz empfinden (z. B. Insekten), oder Tiere, die auf natürliche Weise oder durch andere Ursachen gestorben sind (z. B. überfahrene Tiere), da dies bedeuten würde, dass es weniger Nachfrage nach Nutztieren und damit weniger Leid gibt. Es ist jedoch unwahrscheinlich, dass überfahrene Tiere für die meisten Menschen eine ausreichende oder akzeptable Fleischquelle darstellen würden. Insekten hingegen können eine wertvolle Proteinquelle für die Ernährung der Menschen sein, vorausgesetzt, sie können ihre Ekelgefühle und Neophobie überwinden (La Barbera et al. 2018; Tan et al. 2015). Es sei darauf hingewiesen, dass Hummer im 17. und 18. Jahrhundert in Europa und Nordamerika einst als Nahrungsmittel für die Armen galt, dann aber zu einem modischen und begehrten Nahrungsmittel für viele Menschen wurde (Spanier et al. 2015), was die Möglichkeit eines Wandels in der Lebensmittelakzeptanz unterstreicht.

Insgesamt scheint es, dass Menschen, die der Meinung sind, dass Tiere gewisse Rechte haben, entweder auf den Verzehr von Fleisch und anderen tierischen Produkten verzichten oder diese zumindest nur kaufen sollten, wenn sie ethisch korrekter behandelt worden sind.

1.4 Gesundheitliche Gründe für den Verzehr von pflanzlichen Lebensmitteln

Ein weiterer wichtiger Grund für viele Menschen, sich pflanzlicher zu ernähren, ist, dass sie glauben, dass dies gesünder für sie ist (Corrin und Papadopoulos 2017; Fox et al. 2008). Pflanzliche und tierische Ernährung unterscheiden sich in Art und Menge der enthaltenen Makronährstoffe (Proteine, Lipide und Kohlenhydrate), Mikronährstoffe (Vitamine und Mineralstoffe) und Nutrazeutika (wie Carotinoide, Präbiotika, bioaktive Peptide und Omega-3-Fettsäuren). Sie unterscheiden sich auch in der Geschwindigkeit und dem Ausmaß ihrer Verdauung im Magen-Darm-Trakt, je nach ihrer Zusammensetzung, Struktur und dem Grad ihrer Verarbeitung. Darüber hinaus unterscheiden sie sich im Gehalt an potenziell negativen Inhaltsstoffen und anderen Bestandteilen wie Salzen, Zucker, gesättigten Fetten und Toxinen. Schließlich haben pflanzliche und tierische Lebensmittel unterschiedliche Auswirkungen auf das Darmmikrobiom des Menschen, was seine Gesundheit beeinflussen kann (Toribio-Mateas et al. 2021). Daher kann es erhebliche Unterschiede in Bezug auf die ernährungsphysiologischen und gesundheitlichen Auswirkungen einer omnivoren, vegetarischen oder veganen Ernährungsweise geben. Die Beziehung zwischen Ernährung und Gesundheit ist jedoch äußerst komplex, und Ernährungswissenschaftler*innen und Mediziner*innen versuchen immer noch, die relativen Vor- und Nachteile der verschiedenen Ernährungsformen zu verstehen. Dennoch deuten Studien darauf hin, dass eine gesunde pflanzliche Ernährung, insbesondere eine Ernährung, die reich an Obst, Gemüse, Hülsenfrüchten, Nüssen, Vollkorngetreide, Tee und Kaffee ist, verschiedene gesundheitliche Vorteile gegenüber einer Ernährung mit großen Mengen an tierischen Lebensmitteln, insbesondere rotem und verarbeitetem Fleisch, zu haben scheint (Hu et al. 2019). Im Gegensatz dazu kann sich eine ungesunde pflanzliche Ernährung, die große Mengen an raffinierten Getreidesorten, Kartoffeln, Süßigkeiten, Desserts, Snacks, Fruchtsäften und gesüßten Getränken enthält, nachteilig auf die Gesundheit auswirken. Die möglichen gesundheitlichen Auswirkungen einer Umstellung von einer omnivoren auf eine pflanzliche Ernährung werden in einem späteren Kapitel (Kap. 5) ausführlicher behandelt.

Die Umstellung auf eine pflanzlich geprägte Ernährung kann nicht nur die menschliche Gesundheit fördern, sondern auch das Risiko menschlicher Krankheiten verringern. Ein großer Teil der in vielen Ländern verabreichten Antibiotika dient der Gesunderhaltung von Nutztieren und nicht der Behandlung menschlicher Krankheiten, was zu einer Zunahme der Antibiotikaresistenz führt. Infolgedessen könnten einige der Antibiotika, die derzeit zur Behandlung menschlicher Krankheiten wirksam sind, in Zukunft nicht mehr eingesetzt werden, was schwerwiegende gesundheitliche Folgen für die Bevölkerung haben könnte (Ma et al. 2019; Mthembu et al. 2021). Ein weiteres potenzielles Gesundheitsproblem ist mit der Tierhaltung in großen industriellen Betrieben verbunden. Wenn Nutztiere zusammenleben, erhöht sich das Risiko von Zoonosen, d. h. die Wahrscheinlichkeit, dass eine Krankheit bei Nutztieren auftritt und dann auf den Menschen übertragen wird. Die verheerenden globalen Folgen von Virusinfektionen, die durch zoonotische Übertragungen entstehen, wie Schweinegrippe, Vogelgrippe und COVID-19, machen deutlich, wie schwerwiegend diese Krankheiten für die menschliche Gesundheit und die Weltwirtschaft sein können. Folglich gibt es ein starkes Argument, keine Tiere oder deren Produkte zu essen, wenn sie in Massentierhaltung aufgezogen werden, da dies uns alle einem erhöhten Risiko aussetzt, an Zoonosekrankheiten zu erkranken oder zu sterben (Jones 2021).

1.5   Die Bedeutung des Geschmacks

Auch wenn die Verbraucher*innen ihre Ernährungsgewohnheiten aus ethischen, ökologischen oder gesundheitlichen Gründen ändern wollen, ist es wichtig, dass pflanzliche Lebensmittelalternativen auch schmackhaft, erschwinglich, „convenient" und leicht verfügbar sind, da sonst kein ausreichend großer Teil der Bevölkerung sie annehmen wird. Die Nonprofit-Organisation International Food Information Council (IFIC) führt jedes Jahr eine Verbraucher*innenumfrage durch, um die wichtigsten Faktoren zu ermitteln, die die Vorlieben der Verbraucher*innen bei Lebensmitteln und Getränken bestimmen. Im Jahr 2021 waren die wichtigsten Faktoren (in %) Geschmack (82 %), Preis (66 %), Gesundheit (58 %), Convenience (52 %) und ökologische Nachhaltigkeit (31 %) (Abb. 1.6). Die relative Bedeutung dieser Faktoren ist in den letzten zehn Jahren in etwa gleichgeblieben. Diese Umfragen machen deutlich, dass ein Lebensmittel, das nicht schmackhaft und erschwinglich ist, von den Verbraucher*innen wahrscheinlich nicht angenommen wird, unabhängig davon, wie gesund oder nachhaltig es ist. Eine vom Good Food Institute durchgeführte Umfrage ergab, dass die häufigsten Gründe für den Verzicht auf pflanzliche Fleischprodukte der Geschmack und die Kosten sind (GFI 2021b). Andere von den Verbraucher*innen genannte Gründe sind, dass sie zu sehr verarbeitet sind, zu viele Zutaten enthalten oder nicht so nahrhaft erscheinen wie tierische Lebensmittel. Die pflanzliche Lebensmittelindustrie hat daher beträchtliche Ressourcen darauf verwendet, qualitativ hochwertige und preiswerte Produkte zu entwickeln, die die Verbraucher*innen tatsächlich in ihre Ernährung aufnehmen wollen. Dies ist in der Tat eine

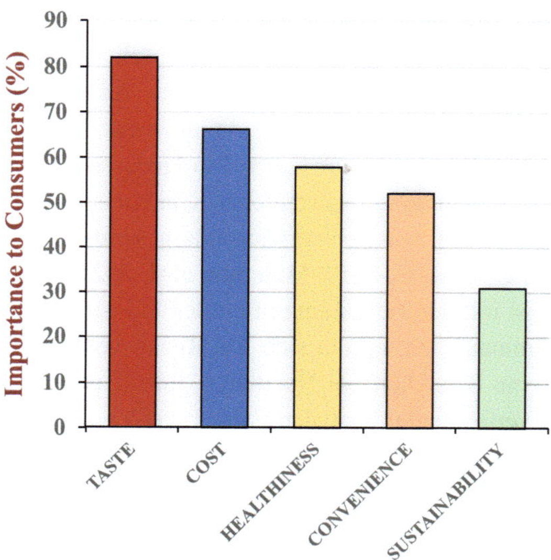

Abb. 1.6 Umfrage zu den Kauffaktoren Geschmack („taste"), Kosten („cost"), Gesundheit („healthiness"), Bequemlichkeit („convenvience"), Nachhaltigkeit („sustainability") und deren Bedeutung für die Verbraucher*innen („importance to consumers") bei der Kaufentscheidung von Lebensmitteln oder Getränken in Prozent (1014 amerikanische Verbraucher*innen, März 2021). (Daten aus der FOOD & HEALTH SURVEY 2021 des International Food Information Council)

der größten Errungenschaften der Lebensmittelindustrie in den letzten zehn Jahren – den Verbraucher*innen steht nun eine breite Palette an köstlichen, erschwinglichen und praktischen pflanzlichen Lebensmitteln zur Verfügung. Viele dieser Lebensmittel sind so konzipiert, dass sie die physikochemischen und sensorischen Eigenschaften herkömmlicher tierischer Produkte wie Fleisch, Fisch, Eier oder Milchprodukte genau imitieren. Der Grund dafür ist, dass viele Verbraucher*innen bereits mit diesen Produkten vertraut sind und möglicherweise eine emotionale Bindung zu ihnen haben. Außerdem ist, wie bereits erwähnt, der größte potenzielle Markt für pflanzliche Lebensmittelalternativen der wachsende Markt für flexitarische Ernährung. Die Entwicklung von pflanzlichen Lebensmitteln erfordert ein umfassendes Verständnis zahlreicher verschiedener Disziplinen, darunter Landwirtschaft, Lebensmittelchemie, Chemietechnik, Materialwissenschaft, analytische Chemie, Ingenieurwesen, Ernährung, Mikrobiologie, menschliche Physiologie, Sensorik, Psychologie und Marketing. Bei einigen pflanzlichen Lebensmitteln, wie z. B. Burgern auf pflanzlicher Basis, wurden bereits beträchtliche Fortschritte erzielt (Abb. 1.7). Weitere Fortschritte in diesem Bereich werden daher davon abhängen, dass wir die einzelnen Teildisziplinen besser verstehen und sie erfolgreich miteinander verknüpfen. Viele der momentan verfügbaren pflanzlichen Lebensmittelalternativen sind stark verarbeitete Produkte, die eine große Anzahl verschiedener Zutaten enthalten. Folglich besteht ein Bedarf an Forschung und Entwicklung, um die für die Herstellung die-

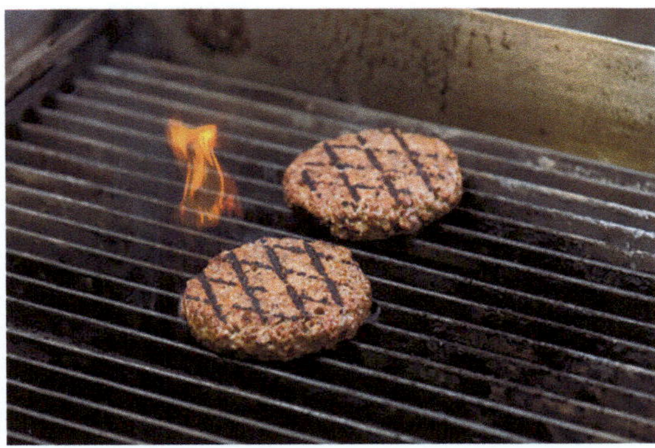

Abb. 1.7 Pflanzliche Burger brutzeln auf dem Grill. Das Bild wurde freundlicherweise von Impossible Foods zur Verfügung gestellt (mit Genehmigung)

ser Lebensmittel erforderlichen Zutaten und Verfahren zu optimieren und gleichzeitig die Lebensmittelqualität zu garantieren. Darüber hinaus wurden viele der derzeitigen Produktgenerationen nicht speziell so konzipiert, dass sie ein besseres oder vergleichbares Nährwertprofil wie tierische Produkte aufweisen, sodass auch in diesem Bereich weiterer Forschungsbedarf besteht.

1.6 Chancen für die Lebensmittelindustrie

Die Entwicklung von Lebensmitteln auf pflanzlicher Basis sowie von solchen, die aus anderen alternativen Proteinquellen hergestellt werden, bietet Investor*innen und der Lebensmittelindustrie eine Reihe von wirtschaftlichen Chancen. Die zunehmende Fokussierung vieler Regierungen auf die Erreichung von Netto-Null-Emissionen bedeutet, dass eine wachsende Zahl von Verbraucher*innen nach klimafreundlicheren und nachhaltigeren Proteinquellen sucht. Im Prinzip können diese Produkte zu niedrigeren Kosten hergestellt werden als herkömmliche tierische Produkte, was zu höheren Umsätzen und Gewinnen führt. Das Weltwirtschaftsforum hat die enormen Chancen für Innovationen in der Lebensmittelindustrie hervorgehoben, auch im Bereich der alternativen Proteine (WEF 2019). In der Tat hat die Zahl der Lebensmittelunternehmen, die pflanzliche Produktlinien einführen, rapide zugenommen, ebenso wie die Gründung zahlreicher Start-up-Unternehmen, die neue Arten von pflanzlichen Produkten entwickeln (GFI 2021b).

Das Good Food Institute hat in ihrem „State of the Industry Report" das Wachstum pflanzlicher Lebensmittel untersucht (GFI 2021b). Die jährlichen Investitionen in pflanzliche Lebensmittel sind demnach in den letzten zehn Jahren erheblich gestiegen, da immer mehr Verbraucher*innen pflanzliche Lebensmittel in ihre Ernährung aufnehmen (Abb. 1.8). Tatsächlich ist der Markt für pflanzliche Lebensmittel in den Vereinigten Staaten im Jahr 2020 um 27 % gewachsen, wobei der Gesamtwert rund 7 Mrd. USD erreicht hat. Das Wachstum dieses Marktsegments ist Berichten zufolge doppelt so hoch

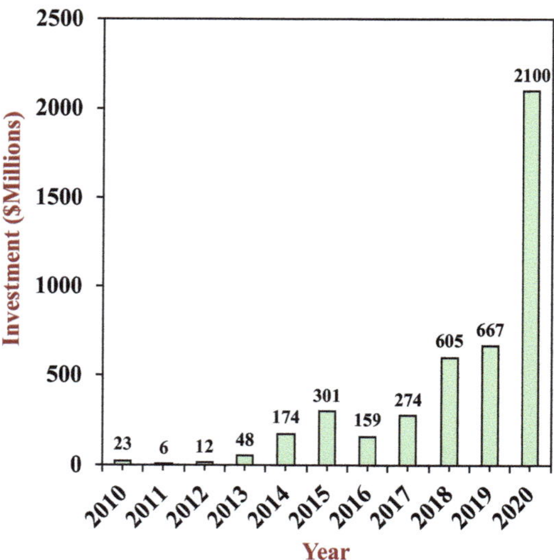

Abb. 1.8 Jährliche weltweite Investitionen in Millionen Dollar („investments $million") in pflanzenbasierte Unternehmen von 2010 bis 2020. (Daten vom Good Food Institute GFI (2021b))

wie das des gesamten Lebensmittelmarktes. Eines der am schnellsten wachsende Segmente in diesem Markt war das Segment für Fleisch auf pflanzlicher Basis, dessen Umsatz um rund 45 % zunahm.

Der Markt für pflanzliche Lebensmittel umfasst eine breite Palette von Produkten, die in der Regel so konzipiert sind, dass sie die Eigenschaften von tierischen Produkten wie Fleisch, Fisch, Eiern und Milchprodukten imitieren (Abb. 1.9). Gegenwärtig machen Milchprodukte auf pflanzlicher Basis den größten Anteil dieses Segments der Lebensmittelindustrie aus, an zweiter Stelle steht Fleisch auf pflanzlicher Basis. Bei vielen pflanzlichen Produkten besteht noch erhebliches Wachstumspotenzial, was zum Teil auf die Schwierigkeit zurückzuführen ist, die physikochemischen und sensorischen Eigenschaften der ursprünglichen tierischen Produkte genau zu simulieren. Mit der Weiterentwicklung dieser Produkte und neuen wissenschaftlichen Erkenntnissen wird die Qualität dieser Lebensmittel weiter steigen und ihre Kosten werden sinken, was das Wachstum in diesen Sektoren wahrscheinlich weiter ankurbeln wird.

Trotz ihres beträchtlichen Wachstums in den letzten Jahren machen pflanzliche Lebensmittel immer noch nur einen relativ kleinen Teil des gesamten Lebensmittelmarktes aus (Abb. 1.10). Milchanaloga auf pflanzlicher Basis ist das erfolgreichste Produkt in diesem Bereich und macht derzeit etwa 15 % des Gesamtmarktes für Milch und milchähnliche Produkte aus (GFI 2021b). Im Gegensatz dazu machen Fleisch-, Käse- und Eieranaloga auf pflanzlicher Basis nur 1,4, 1,1 und 0,4 % des Gesamtmarktes aus, was bedeutet, dass es noch viel Raum für Wachstum gibt. Eine der größten Herausforderungen besteht darin, qualitativ hochwertige und erschwingliche Alternativen zu konventionellen Fleisch-, Käse- und Eiprodukten herzustellen. Mehr als die Hälfte der Haushalte in den USA haben bereits irgendeine Form von pflanzlichen Lebensmitteln gekauft, sodass diese Art von Produkten, wenn sie hergestellt werden können, wahr-

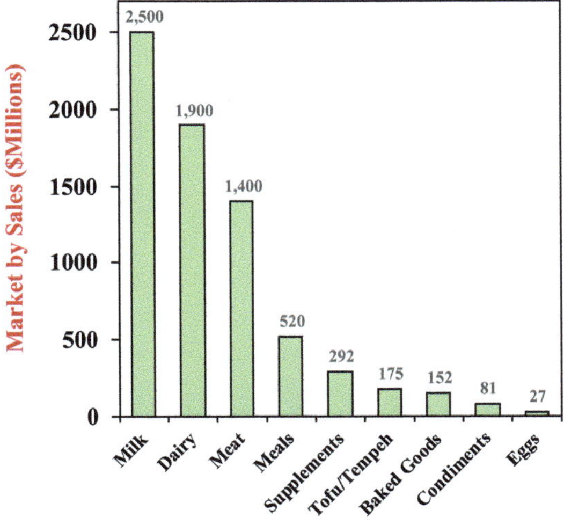

Abb. 1.9 Einzelhandelsumsatz von pflanzlichen Lebensmitteln der Kategorien Milch („milk"), Milchprodukte („dairy"), Fleisch („meat"), Mahlzeiten („meals"), Nahrungsergänzungsmittel („supplements"), Tofu/Tempeh, Backwaren („baked goods"), Gewürze („condiments") und Eier („eggs"). Markt nach Umsatz („market by sales") in Millionen Dollar („$million") angegeben. (Daten des Good Food Institute GFI (2021b))

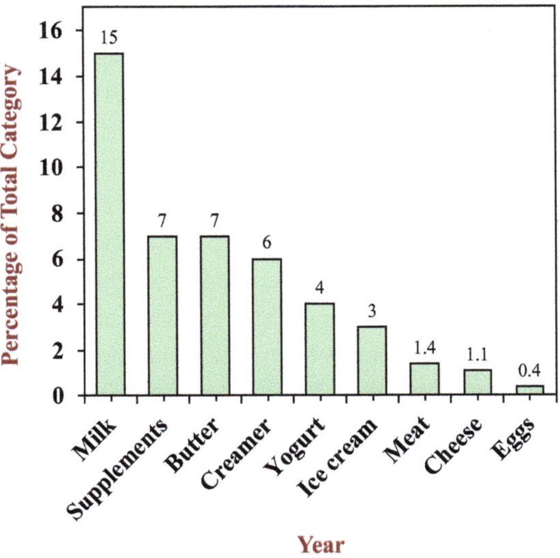

Abb. 1.10 Prozentualer Anteil verschiedener pflanzlicher Lebensmittelalternativen an den Gesamtkategorien („percentage of total category") für Milch („milk"), Nahrungsergänzungsmittel („supplements"), Butter („butter"), Kaffeesahne („creamer"), Joghurt („yogurt"), Eiscreme („ice cream"), Fleisch („meat"), Käse („cheese") und Eier („eggs") im US-Einzelhandelsmarkt. (Daten vom Good Food Institute GFI (2021b))

scheinlich erfolgreich sein werden. Darüber hinaus sind die Menschen, die pflanzliche Produkte kaufen, tendenziell einkommensstärker und jünger als die Durchschnittsverbraucher*innen (GFI 2021b). Dies deutet darauf hin, dass sie über ausreichende Mittel verfügen, um diese Produkte zu kaufen, und dass diese Kategorie auch in Zukunft von Bedeutung sein wird. In der Tat hat das Good Food Institute berichtet, dass allein der globale Markt für pflanzliches Fleisch bis zum Jahr 2030 einen Wert von 12 bis 380 Mrd. Dollar haben wird.

Ein weiterer potenzieller Vorteil für Lebensmittelhersteller*innen, die tierische Lebensmittel durch pflanzliche ersetzen, besteht darin, dass Verfügbarkeit und Preis wichtiger Lebensmittelzutaten weniger starken Schwankungen unterliegen (Grizio und Specht 2021). Viele tierische Erzeugnisse sind aufgrund von Unterbrechungen in der Lieferkette anfällig für Preis- und Verfügbarkeitsschwankungen. So führten beispielsweise die Vogelgrippe, die Schweinegrippe und COVID-19 zu erheblichen Unterbrechungen bei der Versorgung mit Hühner-, Schweine- und Rindfleisch. Wenn Lebensmittelhersteller tierische Zutaten durch pflanzliche Alternativen ersetzen, können sie diese Preis- und Lieferschwankungen verringern. Außerdem sind pflanzliche Zutaten oft billiger als tierische, was zu wirtschaftlichen Vorteilen führen könnte. Schließlich lassen sich pflanzliche Zutaten oft leichter handhaben und lagern als tierische, da letztere leicht verderblich sind.

1.7 Andere Quellen für alternative Proteine

In diesem Buch konzentrieren wir uns auf die Verwendung von Pflanzen als alternative Quelle für tierische Nahrungsproteine. Es gibt jedoch auch verschiedene andere Quellen für alternative Proteine, die derzeit auf ihr Potenzial hin erforscht werden, tierische Proteine in Lebensmitteln zu ersetzen (McClements 2019). Insekten werden zum Beispiel als proteinreiche Nahrungsquelle genutzt. Insekten können in freier Wildbahn gefangen oder in großen Insektenfarmen gezüchtet werden. Auf der ganzen Welt gibt es eine große Anzahl essbarer Insekten, die von Menschen verzehrt werden können. In der Tat essen über 2 Mrd. Menschen bereits regelmäßig Insekten als Teil ihrer Ernährung. Viele Insektenarten sind reich an Proteinen, Fetten, Ballaststoffen, Vitaminen und Mineralien und können daher Teil einer gesunden Ernährung sein. Für viele Verbraucher*innen in Industrieländern sind Insekten jedoch keine akzeptable Nahrungsquelle. Andere ethisch vertretbare und nachhaltige Quellen für alternative Proteine, die zur Herstellung von Fleisch-, Fisch-, Ei- und Milchanaloga verwendet werden können, sind Fermentations- und Zellkulturprodukte. Bei der Fermentation werden Proteine und andere Zutaten in der Regel von Hefen, Pilzen oder Bakterien in Bioreaktoren hergestellt. In diese Mikroben können DNA-Sequenzen für spezifische tierische Proteine eingefügt werden, sodass sie auf die Produktion dieser Proteine programmiert werden können, die dann isoliert, gereinigt und als Lebensmittelzutaten verwendet werden können. Alternativ können auch ganze mikrobielle Zellen kultiviert und dann als proteinreiche Biomasse verzehrt werden. Fleisch- und Fischgewebe kann auch in Bioreaktoren gezüchtet werden, indem lebende Zellen (von einem Tier, das nicht getötet werden muss) in einem geeigneten Nähr- und Wachstumsmedium unter geeigneten Umweltbedingungen inkubiert werden. Diese Gewebe können dann zur Herstellung von fleisch- oder fischähnlichen Produkten verwendet werden. Die Herstellung von Insekten, Fermentations- und Zellkulturprodukten würde den Rahmen dieses Buches sprengen, Lebensmittel basierend auf diesen Zutaten dürften aber in Zukunft eine wichtige alternative Proteinquelle darstellen.

1.8 Schlussfolgerungen

Es gibt immer mehr Beweise für die negativen Auswirkungen einer Ernährung mit einem hohen Anteil an tierischen Lebensmitteln (insbesondere von Kühen) auf die Umwelt und die menschliche Gesundheit. Außerdem bestehen ernsthafte ethische Bedenken hinsichtlich des Tierschutzes bei der Aufzucht und Schlachtung von Tieren. Aus diesen Gründen stellen viele Verbraucher*innen von einer omnivoren auf eine vegane, vegetarische, pescetarische oder flexitarische Ernährung um, bei der sie weniger oder gar kein Fleisch konsumieren. Die Herstellung pflanzlicher Lebensmittel benötigt viel weniger Land und Wasser als die Viehzucht und verursacht viel weniger Umweltverschmutzung und Verlust an biologischer Vielfalt. Um die Milliarden neuer Menschen, die in den nächsten 30 Jahren geboren werden, angemessen zu ernähren ohne unseren Planeten zu schädigen, müssen wir die Herstellung und Verteilung unserer Lebensmittel drastisch verändern.

Die Autor*innen der EAT-Lancet-Kommission stellen fest, dass eine Ernährung, die reich an pflanzlichen Lebensmitteln ist und weniger tierische Lebensmittel enthält, sowohl der Gesundheit als auch der Umwelt zugutekommt. Allerdings werden die Menschen pflanzliche Lebensmittel nicht in ihre Ernährung aufnehmen, wenn sie nicht lecker, erschwinglich, praktisch, gesund und sicher sind. In diesem Buch beschreiben wir die Zutaten und Verfahren, mit denen sich pflanzliche Lebensmittel der nächsten Generation herstellen lassen, die diese Kriterien erfüllen. Wir konzentrieren uns insbesondere auf die Herstellung von pflanzlichen Analoga von Fleisch, Meeresfrüchten, Eiern und Milchprodukten, da diese für die meisten Verbraucher*innen derzeit am attraktivsten sind. Wir hoffen, dass das in diesem Buch vorgestellte Wissen weitere Forschung und Entwicklung in diesem Bereich anregt und den Übergang zu einer nachhaltigeren, gesünderen und ethischeren Lebensmittelversorgung erleichtert.

Literatur

Alexander, P., Brown, C., Arneth, A., Dias, C., Finnigan, J., Moran, D., & Rounsevell, M. D. A. (2017). Could consumption of insects, cultured meat or imitation meat reduce global agricultural land use? *Global Food Security, 15*, 22–32.

Alvaro, C. (2017a). Ethical veganism, virtue, and greatness of the soul. *Journal of Agricultural & Environmental Ethics, 30*(6), 765–781.

Alvaro, C. (2017b). Veganism as a virtue: How compassion and fairness show us what is virtuous about veganism. *Future of Food-Journal on Food Agriculture and Society, 5*(2), 16–26.

Benton, T., Bieg, C., Harwatt, H., Pudasaini, R., & Wellesley, L. (2021). Food system impacts on biodiversity loss: Three levers for food system transformation in support of nature. In (pp. 1–75). London, U.K.: Chatham House.

Bobier, C. A. (2021). What would the virtuous person eat? The case for virtuous omnivorism. *Zeitschrift für Agrar- und Umweltethik, 34*(3).

Clark Michael, A., Domingo Nina, G. G., Colgan, K., Thakrar Sumil, K., Tilman, D., Lynch, J., Azevedo Inês, L., & Hill Jason, D. (2020). Global food system emissions could preclude achieving the 1.5° and 2°C climate change target. *Science, 370*(6517), 705–708.

Corrin, T., & Papadopoulos, A. (2017). Understanding the attitudes and perceptions of vegetarian and plant-based diets to shape future health promotion programs. *Appetite, 109*, 40–47.

DeWeerdt, S. (2020). Cultivating a sea change: Can aquaculture overcome its sustainability challenges to feed a growing global population. *Nature, 588*, S60–S62.

FAO. (2018). Impacts of climate change on fisheries and aquaculture: Synthesis of current knowledge, adaptation and mitigation options. In. Rom: Food and Agriculture Organization of the United Nations.

FAO. (2020). The state of world fisheries and aquaculture 2020. Sustainability in action. Food and Agriculture Organization of the United Nations.

Feldmann, D., Thayer, A., Hanna, M., Dashnaw, C., & Hansen, T. (2021). Infuencing young America to act. In (pp. 1–5): Cause and Social Influence.

Fox, N., & Ward, K. (2008). Health, ethics and environment: A qualitative study of vegetarian motivations. *Appetite, 50*(2–3), 422–429.

Fresan, U., Errendal, S., & Craig, W. J. (2020). Infuence of the socio-cultural environment and external factors in following plant-based diets. *Sustainability, 12*(21).

GFI. (2019). An ocean of opportunity: Plant-based and cultivated seafood for sustainable oceans without sacrifice. In (pp. 1–39). Washington, DC: The Good Food Institute.

GFI. (2021a). Global Food System Transition is Necessary to Keep Warming Below 1.5°C. In (pp. 1–12). Washington, D.C.: The Good Food Institute.

GFI. (2021b). State of the Industry Report: Plant-based meat, eggs, and dairy. In (pp. 1–85). Washington, D.C.: Good Food Institute.

Grizio, M., & Specht, L. (2021). Plant-based egg alternatives: Optimizing for functional properties and applications. In (pp. 1–22). Washington, D.C.: The Good Food Institute.

Houzer, E., & Scoones, I. (2021). Are livestock always bad for the planet? Rethinking the protein transition and climate change debate. In (pp. 1–74). Brighton: PASTRES.

Hu, F. B., Otis, B. O., & McCarthy, G. (2019). Can Plant-Based Meat Alternatives Be Part of a Healthy and Sustainable Diet? *Jama-Journal of the American Medical Association, 322*(16), 1547–1548.

Jones, B. (2021). Eating meat and not vaccinating: In defense of the analogy. *Bioethics, 35*(2), 135–142.

Kleppel, G. S. (2020). Do Differences in Livestock Management Practices Influence Environmental Impacts? *Frontiers in Sustainable Food Systems, 4*.

Kwon, H., Liu, X. Y., Xu, H., & Wang, M. C. (2021). Greenhouse gas mitigation strategies and opportunities for agriculture. *Agronomy Journal.*

La Barbera, F., Verneau, F., Amato, M., & Grunert, K. (2018). Understanding Westerners' disgust for the eating of insects: The role of food neophobia and implicit associations. *Food Quality and Preference, 64,* 120–125.

Lavelle, M. (2015). Collapse of New England's iconic cod tied to climate change. *Science,* 1.

Ma, Z. X., Lee, S. Y., & Jeong, K. C. (2019). Mitigating Antibiotic Resistance at the Livestock-Environment Interface: A Review. *Journal of Microbiology and Biotechnology, 29*(11), 1683–1692.

McClements, D. J. (2019). *Future Foods: How Modern Science is Transforming the Way We Eat.* New York, N.Y.: Springer Scientific.

Mthembu, T. P., Zishiri, O. T., & El Zowalaty, M. E. (2021). Genomic Characterization of Antimicrobial Resistance in Food Chain and Livestock-Associated Salmonella Species. *Animals, 11*(3).

Poore, J., & Nemecek, T. (2018). Reducing food's environmental impacts through producers and consumers. *Science, 360*(6392), 987.

Rossi, J., & Garner, S. A. (2014). Industrial farm animal production: A comprehensive moral critique. *Journal of Agricultural & Environmental Ethics, 27*(3), 479–522.

Saerens, W., Smetana, S., Van Campenhout, L., Lammers, V., & Heinz, V. (2021). Life cycle assessment of burger patties produced with extruded meat substitutes. *Journal of Cleaner Production, 306,* 127177.

Saget, S., Costa, M., Santos, C. S., Vasconcelos, M. W., Gibbons, J., Styles, D., & Williams, M. (2021a). Substitution of beef with pea protein reduces the environmental footprint of meat balls whilst supporting health and climate stabilisation goals. *Journal of Cleaner Production, 297,* 126447.

Saget, S., Porto Costa, M., Santos, C. S., Vasconcelos, M., Styles, D., & Williams, M. (2021b). Comparative life cycle assessment of plant and beef-based patties, including carbon opportunity costs. *Sustainable Production and Consumption, 28,* 936–952.

Schlossberg, T. (2020). An unusual snack for cows, a powerful fix for climate. In *Washington Post* (Vol. 27. November 2020). Washington, D.C.: Washington Post.

Spanier, E., Lavalli, K. L., Goldstein, J. S., Groeneveld, J. C., Jordaan, G. L., Jones, C., Phillips, B. F., Bianchini, M. L., Kibler, R. D., Diaz, D., Mallol, S., Goni, R., van Der Meeren, G. I., Agnalt, A. L., Behringer, D. C., Keegan, W. F., & Jeffs, A. (2015). A concise review of lobster utilization by worldwide human populations from prehistory to the modern era. *Ices Journal of Marine Science, 72,* 7–21.

Stoll-Kleemann, S., & Schmidt, U. J. (2017). Reducing meat consumption in developed and transition countries to counter climate change and biodiversity loss: A review of infuence factors. *Regional Environmental Change, 17*(5), 1261–1277.

Swain, M., Blomqvist, L., McNamara, J., & Ripple, W. J. (2018). Reducing the environmental impact of global diets. *Science of the Total Environment, 610,* 1207–1209.

Tan, H. S. G., Fischer, A. R. H., Tinchan, P., Stieger, M., Steenbekkers, L. P. A., & van Trijp, H. C. M. (2015). Insects as food: Exploring cultural exposure and individual experience as determinants of acceptance. *Food Quality and Preference, 42,* 78–89.

Toribio-Mateas, M. A., Bester, A., & Klimenko, N. (2021). Impact of plant-based meat alternatives on the gut microbiota of consumers: A real-world study. *Foods, 10*(9).

Ursin, L. (2016). The ethics of the meat paradox. *Environmental Ethics, 38*(2), 131–144.

WEF. (2019). Innovation with a Purpose: The role of technology innovation in accelerating food systems transformation. In (pp. 1–42). Geneva, Switzerland: World Economic Forum.

White, P. (2017). Aquaculture pollution: An overview of issues with a focus on China, Vietnam, and the Philippines. In. Washington, D.C.: World Bank Group.

Willett, W., Rockstrom, J., Loken, B., Springmann, M., Lang, T., Vermeulen, S., Garnett, T., Tilman, D., DeClerck, F., Wood, A., Jonell, M., Clark, M., Gordon, L. J., Fanzo, J., Hawkes, C., Zurayk, R., Rivera, J. A., De Vries, W., Sibanda, L. M., Afshin, A., Chaudhary, A., Herrero, M., Agustina, R., Branca, F., Lartey, A., Fan, S. G., Crona, B., Fox, E., Bignet, V., Troell, M., Lindahl, T., Singh, S., Cornell, S. E., Reddy, K. S., Narain, S., Nishtar, S., & Murray, C. J. L. (2019). Food in the Anthropocene: the EAT-Lancet Commission on healthy diets from sustainable food systems. *Lancet, 393*(10170), 447–492.

Xu, X., Sharma, P., Shu, S., Lin, T.-S., Ciais, P., Tubiello, F. N., Smith, P., Campbell, N., & Jain, A. K. (2021). Global greenhouse gas emissions from animal-based foods are twice those of plant-based foods. *Nature Food, 2*(9), 724–732.

2.1 Einleitung

In diesem Kapitel konzentrieren wir uns auf die Inhaltsstoffe, die für die Formulierung von pflanzlichen Lebensmittelalternativen verwendet werden können. Die Herstellung dieser Produkte erfordert eine sorgfältige Auswahl und Verwendung einer geeigneten Kombination funktioneller pflanzlicher Inhaltsstoffe. Diese Zutaten sollten zu einem Endprodukt führen, dessen physikochemische, funktionelle und sensorische Eigenschaften denen des tierischen Lebensmittels, das es ersetzen soll, wie z. B. Fleisch, Fisch, Eier oder Milchprodukte, sehr ähnlich sind. Darüber hinaus sollten diese Inhaltsstoffe eine Reihe weiterer Eigenschaften aufweisen, wenn sie für die Formulierung erfolgreicher kommerzieller Produkte verwendet werden. Dazu gehören die behördliche Zulassung, niedrige Kosten, eine zuverlässige Lieferkette, eine gleichbleibende Zusammensetzung, sowie eine einfache Anwendung und Kennzeichnung. Idealerweise sollte ein pflanzliches Produkt mit möglichst wenigen Zutaten formuliert werden und alle Zutaten sollten kennzeichnungsfreundlich sein, da viele Verbraucher*innen angeben, dass sie die derzeitige Generation von pflanzlichen Lebensmittelalternativen nur ungern verzehren, weil sie entweder zu viele oder synthetische/ unerwünschte Inhaltsstoffe enthalten (GFI 2021). Für die Formulierung von pflanzlichen Lebensmittelalternativen mit dem gewünschten Aussehen, Gefühl, Geruch, Geschmack, Geräusch und Mundgefühl sind verschiedene Arten funktioneller Inhaltsstoffe erforderlich, darunter Geliermittel, Bindemittel, Verdickungsmittel, Emulgatoren, Schaumstabilisatoren, Farbstoffe, Aromen, Vitamine, Mineralien, Nutrazeutika, Puffer, „Brutzelmittel" und Konservierungsmittel. Jede Kategorie von pflanzlichen Lebensmittelalternativen (z. B. Fleisch-, Fisch-, Ei- oder Molkereiprodukte) erfordert eine andere Reihe von Zutaten, um die erwarteten Qualitätsmerkmale des jeweiligen Produkts zu erreichen. Die Formulierung eines hochwertigen pflanzlichen Produkts erfordert Kenntnisse über die Beschaffenheit und die

Wechselwirkungen der verschiedenen Arten von funktionellen Inhaltsstoffen sowie darüber, wie sich ihr Verhalten während der Verarbeitung, Lagerung und Zubereitung von Lebensmitteln verändert. In diesem Kapitel geben wir daher einen Überblick über die Eigenschaften und die Funktionalität der gebräuchlichsten funktionellen Inhaltsstoffe, die zur Formulierung von Lebensmittelalternativen auf pflanzlicher Basis verwendet werden. Zu diesen Zutaten gehören Proteine, Kohlenhydrate, Lipide und verschiedene Zusatzstoffe.

2.2 Proteine

Pflanzenproteine werden aufgrund ihrer funktionellen Vielseitigkeit häufig als funktionelle Zutaten in pflanzlichen Lebensmittelalternativen verwendet. In diesem Abschnitt verwenden wir den Begriff „Pflanzen", um Arten aus terrestrischen Quellen (wie Sojabohnen, Erbsen, Weizen und Mais) sowie aus marinen und mikrobiellen Quellen (wie Algen und Mikroalgen) abzudecken. Die letztgenannten Quellen sind technisch gesehen keine Pflanzen, werden aber häufig als funktionelle Zutaten in pflanzlichen Lebensmittelalternativen verwendet. Pflanzenproteine weisen ein breites Spektrum an funktionellen Eigenschaften auf, die sie für die Formulierung von pflanzlichen Lebensmittelalternativen geeignet machen, da sie als Bindemittel, Strukturbildner, Verdickungsmittel, Geliermittel, Emulgatoren, Schaumstabilisatoren, Flüssigkeitsträger und Nährstoffe fungieren (Loveday 2019, 2020). Pflanzenproteine können beispielsweise als Emulgatoren zur Stabilisierung der Fetttröpfchen in Fleisch-, Fisch-, Ei- und Milchanaloga, als Geliermittel in Fleisch-, Fisch-, Ei- und Käseanaloga oder als Schaumstabilisatoren in Schlagsahne- oder Speiseeisanaloga verwendet werden. Die Auswahl eines geeigneten Pflanzenproteins oder einer Kombination von Pflanzenproteinen für eine bestimmte Anwendung ist daher von entscheidender Bedeutung (McClements und Grossmann 2021a). Es gibt zahlreiche Arten von Pflanzenproteinen, die unterschiedliche molekulare, physikochemische, funktionelle und ernährungsphysiologische Eigenschaften aufweisen (Tab. 2.1 und 2.2). Es ist zu beachten, dass die Funktionalität eines Proteins von seinem biologischen Ursprung, der Art seiner Isolierung, seiner thermischen Vorgeschichte und den Umgebungsbedingungen, unter denen es verwendet wird, abhängt.

2.2.1 Proteinstruktur

Im Allgemeinen bestehen Proteine aus linearen Ketten von Aminosäuren, die durch Peptidbindungen miteinander verbunden sind (Brady 2013). Es gibt 20 in der Natur vorkommende Aminosäuren, die für den Aufbau dieser Polypeptidketten verwendet werden. Im Allgemeinen ist die Struktur von Proteinen auf verschiedenen hierarchischen Ebenen definiert (Abb. 2.1):

Tab. 2.1 Molekulare und physikochemische Eigenschaften der wichtigsten Proteine in Fleisch, Eiern und Milch. Molekulargewicht (M_W), isoelektrischer Punkt (pI) und thermische Denaturierungstemperatur (T_m). Angepasst von McClements und Grossmann (2021b)

	Protein % in Fraktion	M_W (kDa)	pI	T_m (°C)	Konformation
FLEISCH-PROTEINE					
Bindegewebe					
Kollagen	50–90	300	5–8	60–70	Fibrillär
Muskel					
Myosin	29	480	~5,3	40–60	Fibrillär-globulär
Sarkoplasma	29	20–100	Variiert	50–70	Globulär
Hämoglobin	3	67	6,8	67	Globulär
Myoglobin	1	17–18	6,8–7,2	79	Globulär
Aktin	13	43	~5,2	70–80	Globulär
EIPROTEINE					
Eigelb			**6,0**		
Livetine (α, β, γ)	12	33–203	4,3–7,6 (5,3)	83,3	Globulär
Phosvitin	7	35	4,0	80,0	Globulär
HDL	12	400	4,0	72–76	Kolloide aus Lipiden und Phospholipiden (4–20 nm)
LDL	68		3,5	72–76	Kolloide aus Lipiden und Phospholipiden (≈30 nm)
Eiweiß			**4,5**		
Ovalbumin	58	45	4,6	85	Globulär
Conalbumin	13	80	6,6	63	Globulär
Ovomucoid	11	28	3,9	70	Globulär
Ovoglobuline	8	30–45	5,5–5,8	93	Globulär
Lysozym	3,5	14,6	10,7	78	Globulär
Ovomucin	1,5	210	4,5–5,0	–	Globulär
MILCH-PROTEINE					
Caseine			**4,6**	N/A	Flexibel
α_{S1}–Casein	39	23,6		N/A	Flexibel
α_{S2}–Casein	10	25,2		N/A	Flexibel
β–Casein	36	24,0		N/A	Flexibel
κ–Casein	13	19,0		N/A	Flexibel

(Fortsetzung)

Tab. 2.1 (Fortsetzung)

	Protein % in Fraktion	M_W (kDa)	pI	T_m (°C)	Konformation
Molkenproteine			5,2		
β–Lactoglobulin	51	18,4	5,4	72	Globulär
α–Lactalbumin	19	14,2	4,4	35 & 64[*]	Globulär
BSA	6	66,3	4,9	64	Globulär
Immunoglobuline	12	Variiert	Variiert	Variiert	Globulär
Lactoferrin	1–2	78	8–9	70 & 90[*]	Globulär

[*]Die niedrigeren und höheren thermischen Denaturierungstemperaturen von α-Lactalbumin und Lactoferrin stehen für die apo- (calcium- bzw. eisenfreie) bzw. holo- (calcium- bzw. eisengebundene) Form

- *Primärstruktur:* Dies bezieht sich auf die Anzahl, Art und Reihenfolge der Aminosäuren in der Polypeptidkette.
- *Sekundärstruktur:* Dies bezieht sich auf das Vorhandensein lokaler Regionen innerhalb der Polypeptidkette, die eine gewisse strukturelle Organisation aufweisen, wie α–Helices, β–Faltblätter oder β–Schleifen. Bei den anderen Regionen der Polypeptidkette wird von einer Random Coil Struktur ausgegangen.
- *Tertiärstruktur:* Dies bezieht sich auf die gesamte 3D-Konfiguration, die eine einzelne Polypeptidkette in einer bestimmten Umgebung annimmt.
- *Quartärstruktur:* Dies bezieht sich auf die supramolekulare Struktur, in der einige Proteine vorkommen. Diese Strukturen bestehen aus einer oder mehreren Arten von Proteinen (oder anderen Molekülen), die durch physikalische und/oder chemische Bindungen miteinander verbunden sind.

Letztlich wird die Primärstruktur eines Proteins von der DNA des Organismus bestimmt, der es produziert hat. Proteine unterscheiden sich in ihrer Primärstruktur, weil sie durch Selektionsdruck für unterschiedliche Funktionen in der Natur konzipiert wurden, z. B. als Enzyme, Transporter, Signalmoleküle und Strukturbildner. Die Anzahl, die Art und die Reihenfolge der Aminosäuren in der Polypeptidkette bestimmen ihre Konfiguration in ihrer natürlichen Umgebung, aber auch nachdem sie aus dieser Umgebung entfernt wurden. Proteinmoleküle neigen dazu, eine Konfiguration anzunehmen, die ihre freie Energie in einer bestimmten Umgebung minimiert, was bedeutet, dass sie eine Konfiguration haben, die die Anzahl der günstigen molekularen Wechselwirkungen maximiert und die Anzahl der ungünstigen minimiert. Zu diesen molekularen Wechselwirkungen gehören van-der-Waals-Wechselwirkungen, sterische Wechselwirkungen, elektrostatische Wechselwirkungen, Wasserstoffbrückenbindungen und hydrophobe Wechselwirkungen sowie Konfigurationsentropieeffekte. Die relative Bedeutung dieser Wechselwirkungen hängt von der Primärstruktur des Proteins sowie von den Umgebungsbedingungen, wie pH-Wert, Ionenstärke und Temperatur, ab.

Tab. 2.2 Molekulare und physikochemische Eigenschaften der wichtigsten Proteine in ausgewählten Pflanzenquellen. Molekulargewicht (M_W), isoelektrischer Punkt (pI) und thermische Denaturierungstemperatur (T_m). Angepasst von McClements und Grossmann (2021)

	Protein in Fraktion (%)	M_W (kDa)	pI	T_m (°C)	Konformation
Soja					**Hydrophile Multimere**
Globuline					
β-Conglycinin (7S)	17–24	150–200	5	80	Globulär
Glycinin (11S)	36–51	300–380	4,5	93	Globulär
Erbse					**Hydrophile Multimere**
Globuline	55–80		4,5	75–79	
– Legumin (11S)		360			Globulär
– Vicilin (7S)		150			Globulär
– Convicilin		280			Globulär
Albumine	18–25				Globulär
- Albumin (2S)		50	6,0	110	Globulär
Linse			4,5	120	**Hydrophile Multimere**
Globuline	51	15–92			Globulär
Albumine	17	20–82			Globulär
Legumine	45	14–92			Globulär
Viciline	4	20–82			Globulär
Gluteline	11	17–46			Globulär
Prolamine	4	17–64			Globulär
Kichererbse			4,5	90	**Hydrophile Multimere**
Globuline	74	15–92			Globulär
Albumine	16	20–82			Globulär
Prolamine	0,5	17–64			Globulär
Lupine			4,5	79–101	**Hydrophile Multimere**
Globuline	75	150–216	5,6–6,2	103	Globulär
Albumine	25		4,3–4,6		Globulär
Raps		14–59	4,5	84–102	**Hydrophile Multimere**
Globuline	60				Globulär
Albumine	20				Globulär
Gluteline	15–20				Globulär
Prolamine	2–5				Globulär
Zein			6,4	89	**Hydrophobe Multimere**
α-Zein	75–85	19–24			Gepackte Helices
β-Zein	10–15	14–15			Gepackte Helices
γ-Zein	5–10	16–27			Gepackte Helices

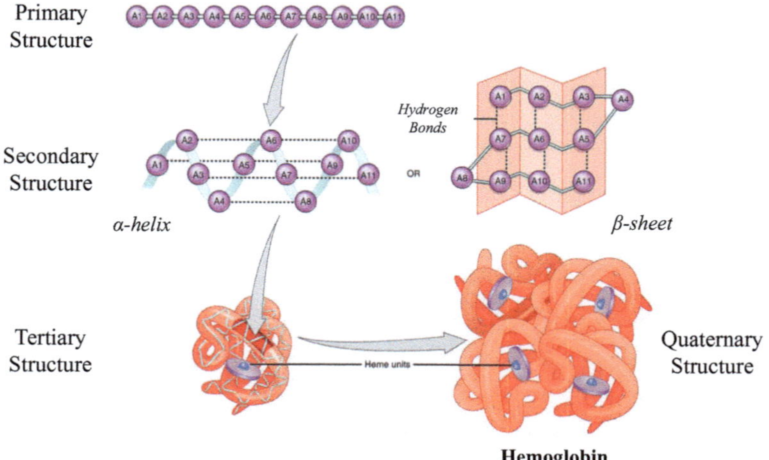

Abb. 2.1 Primär- („primary"), Sekundär- („secondary"), Tertiär- („tertiary") und Quartärstruktur („quaternary structure") eines globulären Proteins (Hämoglobulin). OpenStax College, CC BY 3.0 <https://creativecommons.org/licenses/by/3.0>, über Wikimedia Commons

Im Allgemeinen können Proteine eine Vielzahl von Tertiärstrukturen annehmen, die je nach der Gesamtkonfiguration der Polypeptidkette typischerweise als globulär, flexibel oder fibrillär klassifiziert werden (Abb. 2.2). Globuläre Proteine haben enge, kompakte Strukturen, die etwa sphärisch sind. Flexible Proteine haben vergleichsweise ungeordnete Strukturen mit einem hohen Maß an Flexibilität. Fibrilläre Proteine, die typischerweise aus Polypeptidketten gebildet werden, die Helices bilden, sind steif und ausgedehnt. Die Bedeutung dieser unterschiedlichen strukturellen Motive wird später in diesem Abschnitt erörtert, da sie sich auf die Fähigkeit von Pflanzenproteinen auswirken, die Funktionalität einiger tierischer Proteine zu simulieren.

Die Konformation, die ein Protein in seiner natürlichen Umgebung einnimmt, wird als *nativer Zustand* bezeichnet. Dies ist in der Regel die Konfiguration der Polypeptidkette, die die niedrigste freie Energie aufweist (Abb. 2.3). Die native Struktur eines Proteins bestimmt seine biologischen Funktionen, wie Enzymaktivität, Signalübertragung, Transport, Beweglichkeit, mechanische Eigenschaften oder Strukturbildung. Nachdem Proteine aus ihrer natürlichen Umgebung isoliert wurden, kann sich die sekundäre, tertiäre und quaternäre Struktur aufgrund eines veränderten Gleichgewichts der molekularen Wechselwirkungen verändern. Darüber hinaus können Polypeptidketten durch kinetische Energiebarrieren daran gehindert werden, ihren niedrigsten Zustand freier Energie in einer bestimmten Umgebung anzunehmen. In diesem Fall kann ein Protein in einem oder mehreren *denaturierten Zuständen* gefangen sein, da es eine kinetische Energiebarriere nicht überwinden und nicht in den nativen Zustand übergehen kann. Dieses Phänomen ist wichtig für die Funktionalität von Proteinen in Lebensmitteln. So befinden

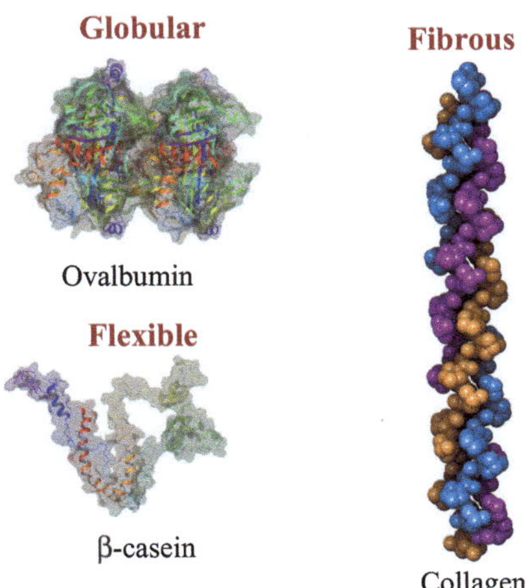

Abb. 2.2 Im Allgemeinen weisen Proteine in Lebensmitteln je nach Konformation ihrer Polypeptidketten unterschiedliche Tertiärstrukturen auf, z. B. globulär („globular"), flexibel („flexible") oder fibrillär („fibrous"). Hier zeigen wir die Struktur von drei tierischen Proteinen, die in diese Kategorien fallen. Die Originalstrukturen der Kollagen-Tripelhelix („collagen") (3BOS) und des Ovalbumin-Tetramer (1OVA) wurden der NIH Protein Database entnommen. Die Originalstruktur des beta-casein (CSN2) wurde der AlphaFold Protein Structure Database entnommen. Optimierte Proteinstrukturen wurden freundlicherweise von Jeff Sanders unter Verwendung von Schrödinger Release 2021-4: Maestro, Schrödinger, LLC, New York, NY, 2021 erstellt

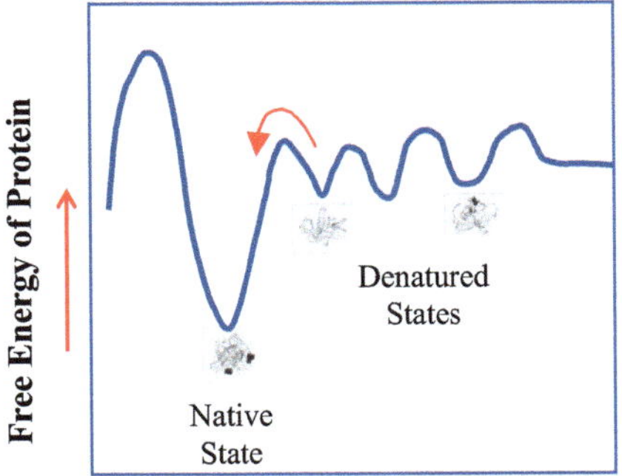

Abb. 2.3 Abhängig von der freien Energie („free energy of proteins") und den Energiebarrieren können Proteine unterschiedliche Konfigurationen, wie z. B. denaturierte Zustände („denatured states") annehmen. Wenn die Energiebarrieren zu hoch sind, können sie möglicherweise nicht in den niedrigsten Zustand der freien Energie, den nativen Zustand („native state"), gelangen

Abb. 2.4 Viele Pflanzenproteine kommen in der Natur als molekulare Cluster vor, die in Proteinkörpern („protein body") innerhalb der Pflanzenzellen verpackt sind. Diese schematische Darstellung zeigt die vorgeschlagene Struktur der Proteine Glycinin und β-Conglycinin in Sojabohnen („soybeans"). Bild von Sojabohnen von CSIRO (Creative Commons 3.0)

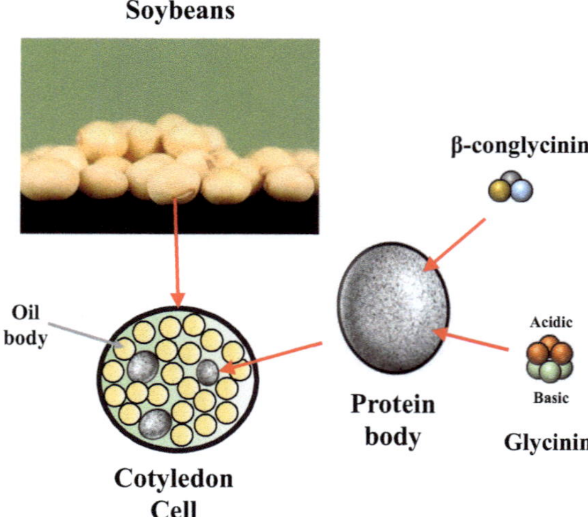

sich beispielsweise die globulären Proteine in rohen Eiern vor dem Kochen in ihrem nativen Zustand, aber beim Kochen entfalten sie sich und aggregieren, wodurch sie in einem denaturierten Zustand verbleiben, der zu der gewünschten halbfesten Struktur der gekochten Eier führt.

Viele Pflanzenproteine sind relativ große, globuläre Proteine, die in der Natur als supramolekulare Strukturen vorkommen und aus vielen ähnlichen oder unterschiedlichen Proteinen bestehen, die durch physikalische oder chemische Wechselwirkungen miteinander verbunden sind (Abb. 2.4). Die Art und Anzahl der Proteine in diesen supramolekularen Strukturen hängt von ihrer botanischen Herkunft und der Art ihrer Isolierung ab, da einige Extraktionsverfahren die Wechselwirkungen und Bindungen zwischen den einzelnen Proteinen zerstören können. Auch der native Zustand der einzelnen globulären Proteine kann durch den Extraktionsprozess gestört werden. Folglich hängen die funktionellen Eigenschaften von Proteinen von ihrem nativen Zustand und ihrem Aggregatzustand ab, sodass ein pflanzliches Protein aus derselben Quelle je nach Art der Isolierung unterschiedliche funktionelle Eigenschaften aufweisen kann.

Die Tertiärstrukturen der tierischen Proteine (Abb. 2.2) unterscheiden sich oft stark von denen der pflanzlichen Proteine, bei denen es sich in der Regel um große globuläre Proteine handelt (Abb. 2.4). So sind beispielsweise flexible Proteine wie die Caseine in Milch oder fibrilläre Proteine wie das Kollagen in Fleisch in Pflanzen nur selten zu finden. Folglich ist es schwieriger, ihre funktionellen Eigenschaften mithilfe von Pflanzenproteinen zu simulieren. Einige wichtige funktionelle Proteine von Tieren haben jedoch eine globuläre Struktur (z. B. β–Lactoglobulin in Milch oder Ovalbumin in Eiern), die daher eher den globulären Proteinen von Pflanzen ähneln (z. B. 11S-Glycinin aus Sojabohnen). Folglich ist es oft einfacher, ihre funktionellen Eigenschaften zu simulieren. Allerdings unterscheiden sich die Molekulargewichte, die Oberflächenchemie und die thermische Stabilität der globulären Pflanzenproteine von denen der globulären tierischen Proteine, was zu Unterschieden in ihren Eigenschaften führt.

Auch die Quartärstrukturen der Proteine in Tieren unterscheiden sich oft stark von denen in Pflanzen. Das Muskelgewebe von Fleisch und Fisch beispielsweise besteht aus fibrillären Proteinbündeln, die von einer Bindegewebshülle umgeben sind, die aus dreifachen Kollagenhelices besteht (Abb. 2.5) (Tornberg 2013; Tornberg et al. 2000). Die einzigartige molekulare Architektur der Proteine in Muskeln und Bindegewebe spielt eine entscheidende Rolle bei der Bestimmung ihrer funktionellen Eigenschaften, wie der Zartheit und Saftigkeit von Fleischprodukten. Es ist äußerst schwierig, die komplexe molekulare Architektur der Proteine in Fleisch und Fisch mit den aus Pflanzen

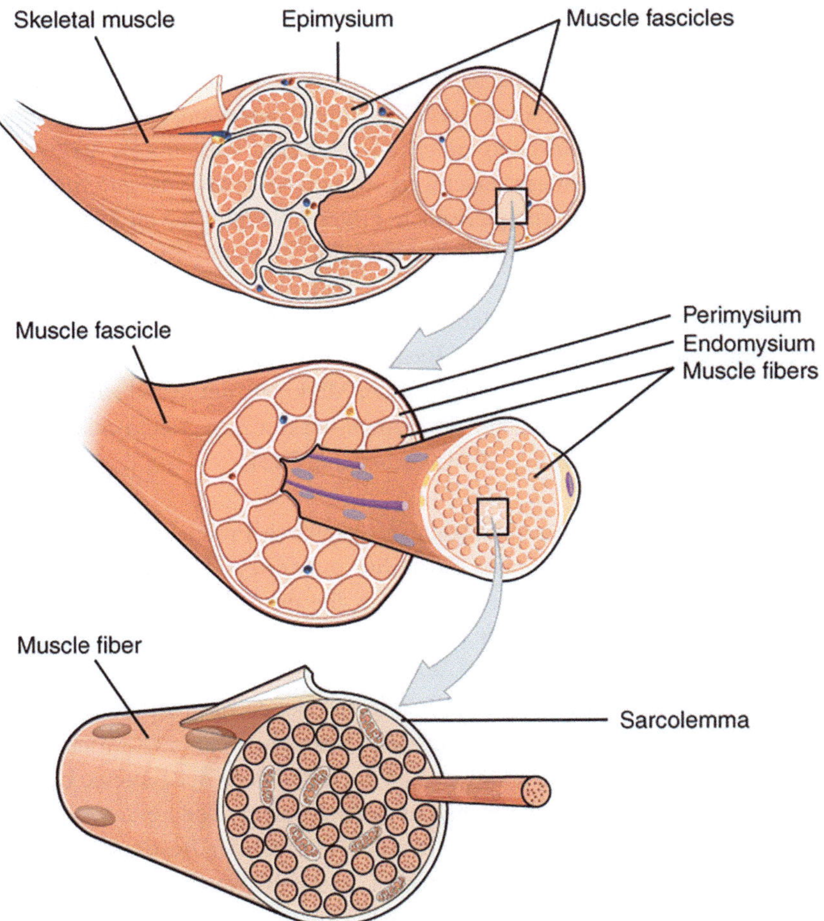

Abb. 2.5 Das Muskelgewebe von Fleisch und Meeresfrüchten weist komplexe hierarchische Strukturen auf, die mit globulären Pflanzenproteinen oft nur schwer zu simulieren sind. Abgebildet hier ist die generelle hierarchische Struktur von Muskelgewebe. Quellenangabe: OpenStax, CC BY 4.0 <https://creativecommons.org/licenses/by/4.0>, über Wikimedia Commons

gewonnenen globulären Proteinen zu imitieren, was die Nachahmung der gewünschten physikochemischen und sensorischen Eigenschaften erschwert. In ähnlicher Weise werden die Herstellung und die Eigenschaften von Milchprodukten wie Milch, Joghurt und Käse durch die Beschaffenheit der Caseinmoleküle in diesen Produkten bestimmt (Chandan und Kilara 2013; Fox et al. 2016). Manche Caseine sind ungeordnete und flexible Moleküle, die sowohl unpolare als auch polare Bereiche enthalten, wobei sich in den polaren Bereichen eine Reihe von Phosphatgruppen befinden (Farrell et al. 2002). Infolgedessen sind sie amphiphile und geladene Moleküle, die mit ihren Nachbarmolekülen durch eine Kombination von Calciumbrücken, hydrophoben und elektrostatischen Wechselwirkungen interagieren können, um die einzigartigen kolloidalen Partikel (Caseinmizellen) zu bilden, die in der Milch zu finden sind. Darüber hinaus werden diese Caseinmizellen bei der Bildung von Joghurt und Käse teilweise aufgelöst und wieder zusammengesetzt, was zur Bildung eines 3D-Netzwerks führt, das zu den gewünschten strukturellen Eigenschaften dieser Produkte beiträgt. Auch hier ist es schwierig, das komplexe Verhalten dieser flexiblen, desorganisierten Caseinmoleküle mit starren, globulären Pflanzenproteinen zu imitieren, was die Herstellung exakter Milchprodukte auf Pflanzenbasis erschwert. Mögliche Strategien zur Simulation der funktionellen Eigenschaften von tierischen Proteinen mithilfe von Pflanzenproteinen werden später in diesem Buch in den Kapiteln über verschiedene pflanzliche Lebensmittelalternative erörtert.

Die Kenntnis der molekularen Merkmale tierischer Proteine ist nützlich für die Entwicklung von Analoga auf pflanzlicher Basis unter Verwendung von Pflanzenproteinen. Aus diesem Grund werden hier die allgemeinen Merkmale der verschiedenen Arten von funktionellen Eigenschaften, die mit der Proteinstruktur von Tieren und Pflanzen zusammenhängen, aufgeführt (Brady 2013; Damodaran 2021).

Globuläre Proteine: Die Polypeptidketten in globulären Proteinen falten sich zu kompakten Strukturen, die eine begrenzte Flexibilität aufweisen (Abb. 2.2). Der hydrophobe Effekt ist in der Regel die dominierende Kraft, die die Bildung dieser Art von Struktur begünstigt, d. h. die Tendenz der Polypeptidketten, die Kontaktfläche zwischen unpolaren Aminosäureseitengruppen und Wasser zu verringern. Infolgedessen neigen die meisten unpolaren Aminosäuren dazu, einen hydrophoben Kern zu bilden, während die meisten polaren Aminosäuren dazu neigen, eine hydrophile Hülle zu formen. Allerdings können sich auch einige unpolare Gruppen an der Oberfläche der Proteine befinden, was zu ihrer Oberflächenhydrophobizität beiträgt. Verschiedene andere Arten von molekularen Wechselwirkungen können ebenfalls eine Rolle bei der Bestimmung der strukturellen Organisation globulärer Proteine spielen, wie z. B. Wasserstoffbrückenbindungen (α–Helix, β–Faltblätter und β–Schleifen), elektrostatische Kräfte (anziehende und abstoßende), Van-der-Waals-Anziehung und Disulfidbindungen. Die Bedeutung dieser verschiedenen molekularen Wechselwirkungen in einem bestimmten Protein hängt von der Art und der Sequenz der darin enthaltenen Aminosäuren ab.

Die molekularen Eigenschaften globulärer Proteine beeinflussen ihre funktionellen Attribute wie ihre Löslichkeit, Emulgier-, Schaum- und Geliereigenschaften. So hängt beispielsweise die Löslichkeit globulärer Proteine in verschiedenen Lösungen von ihrer Molmasse, Konformation, Oberflächenhydrophobizität und ihren elektrostatischen Eigenschaften ab. Die Wasserlöslichkeit nimmt normalerweise zu, wenn die Oberflächenhydrophobizität abnimmt und die elektrostatische Ladung zunimmt.

Die meisten globulären Proteine weisen eine Oberflächenaktivität auf, da sie sowohl polare als auch unpolare Bereiche auf ihrer Oberfläche haben. Daher neigen sie dazu, an Öl-Wasser- oder Luft-Wasser-Grenzflächen zu adsorbieren, sodass sie als Emulgatoren oder Schaumstabilisatoren eingesetzt werden können. Viele globuläre Proteine können auch als Geliermittel verwendet werden, da sie sich entfalten, wenn sie über ihre thermische Denaturierungstemperatur hinaus erhitzt werden. Dadurch werden einige der unpolaren und Sulfhydrylgruppen, die sich ursprünglich im Inneren der Proteine befanden, der äußeren wässrigen Phase ausgesetzt, was die Proteinaggregation durch hydrophobe Anziehung und Disulfidbindungen fördert. Die globulären Proteine in Milch (z. B. β–Lactoglobulin) und Ei (z. B. Ovalbumin) zeigen diese Art von Gelierverhalten, das eine wichtige Rolle bei der Bestimmung ihrer funktionellen Eigenschaften spielt. Viele der in Pflanzen vorkommenden globulären Proteine (z. B. Soja- oder Erbsenprotein) können sich ebenfalls entfalten und aggregieren, wenn sie erhitzt werden, was bedeutet, dass sie auch als hitzebeständige Geliermittel verwendet werden können (Tab. 2.1 und 2.2).

Wie bereits erwähnt, liegen viele Pflanzenproteine in ihrer natürlichen Umgebung in Form von supramolekularen Molekülverbänden vor, die durch physikalische oder kovalente Bindungen zusammengehalten werden (Abb. 2.4). Die funktionelle Wirkung dieser Proteine wird durch das Ausmaß der Dissoziation dieser supramolekularen Einheiten während der Extraktions- und Aufbereitungsverfahren zur Herstellung pflanzlicher Zutaten beeinflusst. Darüber hinaus unterscheiden sich die Temperaturen, bei denen pflanzliche Proteine thermisch denaturiert werden, häufig von denen tierischer Proteine, da sie entweder höher oder niedriger sind, was wichtig ist, wenn man versucht, pflanzliche Lebensmittelalternative herzustellen, die sich beim Kochen genauso verhalten wie tierische (Tab. 2.1 und 2.2). So wäre es beispielsweise wünschenswert, bei der Herstellung von Eianaloga ein globuläres Pflanzenprotein zu verwenden, das eine ähnliche thermische Denaturierungstemperatur wie Eiproteine aufweist. Pflanzenproteine haben auch andere isoelektrische Punkte als tierische Proteine, was ihre funktionelle Wirkung in bestimmten Arten von Lebensmitteln beeinflussen kann. So kann es beispielsweise wichtig sein, ein Pflanzenprotein mit einem ähnlichen isoelektrischen Punkt wie Casein zu wählen, wenn man Joghurt- oder Käseanaloge herstellt, die auf Proteinaggregation bei einer Senkung des pH-Werts angewiesen sind. Aus diesen Gründen ist es in der Regel notwendig, Pflanzenproteine zu wählen, die die Eigenschaften der tierischen Proteine in den tierischen Lebensmitteln, die sie ersetzen sollen, simulieren. Die meisten Pflanzenproteine, die zur Herstellung von pflanzlichen Lebensmittelalternativen verwendet werden, sind globuläre Proteine, darunter Soja-, Erbsen-, Kartoffel-, Mungobohnen- und Reisproteine (Sha und Xiong 2020).

Flexible Proteine: Einige Lebensmittelproteine weisen eine ungeordnete, flexible Konformation auf, bei der die Polypeptidkette ihre Struktur in Lösung schnell verändert, wie die bereits erwähnten Caseine aus Milch und die Gelatine aus Fleisch und Fisch (bei hohen Temperaturen) (Abb. 2.2). Gelatine wird durch saure oder alkalische Hydrolyse von kollagenen Proteinen gewonnen, die aus Nebenprodukten der Fleisch- und Fischindustrie wie Haut, Sehnen, Bändern und Knochen stammen. Es ist ein hochflexibles und ungeordnetes Molekül, wenn es über seine Helix-Coil-Übergangstemperatur erhitzt wird. Wenn es jedoch unter diese Temperatur abgekühlt wird, bildet es helikale Strukturen, die dann mit benachbarten Gelatinemolekülen durch Wasserstoffbrückenbindungen Vernetzungen bilden können. Ein wichtiges funktionelles Merkmal von Gelatine in vielen Lebensmitteln ist ihre Fähigkeit, transparente, reversible, kalt abbindende Gele zu bilden. Es gibt nur wenige pflanzliche Proteine, die eine so flexible Struktur wie Casein oder Gelatine aufweisen. Daher ist es oft schwierig, die gewünschten physikochemischen und sensorischen Eigenschaften von Lebensmitteln zu simulieren, bei denen diese Moleküle eine wichtige Rolle spielen, wie z. B. bei Joghurt, Käse, Fleisch und Desserts. Aus pflanzlichen Quellen gewonnene Polysaccharide, entweder allein oder in Kombination mit pflanzlichen Proteinen, können jedoch einige der wünschenswerten Eigenschaften flexibler tierischer Proteine nachahmen. So können einige Polysaccharide wie Agar, Carrageen, Gellan oder Agarose transparente Gele bilden, wenn sie unter eine bestimmte Temperatur abgekühlt werden, obwohl die Übergangstemperaturen zwischen Gel und Sol oft zu hoch sind (Amici et al. 2001; Rhein-Knudsen et al. 2017).

Die wünschenswerten physikochemischen und sensorischen Eigenschaften mehrerer Lebensmittel tierischer Herkunft sind auf das Vorhandensein von firbillären Proteinen zurückzuführen. Insbesondere das in Fleisch- und Fischerzeugnissen enthaltene Kollagen hat eine starre, stäbchenförmige Struktur, die auf eine Dreifachhelix aus drei ineinander verdrillten Polypeptidketten zurückzuführen ist (Abb. 2.2). Kollagen ist in der Haut, den Knochen, den Hufen und/oder dem Bindegewebe von Tieren wie Schweinen, Kühen und Fischen enthalten. Die Dreifachhelix-Struktur wird bei Erhitzung über die Helix-Coil-Übergangstemperatur hinaus aufgelöst, da die Wasserstoffbrückenbindungen geschwächt werden und die Konformationsentropie zunimmt, was zu einer Erweichung der texturellen Eigenschaften von Fleisch und Fisch führt.

Fibrilläre Proteine: Das Muskelgewebe von Fleisch und Fisch enthält Aktin- und Myosinproteine, die zu komplexen fibrillären Strukturen zusammengesetzt sind, die die Textur dieser Lebensmittel beeinflussen. Es ist schwierig, pflanzliche Proteine zu finden, die von Natur aus fibrilläre Strukturen aufweisen, was es schwierig macht, die Eigenschaften von Fleisch und Fisch zu imitieren. Einige Pflanzenproteine (z. B. Glutenin aus Weizen) können jedoch durch Verarbeitungsmethoden zur Bildung fibrillärer Strukturen veranlasst werden (Grabowska et al. 2016; Mattice und Marangoni 2020b) und einige Mykoproteine haben von Natur aus fibrilläre Strukturen, die eine ähnliche Textur wie Fleisch aufweisen können (Delcour et al. 2012). Verschiedene Verarbeitungs- und physikochemische Methoden, die zur Erzeugung fibrillärer, fleischähnlicher Strukturen aus Pflanzenproteinen eingesetzt werden können, werden in einem späteren Kapitel erörtert, wie z. B. Extrusion, Scherzelle und kontrollierte Phasentrennung (Kap. 3).

2.2.2 Proteinisolierung und -aufreinigung

Proteinreiche Zutaten können aus verschiedenen Arten von Pflanzenmaterial durch eine Kombination verschiedener Verarbeitungsmethoden isoliert werden. Je nach Raffinesse der verwendeten Isolierungsmethoden können Zutaten mit unterschiedlichen Proteinkonzentrationen, Fraktionen und Reinheiten gewonnen werden, darunter Mehle (<60 % Protein), Konzentrate (60–90 % Protein) und Isolate (>90 % Protein) (Loveday 2019, 2020; Sha und Xiong 2020). Idealerweise sollte die Isolierungsmethode den nativen Zustand der Proteine erhalten, was oft voraussetzt, dass sie während des Prozesses nicht denaturiert oder aggregiert werden. Darüber hinaus ist es oft notwendig, Komponenten zu entfernen oder zu deaktivieren, die ihre funktionelle Wirkung beeinträchtigen (wie Kohlenhydrate, Lipide, Mineralien, Enzyme und antinutritive Wirkstoffe). Eine der Herausforderungen bei der gegenwärtigen Generation von pflanzlichen Proteinzutaten besteht darin, dass sie oft ein Nebenprodukt anderer Prozesse sind, wie z. B. der Extraktion von Öl oder Stärke aus Pflanzenmaterialien. Folglich wurde der Isolierungsprozess nicht optimiert, um die gewünschten funktionellen Eigenschaften der Proteine zu erhalten. Stattdessen wurde er so konzipiert, dass er die Ausbeute an Öl oder Stärke maximiert. In Zukunft wird es wichtig sein, die Extraktion aller verschiedenen funktionellen Inhaltsstoffe aus Pflanzen zu optimieren, um deren Funktionalität und Nachhaltigkeit zu verbessern.

Im Allgemeinen muss das Verfahren zur Isolierung von Proteinen aus pflanzlichen Materialien auf deren spezifische Eigenschaften zugeschnitten sein. Es gibt jedoch einige Grundoperationen, die üblicherweise zur Isolierung von Pflanzenproteinen verwendet werden. In der Regel wird das Pflanzenmaterial gereinigt und anschließend die äußere Beschichtung entfernt (z. B. Schalen oder Häute). In einigen Fällen kann eine Entfettungsstufe verwendet werden, um die meisten Lipide aus ölreichen Pflanzenmaterialien zu entfernen, da diese die Proteinisolierung und Qualität beeinträchtigen können (Abb. 2.6). Traditionell wurde zu diesem Zweck die Lösungsmittelextraktion verwendet, die jedoch zu einem Verlust der Proteinfunktionalität führen kann. Daher werden derzeit alternative Methoden entwickelt, wie in Abschn. 2.4.2 beschrieben. Falls erforderlich, kann das Pflanzenmaterial durch Erhitzen in Wasser aufgeweicht werden. Das Pflanzenmaterial kann auch erhitzt werden, um Enzyme zu deaktivieren, die unerwünschte Veränderungen in der Qualität der Inhaltsstoffe verursachen könnten, z. B. Enzyme, die die Oxidation oder Hydrolyse fördern. Das aufgeweichte Material kann dann mechanisch zerkleinert werden, um die Partikelgröße zu verringern und die Oberfläche zu vergrößern wie z. B. mit einem Mixer mit hoher Scherkraft. Exogene hydrolytische Enzyme können zugesetzt werden, um Zellwandmaterialien abzubauen und

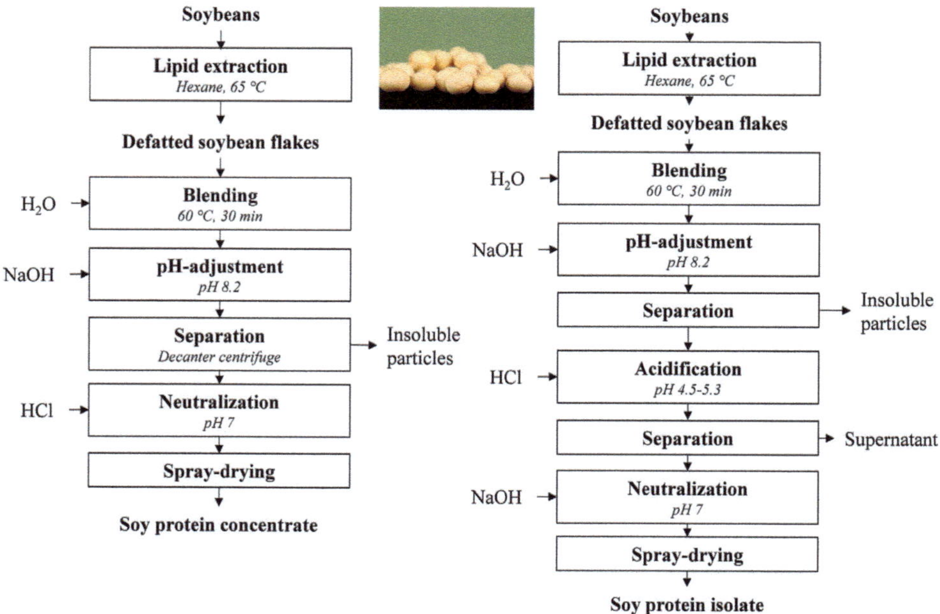

Abb. 2.6 a Sojaproteinpulver können mit unterschiedlichen Proteingehalten hergestellt werden. Konzentrate haben in der Regel einen Proteingehalt von etwa 60 bis 80 %, während Isolate einen Proteingehalt von über 88 % aufweisen. Das Verfahren kann zusätzliche Waschschritte umfassen. (Für Einzelheiten siehe Text). Bild von Sojabohnen von CSIRO (Creative Commons 3.0). **b** Erbsenproteinkonzentrate können durch Trockenmahlung und Luftklassifizierung gewonnen werden, um die Stärkekörner (etwa 20 μm) von den Proteinkörpern (etwa 1 bis 3 μm) zu trennen. Erbsenproteinisolate (86 % Protein in der Trockensubstanz) werden durch Nassextraktion und Fällung am isoelektrischen Punkt gewonnen. (Für Einzelheiten siehe Text). Bild von Erbsen: David Adam Kess, CC BY-SA 4.0

so die Freisetzung der Proteine (und Ölkörper) zu erleichtern. Polysaccharide können auch durch alkalische Extraktion und selektive Ausfällung mit konzentrierten Alkohollösungen entfernt werden. Nach diesen Verfahren erhält man häufig eine proteinreiche Suspension, die eine Mischung aus löslichen und unlöslichen Proteinen enthält. Die unlöslichen Proteine können durch Zentrifugation, gravimetrische Trennung oder Filtration abgetrennt werden. Die löslichen Proteine können dann durch Einstellen des pH-Werts in der Nähe ihres isoelektrischen Punkts oder durch Zugabe von Salz ausgefällt werden. Die gefällte Proteinfraktion kann dann gesammelt, gewaschen, getrocknet und zu einem Pulver gemahlen werden, das als Lebensmittelzusatzstoff verwendet werden kann. In einigen Fällen können anspruchsvollere Verfahren eingesetzt werden, um bestimmte Proteinfraktionen mit spezifischen Funktionen zu gewinnen, wie z. B. die Ultrafiltration (Ratnaningsih et al. 2021).

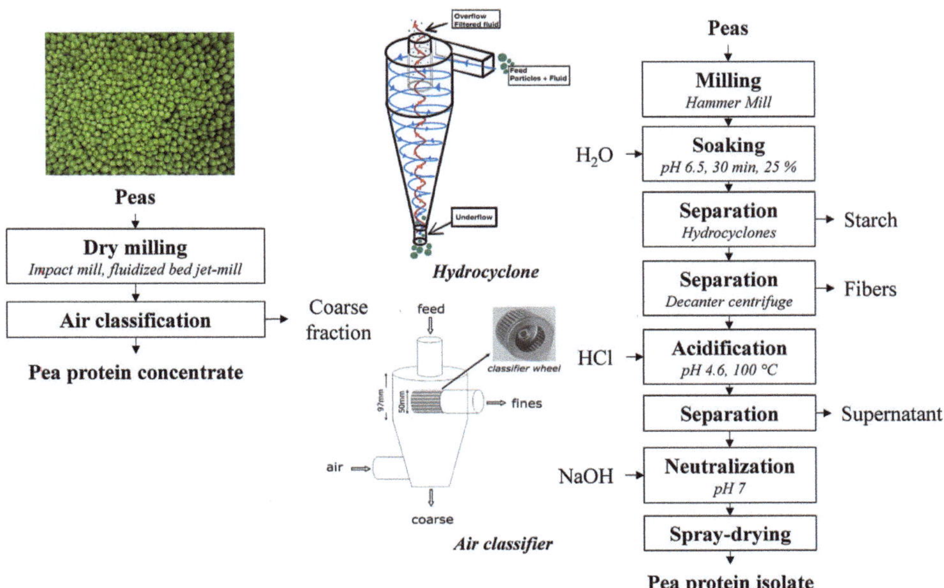

Abb. 2.6 (Fortsetzung)

Im weiteren Verlauf dieses Abschnitts werden verschiedene Proteinextraktions- und -isolierungstechniken beschrieben, die für die gängigen Pflanzenproteine Gluten, Soja-, Erbsen-, und Kartoffelprotein verwendet werden.

Viele pflanzliche Lebensmittelalternative werden unter Verwendung von Sojakonzentraten oder -isolaten formuliert (Abb. 2.6a). Sojaproteinkonzentrate (50–80 % Protein) werden auf verschiedene Weise hergestellt. Der einfachste Ansatz besteht darin, entfettete Sojaflocken/-mehle als Ausgangsmaterial zu verwenden, die in der Regel aus Sojabohnen durch Schälen, Mahlen, Extraktion mit heißem Hexan zur Entfernung der Lipide und anschließendes Trocknen gewonnen werden. Das getrocknete Pulver wird dann in einer alkalischen Lösung erneut dispergiert, um die Proteine in Lösung zu bringen. Die unlösliche Fraktionen werden mit einem Dekanter abgetrennt, und die lösliche Fraktionen sprühgetrocknet, um ein Sojaproteinkonzentrat zu erhalten (Johnson 1999). Andere Verfahren verwenden Ethanolextraktion, Calciumausfällung, Luftklassifizierung, Membranfiltration und Enzymbehandlungen, um Sojaproteinkonzentrate zu erhalten, die weniger Antinährstoffe enthalten (Konwinski 1992; Nardelli 1994; Singh 2006, 2007; Thomas 2001). Sojaproteinisolate (>90 % Protein) werden auch aus entfetteten Sojaflocken/-mehlen hergestellt, die erst unter alkalischen Bedingungen gelöst wurden. Anstatt jedoch die lösliche Fraktion einem Trocknungsschritt zu unterziehen, wird der pH-Wert des Überstandes auf den isoelektrischen Punkt der Sojaproteine (~pH 4 bis 5) eingestellt, was zu deren Ausfällung führt (Puski 1987). Die Proteinaggregation kann durch Erhitzen der Proteinlösung verstärkt werden. Die agglomerierten Proteine werden anschließend von der Dispersion abgetrennt, neutralisiert und sprühgetrocknet, um ein Sojaproteinisolat zu erhalten (Segal und Green 2017).

Erbsenproteinkonzentrate und -isolate folgen denselben Grundsätzen, werden aber mit leichten Abweichungen hergestellt (Abb. 2.5b). Erbsen sind von Natur aus fettarm, z. B. enthalten getrocknete Erbsen weniger als 4 % Fett (USDA 2021). Sie sind jedoch reich an Stärke, die durch Zentrifugalkräfte abgetrennt werden kann. Die Stärke liegt als Körnchen mit einem Durchmesser von etwa 2 bis 40 μm vor, was deutlich kleiner als die Proteinkörper ist, die einen Durchmesser von etwa 1 bis 3 μm haben (Ratnayake et al. 2002; Schutyser et al. 2015). Der Größen- und Dichteunterschied dieser beiden Arten natürlicher Partikel wird genutzt, um die Stärkekörnchen durch Trocken- oder Nassfraktionierung von den Proteinkörpern zu trennen. Bei der Trockenfraktionierung werden die Partikel im Erbsenmehl durch Luftklassifizierung getrennt (Pelgrom et al. 2013). Die feine Fraktion, die reich an Proteinkörpern ist, durchläuft das Klassifizierungsrad, während sich die grobe Fraktion, die reich an Stärkekörnern ist, nach unten absetzt. Der Proteingehalt in der Feinfraktion beträgt etwa 40 bis 60 % (Schutyser et al. 2015). Im Gegensatz dazu werden Erbsenproteinisolate in der Regel mit Hydrozyklonen hergestellt, um die Stärkekörner von den Proteinkörpern zu trennen und zu klassifizieren. Die Hydrozyklone erzeugen in der Regel eine proteinreiche Fraktion mit einem Proteingehalt von 40 bis 50 %. Diese Fraktion wird dann mit einem Dekanter von den Ballaststoffen abgetrennt, bei einem pH-Wert von 4,6 bei erhöhten Temperaturen ausgefällt und anschließend getrocknet, um Proteingehalte von etwa 86 % oder mehr zu erzielen (Salome 2007).

Weizenproteine werden durch Ausnutzung der Selbstaggregationsneigung von Gluten in Wasser gewonnen (Pojic et al. 2018). Weizenkörner werden zu Mehlen vermahlen, mit Wasser gemischt und dann inkubiert, um die Gluten Agglomeration zu induzieren. Die Gluten Partikel werden mithilfe von Dekantern, Zentrifugen und/oder Sieben von der Stärkesuspension abgetrennt und anschließend getrocknet, um ein Pulver für die Verwendung in Lebensmitteln herzustellen.

Es gibt mehrere Methoden zur Extraktion von Proteinen aus Kartoffeln (Zhang et al. 2017). Kartoffelproteine können aus dem Kartoffelsaft gewonnen werden, der durch Zerkleinern der Kartoffeln in einer Natriumsulfitlösung entsteht (um eine Oxidation zu verhindern). Die Dispersion wird dann hauptsächlich mit Dekanterzentrifugen geklärt, und zusätzliches Protein kann durch weitere Trennverfahren wie kontinuierliche konische Zentrifugalsiebe und Hydrozyklone gewonnen werden. Kartoffelsaft enthält etwa 3 % Protein, das durch diese verschiedenen Verfahren gewonnen werden kann. Eine gängige Methode besteht darin, den Kartoffelsaft zu konzentrieren und den pH-Wert auf 4,8 bis 5,6 einzustellen. Die Lösung wird dann bei 102–115°C im Jet-Cooking-Verfahren gekocht, und das koagulierte Protein wird mit Dekanterzentrifugen abgetrennt und getrocknet, um ein Pulver mit etwa 90 % Protein zu erhalten (Grommers und van der Krogt 2009). Zur Gewinnung spezifischer Kartoffelproteinfraktionen können auch andere Verfahren eingesetzt werden, wie z. B. verschiedene Filtrations- oder Chromatographieverfahren (Giuseppin 2008; Waglay et al. 2019).

2.2.3 Eigenschaften der Proteininhaltsstoffe

Wie bereits erwähnt, werden pflanzliche Proteinzutaten in der Lebensmittelindustrie in verschiedenen Formen verwendet, darunter Mehle, Konzentrate oder Isolate, die sich in der Gesamtmenge des enthaltenen Proteins unterscheiden (Loveday 2019, 2020; Sha und Xiong 2020). Mehle werden häufig durch Mahlen und Sieben bestimmter getrockneter Fraktionen einer Pflanze (wie Soja, Erbsen oder Weizen) hergestellt. Daher enthalten sie in der Regel einen relativ hohen Anteil an Stärke, Ballaststoffen und Mineralien sowie Proteinen, was ihre funktionelle Wirkung beeinflusst (Sharan et al. 2021). Der Proteingehalt eines Isolats (>90 %) ist höher als der eines Konzentrats (60 bis 90 %), der wiederum höher ist als der eines Mehls (<60 %). Für akademische Studien werden wegen ihrer hohen Reinheit häufig Isolate verwendet, aber für kommerzielle Lebensmittelanwendungen sind sie oft zu teuer. Die Art und Konzentration der Nicht-Proteinfraktionen in Isolaten oder Konzentraten kann einen großen Einfluss auf ihre funktionelle Wirkung haben. Aus diesem Grund ist es oft wichtig, Proteinpräparate mit genau definierten Zusammensetzungen zu kaufen und/oder die Zusammensetzung der Bestandteile vor der Verwendung zu messen. Es ist anzumerken, dass weniger gereinigte Zutaten manchmal eine gute Funktionalität aufweisen, was ihre Nachhaltigkeit verbessern würde, da weniger Energie und andere Ressourcen für ihre Extraktion und Reinigung benötigt werden (Kornet et al. 2021).

In einigen Anwendungen werden pflanzliche Proteinzutaten in Form von texturierten pflanzlichen Proteinen (TVP) verwendet, bei denen es sich um vorgeformte proteinreiche Lebensmittel handelt, die die strukturellen und texturellen Eigenschaften von Produkten wie Hackfleisch, Würstchen und Burgern nachahmen sollen. Diese Produkte werden in der Regel durch Extrudieren von Mehlen oder Konzentraten aus Sojabohnen oder anderen pflanzlichen Quellen (wie Weizen, Kichererbsen oder Hafer) in bestimmte Größen und Formen (wie Stückchen, Nuggets, Flocken oder Fasern) hergestellt (Zhang et al. 2019). In der Regel enthalten TVPs nur etwa 50–70 % Protein, der Rest besteht hauptsächlich aus Stärke, Ballaststoffen und Fetten.

Eine große Herausforderung bei der Formulierung von pflanzlichen Lebensmittelalternativen ist derzeit der Mangel an Proteinzutaten mit zuverlässigen funktionellen Eigenschaften, der auf mehrere Faktoren zurückzuführen ist. Erstens variieren Art und Menge der Proteine in den Pflanzen, aus denen sie gewonnen werden, je nach verwendeter Pflanzenart und Anbaubedingungen. Daher besteht die Notwendigkeit, die Pflanzenzucht und den Anbau besser zu verstehen und zu kontrollieren. Zweitens gibt es innerhalb einer bestimmten Pflanze viele Arten von Pflanzenproteinen, die jeweils unterschiedliche molekulare und funktionelle Eigenschaften haben. Folglich kann sich ein Proteinbestandteil unterschiedlich verhalten, je nachdem, welche Fraktionen er enthält. Darüber hinaus kann das Vorhandensein von Stärke, Ballaststoffen, Lipiden und Mineralien in einer pflanzlichen Proteinzutat deren funktionelle Wirkung verändern. Drittens kann die native Struktur von Pflanzenproteinen durch die Verfahren zur Herstellung von pulverförmigen Zutaten gestört werden. Veränderungen in der Proteinstruktur können tiefgreifende Auswirkungen auf ihre Stabilität und Funktionalität haben, wie z. B. Löslichkeit, Emulgier-, Schaumbildungs-, Bindungs-, Verdickungs- und Geliereigenschaften. Daher ist es wichtig, eine Proteinzutat zu verwenden, bei welcher der Denaturierungsgrad der Proteine bekannt ist und kontrolliert wird. Viertens kann der Aggregatzustand von Pflanzenproteinen während des Extraktionsprozesses verändert werden, was sich wiederum stark auf ihre Funktionalität auswirken kann.

Die molekularen und physikochemischen Eigenschaften einiger gängiger tierischer und pflanzlicher Proteine sind in Tab. 2.1 und 2.2 zusammengefasst. Im Allgemeinen hängen diese Eigenschaften von der biologischen Funktion der Proteine in ihrer natürlichen Umgebung sowie von der Isolierung und anderen Verarbeitungsprozessen ab, mit denen sie in lebensmitteltaugliche Proteinzutaten umgewandelt werden. Einige der üblichen Herausforderungen bei der Auswahl von Pflanzenproteinen mit hoher Qualität für die Verwendung in pflanzlichen Lebensmittelalternativen werden hier hervorgehoben:

- *Off Flavors* – Eine Reihe von Pflanzenproteinen haben unangenehme Geschmacks- und Geruchsprofile, weil sie unerwünschte Aromen enthalten, die natürlich vorhanden sein oder durch chemische Reaktionen nach der Ernte gebildet werden können (Bangratz und Beller 2020; Rackis et al. 1979). Darüber hinaus haben einige pflanzliche Proteine einen unerwünschten Geschmack, der als bitter oder adstringierend wahrgenommen wird, was oft auf das Vorhandensein von sekundären Pflanzenstoffen zurückzuführen ist, wie Saponine, Phenolsäuren und Flavanole (Bangratz und Beller 2020; Sharan et al. 2021). Soja- und Lupinenproteine werden häufig als unangenehm empfunden, was ihre Verwendung in einigen Lebensmitteln einschränkt (Tab. 2.3 und 2.4). Forscher*innen versuchen daher, die verschiedenen Arten von unerwünschten Geruchs- und Geschmacksstoffen in Pflanzenproteinen zu identifizieren und wirksame Strategien zu entwickeln, um diese zu reduzieren (Sharan et al. 2021). So können beispielsweise Methoden der Pflanzenzüchtung eingesetzt werden, um die Zusammensetzung von Pflanzenproteinen und die mit ihnen verbundenen sekundären Pflanzenstoffen zu verändern und dadurch unerwünschte Geschmacksstoffe zu reduzieren. Alternativ können Verarbeitungsprozesse eingesetzt werden, um diese Fehlaromen zu entfernen oder zu deaktivieren, wie z. B. Fraktionierung, Membranverfahren oder Chromatographie. Schließlich ist es möglich, diesen Produkten andere Inhaltsstoffe hinzuzufügen, die die unerwünschten Geschmacksstoffe maskieren können, entweder durch Bindung an Rezeptoren auf der Zunge (Geschmacksblocker) oder an die unerwünschten Proteine oder sekundären Pflanzenstoffe (Geschmacksmaskierer).
- *Schlechte Löslichkeit* – Die schlechte Wasserlöslichkeit vieler Pflanzenproteine schränkt ihre Verwendung ein. Die Löslichkeit von Proteinen kann auf ihre inhärenten molekularen Eigenschaften oder auf Veränderungen dieser Eigenschaften während ihrer Isolierung, Aufreinigung und Verarbeitung zurückzuführen sein. Die Löslichkeit von Proteinen wird in der Regel nach dem Osborne-Schema klassifiziert, das erstmals vor einem Jahrhundert vorgeschlagen wurde (Osborne 1924). Albumine

Tab. 2.3 Beispiele für verschiedene Arten von Pflanzenproteinen, die für die Formulierung von Lebensmitteln auf pflanzlicher Basis zur Verfügung stehen, zusammen mit Informationen über deren Erntevolumen, Kosten, physikalisch-chemische, funktionelle und ernährungsphysiologische Eigenschaften. Es ist zu beachten, dass diese Werte oft davon abhängen, wie die Proteine isoliert und prozessiert werden. Legende: GCV = globales Erntevolumen; PDCAAS = Protein Digestibility Corrected Amino Acid Score. Diese Daten wurden aus dem Good Food Institute „Plant Protein Primer" (www.gfi.org) übernommen

	Protein Gehalt	PDCAAS	Allergenes Risiko	Handelsvolumen	Geschmack	Funktionalität	Kosten	GCV
Soja	>30 %	>0,8	Ernsthaft	Standard Handelsware	Unerwünscht	Exzellent	Gering	Reichlich
Erbse	20–30 %	0,6–0,79	Mittelmäßig	Groß	Akzeptabel	Gut	Gering	Mittelmäßig
Weizen	10–20 %	0,40–0,59	Ernsthaft	Groß	Akzeptabel	Exzellent	Sehr gering	Reichlich
Raps	20–30 %	>0,8	Ernsthaft	Klein	Akzeptabel	Gut	–	Hoch
Kichererbse	20–30 %	0,40–0,59	Mittelmäßig	Groß	Akzeptabel	Gut	Hoch	Hoch
Ackerbohne	20–30 %	0,40–0,59	Schwach	Klein	Akzeptabel	OK	Hoch	Mittelmäßig
Linse	20–30 %	0,40–0,59	Mittelmäßig	Klein	Akzeptabel	–	Hoch	Hoch
Lupine	>30 %	0,40–0,59	Ernsthaft	Klein	Unerwünscht	OK	–	Mittelmäßig
Mungbohne	20–30 %	0,40–0,59	Mittelmäßig	Groß	Relativ neutral	Gut	Hoch	Mittelmäßig
Weiße Bohne	20–30 %	0,6–0,79	Mittelmäßig	R&D	Relativ neutral	OK	–	Gering
Erdnuss	20–30 %	0,40–0,59	Ernsthaft	Klein	Relativ neutral	Gut	–	Hoch
Sonnenblume	20–30 %	0,6–0,79	Sehr schwach	Klein	Akzeptabel	Gut	Hoch	Hoch
Mundel	20–30 %	0,20–0,39	Hoch	Klein	Relativ neutral	OK	Hoch	Mittelmäßig
Mais	10–20 %	0,20–0,39	Sehr schwach	Klein	Relativ neutral	Gering	Hoch	Reichlich
Hafer	10–20 %	0,6–0,79	Schwach	Klein	Relativ neutral	Gering	–	Mittelmäßig

(Fortsetzung)

Tab. 2.3 (Fortsetzung)

	Protein Gehalt	PDCAAS	Allergenes Risiko	Handelsvolumen	Geschmack	Funktionalität	Kosten	GCV
Kartoffel	5–10 %	>0,8	Sehr schwach	Groß	Akzeptabel	Gut	Hoch	Reichlich
Quinoa	10–20 %	0,6–0,79	Schwach	R&D	Akzeptabel	Gut	Hoch	Gering
Reis	5–10 %	0,40–0,59	Sehr schwach	Groß	Relativ neutral	OK	Mittelmäßig	Reichlich
Sorghum	5–10 %	0,20–0,39	Sehr schwach	R&D	Relativ neutral	Schlecht	–	Hoch

sind in Wasser löslich; Globuline sind in Salzlösungen löslich; Prolamine sind in Alkohollösungen löslich; und Gluteline sind in schwach alkalischen oder sauren Lösungen löslich. Die relativen Mengen dieser verschiedenen Proteinklassen in einem bestimmten pflanzlichen Proteinbestandteil hängen von seiner Herkunft ab (Tab. 2.1 und 2.2). Pflanzenproteine können jedoch fraktioniert werden, um bestimmte Proteinklassen zu gewinnen, was ihre funktionellen Eigenschaften verbessern oder wodurch Zutaten mit spezifischen funktionellen Merkmalen erzeugt werden können. Wie bereits erwähnt, kann die Löslichkeit eines Proteins auch durch seinen Denaturierungs- und Aggregationszustand beeinflusst werden, der durch Verarbeitungs- und Lagerungsbedingungen verändert werden kann. Aus diesen Gründen ist es oft sinnvoll, die Extraktions- und Aufreinigungsverfahren zu optimieren, um den Denaturierungs- und Aggregationszustand der Proteine zu kontrollieren. So können beispielsweise die verwendeten Lösungs- und Umgebungsbedingungen, wie pH-Wert, Salzart, Lösungsmittel und Temperatur, auf der Grundlage der spezifischen Eigenschaften des Proteins, wie isoelektrischer Punkt, Molekulargewicht, Oberflächenhydrophobizität und thermische Denaturierungstemperatur, ausgewählt werden.

- *Variabilität* – Ein weiteres großes Hindernis für die Verwendung von pflanzlichen Proteinen in kommerziellen Produkten ist ihre Variabilität von Charge zu Charge. Diese Schwankungen können auf Unterschiede bei den Ausgangsmaterialien, den Extraktionsmethoden, den Verarbeitungsprozessen oder den Lagerungsbedingungen zurückzuführen sein, da diese Faktoren die Zusammensetzung, den Denaturierungszustand und den Aggregationszustand der Proteine beeinflussen. Aus diesen Gründen versuchen viele Unternehmen, ihre Extraktions- und Verarbeitungsprozesse zu optimieren, um qualitativ hochwertigere und konsistentere pflanzliche Proteinzutaten zu erhalten.

- *Reinheit* – Neben Proteinen können pflanzliche Proteinzutaten auch verschiedene andere Stoffe wie Stärke, Ballaststoffe, Zucker, Lipide, Mineralien und sekundäre Pflanzenstoffe enthalten, die ihre funktionelle Wirkung beeinflussen. Die Art und Konzentration dieser anderen Stoffe werden von den Lieferant*innen der Zutaten oft

Tab. 2.4 Schlüsseleigenschaften zum Ranking von Pflanzenproteinen für die Verwendung in pflanzlichen Lebensmitteln. Legende: GCV = globales Erntevolumen; PDCAAS = Protein Digestibility Corrected Amino Acid Score. Das Schema für den Vergleich der verschiedenen Proteineigenschaften wurde einem Bericht des Gut Food Institute „Plant Protein Primer" (www.gfi.org) entnommen

Ranking	Protein Konz.	PDCAAS	Allergenes Risiko	Handels-volumen	Geschmack	Funktionalität	Kosten ($/kg Protein)	GCV (MMT)
Exzellent	>30 %	>0,8	Schwach und niedrige % von betroffenen Personen	Ware	Geschmacklos	Hoch Funktionalität	<$2	>100
Gut	20–30 %	0,6–0,79	↕	Groß	↕	↕	$2–4	10–99
OK	10–20 %	0,40–0,59	↕	Klein	Akzeptabel	↕	$5–9	1–9
Gering	5–10 %	0,20–0,39	↕	Start-up	↕	↕	$10–19	0,1–0,9
Schlecht	<5 %	<0,20	Schwere und hohe % der gefährdeten Personen	R&D	Unangenehm	Geringe Funktionalität	>$20	<0,1

nicht klar angegeben, sodass es schwierig ist, ihre potenziellen Auswirkungen auf die Wirkung der Zutaten in verschiedenen Anwendungen zu bestimmen. Folglich besteht die Notwendigkeit, pflanzliche Proteininhaltsstoffe zu entwickeln, deren Zusammensetzung besser kontrolliert und spezifiziert ist. In einigen Fällen kann es wünschenswert sein, Kombinationen verschiedener Komponenten in pflanzliche Proteinzutaten aufzunehmen, um deren Wirkung zu verbessern. So kann beispielsweise eine Zutat, die eine Mischung aus Ballaststoffen und Proteinen enthält, in einigen Anwendungen besser abschneiden als eine, die nur Proteine enthält. Dies müsste jedoch von Fall zu Fall geklärt werden.

Es gibt eine Reihe von Gründen, warum viele etablierte pflanzliche Proteine nicht die gewünschten funktionellen Eigenschaften aufweisen. So werden Sojabohnen in der Regel angebaut und verarbeitet, um einen hohen Ertrag und eine effiziente Gewinnung von Sojaöl zu erzielen. Infolgedessen werden die Proteine bei der Ölisolierung oft denaturiert, wodurch sie ihre Funktionalität verlieren können. Angesichts der zunehmenden Bedeutung pflanzlicher Lebensmittel entwickeln einige Wissenschaftler*innen Sojabohnensorten und andere Nutzpflanzen, die viel höhere Proteingehalte aufweisen (GFI 2021). Darüber hinaus entwickeln Unternehmen schonendere Methoden zur Verarbeitung von Agrarrohstoffen, um die Denaturierung und Aggregation der funktionellen Proteine während der Isolierung zu verhindern oder zu minimieren. So werden beispielsweise Enzyme eingesetzt, um die Zellstruktur des Pflanzenmaterials selektiv aufzubrechen und so die Proteine freizusetzen, anstatt organische Lösungsmittel zu verwenden, die die Proteine denaturieren können (Bychkov et al. 2019; Sari et al. 2015). Es ist daher wahrscheinlich, dass aufgrund von Fortschritten in der Pflanzenzüchtung und bei den Isolierungsverfahren in Zukunft eine neue Generation hochwertigerer Proteinzutaten zur Verfügung stehen wird.

Anstatt aus Pflanzen zu extrahieren, können pflanzliche Proteinbestandteile auch durch mikrobielle Fermentation hergestellt werden (Celik und Calik 2012; Rasala und Mayfield 2015). Bei dieser Art der zellulären Landwirtschaft wird die DNA-Sequenz, die für ein bestimmtes Protein kodiert, in ein mikrobielles Plasmid eingefügt, das dann in eine mikrobielle Spezies eingeführt wird, die in der Lage ist, unter kommerziellen Bedingungen zu fermentieren, z. B. geeignete Bakterien, Hefen oder Pilze. Die Mikroorganismen werden in einer wässrigen Lösung inkubiert, die eine Nährstoffmischung enthält, die ihr Wachstum und ihre Vermehrung fördert (z. B. Zucker, Vitamine und Mineralien). Anschließend werden sie unter Umgebungsbedingungen gehalten, die ihr Wachstum fördern (z. B. kontrollierte Sauerstoff-, Temperatur- und Lichtverhältnisse). Während sie wachsen und sich teilen, bilden sie die in der Plasmid-DNA kodierten Pflanzenproteine. Die produzierten Pflanzenproteine werden dann mit einer geeigneten Isolierungsmethode von den mikrobiellen Zellen abgetrennt, gereinigt und dann als funktionelle Inhaltsstoffe verwendet. Einer der derzeitigen Nachteile dieses Ansatzes sind die geringe Ausbeute und die hohen Kosten. Daher sind weitere Forschungsarbeiten erforderlich, um dieses Verfahren zu optimieren, damit die für die Verwendung in

Lebensmittelalternativen erforderlichen Proteinmengen wirtschaftlich hergestellt werden können.

2.2.4 Charakterisierung von Proteinen

Die molekularen Eigenschaften von Proteinen werden in der Regel mit einer Reihe verschiedener analytischer Techniken charakterisiert (Kessel und Ben-Tal 2018). In diesem Abschnitt wird ein kurzer Überblick über einige der am häufigsten verwendeten Methoden gegeben:

Primärstruktur: Die Anzahl, Art und Reihenfolge der Aminosäuren in einem Protein kann mit verschiedenen Methoden bestimmt werden. Die Art der Aminosäuren kann durch Hydrolyse des Proteins mit einer starken Säure oder Base bestimmt werden, um alle Peptidbindungen zu brechen. Die Mengen der verschiedenen vorhandenen Aminosäuren können dann mithilfe der Chromatographie bestimmt werden. Einige Aminosäuren können in Gegenwart von starken Säuren oder Basen chemisch abgebaut werden, sodass für ihre Quantifizierung andere Methoden erforderlich sind. Die Aminosäuresequenz kann durch selektive Fragmentierung der Polypeptidkette mithilfe von Enzymen bestimmt werden, um eine Reihe von kurzen Peptiden (10–20 Aminosäuren) zu erzeugen. Anschließend wird eine Chemikalie (das Edman-Reagenz) hinzugefügt, die nur an das Aminoende der Peptide bindet. Diese endständige Aminosäure kann dann vom Rest der Peptidkette abgespalten und identifiziert werden. Dieses Verfahren wird mehrfach wiederholt, um die vollständige Aminosäuresequenz jedes Peptids zu bestimmen. Durch Spaltung des ursprünglichen Proteins an verschiedenen Stellen der Polypeptidkette mit verschiedenen Enzymen ist es möglich, die gesamte Aminosäuresequenz des gesamten Proteins aus der der Peptide zu ermitteln. In jüngerer Zeit wurden fortschrittliche Massenspektrometrie Verfahren entwickelt, die Informationen über die Aminosäuresequenz von Proteinen liefern. In diesem Fall werden die Proteine vor der Massenspektrometrie teilweise hydrolysiert, um Peptide zu bilden. Diese werden dann durch die Massenspektrometrie identifiziert und dadurch können Rückschlüsse auf das ursprüngliche Protein gezogen werden. Einblicke in die Anzahl der Aminosäuren in einem Protein lassen sich durch die Messung seines Molekulargewichts gewinnen, welches in der Regel mithilfe von Elektrophorese (z. B. SDS-PAGE), Chromatographie (z. B. Größenausschluss) oder Lichtstreuungsmethoden (z. B. Laserbeugung) bestimmt werden kann.

Sekundärstruktur: Informationen über die Sekundärstruktur von Proteinen, wie z. B. die Anteile von α–Helix, β–Faltblatt, β–Schleife und ungeordneten Random Coil Bereichen, können mit spektroskopischen Methoden gewonnen werden, die für die lokale Anordnung der Polypeptidketten empfindlich sind. Die am häufigsten verwendeten Methoden sind Zirkulardichroismus (CD) und Fourier-Transform-Infrarot-Spektroskopie (FTIR).

Tertiäre und quaternäre Struktur: Die Tertiär- und Quartärstruktur von Proteinen wird in der Regel mithilfe der Röntgenbeugungsanalyse von kristallinen Proteinen oder der NMR-Analyse von Proteinen in Lösung ermittelt. Einblicke in die Proteinstruktur lassen sich auch durch fortgeschrittene elektronenmikroskopische Methoden gewinnen. Schließlich werden Computermodellierungsmethoden, wie molekulardynamische Simulationen, immer genauer bei der Vorhersage der Tertiärstrukturen von Proteinen anhand ihrer Primärstrukturen. Viele der Methoden zur Bestimmung der Tertiärstruktur von Proteinen erfordern hochentwickelte und teure Geräte, die von hochqualifiziertem Personal bedient werden. Aus diesem Grund werden sie in der Lebensmittelindustrie nur selten eingesetzt. Einige Einblicke in die Konformation von Proteinen (z. B. nativer *versus* denaturierter Zustand) können mithilfe von allgemein verfügbaren und erschwinglichen Geräten gewonnen werden. So können beispielsweise die Konformationsänderungen globulärer oder fibrillärer Proteine in Abhängigkeit der Temperatur durch Messung der Änderungen des Wärmestroms mithilfe der dynamischen Differenzkalorimetrie (DSC) oder durch Messung der Änderungen der Fluoreszenzemissionsspektren mithilfe von Fluoreszenzspektroskopie bestimmt werden. Diese Geräte sind häufig nützlich, um den Denaturierungszustand globulärer Pflanzenproteine vor ihrer Verwendung zu bestimmen. Als Beispiel sind in Abb. 2.7 die DSC-Kurven eines nativen und eines denaturierten Pflanzenproteins dargestellt. Bei dem nativen Protein ist eindeutig ein endothermer Peak zu beobachten, der auf die Entfaltung der Proteinmoleküle zurückzuführen ist. Im Gegensatz dazu sind für die denaturierten Proteine keine thermischen Übergänge zu beobachten. Da der Denaturierungszustand von Proteinen eine wichtige Rolle bei der Bestimmung ihrer Funktionalität in pflanzlichen Lebensmittelalternativen spielen kann, ist es in der Regel wichtig, diesen mit einem geeigneten Analyseinstrument zu messen.

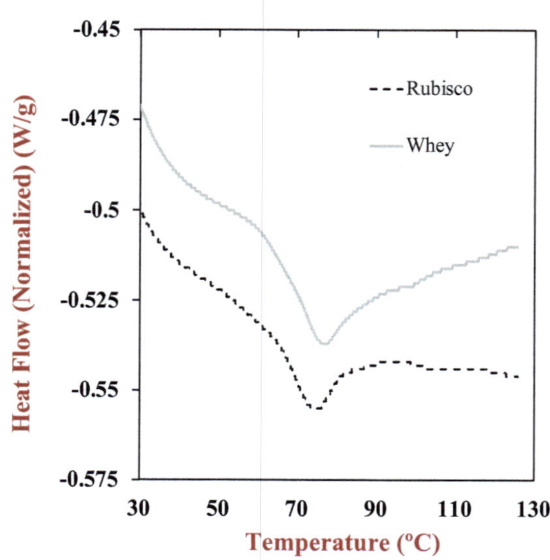

Abb. 2.7 DSC-Profile von pflanzlichen (Rubisco) und tierischen (Molkenprotein) globulären Proteinen beim Erhitzen (pH 7). Beim erneuten Erhitzen wurden keine Peaks beobachtet, was darauf hindeutet, dass sie irreversibel denaturiert waren. Die Daten wurden freundlicherweise von Yunbing Tan zur Verfügung gestellt

2.3 Kohlenhydrate

Kohlenhydrate sind eine weiterer wichtiger funktioneller Inhaltsstoff, der bei der Formulierung von pflanzlichen Lebensmittelalternativen verwendet wird. Sie spielen eine wichtige Rolle bei der Kontrolle des Aussehens, der Textur, des Geschmacks und der Kocheigenschaften dieser Produkte. Kohlenhydrate sind organische Moleküle, die aus einem einzelnen Monosaccharid oder zahlreichen Monosacchariden bestehen, die durch glykosidische Bindungen miteinander verbunden sind (Brady 2013; Huber und BeMiller 2021). Sie unterscheiden sich voneinander durch die Anzahl, Art, Reihenfolge und Bindung der Monosaccharide, was ihre physikochemischen, funktionellen und ernährungsphysiologischen Eigenschaften beeinflusst. Aus Tieren gewonnene Lebensmittel enthalten in der Regel geringe Mengen an Kohlenhydraten. Die Online-Datenbank „USDA FoodData Central" gibt beispielsweise an, dass Fleisch, Fisch, Eier und Milch einen Kohlenhydratgehalt von 0, 0, 2,4 bzw. 4,8 % aufweisen (fdc.nal.usda.gov). Im Gegensatz dazu enthalten viele Pflanzen hohe Mengen an Kohlenhydraten. In derselben Datenbank wird beispielsweise angegeben, dass Weizen, Mais, Sojabohnen und Erbsen einen Kohlenhydratgehalt von etwa 76, 74, 11 bzw. 15 % (in der Frischmasse) aufweisen. Kohlenhydrate werden in Pflanzen durch Photosynthese aus Sonnenlicht und Kohlendioxid synthetisiert. Biologisch gesehen spielen sie in Pflanzen zahlreiche Rollen, z. B. als Energielieferant*innen, Schutzstoffe, Strukturbildner und Signalstoffe. In pflanzlichen Lebensmittelalternativen können Kohlenhydratbestandteile wegen ihrer geschmacklichen, färbenden, verdickenden, gelierenden, strukturierenden, emulgierenden und flüssigkeitsbindenden Eigenschaften verwendet werden. In diesem Abschnitt geben wir einen kurzen Überblick über die molekulare Struktur und die Eigenschaften von Kohlenhydraten sowie über ihre Verwendung als funktionelle Zutaten.

2.3.1 Kohlenhydratstruktur

Kohlenhydrate unterscheiden sich voneinander durch die Art, Anzahl, Reihenfolge und Bindung der vorhandenen Monosaccharide (Williams und Phillips 2021), was in Abb. 2.8 schematisch dargestellt ist. Basierend auf der Anzahl der enthaltenen Monosaccharide (n) werden sie als Monosaccharide ($n = 1$), Disaccharide ($n = 2$), Oligosaccharide ($n = 3$–10) oder Polysaccharide ($n > 20$) kategorisiert. Monosaccharide und Disaccharide sind in der Regel weiße, kristalline Substanzen, die vom Menschen als süß empfunden werden. Viele Oligosaccharide haben präbiotische Eigenschaften, das heißt, sie können das Wachstum von gesundheitsfördernden Bakterien im Dickdarm anregen. Polysaccharide werden häufig als Zutaten in Lebensmitteln verwendet, da sie die gewünschten Strukturen, Texturen und Flüssigkeitsbindevermögen erzeugen können. Die aus Pflanzen gewonnenen Kohlenhydrate unterscheiden sich in ihren strukturellen, physikochemischen und physiologischen Eigenschaften, was ihre Wirkung als funktionelle Inhaltsstoffe in pflanzlichen

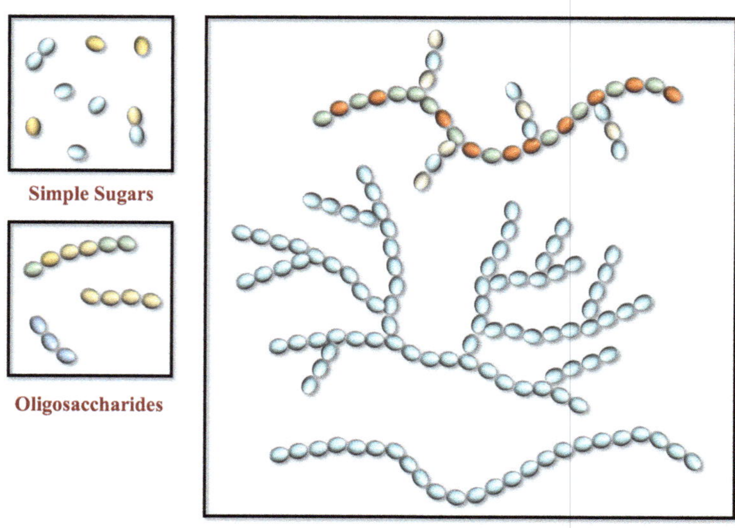

Abb. 2.8 Kohlenhydrate unterscheiden sich durch die Art, Anzahl und Sequenz der enthaltenen Monosaccharide. Je nach der Anzahl der enthaltenen Monosaccharide werden sie als Mono- bzw. Disaccharide („simple sugars"), Oligosaccharide („oligosaccharides") oder Polysaccharide („polysaccharides") kategorisiert

Lebensmittelalternativen beeinflusst. Molekular gesehen haben Kohlenhydrate unterschiedliche Molmassen (niedrig bis hoch), Strukturen (linear oder verzweigt), elektrostatische Eigenschaften (anionisch, neutral und/oder kationisch) und Polaritäten (polar und/oder unpolar). Diese molekularen Unterschiede führen zu Unterschieden in den physikochemischen und funktionellen Eigenschaften von Kohlenhydraten, wie z. B. Löslichkeit, Verdickung, Gelierung, Flüssigkeitsbindevermögen und Emulgierung (Williams und Phillips 2021). Unterschiede in den molekularen Eigenschaften von Kohlenhydraten führen auch zu Unterschieden in ihrem Verhalten im menschlichen Darm, z. B. in ihrer Verdaulichkeit und Fermentierbarkeit, was wiederum zu Unterschieden in ihren Auswirkungen auf die menschliche Ernährung und Gesundheit führt (siehe Kap. 5).

2.3.2   Kohlenhydratisolierung

In diesem Abschnitt konzentrieren wir uns auf die Isolierung von Polysacchariden aus pflanzlichen Materialien, die als funktionelle Inhaltsstoffe in Lebensmittelalternativen auf pflanzlicher Basis verwendet werden. Kommerziell werden Stärken normalerweise aus Mais, Weizen, Tapioka oder Kartoffeln durch eine Kombination von Mahl-, Trenn- und Trocknungsmethoden gewonnen (Mitchell und Hill 2021). Die genaue Methode hängt von der botanischen Herkunft des verwendeten Pflanzenmaterials ab. Das

Extraktionsverfahren ist in der Regel so konzipiert, dass die Stärkekörner in ihrem nativen Zustand verbleiben und ihre Morphologie und kristalline Struktur intakt bleiben. Hydrokolloide wie Agar, Alginat, Carrageen, Cellulose, Guarkernmehl, Pektin und Xanthan werden aus einer Vielzahl verschiedener biologischer Quellen gewonnen, darunter durch mikrobielle Fermentation, oder aus Algen,Apfel- und Zitrustrester, Baumwolle und Samen (Phillips und Williams 2021) (Tab. 2.5). Folglich müssen die Extraktion und sonstigen Aufreinigungsverfahren auf die Art des Ausgangsmaterials zugeschnitten sein. Dennoch gibt es einige Verfahren, die bei der Isolierung verschiedener Arten von Hydrokolloiden üblicherweise angewandt werden, wie Hydrolyse, Trennung, Konzentrierung, Waschen, Trocknen und Mahlen. Insbesondere wird die saure, alkalische oder enzymatische Hydrolyse häufig zum Abbau von Nicht-Polysaccharid-Bestandteilen in Pflanzenmaterialien verwendet, während die Inkubation in konzentrierten Alkohollösungen (z. B. Ethanol) häufig zur Gewinnung der Polysaccharide durch deren selektive Ausfällung aus der Lösung eingesetzt wird. Die Polysaccharide können dann gewaschen, getrocknet und gemahlen werden, um ein Pulver zu erhalten, das als Lebensmittelzusatzstoff verwendet werden kann. In einigen Fällen können die Polysaccharide während des Produktionsprozesses chemisch oder enzymatisch derivatisiert werden, um ihre funktionellen Eigenschaften zu verändern, z. B. durch Demethylierung von Pektin, Methylierung von Cellulose oder Phosphorylierung von Stärke.

2.3.3 Eigenschaften der Kohlenhydratinhaltsstoffe

Bei der Formulierung von pflanzlichen Lebensmittelalternativen ist es wichtig, die am besten geeignete Kombination von Zutaten auf Kohlenhydratbasis auszuwählen, um die für das Endprodukt erforderlichen physikochemischen, sensorischen und ernährungsphysiologischen Eigenschaften zu erzielen. Zucker, wie Glukose, Fruktose oder Saccharose, werden üblicherweise wegen ihrer Süße als Zutaten verwendet (Huber und BeMiller 2021). Zucker können aber auch andere Funktionen in Lebensmitteln erfüllen, z. B. die Kontrolle der Wasseraktivität oder die Funktion eines Füllstoffs. Bestimmte Arten von Oligosacchariden, wie z. B. Fructo- und Galacto-Oligosaccharide, werden als präbiotische Zutaten in Lebensmitteln verwendet, um das Wachstum nützlicher Bakterien im menschlichen Dickdarm zu stimulieren und dadurch gesundheitliche Vorteile zu bieten (Holscher 2017). Polysaccharide wie Stärke, modifizierte Stärken, modifizierte Cellulosen, Guarkernmehl, Johannisbrotkernmehl, Pektin, Xanthan und Gummi Arabicum werden häufig wegen ihrer verdickenden, gelierenden, emulgierenden, bindenden und flüssigkeitsbindenden Eigenschaften verwendet (Williams und Phillips 2021). Je nach ihrer Verdaulichkeit und Fermentierbarkeit können sie jedoch auch wichtige gesundheitliche Auswirkungen haben. So können schnell verdauliche Stärken zu einem unerwünschten Anstieg des Blutzuckerspiegels führen, während Ballaststoffe gesundheitliche Vorteile haben können, wie z. B. die Verringerung von Verstopfung, des Cholesterinspiegels und des Dickdarmkrebsrisikos (siehe Kap. 5). Die Auswahl eines

Tab. 2.5 Molekulare Merkmale einiger pflanzlicher Polysaccharide, die als funktionelle Inhaltsstoffe in Lebensmitteln verwendet werden können, nach McClements und Grossmann (2021) mit Genehmigung

Name	Quelle	Hauptstruktur Typ	Hauptmonomer	Funktion
Agar	Alge	Linear	β-D-Galactopyranose	Verdickend, gelierend (Ca^{2+}), stabilisierend
Alginate	Alge	Linear	β-D-Mannuronsäure	Strukturierend, verdickend, gelierend (Ca^{2+}), stabilisierend
Carrageenan	Alge	Linear/Helikal	atiertes Galactan	Strukturierend, verdickend, gelierend (K^+ oder Ca^{2+}), stabilisierend
Chitosan	Pilze	Linear	2-amino-2-deoxy-β-D-Glucose	Strukturierend, gelierend (Polyphosphat)
Guarkernmehl	Samen	Linear mit Seitenketten	D-Mannose und D-Galactose	Verdickend, stabilisierend
Gummi Arabicum	Akaziensaft	Verzweigte Coil-Domänen auf Proteingerüst	Galactose	Emulgierend, stabilisierend
Inulin	Pflanzen oder Bakterien	Linear mit gelegentlichen Verzweigungen	β-D-Fructose	Präbiotisch, verdickend
Johannisbrotkernmehl	Samen	Linear mit Seitenketten	D-Mannose und D-Galactose	Strukturierend, verdickend, stabilisierend
Methylcellulose	Holzzellstoff	Linear	Methylierte Glucose	Verdickung, Stabilisierung, Gelierung („heat-set")
(Zitrus-)Pektin	Pflanzenzellwände	Hochverzweigtes Coil	Galacturonsäure (Rückgrat)	Hochverestert: Strukturierend, gelierend (Zucker + Hitze), stabilisierend Niederverestert: Strukturierend, gelierend (Ca^{2+}), stabilisierend
(Zuckerrüben-)Pektin	Zuckerrübenschnitzel	Verzweigtes Coil mit Protein	Galacturonsäure (Rückgrat)	Strukturierend, emulgierend, gelierend (Zucker + Hitze; Ca^{2+} oder Laccase), stabilisierend
Stärke	Mais, Kartoffel, Reis, Weizen	Verzweigt und linear	α-D-Glucose	Verdickend, gelierend, bindend, stabilisierend

(Fortsetzung)

Tab. 2.5 (Fortsetzung)

Name	Quelle	Hauptstruktur Typ	Hauptmonomer	Funktion
Tarakernmehl	Samen	Linear mit Seitenketten	D-Mannose und D-Galactose	Verdickend, stabilisierend
Xanthan	*Xanthomonas campestris*	Linear/Helikal (Hohes MW)	β-D-Glucose (Rückgrat)	Strukturierend, verdickend, stabilisierend

Anmerkung: In der Praxis unterscheiden sich die handelsüblichen Polysaccharid-Inhaltsstoffe innerhalb jeder Kategorie in ihren molekularen und physikalisch-chemischen Eigenschaften, was ihre funktionellen Eigenschaften beeinflusst

geeigneten Polysaccharids oder einer Kombination von Polysacchariden, um die gewünschten physikochemischen, funktionellen und ernährungsphysiologischen Eigenschaften in einer pflanzlichen Lebensmittelalternative zu erzielen, ist daher entscheidend.

Eine Zusammenfassung der verschiedenen Arten von Kohlenhydraten, die als funktionelle Zutaten in pflanzlichen Lebensmittelalternativen verwendet werden können, ist in Tab. 2.5 enthalten. Eine ausführlichere Beschreibung der funktionellen Eigenschaften von Polysacchariden findet sich in Abschn. 2.6.

Beim Kauf von Zutaten auf Kohlenhydratbasis für die Verwendung in pflanzlichen Lebensmittelalternativen, insbesondere von Polysacchariden, ist eine Reihe von Faktoren zu berücksichtigen. Kommerzielle Zuckerzutaten sind in der Regel mit genau definierten und konsistenten Zusammensetzungen und Funktionalitäten erhältlich. Im Gegensatz dazu hängt die Funktionalität von Polysaccharidinhaltsstoffen häufig von ihrer pflanzlichen Herkunft, der Isolierung, Aufreinigung und Verarbeitung sowie von den verwendeten Lagerbedingungen (z. B. Zeit, Temperatur, Licht und Sauerstoffgehalt) ab. Folglich kann die funktionelle Wirkung eines Polysaccharidinhaltsstoffs mit einem bestimmten Namen (z. B. „Pektin") in Abhängigkeit von diesen Faktoren erheblich variieren. In diesem Fall ist es wichtig, einen Inhaltsstoff mit den am besten geeigneten funktionellen Eigenschaften für den beabsichtigten Zweck auszuwählen und sicherzustellen, dass seine Eigenschaften von Charge zu Charge zuverlässig sind. Viele der Gründe für diese Schwankungen sind die gleichen wie bei den Proteinen. So kann es beispielsweise Unterschiede in der Art der Polysaccharide geben, die auf die Ausgangsmaterialien zurückzuführen sind, wie z. B. deren Molekulargewichte, Zusammensetzungen und Strukturen. Außerdem können durch die Isolierungs- und Aufeinigungsverfahren bestimmte Polysaccharidfraktionen mit spezifischen molekularen Eigenschaften konzentriert oder einige der ursprünglichen molekularen Eigenschaften verändert worden sein. Darüber hinaus können im finalen Produkt unterschiedliche Arten und Mengen von Verunreinigungen verbleiben, wie z. B. andere Kohlenhydrate, Proteine, Lipide und Mineralien. Um eine zuverlässige funktionelle Wirkung von Zutaten auf Kohlenhydratbasis zu gewährleisten, ist es oft sinnvoll, standardisierte Charakterisierungsmethoden zu entwickeln, die im folgenden Abschnitt erläutert werden.

Neben den technofunktionellen Eigenschaften der Polysaccharide müssen auch verschiedene andere Faktoren berücksichtigt werden, z. B. ihr Zulassungsstatus, ihre Kosten, ihre Anwendungs freundlichkeit, ihre Zuverlässigkeit und ihre Kennzeichnungsfreundlichkeit. So meiden beispielsweise einige Verbraucher*innen Produkte, die Carrageen enthalten, weil sie glauben, dass dieser aus Algen gewonnene Inhaltsstoff negative Auswirkungen auf die Gesundheit hat. Dies veranlasst einige Lebensmittelhersteller*innen, Carrageen als funktionelle Zutat in ihren Produkten nicht zu verwenden. Außerdem meiden manche Verbraucher*innen Produkte, die chemisch veränderte Polysaccharide wie Methylcellulose enthalten, weil sie nur Produkte aus „natürlichen" Zutaten verzehren wollen. In diesem Fall versuchen die Hersteller*innen, alternative Inhaltsstoffe zu finden, die die gleiche Funktionalität bieten. Idealerweise sollten diese Inhaltsstoffe auch nachhaltig und gesund sein.

2.3.4 Charakterisierung von Kohlenhydraten

Die Kenntnis der molekularen Eigenschaften der Kohlenhydrate, die zur Formulierung von pflanzlichen Lebensmittelalternativen verwendet werden, ist wichtig, um sicherzustellen, dass sie im Endprodukt die gewünschten funktionellen Eigenschaften aufweisen. Wie bereits erwähnt, sind die Zusammensetzung und die Eigenschaften von Zuckern in der Regel bekannt und gleichbleibend, da es sich um sehr reine Zutaten handelt. Im Gegensatz dazu variieren die Zusammensetzung und die Wirkung von Zutaten auf Polysaccharidbasis oft erheblich von Charge zu Charge oder zwischen verschiedenen Anbieter*innen, da diese Eigenschaften von ihrem natürlichen Ursprung (z. B. Arten und Anbaubedingungen) sowie von der Extraktion, Reinigung und anderen Verarbeitungsprozessen abhängen, mit denen sie zu Lebensmittelzutaten verarbeitet werden. Aus diesem Grund ist es in der Regel wichtig, über geeignete Informationen über die molekularen Eigenschaften der Polysaccharide in den verwendeten Lebensmittelzutaten zu verfügen. Es gibt eine Reihe von Analyseinstrumenten, die Informationen über die Zusammensetzung und Struktur von Polysacchariden liefern und die an anderer Stelle ausführlich beschrieben wurden (Alba und Kontogiorgos 2021; Nielsen 2017; Ren et al. 2019). In diesem Abschnitt geben wir einen kurzen Überblick über diese Methoden.

Die Gesamtzusammensetzung einer Zutat (z. B. Kohlenhydrat-, Protein-, Fett-, Asche- und Feuchtigkeitsgehalt) kann mit standardisierten Methoden bestimmt werden. Der Gesamtkohlenhydratgehalt einer Zutat kann z.B. mit chemischen Methoden wie der Phenol-Schwefelsäure-Methode bestimmt werden oder durch Subktration nach Bestimmung des Protein-, Fett-, Wasser,- und Aschegehalts. Handelsübliche Zutaten auf Polysaccharidbasis enthalten oft verschiedene Polysaccharidfraktionen mit unterschiedlichen molekularen und funktionellen Eigenschaften. Informationen über die Anzahl der vorhandenen Fraktionen lassen sich durch Messung ihrer Molekulargewichtsprofile mithilfe von Chromatographieverfahren (wie Gelpermeationschromatographie oder Hochleistungsflüssigkeitschromatographie) oder Elektrophoreseverfahren (wie Polyacrylamid-

Gelelektrophorese) gewinnen. Wird ein einziger Peak erhalten, kann davon ausgegangen werden, dass die Zutat hauptsächlich eine Art von Polysaccharid enthält. Werden dagegen mehrere Peaks beobachtet, kann man davon ausgehen, dass verschiedene Fraktionen vorhanden sind.

Das Molekulargewicht eines Polysaccharids hat einen großen Einfluss auf viele seiner funktionellen Eigenschaften, einschließlich Löslichkeit, Verdickung, Gelierung und Strukturbildung. Das durchschnittliche Molekulargewicht oder die vollständige Molekulargewichtsverteilung von Polysacchariden kann mit verschiedenen Methoden bestimmt werden, darunter Hochleistungsflüssigkeitschromatographie (HPLC), Gelpermeationschromatographie (GPC), Massenspektrometrie, Lichtstreuung und Viskositätsmessungen. Die Monosaccharid-Zusammensetzung von Polysacchariden wird in der Regel durch Säurehydrolyse bestimmt, um alle glykosidischen Bindungen aufzubrechen, gefolgt von einer Chromatographie oder Elektrophorese. Schwieriger ist es, die Art der glykosidischen Bindungen, den Grad und die Position der Verzweigung, die Monosaccharidsequenz und das Vorhandensein von Seitengruppen (z. *B.* Methylgruppen, Carboxyl-, Amino- oder Sulfatgruppen) zu bestimmen. In der Regel ist eine Kombination verschiedener Analysemethoden erforderlich, um diese Informationen zu erhalten, z. B. chemische Derivatisierung, enzymatische Hydrolyse, Infrarotspektroskopie, Raman-Spektroskopie, Massenspektrometrie und/oder kernmagnetische Resonanzmethoden. Informationen über die Konformation von Polysaccharidmolekülen in Lösung können mithilfe von Analyseverfahren wie Elektronenmikroskopie, Rasterkraftmikroskopie, Zirkulardichroismus, Lichtstreuung und Viskositätsmessungen gewonnen werden.

Bei der Verwendung von aus Polysacchariden gewonnenen Inhaltsstoffen zur Formulierung von Lebensmittelalternativen auf pflanzlicher Basis ist es oft wichtig, eine oder mehrere dieser Techniken anzuwenden, um ihre Eigenschaften zu charakterisieren und so sicherzustellen, dass sie die gewünschten funktionellen Eigenschaften aufweisen.

2.4 Lipide

Lipide sind eine weitere wichtige funktionelle Zutat, die zur Formulierung von Lebensmittelalternativen auf pflanzlicher Basis verwendet werden (McClements und Grossmann 2021b). Diese Inhaltsstoffe werden ausgewählt, um die wünschenswerten physikochemischen, funktionellen und sensorischen Eigenschaften nachzuahmen, die tierische Lipide normalerweise in Fleisch, Meeresfrüchten, Eiern und Milchprodukten aufweisen. Daher ist es wichtig, die Beschaffenheit und das Verhalten der Lipide in tierischen Lebensmitteln zu verstehen, wenn man pflanzliche Lebensmittelalternative entwickeln will, die deren Eigenschaften genau nachahmen. Tierische Lipide sind für das Aussehen, das Mundgefühl und den Geschmack von Produkten tierischer Herkunft sowie teilweise für ihr Nährwertprofil verantwortlich. Der Beitrag dieser Lipide zu den allgemeinen Qualitätsmerkmalen dieser Produkte hängt von ihrer Art, Konzentration und strukturellen Aufbau ab. Die Lipide in Tieren bestehen aus verschiedenen Arten von Molekülen, die in Wasser unlöslich, aber in organischen Lösungsmitteln löslich sind, wie Triglyceride, Diglyceride, Monoglyceride, freie Fettsäuren, Phospholipide, Sterole und öllösliche Vitamine (Gunstone 1996). Die Lipide in tierischen Lebensmitteln können in verschiedenen Formen vorliegen, z. B. als reine Fette, biologische Zellen (wie das Fettgewebe in Fleisch und Fisch) und kolloidale Partikel (wie die Fettkügelchen in Milch oder Lipoproteine in Ei). Bei der Herstellung von Alternativen auf pflanzlicher Basis ist es in der Regel wichtig, die Zusammensetzung und den strukturellen Aufbau dieser tierischen Lipide sowie ihre physikochemischen und funktionellen Eigenschaften nachzuahmen.

Die Lipide, die als Zutaten in pflanzlichen Lebensmittelalternativen verwendet werden, stammen aus einer Vielzahl von Quellen, darunter Avocado, Raps, Kakao, Kokosnuss, Mais, Distel, Sesam, Sojabohnen und Sonnenblumen (Sha und Xiong 2020). Viele dieser Lipide enthalten einen hohen Anteil an ungesättigten Fettsäuren und sind daher bei Raumtemperatur flüssig (z. B. Avocado-, Canola-, Mais-, Distel-, Sesam-, Soja- und Sonnenblumenöl), während einige einen beträchtlichen Anteil an gesättigten Fettsäuren enthalten und daher bei Raumtemperatur halbfest sind (Kakaobutter und Kokosnussöl). Es ist daher wichtig, ein Lipid zu wählen, das die für die gewünschte Anwendung erforderlichen Kristallisations-/Schmelzeigenschaften aufweist. Bei pflanzlichen Milch- und Eianaloga kann es beispielsweise besser sein, eine Lipidphase zu verwenden, die bei Raumtemperatur flüssig ist, während es bei pflanzlichen Käseanaloga besser ist, ein Lipid zu verwenden, das teilweise kristallin ist, um die erforderlichen mechanischen Eigenschaften zu erzielen. Pflanzliche Lipide liegen in der Regel unstrukturiert vor, sodass es für die Formulierung vieler pflanzlicher Lebensmittelalternativen erforderlich sein kann, sie in Emulsionen oder andere Formen umzuwandeln.

2.4.1 Lipidstruktur

Triglyceride sind die vorherrschende Form der Lipide in tierischen und pflanzlichen Produkten. Sie bestehen aus drei Fettsäureketten, die über Esterbindungen an drei Hydroxylgruppen eines Glycerinmoleküls gebunden sind (Brady 2013). Die Fettsäuren können eine unterschiedliche Anzahl von Kohlenstoffatomen, eine unterschiedliche Anzahl und Position von Doppelbindungen, unterschiedliche isomere Formen (cis oder trans) und unterschiedliche Bindungspunkte am Glycerinmolekül aufweisen (Abb. 2.9). Die Art der Fettsäuren, die zum Aufbau eines Triglyceridmoleküls verwendet werden, beeinflusst dessen physikochemische, funktionelle und ernährungsphysiologische Eigenschaften in Lebensmitteln. Aus diesem Grund beinflusst die Lebensmittelindustrie die Fettsäureprofile von Lipidenhäufig mit verschiedenen Ansätzen. So können beispielsweise durch gentechnische Verfahren und Pflanzenzüchtung Tiere oder Pflanzen mit unterschiedlichen Lipidprofilen erzeugt werden. Lipide können mithilfe von Fraktionierungsmethoden in Fraktionen mit unterschiedlichen Fettsäureprofilen auf der Grundlage ihrer Schmelzpunkte getrennt werden. Dazu werden die Lipide in der Regel

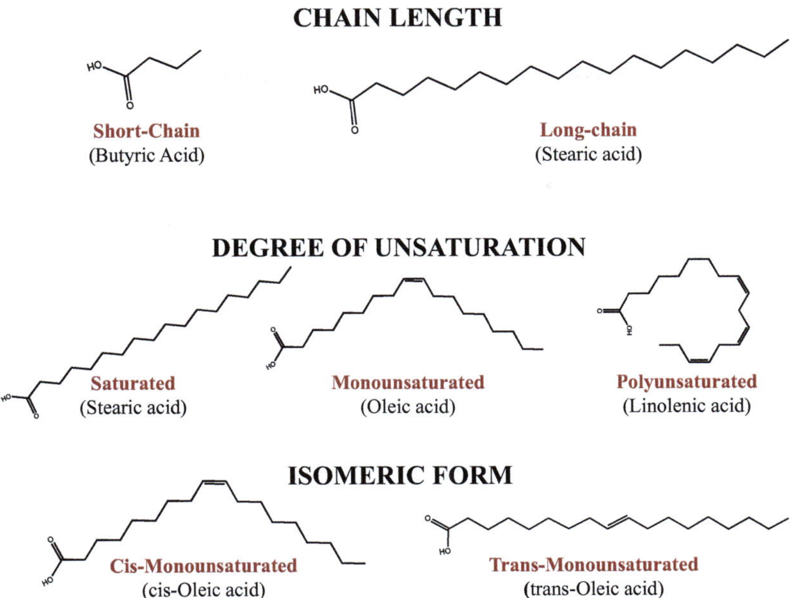

Abb. 2.9 Die Triglyceride in tierischen oder pflanzlichen Lipiden bestehen aus drei Fettsäuren, die an ein Glycerin-Grundgerüst gebunden sind. Die Kettenlänge, der Sättigungsgrad („degree of unsaturation") und die isomere Form („isomeric form") der Fettsäuren beeinflussen ihre Funktionalität und gesundheitlichen Auswirkungen. Die chemischen Strukturen wurden freundlicherweise von Yuting Wang erstellt

bei einer bestimmten Temperatur gehalten, um eine Fraktion der hochschmelzenden Triglyceride zu kristallisieren, und dann werden die Kristalle durch Filtration, Sedimentation oder Zentrifugation entfernt. Die Position der Fettsäuren an den Glycerinmolekülen in natürlichen Lipiden ist normalerweise nicht zufällig. Durch einen Prozess, der als Umesterung bezeichnet wird und mit chemischen oder enzymatischen Methoden durchgeführt werden kann, kann die Position der Fettsäuren randomisiert werden, was zu einer Veränderung der physikochemischen und ernährungsphysiologischen Eigenschaften der Lipide führt. Insbesondere das Profil des Festfettgehalts im Verhältnis zur Temperatur wird durch diesen Prozess verändert, was für einige Anwendungen von Bedeutung ist. Durch Hydrierung, die in der Regel durch Erhitzen der Lipide in Gegenwart von Wasserstoffgas und einem Katalysator erfolgt, kann die Sättigung der Fettsäuren erhöht werden, sodass sie fester und weniger oxidationsanfällig werden. Die Anwendung dieses Verfahrens in der Lebensmittelindustrie zur Veränderung der physikochemischen Eigenschaften von Lipiden ist jedoch aus gesundheitlicher Sicht bedenklich, da es den Anteil an trans-Fettsäuren erhöhen kann (falls der Prozess nicht richtig gesteuert wird), was mit einem erhöhten Risiko für Herz-Kreislauf-Erkrankungen in Verbindung gebracht wird (Kap. 5).

Monoglyceride und Diglyceride sind ähnlich wie Triglyceride aufgebaut, haben aber nur eine bzw. zwei an das Glycerinmolekül gebundene Fettsäuren. Wie bei den Triglyceriden variiert die Art und Position der Fettsäuremoleküle je nach Herkunft und Verarbeitung der Lipide. Monoglyceride und Diglyceride können als funktionelle Bestandteile in pflanzlichen Lebensmittelalternativen verwendet werden, z. B., um eine feststoffähnliche Textur zu erzeugen oder als Emulgatoren. Darüber hinaus werden sie auf natürliche Weise im menschlichen Darm durch die Wirkung von Lipasen aus aufgenommenen Triglyceriden gebildet. Die bei der Lipidverdauung gebildeten Monoglyceride und freien Fettsäuren verbinden sich im Dünndarm mit Gallensalzen und Phospholipiden zu Mischmizellen („mixed micelles"), die diese Verdauungsprodukte zu den Zellwänden des Epithels transportieren, wo sie absorbiert werden können. Die Mischmizellen spielen auch eine wichtige Rolle bei der Förderung der Absorption anderer hydrophober Moleküle, wie z. B. öllöslicher Vitamine und Nahrungsergänzungsmittel.

Phospholipide bestehen aus zwei Fettsäuren und einer Phosphatgruppe, die an ein Glycerinmolekül gebunden sind. Die Art der Fettsäuren, wie z. B. ihre Kettenlänge und Sättigung, variiert je nach ihrem biologischen Ursprung. Darüber hinaus können verschiedene funktionelle Gruppen an die Phosphatgruppe gebunden sein, z. B. Cholin (PC), Ethanolamin (PE), Serin (PS) und Inosit (PI). Phospholipide können als Emulgatoren verwendet werden, um Öl-in-Wasser-Emulsionen zu stabilisieren, oder sie können zum Aufbau von Liposomen verwendet werden, die bioaktive Wirkstoffe einkapseln und gezielt freisetzen. Die funktionelle Wirkung von Phospholipiden hängt von der Art der Fettsäuren und funktionellen Gruppen ab, die sie enthalten.

Tierische Erzeugnisse enthalten in der Regel Cholesterin, ein Sterinmolekül, das für die menschliche Gesundheit unerlässlich ist, aber in zu hohen Mengen gesundheitliche Probleme wie Herzerkrankungen fördern kann. Im Gegensatz dazu enthalten Pflanzen Phytosterine und Phytostanole, die eine ähnliche Struktur wie Cholesterin haben, aber gesundheitliche Vorteile wie die Senkung des Cholesterinspiegels aufweisen. Öllösliche Vitamine sind Lipide, die in Lebensmitteln vorkommen und für die menschliche Gesundheit wichtig sind, darunter die Vitamine A, D, E und K (Kap. 5). Einige dieser Vitamine können direkt aus bestimmten pflanzlichen Lebensmitteln gewonnen werden (z. B. die Vitamine A, E und K), aber einige von ihnen sind in der Regel hauptsächlich in tierischen Lebensmitteln vorhanden (z. B. Vitamin D). Daher kann es notwendig sein, pflanzliche Lebensmittelalternativen mit Vitamin D anzureichern oder Vitamin-D-Präparate einzunehmen, um einen Vitaminmangel zu vermeiden.

2.4.2 Lipidisolierung

Lipide können aus einer Vielzahl ölreicher Pflanzen- und Algenquellen isoliert werden, darunter Algen, Raps, Kokosnuss, Mais, Baumwollsamen, Leinsamen, Oliven, Palmen, Raps, Saflor, Sonnenblumen und Gemüse. Bei diesen Materialien handelt es sich in der

Regel um Samen oder andere ölhaltige Pflanzenteile (wie Früchte, Keime oder Knollen) (Rani et al. 2021). Traditionell erfolgt die industrielle Gewinnung von Speiseölen aus Ölsaaten und anderen ölhaltigen Pflanzenmaterialien durch Lösungsmittelextraktion, der manchmal ein mechanischer Pressvorgang vorausgeht (Rosenthal et al. 1996). Der Schritt des mechanischen Pressens ist für Pflanzenmaterialien nützlich, die große Mengen an Öl enthalten, die sich durch die Anwendung von äußerem Druck leicht auspressen lassen, wie z. B. Oliven. Als organisches Lösemittel wird bei diesen Verfahren in der Regel Hexan verwendet, da es eine hohe Extraktionsleistung und gute Rückgewinnungseigenschaften aufweist (Rani et al. 2021). Lösungsmittelextraktionsverfahren umfassen in der Regel eine Reihe von Schritten, darunter das Reinigen zur Entfernung von Fremdstoffen (Entfernen von Schalen oder anderen äußeren Beschichtungen); das Zerkleinern zur Verringerung der Partikelgröße und Vergrößerung der Oberfläche; das Erhitzen zur Erweichung des Pflanzenmaterials und zur Verbesserung des Eindringens des Lösungsmittels; das Einweichen in organischem Lösungsmittel zur Extraktion des Öls; die Trennung des organischen Lösungsmittels von der wässrigen Suspension; und schließlich Verdampfen des organischen Lösungsmittels, wobei die Ölphase zurückbleibt. Sobald das Öl isoliert ist, kann es weiterverarbeitet werden, um unerwünschte Verunreinigungen wie freie Fettsäuren, Phospholipide, Pigmente und Prooxidantien zu entfernen. Darüber hinaus können die funktionellen Eigenschaften des Öls durch Verfahren wie Winterisierung, Fraktionierung, Umesterung oder Hydrierung verbessert werden. Lösungsmittelextraktionsverfahren haben sich als sehr effizient erwiesen und führen zu Ölausbeuten und Lösungsmittelrückgewinnungen von mehr als 95 % (Rosenthal et al. 1996). Aus diesem Grund werden sie weltweit in großem Umfang für die kommerzielle Herstellung von Speiseölen eingesetzt (Rani et al. 2021). Es bestehen jedoch Bedenken hinsichtlich der Sicherheit und der negativen Umweltauswirkungen der Verwendung organischer Lösungsmittel, der Kosten, die für ihre Rückgewinnung erforderlich sind, und ihrer negativen Auswirkungen auf die Ölqualität. Aus diesen Gründen besteht Interesse an der Entwicklung alternativer Extraktionsmethoden, wie z. B. Mikrowellen-, Ultraschall-, enzymatische und überkritische Fluidextraktionsmethoden, die jeweils ihre eigenen Vor- und Nachteile haben (Rani et al. 2021).

Einer der vielversprechendsten alternativen Ansätze für die Ölextraktion sind enzymunterstützte Verfahren auf wässriger Basis, da sie kein organisches Lösungsmittel benötigen. Diese Methoden umfassen in der Regel eine Reihe von Schritten, wie Reinigung, Zerkleinerung, Erhitzung, Einweichen, Enzymhydrolyse, Trennung und Fraktionierung (Rani et al. 2021). Ein wichtiger Schritt in diesen Verfahren ist die Verwendung spezifischer Enzyme, die selektiv die Polysaccharide und Proteine um die Ölkörper herum hydrolysieren, in denen das Öl normalerweise in der Pflanze gespeichert ist, da dies die Freisetzung des Öls erleichtert. Die Hauptvorteile der wässrigen Extraktionsverfahren liegen darin, dass sie potenziell weniger umweltschädlich sind, keine Verfahren zur Rückgewinnung von Lösungsmitteln erfordern, eventuell sicherer sind und es möglich ist, sowohl die Öl- als auch die Proteinfraktion in einer funktionellen Form zu isolieren.

2.4.3   Eigenschaften der Lipidinhaltsstoffe

Die Fähigkeit von Lipiden, zu kristallisieren und halbfeste 3D-Netzwerke zu bilden, spielt eine wichtige Rolle bei der Bestimmung der strukturellen Eigenschaften vieler Produkte auf tierischer Basis, wie Fleisch, Käse und Eiscreme. Für diese Produktart ist das Festfettprofil in Abhängigkeit von der Temperatur von Bedeutung (Abb. 2.10), welches stark von der Art der Fettsäuren in den Triglyceridmolekülen beeinflusst wird. Der Schmelzpunkt von Triglyceriden steigt mit zunehmender Zahl der Kohlenstoffatome und abnehmender Zahl der Doppelbindungen. Die aus Fleisch und Milch gewonnenen tierischen Fette enthalten oft große Mengen langkettiger gesättigter Fettsäuren, was bedeutet, dass sie zu relativ hohen Schmelzpunkten neigen, sodass sie bei Raumtemperatur teilweise erstarren (Abb. 2.11). Das Schmelzen und die Kristallisation von Fetten spielen eine wichtige Rolle bei der Bestimmung der Qualitätseigenschaften von einigen Lebensmitteln auf tierischer Basis, einschließlich des Schmelzens von Käse, des Streichens von Butter, der Textur von Eiscreme und des Aufschlagens von Schlagsahne. Die Formulierung von pflanzlichen Alternativen erfordert daher die Verwendung von pflanzlichen Lipiden, die ähnliche Schmelz-/Kristallisationseigenschaften aufweisen.

Eine große Schwierigkeit bei der Nachahmung des wünschenswerten Kristallisations-/Schmelzverhaltens einiger tierischer Fette besteht darin, dass die meisten pflanzlichen Fette einen relativ niedrigen Schmelzpunkt haben, da sie aus einem hohen Anteil ungesättigter Fettsäuren bestehen (Tab. 2.6). Infolgedessen sind diese Fette bei Raumtemperatur eher flüssig und können daher nicht die wünschenswerten funktionellen

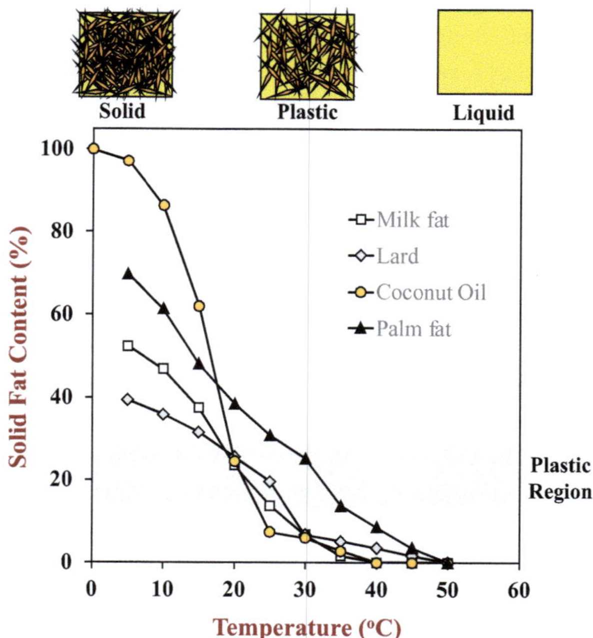

Abb. 2.10 Der Festfettgehalt („solid fat content") in Abhängigkeit von der Temperatur („temperature") von Speisefetten hängt von der Fettsäurezusammensetzung ab, die wiederum von der biologischen Herkunft bestimmt wird. Pflanzliche Fette können so eingesetzt werden, dass sie die Profile von Fetten tierischer Herkunft nachahmen und sowohl festes („solid"), plastisches („plastic") und flüssiges („liquid") Verhalten aufweisen

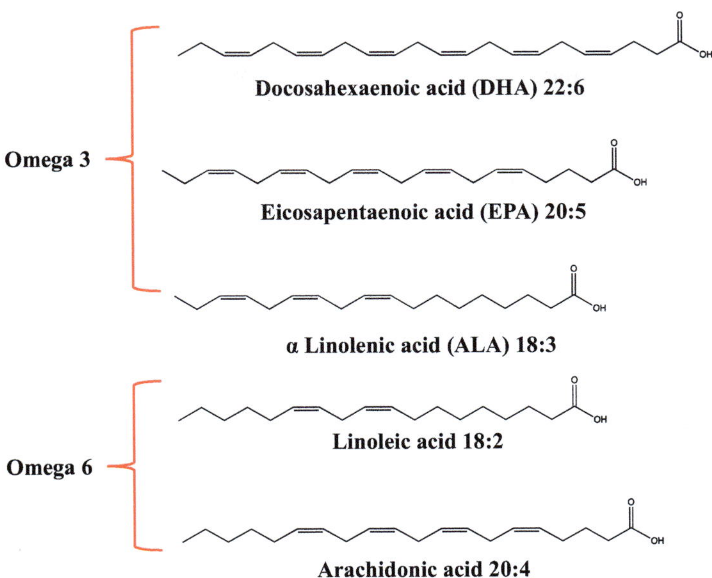

Abb. 2.11 Beispiele für verschiedene Arten von ungesättigten Fettsäuren, die in tierischen und/oder pflanzlichen Lipiden vorkommen. Die Bilder wurden freundlicherweise von Izzy McClements zur Verfügung gestellt (gezeichnet von ChemDraw)

Eigenschaften von tierischen Fetten mit einem hohen Anteil an gesättigten Fettsäuren aufweisen. Es ist möglich, den Schmelzpunkt von ungesättigten Fetten durch Hydrierung zu erhöhen, bei der Wasserstoffatome an die Doppelbindungen angehängt werden. Die Verwendung von hydrierten Pflanzenölen (insbesondere teilweise hydrierten Ölen) in Lebensmitteln ist jedoch in der Regel unerwünscht, da sie beträchtliche Mengen an gesättigten und trans-Fettsäuren enthalten können (falls der Prozess nicht richtig kontrolliert wird), die mit einem erhöhten Risiko für Herz-Kreislauf-Erkrankungen in Verbindung gebracht werden (Hu et al. 2001). Daher verwenden die Hersteller*innen von pflanzlichen Lebensmittelalternativen in der Regel pflanzliche Öle, wie Kakaobutter, Kokosnussöl oder Palmfett, die von Natur aus einen relativ hohen Anteil an gesättigten Fettsäuren (aber wenig oder keine Transfettsäuren) enthalten, (Abb. 2.10). Es sei darauf hingewiesen, dass die Konzentration an gesättigten Fettsäuren in Kokosnussöl relativ hoch ist (Tab. 2.6), was einige Ernährungswissenschaftler*innen als Bedenklich einstufen (Ludwig et al. 2018). Bei den gesättigten Fettsäuren in Kokosnussöl handelt es sich jedoch hauptsächlich um mittelkettige Fettsäuren (8 bis 14 Kohlenstoffatome), die sich aus ernährungsphysiologischer Sicht möglicherweise anders verhalten als die langkettigen Fettsäuren (16 bis 18 Kohlenstoffatome), die in den meisten tierischen Fetten vorkommen.

Ganz allgemein beeinflusst das Fettsäureprofil der Triglyceride deren ernährungsphysiologische Wirkung (Kap. 5). Beobachtungs- und klinische Studien deuten darauf hin, dass ungesättigte Fettsäuren (insbesondere mehrfach ungesättigte Omega-3-Fettsäuren)

Tab. 2.6 Fettsäurezusammensetzung gängiger pflanzlicher und tierischer Fette, Legende: SFA, MUFA und PUFA stehen für gesättigte, einfach ungesättigte bzw. mehrfach ungesättigte Fettsäuren, adaptiert von McClements und Grossmann (2021) mit Genehmigung

Fettsäuren	Rind	Schwein	Geflügel	Lachs	Milch	Ei	Raps	Kokosnuss	Mais	Olive	Palmfett	Erdnuss	Sonnenblume	Soja
C4:0	–	–	–	–	3	–	–	–	–	–	–	–	–	–
C6:0	–	–	–	–	2	–	–	–	–	–	–	–	–	–
C8:0	–	–	–	–	–	–	–	8	–	–	–	–	–	–
C10:0	–	–	–	–	3	–	–	7	–	–	–	–	–	–
C12:0	–	–	–	–	4	–	–	48	–	–	–	–	–	–
C14:0	3	2	1	3	12	–	–	16	–	–	–	–	–	–
C16:0	27	27	22	11	26	23	4	9	13	10	44	13	7	10
C16:1	11	4	6	5	3	3	–	–	–	–	–	–	–	–
C18:0	7	11	6	4	11	6	2	2	3	2	4	3	3	4
C18:1	48	44	37	25	28	41	56	7	31	78	40	38	14	23
C18:2	2	11	20	5	2	21	26	2	52	7	10	41	75	51
C18:3	–	–	1	5	–	–	10	–	1	1	–	–	–	7
C18:4	–	–	–	2	–	–	–	–	–	–	–	–	–	–
C20:1	–	–	1	–	–	–	–	–	–	–	–	–	–	–
C20:4	–	–	–	7	–	1	–	–	–	–	–	–	–	–
C20:5	–	–	–	5	–	–	–	–	–	–	–	–	–	–
C22:4	–	–	–	2	–	–	–	–	–	–	–	–	–	–
C22:5	–	–	–	7	–	–	–	–	–	–	–	–	–	–
C22:6	–	–	–	17	–	–	–	–	–	–	–	–	–	–
Andere	2	1	6	2	6	2	2	1	0	2	2	1	4	5
SFA	37	40	29	18	61	29	6	90	16	12	48	16	10	14
MUFA	59	48	44	30	31	43	56	7	31	78	40	38	14	23
PUFA	2	11	21	50	2	23	36	2	53	8	10	41	75	58

für die menschliche Gesundheit von Vorteil sind, während gesättigte Fettsäuren schädlich sind (Saini und Keum 2018; Shahidi und Ambigaipalan 2018). Diese Wirkungen hängen von der genauen Art und Menge der verzehrten Fettsäuren ab und davon, was sie in der Ernährung ersetzen. Nutztiere (wie Kühe, Schafe und Schweine) enthalten in der Regel relativ geringe Mengen an mehrfach ungesättigten Fettsäuren, während Meerestiere (wie fetter Fisch) relativ hohe Mengen enthalten. Einige häufige ungesättigte Fettsäuren, die in tierischen und/oder pflanzlichen Lebensmittelalternativen vorkommen, sind in Abb. 2.11 hervorgehoben. Fischöle enthalten in der Regel einen hohen Anteil an Docosahexaensäure (DHA) und Eicosapentaensäure (EPA), langkettige Omega-3-Fettsäuren, denen gesundheitliche Vorteile zugeschrieben werden, z. B. die Verringerung von Herz- und neurodegenerativen Erkrankungen. Die aus pflanzlichen Quellen isolierten Triglyceride enthalten in der Regel relativ hohe Mengen an einfach ungesättigten Omega-6- (z. B. Palmitoleinsäure) oder Omega-9- (z. B. Ölsäure) oder mehrfach ungesättigten Omega-6-Fettsäuren (z. B. Linolsäure) und weniger Omega-3-Fettsäuren (Abb. 2.11). Bestimmte pflanzliche Öle enthalten jedoch relativ hohe Mengen einer Omega-3-Fettsäure, die als Alpha-Linolensäure (ALA) bekannt ist, z. B. Raps-, Leinsamen-, Sojabohnen- und Walnussöl (Rajaram 2014). Diese Öle können daher als Quelle für Omega-3-Fettsäuren bei der Formulierung von pflanzlichen Lebensmittelalternativen verwendet werden. Allerdings sind die gesundheitlichen Vorteile von ALA in der Regel nicht so stark wie die von EPA und DHA. Aus diesem Grund kann Algenöl, das reich an DHA ist, als alternative Quelle für Omega-3-Fettsäuren in diesen Produkten verwendet werden. Darüber hinaus werden moderne Genom-Editing-Methoden wie CRISPR eingesetzt, um landwirtschaftliche Produkte (z. B. Sojabohnen) zu erzeugen, die einen hohen Gehalt an gesunden Omega-3-Fettsäuren aufweisen (GFI 2021).

Ein Haupthindernis für die Aufnahme ungesättigter Fettsäuren (insbesondere mehrfach ungesättigter Fettsäuren) in Lebensmittel ist ihre Tendenz, sich durch oxidative Reaktionen abzubauen, wenn das Lebensmittel verarbeitet oder gelagert wird (McClements et al. 2021). Diese Lipidoxidationsreaktionen führen zur Bildung einer Reihe flüchtiger Substanzen, die zu Aromaprofilen führen, die von den Verbraucher*innen als unangenehm („ranzig") empfunden werden und auch toxisch sein können (Arab-Tehrany et al. 2012; McClements et al. 2021; Nogueira et al. 2019). Bei einigen ungesättigten Pigmenten wie Carotinoiden kann die Oxidation auch zum Verblassen der Farbe führen (Qian et al. 2012). Um diese Probleme zu lösen, haben Wissenschaftler*innen eine Reihe von Strategien entwickelt, um die Lipidoxidation in Lebensmitteln zu verhindern. Zu diesen Strategien gehören die Verringerung der Exposition der Lipide gegenüber Bedingungen, die Oxidationsreaktionen fördern, wie Hitze, Sauerstoff, Licht und Prooxidantien, der Zusatz von Konservierungsmitteln, die Oxidationsreaktionen hemmen, wie Chelatbildner und Antioxidantien, und die Kontrolle der strukturellen Organisation der Lipide in den Lebensmitteln (Jacobsen 2015; Jacobsen et al. 2013; McClements und Decker 2018). Bei pflanzlichen Lebensmittelalternativen ist es wichtig, aus Pflanzen gewonnene Konservierungsmittel zu verwenden, vorzugsweise natürliche, wie z. B. Pflanzenextrakte, da dies zu einer „saubereren" Lebensmittelkennzeichnung führt. Die

Schaffung gesünderer pflanzlicher Lebensmittelalternativen in der Zukunft könnte daher von der Nutzung dieser Strategien zum Schutz mehrfach ungesättigter Pflanzenöle vor Oxidation abhängen.

Zusammenfassend lässt sich sagen, dass es wichtig ist, dass die zur Formulierung von pflanzlichen Lebensmittelalternativen auf pflanzlicher Basis verwendeten Lipidbestandteile die erforderlichen physikochemischen, funktionellen und ernährungsphysiologischen Eigenschaften aufweisen. So sollten sie beispielsweise ein geeignetes Geschmacksprofil, Festfettgehalt, Temperaturabhängigkeit, Rheologie, chemische Stabilität und Nährwertprofil aufweisen. Diese Parameter hängen von der Art und Menge der in ihnen enthaltenen Lipide ab. Darüber hinaus ist es wichtig, andere Faktoren zu berücksichtigen, z. B. Zulassungsstatus, die Kosten, die Zuverlässigkeit und die Nachhaltigkeit. Umweltbewusste Verbraucher*innen meiden möglicherweise Produkte, die Palmöl enthalten, da die für den Anbau und die Kultivierung verwendeten Methoden Umweltschäden und einen Verlust der Artenvielfalt verursachen können. Gesundheitsbewusste Verbraucher*innen meiden möglicherweise Lebensmittel, die Kokosnussöl enthalten, weil es einen hohen Anteil an gesättigten Fettsäuren enthält. Einige Verbraucher*innen lehnen Lebensmittel ab, die aus Ölen hergestellt wurden, die aus gentechnisch veränderten Pflanzen gewonnen wurden, wie z. B. gentechnisch veränderte Sojabohnen. Daher müssen die Hersteller*innen diese Aspekte bei der Auswahl einer geeigneten fettbasierten Zutat für pflanzliche Lebensmittelalternative berücksichtigen. Darüber hinaus ist es wichtig, über geeignete Analyseinstrumente zu verfügen, um die Qualität und die Eigenschaften der Lipidbestandteile zu bestimmen, die für die Formulierung von pflanzlichen Lebensmittelalternativen verwendet werden.

2.4.4 Charakterisierung von Lipiden

Eine Reihe von Merkmalen von Lipidbestandteilen kann bestimmt werden, um ihre Eignung für eine bestimmte Anwendung zu beurteilen, darunter die Art der vorhandenen Lipidklassen, ihre Fettsäureprofile, ihre Qualität, ihr Gehalt an Festfetten und ihre Oxidationsanfälligkeit. Die verschiedenen Arten von Analysemethoden, die zur Charakterisierung dieser Eigenschaften zur Verfügung stehen, wurden an anderer Stelle ausführlich besprochen (Christie und Han 2010; Nielsen 2017). Aus diesem Grund wird in diesem Abschnitt nur ein kurzer Überblick gegeben. Die Art der Lipidklassen innerhalb eines Lipidbestandteils, wie z. B. die relativen Mengen an Triglyceriden, Diglyceriden, Monoglyceriden, freien Fettsäuren, Phospholipiden und Cholesterin, kann mithilfe von Chromatographieverfahren wie der Dünnschichtchromatographie oder der HPLC bestimmt werden. Das Fettsäureprofil der Lipide kann durch Verseifung, Methylierung und anschließende Analyse durch Gaschromatographie (GC) bestimmt werden. Die Position der Fettsäuren auf dem Glycerinmolekül kann durch verschiedene chemische, enzymatische und spektroskopische (NMR) Methoden bestimmt werden. Die Qualität der Lipide kann durch die Messung ihrer Säurezahl (ein Maß für die Menge der vorhandenen freien

Fettsäuren) und ihrer Verseifungszahl (ein Maß für das durchschnittliche Molekulargewicht der Fettsäuren) bestimmt werden. Das Profil des Festfettgehalts von Lipiden in Abhängigkeit von der Temperatur kann mithilfe der Dilatometrie, der dynamischen Differenzkalorimetrie oder NMR-Methoden bestimmt werden. Die Oxidationsanfälligkeit von Lipidbestandteilen kann durch Messung der primären (Peroxidzahl oder konjugierte Diene) und sekundären (Thiobarbitursäure-reaktive Substanzen und Aldehyde) Reaktionsprodukte bestimmt werden, in der Regel in Abhängigkeit von der Zeit. Die Lipidoxidationsreaktion kann durch Erhitzen und/oder Zugabe von Sauerstoff oder anderen Prooxidantien beschleunigt werden, um die potenzielle Oxidationsstabilität eines Lipids während der Langzeitlagerung schneller vorherzusagen. Wertvolle Informationen über die chemische Struktur von Lipiden lassen sich auch durch NMR-, Infrarot- und Massenspektrometrie Verfahren gewinnen.

2.5 Andere Zusatzstoffe

Pflanzliche Lebensmittel enthalten auch eine Vielzahl anderer Zusatzstoffe, um ihre Qualitätsmerkmale zu verbessern, ihre Haltbarkeit zu verlängern oder ihr Nährwertprofil zu verbessern (Sha und Xiong 2020). Einige der Wichtigsten werden in diesem Abschnitt kurz erörtert.

2.5.1 Salze

Salze werden pflanzlichen Lebensmittelalternativen zugesetzt, um ihr Geschmacksprofil zu verbessern und ihre physikochemischen Eigenschaften zu kontrollieren. Nach dem Verzehr können sich die Mineralien in den Lebensmitteln mit dem Speichel im Mund vermischen oder darin auflösen. Sie können dann zu den Salzrezeptoren in den Geschmacksknospen auf der Zunge diffundieren, was zu einem Signal führt, das über die Nervenzellen an das Gehirn gesendet und dort als Salzigkeit wahrgenommen wird. Die Qualität der Salzwahrnehmung hängt von der Art und Konzentration der vorhandenen Mineralien ab. Daher ist es wichtig, sorgfältig geeignete mineralstoffreiche Zutaten auszuwählen, um einen angemessenen Salzgeschmack in pflanzlichen Lebensmittelalternativen zu erzeugen. Die Mineralien können aus kristallinem Salz (z. B. Speise- oder Meersalz) stammen oder Bestandteil einer anderen Zutat (z. B. Sojasauce) sein. Die Mineralien in Salzen spielen in pflanzlichen Lebensmittelalternativen noch andere wichtige Rollen. Sie schirmen die elektrostatischen Wechselwirkungen zwischen geladenen Stoffen ab, wodurch die elektrostatische Abstoßung zwischen ähnlich geladenen Stoffen verringert oder die Anziehung zwischen entgegengesetzt geladenen Stoffen erhöht wird. Der Zusatz von Salzen kann daher die Wechselwirkungen zwischen Proteinen, Polysacchariden und Phospholipiden in pflanzlichen Lebensmittelalternativen verändern, was deren Löslichkeit, Verdickungs-, Gelier- und Emulgiereigenschaften beeinflussen kann.

Hohe Salzgehalte beeinflussen auch die Wasseraktivität von Lebensmitteln, was sich auf ihre chemische Stabilität und ihre Anfälligkeit für mikrobielles Wachstum auswirkt. Es ist zu beachten, dass Salze auch in den Proteinbestandteilen enthalten sein können, die zur Formulierung von pflanzlichen Lebensmittelalternativen verwendet werden, und zwar aufgrund der bei ihrer Isolierung angewandten Methoden (z. B. Aussalzen oder pH-Einstellung).

2.5.2 Farben und Aromen

Farb- und Aromastoffe werden pflanzlichen Lebensmittelalternativen oft zugesetzt. Diese Zusatzstoffe werden oft benötigt, damit pflanzliche Produkte wie die tierischen Lebensmittel aussehen und schmecken, die sie simulieren sollen. Sie dienen auch als wichtige Indikatoren für die richtige Verwendung und Handhabung von Lebensmitteln durch die Verbraucher*innen. Von Fleisch (z. B. Rindfleisch) wird beispielsweise erwartet, dass es im rohen Zustand eine rötliche Farbe hatund nach dem Kochen eine bräunliche Farbe annimmt. Verschiedene Hersteller*innen haben unterschiedliche Ansätze gewählt, um die Farbe von Fleischprodukten zu simulieren. Impossible Foods verwendet Leghämoglobin, ein eisenbindendes Protein, das ursprünglich in den Wurzelknollen von Sojapflanzen gefunden wurde, um die Farbe von Fleisch zu simulieren. Dieses Häm-Protein weist ziemlich ähnliche Farbveränderungen wie das Myoglobin in echtem Fleisch auf. Andere Unternehmen haben natürliche Farbstoffe, wie z. B. Rote-Bete-Extrakt, verwendet, um den pflanzlichen Fleischanaloga eine rötliche Farbe zu verleihen. Bei Eianaloga auf pflanzlicher Basis kann die gelbliche Farbe echter Eier durch natürliche Pflanzenpigmente wie Curcumin (aus Gelbwurz) oder Carotinoide (aus Karotten oder anderen Quellen) simuliert werden. Da es sich bei diesen Zusatzstoffen häufig um stark hydrophobe Moleküle handelt, sind speziell entwickelte Verkapselungssysteme erforderlich, um sie in pflanzlichen Lebensmittelalternativen einzubringen, beispielsweise Emulsionen oder Nanoemulsionen (Zhang et al. 2020). In der Regel werden zunächst die optischen Eigenschaften des tierischen Produkts, dessen Aussehen simuliert werden soll, wie z. B. die Tristimulus-Farbkoordinaten (L*a*b*), charakterisiert. Dann werden ein oder mehrere pflanzliche Pigmente ausgewählt, um die gewünschte Helligkeit und Farbe zu erreichen. Einige der gebräuchlichsten Pigmente, die zur Formulierung von pflanzlichen Lebensmittelalternativen verwendet werden, werden in Kap. 4 ausführlicher behandelt.

Zur Simulation des Geschmacksprofils bestimmter Produkte auf tierischer Basis kann auch eine Reihe verschiedener Geschmacksstoffe verwendet werden, darunter Salze, Zucker, Gewürze, Kräuter und Aromastoffe sowie -extrakte (Sha und Xiong 2020). In diesem Fall wird der Lebensmittelhersteller versuchen, die wichtigsten flüchtigen und nichtflüchtigen Stoffe in einem Lebensmittel auf tierischer Basis zu identifizieren, die für sein einzigartiges Geschmacksprofil verantwortlich sind. Das Gesamtgeschmacksprofil dieser Lebensmittel kann das Ergebnis einer Vielzahl verschiedener Stoffe sein, die von Natur aus im ursprünglichen Lebensmittel vorhanden waren oder während der Verarbeitung,

Lagerung und Zubereitung entstanden sind, darunter Salze, Zucker, organische Säuren, Aminosäuren, Peptide, Lipide sowie deren Abbauprodukte und Derivate. Anschließend wird versucht, pflanzliche Quellen für diese Stoffe zu finden, die isoliert und in Lebensmittelzutaten umgewandelt werden können, oder es wird versucht, sie chemisch zu synthetisieren. Darüber hinaus können kontrollierte chemische Reaktionen wie die Maillard-Reaktion, die Karamellisierung oder enzymatische Reaktionen eingesetzt werden, um bestimmte Geschmacksprofile zu erzeugen. Hefeextrakte werden häufig verwendet, um pflanzlichen Lebensmittelalternativen „fleischige" Aromen zu verleihen (Sha und Xiong 2020; Watson 2019).   Darüber hinaus werden fortschrittliche Fermentationstechnologien eingesetzt, um eine Reihe von Geschmacksrichtungen zu erzeugen, die in diesen Produkten verwendet werden können. Durch Veränderung der verwendeten Mikroben (wie Bakterien, Schimmelpilze und Hefe), Substrate (wie Soja, Weizen oder Erbsen) und Fermentationsbedingungen (wie Zeit, Temperatur und Feuchtigkeit) können unterschiedliche Geschmacksprofile erzeugt werden. Viele pflanzliche Zutaten enthalten von Natur aus unerwünschte Geschmacksstoffe wie erdige, kreidige, adstringierende oder bittere Noten. In diesem Fall ist es oft notwendig, geschmacksblockierende Substanzen zu verwenden, die mit den Rezeptoren auf der Zunge interagieren, oder geschmacksmaskierende Mittel, die mit den Fehlaromen selbst interagieren und dadurch die Fähigkeit der Aromamoleküle hemmen, sich an die Rezeptoren zu binden (Abb. 2.12).

Umfassendere Erörterungen der physikalischen und chemischen Grundlagen der Farbe und des Geschmacks von pflanzlichen Lebensmittelalternativen werden in Kap. 4 gegeben. Weitere Einzelheiten zu den Farb- und Geschmacksstoffen, die in bestimmten

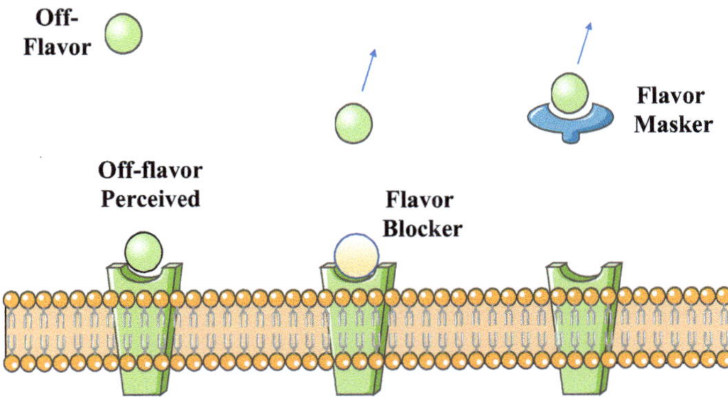

Abb. 2.12 Die Wahrnehmung von Fehlaromen („off-flavor perceived") kann mithilfe geeigneter Stoffe, die an die Geschmacksmoleküle oder die Geschmacksrezeptoren binden, blockiert („flavor blocker") oder maskiert („flavor masker") werden. Diese Substanzen können zur Verbesserung des Geschmacksprofils von Lebensmitteln auf pflanzlicher Basis eingesetzt werden. Die Bilder wurden von Servier Medical Art modifiziert und mithilfe Creative Commons Attribution 3.0 License lizenziert

pflanzlichen Lebensmittelalternativen verwendet werden, sind in den Kapiteln über Fleisch, Meeresfrüchte, Eier und Milchprodukte zu finden.

2.5.3 pH-Regulatoren

Der pH-Wert eines Produkts auf pflanzlicher Basis beeinflusst viele seiner physiko-chemischen, biochemischen und sensorischen Eigenschaften, darunter die Anfälligkeit für mikrobielles Wachstum, die Geschwindigkeit chemischer Reaktionen, die Löslichkeit der Inhaltsstoffe, die Wechselwirkungen zwischen den Inhaltsstoffen, die Textur, den Geschmack und das Aussehen. Aus diesem Grund ist es wichtig, den pH-Wert des Produkts zu kontrollieren. Der pH-Wert kann durch Zugabe von Säuren und Basen in Lebensmittelqualität eingestellt werden, während der pH-Wert durch Verwendung geeigneter Puffermittel auf einem festen Niveau gehalten werden kann (Brady 2013). Ein konkretes Beispiel für die Bedeutung von pH-Regulatoren ist die Tatsache, dass pflanzliche Kaffeeweißer oft destabilisiert werden, wenn sie saurem Kaffee zugesetzt werden, weil der pH-Wert nahe am isoelektrischen Punkt der Proteine liegt (Chung et al. 2017a, b). In diesem Fall kann es wichtig sein, einen relativ hohen pH-Wert und eine hohe Pufferkapazität im Originalprodukt beizubehalten, um dieses Problem zu verhindern. Verschiedene Arten von Säuren, Basen und Puffern in Lebensmittelqualität können zur Einstellung und Kontrolle des pH-Wertes in pflanzlichen Lebensmittelalternativen verwendet werden, z. B. organische Säuren und ihre Salze, Karbonate, Bikarbonate, Hydrochloride, Phosphate und Polyphosphate (Kyriakopoulou et al. 2021; Lampila 2013).

2.5.4 Vernetzungsmittel

Bei halbfesten pflanzlichen Lebensmittelalternativen wie Fleisch, Eiern und Käse kann es erforderlich sein, die Gelstärke durch Zugabe von Vernetzungsmitteln zu erhöhen (Khalesi et al. 2020; McKerchar et al. 2019). So können beispielsweise Enzyme wie Transglutaminase verwendet werden, um kovalente Vernetzungen zwischen pflanzlichen Proteinen zu bilden und so die mechanische Festigkeit des Produkts zu erhöhen, sodass es die Textur von Produkten auf tierischer Basis besser simuliert (Mattice und Marangoni 2021). Tatsächlich wird dieses Enzym seit vielen Jahren zur Verbesserung der Textur von Fleischerzeugnissen eingesetzt. Alternativ können kationische Mineralien wie Calcium zu wässrigen Lösungen von anionischen Pflanzenproteinen hinzugefügt werden, um deren Vernetzung durch elektrostatische Brückenbildung zu fördern (Zhao et al. 2017). Darüber hinaus können Säuren oder Basen hinzugefügt werden, um die physikalische Vernetzung von Proteinen zu fördern, indem ihre elektrostatische Nettoladung verringert wird, wodurch die elektrostatische Abstoßung zwischen den Proteinmolekülen verringert wird. Infolgedessen aggregieren die Proteine aufgrund der van-der-Waals-Anziehung und den hydrophoben

Wechselwirkungen. Diese Art der physikalischen Anziehung kann bei der Formulierung von Joghurts und Käsen auf pflanzlicher Basis wichtig sein, die nach einem ähnlichen Verfahren wie die herkömmlichen Versionen hergestellt werden, d. h. durch Ansäuern einer kolloidalen Dispersion, die Proteine enthält (Grygorczyk und Corredig 2013).

2.5.5 Konservierungsstoffe

Pflanzliche Lebensmittel können auch antimikrobielle Stoffe und Antioxidantien enthalten, die aus pflanzlichen oder mikrobiellen Quellen stammen, um ihre Haltbarkeit zu verlängern und so die Lebensmittelverschwendung zu verringern, die Lebensmittelqualität zu verbessern und die Lebensmittelsicherheit zu erhöhen (Sha und Xiong 2020). So können beispielsweise ätherische Öle, Pflanzenextrakte, Tocopherole, Carotinoide, Gewürze und Kräuter als natürliche Antioxidantien verwendet werden, während ätherische Öle, Curcumin, Polyphenole und Nisin als natürliche antimikrobielle Mittel verwendet werden können (Dominguez et al. 2021). Es ist zu beachten, dass pflanzliche Konservierungsmittel selten so gut wirken, wie synthetische, sodass es oft notwendig ist, sie in höheren Konzentrationen oder in Kombination miteinander zu verwenden. Außerdem ist es wichtig, ihre Verteilung und Wechselwirkungen in komplexen Lebensmittelmatrizes zu berücksichtigen. So können beispielsweise hydrophobe Konservierungsstoffe im unpolaren Inneren von Lipidphasen gelöst werden, oder geladene Konservierungsstoffe können mit entgegengesetzt geladenen Proteinen oder Polysacchariden interagieren, was ihre Wirksamkeit verringern kann, da die für die Interaktion mit mikrobiellen Membranen verfügbare Konzentration sinkt (Loeffler et al. 2014, 2020; Weiss et al. 2015).

2.5.6 Mikronährstoffe und Nutrazeutika

Es ist wichtig, dass pflanzliche Lebensmittelalternativen ein ähnliches oder besseres Nährwertprofil aufweisen als die tierischen Produkte, die sie ersetzen sollen, da es sonst zu Ernährungsdefiziten kommen kann, wenn man sich stärker pflanzlich ernährt (Kap. 5). Aus diesem Grund reichern viele Lebensmittelhersteller*innen ihre pflanzlichen Produkte mit Mikronährstoffen an, die bei einer vegetarischen oder veganen Ernährung fehlen könnten, wie Vitamin D, ω-3 Fettsäuren, Vitamin B_{12}, Calcium, Eisen oder Zink (Tuso et al. 2013). Allerdings gibt es kaum Belege dafür, dass eine pflanzliche Ernährung bei erwachsenen Menschen in Regionen, in denen es reichlich Nahrung gibt, zu Gesundheitsproblemen aufgrund von Nährstoffmangel führt, obwohl empfohlen wurde, die Ernährung mit den Vitaminen B12 und D zu ergänzen (McDougall und McDougall 2013). Im Gegensatz dazu können Menschen, die sich überwiegend pflanzlich ernähren, in Regionen auf der Welt, in denen Lebensmittel nicht im Überfluss vorhanden sind, an Krankheiten leiden, die mit Vitamin- oder Mineralstoffmangel zusammenhängen, z. B. ist Eisenmangelanämie im ländlichen Indien weit verbreitet, wo die Ernährung hauptsächlich aus Getreide besteht (Taneja et al. 2020). Darüber hinaus wird befürchtet, dass eine vegetarische oder vegane Ernährung die Entwicklung von Säuglingen beeinträchtigen könnte, weil sie nicht genügend Vitamine und Mineralstoffe enthält, die für ein gesundes Wachstum erforderlich sind (Biesalski und Kalhoff 2020). Aus diesem Grund ist es wichtig, diese Produkte mit bioverfügbaren Formen essenzieller Nährstoffe anzureichern, die bei einer vegetarischen oder veganen Ernährung möglicherweise fehlen. Pflanzliche Lebensmittel können auch mit bioaktiven sekundären Pflanzenstoffen (Nutrazeutika) angereichert werden, die die menschliche Gesundheit verbessern können, indem sie bestimmte Krankheiten hemmen, wie z. B. Carotinoide, Curcumin, Resveratrol, Polyphenole aus grünem Tee oder Ginseng (Calabrese 2021). Vitamine, Mineralien und Nutrazeutika müssen häufig in gut konzipierten kolloidalen Verkapselungssystemen formuliert werden, damit sie in stabiler Form in Lebensmittelmatrizen eingearbeitet werden können und um sicherzustellen, dass sie nach der Einnahme eine hohe Bioverfügbarkeit aufweisen (Dima et al. 2020, McClements 2020). Alternativ können die Effekte der Lebensmittelmatrix kontrolliert werden, um die Bioverfügbarkeit dieser bioaktiven Substanzen zu erhöhen (Nair und Augustine 2018).

2.6 Funktionalität der Inhaltsstoffe

Die für die Formulierung von pflanzlichen Lebensmittelalternativen verwendeten Zutaten haben eine Vielzahl von Funktionen, welche die physikochemischen, sensorischen und gastrointestinalen Eigenschaften dieser Lebensmittel beinflussen. So können sie beispielsweise die gewünschten Eigenschaften in Bezug auf die Optik, die Textur, das Mundgefühl, das Flüssigkeitsbindevermögen, den Geschmack und die Stabilität erzeugen. In diesem Abschnitt wird daher ein Überblick über einige der wichtigsten funktionellen Eigenschaften von pflanzlichen Inhaltsstoffen gegeben. Das Hauptaugenmerk liegt dabei auf drei Arten von Makronährstoffen (Proteine, Polysaccharide und Lipide), da dies die wichtigsten funktionellen Inhaltsstoffe sind, die zur Herstellung von pflanzlichen Lebensmittelalternativen verwendet werden.

2.6.1 Löslichkeit

Eine wichtige physikochemische Eigenschaft vieler pflanzlicher Inhaltsstoffe ist ihre Löslichkeit in Öl, Wasser oder anderen Lösemitteln. Insbesondere die Wasserlöslichkeit von Proteinen und Polysacchariden aus Pflanzen spielt eine wichtige Rolle bei der Bildung, Stabilität und Qualität vieler pflanzlicher Lebensmittel. So beeinflusst beispielsweise die Fähigkeit, diese funktionellen Inhaltsstoffe vollständig in Wasser zu lösen, häufig ihre Fähigkeit, Lösungen zu verdicken, Gele zu bilden und Emulsionen zu stabilisieren (Phillips und Williams 2021).

Die Löslichkeit von Biopolymeren wird durch ihre individuellen molekularen Eigenschaften bestimmt, wie z. B. ihre molare Masse, Oberflächenhydrophobizität und elektrostatischen Eigenschaften (Guo et al. 2017). In der Regel nimmt ihre Löslichkeit in wässrigen Lösungen ab, wenn die Anzahl der unpolaren Gruppen auf ihren Oberflächen zunimmt, da die hydrophobe Anziehung zwischen benachbarten Molekülen verstärkt wird. Dieses Phänomen erklärt die relativ geringe Wasserlöslichkeit von hydrophoben Proteinen wie Gliadin und Zein (Davidov-Pardo et al. 2015) sowie die Tendenz hydrophober Polysaccharide zur Selbstassoziierung, wenn sie erhitzt werden, wie es bei Methylcellulose der Fall ist (BeMiller 2019; Murray 2009). Methylcellulose neigt dazu, bei niedrigen Temperaturen transparente Lösungen, bei hohen Temperaturen jedoch trübe Gele zu bilden, was auf die Bildung hydrophober Querverbindungen zwischen den Polysaccharidmolekülen zurückzuführen ist (Arvidson et al. 2013; Spelzini et al. 2005). Polysaccharide, die in der Lage sind, sich eng aneinander zu lagern und starke intermolekulare Wasserstoffbrückenbindungen zu bilden, wie lineare Cellulosemoleküle, haben auch eine geringe Wasserlöslichkeit (Guo et al. 2017).

Wasserunlösliche Proteine wie Zein und Gliadin wurden auch verwendet, um in pflanzlichen Fleischerzeugnissen strukturelle Merkmale zu schaffen, die denen echter Fleischerzeugnisse ähneln, wie Fasern oder Partikel (Mattice und Marangoni 2020a). In ähnlicher Weise wurden wasserunlösliche Polysaccharide wie Cellulose als Fettersatz, Texturverbesserer oder Füllstoff in verarbeiteten Lebensmitteln verwendet. In diesem Fall wird das kristalline Cellulosematerial durch chemische oder mechanische Verfahren zu Mikro- oder Nanopartikel zerkleinert, die dann als funktionelle Zutaten in Lebensmitteln verwendet werden (Duan et al. 2018; Khalil et al. 2014).

Die Fähigkeit von Inhaltsstoffen, sich in Wasser aufzulösen, hängt auch von ihren elektrostatischen Eigenschaften ab. Eine Lösung von stark geladenen Proteinen oder Polysacchariden hat oft eine hohe Wasserlöslichkeit, weil die starken elektrostatischen Abstoßungskräfte, die von den Molekülen erzeugt werden, verhindern, dass sie sich einander annähern (Curtis und Lue 2006). Die geringe Wasserlöslichkeit vieler pflanzlicher Proteine um ihren isoelektrischen Punkt herum ist darauf zurückzuführen, dass sie ihre elektrostatische Ladung verlieren, sodass van der Waals und hydrophobe Anziehungskräfte die schwachen Abstoßungskräfte dominieren (Gehring et al. 2010). In Systemen, die sowohl anionische als auch kationische Substanzen enthalten, kann die Wasserlöslichkeit aufgrund der elektrostatischen Anziehung zwischen den entgegengesetzt geladenen Molekülen verringert werden. Ein Beispiel für dieses Phänomen ist die Mischung eines kationischen Proteins mit einem anionischen Polysaccharid, was zur Bildung unlöslicher elektrostatischer Komplexe führt (Weiss et al. 2019). Die Bildung dieser Komplexe kann in einigen Fällen vorteilhaft sein, da sie zu erwünschten strukturellen Merkmalen wie Fasern oder Partikeln führen. Die Löslichkeit großer Moleküle, wie der meisten pflanzlichen Biopolymere, nimmt oft mit abnehmendem Molekulargewicht zu, weil die Mischungsentropie wichtiger wird und dadurch ihre zufällige Anordnung im Wasser begünstigt wird (Curtis und Lue 2006).

Die Löslichkeitseigenschaften von Biopolymeren können mithilfe theoretischer Modelle mit ihren molekularen Eigenschaften in Verbindung gebracht werden, indem man davon ausgeht, dass es sich um Polymere oder kolloidale Partikel handelt, die in einem Lösungsmittel dispergiert sind, und dann die verschiedenen Arten von Kräften berechnet, die zwischen ihnen wirken, z. B. van der Waals, sterische, elektrostatische, hydrophobe und entropische Wechselwirkungen (Curtis und Lue 2006). Die Biopolymere bleiben in der Regel löslich, wenn die abstoßenden Kräfte die anziehenden Kräfte überwiegen, und werden unlöslich, wenn die anziehenden Kräfte überwiegen.

2.6.2 Molekulare Interaktionen

Viele Proteine und Polysaccharide, die zur Formulierung von pflanzlichen Lebensmittelalternativen verwendet werden, haben eine komplexe Oberflächenchemie mit polaren, unpolaren, anionischen und/oder kationischen Oberflächengruppen (Phillips und Williams 2021). Diese Oberflächengruppen können in ihrer Art, Anzahl und räumlichen Verteilung entlang der Biopolymerketten variieren, was sich auf ihre Fähigkeit zur Interaktion mit anderen Molekülen in ihrer Umgebung auswirkt (Foegeding und Davis 2011; Stephen et al. 2006). Biopolymere mit freiliegenden unpolaren Bereichen auf ihren Oberflächen, wie viele pflanzliche globuläre Proteine, können unpolare Moleküle durch attraktive hydrophobe Wechselwirkungen binden. Biopolymere mit freiliegenden anionischen oder kationischen Bereichen können aufgrund attraktiver elektrostatischer Wechselwirkungen entgegengesetzt geladene Moleküle in ihrer Umgebung binden (Blackwood et al. 2000). Das Wissen um diese Art von Wechselwirkungen ist bei der Entwicklung von pflanzlichen Lebensmittelalternativen oft nützlich. So können pflanzliche Proteine beispielsweise an aromatische Geschmacksmoleküle in Getränken binden und dadurch das gesamte Geschmacksprofil verändern (Guo et al. 2019; Wang und Arntfield 2015). In einigen Fällen wäre dies wünschenswert, weil es den Anteil an unerwünschten Aromastoffen verringert, in anderen Fällen kann es jedoch unerwünscht sein, weil es das erwartete Geschmacksprofil verändert. Es wurden mathematische Modelle entwickelt, um den Einfluss der molekularen Eigenschaften von Aromamolekülen auf ihre Bindung an Proteine in Lebensmitteln zu beschreiben und wie dies das gesamte Geschmacksprofil beeinflusst (Viry et al. 2018).

Bei Milch- und Sahneanaloga auf pflanzlicher Basis ist es wichtig, etwaige Wechselwirkungen zwischen den Fetttröpfchen/Ölkörpern und anderen Inhaltsstoffen in der umgebenden wässrigen Phase zu erkennen und zu verstehen, da diese die Stabilität des Gesamtsystems beeinflussen können. So kann beispielsweise die Bindung eines entgegengesetzt geladenen Polysaccharids an die Oberflächen von proteinbeschichteten Öltröpfchen deren Aggregation und Ausflockung durch Brückenbildung fördern (Dickinson 2019). Umgekehrt kann die vollständige Beschichtung proteinbeschichteter Öltröpfchen mit einer Schicht entgegengesetzt geladener Polysaccharidmoleküle sie vor Aggregation schützen, indem sie die sterische und elektrostatische Abstoßung zwischen den Tröpfchen erhöht (Li und de Vries 2018; Xu et al. 2020). Mit Pflanzenprotein beschichtete Öltröpfchen können auch durch Ionen in der wässrigen Phase beeinflusst werden. So kann beispielsweise die Bindung kationischer Calciumionen an die Oberflächen anionischer Proteine oder proteinbeschichteter Öltröpfchen die elektrostatische Abstoßung zwischen ihnen verringern und dadurch ihre Aggregation fördern (Marquez et al. 2018). Daher ist die Aufklärung, das Verständnis und die Kontrolle der Wechselwirkungen in dieser Art von Produkten von entscheidender Bedeutung.

2.6.3 Flüssigkeitsbindevermögen

Halbfeste Lebensmittel auf pflanzlicher Basis, wie Fleisch-, Ei- und Joghurtanaloga, enthalten in der Regel erhebliche Mengen an Flüssigkeiten, wie reine Fluide (z. B. Wasser oder Öl), Lösungen (z. B. Salzlake oder Zuckerlösungen) oder Dispersionen (z. B. Emulsionen oder Suspensionen). Das Vorhandensein dieser Flüssigkeiten beeinflusst das Aussehen, die Beschaffenheit, den Geschmack und die Stabilität der Lebensmittel. So spielt beispielsweise die Retention von Flüssigkeiten in fleischähnlichen Produkten eine entscheidende Rolle für die wahrgenommene Textur und Saftigkeit (Cornet et al. 2021), wohingegen der Flüssigkeitsabsatz in Joghurts („Synärese") unerwünscht ist (Grasso et al. 2020). Daher ist es oft wichtig, das Flüssigkeitsbindevermögen während der Lagerung und der Lebensmittelzubereitung von pflanzlichen Lebensmittelalternativen zu kontrollieren.

Biopolymere werden häufig in pflanzliche Lebensmittelalternative wie Fleisch-, Ei- und Joghurtanaloga eingearbeitet, um ihr Wasserbindevermögen zu verbessern, d. h. ihre Fähigkeit, Wasser (oder andere wässrige Lösungen oder Dispersionen) in der Lebensmittelstruktur zu halten (Cornet et al. 2021; Grasso et al. 2020). Wie bereits hervorgehoben wurde, spielt das Vorhandensein dieser Flüssigkeiten eine entscheidende Rolle bei der Bestimmung der Textur und des Mundgefühls einiger pflanzlicher Lebensmittel, wie z. B. der Saftigkeit von Fleischimitaten. Daher muss sichergestellt werden, dass das Wasser nicht aus dem Produkt austritt. Biopolymere können die Wasserbindung fördern, indem sie ein poröses 3D-Netzwerk bilden, das Wasser durch Kapillar- und Hydratationskräfte hält (Blackwood et al. 2000; Stevenson et al. 2013). Die Menge der Wassermoleküle, die sich direkt an die Oberflächen von Biopolymermolekülen binden, hängt von deren Oberflächenchemie sowie von der gesamten exponierten Oberfläche ab. Die Stärke der Kapillarkräfte kann durch den Laplace-Druck eines porösen Materials approximiert werden (Stevenson et al. 2013):

$$\Delta P = 2\gamma \, \cos \theta / r \tag{2.1}$$

In diesem Ausdruck steht ΔP für den Kapillardruck, γ für die Oberflächenspannung, θ für den Kontaktwinkel zwischen Wasser und Material und r für den Porenradius.

Diese Gleichung zeigt, dass der Kapillardruck mit abnehmender Porengröße und zunehmender Oberflächenspannung steigt. Physikalisch gesehen ist das Wasserbindevermögen ein Maß für die Fähigkeit eines Lebensmittels, Wasser in Gegenwart einer äußeren Kraft, wie der Schwerkraft oder einer angewandten Spannung (z. B. Pressen oder Zentrifugieren), zurückzuhalten. Eine Erhöhung der Anzahl und/oder eine Verringerung der Größe der Poren in einem porösen Material führt tendenziell zu einer Erhöhung des Wasserbindevermögens. Daher ist es oft sinnvoll, eine feine, gleichmäßige poröse Struktur in einem Lebensmittel zu erzeugen, um Wasserverluste zu vermeiden.

Mit einem anderen Ansatz haben Forscher*innen versucht, das Wasserbindevermögen von polymeren porösen Lebensmitteln (einschließlich Fleisch und Pflanzen) mit ihren strukturellen und chemischen Eigenschaften in Beziehung zu setzen, indem sie thermodynamische Ansätze verwendeten (van der Sman 2012, 2013; van der Sman et al. 2013). Die mathematischen Theorien, die sich aus dieser Art von Analyse ergeben, haben gezeigt, dass es drei wichtige Beiträge gibt, die den Quelldruck („swelling pressure") und folglich das Wasserbindevermögen von Lebensmitteln auf Biopolymerbasis beeinflussen: (i) die Vermischung von Biopolymer und Wasser, (ii) die Wechselwirkungen zwischen Biopolymer und Ionen und (iii) elastische Effekte, die sich aus der Gelverformung ergeben. Diese Modelle können bei der Entwicklung von Lebensmitteln mit verbesserten Flüssigkeitsbindevermögen hilfreich sein, indem sie die Bedeutung der wichtigsten molekularen und physikochemischen Eigenschaften ermitteln (Cornet et al. 2021; van der Sman et al. 2013). Normalerweise wird die Fähigkeit einer Biopolymermatrix, Wasser zu absorbieren und zu quellen, verringert, wenn die Vernetzungsdichte zwischen den Biopolymermolekülen erhöht wird, da dies der Schubmodul des Gelnetzwerks erhöht und dadurch die Ausdehnung erschwert (Cornet et al. 2021). Gegenwärtig ist die Beziehung zwischen den Kapillartheorien (Porengröße/Hydratisierung) und den thermodynamischen Theorien (Mischung/Ionen/Elastizität) unklar und muss weiter geklärt werden.

2.6.4 Verdickung

Biopolymere auf pflanzlicher Basis (insbesondere große Polysaccharide) werden häufig als funktionelle Zutaten in flüssigen oder halbfesten pflanzlichen Lebensmittelalternativen verwendet, um die Viskosität der wässrigen Phase zu erhöhen, einschließlich Milch, Cremes, Flüssigeier, Dressings und Soßen (Williams und Phillips 2021). Diese Verdickungsmittel können verwendet werden, um die gewünschten Eigenschaften der Textur oder des Mundgefühls zu erzeugen oder um die Geschwindigkeit der gravimetrischen Trennung von Partikeln (wie Fetttröpfchen, Ölkörper, pflanzliche Gewebefragmente, Proteinaggregate, Kräuter oder Gewürze) zu verringern. Die Fähigkeit eines Verdickungsmittels, die Viskosität einer wässrigen Lösung zu erhöhen, kann durch seine *Verdickungskraft* beschrieben werden, die ein Maß dafür ist, wie viel des Inhaltsstoffs erforderlich ist, um eine starke Erhöhung der Viskosität zu bewirken. Für ein gutes Verdickungsmittel ist in der Regel nur eine geringe Menge erforderlich, um die

Viskosität wirksam zu erhöhen. Die Verdickungskraft eines Biopolymers hängt von seinem Volumenverhältnis (R_V) ab, d. h. dem effektiven Volumen, das vom Biopolymermolekül eingenommen wird, wenn es in der Lösung gelöst ist (Biopolymermolekül + eingeschlossenes Wasser), geteilt durch das Volumen, das von der Biopolymerkette allein eingenommen wird (Bai et al. 2017). Je höher der Wert von R_V ist, desto größer ist die Verdickungskraft des Polysaccharids. Im Allgemeinen steigt R_V mit zunehmender Molmasse, abnehmendem Verzweigungsgrad und zunehmender Ausdehnung der Konformation (Abb. 2.13). Aus diesem Grund haben steife, ausgedehnte Polysaccharide (wie Xanthangummi) eine viel höhere Verdickungskraft als kompakte Polysaccharide (wie Gummi Arabicum) oder Proteine (wie Erbsen- oder Sojaproteine).

Die Fähigkeit eines Biopolymers, eine wässrige Lösung zu verdicken, kann mit der folgenden Gleichung modelliert werden (Bai et al. 2017):

$$\eta = \eta_1 \left(1 - \frac{\phi_E}{0{,}57} \right)^{-2} \tag{2.2}$$

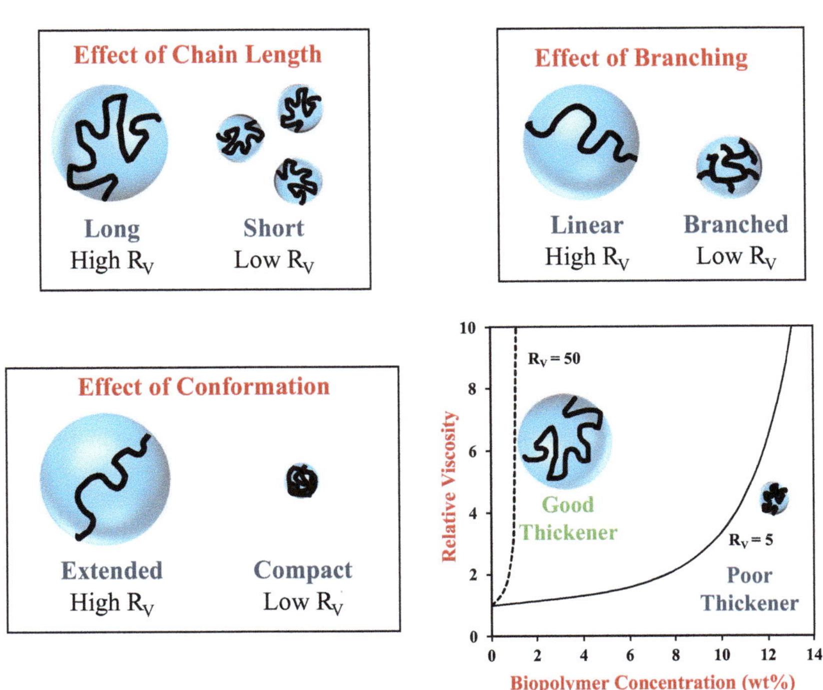

Abb. 2.13 Die Verdickungskraft von Biopolymeren hängt von den molekularen Eigenschaften ab, wie z. B. dem Volumenverhältnis R_V, das durch den Einfluss der Kettenlänge („effect of chain length"), der Verzweigung („effect of branching"), der Konformation („effect of conformation"), beeinflusst wird. In der Regel steigt die Verdickungskraft mit zunehmender Kettenlänge („long chain length"), zunehmender Ausdehnung („extended conformation") und abnehmender Verzweigung („linear")

Dabei stehen η und η_1 für die Scherviskositäten der Biopolymerlösung und des Lösemittels, ϕ_E für den *effektiven Volumenanteil* der Lösung, der von den hydratisierten Biopolymermolekülen (einschließlich eingeschlossenem Wasser) eingenommen wird. ϕ_E durch den folgenden Ausdruck angegeben werden (Bai et al. 2017):

$$\phi_E = \frac{4}{3}\pi r_H^3 \left(\frac{c\, N_A}{M} \right) \qquad (2.3)$$

Dabei steht r_H für den hydrodynamischen Radius der Biopolymermoleküle in Lösung, c für die Konzentration der Biopolymere, N_A für die Avogadro-Konstante und M für das Molekulargewicht der Biopolymermoleküle. Vorhersagen, die unter Verwendung dieser Gleichungen gemacht werden, zeigen, dass die Verdickungskraft eines Biopolymers stärker wird, wenn sein effektives Volumen zunimmt (Abb. 2.13).

In erster Näherung ist die Verdickungskraft (VK) durch den folgenden einfachen Ausdruck gegeben, der den Kehrwert der Biopolymerkonzentration darstellt, die erforderlich ist, um einen starken Anstieg der Viskosität zu erzeugen (Grundy et al. 2018):

$$VK = \frac{r_H^3}{21M} \qquad (2.4)$$

In diesem Ausdruck werden die Einheiten von VK in Gew.$\%^{-1}$ angegeben, wenn das Molekulargewicht des Biopolymers in kg mol^{-1} und der hydrodynamische Radius in Nanometern angegeben wird. Dieser Ausdruck zeigt, dass die Verdickungskraft mit zunehmendem hydrodynamischem Radius des Biopolymers (bei konstantem Molekulargewicht) stärker wird. Mit anderen Worten: Biopolymermoleküle, die große Mengen an Wasser einschließen, verdicken Lösungen am effektivsten (Abb. 2.13).

Eine weitere wichtige Eigenschaft eines Verdickungsmittels ist, wie sich die Viskosität der Lösung ändert, wenn die angewandte Scherrate erhöht wird. Die meisten Verdickungsmittel auf Biopolymerbasis weisen ein scherverdünnendes Verhalten auf, d. h. die Viskosität nimmt ab, wenn die Scherrate ($\dot{\gamma}$) zunimmt. Typischerweise hat die Scherviskosität bei niedrigen Scherraten einen konstanten Wert, nimmt dann bei mittleren Scherraten ab und erreicht dann bei hohen Scherraten einen konstanten Wert (Abb. 2.14). Diese Art von Verhalten kann durch das Cross-Modell beschrieben werden:

$$\eta = \eta_\infty + \frac{\eta_0 - \eta_\infty}{1 + (K\dot{\gamma})^{n-1}} \qquad (2.5)$$

Dabei ist K die Cross-Konstante und n die Cross-Hochzahl. Für ideale Flüssigkeiten, bei denen die Viskosität nicht von der angewandten Scherrate abhängt, ist $n = 1$. Für scherverdünnende Flüssigkeiten ist $n < 1$ und für scherverdickende Flüssigkeiten ist $n > 1$. Bei mittleren Scherratenbereichen kann der folgende Ausdruck verwendet werden, der als Power-Law-Modell bekannt ist (Abb. 2.14):

$$\eta = K\dot{\gamma}^{n-1} \qquad (2.6)$$

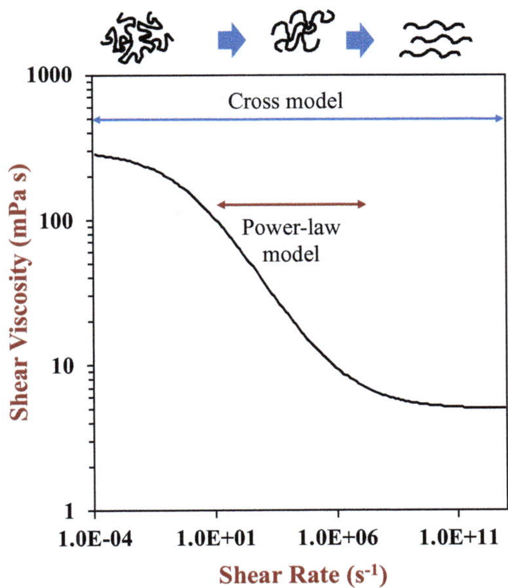

Abb. 2.14 Vorhersage der Änderung der Scherviskosität („shear viscosity") in Abhängigkeit von der Scherrate („shear rate") für eine hydrokolloidale Lösung, die eine Scherverdünnung aufweist. Das Cross-Modell ist über den gesamten Scherratenbereich (der oft experimentell nicht zugänglich ist) valide, während das Power-Law-Modell nur bei mittleren Scherraten verwendet werden sollte

Dabei ist K der Fließkoeffizient und n der Fließindex. Es ist zu beachten, dass die Werte von K und n im Power-Law-Modell und im Cross-Modell nicht dieselben numerischen Werte haben müssen. Die Scherverdünnung ist wichtig, da sie die Fließfähigkeit von Flüssigkeiten wie Dips, Saucen und Dressings auf pflanzlicher Basis beeinflusst. Sie beeinflusst auch das empfundene Mundgefühl von Lebensmitteln. Daher ist es wichtig sicherzustellen, dass das verwendete Verdickungsmittel das erforderliche scherverdünnende Verhalten aufweist. Der molekulare Ursprung der Scherverdünnung liegt in der zunehmenden Entflechtung und Ausrichtung der Biopolymerketten bei steigender Scherrate, was zu einer Verringerung der durch Reibung verursachten Energiedissipation führt. Eine erhebliche Scherverdünnung wird typischerweise in konzentrierten Biopolymerlösungen beobachtet, in denen sich die Moleküle gegenseitig überlappen, was zu einer Abnahme der Viskosität um mehrere Größenordnungen bei hohen Scherraten führen kann.

Es ist auch zu beachten, dass einige halbfeste pflanzliche Lebensmittelalternativen eine Fließgrenze haben müssen. Wenn eine Schubspannung unterhalb dieses Wertes auf sie einwirkt, verhalten sie sich wie elastische Feststoffe, aber wenn die angewandte Schubspannung diesen Wert überschreitet, verhalten sie sich wie viskose Flüssigkeiten (Rao 2007). Produkte wie Dips, Soßen und Dressings sollten eine Fließgrenze aufweisen. Dieser Wert sollte so hoch sein, dass die Produkte nicht unter ihrem eigenen Gewicht zusammenbrechen, nachdem sie auf ein Lebensmittel aufgetragen wurden, aber niedrig genug, damit sie aus einem Behälter fließen. Die rheologischen Eigenschaften von Materialien mit einer Fließgrenze können durch die folgende Gleichung beschrieben werden, die als Herschel-Bulkley-Modell bekannt ist (Kaltsa et al. 2018):

$$\tau - \tau_y = K\dot{\gamma}^n \quad (\text{für } \tau \geq \tau_y) \tag{2.7}$$

In diesem Fall ist τ_y die Fließgrenze, K ist der Fließkoeffizient und n ist der Herschel/Bulkley-Index. Diese Gleichung gilt nur, wenn die angelegte Spannung die Fließgrenze übersteigt. Dann fließt das Material wie eine nicht-ideale Flüssigkeit.

2.6.5　Gelierung

Biopolymere wie Proteine und Polysaccharide werden häufig als Geliermittel verwendet, um halbfesten pflanzlichen Lebensmittelalternativen wie Fleisch-, Ei-, Käse- und Joghurtanaloga wünschenswerte strukturelle Eigenschaften zu verleihen. Viele Biopolymere auf pflanzlicher Basis können sich unter geeigneten Bedingungen durch physikalische oder chemische Wechselwirkungen miteinander verbinden und so ein poröses 3D-Netzwerk aus Biopolymerketten bilden, in dem Wasser und andere Flüssigkeiten eingeschlossen sind (Phillips und Williams 2021). Die physikochemischen Eigenschaften dieser Biopolymer-Hydrogele, einschließlich ihrer optischen, rheologischen und flüssigkeitsbindenden Eigenschaften, sowie ihre Empfindlichkeit gegenüber Umgebungsbedingungen (wie Temperatur, pH-Wert oder Salz) werden von der Art und Konzentration der verwendeten Biopolymere sowie der Art der Vernetzungen zwischen ihnen bestimmt. Es können Biopolymergele gebildet werden, die sich in ihrem Aussehen (transparent, trüb oder undurchsichtig), ihrer Textur (weich/hart, gummiartig/spröde, Bruchverhalten), ihren Verfestigungseigenschaften (hitze-, kälte-, ionen-, pH- oder enzyminduzierte Gelierung) und ihrem gastrointestinalen Verhalten (verdaulich/unverdaulich, fermentierbar/nicht fermentierbar) unterscheiden (McClements 2021). Daher ist es für die Entwickler*innen wichtig, ein geeignetes Biopolymer oder eine geeignete Kombination von Biopolymeren auszuwählen, um die gewünschten Eigenschaften des Endprodukts, wie z. B. Härte, Kaubarkeit oder Bruchverhalten während des Kauens, zu erzielen. Einige der wichtigsten Faktoren, die die Beschaffenheit der aus pflanzlichen Proteinen und/oder Polysacchariden gebildeten Gele beeinflussen, werden in diesem Abschnitt hervorgehoben.

Die Gesamtgelstärke (Elastizitätsmodul) eines Biopolymergels wird durch die Art, die Konzentration und die Wechselwirkungen der Biopolymermoleküle innerhalb des Hydrogelnetzwerks bestimmt (Vilgis 2015). Für relativ einfache Systeme stehen theoretische Modelle zur Verfügung, um die molekularen Eigenschaften von Biopolymergelen mit ihren texturellen Eigenschaften zu verknüpfen (Gabriele et al. 2001; Rubinstein et al. 1996). Die Vorhersagen dieser Modelle deuten darauf hin, dass die Gelstärke mit zunehmender Biopolymerkonzentration, Vernetzungsdichte und Bindungsstärke zunimmt (Cornet et al. 2021).

Viele pflanzliche Lebensmittelalternativen enthalten Partikel, die in eine Hydrogelmatrix eingebettet sind, wie z. B. Fetttröpfchen oder Proteinpartikel in pflanzlichen Fleisch-, Fisch-, Eier-, Joghurt- oder Käseanaloga. Das rheologische Verhalten dieser komplexen Systeme kann auch mit mathematischen Modellen beschrieben werden (Fu et al. 2008). Die Vorhersagen dieser Modelle deuten darauf hin, dass die Konzentration, die Abmessungen und die Wechselwirkungen der eingebetteten Partikel innerhalb des Polymernetzwerks ihre texturellen Eigenschaften wie Gelstärke, Festigkeit, Zähigkeit und Bruchverhalten beeinflussen. Die Kenntnis dieser theoretischen Modelle kann für die Entwickler*innen von Lebensmitteln von Vorteil sein, da sie dazu beitragen, die wichtigsten Faktoren zu ermitteln, die sich auf die Textureigenschaften von halbfesten pflanzlichen Lebensmittelalternativen auswirken. Die Zusammensetzung und strukturelle Komplexität der meisten pflanzlichen Lebensmittel bedeutet jedoch, dass nur qualitative (und nicht quantitative) Vorhersagen gemacht werden können. Eine Reihe der wichtigsten Eigenschaften von biopolymeren Geliermitteln, die für die Anwendung in pflanzlichen Lebensmittelalternativen berücksichtigt werden müssen, werden hier kurz zusammengefasst:

- *Finale Gelstärke:* Die finale Gelstärke (Elastizitätsmodul) bestimmt die Härte/Weichheit des Gels sowie die sensorische Wahrnehmung des Gels während des Kauens (insbesondere beim ersten Biss).
- *Geliertemperatur:* Bei einigen Anwendungen ist der Temperaturbereich, bei der sich ein Gel bildet oder schmilzt, wichtig. Zum Beispiel sollte ein pflanzliches Eianalogon ein undurchsichtiges Gel bilden, wenn es über etwa 70°C erhitzt wird, um die Kocheigenschaften von echtem Ei nachzuahmen, während ein pflanzliches Gelatineanalogon ein klares Gel bilden sollte, wenn es unter etwa 35°C abgekühlt wird.
- *Minimale Konzentration:* Die niedrigste Biopolymerkonzentration, die zur Bildung eines Gels erforderlich ist, hängt von der Struktur und den Wechselwirkungen der Biopolymermoleküle ab. Ein Gel wird nur gebildet, wenn die Biopolymermoleküle ein 3D-Netzwerk bilden, das sich über das gesamte Volumen des Materials erstreckt. Kleine kompakte globuläre Moleküle wie native globuläre Proteine benötigen wesentlich höhere Konzentrationen (oft > 10 %) als große ausgedehnte Moleküle wie Polysaccharide (oft < 1 %) um Gele zu bilden.
- *Bruchverhalten:* Die Spannung oder die Dehnung, bei dem ein Gel bei Krafteinwirkung zerbricht, ist ein Maß für seine Sprödigkeit. Darüber hinaus ist das Bruchverhalten ebenfalls von Bedeutung (insbesondere während des Kauens), z. B. die Größe und Form der gebildeten Fragmente. Das Bruchverhalten ist besonders wichtig bei Produkten wie Käse auf pflanzlicher Basis und Fleischanaloga.

Beispiele für verschiedene Arten von Biopolymeren auf Pflanzenbasis und ihre Geliereigenschaften sind in Tab. 2.7 aufgeführt. Darüber hinaus sind auch Beispiele für gelierende Proteine auf pflanzlicher Basis aufgeführt, da häufig Geliermittel auf pflanzlicher Basis verwendet werden, um deren Eigenschaften zu simulieren. Viele pflanzliche Proteine bilden Gele, wenn sie erhitzt werden, weil die thermische Energie die Entfaltung der globulären Proteine bewirkt und dadurch unpolare Oberflächengruppen freilegt, die sich durch hydrophobe Anziehung miteinander verbinden können (Mezzenga und Fischer 2013). Allerdings müssen auch der pH-Wert und die Ionenstärke kontrolliert werden, um die elektrostatische Abstoßung zwischen den Proteinmolekülen zu verringern.

Tab. 2.7 Merkmale von Gelen, die mit verschiedenen Arten von Biopolymeren tierischer und pflanzlicher Herkunft gebildet werden. Es werden nur die üblichen Geliermechanismen von tierischen Proteinen gezeigt

Biopolymer Typ	Gelierungsmechanismus	Wechselwirkungen	Geleigenschaften
Tierische Proteine			
Gelatine	„Cold-set" reversibel	Wasserstoffbrücken	Transparent
Ei	„Heat-set" irreversibel	Hydrophob und Disulfid	Opak
Molkenprotein	„Heat-set" irreversibel	Hydrophob und Disulfid	Opak
Casein	Säureinduziert irreversibel	Van der Waals, hydrophob und Salzbrücken	Opak
Pflanzliche Proteine			
Globuläre Proteine	„Heat-set" irreversibel	Hydrophob und Disulfid	Opak
	Enzymatisch irreversibel	Kovalent	Opak
	Ionotrop irreversibel (Ca^{2+})	Salzbrücken	Opak
Plant Polysaccharides			
Agar	Cold-set reversibel	Wasserstoffbrücken	Transparent-trüb
Alginat	Ionotrop irreversibel (Ca^{2+})	Salzbrücken	Transparent-trüb
Carrageen	Ionotrop irreversibel (Ca^{2+} or K^+)	Salzbrücken	Transparent-trüb
Gellan	„Cold-set" reversibel	Wasserstoffbrücken und Salzbrücken	Transparent-trüb
Methylcellulose	„Heat-set" reversibel	Hydrophob	Opak
Niederverestertes Pektin	Ionotrop irreversibel (Ca^{2+})	Salzbrücken	Transparent-trüb
Hochverestertes Pektin	Säure- und zuckerinduziert	Van der Waals, hydrophob und osmotisch	Transparent-trüb
Stärke	Heat-set irreversibel	Hydrophob	Trüb-opak

Wenn die elektrostatische Abstoßung zu stark ist, können sich die Proteine möglicherweise nicht annähern und aggregieren. Sobald die aufgefalteten Proteine durch hydrophobe Anziehung aggregiert sind, können sich über schwefelhaltige Gruppen an verschiedenen Proteinmolekülen Disulfidbindungen bilden. Alternativ können Pflanzenproteine durch Zugabe von Vernetzungsenzymen wie Transglutaminase (dieses Enzym vernetzt die benachbarten Proteine durch kovalente Bindungen) zur Gelbildung gebracht werden (McKerchar et al. 2019).

Auch Polysaccharide auf pflanzlicher Basis können durch verschiedene Mechanismen zur Gelbildung gebracht werden (Tab. 2.6) (Williams und Phillips 2021). Agar, das aus

Seetang (Rotalgen) gewonnen wird, kann durch einen thermoreversiblen Mechanismus klare Gele bilden: Es geliert beim Abkühlen und schmilzt beim Erhitzen. In ähnlicher Weise kann auch Gellan-Gum, das durch mikrobielle Fermentation gewonnen wird, thermoreversible „cold-set" Gele bilden. Diese „cold-set" Polysaccharide liegen bei hohen Temperaturen als Random Coil Moleküle vor, wandeln sich aber beim Abkühlen (Helix-Coil-Übergangstemperatur) in eine Helix um. Alle kationischen Ionen im System können dann als Salzbrücken dienen, die die anionischen Helices auf verschiedenen Molekülen miteinander verbinden. Alginat, das aus Braunalgen gewonnen wird, kann bei Umgebungstemperaturen in Gegenwart von kationischen zweiwertigen Ionen, insbesondere Calciumionen (Ca^{2+}), Gele bilden. Diese Ionen bilden Salzbrücken zwischen den anionischen Carboxylgruppen auf benachbarten Alginatmolekülen. Die Gelstärke kann durch Steuerung der Calciumkonzentration, der Alginatkonzentration und des Alginattyps (z. B. MM- zu-GG-Block Verhältnis, Molekulargewicht) moduliert werden. Auch Inhaltsstoffe auf Carrageen-Basis, die aus Rotalgen gewonnen werden, können aufgrund ihrer gelierenden Eigenschaften verwendet werden. Es gibt verschiedene Arten von Carrageen, die sich in ihrer Molekularstruktur und ihren funktionellen Eigenschaften unterscheiden, wobei die Typen Iota und Kappa in der Lebensmittelindustrie am häufigsten als Geliermittel verwendet werden. Iota-Carrageen, das zwei Sulfatgruppen pro Disaccharideinheit enthält, bildet in Gegenwart von Calciumionen Gele. Im Gegensatz dazu bildet Kappa-Carrageen, das nur eine Sulfatgruppe pro Disaccharideinheit aufweist, in Gegenwart von Kaliumionen Gele. „Reversibel heat-set" Polysaccharide, die transparente Gele bilden, wurden als pflanzliche Alternativen zu Gelatine entwickelt (Jaswir et al. 2016). Wie Gelatine gelieren diese Polysaccharide, wenn sie unter eine kritische Temperatur abgekühlt werden, schmelzen aber, wenn sie über eine andere (höhere) kritische Temperatur erhitzt werden. Die größte Herausforderung in diesem Bereich besteht darin, Gelier- und Schmelztemperaturen sowie rheologische Eigenschaften und Mundgefühl zu erzielen, die denen von echter Gelatine entsprechen. Methylcellulose neigt zur Gelierung, wenn sie erhitzt wird, weil die hydrophobe Anziehung zwischen den Methylgruppen der Moleküle zunimmt (Spelzini et al. 2005). Dieses Phänomen kann bei der Formulierung von Fisch- und Fleischanaloga auf pflanzlicher Basis nützlich sein, wenn nach dem Kochen eine halbfeste Textur erforderlich ist.

Es gibt auch einige hydrophobe Substanzen, die zur Strukturierung von Ölen verwendet werden können, was zur Bildung von Oleogelen führt (Puşcaş et al. 2020). Zu diesen Stoffen gehören Wachse, Phytosterine, Monoglyceride und modifizierte Cellulosen (wie Ethylcellulose). In der Regel wird eine angemessene Menge des Oleogelators in der Ölphase dispergiert und das Gemisch anschließend erhitzt, um es zu schmelzen. Die flüssige Mischung wird dann abgekühlt, wodurch der Oleogelator kristallisiert und ein 3D-Netzwerk bildet, das der Ölphase mechanische Festigkeit verleiht. Mit einem Oleogelator lässt sich ein festes, fettähnliches Produkt herstellen, das keine hohen Anteile an gesättigten oder trans-Fettsäuren enthält, was sich positiv auf die Gesundheit auswirken kann.

2.6.6 Bindemittel und Streckmittel

Biopolymere werden pflanzlichen Lebensmittelalternativen häufig als Bindemittel zugesetzt, d. h. als Inhaltsstoffe, die die verschiedenen Bestandteile des Produkts zusammenhalten sollen, damit es nicht kollabiert (Williams und Phillips 2021). Sie können auch als Streckmittel verwendet werden, um dem Produkt mehr Fülle zu verleihen. Bindemittel und Streckmittel wirken durch eine Vielzahl von Mechanismen, darunter Flüssigkeitsbindung, Verdickung, Gelierung und Adhäsion. Verschiedene Arten von Pflanzenproteinen und Polysacchariden können als Bindemittel oder Streckmittel verwendet werden, darunter Soja-, Weizen- und Erbsenproteine sowie Maisstärke. Diese Zutaten sind in pflanzlichen Lebensmittelalternativen nützlich, bei denen eine halbfeste Textur erwünscht ist, z. B. bei rohen Burgern, Würstchen oder Nuggets. Im Allgemeinen werden Proteine oder Polysaccharide als Bindemittel und Streckmittel verwendet. So wird beispielsweise Weizengluten verwendet, um extrudierte Proteinpartikel zusammenzubinden. Polysaccharide wie Pektin, Guarkernmehl, Carrageen, Cellulose und Methylcellulose werden ebenfalls häufig als Bindemittel in analogen Fleischprodukten verwendet. Die molekularen Eigenschaften und die Funktionalität dieser Inhaltsstoffe wurden kürzlich an anderer Stelle untersucht (Kyriakopoulou et al. 2021).

2.6.7 Emulgierung

Emulgatoren sind Inhaltsstoffe, die an Öl-Wasser-Grenzflächen adsorbieren und die Fetttröpfchen stabilisieren können (McClements et al. 2017). Sie tun dies, indem sie eine schützende Schicht um die Tröpfchen bilden, die für eine gewisse mechanische Steifigkeit sorgt und/oder abstoßende Kräfte erzeugt. Dies kann die Tröpfchenaggregation verhindern. Die häufigsten Abstoßungskräfte sind elektrostatische und sterische Abstoßung, die von der Oberflächenladung und der Dicke der adsorbierten Emulgatorschicht abhängen (McClements 2015). Bei pflanzlichen Inhaltsstoffen, die als Emulgatoren fungieren können, handelt es sich in der Regel um grenzflächenaktive Moleküle, die einige polare und einige unpolare Bereiche auf ihrer Oberfläche aufweisen, oder es handelt sich um kleine kolloidale Partikel, die geeignete Benetzungseigenschaften aufweisen, d. h., sie werden teilweise sowohl von Öl als auch von Wasser benetzt (McClements und Gumus 2016). Zu den molekularen Emulgatoren auf Pflanzenbasis gehören einige Proteine (z. B. aus Erbsen, Favabohnen, Linsen und Soja), Polysaccharide (z. B. modifizierte Stärke und Gummi Arabicum), Phospholipide (z. B. aus Soja oder Sonnenblumen) und Saponine (z. B. aus Quillaja oder Tee) (McClements und Gumus 2016). Zu den partikulären Emulgatoren auf pflanzlicher Basis gehören Nanopartikel, die aus Proteinen und/oder Polysacchariden hergestellt werden, wie Zein, Kafirin und Sojaprotein (Sarkar und Dickinson 2020; Shi et al. 2020). Ein Vorteil der Verwendung von partikulären Emulgatoren besteht darin, dass sie die Fetttröpfchen in der Regel stark vor Koaleszenz schützen, was bei Anwendungen nützlich sein kann, bei denen die Tröpfchen lange Zeit in Kontakt sind (z. B. bei Dressings auf Pflanzenbasis und Mayonnaise). Umgekehrt ist es schwierig, mit partikulären Emulgatoren kleine Fetttröpfchen herzustellen, was bei Produkten mit niedriger Viskosität (wie Milch auf pflanzlicher Basis oder Cremes) zu einem schnellen Aufrahmen führen würde.

Emulgatoren werden häufig verwendet, um die Bildung von Fetttröpfchen in emulgierten Lebensmitteln auf pflanzlicher Basis, wie z. B. Milchanaloga, Sahneanaloga, Dressings und Soßen, zu erleichtern und deren Stabilität zu verbessern (McClements und Gumus 2016). In diesem Fall wird eine Wasserphase, die einen Emulgator auf pflanzlicher Basis enthält, mit einer Ölphase homogenisiert wodurch sich kleine Fetttröpfchen bilden, die mit dem Emulgator beschichtet sind. Die Größe und die Ladung der Fetttröpfchen müssen sorgfältig nach der Herstellung kontrolliert werden, um sicherzustellen, dass sie gegen gravimetrische Trennung und Aggregation stabil sind. Emulgierte Fette spielen eine Vielzahl von Rollen bei der Bestimmung des gewünschten Aussehens, der Textur, des Mundgefühls, des Geschmacksprofils und der Stabilität vieler Lebensmittel auf Pflanzenbasis (McClements und Grossmann 2021b; McClements et al. 2019). Beispielsweise lässt das Vorhandensein von Lipidtröpfchen ein Produkt aufgrund von Lichtstreuung cremig und/oder undurchsichtig aussehen und erhöht die Viskosität und das cremige Mundgefühl, indem es den Flüssigkeitsfluss stört und die Zunge schmiert. Außerdem können die Lipidtröpfchen als Reservoir für lipophile Aromamoleküle dienen, was das Geschmacksprofil von fettighaltigen Lebensmitteln verändert.

In pflanzlichen Fleischanaloga können Emulgatoren verwendet werden, um die Bildung von Festfettanaloga zu unterstützen. Bei Säugetieren besteht das Fettgewebe aus großen Fettzellen (typischerweise zehn bis hundert Mikrometer groß), die in ein Netzwerk aus Kollagenfasern eingebettet sind (Urrutia et al. 2018). Diese Art von Struktur kann mit pflanzlichen Inhaltsstoffen nachgeahmt werden, indem eine mit Emulgator stabilisierte, konzentrierte Öl-in-Wasser-Emulsion hergestellt wird, die in ein Biopolymer-Gelnetzwerk eingebettet wird. Diese pflanzlichen Emulsionen mit hohem Ölgehalt sind optisch undurchsichtige halbfeste Materialien, die den physikochemischen Eigenschaften von tierischem Fettgewebe ähneln.

2.6.8 Schaumstabilisierung

Schaumstabilisatoren sind Inhaltsstoffe, die an Luft-Wasser-Grenzflächen adsorbieren können und die Bildung und Stabilisierung von Gasblasen erleichtern (Amagliani und Schmitt 2017; Narsimhan und Xiang 2018). Wie Emulgatoren bilden sie eine schützende Schicht um die Gasblasen, die deren Stabilität verbessert, indem sie ihnen eine gewisse mechanische Festigkeit verleihen und/oder Abstoßungskräfte erzeugen, die ihre Aggregation verhindern können. Schaumstabilisatoren sind in Produkten wie Schlagsahne auf pflanzlicher Basis, Eiscreme und gebackenen Lebensmitteln nützlich, die Gasblasen enthalten können, um die gewünschten Textur- und Stabilitätseigenschaften zu erzielen. Es wurde eine Vielzahl von molekularen und partikulären Schaumstabilisatoren auf pflanzlicher Basis identifiziert, die für diese Art von Anwendung geeignet sein können (Amagliani und Schmitt 2017; Narsimhan und Xiang 2018). Dabei handelt es sich häufig um pflanzliche Proteine oder Protein-Nanopartikel, deren funktionelle Wirkung jedoch häufig durch die Verwendung in Kombination mit pflanzlichen Polysacchariden verbessert wird. Darüber hinaus kann in einigen Fällen die Bildung eines Fettkristallnetzes um die Luftblasen herum zu deren Stabilisierung beitragen. In herkömmlicher Schlagsahne oder Eiscreme aggregieren die teilkristallinen Milchfettkügelchen durch partielle Koaleszenz miteinander und bilden eine halbfeste Hülle um die Luftblasen, die dazu beiträgt, dass diese nicht in sich kollabieren. Für die Herstellung pflanzlicher Analoga kann es daher wichtig sein, geeignete Quellen für Fetttröpfchen auf pflanzlicher Basis zu finden, die eine ähnliche Funktion erfüllen können.

2.6.9 Schmelzen und Auskristallisieren

Das Schmelz- und Kristallisationsverhalten von pflanzlichen Lipiden spielt eine wichtige Rolle bei der Bestimmung der Textur, der Stabilität und des Mundgefühls einiger Lebensmittel auf pflanzlicher Basis. Insbesondere können diese Eigenschaften für die Herstellung von pflanzlichen Fleisch-, Käse- und Speiseeisanaloga wichtig sein, die die erwünschten texturellen Eigenschaften der herkömmlichen Versionen dieser Produkte nachahmen. In diesem Fall ist das temperaturabhängige Profil des Festfettgehalts wichtig (Abb. 2.10), ebenso wie die Morphologie, der Polymorphie und die Wechselwirkungen der gebildeten Fettkristalle (Marangoni et al. 2012; Ramel et al. 2016). Bei einer ausreichend hohen Konzentration bildet sich ein 3D-Netzwerk aus kleinen, aggregierten Fettkristallen, das halbfeste Eigenschaften wie eine Fließgrenze und ein Elastizitätsmodul aufweist. Die Gelstärke dieser Fettkristallnetzwerke steigt in der Regel mit zunehmender Kristallkonzentration, Vernetzungsdichte und Bindungsstärke. Idealerweise sollte eine pflanzliche Lipidphase die gewünschten thermischen und texturellen Eigenschaften der tierischen Phase aufweisen, die sie ersetzen soll. Dazu müssen oft verschiedene Arten von Lipiden miteinander gemischt werden, um ein geeignetes Festfettgehalt-Temperaturprofil zu erhalten. In der Regel werden zu diesem Zweck hochschmelzende pflanzliche Lipide wie Kokosnussöl, Kakaobutter oder Palmöl verwendet. Um die gewünschten Textureigenschaften in den Lipidphasen von pflanzlichen Lebensmittelalternativen zu erreichen, müssen meistens eine geeignete Lipidquelle ausgewählt und der thermische Verlauf (Temperatur-Zeit-Profil) des Produkts kontrolliert werden. Wenn dies richtig gemacht wird, führt es zu dem erforderlichen Festfettgehalt-Temperaturprofil sowie zur Bildung eines Netzwerks von Fettkristallen mit der erforderlichen Größe, Form, Polymorphie, Wechselwirkungen und mechanischen Eigenschaften.

2.6.10 Ernährung

Einige Zusatzstoffe werden verwendet, um das Nährwertprofil von pflanzlichen Lebensmittelalternativen zu verbessern (Kyriakopoulou et al. 2021; McClements und Grossmann 2021b) (Kap. 5). Vitamine und Mineralstoffe können zugesetzt werden, um tierische Mikronährstoffe oder fehlende pflanzliche Mikronährstoffe wie Vitamin B12, Vitamin D, Eisen, Calcium und Zink zuzuführen. Pflanzliche Proteine sind eine Quelle für essenzielle Aminosäuren in der Ernährung. Einzelne Pflanzenproteine weisen jedoch in der Regel einen Mangel an einer oder mehreren essenziellen Aminosäuren auf, während dies bei tierischen Proteinen oft nicht der Fall ist (Herreman et al. 2020). Dies wird in Tab. 2.8 deutlich, in der die verdaulichen unverzichtbaren Aminosäuren durch den sogenannten „Digestible Indispensable Amino Acid Score" (DIAAS), und fehlende essenzielle Aminosäuren für verschiedene pflanzliche und tierische Quellen verglichen werden. Lysin ist die wichtigste limitierende Aminosäure in Getreideproteinen, während Methionin und Cystein in Proteinen aus Hülsenfrüchten nicht ausreichend vorhanden sind.

Tab. 2.8 Vergleich der Werte für „Digestible Indispensable Amino Acid Score" (DIAAS) und fehlende essenzielle Aminosäuren für verschiedene pflanzliche und tierische Quellen, adaptiert aus McClements und Grossmann (2021) mit Genehmigung

Proteinquelle	DIAAS	Fehlende essenzielle Aminosäure
Mais	36	Lysin
Reis	47	Lysin
Weizen	48	Lysin
Hanf	54	Lysin
Ackerbohne	55	Methionin + Cystein
Hafer	57	Lysin
Raps	67	Lysin
Lupine	68	Methionin + Cystein
Erbse	70	Methionin + Cystein
Raps	72	Lysin
Mungbohne	86	Leucin
Soja	91	Methionin + Cystein
Kartoffel	100	N/A
Gelatine	2	Tryptophan
Molke	85	Histidin
Casein	117	N/A
Milch	116	N/A
Ei	101	N/A
Schwein	117	N/A
Huhn	108	N/A
Rind	112	N/A

Dieses Problem könnte daher durch die Verwendung geeigneter Proteinmischungen aus Getreide und Hülsenfrüchten im selben Produkt oder durch den Verzehr verschiedener Proteinquellen über den Tag verteilt gelöst werden (Herreman et al. 2020). Dennoch sind weitere Forschungsarbeiten erforderlich, um zu verstehen, wie sich spezifische Proteinmischungen in verschiedenen pflanzlichen Nahrungsmitteln im menschlichen Darm verhalten, da ihre ernährungsphysiologischen Auswirkungen von ihren Amino-säureprofilen sowie von der Geschwindigkeit und dem Ausmaß ihrer Verdauung im obe-ren Gastrointestinaltrakt abhängen (Reynaud et al. 2021). Wie bereits erwähnt, können Lipidquellen, die reich an ω–3 Ölen sind (z. B. Leinsamen- oder Algenöle), auch ver-wendet werden, um pflanzliche Lebensmittelalternativen mit essenziellen Fettsäuren an-zureichern und so ihr Nährwertprofil zu verbessern.

2.6.11 Gastrointestinales Verhalten

Ein Aspekt der Funktionalität von Inhaltsstoffen, der oft übersehen wird, ist ihr gastro-intestinales Verhalten, d. h. wie sie sich nach der Aufnahme im menschlichen Darm verhalten und wie sie verdaut werden (McClements 2021). Pflanzliche Inhaltsstoffe verhalten sich bei der Verdauung anders als die tierischen, die sie ersetzen sollen (Ogawa et al. 2018). Insbesondere gibt es Unterschiede in Bezug auf den Ort, die Ge-schwindigkeit und das Ausmaß der Nährstoffverdauung und -absorption innerhalb des Magen-Darm-Trakts, was die pharmakokinetischen Profile von Nährstoffen und ihren Metaboliten im Blutkreislauf beeinflusst. Darüber hinaus wirken sich die Zusammen-setzung und die Verdauungsgeschwindigkeit eines Lebensmittels auf hormonelle und metabolische Reaktionen aus, die wiederum die Anfälligkeit für Krankheiten wie Dia-betes, Fettleibigkeit und Herzkrankheiten beeinflussen (Xie et al. 2020). Viele tierische Produkte bestehen hauptsächlich aus Proteinen und Fetten und enthalten nur sehr we-nige Kohlenhydrate, darunter Fleisch, Fisch und Eier (Toldra 2017). Im Gegensatz dazu enthalten viele pflanzliche Lebensmittelalternativen verdauliche und unverdauliche Kohlenhydrate, wie Zucker, Stärke und Ballaststoffe, die sich im menschlichen Darm unterschiedlich verhalten (Mariotti 2017). Eine kürzlich durchgeführte In-vitro-Studie (INFOGEST) hat gezeigt, dass es erhebliche Unterschiede in den Verdaulichkeitsprofilen verschiedener pflanzlicher und tierischer Proteine gibt, z. B. von Erbsen-, Saat-Platt-erbsen-, Sojabohnen-, Linsen-, Casein- und Molkenproteinen (Santos-Hernandez et al. 2020). Im Allgemeinen wurden dabei die Sojaproteine in der Magen- und Darmflüssig-keit weniger verdaut als die anderen Proteine.

Darüber hinaus wirkt sich die Fähigkeit der Ballaststoffe, von den Dickdarmbakterien im Dickdarm fermentiert zu werden, auch auf die Gesundheit pflanzlicher Lebensmittel aus (Wilson et al. 2020). Die ernährungsphysiologischen und gesundheitlichen Aus-wirkungen einer Umstellung von einer omnivoren auf eine stärker pflanzlich geprägte Ernährung sind offensichtlich wichtig und werden ein wichtiger Bereich für künftige Forschungsvorhaben sein (Hemler und Hu 2019). Weitere Informationen zu den potenziellen ernährungsphysiologischen und gesundheitlichen Auswirkungen von pflanzlichen Lebensmittelalternativen und ihren Inhaltsstoffen werden in Kap. 5 erörtert.

2.6.12 Sonstige Funktionen

Zusätzlich zu den soeben beschriebenen Eigenschaften können pflanzliche Inhaltsstoffe verschiedene andere wünschenswerte Eigenschaften aufweisen, die wichtig sind, um die Eigenschaften traditioneller Lebensmittel auf tierischer Basis zu imitieren. So können Biopolymere beispielsweise dazu beitragen, die Bildung großer Eiskristalle in Tiefkühlgerichten und Speiseeis auf pflanzlicher Basis zu unterdrücken, wodurch sich deren Textur und Mundgefühl verbessern. Sie können auch die Feuchtigkeitsmigration hemmen, was dazu beitragen kann, Wasserverluste aufgrund von Synärese in Lebensmitteln zu vermeiden. Dies ist besonders wichtig bei Joghurtanaloga auf pflanzlicher Basis, wo eine sichtbare Wasserschicht auf dem Produkt unerwünscht ist.

Andere Zutaten wie Aromen, Farbstoffe, pH-Regulatoren und Konservierungsmittel sind ebenfalls wichtig, um pflanzliche Lebensmittelalternativen herzustellen, die denen tierischen Ursprungs genau entsprechen. Die Art der Aromen und Farbstoffe hängt von der genauen Beschaffenheit des zu simulierenden Produkts ab. Eine Reihe spezifischer Beispiele werden später in diesem Buch in den Kapiteln über bestimmte pflanzliche Lebensmittelalternativen wie Fleisch-, Ei- und Milchprodukte genannt.

2.7 Formulierung

Nach der Auswahl geeigneter Zutaten für die Zubereitung eines pflanzlichen Lebensmittels ist es wichtig, diese in geeigneter Weise zu verwenden und zu kombinieren. Dabei ist eine Reihe von Faktoren zu berücksichtigen. Erstens ist es wichtig, dass die Zutaten unter geeigneten Bedingungen gelagert werden (z. B. Temperatur, Feuchtigkeit, Licht und Sauerstoffgehalt), damit sie vor der Verwendung nicht verderben. Zweitens kann es wichtig sein, sie vor der Verwendung in einem bestimmten Medium aufzulösen oder zu dispergieren. So müssen beispielsweise viele hydrophile Inhaltsstoffe (wie Proteine und Polysaccharide) vor ihrer Verwendung in einer wässrigen Lösung gelöst oder dispergiert werden. Dabei ist es oft wichtig, den pH-Wert, die ionische Zusammensetzung und die Temperatur der wässrigen Lösung sowie die Dauer und Intensität der Rührvorgänge zum Dispergieren der Inhaltsstoffe zu kontrollieren. Viele funktionelle Polysaccharide müssen vor der Verwendung erhitzt werden, um sicherzustellen, dass sie einen Helix-Coil-Übergang durchlaufen, da dies ihre Löslichkeit und Funktionalität beeinflusst. Ebenso müssen viele hydrophobe Inhaltsstoffe (wie Aromen, Farbstoffe oder öllösliche Vitamine) vor der Verwendung in einem geeigneten Öl aufgelöst werden. Auch hier kann eine Kontrolle der Temperatur und der Rührbedingungen erforderlich sein, um eine gute Dispersion und Auflösung zu gewährleisten. So kann es beispielsweise erforderlich sein, die Ölphase zu erhitzen, um etwaige kristalline Stoffe vor der Verwendung zu schmelzen. Drittens ist die Reihenfolge der Zugabe der verschiedenen Bestandteile oft wichtig. Enthält ein Lebensmittel auf pflanzlicher Basis emulgierte Fette, kann es beispielsweise besser sein, zunächst Öl, Wasser und Emulgator zu homogenisieren, um die Emulsion zu bilden, und erst dann die partikelförmigen Stoffe hinzuzufügen, da diese den Homogenisator blockieren könnten. Bei chemisch labilen Inhaltsstoffen kann es wichtig sein, sie erst gegen Ende des Herstellungsprozesses hinzuzufügen, um ihren Abbau nicht zu fördern. Auch die Reihenfolge, in der die Inhaltsstoffe zugegeben werden, kann sich auf die Geschwindigkeit und das Ausmaß der Auflösung auswirken. In manchen Fällen kann es besser sein, die Inhaltsstoffe zu hydratisieren, bevor sie zusammengefügt werden, um Verklumpungseffekte zu vermeiden. Viertens sollte die Möglichkeit von Wechselwirkungen zwischen den Inhaltsstoffen berücksichtigt werden, die sich negativ auf die Qualitätsmerkmale des Endprodukts auswirken. Es gibt viele Arten solcher Wechselwirkungen, die möglicherweise auftreten können, und wir geben hier nur einige Beispiele, um ihre Bedeutung hervorzuheben. Die Vermischung von mehrfach ungesättigten Lipiden und Eisen kann Lipidoxidationsreaktionen fördern, da Fe^{2+} und Fe^{3+} starke Prooxidantien sind. Das Mischen von Proteinen und Calciumionen bei pH-Werten über dem isoelektrischen Punkt des Proteins kann die Aggregation und Ausfällung fördern, da die kationischen Ca^{2+}-Ionen Brücken zwischen den anionischen Proteinmolekülen bilden. In ähnlicher Weise kann das Mischen von kationischen Proteinen und anionischen Polysacchariden zur Bildung von Biopolymeraggregaten führen, die zur Sedimentation neigen. Schließlich kann die Vermischung von hydrophoben Aromen mit globulären Proteinen die wahrgenommene Geschmacksintensität verringern, da die Aromamoleküle an hydrophobe Bereiche der Proteine binden. Daher ist es wichtig, die verschiedenen Arten von Zutaten in einem pflanzlichen Lebensmittel zu verstehen und zu wissen, wie sie miteinander interagieren können. Es ist dann möglich, eine Kombination von Inhaltsstoffen zu wählen, die zu den gewünschten Endeigenschaften führen.

2.8 Minimal prozessierte Zutaten

In diesem Kapitel haben wir uns weitgehend auf die Verwendung von relativ reinen Inhaltsstoffen (wie Proteine, Polysaccharide und Lipide) konzentriert, die aus pflanzlichen Quellen isoliert wurden. Die Isolierung und Reinigung dieser Inhaltsstoffe ist oft ein energie- und zeitaufwändiger Prozess, der viele verschiedene Schritte umfasst und bei dem eine Reihe von Nebenströmen entstehen, die manchmal nicht als Nahrungsmittel verwendet werden können. Daher besteht ein Interesse an der Entwicklung „minimal prozessierter" Inhaltsstoffe für die Verwendung in diesen Produkten. In diesem Fall wird das ursprüngliche Pflanzenmaterial nur so weit verarbeitet, dass ein Inhaltsstoff entsteht, der die gewünschten funktionellen Eigenschaften aufweisen kann, anstatt einen hoch aufgereinigten Inhaltsstoff zu produzieren. Dadurch werden die Nachhaltigkeit und die Wirtschaftlichkeit des Inhaltsstoffs verbessert. Ein Beispiel für diesen Ansatz ist die Isolierung von Ölkörpern aus pflanzlichen Rohstoffen anstelle der Isolierung der reinen Öl- und Proteinfraktionen (Iwanaga et al. 2007). Ölkörper sind kleine kolloidale Partikel, die natürlicherweise in vielen Pflanzen (insbesondere Samen) vorkommen. Sie bestehen aus einem Triglycerid-Kern, der von einer Schicht aus Phospholipiden umgeben ist, in die auch Proteine eingebettet sind. Diese Ölkörper können als Quelle für voremulgiertes Öl genutzt werden, wodurch sich die Notwendigkeit der Extraktion von Öl und Proteinen sowie der Homogenisierung von Ölen und Proteinen zur Bildung einer Emulsion verringert (was Kosten und Energieverbrauch senkt). Ein zusätzlicher Vorteil dieses Ansatzes besteht darin, dass die Anzahl der Zutaten auf dem Etikett eines Lebensmittels verringert werden kann, was von den Verbraucher*innen oft gewünscht wird. Folglich wird viel geforscht, um Zutaten zu finden, die mit minimalen Verarbeitungsmethoden hergestellt werden können.

2.9 Schlussfolgerungen und künftige Ausrichtung

Die Formulierung hochwertiger Lebensmittel auf pflanzlicher Basis erfordert die Auswahl der am besten geeigneten Kombination funktioneller Inhaltsstoffe, die von vielen Faktoren abhängt, z. B. vom Zulassungsstatus, den Kosten, den funktionellen Eigenschaften, den Wechselwirkungen, Clean Labelling , der Anwendungsfreundlichkeit, der Lieferkette, dem Angebot und der Allergenität. Einer der Hauptfaktoren, der die Entwicklung der nächsten Generation hochwertiger pflanzlicher Lebensmittel bremst, ist das Fehlen eines reichhaltigen und konsistenten Angebots an erschwinglichen pflanzlichen Inhaltsstoffen mit den erforderlichen funktionellen Eigenschaften, insbesondere Pflanzenproteinen. Derzeit mangelt es an Kenntnissen über das Spektrum der funktionellen Eigenschaften, die bestimmte Pflanzenproteine haben können, sowie über die Faktoren, die diese Eigenschaften beeinflussen. Dies macht es schwierig, den am besten geeigneten Inhaltsstoff für eine bestimmte Anwendung auszuwählen. Darüber hinaus gibt es oft große Unterschiede in der funktionellen Wirkung von pflanzlichen Proteininhaltsstoffen (sogar von derselben Art) von Lieferant zu Lieferant und von Charge zu Charge. So können beispielsweise die Löslichkeit, die emulgierenden, schäumenden, bindenden, gelierenden oder verdickenden Eigenschaften eines pflanzlichen Proteins von Charge zu Charge erheblich variieren, was die Formulierung von pflanzlichen Lebensmittelalternativen mit den erforderlichen Qualitätsmerkmalen erschwert. Diese Schwankungen sind oft das Ergebnis von Veränderungen der nativen Struktur, des Aggregatzustands oder von Verunreinigungen innerhalb einer pflanzlichen Proteinzutat. In Zukunft wird es daher wichtig sein, eine breite Produktpalette von pflanzlichen Inhaltsstoffen mit einheitlichen funktionellen Eigenschaften anzubieten. Um dieses Ziel zu erreichen, müssen landwirtschaftliche Nutzpflanzen entwickelt werden, die speziell gezüchtet werden, sodass sie Proteine mit der erforderlichen Funktionalität enthalten, die isoliert werden können, ohne ihre gewünschten funktionellen Eigenschaften zu verändern. Außerdem müssen

Isolierungs- und Extraktionsverfahren entwickelt werden, die zu pflanzlichen Proteinzutaten mit gleichbleibenden Eigenschaften führen, wie z. B. Denaturierungszustand,
Aggregationszustand und Reinheit. Mehrere kleine und große Unternehmen arbeiten bereits in diesen Bereichen, und immer mehr hochwertige pflanzliche Proteinzutaten werden kommerziell verfügbar. Eine weitere Herausforderung besteht darin, dass viele der
neuartigen Quellen für pflanzliche Proteine, die nachweislich gute funktionelle Eigenschaften haben, derzeit nicht in ausreichendem Umfang hergestellt werden können, um
sie kommerziell nutzbar zu machen. Folglich muss noch geforscht werden, um die für
ihre Herstellung erforderlichen landwirtschaftlichen und verfahrenstechnischen Prozesse zu optimieren. Auch in diesem Bereich arbeiten viele Unternehmen daran, ihre
derzeitigen Verfahren zu skalieren. Schließlich wird es wichtig sein, ein standardisiertes Analyseprotokoll zur systematischen Charakterisierung der funktionellen Eigen-

Tab. 2.9 Vorgeschlagene standardisierte Methoden zur Charakterisierung der funktionellen
Eigenschaften von Pflanzenproteinen, die zur Formulierung von Lebensmitteln auf Pflanzenbasis
verwendet werden

Eigenschaften der Proteininhaltsstoffe	Funktionelle Charakterisierung
Zusammensetzung	*Wassergehalt* (Trocknung oder Karl Fischer); Protein (Kjeldahl oder Dumas); Fette (Soxhlet); Aschegehalt (Muffelofen oder Atomspektroskopie); Kohlenhydrate (Phenol-Schwefelsäure oder Massenbilanz); Wassergehalt, Protein, Lipide, Asche und Kohlenhydrate nach Kalibrierung mit bekannten Standards (Nahinfrarotspektroskopie (NIR))
Molekulare Merkmale	*Proteintyp, Molekulargewichtsverteilung, und Aggregation* – SDS PAGE; nicht-denaturierende Elektrophorese; Größenausschlusschromatographie; Lichtstreuung *Isoelektrischer Punkt* – Isoelektrische Fokussierung, Mikroelektrophorese *Denaturierungsgrad* – Differential Scanning Calorimetry, Fluoreszenzspektroskopie in Abhängigkeit von der Temperatur
Funktionelle Eigenschaften	*Löslichkeit* – Inkubation/Zentrifugation/Quantifizierung bei verschiedenen pH-Werten; Trübungsmessungen gegen pH *Emulgieren* – Grenzflächenspannung in Abhängigkeit von der Konzentration; Tröpfchengröße in Abhängigkeit von der Konzentration unter standardisierten Homogenisierungsbedingungen (Druck, Durchläufe); Partikelgröße in Abhängigkeit von pH-Wert, Ionenstärke und Temperatur *Schäumen* – Schaumkapazität und Schaumstabilität, gemessen unter standardisierten Schaumbildungsbedingungen *Verdickung* – Scherviskosität in Abhängigkeit von der Konzentration *Gelierung* – Minimale Gelierkonzentration; Schermodul in Abhängigkeit von der Temperatur; Texturprofilanalyse; Erscheinungsbild; Wasserhaltevermögen

schaften verschiedener Pflanzenproteine unter unterschiedlichen Bedingungen zu erstellen (Tab. 2.9). Die gewonnenen Informationen könnten dann in eine frei zugängliche Datenbank aufgenommen werden, die von Lebensmittelunternehmen genutzt werden könnte, um die am besten geeignete funktionelle Zutat für bestimmte Anwendungen auszuwählen.

Literatur

Alba, K., & Kontogiorgos, V. (2021). Techniques for the chemical and physicochemical characterization of polysaccharides. In P. A. Williams & G. O. Phillips (Eds.), *Handbook of Hydrocolloids* (pp. 27–74). Cambridge, U.K.: Woodhead Publishing.

Amagliani, L., & Schmitt, C. (2017). Globular plant protein aggregates for stabilization of food foams and emulsions. *Trends in Food Science & Technology, 67,* 248–259.

Amici, E., Clark, A. H., Normand, V., & Johnson, N. B. (2001). Interpenetrating network formation in agarose-sodium gellan gel composites. *Carbohydrate Polymers, 46*(4), 383–391.

Arab-Tehrany, E., Jacquot, M., Gaiani, C., Imran, M., Desobry, S., & Linder, M. (2012). Beneficial effects and oxidative stability of omega-3 long-chain polyunsaturated fatty acids. *Trends in Food Science & Technology, 25*(1), 24–33.

Arvidson, S. A., Lott, J. R., McAllister, J. W., Zhang, J., Bates, F. S., Lodge, T. P., Sammler, R. L., Li, Y., & Brackhagen, M. (2013). Interplay of Phase Separation and Thermoreversible Gelation in Aqueous Methylcellulose Solutions. *Macromolecules, 46*(1), 300–309.

Bai, L., Liu, F. G., Xu, X. F., Huan, S. Q., Gu, J. Y., & McClements, D. J. (2017). Impact of polysaccharide molecular characteristics on viscosity enhancement and depletion flocculation. *Journal of Food Engineering, 207,* 35–45.

Bangratz, K., & Beller, M. L. (2020). Masking favours for plant proteins. *Food Science and Technology, 34*(1), 29–31.

BeMiller, J. N. (2019). *Cellulose und Hydrokolloide auf Cellulosebasis.*

Biesalski, H. K., & Kalhoff, H. (2020). Contra vegan diet during childhood growth and development – a commentary from the nutritional medicine perspective. *Aktuelle Ernahrungsmedizin, 45*(2), 104–113.

Blackwood, A. D., Salter, J., Dettmar, P. W., & Chaplin, M. F. (2000). Dietary fibre, physicochemical properties and their relationship to health. *Journal of the Royal Society for the Promotion of Health, 120*(4), 242–247.

Brady, J. W. (2013). *Introductory Food Chemistry.* Ithaca, N.Y.: Cornell University Press.

Bychkov, A. L., Gavrilova, K. V., Bychkova, E. S., Akimenko, Z. A., Chernonosov, A. A., Kalambet, Y. A., & Lomovskii, O. I. (2019). Fractionation and hydrolysis of proteins of plant raw materials obtaining functional nutrition products. In S. Xin (Ed.), *3rd International Conference on New Material and Chemical Industry* (Vol. 479).

Calabrese, E. J. (2021). Hormesis mediates acquired resilience: Using plant-derived chemicals to enhance health. *Annual Review of Food Science and Technology.*

Celik, E., & Calik, P. (2012). Production of recombinant proteins by yeast cells. *Biotechnology Advances, 30*(5), 1108–1118.

Chandan, R. C., & Kilara, A. (2013). *Manufacturing Yogurt and Fermented Milks* (Second ed.). New York, NY: Wiley-Blackwell.

Christie, W. W., & Han, X. (2010). *Lipid Analysis: Isolation, Separation, Identification and Lipidomic Analysis (Oily Press Lipid* Cambridge, U.K.: Woodhead Publishing.

Chung, C., Sher, A., Rousset, P., Decker, E. A., & McClements, D. J. (2017a). Formulation of food emulsions using natural emulsifiers: Utilization of quillaja saponin and soy lecithin to fabricate liquid coffee whiteners. *Journal of Food Engineering, 209,* 1–11.

Chung, C., Sher, A., Rousset, P., & McClements, D. J. (2017b). Use of natural emulsifiers in model coffee creamers: Physical properties of quillaja saponin-stabilized emulsions. *Food Hydrocolloids, 67,* 111–119.

Cornet, S. H. V., Snel, S. J. E., Lesschen, J., van der Goot, A. J., & van der Sman, R. G. M. (2021). Enhancing the water holding capacity of model meat analogues through marinade composition. *Journal of Food Engineering, 290.*

Curtis, R. A., & Lue, L. (2006). A molecular approach to bioseparations: Protein-protein and protein-salt interactions. *Chemical Engineering Science, 61*(3), 907–923.

Damodaran, S. (2021). Amino acids, peptides, and proteins. In S. Damodaran, K. L. Parkin & O. R. Fennema (Eds.), *Fennema's Food Chemistry* (Fourth ed., pp. 235–356). Boca Raton, FL.: CRC Press.

Davidov-Pardo, G., Joye, I. J., & McClements, D. J. (2015). Encapsulation of resveratrol in biopolymer particles produced using liquid antisolvent precipitation. Part 1: Preparation and characterization. *Food Hydrocolloids, 45,* 309–316.

Delcour, J. A., Joye, I. J., Pareyt, B., Wilderjans, E., Brijs, K., & Lagrain, B. (2012). Wheat gluten functionality as a quality determinant in cereal-based food products. *Annual Review of Food Science and Technology, 3*(1), 469–492.

Dickinson, E. (2019). Strategies to control and inhibit the flocculation of protein-stabilized oil-in-water emulsions. *Food Hydrocolloids, 96,* 209–223.

Dima, C., Assadpour, E., Dima, S., & Jafari, S. M. (2020). Nutraceutical nanodelivery; an insight into the bioaccessibility/bioavailability of different bioactive compounds loaded within nanocarriers. *Critical Reviews in Food Science and Nutrition.*

Dominguez, R., Pateiro, M., Munekata, P. E. S., McClements, D. J., & Lorenzo, J. M. (2021). Encapsulation of bioactive phytochemicals in plant-based matrices and application as additives in meat and meat products. *Molecules (Basel, Schweiz), 26*(13).

Duan, B., Huang, Y., Lu, A., & Zhang, L. N. (2018). Recent advances in chitin-based materials constructed via physical methods. *Progress in Polymer Science, 82,* 1–33.

Farrell, H. M., Qi, P. X., Brown, E. M., Cooke, P. H., Tunick, M. H., Wickham, E. D., & Unruh, J. J. (2002). Molten globule structures in milk proteins: Implications for potential new structure-function relationships. *Zeitschrift für Molkereiwissenschaft, 85*(3), 459–471.

Foegeding, E. A., & Davis, J. P. (2011). Food protein functionality: A comprehensive approach. *Food Hydrocolloids, 25*(8), 1853–1864.

Fox, P. F., Guinee, T. P., Cogan, T. M., & McSweeney, P. L. H. (2016). *Fundamentals of Cheese Science.* New York, N.Y.: Springer.

Fu, S. Y., Feng, X. Q., Lauke, B., & Mai, Y. W. (2008). Effects of particle size, particle/matrix interface adhesion and particle loading on mechanical properties of particulate-polymer composites. *Composites Part B-Engineering, 39*(6), 933–961.

Gabriele, D., de Cindio, B., & D'Antona, P. (2001). A weak gel model for foods. *Rheologica Acta, 40*(2), 120–127.

Gehring, C. K., Gigliotti, J. C., Tou, J. C., Moritz, J. S., & Jaczynski, J. (2010). *The biochemistry of isoelectric processing and nutritional quality of proteins and lipids recovered with this technique.*

GFI. (2021). State of the Industry Report: Plant-based meat, eggs, and dairy. In (S. 1–85). Washington, D.C.: Good Food Institute.

Giuseppin, M. L. F. (2008). Native potato protein isolates. In W. I. P. Organization (Ed.), (Vol. WO2008069650A1).

Grabowska, K. J., Zhu, S. C., Dekkers, B. L., de Ruijter, N. C. A., Gieteling, J., & van der Goot, A. J. (2016). Shear-induced structuring as a tool to make anisotropic materials using soy protein concentrate. *Journal of Food Engineering, 188,* 77–86.

Grasso, N., Alonso-Miravalles, L., & O'Mahony, J. A. (2020). Composition, physicochemical and sensorial properties of commercial plant-based yogurts. *Foods, 9*(3).

Grommers, H. E., & van der Krogt, D. A. (2009). Chapter 11 – potato starch: Production, modifcations and uses. In J. BeMiller & R. Whistler (Eds.), *Starch (Third Edition)* (pp. 511–539). San Diego: Academic Press.

Grundy, M. M. L., McClements, D. J., Ballance, S., & Wilde, P. J. (2018). Infuence of oat components on lipid digestion using an in vitro model: Impact of viscosity and depletion focculation mechanism. *Food Hydrocolloids, 83*, 253–264.

Grygorczyk, A., & Corredig, M. (2013). Acid induced gelation of soymilk, comparison between gels prepared with lactic acid bacteria and glucono-delta-lactone. *Food Chemistry, 141*(3), 1716–1721.

Gunstone, F. (1996). *Fatty Acid and Lipid Chemistry*. London, U.K.: Blackie Scientific.

Guo, J., He, Z. Y., Wu, S. F., Zeng, M. M., & Chen, J. (2019). Binding of aromatic compounds with soy protein isolate in an aqueous model: Effect of pH. *Journal of Food Biochemistry, 43*(10).

Guo, M. Q., Hu, X., Wang, C., & Ai, L. (2017). Polysaccharide: Structure and Solubility. In Z. Xu (Ed.), *Solubility of Polysaccharides* (pp. 1–17). On-line: IntechOpen.

Hemler, E. C., & Hu, F. B. (2019). Plant-based diets for cardiovascular disease prevention: All plant foods are not created equal. *Current Atherosclerosis Reports, 21*(5).

Herreman, L., Nommensen, P., Pennings, B., & Laus, M. C. (2020). Comprehensive overview of the quality of plant- and animal-sourced proteins based on the digestible indispensable amino acid score. *Food Science & Nutrition, 8*(10), 5379–5391.

Holscher, H. D. (2017). Dietary fiber and prebiotics and the gastrointestinal microbiota. *Gut Microbes, 8*(2), 172–184.

Hu, F. B., Manson, J. E., & Willett, W. C. (2001). Types of dietary fat and risk of coronary heart disease: A critical review. *Journal of the American College of Nutrition, 20*(1), 5–19.

Huber, K. C., & BeMiller, J. N. (2021). Carbohydrates. In S. Damodaran, K. L. Parkin & O. R. Fennema (Eds.), *Fennema's Food Chemistry* (Fourth ed., pp. 91–170). Boca Raton, FL.: CRC Press.

Iwanaga, D., Gray, D. A., Fisk, I. D., Decker, E. A., Weiss, J., & McClements, D. J. (2007). Extraction and characterization of oil bodies from soy beans: A natural source of pre-emulsifed soybean oil. *Journal of Agricultural and Food Chemistry, 55*(21), 8711–8716.

Jacobsen, C. (2015). Some strategies for the stabilization of long chain n-3 PUFA-enriched foods: A review. *European Journal of Lipid Science and Technology, 117*(11), 1853–1866.

Jacobsen, C., Sorensen, A. D. M., & Nielsen, N. S. (2013). Stabilization of omega-3 oils and enriched foods using antioxidants. In C. Jacobsen, N. S. Nielsen, A. F. Horn & A. D. M. Sorensen (Eds.), *Food Enrichment with Omega-3 Fatty Acids* (Vol. 252, pp. 130–149).

Jaswir, I., Alotaibi, A., Jamal, P., Octavianti, F., Lestari, W., Hendri, R., & Alkahtani, H. (2016). Optimization of extraction process of plant-based gelatin replacer. *International Food Research Journal, 23*(6), 2519–2524.

Johnson, L. A. (1999). Process for producing improved soy protein concentrate from genetically modifed soybeans. In. Vereinigte Staaten: Iowa State University Research Foundation

Kaltsa, O., Yanniotis, S., Polissiou, M., & Mandala, I. (2018). Stability, physical properties and acceptance of salad dressings containing saffron (Crocus sativus) or pomegranate juice powder as affected by high shear (HS) and ultrasonication (US) process. *LWT- Food Science and Technology, 97*, 404–413.

Kessel, A., & Ben-Tal, N. (2018). *Introduction to Proteins: Structure, Function, and Motion* (Second Edition ed.). Boca Raton, FL: CRC Press.

Khalesi, H., Lu, W., Nishinari, K., & Fang, Y. P. (2020). New insights into food hydrogels with reinforced mechanical properties: A review on innovative strategies. *Advances in Colloid and Interface Science, 285.*

Khalil, H., Davoudpour, Y., Islam, M. N., Mustapha, A., Sudesh, K., Dungani, R., & Jawaid, M. (2014). Production and modifcation of nanofbrillated cellulose using various mechanical processes: A review. *Carbohydrate Polymers, 99,* 649–665.

Konwinski, A. H. (1992). Process for making soy protein concentrate. In U. P. Office (Ed.). UNITED STATES: Solae LLC

Kornet, R., Veenemans, J., Venema, P., van der Goot, A. J., Meinders, M., Sagis, L., & van der Linden, E. (2021). Less is more: Limited fractionation yields stronger gels for pea proteins. *Food Hydrocolloids, 112,* 106285.

Kyriakopoulou, K., Keppler, J. K., & van der Goot, A. J. (2021). Functionality of ingredients and additives in plant-based meat analogues. *Foods, 10*(3), 600.

Lampila, L. E. (2013). Applications and functions of food-grade phosphates. *Ann N Y Acad Sci, 1301,* 37–44.

Li, X. F., & de Vries, R. (2018). Interfacial stabilization using complexes of plant proteins and polysaccharides. *Current Opinion in Food Science, 21,* 51–56.

Loeffler, M., McClements, D. J., McLandsborough, L., Terjung, N., Chang, Y., & Weiss, J. (2014). Electrostatic interactions of cationic lauric arginate with anionic polysaccharides affect antimicrobial activity against spoilage yeasts. *Journal of Applied Microbiology, 117*(1), 28–39.

Loeffler, M., Schwab, V., Terjung, N., Weiss, J., & McClements, D. J. (2020). Influence of Protein Type on the Antimicrobial Activity of LAE Alone or in Combination with Methylparaben. *Foods, 9*(3).

Loveday, S. M. (2019). Food Proteins: Technological, Nutritional, and Sustainability Attributes of Traditional and Emerging Proteins. In M. P. Doyle & D. J. McClements (Eds.), *Annual Review of Food Science and Technology, Vol 10* (Vol. 10, pp. 311–339).

Loveday, S. M. (2020). Plant protein ingredients with food functionality potential. *Nutrition Bulletin, 45*(3), 321–327.

Ludwig, D. S., Willett, W. C., Volek, J. S., & Neuhouser, M. L. (2018). Dietary fat: From foe to friend? *Science, 362*(6416), 764–770.

Marangoni, A. G., Acevedo, N., Maleky, F., Co, E., Peyronel, F., Mazzanti, G., Quinn, B., & Pink, D. (2012). Structure and functionality of edible fats. *Soft Matter, 8*(5), 1275–1300.

Mariotti, F. (2017). *Vegetarian and plant-based diets in health and disease prevention.* New York, NY: Academic Press.

Marquez, A. L., Wagner, J. R., & Palazolo, G. G. (2018). Effects of Calcium Content and Homogenization Method on the Microstructure, Rheology, and Stability of Emulsions Prepared with Soybean Flour Dispersions. *European Journal of Lipid Science and Technology, 120*(7).

Mattice, K. D., & Marangoni, A. G. (2020a). Comparing methods to produce fibrous material from zein. *Food Research International, 128.*

Mattice, K. D., & Marangoni, A. G. (2020b). Evaluating the use of zein in structuring plant-based products. *Current Research in Food Science, 3,* 59–66.

Mattice, K. D., & Marangoni, A. G. (2021). Physical properties of zein networks treated with microbial transglutaminase. *Food Chemistry, 338.*

McClements, D. J. (2015). *Food Emulsions: Principles, Practice, and Techniques* (2nd ed.). Boca Raton: CRC Press.

McClements, D. J. (2020). Nano-enabled personalized nutrition: Developing multicomponentbioactive colloidal delivery systems. *Advances in Colloid and Interface Science, 282.*

McClements, D. J. (2021). Food hydrocolloids: Application as functional ingredients to controllipid digestion and bioavailability. *Food Hydrocolloids, 111.*

McClements, D. J., Bai, L., & Chung, C. (2017). Recent Advances in the Utilization of Natural Emulsifiers to Form and Stabilize Emulsions. In M. P. Doyle & T. R. Klaenhammer (Eds.), *Annual Review of Food Science and Technology, Vol 8* (Vol. 8, pp. 205–236).

McClements, D. J., & Decker, E. (2018). Interfacial Antioxidants: A Review of Natural and Synthetic Emulsifiers and Coemulsifiers That Can Inhibit Lipid Oxidation. *Journal of Agricultural and Food Chemistry, 66*(1), 20–35.

McClements, D. J., Decker, E. A., & Xiao, H. (2021). Lipids. In S. Damodaran, K. L. Parkin & O. R. Fennema (Eds.), *Fennema's Food Chemistry* (Fourth ed., pp. 171–234). Boca Raton, FL.: CRC Press.

McClements, D. J., & Grossmann, L. (2021a). A brief review of the science behind the design of healthy and sustainable plant-based foods. *Npj Science of Food, 5*(1).

McClements, D. J., & Grossmann, L. (2021b). The science of plant-based foods: Constructing next-generation meat, fish, milk, and egg analogs. *Comprehensive Reviews in Food Science and Food Safety, 20*(4), 4049–4100.

McClements, D. J., & Gumus, C. E. (2016). Natural emulsifiers – biosurfactants, phospholipids, biopolymers, and colloidal particles: Molecular and physicochemical basis of functional performance. *Advances in Colloid and Interface Science, 234*, 3–26.

McClements, D. J., Newman, E., & McClements, I. F. (2019). Plant-based Milks: A Review of the Science Underpinning Their Design, Fabrication, and Performance. *Comprehensive Reviews in Food Science and Food Safety, 18*(6), 2047–2067.

McDougall, C., & McDougall, J. (2013). Plant-based diets are not nutritionally deficient. *The Permanente journal, 17*(4), 93–93.

McKerchar, H. J., Clerens, S., Dobson, R. C. J., Dyer, J. M., Maes, E., & Gerrard, J. A. (2019). Protein-protein crosslinking in food: Proteomic characterisation methods, consequences and applications. *Trends in Food Science & Technology, 86*, 217–229.

Mezzenga, R., & Fischer, P. (2013). The self-assembly, aggregation and phase transitions of food protein systems in one, two and three dimensions. *Reports on Progress in Physics, 76*(4).

Mitchell, J. R., & Hill, S. E. (2021). Starch. In P. A. Williams & G. O. Phillips (Eds.), *Handbook of Hydrocolloids* (pp. 239-272). Cambridge, U.K.: Woodhead Publishing.

Murray, J. C. F. (2009). Cellulosics. In G. O. Phillips & P. A. Williams (Eds.), *Handbook of Hydrocolloids, 2nd Edition* (pp. 710–723).

Nair, K. M., & Augustine, L. F. (2018). Food synergies for improving bioavailability of micronutrients from plant foods. *Food Chemistry, 238*, 180–185.

Nardelli, C. A. (1994). Separation of phytate from plant protein using ion exchange. In C. P. Office (Ed.), (Vol. CA2143280A1). Kanada: Abbott Laboratories.

Narsimhan, G., & Xiang, N. (2018). Role of Proteins on Formation, Drainage, and Stability of Liquid Food Foams. In M. P. Doyle & T. R. Klaenhammer (Eds.), *Annual Review of Food Science and Technology, Vol 9* (Vol. 9, pp. 45–63).

Nielsen, S. S. (2017). *Food Analysis* (Fifth Edition ed.). New York, NY: Springer.

Nogueira, M. S., Scolaro, B., Milne, G. L., & Castro, I. A. (2019). Oxidation products from omega-3 and omega-6 fatty acids during a simulated shelf life of edible oils. *LWT- Food Science and Technology, 101*, 113–122.

Ogawa, Y., Donlao, N., Thuengtung, S., Tian, J. H., Cai, Y. D., Reginio, F. C., Ketnawa, S., Yamamoto, N., & Tamura, M. (2018). Impact of food structure and cell matrix on digestibility of plant-based food. *Current Opinion in Food Science, 19*, 36–41.

Osborne, T. (1924). *The vegetable protein*. New York, NY: Longmans Green & Co.

Pelgrom, P. J. M., Vissers, A. M., Boom, R. M., & Schutyser, M. A. I. (2013). Dry fractionation for production of functional pea protein concentrates. *Food Research International, 53*(1), 232–239.

Phillips, G. O., & Williams, P. A. (2021). *Handbook of Hydrocolloids* (Dritte Auflage, ed.). Cambridge, UK: Woodhead Publishing.

Pojic, M., Misan, A., & Tiwari, B. (2018). Eco-innovative technologies for extraction of proteins for human consumption from renewable protein sources of plant origin. *Trends in Food Science & Technology, 75*, 93–104.

Puşcaş, A., Mureşan, V., Socaciu, C., & Muste, S. (2020). Oleogels in Food: A Review of Current and Potential Applications. *Foods, 9*(1).

Puski, G. (1987). Process for preparing low phytate soy protein isolate. In U. P. Office (Ed.), (Vol. US4697004A). Vereinigte Staaten: Bristol-Myers Company.

Qian, C., Decker, E. A., Xiao, H., & McClements, D. J. (2012). Physical and chemical stability of beta-carotene-enriched nanoemulsions: Infuence of pH, ionic strength, temperature, and emulsifier type. *Food Chemistry, 132*(3), 1221–1229.

Rackis, J. J., Sessa, D. J., & Honig, D. H. (1979). Flavor problems of vegetable food proteins. *Journal of the American Oil Chemists Society, 56*(3), 262–271.

Rajaram, S. (2014). Health benefts of plant-derived alpha-linolenic acid. *American Journal of Clinical Nutrition, 100*(1), 443S–448S.

Ramel, P. R., Co, E. D., Acevedo, N. C., & Marangoni, A. G. (2016). Structure and functionality of nanostructured triacylglycerol crystal networks. *Progress in Lipid Research, 64*, 231–242.

Rani, H., Sharma, S., & Bala, M. (2021). Technologies for extraction of oil from oilseeds and other plant sources in retrospect and prospects. A review: *Journal of Food Process Engineering*.

Rao, M. A. (2007). Introduction: Food rheology and structure. In G. V. Barbosa-Canovas (Ed.), *Rheology of Fluid and Semisolid Foods: Principles and Applications* (2. Aufl., S. 1–26). New York: Springer.

Rasala, B. A., & Mayfield, S. P. (2015). Photosynthetic biomanufacturing in green algae; production of recombinant proteins for industrial, nutritional, and medical uses. *Photosynthesis Research, 123*(3), 227–239.

Ratnaningsih, E., Reynard, R., Khoiruddin, K., Wenten, I. G., & Boopathy, R. (2021). Recent Advancements of UF-Based Separation for Selective Enrichment of Proteins and Bioactive Peptides-A Review. *Applied Sciences-Basel, 11*(3).

Ratnayake, W. S., Hoover, R., & Warkentin, T. (2002). Pea starch: Composition, Structure and Properties – A Review. *Stärke – Stärke, 54*(6), 217–234.

Ren, Y., Bai, Y., Zhang, Z., Cai, W., & Del Rio Flores, A. (2019). The Preparation and Structure Analysis Methods of Natural Polysaccharides of Plants and Fungi: A Review of Recent Development. *Molecules (Basel, Schweiz), 24*(17), 3122.

Reynaud, Y., Buffiere, C., Cohade, B., Vauris, M., Liebermann, K., Hafnaoui, N., Lopez, M., Souchon, I., Dupont, D., & Remond, D. (2021). True ileal amino acid digestibility and digestible indispensable amino acid scores (DIAASs) of plant-based protein foods. *Food Chemistry, 338*.

Rhein-Knudsen, N., Ale, M. T., Ajalloueian, F., Yu, L. Y., & Meyer, A. S. (2017). Rheological properties of agar and carrageenan from Ghanaian red seaweeds. *Food Hydrocolloids, 63*, 50–58.

Rosenthal, A., Pyle, D. L., & Niranjan, K. (1996). Aqueous and enzymatic processes for edible oilextraction. *Enzyme and Microbial Technology, 19*(6), 402–420.

Rubinstein, M., Colby, R. H., Dobrynin, A. V., & Joanny, J. F. (1996). Elastic modulus and equilibrium swelling of polyelectrolyte gels. *Macromolecules, 29*(1), 398–406.

Saini, R. K., & Keum, Y. S. (2018). Omega-3 and omega-6 polyunsaturated fatty acids: Dietary sources, metabolism, and signifcance – A review. *Life Sciences, 203*, 255–267.

Salome, J. P. (2007). Process for extracting the components of pea flour. In U. P. Office (Ed.). Vereinigte Staaten: Roquette Freres SA.

Santos-Hernandez, M., Alfieri, F., Gallo, V., Miralles, B., Masi, P., Romano, A., Ferranti, P., & Recio, I. (2020). Compared digestibility of plant protein isolates by using the INFOGEST digestion protocol. *Food Research International, 137*.

Sari, Y. W., Mulder, W. J., Sanders, J. P. M., & Bruins, M. E. (2015). Towards plant protein refnery: Review on protein extraction using alkali and potential enzymatic assistance. *Biotechnology Journal, 10*(8), 1138–1157.

Sarkar, A., & Dickinson, E. (2020). Sustainable food-grade Pickering emulsions stabilized by plant-based particles. *Current Opinion in Colloid & Interface Science, 49*, 69–81.

Schutyser, M. A. I., Pelgrom, P. J. M., van der Goot, A. J., & Boom, R. M. (2015). Dry fractionation for sustainable production of functional legume protein concentrates. *Trends in Food Science & Technology, 45*(2), 327–335.

Segal, K. I., & Green, B. E. (2017). Soy protein products of improved waterbinding capacity. In U. P. Office (Ed.). United States: Burcon Nutrascience MB Corp.

Sha, L., & Xiong, Y. L. L. (2020). Plant protein-based alternatives of reconstructed meat: Science, technology, and challenges: Science, technology, and challenges. *Trends in Food Science & Technology, 102*, 51–61.

Shahidi, F., & Ambigaipalan, P. (2018). Omega-3 Polyunsaturated Fatty Acids and Their Health Benefits. In M. P. Doyle & T. R. Klaenhammer (Eds.), *Annual Review of Food Science and Technology, Vol 9* (Vol. 9, pp. 345–381).

Sharan, S., Zanghelini, G., Zotzel, J., Bonerz, D., Aschoff, J., Saint-Eve, A., & Maillard, M. N. (2021). Fava bean (Vicia faba L.) for food applications: From seed to ingredient processing and its effect on functional properties, antinutritional factors, favor, and color. *Comprehensive Reviews in Food Science and Food Safety, 20*(1), 401–428.

Shi, A. M., Feng, X. Y., Wang, Q., & Adhikari, B. (2020). Pickering and high internal phase Pickering emulsions stabilized by protein-based particles: A review of synthesis, application and prospective. *Food Hydrocolloids, 109*.

Singh, N. (2006). Process for manufacturing a soy protein concentrate having high isofavone content. In U. P. Office (Ed.). Vereinigte Staaten: Solae, LCC.

Singh, N. (2007). Bland tasting soy protein isolate and processes for making same. In W. I. P. Organization (Ed.). Vereinigte Staaten: Solae, LLC.

Spelzini, D., Rigatusso, R., Farruggia, B., & Pico, G. (2005). Thermal aggregation of methyl cellulose in aqueous solution: A thermodynamic study and protein partitioning behaviour. *Cellulose, 12*(3), 293–304.

Stephen, A. J., Phillips, G. O., & Williams, P. A. (2006). *Food Polysaccharides and Their Applications* (Zweite Auflage, ed.). Boca Raton, FL.: CRC Press.

Stevenson, C. D., Dykstra, M. J., & Lanier, T. C. (2013). Capillary Pressure as Related to Water Holding in Polyacrylamide and Chicken Protein Gels. *Journal of Food Science, 78*(2), C145–C151.

Taneja, D. K., Rai, S. K., & Yadav, K. (2020). Evaluation of promotion of iron-rich foods for the prevention of nutritional anemia in India. *Indian Journal of Public Health, 64*(3), 236–241.

Thomas, R. L. (2001). Soy proteins and methods for their production. In U. P. Office (Ed.), (Vol. US6,313,273B1). Vereinigte Staaten: Abbott Laboratories.

Toldra, F. (2017). *Lawrie's Meat Science* (8th Edition ed.). Cambridge, UK: Woodhead Publishing.

Tornberg, E. (2013). Engineering processes in meat products and how they infuence their biophysical properties. *Meat Science, 95*(4), 871–878.

Tornberg, E., Andersson, K., Andersson, A., & Josell, A. (2000).The texture of comminuted meat products. *Food Australia, 52*(11), 519–524.

Tuso, P. J., Ismail, M. H., Ha, B. P., & Bartolotto, C. (2013). Nutritional update for physicians: Plant-based diets. *The Permanente journal, 17*(2), 61–66.

Urrutia, O., Alfonso, L., & Mendizabal, J. A. (2018). Cellularity Description of Adipose Depots in Domesticated Animals. In L. Szablewski (Ed.), *Adipose Tissue* (pp. 1–15). On Line: InTechOpen.

USDA. (2021). FoodData Central In: USDA.

van der Sman, R. G. M. (2012). Thermodynamics of meat protein. *Food Hydrocolloids, 27*(2), 529–535.

van der Sman, R. G. M. (2013). Modeling cooking of chicken meat in industrial tunnel ovens with the Flory-Rehner theory. *Meat Science, 95*(4), 940–957.

van der Sman, R. G. M., Paudel, E., Voda, A., & Khalloufi, S. (2013). Hydration properties of vegetable foods explained by Flory-Rehner theory. *Food Research International, 54*(1), 804–811.

Vilgis, T. A. (2015). Soft matter food physics-the physics of food and cooking. *Reports on Progress in Physics, 78*(12).

Viry, O., Boom, R., Avison, S., Pascu, M., & Bodnar, I. (2018). A predictive model for flavor partitioning and protein-flavor interactions in fat-free dairy protein solutions. *Food Research International, 109*, 52–58.

Waglay, A., Achouri, A., Karboune, S., Zareifard, M. R., & L'Hocine, L. (2019). Pilot plant extraction of potato proteins and their structural and functional properties. *LWT, 113*, 108275.

Wang, K., & Arntfield, S. D. (2015). Effect of salts and pH on selected ketone favours binding to salt-extracted pea proteins: The role of non-covalent forces. *Food Research International, 77*, 1–9.

Watson, E. (2019). In conversation with Givaudan: How do you create 'meaty' favors in plantbased meat? In *Food Navigator* (pp. https://www.foodnavigator-usa.com/Article/2019/2008/2022/In-conversation-with-Givaudan-How-do-you-create-meaty-flavors-in-plant-based-meat).

Weiss, J., Loeffler, M., & Terjung, N. (2015). The antimicrobial paradox: Why preservatives lose activity in food. *Current Opinion in Food Science, 4*, 69–75.

Weiss, J., Salminen, H., Moll, P., & Schmitt, C. (2019). Use of molecular interactions and mesoscopic scale transitions to modulate protein-polysaccharide structures. *Advances in Colloid and Interface Science, 271*.

Williams, P. A., & Phillips, G. O. (2021). *Handbook of Hydrocolloids* (Third ed.). Kidlington, U.K.: Woodhead Publishing.

Wilson, A. S., Koller, K. R., Ramaboli, M. C., Nesengani, L. T., Ocvirk, S., Chen, C. X., Flanagan, C. A., Sapp, F. R., Merritt, Z. T., Bhatti, F., Thomas, T. K., & O'Keefe, S. J. D. (2020). Diet and the human gut microbiome: An International Review. *Digestive Diseases and Sciences, 65*(3), 723–740.

Xie, C., Jones, K. L., Rayner, C. K., & Wu, T. Z. (2020). Enteroendocrine hormone secretion and metabolic control: Importance of the region of the gut stimulation. *Pharmaceutics, 12*(9).

Xu, X. F., Sun, Q. J., & McClements, D. J. (2020). Effects of anionic polysaccharides on the digestion of fish oil-in-water emulsions stabilized by hydrolyzed rice glutelin. *Food Research International, 127*.

Zhang, D.-q., Mu, T.-h., Sun, H.-n., Chen, J.-w., & Zhang, M. (2017). Comparative study of potato protein concentrates extracted using ammonium sulfate and isoelectric precipitation. *International Journal of Food Properties, 20*(9), 2113–2127.

Zhang, J. C., Liu, L., Liu, H. Z., Yoon, A., Rizvi, S. S. H., & Wang, Q. (2019). Changes in conformation and quality of vegetable protein during texturization process by extrusion. *Critical Reviews in Food Science and Nutrition, 59*(20), 3267–3280.

Zhang, R. J., Zhang, Z. P., & McClements, D. J. (2020). Nanoemulsionen: An emerging platform for increasing the efficacy of nutraceuticals in foods. *Colloids and Surfaces B-Biointerfaces, 194*.

Zhao, H. B., Wang, Y. S., Li, W. W., Qin, F., & Chen, J. (2017). Effects of Oligosaccharides and Soy Soluble Polysaccharide on the Rheological and Textural Properties of Calcium Sulfate-Induced Soy Protein Gels. *Food and Bioprocess Technology, 10*(3), 556–567.

Verfahren und Produktionsanlagen zur Herstellung von pflanzlichen Lebensmittelalternativen

3.1 Einführung

Die Umwandlung von pflanzlichen Zutaten in pflanzenbasierte Lebensmittel erfordert die Entwicklung und Einführung geeigneter *Lebensmittelherstellungsprozesse*. Jeder Prozess besteht aus einer Reihe von Grundverfahren (englisch *unit operations*), die in einer bestimmten Reihenfolge angeordnet werden, um die gewünschte Umwandlung zu erreichen. Diese Arbeitsschritte werden nach ihrem Verwendungszweck kategorisiert (Berk 2013). Filtrieren und Zentrifugieren sind beispielsweise Arbeitsschritte, die der Trennung von Partikeln oder Phasen dienen, während Homogenisieren und Mahlen Arbeitsschritte sind, die für die Zerkleinerung von Partikeln oder Phasen angewendet werden. Für jedes Grundverfahren werden in der Regel bestimmte Arten von *Produktionsanlagen* wie Mischer, Wärmetauscher, Filter, Zentrifugen, Homogenisatoren oder Mühlen verwendet, die sich in ihrer Konstruktion und ihren Funktionsprinzipien unterscheiden. Die einzelnen Verfahrensschritte erzeugen verschiedene Arten von molekularen oder physikochemischen Umwandlungen in Lebensmitteln, wie z. B. Mischen, Phasentrennung, Phasenübergänge, Aggregation und Strukturveränderungen. Lebensmittelhersteller müssen daher die am besten geeigneten Arbeitsschritte, Produktionsanlagen und Prozesse auswählen, um ein bestimmtes Produkt basierend auf Pflanzenproteinen, wie z. B. eine Milch-, Eier-, Fleisch- oder Meeresfruchtalternative, herzustellen. Dies erfordert ein tiefes Verständnis des Verhaltens von pflanzlichen Inhaltsstoffen sowie der Grundsätze der Lebensmitteltechnik und -verarbeitung.

Die meisten Verfahren zur Herstellung von Lebensmitteln auf pflanzlicher Basis werden von der Lebensmittelindustrie bereits seit vielen Jahren zur Herstellung konventioneller Lebensmittel eingesetzt. Dennoch gab es in letzter Zeit einige Innovationen in diesem Bereich und einige Verfahren wurden speziell für die Herstellung pflanzlicher Lebensmittel entwickelt. Darüber hinaus haben sich die Lebensmittelhersteller in der

Vergangenheit häufig darauf konzentriert, sichere, schmackhafte, erschwingliche, haltbare und „convenient" Lebensmittel herzustellen. In letzter Zeit wird jedoch immer mehr Wert daraufgelegt, Lebensmittel auch gesünder und nachhaltiger zu machen, was Innovationen bei der Verarbeitung erfordert.

In diesem Kapitel werden die wichtigsten Verfahren, Arbeitsschritte und Anlagen beschrieben, die für die Herstellung verschiedener Arten von pflanzlichen Lebensmitteln geeignet sind.

3.2 Molekulare Ansätze zur Strukturierung von pflanzlichen Inhaltsstoffen

Die Herstellung von Lebensmitteln auf pflanzlicher Basis mit spezifischen physikochemischen, texturellen und sensorischen Eigenschaften erfordert häufig die Kontrolle der strukturellen Organisation der enthaltenen Zutaten. Dies kann manchmal durch thermomechanische Verarbeitungsmethoden erreicht werden, wie in Abschn. 3.4 beschrieben. In einigen Fällen kann dies jedoch auch durch die Kontrolle der molekularen Wechselwirkungen zwischen den verschiedenen Inhaltsstoffen erreicht werden, die für die Formulierung von Lebensmitteln auf pflanzlicher Basis verwendet werden, wie etwa Proteine, Polysaccharide oder Lipide. In diesem Abschnitt werden mehrere molekulare und „soft matter" Ansätze beschrieben, die zur Strukturierung pflanzlicher Inhaltsstoffe verwendet werden können.

3.2.1 Phasentrennung in Biopolymer-Systemen

Die für die Herstellung pflanzlicher Lebensmittel verwendeten Zutaten sind häufig eine Mischung aus Biopolymeren, insbesondere Proteinen und Polysacchariden. Diese Zutaten können gezielt kombiniert werden, oder sie kommen natürlich in der Formulierung vor. Pflanzenproteinkonzentrate enthalten beispielsweise oft mehr als 30 % Kohlenhydrate (Boye et al. 2010; Ingredion 2020; Pelgrom et al. 2013). Daher müssen die Wechselwirkungen von Proteinen und Polysacchariden bei der Verarbeitung berücksichtigt werden. Protein-Polysaccharid-Wechselwirkungen können genutzt werden, um spezifische Strukturen und physikochemische Eigenschaften in pflanzlichen Lebensmitteln zu erzeugen. So können beispielsweise anisotrope faserige Strukturen, wie sie in echtem Fleisch vorkommen, durch Mischungen aus Pflanzenproteinen und Polysacchariden erzeugt werden. Hierbei werden die kolloidalen Wechselwirkungen zwischen den beiden Inhaltsstoffen gezielt kontrolliert und anschließend durch Scherkräfte strukturiert (Dekkers et al. 2016). In diesem Abschnitt werden die zugrunde liegenden molekularen und physikochemischen Mechanismen vorgestellt, die zur Strukturierung von pflanzlichen Inhaltsstoffen genutzt werden können, um die gewünschten texturellen und funktionellen Eigenschaften zu erzielen.

Proteine und Polysaccharide interagieren miteinander durch verschiedene Arten von molekularen und kolloidalen Wechselwirkungen sowie durch verschiedene Entropieeffekte (McClements 2006; Tolstoguzov 1991). So können beispielsweise Biopolymere mit geladenen funktionellen Gruppen abstoßende oder anziehende elektrostatische Wechselwirkungen aufweisen, während solche mit unpolaren Gruppen anziehende hydrophobe Wechselwirkungen besitzen. Darüber hinaus beeinflussen die Konfigurations und Mischungsentropie die Konformation und Verteilung von Biopolymeren in Lösung. Diese molekularen Eigenschaften beeinflussen das Mischungsverhalten von Biopolymeren, indem sie die gesamte freie Energie des Systems mitbestimmen (Fang 2021). Da Biopolymere unterschiedliche molekulare Eigenschaften aufweisen (Ladung, Molekulargewicht, etc.), kann das Mischen verschiedener Kombinationen von Proteinen und Polysacchariden zu unterschiedlichen Phänomenen führen, darunter komplette Mischbarkeit, Assoziation der Polymere oder Entmischung (Abb. 3.1).

Biopolymere sind in der Regel vollständig mischbar und bilden nach dem Mischen eine einheitliche Phase, wenn die Mischungsentropie größer ist als die zwischen ihnen wirkenden anziehenden oder abstoßenden Wechselwirkungen. In vielen Fällen interagieren Biopolymere jedoch miteinander, wenn sie in Lösung sind. Wenn sie miteinander wechselwirken, können sie allerdings immer noch als eine einzige lösliche Phase vor-

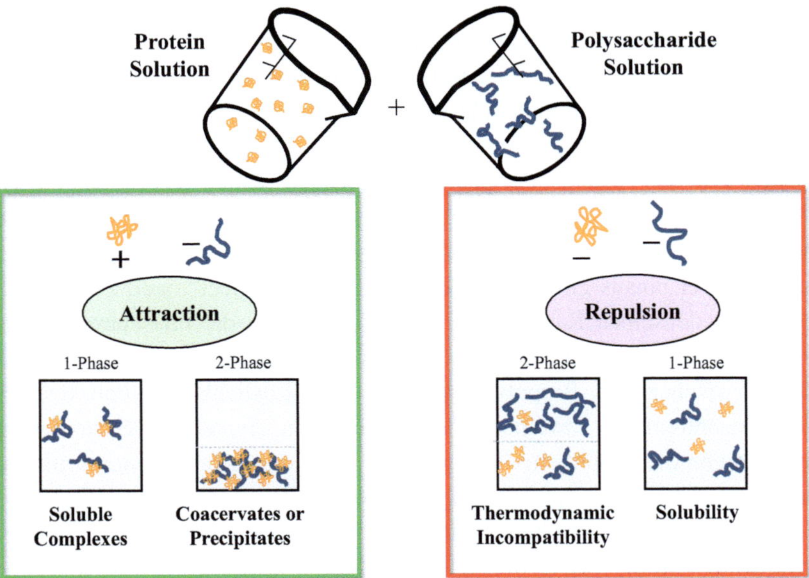

Abb. 3.1 Ein Gemisch aus zwei pflanzlichen Biopolymeren – in der Regel ein Protein und ein Polysaccharid – kann je nach Art und Stärke der Wechselwirkungen zwischen den Biopolymermolekülen eine oder zwei Phasen bilden. Die Phasentrennung kann aufgrund thermodynamischer Inkompatibilität oder durch Bildung unlöslicher Komplexe erfolgen. Links: Assoziativ; Rechts: Segregativ. Aus (McClements und Grossmann 2021) mit Genehmigung von Elsevier.

liegen, obwohl zwischen ihnen eine Nettoanziehung oder Abstoßung besteht. Sie können zum Beispiel als lösliche Komplexe oder als co-lösliche Einzelpolymere vorliegen (Weiss et al. 2019).

Je nach Lösungs- und Umgebungsbedingungen können sich die Biopolymere auch in verschiedene Phasen trennen, wenn zwischen ihnen eine ausreichend starke Anziehung oder Abstoßung besteht. Eine assoziative Trennung findet statt, wenn sich die beiden Biopolymere gegenseitig anziehen und molekulare Komplexe bilden, die als Koazervate oder Präzipitate bekannt sind. Koazervate haben relativ lockere offene Strukturen, während Präzipitate relativ feste kompakte Strukturen aufweisen. In diesem Fall trennt sich das System in eine Phase, die die Biopolymerkomplexe enthält, und eine andere Phase, die hauptsächlich aus Wasser (und überschüssigen, nicht in die Komplexe eingebauten Biopolymeren) besteht. Eine segregative Phasentrennung tritt auf, wenn sich die beiden Biopolymere gegenseitig abstoßen, z. B. aufgrund entgegengesetzter Ladungen oder des „excluded volume effects". In diesem Fall trennt sich das System ebenfalls in zwei Phasen: eine Phase, die reich an Proteinen, aber arm an Polysacchariden ist, und eine andere Phase, die reich an Polysacchariden, aber arm an Proteinen ist (McClements und Grossmann 2021). Der segregative Mechanismus („repulsion") wurde genutzt, um fleischähnliche Strukturen in Fleischalternativen zu erzeugen, während der assoziative Mechanismus („attraction") wegen seines Potenzials zur Verbesserung der Stabilität von Milchalternativen erforscht wurde (Dekkers et al. 2018; Kyriakopoulou et al. 2018).

3.2.1.1 Segregative Phasentrennung

Die Entmischung tritt typischerweise in Biopolymermischungen unter Bedingungen auf, bei denen beide Biopolymermoleküle eine ähnliche Nettoladung tragen, z. *B.* ein anionisches Polysaccharid und ein anionisches Protein (pH > *pI*). Dabei ist der *pI* der isoelektrische Punkt des Proteins, der pH-Wert, bei dem es eine Nettoladung von Null aufweist. Unter segregativen Bedingungen sind das Protein und das Polysaccharid thermodynamisch inkompatibel, da sie beide eine negative Ladung tragen und sich gegenseitig abstoßen. Darüber hinaus gibt es den „excluded volume effect", weil zwei Biopolymermoleküle nicht denselben Raum einnehmen können, was die Phasentrennung bei ausreichend hohen Biopolymerkonzentrationen fördert. Je nach Art des Systems führt die Abstoßung zwischen den Biopolymerketten zur co-Löslichkeit (einphasiges System) oder zur Phasentrennung (zweiphasiges System). Ein einphasiges System bildet sich tendenziell, wenn die Biopolymerkonzentration unter einem bestimmten kritischen Wert liegt, während sich ein zweiphasiges System tendenziell bildet, wenn die Biopolymerkonzentrationen diesen Wert überschreiten. Im Falle der Phasentrennung trennt sich die gemischte Biopolymerlösung in verschiedene Phasen, wobei eine Phase reich an Proteinen und die andere reich an Polysacchariden ist (Weiss et al. 2019). Ein solches phasengetrenntes System kann leicht gerührt werden, um eine „Wasser-in-Wasser"-Emulsion zu bilden, die aus einer biopolymerreichen Phase besteht, die in der anderen biopolymerreichen Phase dispergiert ist.

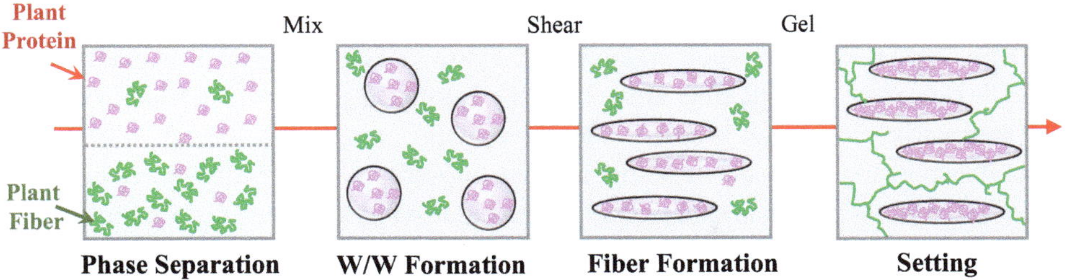

Abb. 3.2 Fleischähnliche faserige Strukturen können aus Pflanzenproteinen und Polysacchariden mithilfe von „soft matter" Ansätze hergestellt werden: (*i*) Phasentrennung; (*ii*) Dispergierung und Bildung einer Wasser-in-Wasser-Emulsion; (*iii*) Scherung und Faserbildung; und (*iv*) Gelierung. Verwendet mit Genehmigung von Elsevier aus (McClements und Grossmann 2021)

Dieses Phänomen kann zur Bildung anisotroper Strukturen genutzt werden, indem das phasengetrennte Biopolymergemisch geschert und anschließend verfestigt wird (Abb. 3.2). In der Regel werden zu diesem Zweck ein Protein mit einem *pI* im sauren Bereich (pH 4–5) und ein anionisches Polysaccharid verwendet, da diese Biopolymere in vielen Lebensmitteln weit verbreitet und in großen Mengen verfügbar sind. Außerdem hat das Protein unter den pH-Bedingungen, die in vielen pflanzlichen Fleischformulierungen herrschen (pH-Wert 5–7,) eine negative Nettoladung (De Marchi et al. 2021). Forscher, die sich dieses Phänomen bei der Herstellung von Fleisch auf Pflanzenbasis zunutze gemacht haben, haben in der Regel Sojaproteinisolat und Pektin als Modellbiopolymere verwendet, um Einblicke in die zugrunde liegenden Mechanismen zu gewinnen. Es wurde auch nachgewiesen, dass die in Sojaproteinkonzentraten vorhandenen Polysaccharide wichtig sind, um durch diesen Mechanismus anisotrope Strukturen zu erreichen (Dekkers et al. 2016; Grabowska et al. 2016).

Sobald die Biopolymere in ausreichend hohen Konzentrationen (etwa 2–4 % Pektin und 40–42 % Sojaprotein) mit Wasser gemischt werden, trennen sie sich in zwei unterschiedliche Phasen (Dekkers et al. 2016). Da sich die Phasen nicht vermischen, besteht eine Grenzflächenspannung zwischen ihnen, und sie bilden beim Scheren eine Wasser-in-Wasser-Emulsion. Die Grenzflächenspannung zwischen der dispergierten und der kontinuierlichen Phase ist sehr gering (im µN/m Bereich), da beide Phasen hydrophil sind (Scholten et al. 2004). Dies bedeutet, dass die gebildeten Wassertröpfchen einen sehr niedrigen Laplace-Druck (d. h. den Druckunterschied zwischen dem Inneren und dem Äußeren der Tröpfchen) aufweisen und sich durch Scherkräfte leicht verformen lassen. Außerdem spielt die Temperatur eine wichtige Rolle, da die Viskosität mit steigender Temperatur abnimmt und die molekulare Flexibilität zunimmt.

Dieser Phasentrennungsmechanismus (segregative Phasentrennung bzw. thermodynamische Inkompatibilität) wird genutzt, um faserige, fleischähnliche Strukturen mit Hilfe der Scherzellen-Technologie zu bilden. In dieser Vorrichtung werden die Biopolymere, das Wasser und alle anderen Bestandteile in einer rotierenden Kegel-in-Kegel-

Zelle geschert und gleichzeitig erhitzt (siehe Abschnitt Scherzelle). Dadurch trennt sich das Biopolymergemisch in eine proteinreiche Phase und eine polysaccharidreiche Phase auf. Die Scherung führt zu einer Dehnung der „Tröpfchen", die anschließend in die Biopolymermatrix eingebettet werden. Die Verwendung von Polysaccharid und Proteinmischungen ist hier besonders wichtig, um eine anisotrope faserige Struktur zu erzeugen. Wenn beispielsweise Sojaproteine allein verwendet wurden, bildeten sie beim Scheren und Erhitzen eine gummiartige, eher geschichtete Struktur, während anisotrope Strukturen erhalten wurden, wenn die Sojaproteine mit 2,2 % Pektin gemischt wurden (Dekkers et al. 2016). Die Scherung führte zu länglichen, in Richtung des Scherflusses orientierten Pektinfasern, die in eine denaturierte kontinuierliche Phase aus Sojaprotein eingebettet waren. Wahrscheinlich schwächt das Pektin die Protein–Protein-Wechselwirkungen, indem es die Proteine räumlich trennt – ähnlich dem Bindegewebe um Muskelfasern – was die Bildung faseriger Strukturen fördert. Der genaue Ursprung der Strukturbildung in dieser Art von Biopolymermischungen wird jedoch noch diskutiert, und es werden momentan neue Modelle zur Beschreibung dieses Prozesses entwickelt (Sandoval Murillo et al. 2019).

Diese Studien zeigen, dass die Art der faserigen Strukturen, die durch segregative Phasentrennung gebildet werden können, von der Auswahl geeigneter Biopolymere, Biopolymerkonzentrationen, Scherbedingungen und Temperaturen abhängt.

Fleischähnliche Strukturen lassen sich mit diesem Ansatz auch ohne Scherzelle oder Extrusionsvorrichtung herstellen (Abb. 3.2). In diesem Fall sind nur einfach durchzuführende Mischvorgänge erforderlich, um anisotrope Strukturen aus den Biopolymermischungen zu bilden. Zunächst werden zwei thermodynamisch inkompatible Biopolymere (in der Regel ein Protein und ein Polysaccharid) in Wasser in einer ausreichend hohen Konzentration dispergiert, was zu einer spontanen Phasentrennung führt. Zweitens wird die Biopolymerdispersion vorsichtig gemischt, was zur Bildung einer W/W-Emulsion führt. Drittens wird die Biopolymermischung geschert, wodurch die Tröpfchen der dispergierten Phase elongiert werden. Schließlich werden die dispergierten und/oder kontinuierlichen Phasen geliert, wodurch sich die faserige Struktur des Systems verfestigt. Der abschließende Verfestigungsschritt kann je nach Art der verwendeten Biopolymere auf unterschiedliche Weise erfolgen, z. B. durch Erhitzen, Abkühlen, Dehydratisierung, pH-Einstellung, Salzzugabe oder Zugabe von Geliermitteln (Abschn. 3.2.3).

Die Kontrolle der Anziehungs- und Abstoßungskräfte zwischen Biopolymeren hat also wichtige Konsequenzen für die Herstellung von pflanzlicher alternativer Lebensmittel. In einem folgenden Kapitel wird erörtert, wie dieser Phasentrennungsmechanismus zur Herstellung von Fleischalternativen auf pflanzlicher Basis unter Verwendung der Scherzellenvorrichtung genutzt werden kann (Kap. 6).

3.2.1.2 Assoziative Phasentrennung

Die assoziative Phasentrennung wird bei pflanzlichen Lebensmittelformulierungen momentan in geringerem Umfang eingesetzt, obwohl sie für einige Arten von Produkten ein erhebliches Potenzial hat. Diese Art der Phasentrennung wird durch die Förderung einer ausreichend starken anziehenden Wechselwirkung zwischen den Biopolymeren herbeigeführt, bei der es sich häufig um eine elektrostatische Anziehung zwischen ihnen handelt, die durch entgegengesetzte Ladungen verursacht wird. Die Biopolymermoleküle interagieren unter diesen Bedingungen miteinander und bilden lösliche Komplexe, Koazervate oder Präzipitate, je nach der genauen Art der beteiligten Wechselwirkungen.

Zu diesem Zweck werden häufig Proteine und anionische Polysaccharide verwendet. Die Proteine müssen in der Nähe oder unterhalb ihres *pI* liegen, damit sie positiv geladene Gruppen auf ihrer Oberfläche tragen, die mit negativ geladenen Resten der Polysacchariden wechselwirken können. Theoretisch könnten auch zwei Proteine mit unterschiedlichen *pI*-Werten verwendet werden, um eine assoziative Phasentrennung zu erreichen, z. B. durch Verwendung eines Proteins mit einem isoelektrischen Punkt bei einem pH-Wert von 5 und eines anderen mit einem isoelektrischen Punkt bei einem pH-Wert von 8. Es gibt jedoch nur wenige Lebensmittelproteine, die hohe *pI*-Werte aufweisen und wirtschaftlich rentabel sind. Lebensmittelproteine, die hohe *pI*-Werte aufweisen, wie Lysozym (aus Eiern) oder Lactoferrin (aus Milch), kommen meistens nur in geringen Konzentrationen vor. So wurde beispielsweise berichtet, dass Lactoferrin (*pI* > 8) in Kuhmilch in Konzentrationen von 32 µg bis 486 µg pro ml vorkommt (Cheng et al. 2008). Darüber hinaus sind die meisten beschriebenen Proteine mit solchen Eigenschaften nicht pflanzenbasiert. Daher werden zur Erzeugung der assoziativen Phasentrennung häufiger Kombinationen aus Proteinen und anionischen Polysacchariden verwendet, da diese Art von Mischungen bereits häufig als funktioneller Inhaltsstoff in Lebensmitteln eingesetzt wird (Kap. 2).

Gegenwärtig werden Protein-Polysaccharid-Komplexe hauptsächlich für die Anwendung in pflanzlichen Milchprodukten erforscht, um die Emulgierleistung von Pflanzenproteinen zu verbessern. Der Hauptvorteil der Verwendung von Protein-Polysaccharid-Komplexen anstelle von Einzelproteinen als Emulgatoren besteht darin, dass sie die Widerstandsfähigkeit von Öl-in-Wasser-Emulsionen gegenüber Veränderungen der Umgebungsbedingungen, wie pH-Wert, Ionenstärke und Temperaturschwankungen, erhöhen können (Evans et al. 2013). Durch die Kombination von Proteinen und Polysacchariden können die erwünschten funktionellen Eigenschaften beider Arten von Biopolymeren optimal genutzt werden. Viele Pflanzenproteine sind oberflächenaktiv, da sie amphiphile Moleküle sind, die sowohl hydrophile als auch hydrophobe Bereiche aufweisen. Daher können sie an den Grenzflächen der bei der Homogenisierung gebildeten Öltröpfchen adsorbieren. Die resultierenden proteinbeladenen Öltröpfchen werden hauptsächlich durch elektrostatische Abstoßung stabilisiert, welche durch die geladenen Proteine an der Öl-Wasser-Grenzfläche erzeugt wird. Sie können jedoch aggregieren, wenn der pH-Wert zu nahe am *pI* der Proteine liegt oder wenn eine ausreichend große Menge Salz hinzugefügt wird, da dies die elektrostatische Abstoßung verringert. Darüber hinaus können die Proteine auch aggregieren und dadurch die Emulsion destabilisiert werden, wenn sie über die thermische Denaturierungstemperatur (T_m) erhitzt werden, da dies die hydrophobe Anziehung zwischen ihnen erhöht. Infolgedessen sind Pflanzenproteine oft gut in der Lage, Emulsionen zu bilden, aber nicht, sie unter jeden Bedingungen zu stabilisieren. Im Gegensatz dazu sind viele anionische Polysaccharide stark hydrophile Moleküle, die nicht oberflächenaktiv sind und nicht an die Grenzflächen von Öltröpfchen adsorbieren und Emulsionen bilden können. Sie können jedoch sehr wirksam zur Stabilisierung der Emulsionstropfen beitragen, weil sie die sterischen und elektrostatische Abstoßungswechselwirkungen erhöhen. Deswegen kann die Kombination aus Protein und Polysacchariden eine sehr effektive Mischung sein, um Emulsionen zu bilden und zu stabilisieren.

Elektrostatische Komplexe aus Proteinen und anionischen Polysacchariden können an den Grenzflächen von Öltröpfchen adsorbieren und somit zur Bildung von Emulsionen verwendet werden. Darüber hinaus können sie nach der Adsorption starke sterische und elektrostatische Abstoßungskräfte zwischen den Tröpfchen erzeugen, was ihre Widerstandsfähigkeit gegenüber Umwelteinflüssen (wie pH-Veränderungen, Salzzugabe oder Erhitzung) erhöht. Traditionell wurde dieser Ansatz verwendet, um die Stabilität von Emulsionen zu verbessern, die Öltröpfchen enthalten, die mit Milchproteinen wie Kasein oder Molke stabilisiert sind. So wurde beispielsweise gezeigt, dass kaseinstabilisierte Öltröpfchen, die normalerweise destabilisiert werden, wenn der pH-Wert um den isoelektrischen Punkt des adsorbierten Kaseins ($pI \sim 4{,}6$) liegt, bei Zugabe von Dextransulfat von pH 2 bis 7 stabil blieben (Jourdain et al. 2008). Dieser Effekt wurde auf die Fähigkeit des stark anionischen Dextransulfats zurückgeführt, sowohl die elektrostatische als auch die sterische Abstoßung zwischen den Öltröpfchen zu erhöhen. Der gleiche Ansatz kann auch verwendet werden, um die Stabilität von Öltröpfchen zu verbessern, die mit Pflanzenproteinen stabilisiert sind, was für die Herstellung von Milch auf Pflanzenproteinbasis nützlich sein kann. Zum Beispiel kann so die Emulsion (Milch) stabil bleiben, wenn sie z. B. heißem, saurem Kaffee zugesetzt wird. So wurde beispielsweise gezeigt, dass der Zusatz von anionischem Pektin oder Xanthan zu Modellreismilchen die Stabilität der mit Reisprotein stabilisierten Öltröpfchen gegen Aggregation erhöht (Xu et al. 2020).

Insgesamt kann die gezielte Kontrolle der Anziehungs- und Abstoßungskräfte zwischen Polysacchariden und Proteinen, bei der Herstellung von Lebensmitteln wie Milch- und Fleischalternativen auf pflanzlicher Basis genutzt werden, um Strukturen zu bilden und zu stabilisieren. Abstoßende Wechselwirkungen sind besonders wichtig für die Herstellung anisotroper, fleischähnlicher Strukturen, während assoziative Wechselwirkungen ein vielversprechendes Mittel zur Stabilisierung von Milchalternativen auf pflanzlicher Basis sind. Es gibt jedoch noch zahlreiche andere Anwendungsmöglichkeiten für die kontrollierte Phasentrennungen bei der Konzeption und Entwicklung von neuartigen Lebensmitteln auf pflanzlicher Basis.

3.2.2   Gelierung

Die Bildung einer viskoelastischen Textur ist bei verschiedenen Lebensmitteln wichtig die mit pflanzlichen Proteinen und Lipiden hergestellt werden, darunter Fleisch-, Meeresfrucht-, Käse- und Joghurtalternativen. Diese Texturen können durch die kontrollierte Gelierung von pflanzlichen Proteinen und/oder Polysacchariden erreicht werden, wozu in der Regel die äußeren Bedingungen so eingestellt werden, dass es zu einer anziehenden Wechselwirkung zwischen den Biopolymermolekülen kommt. Bei einer ausreichend hohen Konzentration assoziieren die Biopolymermoleküle miteinander und bilden ein 3D-Netzwerk, das sich über das gesamte Volumen des Systems erstreckt und dadurch viskoelastische Eigenschaften erzeugt. Die Gelierung kann durch verschiedene Mechanismen erreicht werden, die von der Art der Biopolymere im System abhängen:

- *Hitzegelierung* – Viele Pflanzenproteine bilden ein Gelnetzwerk bei einer bestimmten Temperatur aufgrund der Entfaltung und Aggregation der globulären Proteine, wenn sie über ihre thermische Denaturierungstemperatur hinaus erhitzt werden. Auch einige Polysaccharide können zur Bildung von Hitzegelen verwendet werden. So bilden beispielsweise Stärkekörner beim Erhitzen Gele, weil sie Wasser absorbieren und aufquellen, während Methylcellulose beim Erhitzen Gele bildet, weil die hydrophobe Anziehung zwischen den Methylgruppen mit der Temperatur zunimmt.
- *Kaltgelierung* – Einige Biopolymere bilden Gele während des Abkühlens, die oft das Ergebnis der Bildung von Wasserstoff- oder Salzbrücken zwischen helikalen Regionen bei niedrigen Temperaturen sind. In der Regel werden die Biopolymere dafür zunächst über Ihre Gelierungstemperatur erhitzt, wodurch sie sich in der Regel entfalten. Anschließend wird die Lösung abgekühlt, was zu einer spontanen Assoziation zwischen den Polymerketten führt. Im Falle von Polysacchariden geht dies typischerweise mit einem Übergang von einer zufälligen „random coil" Struktur bei hohen Temperaturen zu einer helikalen Struktur bei niedrigen Temperaturen einher. Die helikalen Bereiche interagieren dann durch einen vom Polysaccharid abhängigen Mechanismus miteinander. Einige Polysaccharide gelieren aufgrund der Bildung elektrostatischer Salzbrücken zwischen anionischen Helices und Kationen (z. B. κ-Carrageen und Kalium), während andere Polysaccharide aufgrund von Wasserstoffbrückenbindungen zwischen verschiedenen helikalen Regionen gelieren (z. B. Agar). Solche Biopolymere die während des Abkühlens gelieren, werden in pflanzlichen Lebensmitteln häufig als Ersatz für Gelatine verwendet.
- *Ionische Gelierung* – Mineralionen können mit entgegengesetzt geladenen Biopolymeren gemischt werden, um durch elektrostatische Abschirmung oder Brückenbildung bei Raumtemperatur eine Gelierung zu bewirken. So können beispielsweise kationische Ionen (wie Kalzium) verwendet werden, um anionische Biopolymere wie Pektin, Alginat, Carrageen und Proteine oberhalb ihres isoelektrischen Punktes zu vernetzen. Die Eigenschaften der gebildeten Gele hängen von der Art und Konzentration der verwendeten Mineralionen sowie von den Eigenschaften der Biopolymere ab.

- *Enzymatische Gelierung* – Spezifische Enzyme können auch zur Vernetzung von Biopolymeren und zur Bildung von Gelen verwendet werden. So können beispielsweise Transglutaminase und Tyrosinase zur Vernetzung von Proteinen verwendet werden (Grossmann et al. 2017), während Laccase zur Vernetzung von Polysacchariden (Pektin) verwendet werden kann (Jung und Wicker 2012).
- *pH-Gelierung* – Die Gelierung kann auch durch Einstellung des pH-Werts der wässrigen Biopolymerlösung erzielt werden. Die elektrostatischen Wechselwirkungen zwischen Biopolymeren mit ionisierbaren funktionellen Gruppen (z. B. -COO$^-$ oder -NH$_3{}^+$) hängen vom pH-Wert ab, da dieser den Protonierungsstatus dieser Gruppen beeinflusst. Einige Proteine bilden Gele um ihren isoelektrischen Punkt herum, weil die elektrostatische Abstoßung zwischen ihnen abnimmt und sie daher in Interaktion treten können. Dieser Mechanismus ist besonders wichtig bei der herkömmlichen Joghurt- und Käseherstellung (bei Käse kommt zusätzlich eine Kalziumbrückenbildung hinzu), bei der die Kaseinmoleküle ihre Ladung verlieren und miteinander aggregieren, um ein 3D-Protein-Netzwerk zu bilden. Dieser Mechanismus kann aber auch bei der Herstellung von pflanzlichen Versionen dieser Milchprodukte von Nutzen sein.

3.2.3 Phasenübergänge

Kontrollierte Phasenübergänge, insbesondere von fest zu flüssig (Schmelzen) oder von flüssig zu fest (Kristallisation/Glasbildung), können dazu genutzt werden, gewünschte Texturen und andere funktionelle Eigenschaften in Lebensmitteln zu erzeugen. Das Schmelzen und die Kristallisation von Fettkristallen spielen in vielen herkömmlichen Fleisch- und Milchprodukten eine wichtige Rolle, weshalb es wichtig ist, dieses Verhalten in pflanzlichen Alternativen zu simulieren. Kokosnussöl oder Kakaobutter werden zu diesem Zweck häufig verwendet, da sie ungefähr bei Raum- und Körpertemperatur schmelzen, was das Schmelzverhalten von tierischen Fetten nachahmt (Kap. 2). Darüber hinaus sind das Schmelzen und die Kristallisation von Wasser in Speiseeis auf pflanzlicher Basis von großer Bedeutung. Hierbei ist es besonders wichtig einen ähnlichen Schmelzbereich zu erreichen und die Art der Eiskristalle so zu bilden, dass das Schmelzen im selben Temperaturbereich stattfindet.

3.3 Innovative Methoden zur Partikelstrukturierung

In jüngster Zeit gab es zahlreiche Innovationen bei der Konzeption, Entwicklung und Anwendung neuer Technologien, um Mikro- und Nanopartikel zu bilden (Abb. 3.3). Die Zusammensetzung, Struktur und Eigenschaften dieser Partikel werden gezielt verändert, um bestimmte funktionelle Eigenschaften in Lebensmitteln zu erreichen. Dazu gehört z. B. eine verbesserte Dispergierbarkeit der Inhaltsstoffe oder eine erhöhte Stabilität. Viele dieser neuen Partikeltechnologien können in der Formulierung von pflanz-

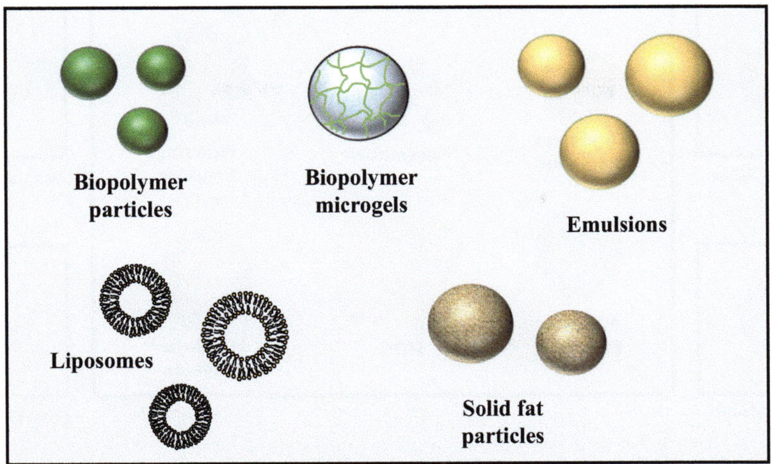

Abb. 3.3 Schematische Darstellung der verschiedenen Arten der möglichen Partikeltechnologien, die mit pflanzlichen Inhaltsstoffen verwendet werden können.

lichen alternativen Lebensmitteln eingesetzt werden. In diesem Abschnitt stellen wir verschiedene Arten von solchen Partikeln vor, die vollständig aus pflanzlichen Inhaltsstoffen hergestellt werden können, und zeigen einige ihrer potenziellen Anwendungen. Eine detailliertere Übersicht über diese innovativen Partikeltechnologien ist in der Literatur zu finden (Bai et al. 2021; Tan und McClements 2021).

3.3.1 Überblick Partikeltechnologien

3.3.1.1 Emulsionen

Die Emulsionstechnologie ist eines der vielseitigsten Instrumente zur Herstellung neuartiger Strukturen und Funktionalitäten in Lebensmitteln. Emulsionen sind thermodynamisch instabile kolloidale Dispersionen, die aus zwei nicht mischbaren Flüssigkeiten – in der Regel Öl und Wasser – bestehen. Im einfachsten Fall ist eine der nicht mischbaren Flüssigkeiten in der anderen in Form kleiner emulgatorbeschichteter Tröpfchen dispergiert (Tröpfchengröße in der Regel 100 nm bis 100 μm). Diese Arten von Emulsionen können als Öl-in-Wasser (O/W) oder Wasser-in-Öl (W/O) klassifiziert werden, je nachdem, ob die Öl- oder die Wasserphase die Tröpfchen bildet (Abb. 3.4). Es können jedoch auch strukturell komplexere Emulsionen entwickelt werden, wie z. B. Wasser-in-Öl-in-Wasser-Emulsionen (W/O/W) oder Öl-in-Wasser-in-Öl-Emulsionen (O/W/O), die beide zu den Mehrfachemulsionen (auch als Doppelemulsionen bezeichnet) gehören. Darüber hinaus gibt es auch Nanoemulsionen, Mehrschichtenemulsionen, Pickering-Emulsionen und Emulsionen mit einem hohen Anteil an innerer Phase (HIPEs), die vom Typ O/W oder W/O sein können (Abb. 3.4). Nanoemulsionen

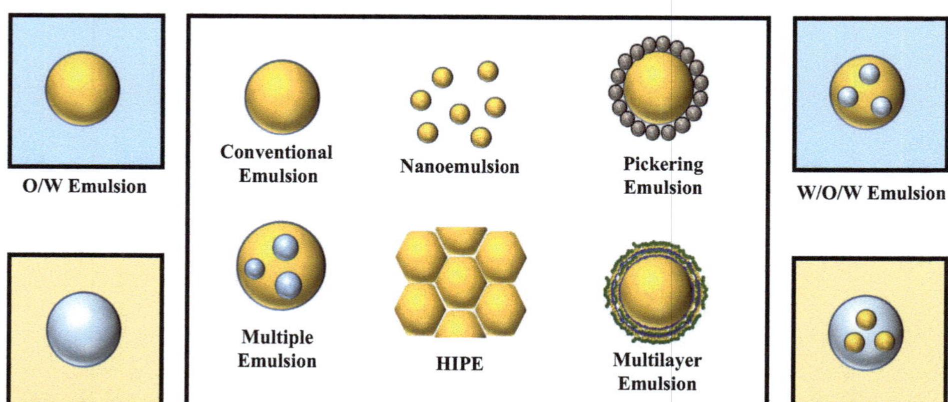

Abb. 3.4 Schematische Darstellung der verschiedenen Arten von Emulsionsstrukturen, die in pflanzlichen Lebensmitteln verwendet werden können.

sind wie Emulsionen, enthalten aber kleinere Tröpfchen ($d < 100$ nm). Mehrschichtige Emulsionen enthalten Tröpfchen, die von mehreren Schichten oberflächenaktiver Moleküle umhüllt sind, häufig einer anfänglichen Emulgatorschicht, gefolgt von einer oder mehreren entgegengesetzt geladenen Biopolymerschichten. Pickering-Emulsionen werden durch kolloidale Partikel und nicht durch oberflächenaktive Moleküle stabilisiert. HIPEs sind Emulsionen mit relativ hohen Tröpfchenkonzentrationen (in der Regel > 73 %), wodurch die Tröpfchen so dicht gepackt sind, dass das Gesamtsystem viskoelastische Eigenschaften aufweist. Jede Art von Emulsion hat ihre eigenen Vor- und Nachteile für unterschiedliche Anwendungen.

Emulsionen werden in der Regel mit Homogenisatoren hergestellt, wie z. B. Hochleistungsdispergierer, Kolloidmühlen, Hochdruck-Ventilhomogenisatoren, Ultraschallhomogenisatoren oder Mikrofluidizer. Die Art des verwendeten Geräts, die Betriebsparameter und die verwendeten Inhaltsstoffe bestimmen die Art der erzeugten Emulsion sowie die Größe der darin enthaltenen Tröpfchen. Normalerweise nimmt die Tröpfchengröße mit zunehmender Energieintensität ab. Die Steuerung der Tröpfchengröße ist oft wichtig, um die optischen, texturellen, geschmacklichen und verdaulichen Eigenschaften von Lebensmitteln zu beeinflussen. Hierzu können Emulsionen vollständig aus pflanzlichen Lipiden und Emulgatoren formuliert werden.

3.3.1.2 Feste Fettpartikel

Feste Fettpartikel haben die gleiche Struktur wie O/W-Emulsionen, aber die Lipidphase ist ganz oder teilweise verfestigt. Folglich bestehen sie aus mit Emulgator umhüllten festen Fettpartikeln, die in Wasser dispergiert sind (Abb. 3.3). Feste Fettpartikel können mit denselben Methoden wie herkömmliche Emulsionen hergestellt werden, allerdings sollte die Homogenisierung bei einer Temperatur oberhalb des Schmelzpunkts der Lipidphase erfolgen und die entstandene Emulsion anschließend abgekühlt werden, um die Fettkristallisation zu initiieren. Diese Art von Partikeln kann auch durch Sprühkühlung hergestellt werden, bei der die Lipidschmelze in eine kalte Kammer gesprüht wird. Feste Fettpartikel werden in der Regel aus pflanzlichen Lipiden hergestellt, die bei Umgebungstemperatur kristallin sind, z. B. Kokosnussöl, Kakaobutter, Palmöl oder einige Wachse. Die kristalline Beschaffenheit der Lipidphase kann die chemische Stabilität hydrophober bioaktiver Wirkstoffe erhöhen. Hierbei ist es wichtig, dass die bioaktiven Stoffe in den festen Fettpartikeln eingeschlossen sind und dadurch deren Wechselwirkungen mit Prooxidantien in ihrer Umgebung verringert wird. Darüber hinaus kann sie auch zur Kontrolle der Freisetzung eingekapselter Substanzen genutzt werden. So könnte beispielsweise ein in den festen Fettpartikeln verkapselter Wirkstoff freigesetzt werden, wenn die Partikel über ihren Schmelzpunkt hinaus erhitzt werden.

3.3.1.3 Liposomen

Liposomen sind kolloidale Partikel, die aus einer oder mehreren konzentrischen Doppelschichten bestehen. Jede Doppelschicht besteht dabei aus Phospholipidmolekülen, die „tail-to-tail" ausgerichtet sind (Abb. 3.3). Sie können zum Beispiel aus pflanzlichen Bestandteilen wie Sojabohnen- oder Sonnenblumenlecithin hergestellt werden. Liposomen haben je nach Zusammensetzung und Herstellungsmethode einen Durchmesser von etwa 50 nm bis 50 µm. Sie haben sowohl polare als auch unpolare Bereiche in ihrem Inneren und können daher zur Verkapselung sowohl wasser- als auch öllöslicher funktioneller Inhaltsstoffe verwendet werden. Für die Herstellung von Liposomen gibt es verschiedene Methoden, wobei sich die Hochdruckhomogenisierung am besten für die Produktion in großem Maßstab eignet. Zu den Herausforderungen bei der Verwendung von Liposomen in pflanzenbasierten Alternativen gehört, dass sie relativ teuer und für viele Anwendungen zu instabil sind.

3.3.1.4 Biopolymer-Partikel

Biopolymerpartikel bestehen in der Regel aus Proteinen und/oder Polysacchariden, die physikalisch oder chemisch vernetzt sind und so eine relativ hohe Partikeldichte aufweisen (Abb. 3.3). Diese Partikel sind in der Regel kugelförmig und haben einen Durchmesser von etwa 50 nm bis 50 µm. Die Zusammensetzung, die Abmessungen und die Oberflächeneigenschaften dieser Partikel können durch die Verwendung verschiedener Inhaltsstoffe und Verarbeitungsmethoden variiert werden, sodass ihre funktionellen Eigenschaften auf spezifische Anwendungen zugeschnitten werden können. Für die Herstellung von Biopolymerpartikeln stehen mehrere Verfahren zur Verfügung, wobei die Ausfällung mit Hilfe von „antisolvents" und die kontrollierte Denaturierung/Aggregation die gängigsten sind. Partikel mit dem Maisprotein Zein können beispielsweise durch Antisolvent-Fällung hergestellt werden, indem das hydrophobe Protein in einer konzentrierten Ethanollösung gelöst und dann in Wasser injiziert wird. Sojaproteinpartikel können mit der Denaturierungs-Aggregations-Methode gebildet werden, indem eine Lösung der globulären Proteine unter kontrollierten pH- und Ionenstärkebedingungen über ihre thermische Denaturierungstemperatur erhitzt wird. Dadurch entfalten sich die Protein-moleküle und aggregieren miteinander, was die Bildung kleiner Proteinpartikel fördert.

3.3.1.5 Biopolymer-Mikrogele

Biopolymer-Mikrogele werden ebenfalls aus Proteinen und/oder Polysacchariden hergestellt, sind aber in der Regel größer (100 nm bis 1000 µm) und poröser als Bio-polymerpartikel. Sie bestehen normalerweise aus 3D-Netzwerken physikalisch oder chemisch vernetzter Biopolymere, in denen große Mengen Wasser eingeschlossen ist (Abb. 3.3). Für die Herstellung von Biopolymer-Mikrogelen gibt es eine Reihe von Ver-fahren, von denen die Injektionsgelierung und die Koazervierung die gängigsten sind. Bei der ersten Methode wird eine Lösung von Biopolymeren (z. B. Alginat) in eine an-dere Lösung injiziert, die ein Geliermittel (z. B. Kalziumionen) enthält. Dies führt zur Bildung von Mikrogelen. Beim zweiten Ansatz wird in der Regel eine Lösung aus Pro-teinen und Polysacchariden hergestellt und dann der pH-Wert so eingestellt, dass zwi-schen ihnen eine elektrostatische Nettoanziehung besteht (Abb. 3.1). Größe, Form und Stabilität dieser Mikrogele lassen sich durch Scherung und anschließende Vernetzung der Biopolymere weiter beeinflussen. Darüber hinaus lassen sich die funktionellen Eigenschaften von Biopolymer-Mikrogelen durch Kontrolle ihrer Zusammensetzung, Abmessung, Form, innerer Struktur und Oberflächeneigenschaften weiter modifizieren. Dies kann durch die Verwendung unterschiedlicher Ausgangsmaterialien, Verarbeitungs-technologien oder Prozessparameter erreicht werden.

3.3.2   Anwendungen innovativer Nanopartikeltechnologien

In diesem Abschnitt geben wir einen kurzen Überblick über einige potenzielle An-wendungen innovativer Partikeltechnologien in Formulierungen für pflanzliche Alter-nativprodukte (Bai et al. 2021; Tan und McClements 2021).

3.3.2.1 Dispergierbarkeit in Wasser

Mehrere funktionellen Inhaltsstoffe sind stark hydrophobe Substanzen, die nicht direkt in eine wässrige Biopolymermatrix eingearbeitet werden können. Darunter fallen zum Beispiel unpolare Pigmente, Aromen, Konservierungsstoffe, Vitamine und andere Nutra-ceuticals. Die Dispergierbarkeit in Wasser dieser hydrophoben Substanzen lässt sich in der Regel verbessern, indem sie in kolloidale Partikel mit hydrophiler Außenseite und hydrophober Innenseite verkapselt werden, wie z. B. in Öltröpfchen, feste Fettpartikel, Liposomen oder einige Arten von Biopolymerpartikeln.

3.3.2.2 Chemische Stabilität

Einige funktionelle Inhaltsstoffe sind chemisch labil und neigen zur Degradation, wenn sie bestimmten Umweltbedingungen (wie Hitze, Licht und Sauerstoff) oder anderen Inhaltsstoffen (wie Übergangsmetalle oder Enzyme) ausgesetzt sind. So sind beispielsweise Omega-3-Fettsäuren, öllösliche Vitamine, Curcumin und Carotinoide anfällig für Oxidation, was zum Verlust wertvoller Nährstoffe, zur Bildung von Fehlaromen und/ oder zum Verblassen der Farbe führt. Die chemische Stabilität dieser Inhaltsstoffe kann manchmal durch ihre Verkapselung in kolloidalen Partikeln verbessert werden. Die Partikel können dabei die funktionellen Inhaltsstoffe von den Prooxidantien in der umgebenden wässrigen Phase räumlich trennen, oder die Partikel können Antioxidantien enthalten, die chemische Abbaureaktionen hemmen.

3.3.2.3 Kontrollierte Freigabe

In einigen Anwendungen ist es wünschenswert, die Freisetzung funktioneller Inhaltsstoffe zu steuern, um bestimmte Effekte in pflanzlichen Lebensmittelalternativen zu erzielen, wie z. B. eine Veränderung des Geschmacks oder der Farbe beim Erhitzen. Die Freisetzungsrate funktioneller Inhaltsstoffe lässt sich häufig steuern, indem sie in kolloidalen Partikeln eingeschlossen werden. In der Regel ist ein Partikel so konzipiert, dass es den funktionellen Inhaltsstoff unter einer Reihe von Umgebungsbedingungen zurückhält, ihn aber unter einer anderen Reihe von Bedingungen freisetzt. Das Freisetzungsprofil, z. B. „Burst", „Sustained" oder „Triggered", kann durch Änderung der Eigenschaften der Partikel gesteuert werden. Häufig wird hierzu die Zusammensetzung, Struktur und Größe der Partikel gezielt verändert. Die Freisetzungsgeschwindigkeit verkapselter Substanzen kann in der Regel durch Veränderung der Partikelgröße oder der Matrixviskosität des Partikels gesteuert werden. Je größer der Partikeldurchmesser oder je höher die Matrixviskosität, desto langsamer die Freisetzung. Eine getriggerte Freisetzung kann durch eine Partikelformulierung erreicht werden, die sich in Reaktion auf einen externen Auslöser (z. B. pH-Wert, Ionenstärke, Temperatur oder Enzymaktivität) auflösen oder eine Phasenänderung durchlaufen. So kann beispielsweise ein fester Fettpartikel schmelzen oder ein Biopolymer-Mikrogel einen Gel-Sol-Übergang erfahren, wenn es über eine bestimmte Temperatur erhitzt wird.

Diese Phänomene können nützlich sein, um während des Kochens einen Farbwechsel in einem pflanzlichen Lebensmittel zu bewirken. So könnte beispielsweise ein Pigment in einem festen Fettpartikel eingeschlossen werden und die Freisetzung dann während des Kochens erfolgen, wenn er über den Schmelzpunkt der Lipidphase erhitzt wird. Dadurch interagiert das Pigment erst nach der Freisetzung mit anderen Molekülen in seiner Umgebung, was eine Farbveränderung bewirkt. Darüber hinaus kann die gezielte Freisetzung von Wirkstoffen (z. B. Vitaminen oder Nutraceuticals) im menschlichen Darm gesteuert werden, indem sie in kolloidale Partikel eingekapselt werden. Dies kann so erfolgen, dass sie in bestimmten Bereichen des Magen-Darm-Trakts aufgrund einer veränderten Enzymaktivität und Umgebungsbedingungen freigesetzt werden. So werden beispielsweise Partikel auf Stärkebasis aufgrund der Wirkung von Amylasen hauptsächlich im Mund und im Dünndarm abgebaut, Partikel auf Proteinbasis aufgrund der Wirkung von Proteasen hauptsächlich im Magen und im Dünndarm, Partikel auf Lipidbasis aufgrund der Wirkung von Lipasen hauptsächlich im Dünndarm und Partikel auf Ballaststoffbasis aufgrund der Wirkung von Enzymen, die von Kolonbakterien freigesetzt werden, erst im Dickdarm abgebaut. Es können auch Partikel entwickelt werden, die eingekapselte Wirkstoffe als Reaktion auf Veränderungen des pH-Werts und der Ionenstärke freisetzen. So können beispielsweise Biopolymer-Mikrogele, die durch elektrostatische Anziehungskräfte stabilisiert werden, bei einer Änderung des pH-Werts oder der Ionenstärke anschwellen oder sich auflösen. Der Grund dafür ist, dass diese Veränderungen in den Umgebungsbedingungen zu Änderungen in der elektrischen Ladung der Biopolymermoleküle oder zu elektrostatischen Abschirmungseffekten führen. Es besteht daher großes Interesse an der Entwicklung kolloidaler Partikel, die zur Kontrolle der Freisetzung funktioneller Inhaltsstoffe in pflanzlichen Lebensmittelformulierungen eingesetzt werden können.

3.3.2.4 Geschmacksmaskierung

Einige funktionelle Inhaltsstoffe, die zur Formulierung von Lebensmittelalternativen auf pflanzlicher Basis verwendet werden, haben einen bitteren oder adstringierenden Geschmack, wie z. B. bioaktive Polyphenole oder Peptide. Der unangenehme Geschmack dieser Inhaltsstoffe kann durch Verkapselung in Partikel überdeckt werden. Diese Partikel müssen dann im Mund intakt bleiben, aber dann im Magen, Dünn- oder Dickdarm zerfallen und freigesetzt werden. Polyphenole könnten beispielsweise in Öltröpfchen, festen Fettpartikeln, Proteinpartikeln oder Liposomen verkapselt werden. Dadurch sollten sie weniger im Mund mit der Zunge interagieren aber werden dann im Magen-Darm-Trakt freisetzt.

3.3.2.5 Kontrolle der Makronährstoffverdauung

Die Geschwindigkeit und die Vollständigkeit der Verdauung von Makronährstoffen (Lipide, Stärke und Proteine) im Magen-Darm-Trakt und die anschließende Absorption ihrer Bestandteile (Fettsäuren, Monoglyceride, Glukose, Aminosäuren und Peptide) in den Blutkreislauf wirken sich auf ihre Bioverfügbarkeit sowie auf die hormonelle und metabolische Reaktion des Körpers auf die aufgenommenen Lebensmittel (z. B. Appetit/Sättigung und Insulinspiegel) aus. Folglich kann sich das Verdauungsprofil von Makronährstoffen auf die menschliche Gesundheit und das Wohlbefinden auswirken. Die Verdauung von Makronährstoffen kann durch die Kontrolle der Partikelformulierung beeinflusst werden. Eine schnelle Verdauung kann erreicht werden, indem die Makronährstoffe in kolloidale Partikel mit großer Oberfläche (kleinem Durchmesser) umgewandelt werden, z. B. in Lipid-, Stärke- oder Proteinnanopartikel. Umgekehrt kann eine langsame Verdauung erreicht werden, indem die Makronährstoffe in großen unverdaulichen Partikeln mit kleinen Porengrößen eingeschlossen werden, wie z. B. in Biopolymer-Mikrogele, die aus Ballaststoffen bestehen.

3.3.2.6 Änderung der Textur

Die Einarbeitung bestimmter Partikelarten kann genutzt werden, um deren strukturelle Eigenschaften zu verändern. Die Viskosität flüssiger Lebensmittel auf pflanzlicher Basis, wie z. B. Milchalternativen, kann durch die Einarbeitung von kolloidalen Partikeln erhöht werden. Diese Partikel können zum Beispiel Emulsionströpfchen, Biopolymer-Mikrogele oder Biopolymerpartikel sein. Die texturellen Eigenschaften von viskoelastischen Lebensmitteln auf pflanzlicher Basis, wie Fleisch-, Meeresfrüchte-, Ei- oder Käsealternativen, können durch die Verwendungen ähnlicher Arten von kolloidalen Partikeln verändert werden. In diesem Fall hängen die Gelstärke und andere texturelle Eigenschaften des Lebensmittels von den Wechselwirkungen der Partikel mit dem Gel-Netzwerk sowie von ihrer Größe und Form ab. Aktive Füllstoffe die mit dem Gelnetzwerk interagieren verstärken häufig die Matrix, während Partikel, die sich als inaktive Füllstoffe verhalten, nicht mit dem Netzwerk interagieren und es eher schwächen. Die Wechselwirkungen zwischen den Partikeln und dem Gelnetzwerk können durch Veränderung der Molekülarten an der Partikeloberfläche gesteuert werden. Bei Emulsionen kann beispielsweise die Art des verwendeten Emulgators variiert werden, um unterschiedliche Wechselwirkungen zwischen den Partikeln und dem Netzwerk zu erzielen. Der Einbau kleiner Partikel in ein Gelnetzwerk kann sich auch auf die Porengröße auswirken, wodurch sich die Freisetzungseigenschaften und das Flüssigkeitshaltevermögen des Systems ändern können.

3.3.2.7 Modifizierung der optischen Eigenschaften

Die optischen Eigenschaften von Lebensmittelalternativen auf pflanzlicher Basis kann auch durch die Zugabe von kolloidalen Partikeln optimiert werden, da diese Partikel Lichtwellen streuen. Der Grad der Lichtstreuung und damit die Trübung oder Helligkeit eines Lebensmittels hängt von der Größe, der Konzentration und dem Brechungsindex der vorhandenen Partikel ab. In der Regel nimmt die Intensität der Lichtstreuung durch Partikel mit zunehmendem Brechungsindexkontrast und zunehmender Partikelkonzentration zu und erreicht ihren Höchstwert bei einer Partikelgröße von einigen hundert Nanometern (hier sind die Abmessungen der Partikel denen von Lichtwellen am nächsten). Folglich können die optischen Eigenschaften von Lebensmitteln, wie z. B. ihre Trübung, durch die Zugabe von Partikeln mit geeigneten Eigenschaften, wie Öltröpfchen, feste Fettpartikel oder Proteinpartikel, verändert werden.

3.3.2.8 Makronährstoff-Ersatz

Um gesündere Lebensmittel auf pflanzlicher Basis herzustellen, kann es wünschenswert sein, den Fett- oder Stärkegehalt zu reduzieren. Diese Nährstoffe sind kalorienreich und werden oft schnell verdaut und in das Lymphsystem bzw. den Blutkreislauf aufgenommen. Diese Nährstoffe liegen häufig in Form von Partikeln wie Öltröpfchen oder Stärkekörnern vor, die den Lebensmitteln die gewünschten optischen, texturellen und sensorischen Eigenschaften verleihen. Die Formulierung ohne diese Inhaltsstoffe kann daher zu einer unerwünschten Verringerung der Produktqualität führen. Daher besteht ein Interesse an der Entwicklung von Fett- oder Stärkemimetika unter Verwendung gesünder Inhaltsstoffe, wie Proteine und Ballaststoffe. So können beispielsweise Biopolymerpartikel oder Mikrogele, die aus Proteinen oder Ballaststoffen zusammengesetzt sind, als Ersatz für Öltröpfchen oder Stärkekörner verwendet werden. Dadurch kann der Kaloriengehalt eines Lebensmittels verringert werden. Alternativ können Mehrfachemulsionen (Wasser-in-Öl-in-Wasser, W/O/W) als Ersatz für herkömmliche Emulsionen (Öl-in-Wasser, O/W) verwendet und so der Gesamtfettgehalt verringert werden, da ein Teil der Ölphase in den Fetttröpfchen durch Wasser ersetzt wird (Abb. 3.4).

Insgesamt haben innovative Partikeltechnologien zahlreiche potenzielle Anwendungen in pflanzlichen Lebensmittelalternativen. Es sind jedoch noch weitere Forschungsarbeiten erforderlich, um sicherzustellen, dass die verwendeten Partikel in realen Lebensmittelanwendungen die erwartete Leistung erbringen, kosteneffizient sind und in großem Maßstab hergestellt werden können.

3.4   Mechanische Verarbeitungsverfahren

Wie bereits erwähnt, sind verschiedene Arbeitsschritte erforderlich, um pflanzliche Zutaten in pflanzliche Lebensmittelalternativen zu verwandeln. Bei diesen Arbeitsschritten werden in der Regel mechanische Kräfte und/oder Wärme eingesetzt, um die Eigenschaften der pflanzenbasierten Zutaten zu verändern. In diesem Abschnitt stellen wir einige der häufigsten Verarbeitungsprozesse vor, die zu diesem Zweck eingesetzt werden.

3.4.1   Zerkleinerung

Bei einer Reihe von Arbeitsschritten werden Geräte eingesetzt, welche die Größe der Partikel reduzieren: Mühlen, Zerkleinerer oder Homogenisatoren. Mühlen und Zerkleinerungsmaschinen werden in der Regel eingesetzt, um die Partikelgröße von Feststoffen oder Feststoffsuspensionen zu reduzieren. Mühlen werden häufig bei der Herstellung von pflanzlichen Proteinpulvern und Milchalternativen eingesetzt, während Zerkleinerungsmaschinen häufig bei der Herstellung von Fleischalternativen verwendet werden. Homogenisatoren werden hauptsächlich eingesetzt, um Öl- und Wasserphasen in Emulsionen umzuwandeln oder um die Tröpfchengröße in bestehenden Emulsionen zu verringern. In diesem Abschnitt werden gängige Gerätetypen für die Zerkleinerung von Lebensmitteln auf pflanzlicher Basis beschrieben.

3.4.1.1 Mühlen

Trockenmühlen, wie z. B. Hammermühlen, werden üblicherweise für das Mahlen von Saatgut verwendet (Abb. 3.5). Hammermühlen bestehen aus einem zylindrischen Behälter mit einer eingebetteten rotierenden Welle. Der Rotor hat mehrere "Hämmer", die unterschiedliche Formen haben können. Das Material tritt von oben in die Mühle ein und wird durch den Aufprall der rotierenden Hämmer zerkleinert. Zusätzlich bewirken die Hämmer eine Beschleunigung der Körner in Richtung der Kammerwände, wo sie durch die entstehenden Aufprallkräfte weiter zerkleinert werden. Die Größe der Partikel wird durch diese Mahlvorgänge verringert, bis eine kritische Partikelgröße erreicht ist und die

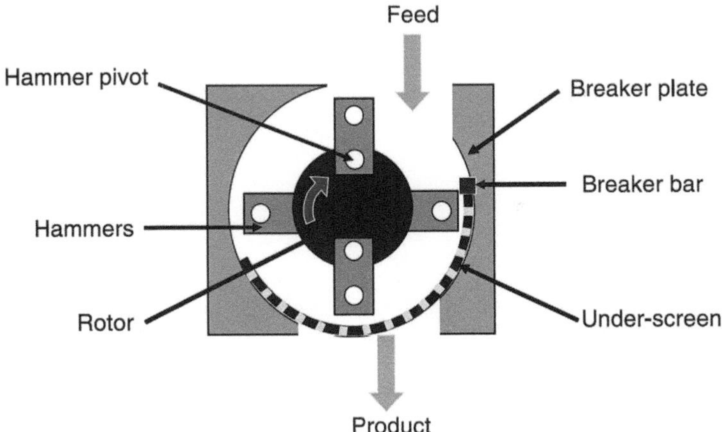

Abb. 3.5 Hammermühlen sind Schlagmühlen, die häufig bei der Trockenvermahlung von Pflanzensamen zur Herstellung von Proteinkonzentraten eingesetzt werden. Das Wirkprinzip ist der Aufprall des rotierenden Hammers, der die Pflanzensamen zerkleinert. Verwendet mit Genehmigung von Elsevier aus (Shi et al. 2003)

Partikel das Sieb am Boden des Geräts abgeschieden werden. Solche Mahlvorrichtungen werden üblicherweise zur Zerkleinerung von Saatgut verwendet, das anschließend durch Luftklassifizierung nach Größe fraktioniert wird, was zur Herstellung von Proteinkonzentraten genutzt wird (Kap. 2).

Eine zweite Mühle, die zum Trockenmahlen verwendet wird, ist die Korundsteinmühle, die aus einer speziellen Gesteinsart hergestellt wird. Diese Mühle wird häufig zum Mahlen von Nüssen verwendet. Beispielsweise können Nüsse durch eine Kolloidmühle mit einem Korundmahlkopf zu einer Paste mit feinen Partikeln verarbeitet werden (Abb. 3.6, **rechts**). Korundsteinmühlen bestehen aus zwei parallel zueinander angeordneten runden Scheiben, in deren Zwischenraum das Mahlgut eingefüllt wird. Das Material wird durch die Wirkung von mindestens einer rotierenden Scheibe zerkleinert, welche die Reibung und Druck auf die Partikel überträgt. Bei einigen Mühlen drehen sich beide Scheiben in entgegengesetzter Richtung, um die erzeugten Zerkleinerungskräfte zu erhöhen. Die erzielte Partikelgröße – oft im Bereich von 40–150 μm – kann durch die Einstellung des Spalts zwischen den Scheiben sowie durch die Änderung ihrer Drehgeschwindigkeit gesteuert werden.

Bei der Herstellung von Pflanzenmilch werden auch häufig Nassmahlgeräte eingesetzt. Hierbei wird die Struktur der Pflanzenmaterialien aufgebrochen und eine kolloidale Dispersion mit geeigneter Stabilität und Mundgefühl erzeugt. Eine der größten Herausforderungen bei der Herstellung von Milchalternativen ist jedoch die Entstehung von Fehlaromen aufgrund der Enzymaktivität in den pflanzlichen Inhaltsstoffen (Cosson et al. 2022). So katalysiert beispielsweise die Lipoxygenase eine Reaktion zwischen Sauerstoff und ungesättigten Fettsäuren, die zur Bildung von Hydroperoxiden (R-O-

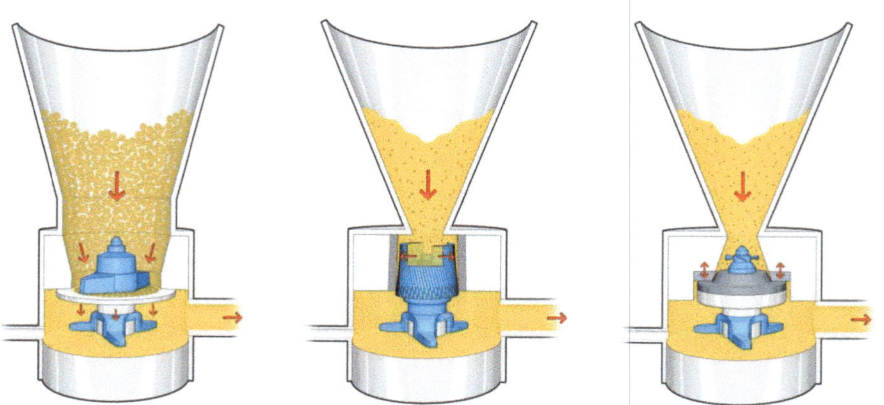

Abb. 3.6 Funktionsprinzip einer Lochscheibenmühle (links), einer gezahnten Kolloidmühle (Mitte) und einer Korundsteinmühle (rechts). Die durch die Mühle erreichte Partikelgröße nimmt von links nach rechts tendenziell ab. Lochscheibenmühlen und Kolloidmühlen können Partikel mit einer Größe von weniger als 5 cm vor dem Mahlen verarbeiten. Korundsteinmühlen sind am besten für Partikelgrößen unter 1 cm geeignet. Das Bild wurde freundlicherweise von der Fryma Koruma AG (Rheinfelden, Schweiz) zur Verfügung gestellt.

OH) führt. Die Lipidhydroperoxide zersetzen sich anschließend und bilden sekundäre Oxidationsprodukte, die flüchtig sind und für eine unangenehme bohnige und grünliche Note im Produkt verantwortlich sein können (Hayward et al. 2017). Andere Enzyme, die im nativen Saatgut noch aktiv sind, wie Lipasen und Proteasen, können ebenfalls Fehlaromen erzeugen und müssen daher inaktiviert werden. Daher versuchen die meisten Hersteller, diese Enzyme so früh wie möglich im Prozess zu inaktivieren, um die Bildung unerwünschter Fehlaromen zu vermeiden. So werden beispielsweise Sojabohnen vor dem Mahlen mit heißem Wasser (> 60 °C, typischerweise 95 °C) in einem Verhältnis von Wasser zu Samen von etwa 4:1 inkubiert, was das Saatgutmaterial aufweicht und die Enzymaktivität verringert (Prabhakaran und Perera 2006). Bei Hafer werden die Körner mehrere Minuten lang mit gesättigtem Dampf bei 88–98 °C behandelt (Head et al. 2011). Einige Hersteller verzichten jedoch bei der Herstellung von Milch auf pflanzlicher Basis auf eine Wärmebehandlung, um den nativen Zustand der Proteine zu erhalten, was für die weitere Verarbeitung von Vorteil sein kann. In diesem Fall können die geschmacksfremden Noten durch einen Desodorierungsschritt entfernt werden (Herrmann 2009).

Der Schritt des Einweichens erfordert, dass das Saatgut durch ein Nassmahlverfahren gemahlen wird. Für die Nassvermahlung von Saatgut (z. B. Sojabohnen und Hafer) werden häufig zwei verschiedene Arten von Mühlen in Kombination verwendet: eine Scheibenmühle und eine Kolloidmühle. Bei einer Scheibenmühle wird das (heiße) Saatgut-Wasser-Gemisch durch das Gerät geleitet, um das Saatgut in grobe Partikel zu zerlegen (Prabhakaran und Perera 2006). Häufig werden perforierte Lochscheibenmühlen (Abb. 3.6, **links**) zur Zerkleinerung der Samen verwendet (Herrmann 2009). Diese

Mühlen bestehen aus einer perforierten Scheibe mit einem Messer, das sich auf der feststehenden Scheibe dreht. Das Material wird von oben in die Mühle eingefüllt und dann durch die Wirkung des Messers zerkleinert, bis es eine Größe von etwa 0,5–5 mm erreicht. Diese kleinen Partikel werden dann durch die Löcher in der Scheibe geführt und zur nächsten Mühle transportiert: die Kolloidmühle. Die Kolloidmühle zerkleinert die von der Scheibenmühle gebildeten groben Partikel zu einer feinen Paste. Kolloidmühlen sind mit einem konischen Rotor ausgestattet, der die Form eines verkürzten, oben abgeschnittenen Verkehrskegels hat (Abb. 3.6, **Mitte**) (McClements 2015). Der Rotor sitzt in einem statischen konischen Gehäuse und das Material wird zwischen das Gehäuse und den rotierenden konischen Rotor geführt, was zum Aufschluss der Partikel führt. Wie bei der herkömmlichen Scheibenmühle können der Spalt und die Oberfläche des Rotors eingestellt werden, um die gewünschte Partikelgröße (in der Regel 100–500 μm) zu erreichen. Häufig wird ein gezahnter Rotor verwendet, um die Effizienz der Partikelzerkleinerung zu erhöhen. Kolloidmühlen können Kapazitäten von bis zu 40.000 kg/h (inline) haben. Das Ergebnis dieser Mahlvorgänge eine homogene Feststoffsuspension, die Partikel unterschiedlicher Größe und Dichte enthält.

3.4.1.2 Zerkleinerer

Bei der Herstellung einiger pflanzlicher Lebensmittel (insbesondere Fleischalternativen) werden häufig größere Materialstücke in kleinere zermahlen. Die für die Zerkleinerung größerer Stücke pflanzlicher Lebensmittel (d. h. > 5 cm) verwendeten Geräte ähneln häufig denen, die bei der Herstellung von Fleisch und Fleischerzeugnissen eingesetzt werden, wie z. B. Wölfe, Vakuumfüllerwölfe und Schüsselkutter. Diese Geräte können verwendet werden, um texturierte Pflanzenproteine (z. B. von einem Extrusionsprozess kommend) in kleinere Stücke zu zerlegen, verschiedene Inhaltsstoffe zu mischen oder um ein emulgiertes Endprodukt herzustellen. Im Folgenden wird ein kurzer Überblick über die Grundsätze dieser Art von Anlagen gegeben:

- *Wölfe* bestehen aus einer konischen Schnecke, die das Material durch ein aus Lochplatten und Messern bestehendes Schneidsystem schiebt. Das Material wird aus einem Trichter (bis zu 1000 L) über eine Zuführschnecke der Hauptschnecke zugeführt, die das Material durch das Schneidesystem drückt. Mühlen werden zur Zerkleinerung von festen Materialien mit großen Abmessungen eingesetzt. Der Durchmesser der Lochscheiben nimmt ab, je weiter das Material durch den Schneidsatz läuft (Abb. 3.7B), und das Material wird so durch die Wirkung der rotierenden Messer und Lochplatten schrittweise in kleinere Partikel zerkleinert. Die finale Partikelgröße kann durch die Auswahl definierter Messer- und Lochplatteneinstellungen eingestellt werden. Zerkleinerungsmaschinen werden häufig zur Herstellung von Hackfleisch auf pflanzlicher Basis und zur Zerkleinerung von texturierten pflanzlichen Proteinen verwendet.

- *Vakuumfüller* sind vielseitige Geräte für die Herstellung von Fleischersatzprodukten. Herkömmliche Vakuumfüller werden häufig zum Abfüllen hochviskoser Materia-

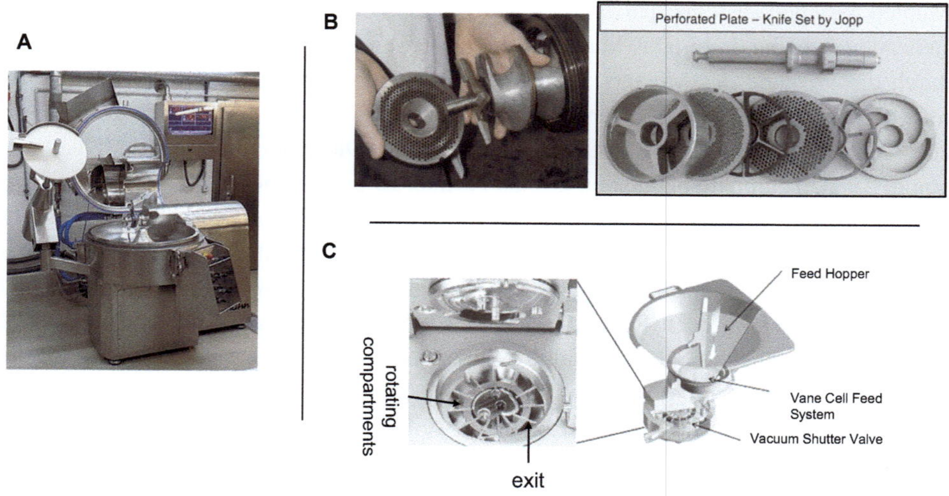

Abb. 3.7 Geräte zum Mahlen und Zerkleinern größerer Stücke fester Lebensmittel. A = Schüssel-kutter; B = Wolf mit Lochplatten-Messerschneidsatz; C = Vakuumfüller mit Flügelzellenzufuhr-system. Verwendet mit Genehmigung von Elsevier aus (Rust und Knipe 2014; Weiss et al. 2010)

lien verwendet. Sie können auch modifiziert werden, um Materialien zu zerkleinern, indem man ein Inline-Mahlsystem in die Maschine einbaut. Ein solches System wurde bereits zur Herstellung von emulgierten, groben Rohwürsten und Hackfleisch verwendet (Irmscher et al. 2015). Generell bestehen sie aus einer Vakuumpumpe, die ein Vakuum mit einer Drehschieberpumpe (Verdrängerpumpe) erzeugt (Abb. 3.7C). Das Material wird durch das Vakuum und die Wirkung der Schnecke im Trichter in die einzelnen Zellkammern gesaugt. Während sich die Kammern drehen und füllen, wird das Material am gegenüberliegenden Ende durch das Inline-Zerkleinerungs-gerät herausgedrückt, wodurch ein vier- bis sechsmal höherer Druck als bei einem herkömmlichen Mahlsystem entsteht (Weiss et al. 2010). Dies ermöglicht ein sehr ef-fizientes Zerkleinern, da Lochscheiben mit kleineren Durchmessern verwendet wer-den können. Vakuum-Füllwölfe wurden zur Herstellung von Hackfleisch auf pflanz-licher Basis verwendet, das mit einer herkömmlichen Mühle vorzerkleinert wurde.

- *Kutter* bestehen aus einer drehbaren Schüssel (bis zu 1000 L) und rotierenden Mes-sern, die in der Schüssel sitzen und das Material zerkleinern (Abb. 3.7A). Die Schüs-sel kann erhitzt und gekühlt werden, um Phasenübergänge zu erzeugen oder das Ma-terial zu erhitzen/kühlen. Mithilfe eines Deckels und einer Vakuumpumpe kann die Schüssel auch unter Vakuum betrieben werden. Kutter werden üblicherweise zum Zerkleinern und Emulgieren von Inhaltsstoffen verwendet und wurden bei der Her-stellung von Würsten auf Pflanzenbasis eingesetzt.

3.4.1.3 Homogenisatoren

Die Homogenisierung wird in der Regel eingesetzt, um eine Emulsion aus einer Öl- und Wasserphase zu bilden oder um die Größe der Tröpfchen in einer bestehenden Emulsion zu verringern. Homogenisatoren können auch dazu verwendet werden, um Biopolymerpartikel in einer kolloidalen Dispersion aufzubrechen. Die Verringerung der Partikelgröße in flüssigen Produkten ist wünschenswert, da sie ihre Stabilität gegenüber gravitationsbedingter Trennung und Aggregation erhöht und ihr Mundgefühl verbessert. Aus diesen Gründen wird die Homogenisierung häufig bei der Herstellung von Milch auf Pflanzenbasis eingesetzt. Die Homogenisierung kann mit verschiedenen Geräten durchgeführt werden, z. B. mit Hochleistungsdispergierern, Kolloidmühlen, Hochdruck-Ventilhomogenisatoren, Ultraschallhomogenisatoren und Microfluidizern. Der Hochdruck-Ventilhomogenisator ist jedoch das für diesen Zweck am häufigsten verwendete Gerät und wird daher im Folgenden näher beschrieben.

Hochdruckhomogenisatoren sind in der Lage mit 80.000 L pro Stunde hohe Produktionsleistungen zu ermöglichen, was für die großtechnische Herstellung ein Vorteil ist. Sie bestehen im Wesentlichen aus einem Elektromotor, einer Kolbenpumpe und einem Ventil. Die zu homogenisierende Flüssigkeit wird in das Gerät gesaugt und dann durch die Wirkung des Kolbens durch das Ventil gedrückt. Während die Flüssigkeit durch das Ventil strömt, ist sie starken Zerkleinerungskräften ausgesetzt, die die einzelnen Phasen oder Partikel aufbrechen und miteinander vermischen. Pflanzenmilch wird in der Regel bei einem Druck von etwa 100–250 bar homogenisiert, wobei ein Ventil mit einem Durchmesser von etwa 0,1 mm verwendet wird. Dadurch wird die Flüssigkeit auf Geschwindigkeiten von bis zu 400 m/s beschleunigt (Abb. 3.8) (Bylund 2015). Der Betriebsdruck kann hierbei durch Veränderung der Spaltweite des Ventils variiert werden: je kleiner der Spalt, desto höher der Druck.

Die hohen Geschwindigkeiten der Flüssigkeit im Homogenisator führen zu starken Scherkräften und Turbulenzen, die zum Aufbrechen der Tröpfchen beitragen. Zudem trägt die Kavitation zum Tropfenaufbruch bei. Kavitation tritt auf, weil sich der dynamische und statische Druck ändern, wenn sich die Strömungsgeschwindigkeit von Flüssigkeiten ändert, was durch die Bernoulli-Gleichung beschrieben wird:

$$\rho_0 + \frac{1}{2}\rho v^2 + \rho g h = \text{const.} \tag{3.1}$$

Dabei ist p_0 der statische Druck, ρ die Dichte, v die Strömungsgeschwindigkeit, g die Gravitationskonstante und h die Höhe. Der erste Term in dieser Gleichung ist der statische Druck, der aufgrund der zufälligen Bewegung der Moleküle entsteht. Der zweite Term ist der dynamische Druck, der mit der kinetischen Energie des Fluids zusammenhängt und parallel zur Fließrichtung wirkt. Der dritte Term ist der hydrostatische Druck.

Wenn keine äußeren Kräfte wirken, bewegen sich die Teilchen in der Flüssigkeit aufgrund ihrer thermischen Bewegung willkürlich in alle Richtungen, was zu einem

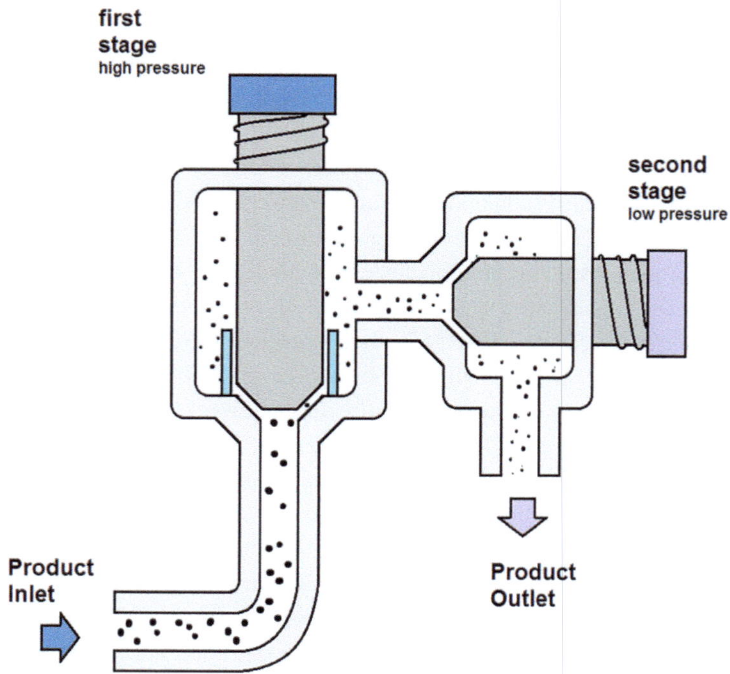

Abb. 3.8 Ventilaufbau eines zweistufigen Hochdruckhomogenisators. Die zweite Stufe zerkleinert mögliche Aggregate, die durch nur teilweise besetzte Grenzflächen entstehen können. Aus (Comuzzo und Calligaris 2019) unter CC BY 4.0 (http://creativecommons.org/licenses/by/4.0/)

statischen Druck führt. Während der Homogenisierung werden die Teilchen durch die Wirkung des Kolbens gezwungen, sich durch das Ventil zu bewegen, wodurch der dynamische Druck ansteigt und der statische Druck abfällt. Wenn sich die Partikel schnell genug bewegen, sinkt der statische Druck unter den Siedepunkt der Flüssigkeit, was zur Bildung kleiner Dampfblasen in der Flüssigkeit führt. Nach dem Verlassen des Ventils verlangsamt sich die Fließgeschwindigkeit wieder, da der Durchmesser des Rohrs zunimmt. Folglich sinkt der dynamische Druck und der statische Druck steigt an. Dadurch implodieren die gebildeten Dampfblasen nach dem Ventil, was in den Flüssigkeiten eine hydraulische Schockwelle erzeugt, die stark genug ist, um Öltröpfchen oder Biopolymerpartikel zu zerkleinern.

3.4.2 Separation und Fraktionierung

Pflanzensamen enthalten zahlreiche Bestandteile, die im Endprodukt erwünscht oder unerwünscht sein können. So müssen beispielsweise größere unlösliche Partikel wie Schalen oder Zellwandfragmente in der Regel vor der finalen Verarbeitung entfernt werden, da sie leicht sedimentieren (Milchalternativen), die Strukturbildung verhindern (Fleischalternativen) oder ein körniges Mundgefühl verursachen (Milchalternativen). Daher sind Trennungs- und Fraktionierungsverfahren erforderlich, um bestimmte Bestandteile während des Herstellungsprozesses selektiv zu entfernen. Um dieses Ziel zu erreichen, können verschiedene Arten von Geräten eingesetzt werden.

3.4.2.1 Dekanter Zentrifuge

Dekanter werden eingesetzt, um eine Flüssig-Flüssig-Trennung oder eine Flüssig-Fest-Trennung auf Grundlage der Dichteunterschiede der verschiedenen Phasen zu erreichen. Sie werden häufig verwendet, um bei der Herstellung von Pflanzenmilch große Partikel aus Suspensionen abzutrennen. Dadurch wird eine hohe Stabilität gewährleistet und sichergestellt, dass das Produkt homogenisiert werden kann und das Ventil nicht verstopft. Dekanter können zur Abtrennung von Partikeln mit einer Größe von mehr als 10 µm verwendet werden, selbst wenn diese in relativ hohen Konzentrationen vorliegen (ca. 9 bis 60 %) (Berk 2013). Sie sind außerdem in der Lage, bis zu mehreren zehntausend Litern pro Stunde zu verarbeiten. Die Hauptunterschiede zwischen einer Zentrifuge und einem Dekanter bestehen darin, dass ein Dekanter kontinuierlich arbeitet und dass die Suspension horizontal und nicht vertikal in das Gerät strömt.

Wenn die Suspension in den Dekanter gepumpt wird, gelangt sie in einen konischen, rotierenden Behälter mit einer Schnecke im Inneren, die sich ebenfalls dreht (Abb. 3.9). Wenn die Partikel durch die Einlaufzone in der Schnecke in die Trommel gelangen, werden sie durch Zentrifugalkräfte entsprechend ihrer Dichte getrennt. Partikel mit höherer Dichte lagern sich an den Trommelwänden ab, wo sie durch die Wirkung der Schnecke, die sich mit geringerer Geschwindigkeit als die Trommel dreht, komprimiert und am konischen Ende des Geräts ausgetragen werden. Im Gegensatz dazu fließt die geklärte Flüssigkeit durch die Flügel und wird am anderen Ende ausgeleitet.

Ein wichtiger Parameter des Dekanters ist die Förderleistung, die durch die folgende Gleichung beschrieben wird, die auf der Stokes'schen Gleichung basiert (Menesklou et al. 2021):

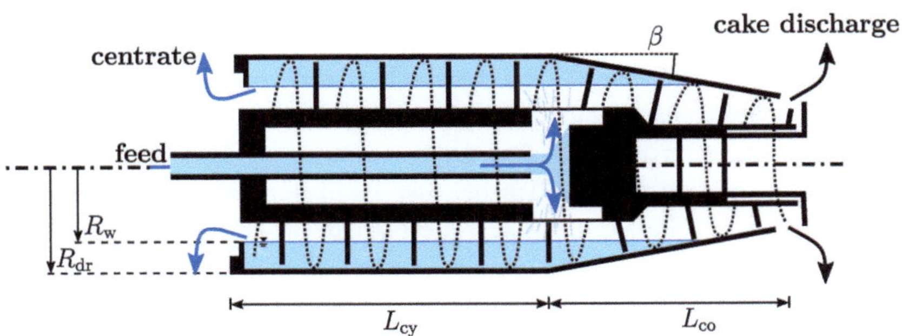

Abb. 3.9 Schematischer Aufbau einer Dekanterzentrifuge zur Fest-Flüssig-Trennung. Aus (Menesklou et al. 2021) unter CC BY 4.0 (https://creativecommons.org/licenses/by/4.0/)

$$\dot{V} = \frac{4\pi 3 \Delta\rho}{9\eta} d_p^2 n_{rot}^2 L_c R_c^2 \quad (\mathrm{m^3 s^{-1}}) \tag{3.2}$$

Hier ist $\dot{V}$ der Volumenstrom des Feeds (m3 s^{-1}), $\Delta\rho$ der Dichteunterschied zwischen der festen und der flüssigen Phase (kg m^{-3}), η die dynamische Viskosität der Flüssigkeit (Pa s), d_p ist der kleinste Partikeldurchmesser (m), n_{rot} ist die Rotationsgeschwindigkeit der Trommel (s^{-1}), R_c ist der charakteristische Radius (m) und L_c ist die charakteristische Länge (m), die von der Geometrie des Dekanters abhängt. Es ist anzumerken, dass die Stokes'sche Gleichung für hohe Volumenanteile nicht anwendbar ist und die Gleichung nur von einer 50 %igen Abtrennungseffizienz ausgeht (Menesklou et al. 2021). Dennoch verdeutlicht sie die wichtigen Parameter, die bei der Auswahl und dem Betrieb eines Dekanters zu berücksichtigen sind: der Dichteunterschied, die Partikelgröße und die Viskosität.

Ein weiterer wichtiger Parameter ist die Effizienz der Abtrennung durch den Dekanter (Haller et al. 2021):

$$\eta_{sep} = 1 - \frac{c_{centrate}}{c_{inlet}} \tag{3.3}$$

wobei c die Konzentration im Zentrat (Flüssigkeitsausgang) bzw. im Zulauf ist.

3.4.2.2 Hydrozyklone

Hydrozyklone werden auch zur Trennung von Flüssigkeit und Feststoffen bei der Herstellung einiger pflanzlicher Lebensmittel eingesetzt. Wie Dekanter basieren auch sie auf der Nutzung von Zentrifugalkräften zur Abtrennung der Partikel von Flüssigkeiten. Sie arbeiten jedoch in der Regel bei geringeren Feststoffgehalten, eignen sich für die Abtrennung von Partikeln mit einer Größe von mehr als 10 µm und die austretenden Feststoffe haben einen höheren Restwassergehalt. Hydrozyklone werden häufig zur Abtrennung von Stärke aus Suspensionen während der Proteinextraktion eingesetzt (Kap. 2). Im Gegensatz zu Dekantern werden die Partikel nicht durch die Wirkung eines rotierenden Elements beschleunigt, sondern durch die Zentrifugalbeschleunigung, die sich aus dem tangentialen Einpumpen der Dispersion in den Zyklon ergibt. Hydrozyklone kommen daher ohne bewegliche Teile aus. Der Aufbau eines Hydrozyklons mit einer konischen Form am unteren Teil des Zyklons und einer zylindrischen Form am Eingang ist schematisch dargestellt in Abb. 3.10.

Wenn die Suspension oben in den Zyklon eintritt, wird sie in ein rotierendes Strömungsmuster versetzt und die Trägheit der Partikel zwingt diese zur Wand. Die Trägheitskräfte werden größer, wenn sich die Partikel im konischen Teil des Zyklons nach unten bewegen, da die Rotationsgeschwindigkeit durch den geringeren Durchmesser zunimmt. Infolgedessen werden immer kleinere Teilchen abgeschieden, während sich die Suspension durch den Hydrozyklon nach unten bewegt. Durch die Wirkung der radialen Bewegung und der Schwerkraft gelangen die Partikel spiralförmig zum

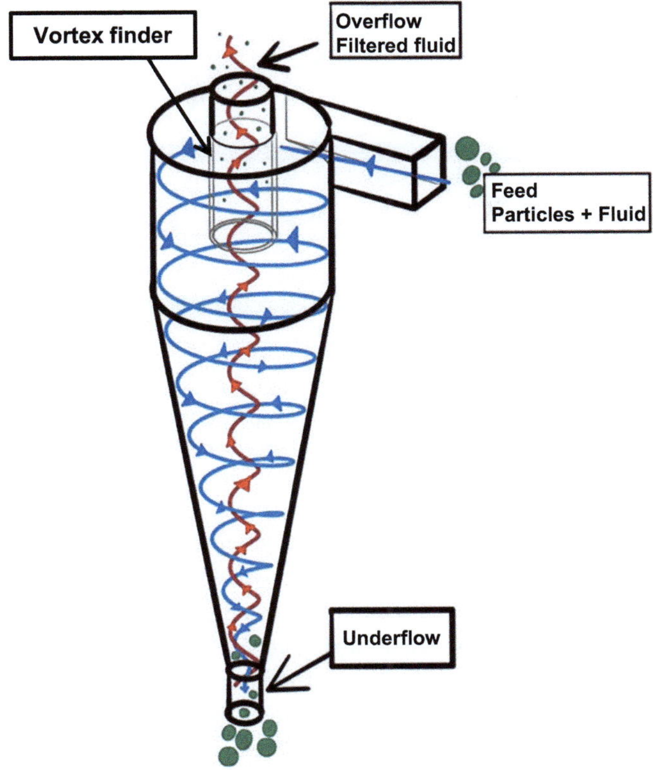

Abb. 3.10 Schematisches Funktionsprinzip eines Hydrozyklons, der zur Trennung von Feststoffen aus Flüssigkeiten verwendet wird. Modifiziert aus (Durango-Cogollo et al. 2020) unter CC BY 4.0 (http://creativecommons.org/licenses/by/4.0/).

Scheitelpunkt des Zyklons und werden ausgetragen. Da die Flüssigkeit näher im Zentrum rotiert und der „vortex finder" kleiner als die Kegelspitze ist, kehrt die Flüssigkeit ihre Strömung im konischen Teil um und wird durch Bildung eines inneren Vortex nach oben umgeleitet, wo sie durch den Überlauf austritt.

3.4.2.3 Filtrationsanlagen

Dekantierzentrifugen und Hydrozyklone setzen Zentrifugalkräfte ein, um Partikel in Suspensionen auf der Grundlage ihrer Dichteunterschiede zu trennen. Im Gegensatz dazu werden bei Filtrationstechniken die Partikel aufgrund ihrer Abmessungen (und manchmal auch aufgrund ihrer Oberflächeneigenschaften) mit Hilfe von semipermeablen Membranen getrennt und konzentriert. Die Filtrationstechniken werden je nach ihrem Aufbau in zwei Hauptgruppen eingeteilt: Dead-End-Filtration und Cross-Flow-Filtration. Bei der Dead-End-Filtration sammeln sich die Partikel auf der Membran an und bilden einen Filterkuchen, da die Strömung des Feeds senkrecht zur Membranoberfläche

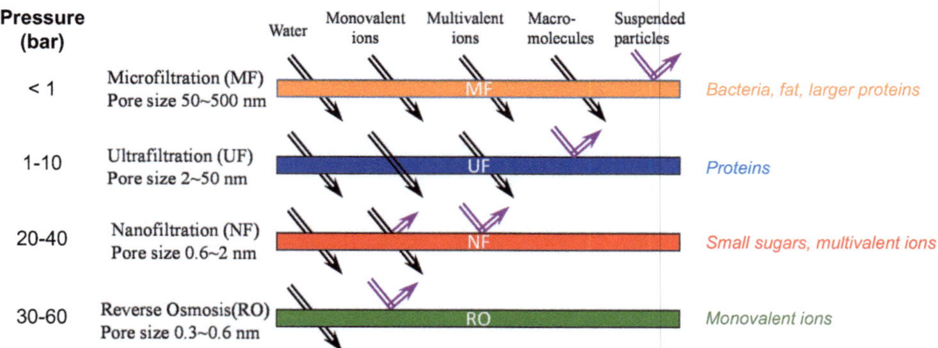

Abb. 3.11 Filtrationstechniken lassen sich nach ihrer Porengröße, der Größe der zurückgehaltenen Partikel und des angewandten Drucks klassifizieren. Geändert aus (Kotobuki et al. 2021) unter CC BY 4.0 (http://creativecommons.org/licenses/by/4.0/)

verläuft. Bei der Crossflow-Filtration wird ein kontinuierlicher Flüssigkeitsstrom parallel zur Membranoberfläche erzeugt, wodurch die Bildung eines Filterkuchens minimiert wird. Im weiteren Verlauf dieses Abschnitts konzentrieren wir uns auf die Querstromfiltration, da sie am häufigsten für Trenn- und Konzentrationszwecke eingesetzt wird.

Die verschiedenen Crossflow-Filtrationstechniken werden nach Art und Größe der abgetrennten Partikel klassifiziert: Umkehrosmose, Nanofiltration, Ultrafiltration und Mikrofiltration (Abb. 3.11). Bei all diesen Techniken wird das Ausgangsmaterial als *Feed* bezeichnet. Das *Permeat* ist hierbei das Produkt, welches durch die Membran fließt. Das zurückgehaltene Material heißt *Retentat*. Je nach Anwendung kann entweder das Permeat oder das Retentat der gewünschte Teil sein, der abgetrennt oder konzentriert werden soll. Die Filtrationsanlage besteht in der Regel aus einem Gestell, einem Zulaufbehälter, einem Filtrationsmodul, Schläuchen, Zulaufpumpe(n) und Retentat-/Permeatpumpen (falls erforderlich) (Abb. 3.12). Bei der Förderpumpe handelt es sich in der Regel um eine Zentrifugal-, Kolben-, Membran- oder Mohno-Pumpe, je nach Ausführung (Wagner 2001).

Die Feedpumpe ist für den Aufbau eines Überdrucks auf der Retentatseite verantwortlich. Die transmembrane Druckdifferenz erzeugt den Flux durch die Membran, der als Liter Permeat pro Quadratmeter Membranfläche pro Stunde ($l/m^2/h$) angegeben wird. Der Fluss wird hauptsächlich durch die Viskosität des Feeds, die Fläche der Membran und ihren Widerstand sowie durch die Tendenz zur Bildung einer Foulingschicht während des Betriebs beeinflusst (Kessler 2002). Der Transmembrandruck wird anhand der folgenden Gleichung berechnet:

$$\Delta p_{TM} = \frac{p1 + p2}{2} - p_3 \quad (\text{Pa}) \qquad (3.4)$$

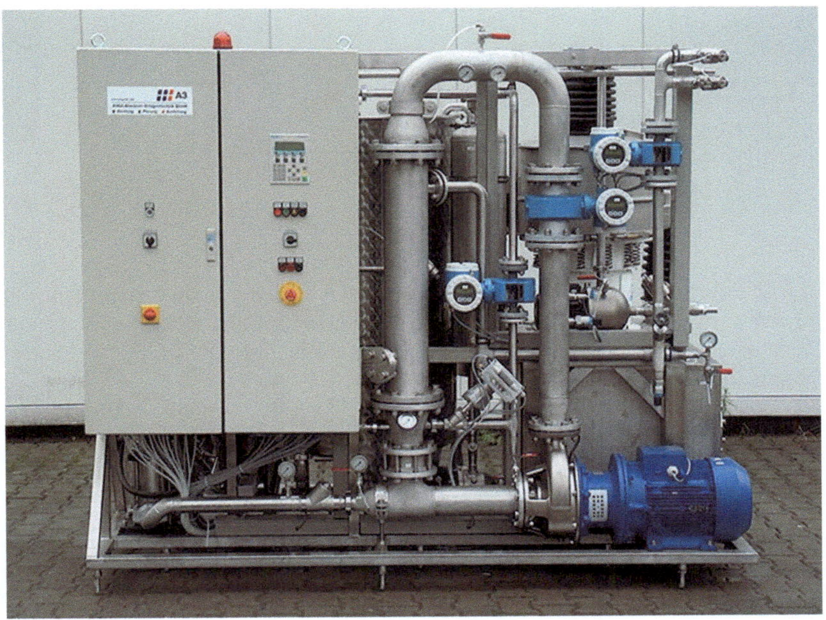

Abb. 3.12 Ein typischer Aufbau einer Ultrafiltrations-Pilotanlage. Aus (Gienau et al. 2018) unter CC BY 4.0 (http://creativecommons.org/licenses/by/4.0/)

Dabei ist p_{TM} der Transmembrandruck, p_1 der Druck des Feedstroms am Einlass (hoch), p_2 der Druck des Retentatstroms am Auslass (niedrig) und p_3 der Druck des Permeatstroms am Auslass.

Der Transmembrandruck induziert den Fluss durch die Membran und der Prozess wird so lange durchgeführt, bis ein bestimmter Konzentrationsfaktor erreicht ist (d. h. wenn eine gewünschte Konzentration erreicht). Der Konzentrationsfaktor und die Konzentration des Produkts im Retentat und Permeat lassen sich anhand der folgenden Gleichungen berechnen (PS Prozesstechnik 2021):

$$X = \frac{V_0}{V_k} \tag{3.5}$$

$$c_k = c_0\, X^R \tag{3.6}$$

$$\overline{c_p} = c_0 \frac{X}{X-1}(1-X)^{R-1} \tag{3.7}$$

In diesen Gleichungen ist R der „retention factor", der die Menge des gewünschten Produkts widerspiegelt, welches nicht durch die Membran gelangt:

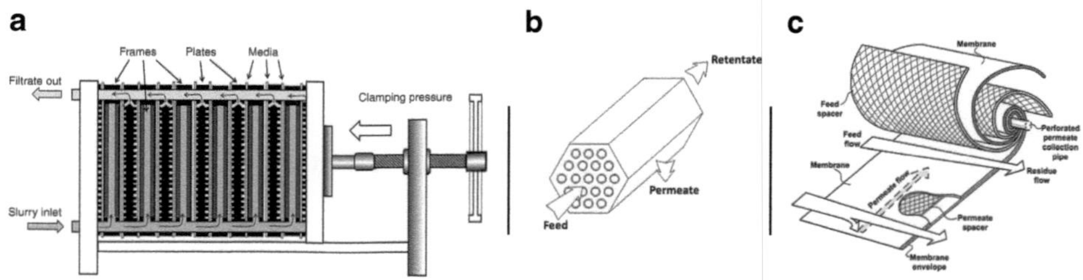

Abb. 3.13 Zur Abtrennung und Aufkonzentrierung von Partikeln werden verschiedene Membranmodulsysteme verwendet. A = Platte und Gestell; B = Keramik; C = Spiral. Aus (Abdul Latif et al. 2021; Gupta und Yan 2016; Hakami et al. 2020) mit Genehmigung von Elsevier und unter CC BY 4.0 (https://creativecommons.org/licenses/by/4.0/)

$$R = 1 - \frac{c_\mathrm{p}}{c_\mathrm{F}} \tag{3.8}$$

Dabei ist X der Konzentrationsfaktor, V_0 ist das Anfangsvolumen, V_k ist das Endvolumen, c_k ist die Endkonzentration des Produkts im Retentat, $\overline{c_\mathrm{p}}$ die Konzentration des Produkts im finalen Permeat und $c_\mathrm{p}/c_\mathrm{f}$ die aktuelle Produktkonzentration im Permeat- bzw. Feed.

Das Kernstück einer Membranfiltrationsanlage sind die Filtrationsmodule, die für den Trennungsprozess verantwortlich sind. In der Regel werden vier verschiedene Modultypen eingesetzt, wobei die Wahl des Moduls für eine bestimmte Anwendung von der Art des Materials und der Filtrationstechnik abhängt: „plate and frame" (Ultrafiltration), „tubular ceramic" (Mikrofiltration, Ultrafiltration), „spiral-wound" (Umkehrosmose, Nanofiltration, Ultrafiltration) und „hollow-fiber" (Bylund 2015). Das Membranmaterial muss auch nach der Art des Produkts und den Prozessbedingungen ausgewählt werden. So sind beispielsweise Membranen aus organischen Materialien (z. B. Celluloseacetat und Polysulfon) in der Regel weniger widerstandsfähig gegenüber extremen Umweltbedingungen wie hohen Temperaturen oder hohem/niedrigem pH-Wert als Membranen aus anorganischen Materialien (z. B. Aluminiumoxid). Ein Überblick über die verschiedenen Membrantypen wird hier gegeben und schematisch dargestellt in Abb. 3.13:

- *Plate and Frame* Module bestehen aus Kammern, die sandwichartig miteinander verbunden sind und die Membranen halten. Der Feed fließt zwischen den Membranen in definierten Strömungsmustern, ähnlich wie bei einem Plattenwärmetauscher.
- *Tubular ceramic* Module bestehen aus Filtern, die aus feinkörnigen anorganischen Keramikmaterialien hergestellt werden. In der Regel besteht das Modul aus mehreren inneren Kanälen, um die Filterfläche zu vergrößern.
- *Spiral-wound* Module bestehen aus einzelnen ineinander gerollten Schichten dünner einzelner Membranen, die durch einen Abstandshalter („Spacer") für den Feedeinlauf getrennt sind. Das Permeat strömt durch die Membran und wird durch den

Permeatspacer zum inneren des Moduls geführt. Schichten von Membranen und Spacern (z. B. Spacer – Membran – Permeatkollektor – Membran – Spacer – Membran – Permeatkollektor) werden ineinander gerollt, um einen hohen Durchsatz und eine große Filtrationsfläche zu erzielen.

- *Hollow fiber* Module werden oft als Kartuschen geliefert, die mehrere Hohlfasermembranen aus Polymeren wie Celluloseacetat oder Polysulfon enthalten. Eine Kartusche enthält mehrere hohle Membranen, die für die Filtrationsleistung verantwortlich sind.

Membranfiltrationssysteme werden häufig bei der Herstellung von Lebensmitteln und Zutaten auf Pflanzenbasis eingesetzt. So wurden beispielsweise Hohlfaser-Ultrafiltrationsanlagen mit Polysulfonmembranen mit einem Molekulargewichts-Cut-off von 10 kDa verwendet, um Sojamilch mit einem Flux von 3,13 L/m^2/h zu konzentrieren (Giri und Mangaraj 2014). Die Filtration verringerte die Konzentration von Antinährstoffen (Cut-off von 20 kDa) im Endprodukt und erwies sich als nützlich für die Konzentrierung von Sojamilch vor der Weiterverarbeitung, z. B. für die Herstellung von Joghurt auf Pflanzenbasis.

3.5 Texturierungsverfahren

Echte Fleisch- und Fischprodukte sind halbfeste Materialien mit faserigen Muskelstrukturen, die aus zahlreichen Arten von Proteinen bestehen (Kap. 6). Die einzigartigen physikochemischen und sensorischen Eigenschaften dieser Produkte werden stark von ihrer faserigen Struktur bestimmt. Eine große Herausforderung bei der Herstellung von Fleisch- und Fischalternativen besteht daher darin, diese faserige muskuläre Struktur mithilfe von Pflanzenproteinen zu imitieren (Grossmann und Weiss 2021)[1]. Bei den meisten in Pflanzen vorkommenden Proteinen handelt es sich um Speicherproteine. Diese sind in der Regel in kleine dichte Partikel (Proteinkörper) verpackt sind bis sie von der wachsenden Pflanze ein Signal zur Freisetzung erhalten (Grossmann und Weiss 2021). Diese Speicherproteine haben daher in der Natur eine ganz andere Funktion als die der Muskelproteine bei Tieren. Die einzelnen Speicherproteine sind in der Regel globuläre Proteine mit annähernd kugelförmigen Strukturen, die einen Durchmesser von einigen Nanometern haben (Abb. 3.14) (Glantz et al. 2010; Guo et al. 2012). Folglich sind Umwandlungsprozesse erforderlich, um diese kugelförmigen Proteine in ein anisotropes (richtungsabhängiges) 3D-Fasernetz umzuwandeln, das der Textur von Muskelfasern äh-

---

[1] Die faserigen Strukturen von Fleisch- und Fischprodukten können mit einigen Pilzarten (wie *Fusarium venenatum*) nachgeahmt werden, die proteinreiche faserige Hyphen produzieren (Dai et al. 2021). Diese Pilze wurden zur Herstellung von Fleisch- und Fischalternativen verwendet (sind aber taxonomisch gesehen keine Pflanzen).

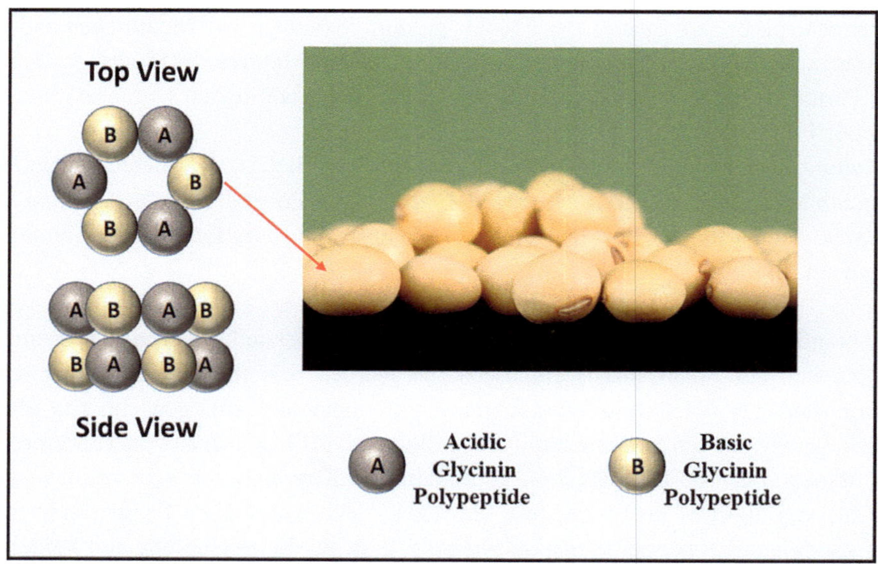

Abb. 3.14 Die globulären Proteine in pflanzlichen Zutaten liegen häufig als Multimere vor, die physikalisch und/oder kovalent miteinander verbunden sind (was den Denaturierungs- und Aggregationszustand beeinflusst). Gezeigt ist der schematische Strukturaufbau der nativen Form des 11S-Glycinin-Moleküls (Soja), das sich aus sauren (A) und basischen (B) Polypeptidketten zusammensetzt. Bild von Sojabohnen von CSIRO (Creative Commons 3.0). Nachgedruckt aus (McClements und Grossmann 2021) mit Genehmigung von Elsevier

nelt. Diese Muskelfasern reagieren unterschiedlich auf Spannungen, die entweder senkrecht oder parallel zu ihrer Orientierungsrichtung wirken können. Typischerweise unterscheiden sich die erforderlichen Spannungen in paralleler und senkrechter Richtung in faserigen Strukturen, um diese zu Dehnen oder zu Stauchen (McClements et al. 2021).

Aus kugelförmigen Pflanzenproteinen können faserige Strukturen durch Prozessierung erzeugt werden, was zu einer Entfaltung und Aggregation führt. Üblicherweise werden zur Herstellung von Fleischalternativen auf pflanzlicher Basis pulverförmige Proteinisolate oder -konzentrate und nicht ganze Pflanzensamen verwendet. Dies erleichtert die Handhabung und Lagerung des Rohmaterials, bedeutet aber auch, dass das Pulver vor der Verwendung rehydriert werden muss. In der Regel werden die pflanzlichen Proteinpulver daher vor der Weiterverarbeitung mit Wasser vermischt.

Zwei Arten von Geräten werden derzeit kommerziell zur Herstellung von Fleischalternativen aus Pflanzenproteinen verwendet: Extruder und Scherzellen. Beide Geräte nutzen thermomechanische Verfahren, um aus Pflanzenproteinen faserige, halbfeste Strukturen zu erzeugen. Extruder werden seit über einem Jahrhundert eingesetzt, wobei das erste Patent 1869 angemeldet wurde (Bouvier und Campanella 2014). Seitdem werden sie in allen möglichen Industriezweigen eingesetzt. In der Lebensmittelproduktion werden Extruder für die Herstellung zahlreicher Lebensmittel eingesetzt, darunter Frühstücksflocken, Snacks, Knäckebrot und Teigwaren. Seit den 1960er Jahren werden Extruder auch zur Herstellung von Fleischalternativen eingesetzt. Die Scherzelle wurde in den frühen 2000er Jahren von Forschern der Universität Wageningen in den Niederlanden als Mittel zur Strukturierung von Proteinen entwickelt (Manski et al. 2007). Dieses Gerät wird derzeit von Rival Foods zur Herstellung von Fleisch- und Meeresfrüchteprodukten auf pflanzlicher Basis verwendet. Beide haben jedoch das gleiche Ziel: die Entfaltung der kugelförmigen Pflanzenproteine und ihre Umstrukturierung in eine anisotrope faserige viskoelastische Matrix.

3.5.1 Extrusion

Extruder sind derzeit die am weitesten verbreitete Methode zur Herstellung pflanzlicher Fleischalternativen. Je nach Verwendungszweck gibt es Lebensmittelextruder mit einer Leistung von wenigen Gramm pro Stunde bis hin zu mehreren tausend Kilogramm pro Stunde. Die kleineren Geräte werden für Forschungs- und Entwicklungszwecke eingesetzt, während die größeren für die kommerzielle Produktion verwendet werden. Extruder sind weit verbreitet, weil sie mehrere Arbeitsschritte in einem Gerät vereinen: Mischen, Erhitzen und Strukturieren. Außerdem können sie kontinuierlich betrieben werden, was für die Großproduktion von Vorteil ist. Ein Extruder besteht aus drei Hauptteilen: einem Elektromotor (mit einer Leistung von mehreren hundert kW), einer oder zwei segmentierten Schnecken, die in einen temperaturgeregelten Zylinder („barrel") eingebettet sind, und einer Düse, durch die das Produkt extrudiert wird. Ineinandergreifende Doppelschneckenextruder werden üblicherweise für die Herstellung von Fleisch auf pflanzlicher Basis verwendet.

Bei dieser Geräteversion ist der temperaturgeregelte Zylinder mit zwei Schnecken ausgestattet, die sich in der gleichen Richtung ineinander drehen (Co-Rotation). Das gleichlaufende System ermöglicht eine hohe Mischeffizienz und eine Produktionsleistung von bis zu 1000 kg pro Stunde mit dem derzeit für die pflanzliche Fleischproduktion verwendetem Design. Gravimetrische oder volumetrische Dosierer werden verwendet, um das pulverförmige Protein in den Einzugsbereich des Extruders zu dosieren, während Pumpen verwendet werden, um Wasser in den zweiten Bereich einzuleiten. Öle können am Anfang oder am Ende des Zylinderabschnitts zugegeben werden (Kendler et al. 2021). Der Zylinder und die Schnecke sind in verschiedene Abschnitte unterteilt, um die Verarbeitung und Umwandlung von Materialien unter verschiedenen Betriebsbedingungen zu erreichen. Die Schneckenelemente sind so konzipiert, dass sie während des Extrusionsprozesses verschiedene Aufgaben erfüllen: Fördern, Mischen, Kneten, Verdichten und Scheren. Einige Beispiele für üblicherweise verwendete Schneckenelemente sind in Abb. 3.15 dargestellt.

Die in der Extrusion verwendeten Schneckenelemente lassen sich nach ihrer Steigung (die Steigungslänge (der Abstand einer vollen Umdrehung) geteilt durch den Schnecken-

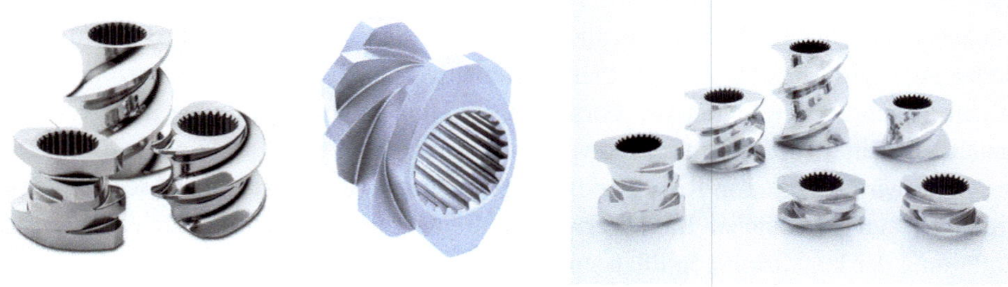

Abb. 3.15 Die Extruderschnecke wird aus verschiedenen Elementen zusammengesetzt. Die Funktion der jeweiligen Elemente wird im Text näher beschrieben. Bei den abgebildeten Schneckenelementen handelt es sich um Förderelemente mit unterschiedlichen Steigungen und Knetblöcke mit verschiedenen Dicken. Die Bilder wurden freundlicherweise von der Coperion GmbH (Stuttgart, Deutschland) zur Verfügung gestellt

durchmesser) und ihrem Verwendungszweck charakterisieren. Die Schnecke und andere Elemente im Inneren eines Extruders erfüllen je nach Konstruktion unterschiedliche Aufgaben (Maskan und Altan 2012; Riaz 2000):

- Elemente mit großen Steigungen werden typischerweise in der Einzugszone verwendet. Diese Schnecken haben ein großes freies Volumen und eine hohe Förderleistung.
- Elemente mit mittleren Steigungen werden in den Knet- und Schmelzabschnitten verwendet.
- Elemente mit kurzen Steigungen werden im Dosierbereich des Extruders und vor der Düse eingesetzt, um den Druck zu erhöhen.
- Mischelemente sind so konzipiert, dass sie die Strömung brechen, den Füllstand erhöhen und durch Reibung mechanische Energie in Wärme umwandeln. Häufig verwendete Mischelemente sind Paddelblöcke (Abb. 3.15, vorderes linkes Element), die in verschiedenen Geometrien angeordnet sein können, um unterschiedliche Misch-, Scher- und Förderwirkungen zu erzielen.
- Abgeschnittene Schnecken sind Standardschnecken, die wie Zahnräder konstruiert sind, um das Durchmischen zu verbessern.
- Reverse-Elemente erhöhen den Strömungswiderstand und den Druck, was zu einem Aufstauen und erhöhter Mischeffizienz führt.

Für die Herstellung von Fleischalternativen wurde typischer ein Schneckenaufbau mit einer Schnecke mit einem Längen-Durchmesser-Verhältnis (L/D) > 20 eingesetzt, die aus Vorwärtsförderelementen mit abnehmender Steigung und Mischelementen in den ersten Abschnitten zusammengesetzt war. Darauf folgend wurden Knet-, Scher-, Rückwärts- und Vorwärtsförderelemente im mittleren Abschnitt des Extruderzylinders und Vorwärtsförderelementen im letzten Abschnitt vor der Düse angewendet (Caporgno et al.

2020; Pietsch et al. 2017). Im Prinzip kann dieselbe Schneckenkonstruktion für die Extrusion mit niedrigem und hohem Feuchtigkeitsgehalt verwendet werden (2019).

Die Temperaturen in den verschiedenen Abschnitten eines Extruders werden durch den beheizten Zylinder geregelt. In der Einzugszone ist der Extruder nicht beheizt und wird ungefähr auf Raumtemperatur gehalten, um das Material ohne Hitzeeinfluss in die Schnecke einzuziehen. In den folgenden Abschnitten wird der Zylinder auf Temperaturen unter 100°C erhitzt, um das Pulver zu hydratisieren und zu mischen. In den mittleren Abschnitten werden Zylindertemperaturen von etwa 100°C verwendet. In den letzten Abschnitten werden Zylindertemperaturen von 140 bis 160°C verwendet, um die gewünschte Denaturierung der Proteine zu erreichen (Pietsch et al. 2019). Beim Durchlaufen der verschiedenen Abschnitte des Extruders werden die Rohstoffe (Pflanzenproteine und andere Inhaltsstoffe) gemischt, geschert, hydratisiert und erhitzt. Dies führt dazu, dass die kugelförmigen Proteinmoleküle denaturiert werden, wodurch reaktive funktionelle Gruppen an ihren Oberflächen, wie unpolare und Thiolgruppen, freigelegt werden. Infolgedessen neigen sie dazu, sich im weiteren Verlauf des Extruders aufgrund von hydrophober Anziehung und der Bildung von Disulfidbindungen mit anderen Proteinen zu verbinden (je nach Protein).

Nach dem Zylinderteil wird die erhitzte Masse in die Düse geleitet, die hauptsächlich für die Strukturierung der Proteine in eine anisotrope Form verantwortlich ist. Der Feuchtegehalt und die Art der verwendeten Düse bestimmt die Art des erzeugten Endprodukts: „low- and high moisture meat alternatives" (Abb. 3.16).

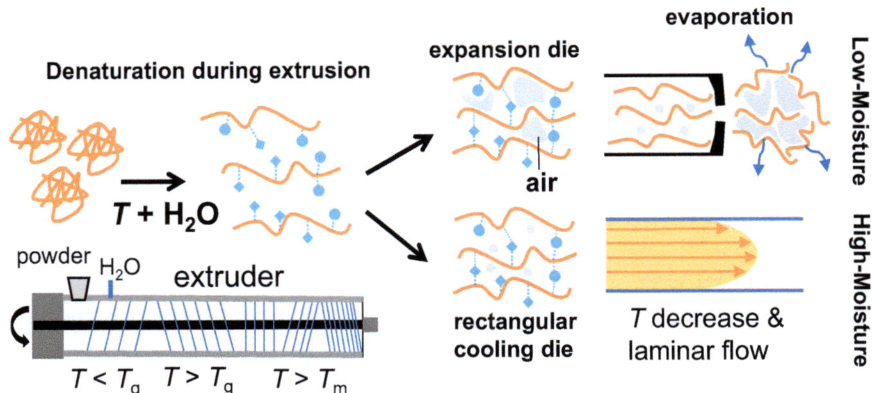

Abb. 3.16 Schematische Darstellung von Extrusionsverfahren zur Herstellung von texturiertem Pflanzenprotein mit niedrigem und hohem Feuchtigkeitsgehalt. Das Extrusionsverfahren und die dazugehörige Ausrüstung bestehen in der Regel aus Motor, Pulverdosierer, Wasserdosiervorrichtung (Pumpe), Extruderzylinder mit Schnecke(n), verschiedenen Elementen wie Förder- und Knetblöcken, „Breaker plate" (Lochplatte mit kleinen Löchern zwischen Zylinder und Düse, um das Material zu trennen und in eine zylindrische Form zu pressen), Kühldüse mit Kühlvorrichtung und Düsenauslass. Abkürzungen: T_g = Glasübergangstemperatur, T_m = Denaturierungstemperatur

Texturierte Pflanzenproteine mit niedrigem Feuchtigkeitsgehalt werden durch Extrudieren von proteinreichen Pulvern bei niedrigem Wassergehalt (<50 %) hergestellt. Diese Produkte werden mit einer kurzen Formdüse hergestellt. Die einfachste Geometrie dafür ist eine Lochdüse. Bei diesem Düsentyp werden die Proteine durch den Druckabfall von ca. 20 bis 100 bar am Düsenausgang strukturiert. Wie bereits beschrieben, beträgt die Temperatur im letzten Teil des Zylinders etwa 140–160°C und das Produkt steht aufgrund der Kompressionswirkung der Schnecke und der hohen Temperaturen unter Druck. Das Material wird hydratisiert und über die Glasübergangstemperatur erhitzt, was zur Bildung einer gummiartigen Masse führt. Ein weiterer Temperaturanstieg erfolgt dann, um die Temperatur über die Denaturierungstemperatur zu erhöhen und um die Masse in eine fließfähige Schmelze umzuwandeln. Beim Austritt aus der Düse kommt es zu einem plötzlichen Druckabfall und die heiße Proteindispersion dehnt sich durch die schnelle Verdampfung des Wassers aus. Die Verdampfung des Wassers bewirkt, dass sich die Proteinmoleküle zu anisotropen Strukturen entlang der Verdampfungsrichtung ausrichten. Die fließfähige Schmelze im Extruder wird nun durch den plötzlichen Temperaturabfall und den Entzug von Wasser bei einem Wassergehalt von etwa 20 % und Temperaturen unterhalb der Glasübergangstemperatur verfestigt, was zur Bildung von neuen Bindungen zwischen den Proteinmolekülen führt. Diese texturierten pflanzlichen Proteine werden in der Regel nach dem Extruder einem weiteren Trocknungsschritt unterzogen, um ihre Haltbarkeit zu verlängern. Dadurch kann das Produkt bei Raumtemperatur gelagert werden. Das Endprodukt ist ein trockenes Produkt mit einem Wassergehalt von ungefähr 7 %, das vor dem Verzehr rehydriert werden muss. Typische Namen dafür sind „Texturized Vegetable Protein (TVP)" oder „Low-moisture Protein Extrudate/Meat Alternative".

Nassextrusion („High Moisture Meat Alternatives") von proteinreichen Pulvern erfolgt bei einem hohen Wassergehalt (etwa 50–70 %). Dies wird durch das Anbringen einer Kühldüse erreicht, die einen schnellen Druckabfall am Ausgang der Düse verhindert und somit das Wasser in der Proteinstruktur hält. Dieses Verfahren wird üblicherweise als „Extrusion mit hohem Feuchtigkeitsgehalt" oder „Nassextrusion" bezeichnet und wird in der Regel bei Drücken von <30 bar vor der Düse durchgeführt (Pietsch et al. 2019). Nach der Düse wird das texturierte Protein geschnitten und zur weiteren Verarbeitung (z. B. Einfrieren, Zerkleinern, Marinieren oder Braten) transportiert.

In der Regel hat die Kühldüse eine rechteckige Schlitzform, wodurch die Proteinschmelze eine quaderförmige Struktur erhält (Abb. 3.17). Beispielsweise wurde in Studien eine Kühldüse mit den Abmessungen $15 \times 30 \times 380$ mm ($H \times B \times L$) mit einem Schneckendurchmesser von 25,5 mm und einem L/D von 29 verwendet (Pietsch et al. 2017). Ein Nachteil dieser Form ist jedoch die begrenzte Produktionsmenge, da die Abmessungen durch die Kühlleistung der Düse begrenzt sind und die Kühlung wiederum direkt mit den Strukturierungseigenschaften zusammenhängt. Daher werden derzeit neue Düsen entwickelt, bei denen z. B. doppelzylindrische Formen verwendet werden, um die

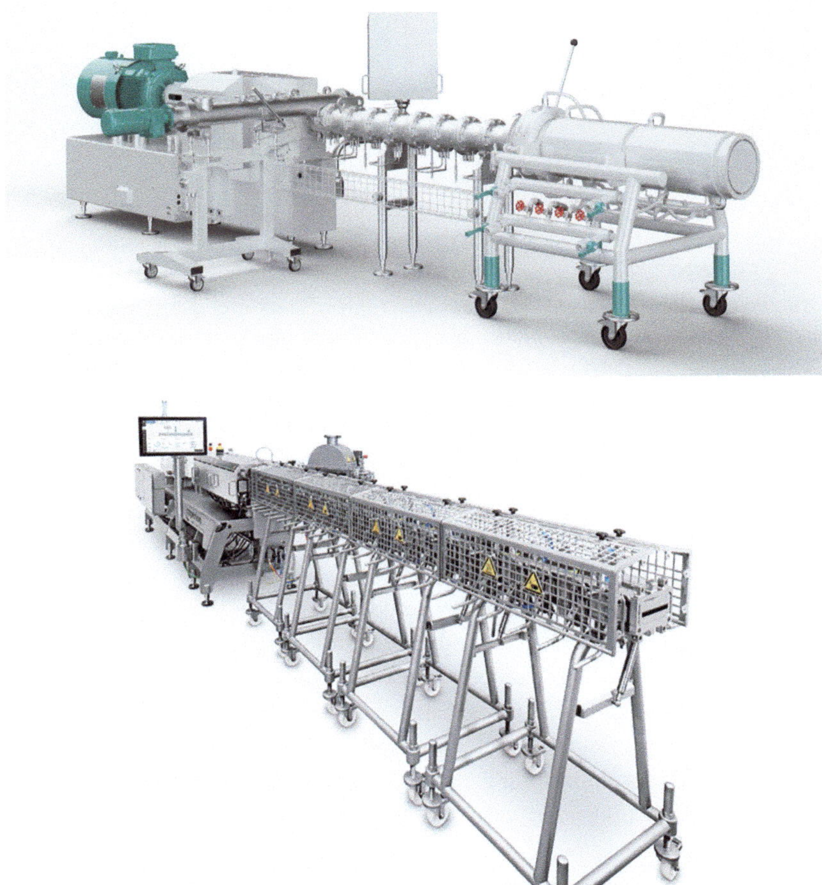

Abb. 3.17 Bei der Herstellung von Fleischalternativen durch Nassextrusion in einem Extruder wird das Material zur thermomechanischen Verarbeitung in den Extruder dosiert und in die Kühldüse gefördert. In der Düse wird das Material unter 100°C abgekühlt und eine anisotrope Struktur gebildet. *Oben:* Zylindrisches Kühldüse PolyCool1000 auf einem PolyTwin-Extruder BCTF93 (Schneckendurchmesser 93 mm, maximale Leistung 630 kW). In diesem Aufbau gelangt das Material von links über den Mischer in den Extruder. Im Mischer wird das Pflanzenproteinpulver und Wasser gemischt und hydriert. Nachdruck mit Genehmigung der Bühler AG (Uzwil, Schweiz). *Unten:* Quaderförmige Kühldüse an einem Doppelschneckenextrusionssystem ZSK 43. Nachdruck mit Genehmigung der Coperion GmbH (Stuttgart, Deutschland)

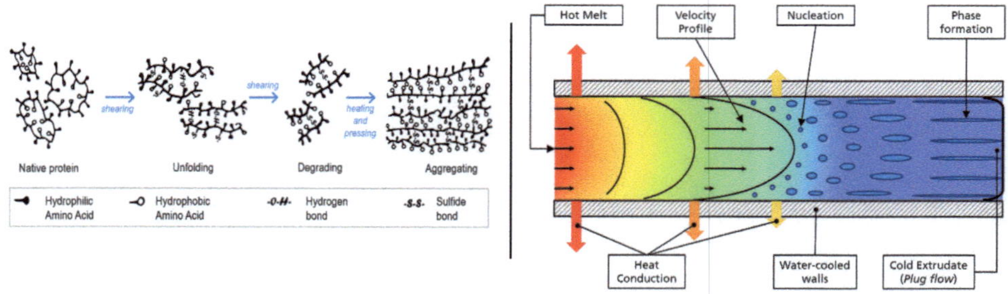

Abb. 3.18 Potenzieller Mechanismus der anisotropen Strukturbildung während der Nassextrusion. Die meisten Bindungen werden bei hohen Temperaturen aufgelöst und bei niedrigeren Temperaturen neu gebildet. Das Strömungsmuster, Phasenseparation und die Abkühlung in der Kühldüse führen zur Bildung anisotroper Strukturen (rechts). Aus (Zahari et al. 2020) unter CC BY 4.0 (http://creativecommons.org/licenses/by/4.0/) und nachgedruckt mit Genehmigung von Elsevier aus (Sandoval Murillo et al. 2019)

für die Wärmeleitung verfügbare Fläche zu vergrößern. Diese Art von Düsenform ermöglicht eine Produktionsmenge von bis zu 1000 kg/h (Abb. 3.17).

Bei beiden Kühldüsentypen wird die Proteindispersion nach der Schnecke in die Düse gepresst. Dabei werden der Druck und die Temperatur reduziert, was zur Bildung anisotroper Strukturen führt. Die Temperatur des Materials in der Düse wird in der Regel mit temperiertem Wasser (20–80°C) gesenkt, welches den Mantel der Düse kühlt. Die genaue Art der Strukturbildung in der Düse während des Extrudierens ist immer noch umstritten und viele Forschungsgruppen arbeiten daran, die genauen Mechanismen aufzudecken. Es wurde hypothesiert, dass die Proteinbindungen sich im Extruderzylinder bei hohen Temperaturen schwächen (mit Ausnahme der hydrophoben Bindungen, die sich mit steigender Temperatur verstärken) und sich anschließend in der Kühlmatrize teilweise neu bilden (Cornet et al. 2021). Somit befindet sich das Material in einem teilweise aggregierten Zustand, wenn es den Extruder verlässt und in die Düse gedrückt wird, wo es dann in einem laminaren Strömungsmuster fließt. Sobald es in der Düse abkühlt, werden neue Bindungen gebildet. Dies geschieht zuerst in der Nähe der gekühlten Wand während das Material fließt (Abb. 3.18).

Wandnahe Proteinmoleküle werden schneller abgekühlt und gehen so früher anziehende Wechselwirkungen mit ihren Nachbarn ein. Dadurch erhöht sich die Viskosität und die Masse bewegt sich so lokal in wandnähe langsamer. Außerdem werden sie durch die Scherspannung an der Wand im Vergleich zu den Molekülen in der Mitte verlangsamt. Daher fließt das Material im mittleren Bereich schneller und kühlt langsamer ab. Infolgedessen bildet sich eine anisotrope Struktur. Dieses Phänomen wird durch die Ausfällung von Proteinen bei niedrigeren Temperaturen begünstigt, da es zur Bildung von proteinreichen und proteinarmen Bereichen im Material führt, was auch als spinodale Phasentrennung bekannt ist (Sandoval Murillo et al. 2019). Diese phasengetrennten Bereiche werden anschließend durch die vorherrschenden Scherspannungen in der

Düse verformt (Abb. 3.18). Auch dies geschieht zuerst in der Nähe der Wand und setzt sich nach und nach bis zur Mitte der Düse fort. Phasentrennungen scheinen also eine wesentliche Rolle bei der Bildung solcher Strukturen während der thermomechanischen Verarbeitung zu spielen, da sie auch bei der Scherzellenverarbeitung (siehe nächstes Kapitel) beobachtet wurden. Hierbei werden vor allem Polysaccharide und Proteinmischungen unter segregativen Bedingungen eingesetzt, um die Phasentrennung zu erzeugen (Abschn. 3.2.1.1) (Cornet et al. 2021). Solche Phasentrennungen unterbrechen die Bildung von Protein–Protein-Wechselwirkungen und erzeugen so individuelle makromolekulare Proteinstrukturen, was die Bildung anisotroper Strukturen begünstigt. Kürzlich haben Forscher berichtet, dass bei der Extrusion von Fleischalternativen keine neuen Bindungen gebildet werden (Wittek et al. 2021). Wahrscheinlich ändern sich die Art und die Gesamtzahl der Bindungen nicht wesentlich, wohl aber ihre räumliche Lage. So können sich die Bindungen beispielsweise von intramolekularen zu intermolekularen Bindungen ändern. Zudem hängt dies auch stark vom Proteinausgangsmaterial ab (Nasrollahzadeh et al. 2023). Weitere Forschungsarbeiten sind eindeutig erforderlich, um die molekularen und physikochemischen Ursachen für die Strukturbildung in Fleischalternativen während der Extrusion vollständig zu verstehen.

Ein wichtiger Prozessparameter, der sich auf die Effizienz der Extrusion auswirkt, ist der spezifische mechanische Energieeintrag (SME), der den Energieeinsatz pro Masseneinheit beschreibt (J kg^{-1}). Dieser Parameter wird von mehreren Parametern beeinflusst, darunter die Prozesstemperatur, die Schneckenanordnung und vom Düsendesign. Der SME ist hilfreich, um die Auswirkung verschiedener Behandlungsbedingungen auf die Rohstoffe zu vergleichen oder einen Extrusionsprozess zu entwerfen und von der Pilotanlage auf die Großproduktion zu übertragen. Die SME kann mit dem folgenden Gleichungen berechnet werden (Pietsch et al. 2017):

$$\mathrm{SME} = \frac{P - P_0}{\dot{m}} = \frac{\frac{n}{n_{\max}} \frac{M_{\mathrm{d}} - M_{\mathrm{d,empty}}}{100}}{\dot{m}} P_{\max} \quad (\mathrm{kJ\ kg}^{-1}) \tag{3.9}$$

Dabei sind n und $n_{\max}$ die tatsächliche und maximale Schneckendrehzahl (s^{-1}), M_{d} und $Md_{,\mathrm{leer}}$ das tatsächliche und das Leerlaufdrehmoment (%), $\dot{m}$ der Gesamtmassenstrom (kg h^{-1}), und $P_{\max}$ die maximale Motorleistung (W).

Unter der Annahme, dass keine Druckverluste auftreten, kann die durchschnittliche Scherrate für Förderelemente in einem Extruder nach folgender Gleichung berechnet werden (Vergnes 2021):

$$\dot{\gamma} = \frac{2\pi NR}{60h} \quad (\mathrm{s}^{-1}) \tag{3.10}$$

Dabei ist $\dot{\gamma}$ die durchschnittliche Scherrate, N die Drehzahl (ausgedrückt in U/min oder rpm), R der Schneckenradius und h die Tiefe der Schneckenelemente. Zur Berechnung der Scherrate in der Kühldüse (unter der Annahme, dass kein „wall slip" auftritt) kann außerdem die folgende Gleichung verwendet werden (Cornet et al. 2021):

$$\dot{\gamma}_{\text{scheinbar}} = \frac{6\dot{Q}_{\text{net}}}{wh^2} \quad (\text{s}^{-1}) \tag{3.11}$$

In dieser Gleichung ist $\dot{\gamma}$ die Scherrate in der Düse, w die Breite der Düse, h die Höhe der Düse und $\dot{Q}_{net}$ die volumetrische Durchflussmenge.

Ein weiterer wichtiger Parameter beim Extrudieren ist die spezifische Wärmeenergie (specific thermal energy, STE) (Caporgno et al. 2020):

$$\text{STE} = c_{\text{p}}(T)dT \quad (\text{kJ kg}^{-1}) \tag{3.12}$$

Dabei ist c_{p} *(T)* die temperaturabhängige Wärmekapazität des Materials und dT ist die inkrementelle Temperaturdifferenz. Phasenübergänge werden in dieser Gleichung nicht berücksichtigt, sie können jedoch durch Hinzufügen der effektiven Schmelzenthalpie ΔH_{m} einbezogen werden. Dies ist besonders wichtig für Formulierungen, die Fette enthalten, die während des Extrusionsprozesses schmelzen oder kristallisieren.

Insgesamt wurde der Extrusionsprozess schon für verschiedene Pflanzenproteine erfolgreich zur Herstellung von Fleisch auf Pflanzenbasis verwendet. Zum Beispiel wurde Sojaproteinkonzentrat (Pietsch et al. 2019), Sojaproteinisolat (Wittek et al. 2021), Erbsenproteinisolat (Beck et al. 2017; Ferawati et al. 2021), Ackerbohnenkonzentrat (Ferawati et al. 2021), Lupinenprotein-Isolat/Konzentrat (Palanisamy et al. 2019) und andere (Mosibo et al. 2020) erfolgreich eingesetzt.

3.5.2   Scherzelle

Die von der Universität Wageningen in den Niederlanden entwickelte Scherzelle wird zunehmend zur Herstellung von Fleischalternativen verwendet. Ursprünglich wurde dieses Gerät entwickelt, um die Strukturierung von Proteinen durch Scherkräfte besser zu verstehen und zu kontrollieren. Es ist herausfordernd, die Strukturierung von Proteinen im Extruders zu kontrollieren, zu modellieren und zu verstehen. Im Gegensatz dazu sind die Parameter in einer Scherzelle leichter zu kontrollieren (wie Schergeschwindigkeit, Temperatur und Druck), was die Modellierung und das Verständnis des Strukturierungsprozesses erleichtert. Ein weiterer Vorteil der Scherzellentechnologie besteht darin, dass die hergestellten Fleischalternativen den Abmessungen ganzer Teilstücke (z. B. Hühnchenbrust) von tierischen Produkten wie Rind, Hühnchen oder Fisch ähnlicher sind, insbesondere was ihre Höhe betrifft. Allerdings hat die Scherzelle auch einige Nachteile. Sie hat einen geringeren Durchsatz als die Extrusion, da es sich um ein Batchverfahren handelt und die Materialien vor der Verarbeitung gemischt werden müssen. Außerdem sind bei der Scherzellenverarbeitung längere Verweilzeiten erforderlich (bis zu 20 min) als beim Extrusionsprozess (30 s bis 3 min).

In der Regel werden für die Herstellung von Fleischalternativen mit der Scherzelle ähnliche Rohstoffe wie bei der Extrusion verwendet. Ein pflanzliches Proteinmaterial (in der Regel ein Konzentrat oder Isolat) wird mit Wasser und einem Polysaccharid (falls

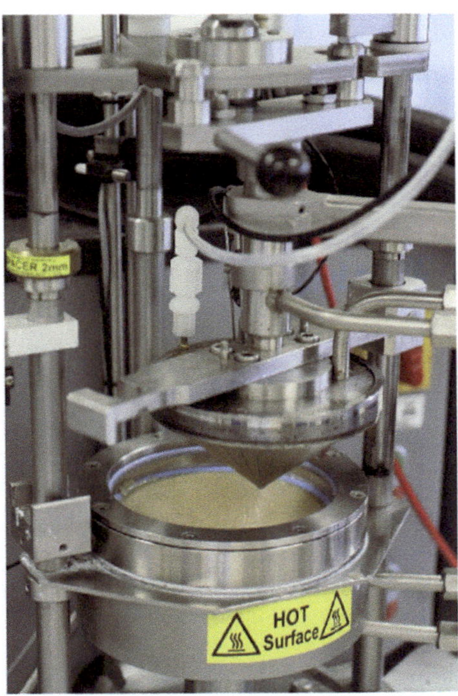

Abb. 3.19 Kegel-im-Kegel-Scherzelle für die Herstellung von Fleischalternativen. Bei der Herstellung von Fleisch auf pflanzlicher Basis in einer Scherzelle wird die Proteinsuspension vorgemischt und in die Zelle überführt, wo sie 15–20 min lang bei niedrigem Druck und konstanter Schergeschwindigkeit (etwa $\dot{\gamma} = 40\,\mathrm{s}^{-1}$) strukturiert wird. Dies steht im Gegensatz zum Extrusionsverfahren, bei dem häufig das Mischen im Extruder und eine thermomechanische Verarbeitung bei hohen Drücken und Temperaturen für eine kurze Zeit (1–2 min) erfolgt (Cornet et al. 2021). Aus (Kyriakopoulou et al. 2019) mit Genehmigung von Elsevier

erforderlich) gemischt und mit einem Trockensubstanzgehalt von etwa 45 % in die Zelle gegeben (Dekkers et al. 2016). Anschließend wird das Material bei hohen Temperaturen geschert, um die gewünschte Struktur zu erhalten (Cornet et al. 2021). Zwei Arten von Scherzellengeometrien wurden für die Herstellung von Fleischalternativen entwickelt: Kegel im Kegel und Zylinder im Zylinder.

Das Kegel-in-Kegel-Design besteht aus einem oberen Kegel, der in einen unteren offenen Kegel eingebettet wird (Abb. 3.19). Die beiden Kegel sind in der Regel aus rostfreiem Stahl gefertigt. Der untere Kegel ist beheizt und kann sich drehen, während der obere Kegel stationär ist. Zunächst wird das zu verarbeitende Material in den unteren Kegel gegeben. Anschließend wird der obere Kegel in das Material abgesenkt und ein definierter Spalt zwischen den beiden Konen geschaffen, in dem die Proteinmischungen dann geschert werden. Die Scherzelle ist versiegelt, um die Wasserverdunstung während des Prozesses zu reduzieren.

Die Zylinder-im-Zylinder-Konstruktion – auch Couette-Konstruktion genannt – wurde von einer Rotationsrheometer-Messzelle mit koaxialem Zylinder inspiriert. Das zu verarbeitende Material wird gemischt und dann in den unteren Zylinder („cup") gegeben, in den der obere Zylinder („bob") abgesenkt wird. Das Material wird in dem Spalt zwischen den beiden Zylindern geschert, dessen Abmessungen kontrolliert werden (Spaltdurchmesser ~ 30 mm). Dieser Scherzellentyp besteht aus einem dampfbeheizten, feststehenden Außenzylinder mit Deckel und einem beheizten Innenzylinder, der über eine Antriebswelle gedreht wird (Krintiras et al. 2016). Durch die Drehwirkung des inneren Zylinder, wird die Proteindispersion geschert und gleichzeitig erhitzt.

Beide Arten von Scherzellen werden normalerweise bei hohen Temperaturen betrieben, ähnlich wie beim Extrusionsprozess. So wurden beispielsweise faserige Proteinstrukturen mit dem Kegel-in-Kegel-System durch Scherung bei 0 bis 100 U/min bei Temperaturen bis zu 140 °C für mehrere Minuten hergestellt (Grabowska et al. 2016), während sie mit dem Zylinder-in-Zylinder-System durch Scherung bei 20 U/min und 120 °C für 30 min hergestellt wurden (Krintiras et al. 2016).

Beide Designs beruhen auf dem Scheren der Proteinmischung unter definierten Bedingungen, und die Scherrate kann gemäß der folgenden Gleichung für Kegel-in-Kegel-Designs, newtonsche Flüssigkeiten und enge Spalte berechnet werden (Peighambardoust et al. 2004):

$$\dot{\gamma} = \frac{\omega}{\tan\theta} \quad \left(\mathrm{s}^{-1}\right) \tag{3.13}$$

Dabei ist ω die Rotordrehzahl (s^{-1}) und θ der Winkel zwischen den Kegeln ($\tan\theta \approx \theta$ bei kleinen Winkeln). Die SME in dieser Anordnung kann mit dem folgenden Ausdruck berechnet werden:

$$\mathrm{SME} = \frac{\left(\int_{t=0}^{t} \omega \, M(t)\mathrm{d}t\right)}{m} \quad \left(\mathrm{kJ\ kg}^{-1}\right) \tag{3.14}$$

Dabei ist m die Masse des Materials in der Scherzelle (kg) und M das Drehmoment (Nm) zum Behandlungszeitpunkt t. Die Scherrate für die Zylinder-im-Zylinder-Konstruktion lässt sich mit folgendem Ausdruck berechnen (Krintiras et al. 2015):

$$\dot{\gamma} = \frac{2R_\mathrm{i}\,\pi\,\mathrm{rpm}}{60h} \quad \left(\mathrm{s}^{-1}\right) \tag{3.15}$$

Dabei ist R_i der Radius des inneren Zylinders und h ist der Spalt zwischen dem rotierenden und dem feststehenden Zylinder. Es ist anzumerken, dass diese Gleichungen einige Einschränkungen aufweisen und es wurden auch Arbeiten zur Berechnung der Scherrate für größere Spalte für Newtonsche Flüssigkeiten (Michels et al. 2010) und nicht-newtonsche Flüssigkeiten (Krintiras et al. 2016) veröffentlicht. Nichtsdestotrotz bleibt der Strukturierungsmechanismus bei beiden Konstruktionen gleich.

Bei beiden Verfahren werden die Proteine im Spalt unter Wärmeeinwirkung denaturiert, ähnlich wie bei der Extrusionsverarbeitung. Der Geschwindigkeitsgradient, der durch die Scherwirkung des Kegels oder Zylinders erzeugt wird, bewirkt die Bildung von faserigen oder schichtförmigen Strukturen. Die erhaltenen Proteinstrukturen weisen einen typischen Strukturverlauf auf, der auf dem Geschwindigkeitsprofil im Spalt basiert (verursacht durch die Wandschubspannung). Bei größeren Spaltweiten ergibt sich aufgrund des Scherprofils zwischen Innen- und Außenwand eine nichtlineare „J-Kurven"-Struktur (Krintiras et al. 2016). Darüber hinaus hängt die erfolgreiche Bildung von faserigen Strukturen auch von den verwendeten Inhaltsstoffen ab. Es wird angenommen, dass die thermodynamische Inkompatibilität zwischen verschiedenen Proteinen oder zwischen Proteinen und Polysacchariden (Abschn. 3.2.1.1) die Hauptursache für die Bildung anisotroper Strukturen während Scherprozessierung ist. Wie in vorigen Abschnitten beschrieben wird dadurch die Bildung von Wasser-in-Wasser-Emulsionen begünstigt. Diese werden unter Scherung verformt und durch Wärmeeinwirkung fixiert (Cornet et al. 2021).

Die Scherzellen-Technologie ist ein vielversprechendes Mittel zur Herstellung von strukturierten Pflanzenproteinen. Forscher haben sie bereits erfolgreich zur Strukturierung von Sojaproteinisolat mit Pektin (Dekkers et al. 2016), Sojaproteinisolat und Weizengluten (Krintiras et al. 2015), Sojaproteinkonzentrat (Grabowska et al. 2016), Erbsenproteinisolat, Weizengluten (Schreuders et al. 2019) und Stärke/Zein-Mischungen (Habeych et al. 2008) eingesetzt. Es eignet sich besonders für die Herstellung von Fleischalternativen mit ähnlichen Abmessungen wie ganze Fleischteilstücke.

3.5.3 Additive Fertigung

Fleisch- und Fischalternativen können auch mithilfe der additiven Fertigung hergestellt werden, die auch als 3D-Druck bekannt ist. Bei diesem Verfahren wird ein pflanzliches Lebensmittel Stück für Stück aufgebaut, indem essbare „Tinten" aus einer oder mehreren beweglichen Düsen extrudiert werden. Das Material wird auf der Grundlage einer digitalen 3D-Vorlage Schicht für Schicht an definierten Stellen auftragen. Verschiedene essbare Tinten können verwendet werden, um verschiedene Teile des Lebensmittels zu simulieren. So könnte beispielsweise eine proteinreiche rote Tinte zum Drucken der "Muskelfasern" verwendet werden, während eine lipidreiche weiße Tinte zum Drucken des "Fettgewebes" verwendet werden könnte. Diese verschiedenen Teile des Lebensmittels können nacheinander mit einer einzigen Düse (d. h. zuerst der eine Teil, dann der andere) oder gleichzeitig mit mehreren Düsen (wobei jede Düse eine andere essbare Tinte enthält) gedruckt werden.

Im Allgemeinen sind verschiedene 3D-Drucktechnologien für die additive Fertigung verfügbar (Le-Bail et al. 2020). Die am häufigsten verwendete Technologie zur Herstellung von Strukturen, die Fleisch und Fisch ähneln, ist jedoch die „3D-Extrusion" (Dick et al. 2019; Le-Bail et al. 2020). Dieses Verfahren sollte nicht mit dem bereits erwähnten Extrusionsverfahren verwechselt werden. Beim 3D-Druck wird ein Material durch eine Düse gepresst, was dem Extrusionsverfahren sehr ähnlich ist. Allerdings

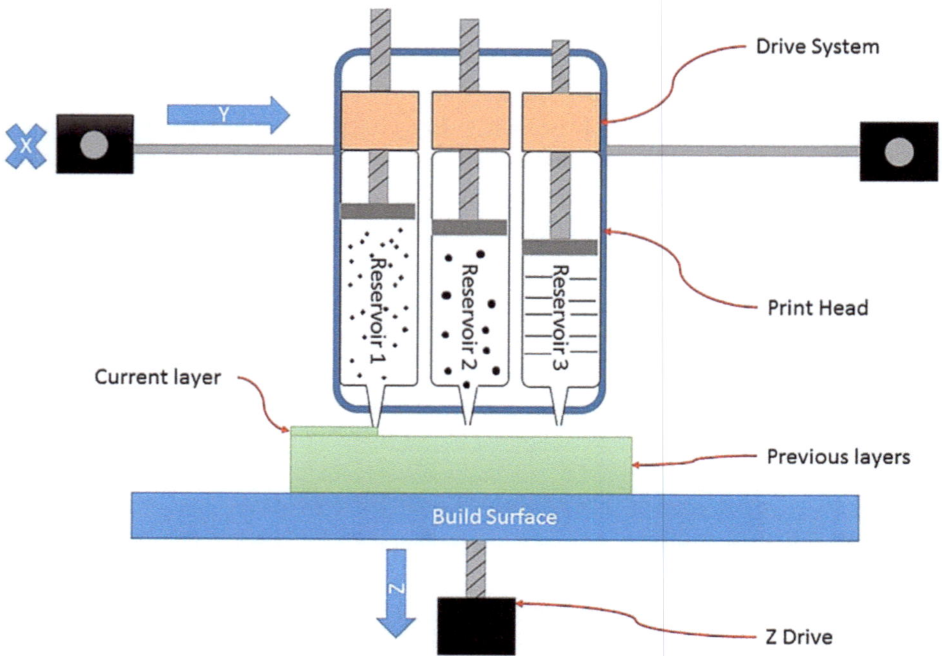

Abb. 3.20 Ein 3D-Drucker besteht aus einer oder mehreren Düsen, die von Motoren über eine Plattform bewegt werden. In diesem Fall handelt es sich um ein auf Extrusion basierendes System, welches das Material mithilfe eines Kolbens aus den Düsen drückt und dann in einem schichtweisen Verfahren auf eine Plattform aufträgt. Aus (Lipton et al. 2015) mit Genehmigung von Elsevier

enthalten 3D-Drucker normalerweise keine Elemente, die die Proben während des Herstellungsprozesses intensiv scheren und erhitzen. Außerdem sind sie in der Regel viel kleiner als Extruder. 3D-Drucker erzeugen Strukturen und Formen durch schichtweises additives Fertigen, während Extruder sie mithilfe einer speziellen Düse herstellen. Bei der 3D-Extrusion kann das Material bei Raumtemperatur extrudiert oder die Kartusche erhitzt werden, um das Material vor dem Austritt aus der Düse zu verflüssigen. Das Material kann sich dann auf der Plattform verfestigen.

Der Aufbau eines typischen 3D-Druckers, der auf Extrusion basiert, ist in Abb. 3.20 dargestellt. Dieses Gerät besteht in der Regel aus einigen wenigen Hauptkomponenten:

- Eine digitale Verarbeitungseinheit, die die im Computer gespeicherten digitalen 3D-Maße der Zielform in eine Bewegung der Düsen und/oder der Plattform umwandelt.
- Servomotoren, die die Düsen und/oder die Plattform entlang der X-, Y- und Z-Achse bewegen.
- Ein (beheizter) Zylinder mit einem Düsenkopf als Auslass, der das Material enthält

- Eine Kolbenvorrichtung zum Ausstoßen des Materials aus der Düse
- Eine bewegliche Plattform, auf der das Material gedruckt wird

Das in dieser Abbildung gezeigte 3D-Druckgerät verwendet einen Kolben, um die essbare Tinte aus der Düse zu drücken. Es besteht aus einer Spritze und einem Schrittmotor, der den Kolben antreibt. Alternativ kann eine essbare Tinte auch mithilfe einer Schneckenextrusion aus der Spritze gedrückt werden. Diese Konstruktion besteht aus einer Schnecke, die sich in einer Kartusche befindet. Das Material wird in die Kartusche gefüllt und die essbare Tinte wird durch die Drehung der Schnecke auf die Plattform aufgebracht. Es sind auch pneumatische Dosiereinheiten erhältlich, die die essbare Tinte mit Hilfe von Luftdruck aus der Kartusche drücken (Derakhshanfar et al. 2018). Diese pneumatische Technik eignet sich jedoch eher für das Drucken von relativ flüssigen Materialien, da sie nicht die Kräfte erzeugen kann, die für das Extrudieren fester oder halbfester Materialien erforderlich sind (Sun et al. 2018). Aus diesem Grund ist es für den Druck von Fleisch auf pflanzlicher Basis weniger geeignet, da hier häufig halbfeste essbare Tinten verwendet werden.

Die für den 3D-Extrusionsdruck verwendeten Materialien müssen bestimmte Eigenschaften erfüllen, die für ihre (*i*) Extrudierbarkeit und (*ii*) Baufähigkeit wichtig sind. Die Extrudierbarkeit hängt von den Materialeigenschaften ab, die mit der Förderung auf die Plattform zusammenhängen, wie z. B. dem Fluss durch die Düse und der notwendigen Kraft für den Extrusionsprozess. Die Baufähigkeit hängt von den Materialeigenschaften ab. Die essbaren Tinte muss nach dem Drucken auf die Plattform eine halbfeste oder feste Struktur bilden. Notwendige Materialeigenschaften dafür sind z. B. die Fließspannung, Geliertemperatur oder Gelierzeit (Wilms et al. 2021). Es wurden dazu mathematische Modelle entwickelt, um die Druckbarkeit bestimmter Arten von Inhaltsstoffen zu beschreiben. So kann beispielsweise das Herschel-Bulkley-Modell zur Charakterisierung des Fließverhaltens von Lebensmitteltinten mit plastischen Eigenschaften verwendet werden. Dieses Modell wird häufig genutzt, um das Fließverhalten des Materials beim 3D-Druck zu beschreiben:

$$\tau = \tau_\mathrm{y} + K\dot{\gamma}^n \quad (\mathrm{Pa}) \tag{3.16}$$

Dabei ist τ die Scherspannung (Pa), τ_y die Fließgrenze, K der Fließkoeffizient (Pa s^n), $\dot{\gamma}$ ist die Scherrate (s^{-1}) und n ist der Herschel-Bulkley-Index. Für $n < 1$ ist die Flüssigkeit scherverdünnend, während für $n > 1$ die Flüssigkeit scherverdickend ist. Diese Art von essbarer Tinte verhält sich unterhalb der Fließgrenze wie ein Feststoff und fließt nicht. Oberhalb der Fließgrenze entspricht das Material jedoch einer fließenden Flüssigkeit. Ein Beispiel dafür ist Kartoffelpüree. Beim Drucken mit dieser Art von essbarer Tinte muss auf das Material in der Spritze eine Spannung ausgeübt werden, die die Fließgrenze übersteigt und bewirkt, dass es durch die Düse extrudiert wird. Sobald das Material jedoch auf die Plattform gedruckt ist, liegt die Spannung (aufgrund der Schwerkraft) unter der Fließgrenze, sodass das Material fest wird und seine Form behält.

Eine weitere hilfreiche Gleichung ist die Hagen-Poiseuille-Gleichung, die den Druckabfall eines Newtonschen Fluids bei laminarer Strömung durch einen Zylinder beschreibt. Dies ist nützlich, um den notwendigen Druck für den Prozess zu berechnen:

$$\Delta P = \frac{8\eta LQ}{\pi R4} \quad \text{(Pa)} \tag{3.17}$$

Dabei ist ΔP der Druckabfall (Pa), η die scheinbare Viskosität (Pa s), L die spezifische Länge (m), Q die volumetrische Durchflussmenge (m^3 s^{-1}) und R der Radius des Zylinders (m). Da diese Gleichung nur für Newtonsche Flüssigkeiten gilt, kann folgende Gleichung für nicht idealen Flüssigkeiten verwendet werden (Wilms et al. 2021):

$$\Delta P = \frac{2KL}{R}\left(\frac{3n+1}{n}\right)^n\left(\frac{Q}{\pi R^3}\right)^n \quad \text{(Pa)} \tag{3.18}$$

Dabei ist K der Konsistenzindex und n der Fließindex. Diese Gleichung hat auch einige Einschränkungen, da sie Wandgleiten („wall slip"), Blockierungen, Extrusionsinstabilitäten und andere Faktoren ignoriert, wie diskutiert in (2021).

Trotz ihrer Einschränkungen bieten diese Gleichungen wertvolle Einblicke in die wichtigsten Faktoren, die den 3D-Druck beeinflussen, darunter Materialeigenschaften, Betriebsbedingungen und die Düsengeometrie. Tab. 3.1 gibt einen Überblick über die verschiedenen Parameter, welche die gemachten Vorhersagen mit diesen Gleichungen beeinflussen. Im Allgemeinen wird die Extrudierbarkeit durch niedrige Viskositäten begünstigt, während die Baufähigkeit durch hohe Fließgrenzen begünstigt wird. Das Material sollte in der Lage sein, kontinuierlich aus der Düse zu fließen, aber seine Struktur zu behalten, nachdem es auf der Plattform aufgetragen wurde. Dies erfordert eine sorgfältige Einstellung der Viskosität und der Fließgrenzs. Bei der Entwicklung einer essbaren teilweisen plastischen Tinte muss also ein Kompromiss zwischen verschiedenen Materialeigenschaften gefunden werden.

Es können auch essbare Tinten hergestellt werden, die auf anderen Mechanismen beruhen, um nach dem Druck eine halbfeste Struktur zu bilden. So kann beispielsweise ein temperaturinduzierter Phasenübergang der Tinte durch Temperatursteuerung der Düse und/oder der Plattform erzeugt werden. Die Spritze kann zum Beispiel über die Schmelztemperatur des Materials erhitzt werden. Auf diese Weise ist die essbare Tinte flüssig, wenn sie extrudiert wird. Im Gegensatz dazu kann die Plattform unterhalb der Schmelztemperatur gehalten werden, sodass sich die essbare Tinte nach dem Druck verfestigt. Zu den Lebensmittelinhaltsstoffen, die ein solches Verhalten aufweisen, gehören feste Fette (wie Kokosöl und Kakaobutter) und kaltverfestigende Hydrokolloide (wie Agar). Alternativ können ein gelierendes Hydrokolloid (wie Alginat) und ein Geliermittel (wie Kalzium) durch eine koaxiale Spritze coextrudiert werden, um die Gelierung des Hydrokolloids auf der Plattform zu fördern (Sun et al. 2018).

Der 3D-Druck wurde bereits zur Herstellung von Fleisch auf pflanzlicher Basis verwendet, das echtem Fleisch ähnelt. Der große Vorteil dieser Technologie ist, dass sie mehrere Materialien gleichzeitig zu drucken kann. Dies wird in der Regel durch die

Tab. 3.1 3D-Druck-Extrusions-Toolbox, welche die Auswirkungen der Materialeigenschaften und der Verarbeitungsbedingungen auf die rheologischen Eigenschaften und die kritische Scherrate (linker Teil) sowie auf den Extrusionsdruck und Extrusionsinstabilitäten (rechter Teil) beschreibt. Pfeile zeigen eine Zunahme oder Abnahme an, wenn die unabhängige Variable erhöht wird. n/a = kein Zusammenhang; DSV = diskontinuierliche Scherverdickung; MFP = Migration der flüssigen Phase. Modifiziert aus (Wilms et al. 2021)

<table>
<thead>
<tr>
<th rowspan="3">Unabhängige Variablen</th>
<th colspan="5">Abhängige Variablen</th>
<th rowspan="2"></th>
<th colspan="2">Abhängige Variablen</th>
</tr>
<tr>
<th colspan="3">Rheologie des Produkts[a]</th>
<th colspan="2">Kritische Scherraten</th>
<th colspan="2"></th>
</tr>
<tr>
<th>Fließkoeffizient[b] (K)</th>
<th>Herschel-Bulkley-Index[c] (n)</th>
<th>Fließgrenze (τ_y)</th>
<th>Obere Grenze (DSV)</th>
<th>Untere Grenze (MFP)</th>
<th>Unabhängige Variablen</th>
<th>Extrusionsdruck (ΔP)</th>
<th>Extrusionsinstabilitäten</th>
</tr>
</thead>
<tbody>
<tr>
<td>Materialeigenschaften</td>
<td></td><td></td><td></td><td></td><td></td>
<td>Rheologie des Produkts</td>
<td></td><td></td>
</tr>
<tr>
<td>Flüssige Phase[a]</td>
<td></td><td></td><td></td><td></td><td></td>
<td>Viskosität[k] (η)</td>
<td>↑</td><td></td>
</tr>
<tr>
<td>Fließkoeffizient[b] (K)</td>
<td>↑</td><td>k.A.</td><td>k.A.</td><td>↓</td><td>↓</td>
<td>Fließindex (n)</td>
<td>↑</td><td></td>
</tr>
<tr>
<td>Herschel-Bulkley-Index[c] (n)</td>
<td>k.A.</td><td>↑</td><td>k.A.</td><td>↓</td><td>↓</td>
<td>Trouton-Verhältnis[l]</td>
<td>↑</td><td></td>
</tr>
<tr>
<td>Fließgrenze (τ_y)</td>
<td>k.A.</td><td>k.A.</td><td>↑</td><td></td><td></td>
<td>Prozessparameter</td>
<td></td><td></td>
</tr>
<tr>
<td>Dispergierte Partikel</td>
<td></td><td></td><td></td><td></td><td></td>
<td>Volumenstrom (Q)</td>
<td>↑</td><td>↑</td>
</tr>
<tr>
<td>Volumenanteil der Partikel (φ_m)</td>
<td>↑</td><td>↓</td><td>↑</td><td>↓</td><td>↑</td>
<td>Temperatur (T)</td>
<td>↓</td><td>↓</td>
</tr>
<tr>
<td>Partikelgröße ($D_{4,3}$)</td>
<td>↓[d]</td><td></td><td>↓</td><td>↓[e]</td><td>↑</td>
<td>Düsendesign</td>
<td></td><td></td>
</tr>
<tr>
<td>Breite der Partikelgrößenverteilung</td>
<td>↓</td><td>↑</td><td>↓</td><td>↑</td><td></td>
<td>Länge (L)</td>
<td>↑</td><td>↓</td>
</tr>
</tbody>
</table>

(Fortsetzung)

Tab. 3.1 (Fortsetzung)

Un-abhängige Variablen	Abhängige Variablen						Abhängige Variablen		
	Rheologie des Produkts[a]			**Kritische Scherraten**					
	Fließ-koeffizient[b] (K)	Herschel-Bulkley-Index[c] (n)	Fließ-grenze (τ_y)	Obere Grenze (DSV)	Untere Grenze (MFP)	Un-abhängige Variablen	Ex-trusions-druck (ΔP)	Extrusionsin-stabili-täten
Aniso-tropie der Partikel-form[f] (r_p)	↑	↓	↑	↓		Radius (R)	↓	↑
Suspension						Eintritts-winkel (θ)	→[m]	↑
Wechsel-wirkungen zwischen den Partikeln[g]	↑	↓	↑[h]	→[i]				
Prozess-parameter								
Temperatur (T)	↓		↓	↑	↑			
Zeit und Scherung (während des Flie-ßens)[j] (t)	↓		↓	↑	↑			
Zeit (nach dem Dru-cken)[i] (t)	↑		↑	k.A.	k.A.			

[a]Beschrieben als Herschel-Bulkley-Fluid ($\tau = \tau_y + K\gamma^n$); [b]Einschließlich Scher- und Dehnungseffekten; [c]Annahme eines Herschel-Bulkley-Index < 1, d. h. eines scherverdünnenden Fluids; [d]Gilt insbesondere für kolloidale Partikel, bei denen die Kräfte zwischen den Partikeln relevanter sind; [e]Nur wenn die Teilchengröße deutlich kleiner ist als die Abmessungen der Düse, ansonsten werden geometrische Limitierungen wichtiger (Cheyne et al. 2005); [f]Bezogen auf das Seitenverhältnis bedeutet ein steigender Wert eine weitere Entfernung vom Optimum von $r_p \sim 0{,}5$ (Gan et al. 2004); [g]Sowohl anziehende als auch abstoßende Wechselwirkungen; [h]Nur anziehende Wechselwirkungen; [i]Theoretisch zeigen nur Suspensionen mit aufgebrochenen Flocken DSV, da ausgeflockte Suspensionen bereits eine hohe Viskosität aufweisen (Barnes 1989); [j]Thixotropes Verhalten vorausgesetzt. Im Falle von rheopektischem Verhalten sind die Beziehungen umgekehrt; [k]Schubspannung geteilt durch die momentane Scherrate; [l]Verhältnis zwischen Dehnungsviskosität und Scherviskosität, höhere Trouton-Werte führen zu einem erhöhten Druckverlust während des konvergenten Fließens; [m]Hängt vom Verhältnis zwischen Scher- und Dehnungsfluss ab, möglicherweise mit einem lokalen Minimum bei mittleren Eintrittswinkeln von 30°–45° (Ansari et al. 2010; Ardakani et al. 2013)

Verwendung von mehreren Düsen erreicht oder durch eine koaxiale Co-Extrusion (synchrone Extrusion von zwei Materialien aus einer inneren und einer äußeren Düse). Auf diese Weise können eine Fett- und eine Proteinphase gedruckt werden, die einem echten Fleischstück mit intramuskulärem Fett ähneln. Mehrere Start-up-Unternehmen entwickeln und vermarkten 3D-Drucktechnologien für diesen Zweck, darunter Novameat (Barcelona, Spanien) und Redefine Meat (Rehovot, Israel). Darüber hinaus haben zahlreiche akademische Studien das Potenzial des 3D-Drucks für die Herstellung von Fleischalternativen aufgezeigt.

Chen et al. (2021) untersuchten die Druck- und Verarbeitbarkeit von Mischungen aus texturierten und nicht texturierten Sojaproteinen in Kombination mit verschiedenen Hydrokolloiden. Der Drucker bestand aus einer Spritze mit einem Durchmesser von 22 mm, welche mit einer 0,8-mm-Düse ausgestattet war. Das Material wurde durch die Wirkung eines Kolbens aus der Düse extrudiert, wobei sich die Düse bei Raumtemperatur mit einer Geschwindigkeit von 20 mm/s bewegte. Das mit diesem Verfahren hergestellte „Steak" hatte die Abmessungen von 60 mm × 30 mm × 8 mm. Interessanterweise wiesen die Probenformulierungen mit Hydrokolloiden eine bessere Druck- und Schichtbarkeit auf. Die aus nicht texturiertem Sojaprotein hergestellten Formulierungen wiesen eine geringe Wasserbindung und geringe Fließgrenze auf, was einen erfolgreichen Strukturaufbau verhinderte. Die Zugabe von Xanthan verbesserte die Druck- und Schichtbarkeit erheblich. Außerdem behielten die hergestellten Fleischalternativen nach dem Frittieren ihre Form und Textur bei. Diese Effekte lassen sich auf die hohe Wasserbindungskapazität von Xanthan zurückführen, das außerdem synergetisch mit Sojaproteinen interagiert, um die Fließgrenze zu erhöhen (Sánchez et al. 1995).

Eine andere Studie verwendete eine koaxiale Extrusionsdüse für den 3D-Druck einer Fleischalternative (Ko et al. 2021). Es wurden zwei verschiedene essbare Tinten hergestellt, um die verschiedenen Teile von Fleischprodukten zu simulieren. Die erste essbare Tinte bestand aus 17 % Sojaproteinisolat, 17 % Kartoffelstärke, 1 % $CaCl_2$, 1 % KCl, 0,5 % Xanthan und 63,5 % demineralisiertem Wasser. Diese Tinte wurde verwendet, um die proteinreichen „Muskelfaser"-Bereiche in Fleischalternativen zu erzeugen. Die zweite essbare Tinte bestand aus Mischungen von Carrageen, Glucomannan und Alginat und wurde zur Herstellung der „Bindegewebs"-Bereiche verwendet. Der verwendete Drucker hatte Abmessungen mit einem inneren Düsendurchmesser von 1,0 mm und einer Düsengeschwindigkeit von 20 mm/s. Zudem wurde ein geradliniges „infill"-Muster mit einem Levelvon 70 % mit einer Extrusionsgeschwindigkeit von 0,03 ml/min verwendet. Die Düse war so konzipiert, dass die Faserlösung aus der inneren Düse extrudiert wurde, während die Proteinlösung aus der umgebenden äußeren Düse gepumpt wurde. Diese enthielt auch die Kalzium- und Kaliumionen, um die Vernetzung von Alginat und Carrageen zu induzieren. Dies führte in den ersten Minuten nach dem Auftragen der beiden Materialien auf die Plattform zu einer beträchtlichen Erhöhung der Gelfestigkeit durch die Vernetzungswirkung der Mineralionen mit den Hydrokolloiden. Optimale Ergebnisse wurden für Mischungen aus 1,0 % Alginat, 1,5 % Carrageen und 1,5 % Glucomannan erzielt, die zusammen mit dem Protein auf die

Plattform koextrudiert wurden. Die gedruckten Fleischalternativen wiesen im Vergleich zu einer Kontrollprobe aus Rindfleisch eine hohe Faserigkeit mit höherer Zugfestigkeit, aber niedrigeren Härtewerten auf. Außerdem wiesen die Proben mit Hydrokolloiden im Vergleich zu Rindfleisch einen geringeren Kochverlust und eine geringere Quer- und Längsschrumpfung auf. Dies hing mit dem hohen Wasserrückhaltevermögen der eingesetzten co-extrudierten Hydrokolloide zusammen, die das Wasserrückhaltevermögen erhöhten und zur Entwicklung der Faserstruktur in Verbindung mit den Proteinen beitrugen. Diese Ergebnisse deuten darauf hin, dass eine 3D-Drucktechnologie, die die Co-Extrusion nutzt, zur Herstellung fleischähnlicher Strukturen verwendet werden könnte.

Wie bereits erwähnt, besteht ein Vorteil des 3D-Drucks darin, dass verschiedene essbare Tinten extrudiert werden können. Dies ist besonders nützlich für die Herstellung von Fleisch auf pflanzlicher Basis mit fetthaltigen Bereichen („Marmorierung"). Die Herausforderung besteht darin, ein Fettmimetikum mit texturellen Eigenschaften zu produzieren, welches eine gute Druckbarkeit und Schichtbarkeit ermöglicht. Flüssige Öle können zwar gedruckt werden, aber haben eine zu geringe Fließgrenze. Im Gegensatz dazu sind feste Fette nur schwer zu drucken, da sie eine sehr hohe Fließgrenze aufweisen (Gonzalez-Gutierrez und Scanlon 2018). Dieses Problem kann manchmal durch die Anpassung des Festfettgehalts der Formulierung überwunden werden. Dies kann durch die Steuerung der Fettsäurezusammensetzung und der Prozesstemperatur erreicht werden. Alternativ können auch andere Materialien zur Formulierung essbarer Tinten verwendet werden. So wurden beispielsweise Emulsionsgele als essbare Tinten hergestellt, um eine sichtbare Fettphase in Fleischalternativen zu erzeugen. Die zu diesem Zweck verwendeten 20 %igen Öl-in-Wasser-Emulsionen bestanden aus lecithinstabilisierten Öltröpfchen und einer mit Kartoffelstärke (5–25 %) und Inulin (40 %) gelierten kontinuierlichen Phase (Wen et al. 2021). Diese Fettmimetika wurden bei Raumtemperatur durch eine Düse (Durchmesser 1,1 mm) extrudiert. Die Kartoffelstärke erhöhte die Schermoduli, die Extrudierbarkeit und die Härte der Fettmimetika, verringerte jedoch deren Schmelzbarkeit bei 160°C, wenn sie in hohen Konzentrationen verwendet wurde. Niedrige Stärkekonzentrationen führten zu einer geringen Schichtbarkeit, da das Netzwerk zu schwach war. Hohe Stärkekonzentrationen führten dahingegen zu einem festen Netzwerk, das wiederum eine schlechte Schmelzbarkeit aufwies. Tierische Fette behalten jedoch auch bei Temperaturen um ihre Schmelztemperatur einen Teil ihrer Struktur bei, da das Bindegewebsnetzwerk das Lipidnetzwerk bei hohen Temperaturen stabilisiert. Daher ist es wichtig, die optimale Hydrokolloidkonzentration zu finden, um die gewünschten Verarbeitungsparameter und die Textur des Endprodukts zu erhalten. Diese Studie kam zu dem Schluss, dass Emulsionen hergestellt mit Sojaöl oder Kokosnussöl und 15 % Kartoffelstärke eine vergleichbare Schmelzfähigkeit wie Schweine- und Rinderfett aufweisen.

Durch die weitere Entwicklung von 3D-Druck könnte insbesondere ein praktikables Verfahren für die dezentralisierte Produktion von pflanzlichen Fleischersatzprodukten entstehen. So könnte der 3D-Druck beispielsweise zur Herstellung von Fleischalternativen in kleinem Maßstab in einem Restaurant oder zu Hause genutzt werden. Dennoch gibt es noch einige Hürden, die überwunden werden müssen, bevor der 3D-Druck eine breite Anwendung findet. Erstens ist die Druckgeschwindigkeit relativ langsam und es kann mehrere Stunden dauern, bis ein einziges ganzes Stück Fleisch hergestellt ist. Die Druckgeschwindigkeit kann erhöht werden, indem man die Durchflussrate der essbaren Tinte und die Bewegung der Düse und der Plattform steigert, was jedoch häufig die Druckgenauigkeit und die Produktqualität beeinträchtigt (Le-Bail et al. 2020). Dennoch haben Innovationen in der 3D-Extrusionstechnologie die Produktion von mehreren Kilogramm Fleisch auf Pflanzenbasis pro Stunde ermöglicht (*What the meat? The Israeli invention printing plant based protein* 2020). Außerdem ist es möglich, mehrere Drucker oder Druckerköpfe gleichzeitig zu betreiben, was von einigen Unternehmen für die Produktion von Fleischalternativen (z. B. http://www.revo-foods.com) entwickelt wird. Eine weitere Herausforderung kann die Lebensmittelsicherheit sein. Da der Druckvorgang in der Regel bei Raumtemperatur erfolgt und recht langsam ist, muss das mikrobielle Wachstum kontrolliert werden. Daher muss das Gerät zwischen den einzelnen Druckvorgängen sorgfältig gereinigt werden, um eine mikrobielle Verunreinigung zu vermeiden. Schließlich müssen standardisierte essbare Tinten entwickelt werden, die eine zuverlässige funktionelle Leistung und einen hohen Nährwert aufweisen. Es gibt immer noch zu wenig Veröffentlichungen über die ernährungsphysiologische Qualität essbarer Tinten, die für die Herstellung von Fleisch auf Pflanzenbasis geeignet sind.

3.6 Thermische Verarbeitungsverfahren

Thermische Verarbeitungsmethoden werden aus verschiedenen Gründen eingesetzt, z. B. zur Deaktivierung unerwünschter Enzyme (Blanchieren), zur Inaktivierung verderbfördernder oder pathogener Mikroorganismen (Pasteurisierung/Sterilisierung) oder zur Förderung thermischer Umwandlungen bestimmter Inhaltsstoffe (Kochen). In diesem Abschnitt geben wir einen kurzen Überblick über die für die thermische Verarbeitung von pflanzlichen Lebensmitteln verwendeten Methoden.

3.6.1 Blanchieren

Gemüse und Früchte werden häufig blanchiert, um Enzyme zu deaktivieren, mikrobielle Kontamination zu verringern und Luft zu entfernen. Blanchieren wird in der Regel durchgeführt, um die Qualität der Lebensmittel während der Lagerung (in der Regel trocken, kalt oder gefroren) bis zur weiteren Verarbeitung zu erhalten. Das Verfahren umfasst normalerweise ein schnelles Erhitzen auf eine bestimmte Temperatur, das Halten dieser Temperatur für eine bestimmte Zeit und ein anschließendes schnelles Abkühlen auf eine Endtemperatur. So werden beispielsweise Erbsen blanchiert, indem sie 2 min in Wasser auf 80°C erhitzt und dann in einem Eisbad abgekühlt werden. Dies führt zu einer 90-prozentigen Verringerung der Lipoxygenase-Aktivität und damit wird die Entwicklung von Fehlaromen reduziert (Gökmen et al. 2005). Das Blanchieren ist daher wichtig, um die erwünschten sensorischen Eigenschaften der Samen während der Lagerung zu erhalten (häufig werden Erbsen nach der Ente jedoch nicht blanchiert sondern auf <15 % Feuchtegehalt getrocknet und gelagert).

Beim Blanchieren werden die Lebensmittel entweder mit heißem Wasser oder mit gesättigtem Dampf in Kontakt gebracht. In der Regel führt das Dampfblanchieren zu einem geringeren Verlust an Nährstoffen, da das Lebensmittel mit weniger Wasser in Kontakt kommt. Für beide Methoden gibt es unterschiedliche Ausführungen. Bei Heißwasserblanchierern werden die Lebensmittel Temperaturen zwischen 70 und 100°C ausgesetzt und anschließend abgekühlt und entwässert (Fellows 2017). Ein Trommelblancheur ist ein Heißwasserblancheur, der aus einer innenliegenden rotierenden zylindrischen Schecke besteht, welche das Lebensmittel langsam vorwärts bewegt. Die Schnecke ist normalerweise in einer Siebtrommel gelagert, die teilweise in heißes Wasser getaucht ist (Abb. 3.21). Diese Art von Blanchierern wird häufig zum Blanchieren von Erbsen verwendet (Featherstone 2016). Rohr-, Förderband- und Drehtrommelblanchierer sind weitere Arten von Heißwasserblanchierern, die ebenfalls zu diesem Zweck verwendet werden (Fellows 2017). Dampfblancheure bestehen häufig aus einem Förderband, das die Lebensmittel durch einen langen mit gesättigtem Dampf gefüllten Tunnel transportiert (<20 m) (Abb. 3.21). Bei solchen Blanchiertechnologien wird häufig eine mehrstufige Gegenstromkühlung eingesetzt, um die Energiekosten zu senken und die Nachhaltigkeit zu erhöhen. Bei diesen Verfahren wird das verwendete Kühlwasser zum Beginn des Blanchierprozesses zurückgeführt, um das eintretende Produkt vorzuwärmen.

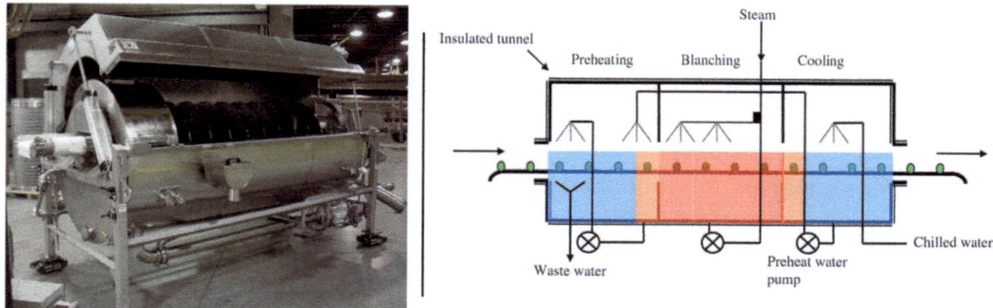

Abb. 3.21 Blanchieren erfolgt entweder mit heißem Wasser oder Dampf, um Enzyme, Mikroorganismen und andere Verbindungen zu deaktivieren. Diese können die Qualität und Sicherheit von Lebensmitteln während der Lagerung beeinträchtigen. Das Bild zeigt einen Drehtrommelblancheur, der mit heißem Wasser arbeitet (links), und einen Dampfblancheur mit Gegenstromkühlung (rechts). Nachgedruckt mit Genehmigung von Elsevier aus (Fellows 2017)

3.6.2 Inaktivierung von Antinährstoffen

Viele Pflanzen enthalten Antinährstoffe, welche die Verdauung und Aufnahme von Nährstoffen beeinträchtigen können (Tab. 3.2). Das Vorhandensein dieser Antinährstoffe kann auf den Evolutionsdruck zurückgeführt werden. Samen werden durch das Vorhandensein von Antinährstoffen für den Verzehr weniger attraktiv oder die Verdauung der Samen wird im Magen-Darm-Trakt beeinträchtigt. Dadurch bleiben die Samen intakt und können nach der Ausscheidung keimen, wodurch ihre Verbreitung an neuen Standorten erleichtert wird. Das Vorhandensein von Antinährstoffen kann jedoch auch negative Auswirkungen haben, da sie den normalen Verdauungsprozess stören.

Tab. 3.2 Viele pflanzliche Zutaten enthalten Antinährstoffe. Eine Auswahl der wichtigsten davon ist in dieser Tabelle aufgeführt. Aus (Popova und Mihaylova 2019)

Rohmaterial	Typ	Gehalt
Hülsenfrüchte: Soja, Linsen, Kichererbsen, Erdnüsse, Bohnen	Phytinsäure Saponine Cyanid Tannine Trypsin-Inhibitor Oxalate	386–714 mg/100 g 106–170 mg/100 g 2–200 mg/100 g 1,8–18 mg/g 6,7 mg/100 g 8 mg/kg
Getreide: Weizen, Gerste, Roggen, Hafer, Hirse, Mais, Dinkel, Kamut, Sorghum	Phytinsäure Oxalate	50–74 mg/g 35–270 mg/100 g
Pseudogetreide: Quinoa, Amaranth, Weizen, Buchweizen, Teff	Phytinsäure Lektine Saponine Goitrogene	0,5–7,3 g/100 g 0,04–2,14 ppm
Nüsse: Mandeln, Haselnüsse, Cashewkerne, Pinienkerne, Pistazien, Paranüsse, Walnüsse, Macadamianüsse *usw.*	Phytinsäure Lektine Oxalate	150–9 400 mg/100 g 37–144 µg/g 40–490 mg/100 g
Ölsamen: Sesam, Leinsamen, Mohn, Sonnenblumen, Kürbis	Phytinsäure Alpha-Amylase-Hemmer Cyanid	1–10,7 g/100 g 0,251 mg/mL 140–370 ppm
Knollen: Karotte, Süßkartoffel, Topinambur, Maniok (oder Tapioka), Yamswurzel	Oxalate Gerbstoffe Phytate	0,4–2,3 mg/100 g 4,18– 6,72 mg/100 g 0,06– 0,08 mg/100 g
Nachtschattengewächse: Kartoffel, Tomate, Aubergine, Paprika	Phytinsäure Tannine Saponine Cyanid	0,82– 4,48 mg/100 g 0,19 mg/100 g 0,16– 0,25 mg/100 g 1,6–10,5 mg/100 g

Aus diesen Gründen versuchen Lebensmittelproduzenten, Antinährstoffe zu entfernen oder zu inaktivieren. Im Folgenden wird vor allem diskutiert, wie Antinährstoffe in Fleisch- und Milchalternativen reduziert werden können.

Extrusion bei hohen Temperaturen kann Antinährstoffe wie Inositolhexaphosphat (IP6), Gerbstoffe und Enzyminhibitoren reduzieren (Cotacallapa-Sucapuca et al. 2021). So wurde beispielsweise die Trypsininhibitoraktivität bei einer Barreltemperatur in einem Doppelschneckenextruder von 156°C von 3,1 TIA/mg auf 0,43 TIA/mg abgesenkt (Cotacallapa-Sucapuca et al. 2021). Es zeigt sich also, dass auch nach diesen Hochtemperaturbehandlungen häufig noch eine gewisse Restaktivität der Antinährstoffe vorhanden ist, was vor allem für Fleischalternativen von Bedeutung sein kann. Bei pflanzlichen Milchprodukten reichen die Produktionsbedingungen oft nicht aus, um die Aktivität oder Konzentration bestimmter antinutritiver Substanzen zu verringern. Einige der antinutritiven Verbindungen (wie Phytinsäure, Saponine, Tannine und Lektine) werden jedoch durch die bereits erwähnten Trennverfahren (z. B. Dekantieren oder Zentrifugieren) ganz oder teilweise entfernt (Swallah et al. 2021). Dennoch sind Trypsininhibitoren in der Regel noch in unerhitzter oder nur leicht verarbeiteter Pflanzenmilch wie Sojamilch vorhanden (Chen et al. 2014). So reduzierte beispielsweise das Blanchieren von Sojabohnen bei 85°C für 90 s die Trypsininhibitor-Aktivität nur um 42 % (Yuan et al. 2008). Trypsininhibitoren sind Proteine, welche die katalytische Aktivität von Bauchspeicheldrüsenenzymen wie Trypsin und Chymotrypsin verringern und dadurch die Hydrolyse und Absorption von Proteinen im Verdauungstrakt hemmen. Infolgedessen kann es zu einer Überproduktion von Trypsin durch die Bauchspeicheldrüse kommen, was sich nachteilig auf die Gesundheit auswirken kann (Gilani et al. 2012). Bei der Herstellung von Pflanzenmilch wird daher häufig mindestens ein einzelner Ultrahochtemperatur-Behandlungsschritt (>135°C für einige Sekunden) eingesetzt, um Trypsin-Inhibitoren zu deaktivieren.

Zu diesem Zweck kann eine direkte oder indirekte Wärmebehandlung durchgeführt werden. Die Dampfinjektion wird hierbei häufig verwendet, da sie ein schnelles Aufheizen ermöglicht (Abb. 3.22). Bei diesem Verfahren wird Dampf (5–8 bar; 160–175°C) mithilfe von Injektionsköpfen an einer oder mehreren Stellen direkt in das flüssige Lebensmittel eingespritzt. Dadurch erhitzt sich das Lebensmittel durch die

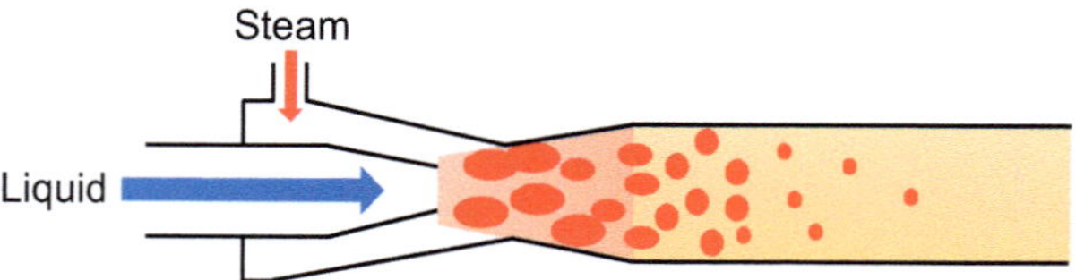

Abb. 3.22 Die Dampfinjektion wird bei der Ultrahocherhitzung (UHT) verwendet, um eine schnelle Erwärmung zu gewährleisten. Nach der Düse wird die Flüssigkeit für eine bestimmte Zeit bei einer definierten Temperatur gehalten und dann in einem Vakuum abgekühlt, um die überschüssige Flüssigkeit zu entfernen.

Kondensationswärme des eingebrachten Dampfes schnell und wird in einem kurzen Halterohr für eine definierte Zeit bei der Zieltemperatur gehalten. Anschließend wird es in eine Vakuumkammer gefördert, die das zugesetzte Wasser wieder entfernt und wodurch das Lebensmittel abgekühlt. Das schnelle Erhitzen und Abkühlen sorgt für einen minimalen Abbau wertvoller Nährstoffe, inaktiviert aber die meisten Trypsin-Inhibitoren.

Typische Verarbeitungsbedingungen für die Inaktivierung von Trypsininhibitoren in Pflanzenmilch sind bereits beschrieben worden (Prabhakaran und Perera 2006; Yuan et al. 2008). Prabhakaran und Perera (2006) berichteten, dass das Erhitzen von Sojamilch bei 120°C für 80 s etwa 80 % der Trypsininhibitoren inaktivierte und dadurch die Verdaulichkeit des Endprodukts verbesserte. Andere Forscher berichteten, dass eine indirekte Ultrahocherhitzung zu einem Rückgang der Trypsininhibitoraktivität um 77 % nach dem Erhitzen auf 140°C für 4 s führte. Darüber hinaus führte die Kombination von Blanchieren für 2 min bei 80°C mit einer Ultrahochtemperaturbehandlung (150°C, 50 s) zu einer Verringerung der Trypsininhibitoraktivität um bis zu 89 %, je nach der verwendeten Zeit-Temperatur-Kombination (Yuan et al. 2008). Es stehen also verschiedene Verarbeitungsmöglichkeiten zur Verfügung, um die Konzentration und die Aktivität von Antinährstoffen zu reduzieren und die am besten geeigneten Bedingungen müssen je nach den verwendeten Rohstoffen sorgfältig ausgewählt werden.

3.6.3 Pasteurisierung und Ultrahochtemperatur (UHT)-Behandlung

Das Ziel einer thermischen Behandlung ist die Herstellung eines sicheren und haltbaren Lebensmittels. Es gibt zwei Hauptfaktoren, die sich auf das für die thermische Behandlung eines Lebensmittels gewählte Zeit- und Temperaturprofil auswirken. Erstens sollte der thermische Prozess alle lebensfähigen Krankheitserreger inaktivieren, was normalerweise bei Temperaturen unter 100°C für einige Sekunden erreicht (je nach Produkt) wird (Montville et al. 2012). Wenn die Lebensmittelformulierung ein mikrobielles Wachstum noch zulässt (z. B. durch einen geringen Salzgehalt oder einen pH-Wert von >4,6), müssen diese Produkte gekühlt gelagert werden, da durch die Pasteurisierung nicht alle Enzyme – die Fehlaromen verursachen können – und Sporen inaktiviert werden. Sporen sind widerstandsfähiger gegenüber hohen Temperaturen als lebende Mikroorganismen und beginnen zu wachsen, sobald die Umweltbedingungen dies zulassen.

Wenn lebensfähige Mikroorganismen, Sporen und hitzeresistente Enzyme gemeinsam in einem bestimmten Lebensmittel vorhanden sind und aktiv sein können, muss es auf eine höhere Temperatur (>100°C) erhitzt werden. Dadurch werden alle Mikroorganismen, Sporen und Enzyme inaktiviert, was als Sterilisation bezeichnet wird (Kerntemperatur 115–135°C für definierte Zeiträume je nach Produkt). Im Vergleich zur Sterilisation ist die Ultrahocherhitzung (UHT) normalerweise eine schonendere thermische Behandlung als die Sterilisation, die zwar nicht alle Enzyme, aber alle relevanten Sporen bei 135–150°C für wenige Sekunden inaktiviert. In der Praxis sind selbst sterilisierte Lebensmittel nicht zu 100 % steril, können aber als "kommerziell" steril angesehen werden, d. h. frei von Mikroorganismen, die unter den im Produkt herrschenden Bedingungen wachsen könnten (Richardson 2001). Sterilisierte Produkte können in geschlossenen Behältern bei Raumtemperatur mehrere Monate gelagert werden und sind über Jahre hinweg verzehrsicher (auch wenn sich ihre Qualitätseigenschaften verschlechtern können).

Im weiteren Verlauf dieses Abschnitts konzentrieren wir uns auf Methoden zur Pasteurisierung und Sterilisierung von flüssigen Lebensmitteln wie Milch und Eiern auf pflanzlicher Basis. Feste Lebensmittel auf pflanzlicher Basis können durch Verfahren wie Dämpfen, Kochen, Autoklavieren oder Extrudieren in haltbare Produkte verwandelt werden.

Die meisten pflanzlichen Milchprodukte, die derzeit auf dem Markt sind, werden bei sehr hohen Temperaturen verarbeitet. Dies geschieht vor allem, um die Deaktivierung von Antinährstoffen zu gewährleisten. Zudem ist der der Absatz von Milch auf pflanzlicher Basis geringer, was zu einer längeren Lagerung führt. Bei der UHT-Verarbeitung werden Temperaturen von ca. 135–150°C für 5–10 s verwendet (Prabhakaran und Perera 2006). Dies gewährleistet die Inaktivierung von Sporen, wobei hitzeempfindliche Inhaltsstoffe (wie Vitamine) besser erhalten bleiben als bei der Sterilisation, bei der die Lebensmittel mehrere Minuten lang bei 121°C in einem Autoklaven erhitzt werden.

Bei der direkten UHT-Behandlung wird Dampf direkt in das flüssige Lebensmittel eingespritzt oder eingeleitet. Danach erfolgt eine Entspannungsverdampfung, um das Produkt abzukühlen und das zugesetzte Wasser zu entfernen. Die für dieses Verfahren benötigte Dampfmenge pro kg pflanzlicher Milch kann wie folgt berechnet werden (Kessler 2002):

$$\frac{\dot{m}_D}{\dot{m}_F} = \frac{c_{F,A} T_A - - c_{F,E} T_E}{h_D - - c_{W,A} T_A} \quad \text{(kg/kg)} \tag{3.19}$$

In dieser Gleichung ist $\dot{m}_D$ der Massenstrom des Dampfes, $\dot{m}_F$ der Massenstrom der Flüssigkeit (Pflanzenmilch), h_D die Enthalpie des Dampfes bei einem definierten Druck, c die Wärmekapazität, T die Temperatur und die Indizes F, W, A und E die für Flüssigkeit (Produkt), Wasser, das Auslass bzw. den Einlass. Dieses Verfahren ist im Vergleich zur indirekten UHT-Verarbeitung recht energieintensiv, weshalb sich einige Hersteller für die indirekte Methode entscheiden.

Bei der indirekten UHT-Behandlung ist das Produkt nie in direktem Kontakt mit dem Heizmedium, z. B. Dampf oder Heißwasser. In der Regel werden für diesen Vorgang Platten- oder Röhrenwärmetauscher verwendet. Abb. 3.23 zeigt den Aufbau eines typischen Plattenwärmetauschers.

Ein Plattenwärmetauscher kann etwa 30.000 L/h verarbeiten und besteht aus mehreren dünnen Metallplatten, die miteinander verschraubt sind. Das Paket aus Edelstahlplatten wird in einen Rahmen eingespannt und ist in der Regel in verschiedene Abschnitte unterteilt, z. B. in Aufheiz- und Abkühlabschnitte. Der Abstand zwischen den dünnen Platten beträgt in der Regel 3–6 mm, was ein hohes Oberflächen-Volumen-Verhältnis und damit

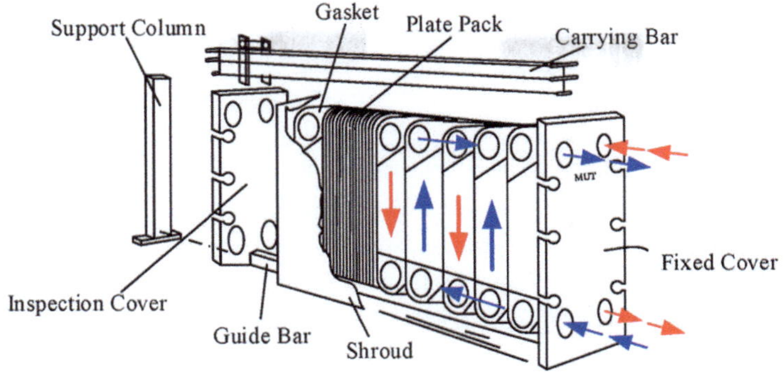

(a) Components of a plate heat exchanger

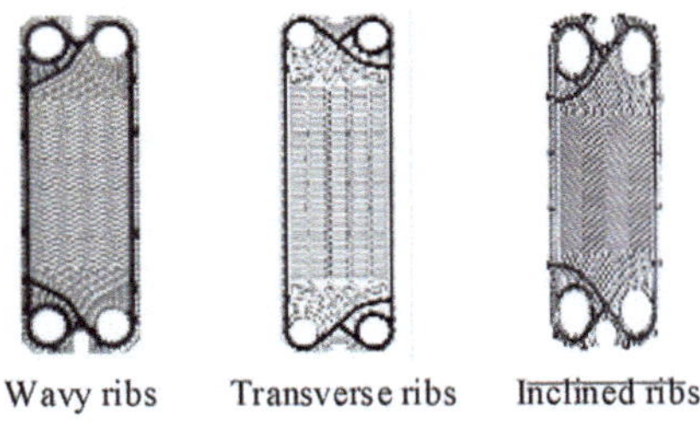

(b) Types of rib plates

Abb. 3.23 Ein Plattenwärmetauscher kann für indirekte Ultrahocherhitzungsverfahren von flüssigen Lebensmitteln verwendet werden. Die Lebensmittel werden im Gegenstrom erhitzt und gekühlt. Modifiziert aus (Phila et al. 2019) unter CC BY 4.0 (http://creativecommons.org/licenses/by/4.0/)

schnelle Aufheizraten gewährleistet (Kessler 2002). Während des Betriebs wird das Heizmedium auf einer Seite der Platte geführt, während die Pflanzenmilch durch die gegenüberliegende Seite gepumpt wird. Die Wärme wird durch die Metallwand vom Heizmedium auf die Milch durch Wärmeleitung und Konvektion übertragen. Als Heizmedium wird in der Regel heißes Wasser verwendet, das durch Dampf erhitzt wird. Das erhitzte Wasser tritt in den Plattenwärmetauscher ein und strömt im Gegenstrom (konstante mittlere logarithmische Temperaturdifferenz dT_M) zur auf der gegenüberliegenden Seite fließenden Flüssigkeit und erwärmt diese auf die gewünschte Temperatur. Die Flüssigkeit fließt durch ein kurzes Halterohr, um die notwendige Haltezeit zu gewährleisten und wird wieder in den Plattenwärmetauscher eingeführt, wo sie durch die einströmende Milch und das Kühlwasser auf die gewünschte Lagertemperatur (~4°C) abgekühlt wird. Die folgende Gleichung kann zur Berechnung der benötigten Fläche für den Erhitzungsprozess in Plattenwärmetauschern verwendet werden:

$$T_{\mathrm{m}} = \frac{(T_{\mathrm{E2}} - T_{\mathrm{A1}}) - (T_{\mathrm{A2}} - T_{\mathrm{E1}})}{\ln \frac{(T_{\mathrm{E2}} - T_{\mathrm{A1}})}{(T_{\mathrm{A2}} - T_{\mathrm{E1}})}} \quad (^{\circ}\mathrm{C}) \tag{3.20}$$

Dabei ist A die erforderliche Wärmeübertragungsfläche (m^2), $\dot{Q}$ der Wärmestrom (kJ s^{-1}), k der Wärmeübergangskoeffizient (W m^{-2} K^{-1}), T_{m} die logarithmische mittlere Temperaturdifferenz ($^{\circ}$C), $\dot{m}$ der Massenstrom (kg s^{-1}), c_{p} die spezifische Wärmekapazität (kJ $kg^{-1}{}^{\circ}C^{-1}$), und ΔT die Temperaturänderung ($^{\circ}$C) des Produkts im Wärmetauscher. Der Wärmeübergangskoeffizient k kann berechnet werden oder wird vom Gerätehersteller angegeben. Die logarithmische Mitteltemperatur kann anhand der folgenden Gleichung berechnet werden:

$$T_{\mathrm{m}} = \frac{(T_{\mathrm{E2}} - T_{\mathrm{A1}}) - -(T_{\mathrm{A2}} - T_{\mathrm{E1}})}{\ln \frac{(T_{\mathrm{E2}} - T_{\mathrm{A1}})}{(T_{\mathrm{A2}} - -T_{\mathrm{E1}})}} \quad (^{\circ}\mathrm{C}) \tag{3.21}$$

Dabei sind T_{E} und T_{A} die Eintritts- und Austrittstemperaturen der beiden Flüssigkeiten (z. B. heißes Wasser und Pflanzenmilch), und die Indizes 1 und 2 beziehen sich auf die kühle bzw. heiße Flüssigkeit.

Ein weiteres Konzept ist der Röhrenwärmetauscher, der nach dem Rohrbündelprinzip arbeitet. Im Grunde handelt es sich um ein oder mehrere innere Rohre, die in einem zweiten äußeren Rohr eingebettet sind (Abb. 3.24). Das Heizmedium fließt durch das äußere Rohr und erwärmt die Flüssigkeit, die im Gegenstrom durch die inneren Rohre fließt. Der Durchmesser dieser Rohre ist größer als die Abstände zwischen den Platten in einem Plattenwärmetauscher. Dies bringt den Vorteil, dass Röhrenwärmetauscher in der Regel besser für die Verarbeitung von flüssigen Lebensmitteln mit Partikeln oder Fasern geeignet sind.

3.7 Fermentationsverfahren

Mithilfe von Fermentationsverfahren werden einige wichtige pflanzliche Lebensmittel hergestellt, darunter Joghurt und Käsealternativen. In diesem Abschnitt geben wir einen kurzen Überblick über enzymatische und mikrobielle Ansätze für die Fermentierung von pflanzlichen Zutaten.

3.7.1 Enzymatische Fermentation

Einige pflanzliche Milchprodukte werden durch Enzyme oder Mikroorganismen fermentiert, um Stärke abzubauen, ihre Textur und ihr Geschmacksprofil (Viskosität, Mundgefühl und Süßeindruck) zu verbessern. So werden beispielsweise Milchalternativen

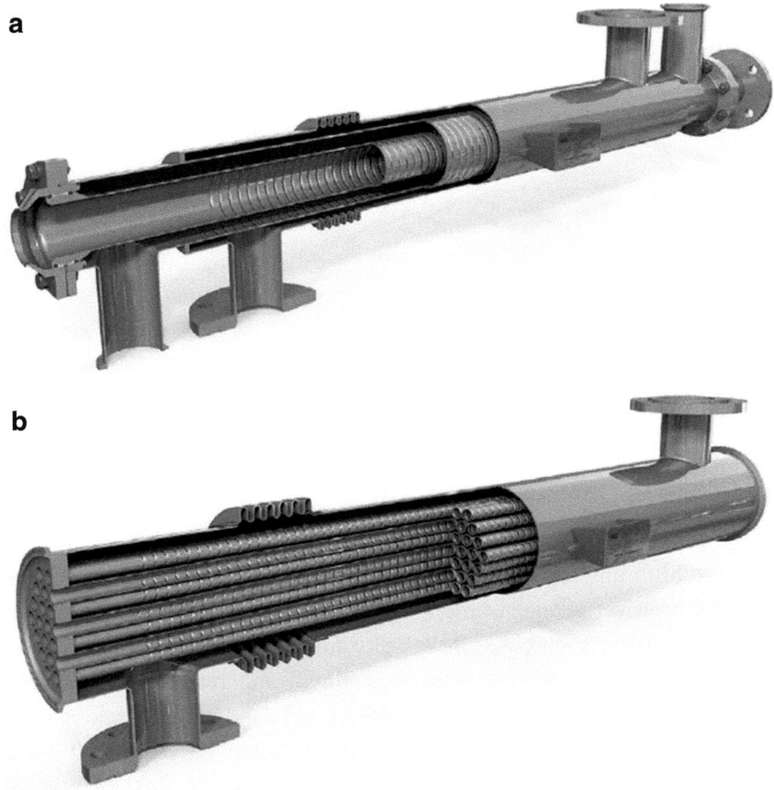

Abb. 3.24 Rohrbündelwärmetauscher bestehen aus einem (A) oder mehreren (B) Rohr-in-Rohr-Konstruktionen. Die zu verarbeitende Flüssigkeit (z. B. eine Pflanzenmilch) fließt durch das innere Rohr, während das Heiz- oder Kühlmedium durch das äußere Rohr zirkuliert. Nachgedruckt mit Genehmigung von Elsevier aus (Fellows 2017)

auf Haferbasis mit Enzymen behandelt, um die Stärke zu hydrolysieren. Dies verringert ihre Viskosität, erhöht ihre Süße durch die Freisetzung von Glukose und führt durch die Entfernung großer Partikel zu einem weicheren Mundgefühl (Deswal et al. 2014). Ähnliche Ansätze können auch für andere stärkehaltigen Milchprodukte auf Getreidebasis nützlich sein, wie z. B. Reismilch. Die für den Abbau von Stärke verwendeten Enzyme sind Glucosidasen, die glykosidische Bindungen an zufälligen Stellen innerhalb des Stärkemoleküls (α-Amylase) oder am terminalen reduzierenden Ende hydrolysieren und Maltose (β-Amylase) oder Glucose (α-Glucosidase) erzeugen (Gong et al. 2020). Die Viskosität, das Mundgefühl und die Süße von Milch auf pflanzlicher Basis können daher durch die Steuerung der Art und Menge der eingesetzten Enzyme sowie der Inkubationszeit und -temperatur angepasst werden, insofern signifikante Mengen an Stärke im Ausgangsmaterial vorhanden ist.

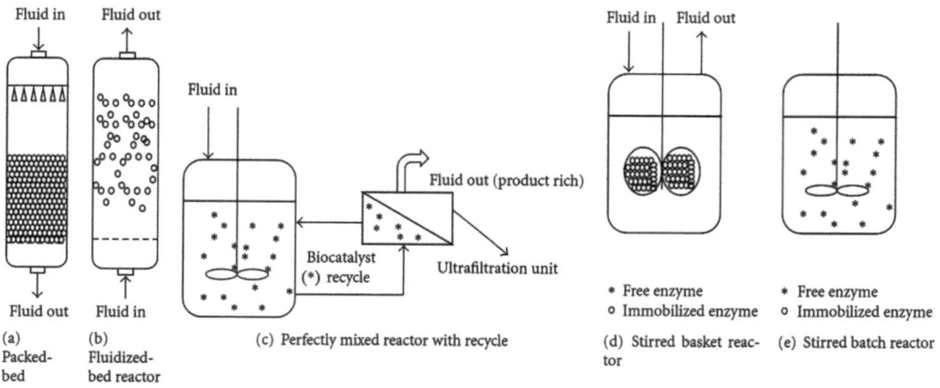

Abb. 3.25 Überblick über einige wichtige Reaktortypen, die für enzymatische Umwandlungsprozesse verwendet werden. Der gerührte Chargenreaktor ist der am häufigsten verwendete (e). Angepasst aus (Fernandes 2010) unter CC BY 3.0 (https://creativecommons.org/licenses/by/3.0/)

Für die Durchführung enzymatischer Umwandlungsprozesse können verschiedene Arten von Reaktoren verwendet werden; einige Beispiele sind in Abb. 3.25 dargestellt. Die einfachste Ausführung ist ein Rührkesselreaktor. Die Enzyme können direkt in den Behälter gegeben werden oder sie werden in einem anderen kleineren Behälter unter kontrollierten Atmosphärenbedingungen aufgelöst und dann in den Reaktor gegeben. Die Reaktion wird dann unter optimalen Umgebungsbedingungen (T, pH, I) durchgeführt, bis die gewünschte Menge an Substrat umgesetzt ist. Andere Reaktortypen sind z. B. immobilisierte Enzymreaktoren (Abb. 3.25). Diese Reaktoren minimieren den Verlust von Enzymen, indem sie die Enzyme im Reaktor zurückhalten. Dies kann zum Beispiel durch Verkapselungstechniken oder Vernetzungstechniken erfolgen und die Enzyme verbleiben so im Reaktor bis sie ihre Aktivität verlieren (Dorau et al. 2021). Eine andere Technik ist die Membranfiltration, um die Enzyme aus dem Medium zurückzugewinnen und sie in einer neuen Charge wiederzuverwenden oder sie in einer Membran zu immobilisieren.

3.7.2 Mikrobielle Fermentation

Die mikrobielle Fermentation kann durchgeführt werden, um den Gehalt an Antinährstoffen zu reduzieren und das Vorhandensein von Fehlaromen zu verringern. Die Fermentierung wird auch häufig eingesetzt, um aus pflanzlichen Milcherzeugnissen Joghurt- oder Käsealternativen herzustellen.

Lactobacillus delbrueckii subsp. *bulgaricus, Streptococcus thermophilus, Lactobacillus acidophilus, Bifidobacterium infantis* und andere Mikroorganismen werden häufig für diesen Zweck eingesetzt (Tangyu et al. 2019). Die meisten dieser Arten werden auch zur Fermentierung von regulären Milchprodukten verwendet. Es hat sich allerdings gezeigt, dass sie auch die Qualität von Milch auf pflanzlicher Basis verbessern können. Beispielsweise konnte durch die Fermentierung von Milch auf pflanzlicher Basis deren Geschmack verbessert werden, indem bohnige Fehlaromen wie *n-Hexanal* und *n-Hexanol* verringert und der Gehalt an Antinährstoffen wie Phytinsäure und Trypsininhibitoren gesenkt wurde, wodurch die Bioverfügbarkeit von Kalzium erhöht wird (Tangyu et al. 2019).

Die Fermentation erfolgt üblicherweise für mehrere Stunden in beheizten Edelstahltanks bei optimalen Temperaturen für die Mikroorganismen (z. B. mesophile Bakterien haben optimale Wachstumstemperaturen von 20 bis 30 °C, thermophile Bakterien haben optimale Wachstumstemperaturen von 40 bis 45 °C). In der Regel werden die Starterkulturen von einem spezialisierten Unternehmen in gefriergetrockneter oder gefrorener Form bezogen. Die Unternehmen bieten oft hochkonzentrierte Starterkulturen an, die direkt verwendet werden können. Einige Lebensmittelunternehmen ziehen es jedoch vor, ihre eigenen konzentrierten Starterkulturen herzustellen. Dazu müssen sie erst eine kommerzielle Kultur vermehren und das Volumen anschließend schrittweise erhöhen, bis sie eine Produktionskultur erhalten (Bylund 2015). Während des gesamten Vermehrungsprozesses ist es von entscheidender Bedeutung, eine Kontamination der Geräte und Medien zu verhindern. Der Vermehrungsprozess umfasst eine Reihe von Schritten: Wärmebehandlung des Mediums → Abkühlung auf Inokulationstemperatur → Inokulation → Inkubation → Abkühlung der fertigen Kultur → Lagerung der Kultur (Bylund 2015). Die Starterkultur kann dann direkt verwendet oder zur späteren Verwendung eingefroren oder gefriergetrocknet werden.

Vor der Zugabe der Starterkultur wird ein als Medium gewähltes Lebensmittel (z. B. eine Milchalternative) in der Regel hitzebehandelt. Dadurch werden die darin enthaltenen Mikroorganismen und Bakteriophagen inaktiviert, da sie den Fermentationsprozess stören könnten. Dieser Prozess kann im Fermentationsreaktor durchgeführt werden (Abb. 3.26), z. B. durch Erhitzen des Produkts in einem doppelwandigen Reaktor bei 90 °C für 45 min. Anschließend wird die Starterkultur unter aseptischen Bedingungen in das Lebensmittel dosiert. Die Mikroorganismen beginnen sich unter optimalen Bedingungen zu vermehren, bis eine gewünschte Zelldichte erreicht ist. Der Fermentationsprozess kann dann durch eine geeignete Methode gestoppt werden, z. B. durch Kühlen, Erhitzen oder Anpassung des pH-Werts.

3.8 Beispiele für Prozessdesign: Soja-, Hafer- und Nussmilch

In diesem letzten Abschnitt werden verschiedene Prozesse und Anlagen beispielhaft dargestellt, die zur Herstellung von Lebensmitteln auf pflanzlicher Basis verwendet werden können. Es wird wird aufgezeigt, wie einzelne Verfahren zu einem Prozess zusammengefügt werden können, wobei pflanzliche Milch als Beispiel dient.

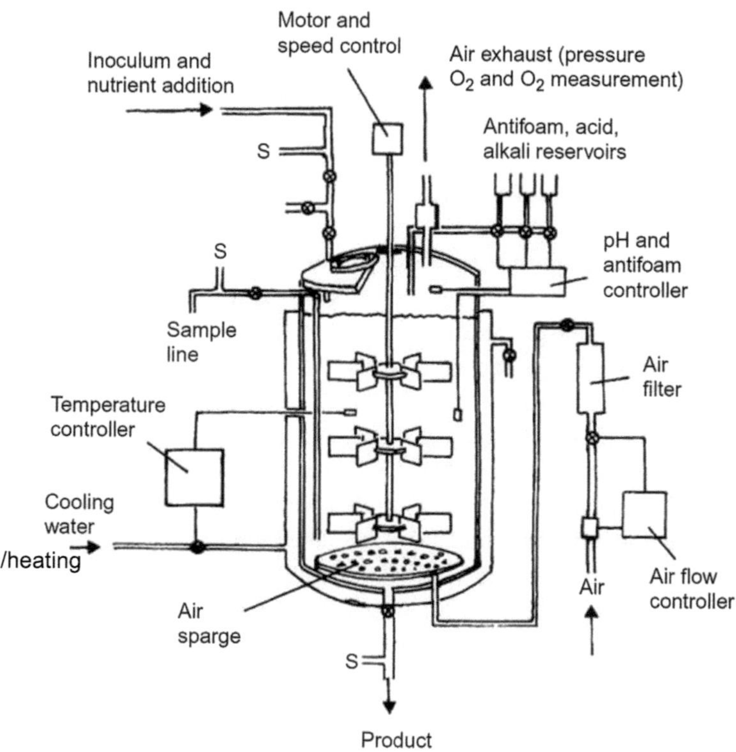

Abb. 3.26 Typischer Aufbau eines Bioreaktors. Je nach kultiviertem Mikroorganismus kann sich dieser Aufbau in Bezug auf die Gaszufuhr (falls vorhanden), das Heiz- und Kühlmedium sowie den Rührer und den Gasauslass unterscheiden. Nachgedruckt mit Genehmigung von Elsevier aus (Fellows 2017)

Bei der Herstellung von vielen Milchalternativen werden feste Pflanzenmaterialien (wie Samen und Körner) in kolloidale Flüssigkeiten umgewandelt. Obwohl häufig verschiedene Ausgangsmaterialien verwendet werden, sind die Verfahren doch recht ähnlich: Mahlen, Fermentieren, Trennen, Standardisieren, Wärmebehandlung und Homogenisieren. Der gesamte Prozess ist darauf ausgerichtet, ein hochwertiges, standardisiertes, sicheres und lagerfähiges Produkt herzustellen. Insbesondere sollte das Endprodukt ein homogenes Erscheinungsbild, sowie eine konstante Textur, Mundgefühl, Geschmacksprofil, Lagerfähigkeit und Nährstoffzusammensetzung aufweisen.

Im weiteren Verlauf dieses Abschnitts wird die Herstellung von drei gängigen pflanzlichen Milchprodukten beschrieben: Soja-, Nuss- und Hafermilch. Die zur Herstellung dieser Milchalternativen verwendeten Rohstoffe unterscheiden sich in ihrer Zusammensetzung: Sojabohnen und Nüsse sind reich an Proteinen und Lipiden, während Hafer reich an Stärke ist. Generell sollten die beschriebenen Verfahren nur als repräsentative Beispiele betrachtet werden. In der Praxis hängen die kommerziell genutzten Verfahren zur Herstellung von Milchalternativen von der Art des Ausgangsmaterials sowie von den

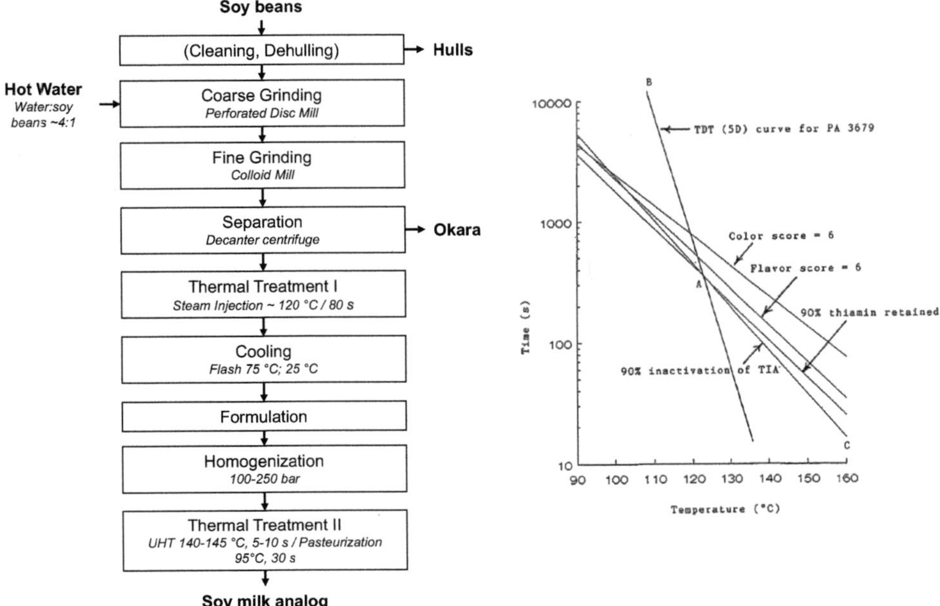

Abb. 3.27 Prozessbeispiel für die Herstellung von Milch auf pflanzlicher Basis (Sojamilch) und ein Zeit-Temperatur-Diagramm für eine 5-log-Reduktion der Sporen (TDT) und eine 90 % Reduktion des Trypsininhibitors (TIA) in Sojamilch. Zum Erhitzen und Kühlen werden z. B. Plattenwärmetauscher (Heißwassererzeugung aus Dampf), Vakuumpumpen (Entspannungsverdampfung) und Eiswasser (Kühlflüssigkeit) verwendet. Angepasst aus (Poliseli-Scopel et al. 2012; Prabhakaran und Perera 2006) und aus (Kwok et al. 2002) mit Copyright 2002 American Chemical Society

Präferenzen des Lebensmittelherstellers ab. Eine Übersicht über Prozessanpassungen findet sich in Aydar et al. (2020).

Abb. 3.27 zeigt das Verfahren zur Herstellung von Sojamilch, wobei dieser Prozess um einen zusätzlichen mikrobiellen Fermentationsschritt ergänzt werden könnte, um das Geschmacksprofil zu verbessern und den Gehalt an Antinährstoffen weiter zu verringern. Bei dem dargestellten Verfahren wird die Sojamilch zwei thermischen Behandlungen unterzogen: Die erste dient der Inaktivierung von Trypsininhibitoren, die zweite der vollständigen Inaktivierung von relevanten Mikroorganismen (einschließlich Sporen). Es sei darauf hingewiesen, dass Sojamilch auch mit einer einzigen Wärmebehandlung hergestellt werden kann, z. B. bei 143°C für 60 s (Yuan et al. 2008). Die UHT-Verfahren sind oft so ausgelegt, dass sie eine 9 log-Reduktion der thermophilen Sporenzahl erreichen, aber die Vorschriften variieren von Land zu Land. Zum Beispiel ist in einigen Ländern eine 12 log-Reduktion von *Clostridium* botulinum-Sporen *erforderlich* (Bylund 2015). Die Zeit-Temperaturkombinationen für eine 5D log-Reduktion von *Clostridium sporogenes* in Sojamilch sind in Abb. 3.27 dargestellt.

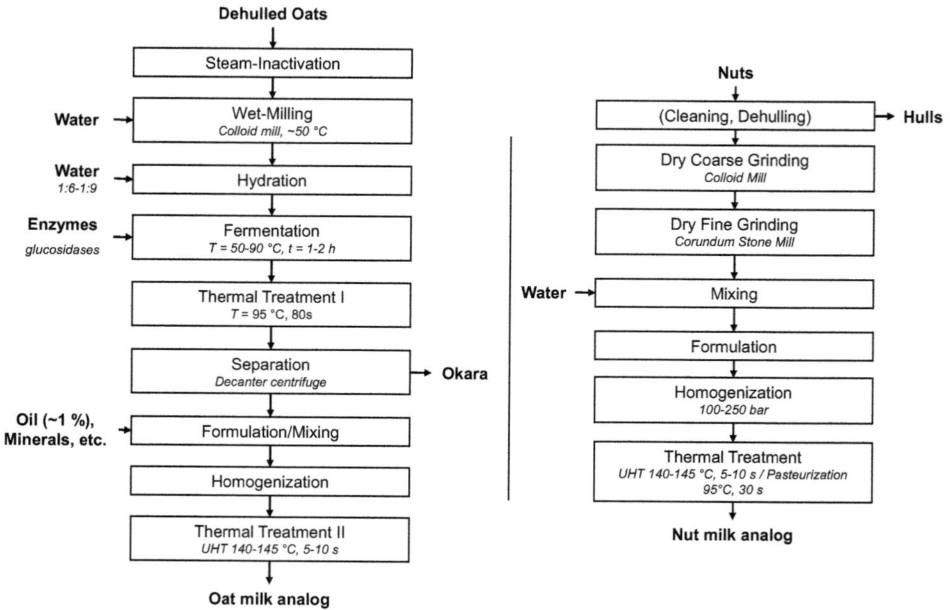

Abb. 3.28 Prozessbeispiele für die Produktion von pflanzlichen Milchalternativen: Hafer- und Nussmilch. Angepasst und modifiziert aus (Alfa Laval AB 2021)

Die unterschiedliche Zusammensetzung der Rohstoffe für die Herstellung von Sojamilch (eiweiß- und fettreich) und Hafermilch (stärkereich) führt zu Unterschieden bei der Auslegung des Prozesses. Ein wichtiges Ziel bei der Herstellung von Sojamilch ist die Solubilisierung und Dispersion der Proteine und Ölkörper, während bei der Herstellung von Hafermilch die Hydrolyse der Stärkekörner im Vordergrund steht (Peterson 2011). Wie bereits erwähnt, werden die Stärkekörner in Hafermilch oft mithilfe von Enzymen in Zucker umgewandelt, was die Stabilität, die Textur, das Mundgefühl und den Geschmack des Endprodukts verbessert. Außerdem kann es notwendig sein, emulgierte Öle in die Formulierung einzubringen, da Hafer in der Regel wenig Fett enthält. Es ist hier anzumerken, dass dahingegen aus proteinreichen pflanzlichen Rohstoffen die auch signifikante Mengen an Stärke enthalten (z. B. Erbsen), die Stärkekörner durch Trennverfahren wie Hydrozyklone oder Dekanter entfernt werden und meistens nicht durch enzymatische Hydrolyse. Die allgemeinen Prozesskonzepte für die Herstellung von Milchalternativen auf Hafer- und Nussbasis sind in Abb. 3.28 dargestellt.

Die für die Herstellung von Milchalternativen aus Hafer und Sojabohnen erforderlichen Verarbeitungsschritte sind insgesamt recht ähnlich. In beiden Fällen werden die Rohstoffe dispergiert, gemahlen, zentrifugiert, wärmebehandelt und homogenisiert. Weitere Einzelheiten zu den Verfahren zur Herstellung von Milch auf pflanzlicher Basis sind in Kap. 8 zu finden.

3.9 Schlussfolgerungen und Ausblick

Bei der Herstellung von alternativen Lebensmitteln auf pflanzlicher Basis werden häufig Anlagen und Geräte eingesetzt, die in der Lebensmittelindustrie bereits weit verbreitet sind, z. B. Mischer, Mühlen, Zerkleinerungsmaschinen, Homogenisatoren, Extruder, Dekanter, Zentrifugen, Filter und Wärmetauscher. Dies hat den Vorteil, dass die für die Herstellung dieser Produkte erforderlichen Geräte und Kenntnisse bereits vorhanden sind. In einigen Fällen sind jedoch innovative Anlagen und Prozesse erforderlich, welche die einzigartigen Eigenschaften einiger tierischer Lebensmittel genau „nachbauen" können. So wurde beispielsweise die Scherzellen-Technologie speziell für die Erzeugung faseriger Strukturen aus Proteinen entwickelt, die bei der Herstellung von Fleisch- und Fischalternativen nützlich sein können. Darüber hinaus ist der 3D-Druck eine vielseitige Technologie, die zur Herstellung komplexer Lebensmittelmatrizen aus pflanzlichen Bestandteilen wie Proteinen, Polysacchariden und Lipiden verwendet werden kann. Eine weitere wichtige zukünftige Innovation wird darin bestehen, das Verständnis des molekularen/physikochemischen Verhaltens von pflanzlichen Inhaltsstoffen während des Prozessierens besser zu verstehen, um die Struktur und die Eigenschaften von Produkten auf tierischer Basis genauer zu simulieren.

Literatur

Abdul Latif AA, Lau KK, Low SC, Azeem B. 2021. Multicomponent Spiral Wound Membrane Separation Model for CO_2 Removal from Natural Gas. Membranes. 11(9): 654. https://doi.org/10.3390/membranes11090654.

Alfa Laval AB (Lund Sweden). 2021. Plant-based drink production. www.alfalaval.com. Available at: https://www.alfalaval.com/industries/food-dairy-beverage/beverage-processing/plant-based-drink-production/ (accessed on: October 19, 2021).

Ansari M, Alabbas A, Hatzikiriakos SG, Mitsoulis E. 2010. Entry Flow of Polyethylene Melts in Tapered Dies. International Polymer Processing. 25(4): 287–296. https://doi.org/10.3139/217.2360.

Ardakani HA, Mitsoulis E, Hatzikiriakos SG. 2013. A simple improved mathematical model for polytetrafluoroethylene (PTFE) paste extrusion. Chemical Engineering Science. 89: 216–222. https://doi.org/10.1016/j.ces.2012.11.040.

Aydar EF, Tutuncu S, Ozcelik B. 2020. Plant-based milk substitutes: Bioactive compounds, conventional and novel processes, bioavailability studies, and health effects. Journal of Functional Foods. 70: 103975. https://doi.org/10.1016/j.jff.2020.103975.

Bai L, Huan S, Rojas OJ, McClements DJ. 2021. Recent Innovations in Emulsion Science and Technology for Food Applications. J. Agric. Food Chem. 69(32): 8944–8963. https://doi.org/10.1021/acs.jafc.1c01877.

Barnes HA. 1989. Shear-Thickening ("Dilatancy") in Suspensions of Nonaggregating Solid Particles Dispersed in Newtonian Liquids. Journal of Rheology. 33(2): 329–366. https://doi.org/10.1122/1.550017.

Beck SM, Knoerzer K, Arcot J. 2017. Effect of low moisture extrusion on a pea protein isolate's expansion, solubility, molecular weight distribution and secondary structure as determined by

Fourier Transform Infrared Spectroscopy (FTIR). Journal of Food Engineering. 214: 166–174. https://doi.org/10.1016/j.jfoodeng.2017.06.037.

Berk Z. 2013. Food Process Engineering and Technology. Cambridge (MA): Academic Press. 2nd ed.

Bouvier J-M, Campanella OH. 2014. Extrusion Processing Technology: Food and Non-Food Biomaterials. Wiley-Blackwell. 1st ed.

Boye JI, Aksay S, Roufik S, Ribéreau S, Mondor M, et al. 2010. Comparison of the functional properties of pea, chickpea and lentil protein concentrates processed using ultrafiltration and isoelectric precipitation techniques. Food Research International. 43(2): 537–546. https://doi.org/10.1016/j.foodres.2009.07.021.

Bylund G. 2015. Dairy Processing Handbook. Lund: Tetra Pak. 2nd edition ed.

Caporgno MP, Böcker L, Müssner C, Stirnemann E, Haberkorn I, et al. 2020. Extruded meat analogues based on yellow, heterotrophically cultivated Auxenochlorella protothecoides microalgae. Innovative Food Science & Emerging Technologies. 59: 102275. https://doi.org/10.1016/j.ifset.2019.102275.

Chen Y, Xu Z, Zhang C, Kong X, Hua Y. 2014. Heat-induced inactivation mechanisms of Kunitz trypsin inhibitor and Bowman-Birk inhibitor in soymilk processing. Food Chemistry. 154: 108–116. https://doi.org/10.1016/j.foodchem.2013.12.092.

Chen Y, Zhang M, Bhandari B. 2021. 3D Printing of Steak-like Foods Based on Textured Soybean Protein. Foods. 10(9): 2011. https://doi.org/10.3390/foods10092011.

Cheng JB, Wang JQ, Bu DP, Liu GL, Zhang CG, et al. 2008. Factors Affecting the Lactoferrin Concentration in Bovine Milk. Journal of Dairy Science. 91(3): 970–976. https://doi.org/10.3168/jds.2007-0689.

Cheyne A, Barnes J, Wilson DI. 2005. Extrusion behaviour of cohesive potato starch pastes: I. Rheological characterisation. Journal of Food Engineering. 66(1): 1–12. https://doi.org/10.1016/j.jfoodeng.2004.02.028.

Comuzzo P, Calligaris S. 2019. Potential Applications of High Pressure Homogenization in Winemaking: A Review. Beverages. 5(3): 56. https://doi.org/10.3390/beverages5030056.

Cornet SHV, Snel SJE, Schreuders FKG, Sman RGM van der, Beyrer M, Goot AJ van der. 2021. Thermo-mechanical processing of plant proteins using shear cell and high-moisture extrusion cooking. Critical Reviews in Food Science and Nutrition. 0(0): 1–18. https://doi.org/10.1080/10408398.2020.1864618.

Cosson A, Oliveira Correia L, Descamps N, Saint-Eve A, Souchon I. 2022. Identification and characterization of the main peptides in pea protein isolates using ultra high-performance liquid chromatography coupled with mass spectrometry and bioinformatics tools. Food Chemistry. 367: 130747. https://doi.org/10.1016/j.foodchem.2021.130747.

Cotacallapa-Sucapuca M, Vega EN, Maieves HA, Berrios JDJ, Morales P, et al. 2021. Extrusion Process as an Alternative to Improve Pulses Products Consumption. A Review. Foods. 10(5): 1096. https://doi.org/10.3390/foods10051096.

Dai X, Sharma M, Chen J, eds. 2021. Fungi in Sustainable Food Production. Cham: Springer International Publishing. https://doi.org/10.1007/978-3-030-64406-2.

De Marchi M, Costa A, Pozza M, Goi A, Manuelian CL. 2021. Detailed characterization of plant-based burgers. Sci Rep. 11(1): 2049. https://doi.org/10.1038/s41598-021-81684-9.

Dekkers BL, Boom RM, van der Goot AJ. 2018. Structuring processes for meat analogues. Trends in Food Science & Technology. 81: 25–36. https://doi.org/10.1016/j.tifs.2018.08.011.

Dekkers BL, Nikiforidis CV, van der Goot AJ. 2016. Shear-induced fibrous structure formation from a pectin/SPI blend. Innovative Food Science & Emerging Technologies. 36: 193–200. https://doi.org/10.1016/j.ifset.2016.07.003.

Derakhshanfar S, Mbeleck R, Xu K, Zhang X, Zhong W, Xing M. 2018. 3D bioprinting for biomedical devices and tissue engineering: A review of recent trends and advances. Bioactive Materials. 3(2): 144–156. https://doi.org/10.1016/j.bioactmat.2017.11.008.

Deswal A, Deora NS, Mishra HN. 2014. Optimization of Enzymatic Production Process of Oat Milk Using Response Surface Methodology. Food Bioprocess Technol. 7(2): 610–618. https://doi.org/10.1007/s11947-013-1144-2.

Dick A, Bhandari B, Prakash S. 2019. 3D printing of meat. Meat Science. 153: 35–44. https://doi.org/10.1016/j.meatsci.2019.03.005.

Dorau R, Jensen PR, Solem C. 2021. Purified lactases versus whole-cell lactases—the winner takes it all. Appl Microbiol Biotechnol. 105(12): 4943–4955. https://doi.org/10.1007/s00253-021-11388-7.

Durango-Cogollo M, Garcia-Bravo J, Newell B, Gonzalez-Mancera A. 2020. CFD Modeling of Hydrocyclones—A Study of Efficiency of Hydrodynamic Reservoirs. Fluids. 5(3): 118. https://doi.org/10.3390/fluids5030118.

Evans M, Ratcliffe I, Williams PA. 2013. Emulsion stabilisation using polysaccharide–protein complexes. Current Opinion in Colloid & Interface Science. 18(4): 272–282. https://doi.org/10.1016/j.cocis.2013.04.004.

Fang Y. 2021. Chapter 5 - Mixed hydrocolloid systems. In Handbook of Hydrocolloids (Third Edition), eds. GO Phillips, PA Williams, pp. 125–155. Woodhead Publishing. https://doi.org/10.1016/B978-0-12-820104-6.00018-8.

Featherstone S, ed. 2016. 1 - Canning of vegetables. In A Complete Course in Canning and Related Processes (Fourteenth Edition), pp. 3–84. Woodhead Publishing. https://doi.org/10.1016/B978-0-85709-679-1.00001-5.

Fellows P. 2017. Food Processing Technology: Principles and Practice. Cambridge: Woodhead Publishing. Available at: https://public.ebookcentral.proquest.com/choice/publicfullrecord.aspx?p=4711752 (accessed on: November 9, 2021).

Ferawati F, Zahari I, Barman M, Hefni M, Ahlström C, et al. 2021. High-Moisture Meat Analogues Produced from Yellow Pea and Faba Bean Protein Isolates/Concentrate: Effect of Raw Material Composition and Extrusion Parameters on Texture Properties. Foods. 10(4): 843. https://doi.org/10.3390/foods10040843.

Fernandes P. 2010. Enzymes in Food Processing: A Condensed Overview on Strategies for Better Biocatalysts. Enzyme Research. 2010. 20201208031233.

Gan M, Gopinathan N, Jia X, Williams RA. 2004. Predicting Packing Characteristics of Particles of Arbitrary Shapes. KONA Powder and Particle Journal. 22: 82–93. https://doi.org/10.14356/kona.2004012.

Gienau T, Brüß U, Kraume M, Rosenberger S. 2018. Nutrient recovery from anaerobic sludge by membrane filtration: pilot tests at a 2.5 MWe biogas plant. Int J Recycl Org Waste Agricult. 7(4): 325–334. https://doi.org/10.1007/s40093-018-0218-6.

Gilani GS, Xiao CW, Cockell KA. 2012. Impact of Antinutritional Factors in Food Proteins on the Digestibility of Protein and the Bioavailability of Amino Acids and on Protein Quality. British Journal of Nutrition. 108(S2): S315–S332. https://doi.org/10.1017/S0007114512002371.

Giri SK, Mangaraj S. 2014. Soymilk concentration by ultrafiltration: effects of pore size and transmembrane pressure on filtration performance. International Journal of Food Science & Technology. 49(3): 666–672. https://doi.org/10.1111/ijfs.12348.

Glantz M, Devold TG, Vegarud GE, Lindmark Månsson H, Stålhammar H, Paulsson M. 2010. Importance of casein micelle size and milk composition for milk gelation. Journal of Dairy Science. 93(4): 1444–1451. https://doi.org/10.3168/jds.2009-2856.

Gökmen V, Savaş Bahçeci K, Serpen A, Acar J. 2005. Study of lipoxygenase and peroxidase as blanching indicator enzymes in peas: change of enzyme activity, ascorbic acid and chloro-

phylls during frozen storage. LWT - Food Science and Technology. 38(8): 903–908. https://doi.
org/10.1016/j.lwt.2004.06.018.

Gong L, Feng D, Wang T, Ren Y, Liu Y, Wang J. 2020. Inhibitors of α-amylase and α-glucosidase:
Potential linkage for whole cereal foods on prevention of hyperglycemia. Food Science & Nutrition. 8(12): 6320–6337. https://doi.org/10.1002/fsn3.1987.

Gonzalez-Gutierrez J, Scanlon MG. 2018. Chapter 5 - Rheology and Mechanical Properties of
Fats. In Structure-Function Analysis of Edible Fats (Second Edition), ed. AG Marangoni, pp.
119–168. AOCS Press. https://doi.org/10.1016/B978-0-12-814041-3.00005-8.

Grabowska KJ, Zhu S, Dekkers BL, de Ruijter NCA, Gieteling J, van der Goot AJ. 2016. Shear-induced structuring as a tool to make anisotropic materials using soy protein concentrate. Journal
of Food Engineering. 188: 77–86. https://doi.org/10.1016/j.jfoodeng.2016.05.010.

Grossmann L, Wefers D, Bunzel M, Weiss J, Zeeb B. 2017. Accessibility of transglutaminase to
induce protein crosslinking in gelled food matrices – Influence of network structure. LWT -
Food Science and Technology. 75: 271–278. https://doi.org/10.1016/j.lwt.2016.09.005.

Grossmann L, Weiss J. 2021. Alternative Protein Sources as Technofunctional Food Ingredients.
Annual Review of Food Science and Technology. 12(1): 93–117. https://doi.org/10.1146/annu-
rev-food-062520-093642.

Guo J, Yang X-Q, He X-T, Wu N-N, Wang J-M, et al. 2012. Limited Aggregation Behavior of β-
Conglycinin and Its Terminating Effect on Glycinin Aggregation during Heating at pH 7.0. J.
Agric. Food Chem. 60(14): 3782–3791. https://doi.org/10.1021/jf300409y.

Gupta A, Yan D, eds. 2016. Chapter 15 - Solid Liquid Separation – Filtration. In Mineral Processing Design and Operations (Second Edition), pp. 507–561. Amsterdam: Elsevier. https://doi.
org/10.1016/B978-0-444-63589-1.00015-0.

Habeych E, Dekkers B, van der Goot AJ, Boom R. 2008. Starch–zein blends formed by shear flow.
Chemical Engineering Science. 63(21): 5229–5238. https://doi.org/10.1016/j.ces.2008.07.008.

Hakami MW, Alkhudhiri A, Al-Batty S, Zacharof M-P, Maddy J, Hilal N. 2020. Ceramic Micro-
filtration Membranes in Wastewater Treatment: Filtration Behavior, Fouling and Prevention.
Membranes. 10(9): 248. https://doi.org/10.3390/membranes10090248.

Haller N, Greßlinger AS, Kulozik U. 2021. Separation of aggregated β-lactoglobulin with opti-
mised yield in a decanter centrifuge. International Dairy Journal. 114: 104918. https://doi.
org/10.1016/j.idairyj.2020.104918.

Hayward S, Cilliers T, Swart P. 2017. Lipoxygenases: From Isolation to Application. Comprehensive Reviews in Food Science and Food Safety. 16(1): 199–211. https://doi.org/10.1111/1541-
4337.12239.

Head D, Cenkowski S, Arntfield S, Henderson K. 2011. Storage stability of oat groats processed
commercially and with superheated steam. LWT – Food Science and Technology. 44(1): 261–
268. https://doi.org/10.1016/j.lwt.2010.05.022.

Herrmann M. 2009. Method for producing a soy milk. US20090317533A1. Available at: https://
patents.google.com/patent/US20090317533A1/en?oq=soybean+milk+perforated+disc+mill
(accessed on: August 17, 2021).

Ingredion. 2020. Ingredion VITESSENCETM Pulse 1550 Protein. Available at: https://www.in-
gredion.com/content/dam/ingredion/technical-documents/na/VITESSENCE%20Pulse%20
1550%20%20%2037403E00%20%20%20Nutritional.pdf (accessed on: October 15, 2021).

Irmscher SB, Rühl S, Herrmann K, Gibis M, Kohlus R, Weiss J. 2015. Determination of Process-
Structure Relationship in the Manufacturing of Meat Batter Using Vane Pump-Grinder Systems. Food Bioprocess Technol. 8(7): 1512–1523. https://doi.org/10.1007/s11947-015-1514-z.

Jourdain L, Leser ME, Schmitt C, Michel M, Dickinson E. 2008. Stability of emulsions containing
sodium caseinate and dextran sulfate: Relationship to complexation in solution. Food Hydrocolloids. 22(4): 647–659. https://doi.org/10.1016/j.foodhyd.2007.01.007.

Jung J, Wicker L. 2012. Laccase mediated conjugation of sugar beet pectin and the effect on emulsion stability. Food Hydrocolloids. 28(1): 168–173. https://doi.org/10.1016/j.foodhyd.2011.12.021.

Kendler C, Duchardt A, Karbstein HP, Emin MA. 2021. Effect of Oil Content and Oil Addition Point on the Extrusion Processing of Wheat Gluten-Based Meat Analogues. Foods. 10(4): 697. https://doi.org/10.3390/foods10040697.

Kessler HG. 2002. Food and Bio Process Engineering - Dairy Technology. München: Kessler, N. Verlag A. Kessler.

Ko HJ, Wen Y, Choi JH, Park BR, Kim HW, Park HJ. 2021. Meat analog production through artificial muscle fiber insertion using coaxial nozzle-assisted three-dimensional food printing. Food Hydrocolloids. 120: 106898. https://doi.org/10.1016/j.foodhyd.2021.106898.

Kotobuki M, Gu Q, Zhang L, Wang J. 2021. Ceramic-Polymer Composite Membranes for Water and Wastewater Treatment: Bridging the Big Gap between Ceramics and Polymers. Molecules. 26(11): 3331. https://doi.org/10.3390/molecules26113331.

Krintiras GA, Gadea Diaz J, van der Goot AJ, Stankiewicz AI, Stefanidis GD. 2016. On the use of the Couette Cell technology for large scale production of textured soy-based meat replacers. Journal of Food Engineering. 169: 205–213. https://doi.org/10.1016/j.jfoodeng.2015.08.021.

Krintiras GA, Göbel J, van der Goot AJ, Stefanidis GD. 2015. Production of structured soy-based meat analogues using simple shear and heat in a Couette Cell. Journal of Food Engineering. 160: 34–41. https://doi.org/10.1016/j.jfoodeng.2015.02.015.

Kwok K-C, Liang H-H, Niranjan K. 2002. Optimizing Conditions for Thermal Processes of Soy Milk. J. Agric. Food Chem. 50(17): 4834–4838. https://doi.org/10.1021/jf020182b.

Kyriakopoulou K, Dekkers BL, Goot AJ van der. 2018. Plant-Based Meat Analogues. Sustainable Meat Production and Processing. : 103–126. https://doi.org/10.1016/B978-0-12-814874-7.00006-7.

Kyriakopoulou K, Dekkers B, van der Goot AJ. 2019. Chapter 6 - Plant-Based Meat Analogues. In Sustainable Meat Production and Processing, ed. CM Galanakis, pp. 103–126. Academic Press. https://doi.org/10.1016/B978-0-12-814874-7.00006-7.

Le-Bail A, Maniglia BC, Le-Bail P. 2020. Recent advances and future perspective in additive manufacturing of foods based on 3D printing. Current Opinion in Food Science. 35: 54–64. https://doi.org/10.1016/j.cofs.2020.01.009.

Lipton JI, Cutler M, Nigl F, Cohen D, Lipson H. 2015. Additive manufacturing for the food industry. Trends in Food Science & Technology. 43(1): 114–123. https://doi.org/10.1016/j.tifs.2015.02.004.

Manski JM, van der Goot AJ, Boom RM. 2007. Formation of Fibrous Materials from Dense Calcium Caseinate Dispersions. Biomacromolecules. 8(4): 1271–1279. https://doi.org/10.1021/bm061008p.

Maskan M, Altan A, eds. 2012. Advances in Food Extrusion Technology. Boca Raton: CRC Press. https://doi.org/10.1201/b11286.

McClements DJ. 2006. Non-covalent interactions between proteins and polysaccharides. Biotechnology Advances. 24(6): 621–625. https://doi.org/10.1016/j.biotechadv.2006.07.003.

McClements DJ. 2015. Food Emulsions: Principles, Practices, and Techniques, Third Edition. Florida: CRC Press.

McClements DJ, Grossmann L. 2021. The science of plant-based foods: Constructing next-generation meat, fish, milk, and egg analogs. Comprehensive Reviews in Food Science and Food Safety. 20(4): 1–52. https://doi.org/10.1111/1541-4337.12771.

McClements DJ, Weiss J, Kinchla AJ, Nolden AA, Grossmann L. 2021. Methods for Testing the Quality Attributes of Plant-Based Foods: Meat- and Processed-Meat Analogs. Foods. 10(2): 260. https://doi.org/10.3390/foods10020260.

Menesklou P, Sinn T, Nirschl H, Gleiss M. 2021. Scale-Up of Decanter Centrifuges for the Particle Separation and Mechanical Dewatering in the Minerals Processing Industry by Means of a Numerical Process Model. Minerals. 11(2): 229. https://doi.org/10.3390/min11020229.

Michels MHA, van der Goot AJ, Norsker N-H, Wijffels RH. 2010. Effects of shear stress on the microalgae Chaetoceros muelleri. Bioprocess Biosyst Eng. 33(8): 921–927. https://doi.org/10.1007/s00449-010-0415-9.

Montville TJ, Matthews KR, Kniel KE. 2012. Food Microbiology: An Introduction. Washington, DC: ASM Press. 3rd edition ed.

Mosibo OK, Ferrentino G, Alam MR, Morozova K, Scampicchio M. 2020. Extrusion cooking of protein-based products: potentials and challenges. Critical Reviews in Food Science and Nutrition. 0(0): 1–35. https://doi.org/10.1080/10408398.2020.1854674.

Nasrollahzadeh F, Roman L, Skov K, Jakobsen LMA, Trinh BM, et al. 2023. A comparative investigation of seed storage protein fractions: The synergistic impact of molecular properties and composition on anisotropic structuring. Food Hydrocolloids. 137: 108400. https://doi.org/10.1016/j.foodhyd.2022.108400.

Palanisamy M, Franke K, Berger RG, Heinz V, Töpfl S. 2019. High moisture extrusion of lupin protein: influence of extrusion parameters on extruder responses and product properties. Journal of the Science of Food and Agriculture. 99(5): 2175–2185. https://doi.org/10.1002/jsfa.9410.

Peighambardoust SH, Goot AJ van der, Hamer RJ, Boom RM. 2004. A New Method to Study Simple Shear Processing of Wheat Gluten-Starch Mixtures. Cereal Chemistry. 81(6): 714–721. https://doi.org/10.1094/CCHEM.2004.81.6.714.

Pelgrom PJM, Vissers AM, Boom RM, Schutyser MAI. 2013. Dry fractionation for production of functional pea protein concentrates. Food Research International. 53(1): 232–239. https://doi.org/10.1016/j.foodres.2013.05.004.

Peterson DM. 2011. CHAPTER 8 – Storage Proteins. In Oats (Second Edition), eds. FH Webster, PJ Wood, pp. 123–142. AACC International Press. https://doi.org/10.1016/B978-1-891127-64-9.50013-0.

Phila A, Thianpong C, Eiamsa-ard S. 2019. Influence of Geometric Parameters of Alternate Axis Twisted Baffles on the Local Heat Transfer Distribution and Pressure Drop in a Rectangular Channel Using a Transient Liquid Crystal Technique. Energies. 12(12): 2341. https://doi.org/10.3390/en12122341.

Pietsch VL, Bühler JM, Karbstein HP, Emin MA. 2019. High moisture extrusion of soy protein concentrate: Influence of thermomechanical treatment on protein-protein interactions and rheological properties. Journal of Food Engineering. 251: 11–18. https://doi.org/10.1016/j.jfoodeng.2019.01.001.

Pietsch VL, Emin MA, Schuchmann HP. 2017. Process conditions influencing wheat gluten polymerization during high moisture extrusion of meat analog products. Journal of Food Engineering. 198: 28–35. https://doi.org/10.1016/j.jfoodeng.2016.10.027.

Poliseli-Scopel FH, Hernández-Herrero M, Guamis B, Ferragut V. 2012. Comparison of ultra high pressure homogenization and conventional thermal treatments on the microbiological, physical and chemical quality of soymilk. LWT - Food Science and Technology. 46(1): 42–48. https://doi.org/10.1016/j.lwt.2011.11.004.

Popova A, Mihaylova D. 2019. Antinutrients in Plant-based Foods: A Review. The Open Biotechnology Journal. 13(1). https://doi.org/10.2174/1874070701913010068.

Prabhakaran MP, Perera CO. 2006. Effect of extraction methods and UHT treatment conditions on the level of isoflavones during soymilk manufacture. Food Chemistry. 99(2): 231–237. https://doi.org/10.1016/j.foodchem.2005.06.055.

PS Prozesstechnik. 2021. Pressure driven membrane processes Calculations. Available at: https://www.ps-prozesstechnik.com/images/membrane/calculations_membrane_processes.pdf (accessed on: October 20, 2021).

Riaz MN. 2000. Extruders in Food Applications. Lancaster, Pa: Taylor & Francis Inc. 1st ed.

Richardson P. 2001. Thermal Technologies in Food Processing. Taylor & Francis.

Rust RE, Knipe CL. 2014. PROCESSING EQUIPMENT|Mixing and Cutting Equipment. In Encyclopedia of Meat Sciences (Second Edition), eds. M Dikeman, C Devine, pp. 126–130. Oxford: Academic Press. https://doi.org/10.1016/B978-0-12-384731-7.00224-5.

Samard S, Gu B-Y, Ryu G-H. 2019. Effects of extrusion types, screw speed and addition of wheat gluten on physicochemical characteristics and cooking stability of meat analogues. Journal of the Science of Food and Agriculture. 99(11): 4922–4931. https://doi.org/10.1002/jsfa.9722.

Sánchez VE, Bartholomai GB, Pilosof AMR. 1995. Rheological properties of food gums as related to their water binding capacity and to soy protein interaction. LWT - Food Science and Technology. 28(4): 380–385. https://doi.org/10.1016/0023-6438(95)90021-7.

Sandoval Murillo JL, Osen R, Hiermaier S, Ganzenmüller G. 2019. Towards understanding the mechanism of fibrous texture formation during high-moisture extrusion of meat substitutes. Journal of Food Engineering. 242: 8–20. https://doi.org/10.1016/j.jfoodeng.2018.08.009.

Scholten E, Visser JE, Sagis LMC, van der Linden E. 2004. Ultralow Interfacial Tensions in an Aqueous Phase-Separated Gelatin/Dextran and Gelatin/Gum Arabic System: A Comparison. Langmuir. 20(6): 2292–2297. https://doi.org/10.1021/la0351919.

Schreuders FKG, Dekkers BL, Bodnár I, Erni P, Boom RM, van der Goot AJ. 2019. Comparing structuring potential of pea and soy protein with gluten for meat analogue preparation. Journal of Food Engineering. 261: 32–39. https://doi.org/10.1016/j.jfoodeng.2019.04.022.

Shi F, Kojovic T, Esterle JS, David D. 2003. An energy-based model for swing hammer mills. International Journal of Mineral Processing. 71(1): 147–166. https://doi.org/10.1016/S0301-7516(03)00035-8.

Sun J, Zhou W, Yan L, Huang D, Lin L. 2018. Extrusion-based food printing for digitalized food design and nutrition control. Journal of Food Engineering. 220: 1–11. https://doi.org/10.1016/j.jfoodeng.2017.02.028.

Swallah MS, Fan H, Wang S, Yu H, Piao C. 2021. Prebiotic Impacts of Soybean Residue (Okara) on Eubiosis/Dysbiosis Condition of the Gut and the Possible Effects on Liver and Kidney Functions. Molecules. 26(2): 326. https://doi.org/10.3390/molecules26020326.

Tan C, McClements DJ. 2021. Application of Advanced Emulsion Technology in the Food Industry: A Review and Critical Evaluation. Foods. 10(4): 812. https://doi.org/10.3390/foods10040812.

Tangyu M, Muller J, Bolten CJ, Wittmann C. 2019. Fermentation of plant-based milk alternatives for improved flavour and nutritional value. Appl Microbiol Biotechnol. 103(23): 9263–9275. https://doi.org/10.1007/s00253-019-10175-9.

Tolstoguzov VB. 1991. Functional properties of food proteins and role of protein-polysaccharide interaction. Food Hydrocolloids. 4(6): 429–468. https://doi.org/10.1016/S0268-005X(09)80196-3.

Vergnes B. 2021. Average Shear Rates in the Screw Elements of a Corotating Twin-Screw Extruder. Polymers (Basel). 13(2): 304. https://doi.org/10.3390/polym13020304.

Wagner J. 2001. Membrane Filtration Handbook Practical Tips and Hints. Osmonics, Inc. Second Ed ed.

Weiss J, Gibis M, Schuh V, Salminen H. 2010. Advances in ingredient and processing systems for meat and meat products. Meat Science. 86(1): 196–213. https://doi.org/10.1016/j.meatsci.2010.05.008.

Weiss J, Salminen H, Moll P, Schmitt C. 2019. Use of molecular interactions and mesoscopic scale transitions to modulate protein-polysaccharide structures. Advances in Colloid and Interface Science. 271: 101987. https://doi.org/10.1016/j.cis.2019.07.008.

Wen Y, Che QT, Kim HW, Park HJ. 2021. Potato starch altered the rheological, printing, and melting properties of 3D-printable fat analogs based on inulin emulsion-filled gels. Carbohydrate Polymers. 269: 118285. https://doi.org/10.1016/j.carbpol.2021.118285.

What the meat? The Israeli invention printing plant based protein. 2020. Available at: https://www.youtube.com/watch?v=8FRFCZ4c5nY (accessed on: October 16, 2021).

Wilms P, Daffner K, Kern C, Gras SL, Schutyser MAI, Kohlus R. 2021. Formulation engineering of food systems for 3D-printing applications – A review. Food Research International. 148: 110585. https://doi.org/10.1016/j.foodres.2021.110585.

Wittek P, Zeiler N, Karbstein HP, Emin MA. 2021. High Moisture Extrusion of Soy Protein: Investigations on the Formation of Anisotropic Product Structure. Foods. 10(1): 102. https://doi.org/10.3390/foods10010102.

Xu X, Sun Q, McClements DJ. 2020. Effects of anionic polysaccharides on the digestion of fish oil-in-water emulsions stabilized by hydrolyzed rice glutelin. Food Research International. 127: 108768. https://doi.org/10.1016/j.foodres.2019.108768.

Yuan S, Chang SKC, Liu Z, Xu B. 2008. Elimination of Trypsin Inhibitor Activity and Beany Flavor in Soy Milk by Consecutive Blanching and Ultrahigh-Temperature (UHT) Processing. J. Agric. Food Chem. 56(17): 7957–7963. https://doi.org/10.1021/jf801039h.

Zahari I, Ferawati F, Helstad A, Ahlström C, Östbring K, et al. 2020. Development of High-Moisture Meat Analogues with Hemp and Soy Protein Using Extrusion Cooking. Foods. 9(6): 772. https://doi.org/10.3390/foods9060772.

Physikochemische und sensorische Eigenschaften von pflanzlichen Lebensmittelalternativen

4

4.1 Einleitung

Die physikochemischen Eigenschaften pflanzlicher Lebensmittelalternativen, wie z. B. ihre optischen, rheologischen, flüssigkeitsbindenden und stabilisierenden Eigenschaften, beeinflussen ihre Verarbeitung, Lagerung, Zubereitung, ihren Verzehr und ihre Verdauung. Daher ist es notwendig, die wichtigsten Faktoren zu verstehen, die zu den physikochemischen Eigenschaften dieser Produkte beitragen. Pflanzliche Lebensmittelalternativen weisen ein breites Spektrum an Eigenschaften auf, das von niedrigviskosen Flüssigkeiten (Milchanaloga) über hochviskose Flüssigkeiten (Sahne- oder Mayonnaiseanaloga) bis hin zu viskoelastischen Feststoffen (Fleisch-, Fisch-, Eier- oder Käseanaloga) reicht. Bei diesen Produkten handelt es sich um kompositorisch und strukturell komplexe Materialien mit vielen verschiedenen Inhaltsstoffen, die durch eine Vielzahl von molekularen und kolloidalen Wechselwirkungen miteinander interagieren (McClements und Grossmann 2021a). In diesem Kapitel stellen wir die physikochemischen Grundsätze vor, die den optischen, rheologischen und stabilisierenden Eigenschaften von pflanzlichen Lebensmittelalternativen zugrunde liegen. Die funktionellen Hauptbestandteile der meisten dieser Produkte sind Biopolymere (wie Proteine und Polysaccharide) und Kolloide (wie Fetttröpfchen, Fettkristalle, Proteinaggregate, Stärkekörner, Luftblasen oder Eiskristalle). Aus diesem Grund legen wir besonderen Wert auf die Darstellung von mathematischen Modellen, die zur Beschreibung und Vorhersage des Verhaltens von biopolymeren und kolloidalen Materialien verwendet werden können. In diesem Kapitel gehen wir auch auf die sensorischen Eigenschaften von pflanzlichen Lebensmitteln ein, da diese durch die physikochemischen Eigenschaften bestimmt werden und einen großen Einfluss auf die Akzeptanz und den Geschmack der Verbraucher*innen haben. Weitere Informationen über die physikochemischen und sensorischen Eigenschaften spezifischer pflanzlicher Lebensmittelalternativen finden Sie in den

D. McClements et al., *Pflanzliche Lebensmittelalternativen,*
https://doi.org/10.1007/978-3-031-52639-8_4

Kapiteln über Fleisch, Meeresfrüchte, Eier und Milchprodukte. Ein besseres Verständnis der grundlegenden Faktoren, die die physikochemischen Eigenschaften pflanzlicher Lebensmittelalternativen beeinflussen, wird Lebensmittelhersteller*innen helfen, qualitativ hochwertigere Produkte herzustellen.

4.2   Erscheinungsbild

Das Aussehen einer pflanzlichen Lebensmittelalternative ist in der Regel der erste sensorische Eindruck, der über Akzeptanz und Kauf entscheidet. Lebensmittelhersteller sollten daher pflanzliche Produkte entwickeln, die wie tierische Produkte aussehen, um die Erwartungen der Verbraucher zu erfüllen. Beispielsweise sollte ein Milchanalogon ein cremig-weißes Aussehen haben, ein Rühreianalogon ein cremig-gelbes Aussehen und ein gegrilltes Rindersteakanalogon eine dunkelbraune Kruste sowie im Inneren rosa-braune (Proteinphase) und weiß-gelbe Bereiche (Fettgewebe) aufweisen. In diesem Abschnitt beschreiben wir die physikochemischen Grundsätze, die zum Verständnis und zur Vorhersage der optischen Eigenschaften von pflanzlichen Lebensmittelalternativen verwendet werden können.

4.2.1   Einflussfaktoren auf das Erscheinungsbild

Im Allgemeinen wird das Gesamterscheinungsbild einer pflanzlichen Lebensmittelalternative durch eine Reihe von Faktoren bestimmt, die mit den Wechselwirkungen zwischen Lichtwellen und dem menschlichen Auge zusammenhängen (Hutchings 1999). Wie bereits erwähnt, bestehen viele pflanzliche Lebensmittel aus kolloidalen Partikeln und/oder Polymeren, die in einem wässrigen Medium dispergiert sind, sodass ihre optischen Eigenschaften durch mathematische Modelle beschrieben werden können, die ursprünglich für kolloidale Materialien entwickelt wurden (McClements 2002a).

4.2.1.1 Homogenität *vs.* Heterogenität

Je nach Produkt können pflanzliche Lebensmittelalternativen ein einheitliches oder uneinheitliches Erscheinungsbild haben. Beispielsweise wird von einem Milchanalogon erwartet, dass es einheitlich milchig aussieht, während von einem Burgeranalogon erwartet wird, dass es eine dunkelbraune Kruste und ein hellbraunes Inneres mit sichtbaren Stücken aufweist. Das Auflösungsvermögen des menschlichen Auges beträgt etwa 200 μm, was bedeutet, dass es Objekte, die kleiner als diese Größe sind, nicht erkennen kann (Hutchings 1999). Damit ein Produkt einheitlich erscheint, muss es also Heterogenitäten unterhalb dieser Größe aufweisen. Im Umkehrschluss muss es Heterogenitäten oberhalb dieser Größe aufweisen, damit es uneinheitlich erscheint. Zusätzlich sollten Lebensmittelhersteller sicherstellen, dass spezifische Aspekte wie Größe,

Form, Verteilung im Raum, Farbe und Trübung angemessen berücksichtigt werden falls ein ungleichmäßiges Erscheinungsbild des Produkts erwünscht ist. Die Heterogenität eines Produkts wird häufig durch Hinzufügen von Strukturkomponenten mit den erforderlichen Abmessungen oder durch Verarbeitungsbedingungen zur Erzeugung dieser Strukturkomponenten während des Herstellungsprozesses gesteuert. Alternativ können sie auch durch die selektive Einfärbung bestimmter Bereiche des Lebensmittels nach dessen Herstellung erzeugt werden. Es sollte sichergestellt werden, dass Bereiche mit unterschiedlichem Aussehen während der Lagerung und Verarbeitung des Produkts intakt bleiben. Eine Herausforderung beim Erreichen dieses Ziels kann die Diffusion von Pigmenten von einem Bereich in einen anderen sein. Daher müssen geeignete Pigmente und Verkapselungssysteme gewählt werden, um dieses Problem zu vermeiden. So kann beispielsweise ein Pigment mit einer sehr geringen Wasserlöslichkeit verwendet werden, um die Diffusion der Farben von einem Bereich in einen anderen zu verhindern. Alternativ können die Farben in kolloidalen Partikeln eingeschlossen werden, die einen langsamen Massentransport aufweisen.

Bei einigen Produkten ist zu erwarten, dass sich die räumliche Gleichmäßigkeit einer pflanzlichen Lebensmittelalternative während des Kochens verändert. So kann beispielsweise ein Burgeranalogon zu Beginn ein rosafarbenes Aussehen haben, aber nach dem Kochen bräunlich werden, mit einer dunkelbraunen Außenseite und einem hellbraunen oder rosafarbenen Inneren. In diesem Fall ist es wichtig, Inhaltsstoffe in die Rezeptur aufzunehmen, die diese Farbveränderungen während des Kochens bewirken. Diese Art der Farbveränderung wird häufig durch die Maillard-Reaktion zwischen Proteinen und reduzierenden Zuckern hervorgerufen, die durch die hohen Temperaturen und den Feuchtigkeitsverlust an der Oberfläche der Lebensmittel während des Kochens beschleunigt wird. Alternativ kann dies auch durch die Verwendung von Zutaten erreicht werden, die beim Erhitzen chemischen Abbaureaktionen unterliegen (Kap. 2).

4.2.1.2 Transmission und Reflexion

Wenn Lichtwellen auf die Oberfläche eines pflanzlichen Lebensmittels treffen, können sie durchgelassen oder reflektiert werden (Abb. 4.1). Für ein homogenes transparentes Material ist der Anteil des von der Oberfläche reflektierten Lichts (R) gegeben durch:

$$R = \left(\frac{m-1}{m+1}\right)^2 \tag{4.1}$$

Dabei ist der relative Brechungsindex (m) der Brechungsindex des Materials (n_2) geteilt durch den Brechungsindex des Mediums, durch das sich die Lichtwelle ursprünglich bewegt hat (n_1): $m = n_2/n_1$. Die meisten pflanzlichen Lebensmittel bestehen überwiegend aus Wasser ($n_2 = 1{,}33$), Proteinen ($n_2 = 1{,}50$), Kohlenhydraten ($n_2 = 1{,}50$) und Fett ($n_2 = 1{,}43$), während das Medium, durch das sich Lichtwellen bewegen, in der Regel Luft ist ($n_1 = 1{,}00$). Folglich würde man erwarten, dass nur etwa 2 bis 4 % der Lichtwellen von der Oberfläche des Materials reflektiert werden und der Rest in das Material

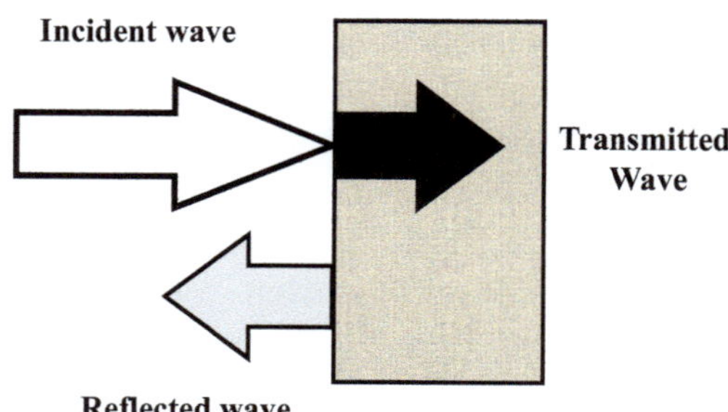

Abb. 4.1 Wenn eine Lichtwelle auf ein Objekt trifft („incident wave"), wird sie teilweise durchgelassen („transmitted wave") und teilweise reflektiert („reflected wave"), und zwar um einen Betrag, der vom Brechungsindex der verschiedenen Medien abhängt

übertragen wird. In der Praxis kann der Anteil der reflektierten Lichtwellen aufgrund der Streuung durch Unregelmäßigkeiten im Inneren pflanzlicher Lebensmittel, wie Fasern, Partikel oder Tröpfchen, allerdings viel höher sein als dieser Wert (siehe unten).

4.2.1.3 Oberflächenglanz

Die Oberfläche eines pflanzlichen Lebensmittels kann glänzend (wie rohes Fleisch) oder matt (wie gekochtes Fleisch) sein. Daher ist es für Lebensmittelhersteller wichtig, den Oberflächenglanz ihrer Produkte zu kontrollieren. Der Glanz eines Materials wird hauptsächlich durch seine Oberflächenrauheit bestimmt, d. h. durch die Größe der Oberflächenunregelmäßigkeiten im Verhältnis zur Wellenlänge des Lichts (Arino et al. 2005). Oberflächen mit Unregelmäßigkeiten, die kleiner als ein paar Mikrometer sind, erscheinen in der Regel glänzend, weil die Lichtwellen spiegelnd reflektiert werden, während Oberflächen mit Unregelmäßigkeiten um diese Größe und darüber matt erscheinen, weil sie Lichtwellen in alle Richtungen streuen oder reflektieren, was zu einer diffuseren Reflexion führt (Abb. 4.2). Die Oberflächen von rohem Fleisch sind relativ glatt, weil sie nass sind, während die Oberflächen von gekochtem Fleisch ziemlich rau sind, weil

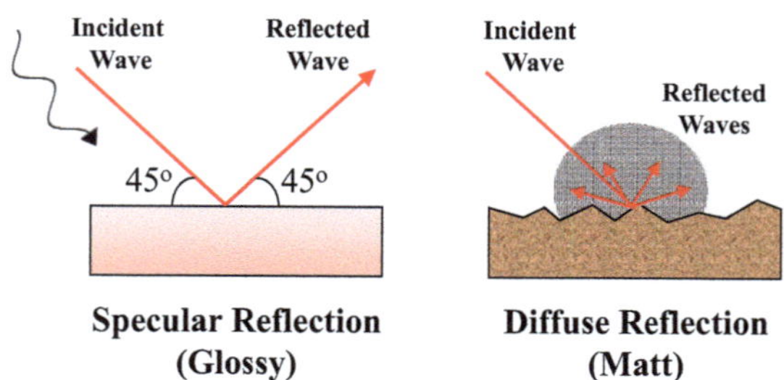

Abb. 4.2 Eine Oberfläche erscheint glänzend („glossy"), wenn die einfallende Lichtwelle („incident wave") durch Spiegelung („specular reflection") reflektiert („reflected wave") wird und matt („matt"), wenn es zu einer diffusen Reflektion („diffuse reflection") kommt

sie während des Kochens dehydriert werden, was zur Bildung von Oberflächenunregelmäßigkeiten führt. Daher ist es wichtig, dieses Verhalten zu imitieren, wenn man versucht, pflanzliche Fleisch- oder Meeresfrüchteanaloga zu entwickeln, die während des Kochens von glänzend zu matt wechseln. Dies kann erreicht werden, indem strukturelle Heterogenitäten in eine Formulierung eingebaut werden, die eine Oberflächenrauhigkeit von einigen hundert Nanometern bis einigen Mikrometern erzeugen, wenn die Oberfläche des Produkts durch das Kochen getrocknet wird.

4.2.1.4 Selektive Absorption

Die Farbe eines Lebensmittels, wie z. B. Weiß (Milch), Rot (rohes Fleisch), Braun (gekochtes Fleisch), Gelb (Vollei) oder Orange (Cheddar), hängt von der selektiven Absorption bestimmter Wellenlängen des Lichts ab (Hutchings 1999). Weißes Licht besteht aus einer Mischung verschiedener Farben mit Wellenlängen von etwa 380 bis 750 nm: violett (380–450 nm), blau (450–495 nm), grün (495–570 nm), gelb (570–590 nm), orange (590–620 nm) und rot (620–750 nm). Lebensmittel enthalten bestimmte Arten von Molekülen (Chromophore), deren Außenelektronen in der Lage sind, durch Absorption von Photonen im sichtbaren Bereich des elektromagnetischen Spektrums in ein höheres Energieniveau überzugehen (Tab. 4.1). Verschiedene Chromophore haben unterschiedliche elektronische Strukturen, was dazu führt, dass sie selektiv Lichtwellen in verschiedenen Bereichen des elektromagnetischen Spektrums absorbieren, was zu unterschiedlichen Farben führt. Eine Substanz, die rot erscheint, enthält beispielsweise Chromophore, die Lichtwellen im Wellenlängenbereich von Violett bis Orange absorbieren, sodass nur rote Lichtwellen zurückgeworfen werden. Als Beispiel sind in Abb. 4.3 die Reflexionsspektren des Lichts von zwei Modelllebensmitteln (Öl-in-Wasser-Emulsionen) mit und ohne roten Farbstoff dargestellt. In Abwesenheit des Farbstoffs wird das Licht bei allen Wellenlängen stark zurückreflektiert, was zu einem weißen Erscheinungsbild führt. Im Gegensatz dazu wird in Anwesenheit des roten Farbstoffs das Licht von 380 bis 620 nm (violett bis orange) selektiv vom Modelllebensmittel absorbiert, nicht aber von 620–750 nm (rot). Infolgedessen werden nur die Wellenlängen des Lichts, die dem Rot entsprechen, zurückreflektiert, was zu einem rötlichen Aussehen führt. Das Reflexionsspektrum und damit die Farbe eines Materials hängt von der Art und Konzentration der vorhandenen Chromophore sowie von Lichtstreueffekten ab (siehe nächster Abschnitt).

Tab. 4.1 Photonenenergien und Wellenlängen der verschiedenen farbigen Lichtwellen

Farbe	Photonenenergie (eV)	Wellenlänge (nm)
Violett	2,75–3,26	380–450
Blau	2,50–2,75	450–495
Grün	2,17–2,50	495–570
Gelb	2,10–2,17	570–590
Orange	2,00–2,10	590–620
Rot	1,65–2,00	620–750

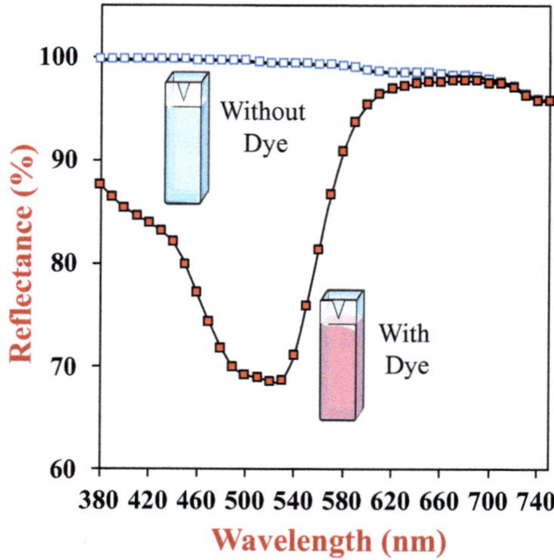

Abb. 4.3 Die Reflexionsgrad („reflectance") in Abhängigkeit der Wellenlänge („wavelength") eines Modelllebensmittels (Öl-in-Wasser-Emulsionen) in Abwesenheit („without dye") und Anwesenheit („with dye") eines roten Farbstoffs

In der Regel führt eine Zunahme der Lichtstreuung zu einer Verringerung der Intensität der wahrgenommenen Farbe, da die Lichtwellen nicht so weit in die Probe eindringen können, sodass es weniger Absorption gibt. Daher ist es wichtig, die Art der in einer pflanzlichen Lebensmittelalternative vorhandenen Chromophore sowie die Konzentration, die Größe und den Brechungsindex jeglicher Heterogenitäten, die Licht streuen, einschließlich Fetttröpfchen, Proteinaggregate oder Luftblasen, entsprechend anzupassen.

4.2.1.5 Streuung

Streuung tritt auf, wenn eine Lichtwelle auf eine Heterogenität (z. B. einen Fetttropfen, einen Ölkörper, eine Luftblase, eine Biopolymerfaser, ein Biopolymerpartikel oder ein Pflanzengewebefragment) trifft, die einen anderen Brechungsindex hat als die umgebende Matrix (in der Regel Wasser). Infolgedessen werden die Lichtwellen in Richtungen umgelenkt, die sich von denen der ursprünglichen Welle unterscheiden, was zu einem Streuungsmuster führt (Bohren und Huffman 1998; Hergert und Wriedt 2012). Der Anteil des gestreuten Lichts sowie die Winkelabhängigkeit der gestreuten Welle hängen von der Größe, der Form, dem Brechungsindex und der Konzentration der Heterogenitäten ab (McClements 2002a). Wenn die Abmessungen der Objekte im Vergleich zur Wellenlänge des Lichts relativ klein sind ($d \ll \lambda$), ist die Streuung schwach und der größte Teil des Lichts wird gleichmäßig in alle Richtungen gestreut (Hutchings 1999). Bei Partikeln mittlerer Größe ($d \approx \lambda$) ist die Streuung relativ stark und das Streumuster hat eine komplexe Form. Bei relativ großen Partikeln ($d \gg \lambda$) wird die Streuung wieder schwächer und der größte Teil des Lichts wird in Vorwärtsrichtung gestreut. Ausreichend große Teilchen ($d > 200\ \mu m$) können vom menschlichen Auge sogar als einzelne Objekte wahrgenommen werden. Die Streuung von Lichtwellen an Teilchen kann durch eine Reihe von Gleichungen beschrieben werden, die als Mie-Theorie bekannt sind (Hergert et al. 2012). Ein Maß für den Einfluss der Partikelgröße auf die Stärke der Lichtstreuung erhält man, indem man die normalisierte Trübung über den Partikeldurchmesser für eine kolloidale Suspension mit kugelförmigen Partikeln aufträgt (Abb. 4.4). Wenn die Partikel viel kleiner als die Wellenlänge des Lichts sind ($d < 40$ nm), erscheint das System transparent. Mit zunehmender Teilchengröße nimmt die Trübung zu, bis sie bei einigen Mikrometern einen Höchstwert erreicht ($d \approx 1,6$ mm), danach nimmt sie wieder ab. Die Berechnungen zeigen, wie wichtig die Größe der Partikel in pflanzlichen Lebensmitteln für deren optische Eigenschaften ist.

Die optischen Eigenschaften von kolloidalen Dispersionen werden ebenfalls stark von der Teilchenkonzentration bestimmt (Abb. 4.5). In stark verdünnten Systemen trifft eine Lichtwelle auf ihrem Weg durch ein Material nur auf ein Teilchen und tritt dann aus, was als Einzelstreuung bezeichnet wird. In stärker konzentrierten Systemen wird eine Lichtwelle von einem Teilchen gestreut, trifft dann auf ein anderes Teilchen und wird erneut gestreut, bevor sie das Material verlässt, was als Mehrfachstreuung bezeichnet wird. Bei ausreichend hoher Teilchenkonzentration wird eine Lichtwelle von so vielen verschiedenen Teilchen gestreut, dass man davon ausgehen kann, dass sie sich durch einen diffusionsähnlichen Prozess durch das Material bewegt, was als diffuse Streuung bezeichnet wird. Es gibt mathematische Modelle zur genauen Beschreibung der Streumuster verdünnter kolloidaler Dispersionen (Mie-Theorie), die für die Vorhersage der Auswirkungen ihrer Zusammensetzung und Struktur auf ihre optischen Eigenschaften nützlich sind. Für konzentriertere Systeme gibt es ebenfalls mathematische Modelle, die jedoch in der Regel sehr viel komplexer und weniger genau sind.

Die Streuung von Licht durch kolloidale Dispersionen beeinflusst ihre Trübung, Opazität und Helligkeit und damit ihr Gesamterscheinungsbild. Bei Milch auf pflanzlicher Basis wird das Licht hauptsächlich von kugelförmigen Partikeln wie Fetttröpfchen oder Ölkörpern gestreut, obwohl auch unregelmäßig geformte Fragmente des Pflanzengewebes dazu beitragen können. Bei Fleisch- und Fischprodukten auf pflanzlicher Basis kann die Streuung auf die Fetttröpfchen zurückzuführen sein, die zur Nachahmung

Abb. 4.4 Einfluss der Partikelgröße d auf die normalisierte Trübung („normalized turbidity") einer kolloidalen Dispersion. Die stärkste Lichtstreuung tritt auf, wenn die Durchmesser d der Teilchen einige Mikrometer groß sind, da dies nahe an der Wellenlänge des sichtbaren Lichts liegt

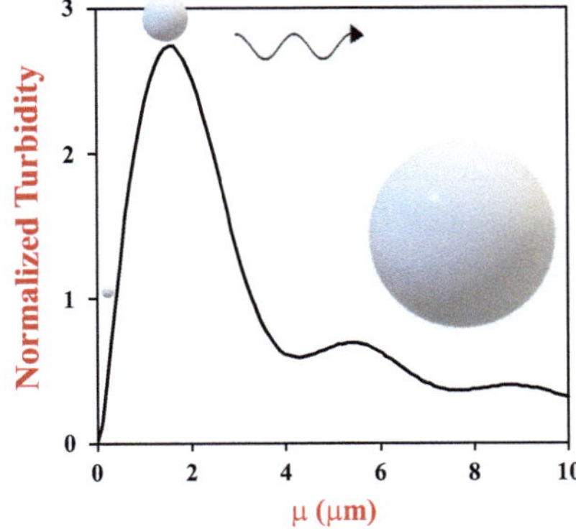

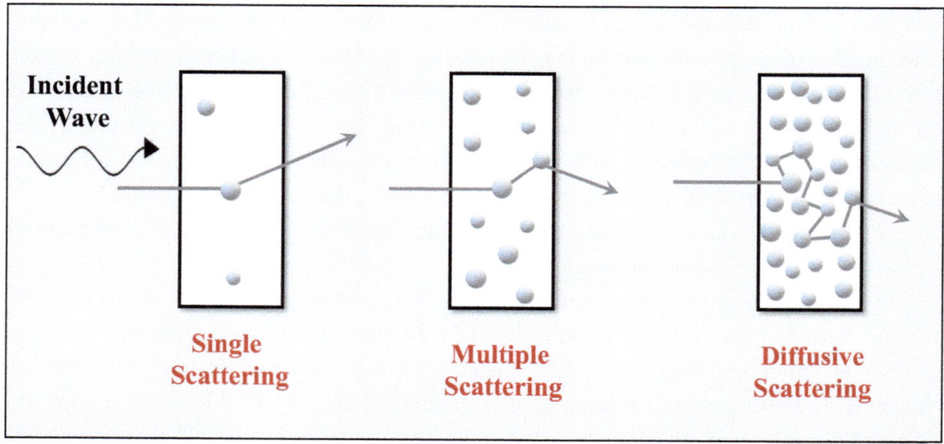

Abb. 4.5 Einfluss der Partikelkonzentration auf die Streuung einer einfallenden Lichtwelle („incident wave") durch eine kolloidale Dispersion. Einzelstreuung („single scattering") tritt in verdünnten Systemen auf, in denen die Lichtwellen nur von einem einzelnen Partikel gestreut werden, während Mehrfachstreuung („multiple scattering") in konzentrierteren Systemen und diffuse Streuung („diffusive scattering") bei sehr konzentrierten Systemen auftritt

von Fettgewebe, sowie auf die Proteinfasern, die zur Nachahmung der Muskelfasern in Fleisch verwendet werden (Purslow et al. 2020).

4.2.2 Modellierung und Vorhersage

Es wäre von Vorteil, über ein mathematisches Modell zu verfügen, mit dem sich das Aussehen von pflanzlichen Lebensmittelalternativen anhand der Kenntnis ihrer Strukturen und Zusammensetzungen vorhersagen lässt. In der Praxis ist dies aufgrund der strukturellen und kompositorischen Komplexität der meisten realen Lebensmittel eine Herausforderung. Dennoch lassen sich mit einfachen Modellsystemen, die einige der wichtigsten Merkmale komplexerer realer Systeme aufweisen, einige Erkenntnisse gewinnen. So kann ein pflanzliches Lebensmittel beispielsweise als eine Suspension kugelförmiger oder zylindrischer Partikel betrachtet werden, die in einer kontinuierlichen Matrix dispergiert sind, wie z. B. Fetttröpfchen in Wasser (analog zur Milch) oder Wasser in Proteinfasern (analog zum Muskel). Die Partikel und/oder die sie umgebende Matrix können Chromophore enthalten, die selektiv Lichtwellen absorbieren und somit für Farbe sorgen. Die Gesamterscheinung des Systems hängt von der Konzentration, der Größe und dem Brechungsindex der Partikel sowie von der Konzentration und den Absorptionsspektren der Chromophore ab (McClements 2002a, b). Als Beispiel betrachten wir die Modellierung der optischen Eigenschaften einer kolloidalen Dispersion, die sphärische Teilchen in einer kontinuierlichen Matrix enthält. Die Analyse dieses einfachen Modells liefert wertvolle Einblicke in die wichtigsten Faktoren, die die optischen Eigenschaften von pflanzlichen Lebensmittelalternativen beeinflussen.

Zunächst ist es sinnvoll, die physikalischen Prozesse zu betrachten, die ablaufen, wenn weiße Lichtwellen auf ein Material treffen, das kolloidale Partikel und Chromophore enthält (Abb. 4.6). Nachdem die Lichtwelle auf die Oberfläche des Materials trifft, wird ein Teil der Welle durchgelassen und der Rest reflektiert (Berns 2000; Bohren et al. 1998; Hutchings 1999). Die relativen Anteile von durchgelassenem und reflektiertem Licht hängen von der Mikrostruktur und der Zusammensetzung des Systems ab. Das durchgelassene Licht wandert durch das Material und trifft auf die kolloidalen Partikel, wodurch es gestreut wird. Wie bereits erwähnt, hängt das Streuungsmuster von der Größe, der Form und dem Brechungsindex der Partikel ab (Bohren et al. 1998; Hergert et al. 2012). Die gestreuten Wellen können dann auf ein oder mehrere andere kolloidale Teilchen treffen und erneut gestreut werden (Mehrfach- oder Diffusionsstreuung). Das Vorhandensein von Chromophoren in den kolloidalen Partikeln und/oder dem umgebenden Medium führt zu einer selektiven Absorption der Lichtwellen, wodurch die Farbe des Materials entsteht. Die Intensität und der Farbton der Farbe hängen von der Konzentration und der Art der vorhandenen Chromophore ab, die durch Streuungseffekte moduliert werden. Die optischen Gesamteigenschaften des Materials werden daher durch eine Kombination von Lichtstreuung und Absorption bestimmt. Die Opazität des Materials wird hauptsächlich durch Streuungseffekte bestimmt, während die Farbe hauptsächlich durch Absorptionseffekte bestimmt wird.

Die Farbe von pflanzlichen Lebensmitteln kann objektiv mithilfe von Tristimulus-Farbkoordinaten beschrieben werden, die bequem mit instrumentellen Methoden wie

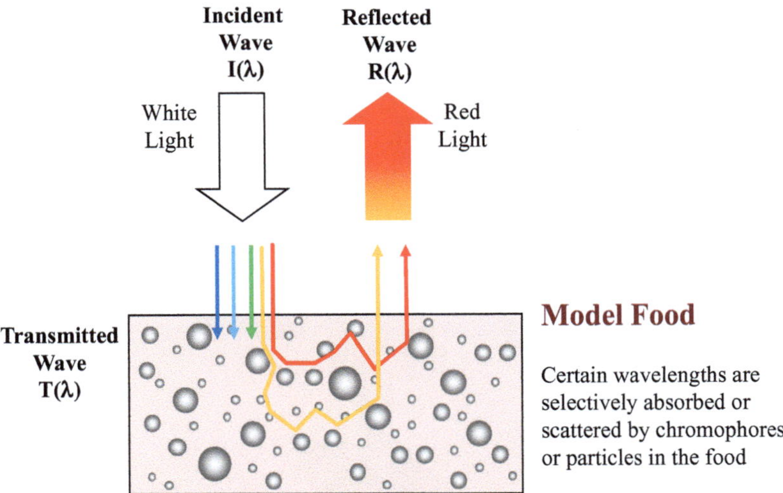

Abb. 4.6 Bei vielen pflanzlichen Lebensmitteln kann angenommen werden, dass sie aus einer Dispersion von kolloidalen Partikeln in einem wässrigen Medium bestehen. Ihre optischen Eigenschaften hängen von der Reflexion, Transmission, Streuung und Absorption der Lichtwellen an der Oberfläche ab. Bestimmte Wellenlängen der einfallenden Welle („incident wave") des weißen Lichts („white light") werden selektiv von Chromophoren oder Partikeln absorbiert oder gestreut, sodass die reflektierte Welle („reflected wave") rot („red light") erscheint

UV-Spektralphotometern oder Kolorimetern gemessen werden können. Eines der am häufigsten verwendeten Koordinatensysteme ist das L*a*b*-Koordinatensystem (Abb. 4.7), auf das später noch näher eingegangen wird. Die Verwendung von instrumentellen Tristimulus-Farbkoordinaten überwindet viele der Schwierigkeiten, die der Mensch bei der objektiven Bestimmung von Farben hat. Im weiteren Verlauf dieses Abschnitts wird ein kurzer Überblick über eine Theorie gegeben, die entwickelt wurde, um die Zusammensetzung und Struktur kolloidaler Lebensmittel mit ihren Tristimulus-Farbkoordinaten in Beziehung zu setzen, und die auf der Theorie der Lichtstreuung beruht (McClements 2002a, b). Es wird angenommen, dass ein pflanzliches Lebensmittel als kolloidale Dispersion behandelt werden kann, die eine einzige Art von kugelförmigen Partikeln enthält, die in einer kontinuierlichen Matrix dispergiert sind, jedoch könnten komplexere und realistischere Theorien abgeleitet werden, um reale Systeme genauer zu beschreiben. Diese Theorie kann angewendet werden, um die Auswirkungen von strukturellen Eigenschaften (wie Partikelgröße, Brechungsindex und Konzentration) und chromophoren Eigenschaften (wie Absorptionsspektrum und Konzentration) auf das Aussehen von pflanzlichen Lebensmittelalternativen vorherzusagen, was die Entwicklung von qualitativ hochwertigen Produkten erleichtern könnte. Die meisten pflanz-

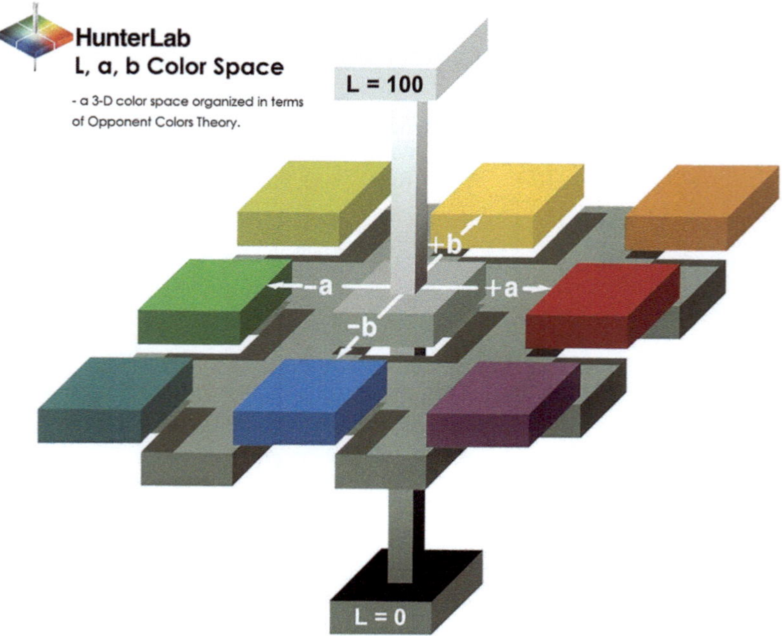

Abb. 4.7 Die optischen Eigenschaften von Lebensmitteln auf pflanzlicher Basis können durch die Tristimulus-Farbkoordinaten im L*a*b*-Farbraum beschrieben werden. Das Diagramm wurde freundlicherweise von Ken Wendt (Hunterlab) bereitgestellt

lichen Lebensmittel sind optisch undurchsichtig, sodass nur Reflexionsmessungen in Betracht gezogen werden. Die verschiedenen Schritte, die verwendet werden, um die Partikel- und Chromophorcharakteristika des pflanzlichen Modelllebensmittels mit seinen Tristimuluskoordinaten in Beziehung zu setzen, sind in Abb. 4.8 dargestellt. Es wird hier nur ein kurzer Überblick über dieses Modell gegeben, da es an anderer Stelle ausführlich beschrieben wurde (McClements 2002b).

4.2.2.1 Berechnung der Streueigenschaften von Partikeln

Die erste Information, die zur Vorhersage der optischen Eigenschaften kolloidaler Dispersionen benötigt wird, sind die Streueigenschaften der einzelnen Partikel. Insbesondere müssen die Streueffizienz (Q_s) und der Asymmetriefaktor (g) der Partikel über

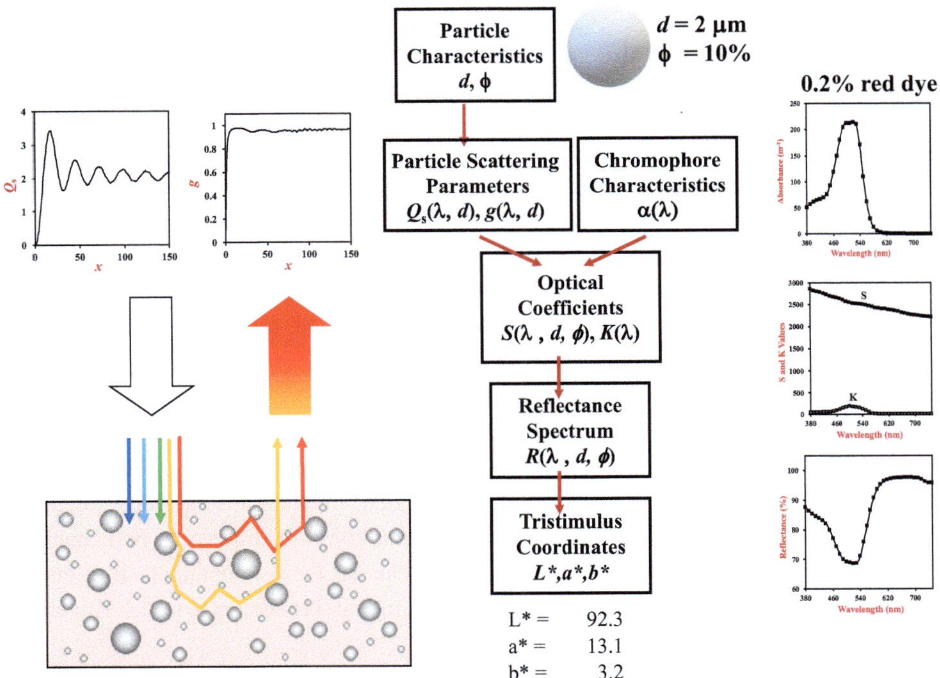

Abb. 4.8 Die optischen Eigenschaften von kolloidalen Dispersionen können mithilfe der Lichtstreuungstheorie beschrieben werden. Die Partikeleigenschaften („particle characteristics") Q_s und g, die als Funktion des dimensionslosen Größenparameters x angegeben werden, bedingen die Streuungseigenschaften („particle scattering parameters"), die zusammen mit den Chromophoreigenschaften („chromophore characteristics") die optischen Koeffizienten („optical coefficients") S und K beeinflussen. Von S und K wird das Reflexionsspektrum („reflectance spectrum") als Funktion der Wellenlänge („wavelenght") und die Tristimulus-Farbkoordinaten („tristimulus coordinates) L* a* b* abgeleitet

den sichtbaren Bereich des elektromagnetischen Spektrums, d. h. von 380 bis 750 nm, bekannt sein (Abb. 4.8). Die Streueffizienz ist ein Maß für den Anteil der von den Partikeln gestreuten Lichtwellen, während der Asymmetriefaktor die Winkelabhängigkeit der gestreuten Wellen beschreibt (Kerker 1969). Diese Parameter werden in der Regel als Funktion eines dimensionslosen Größenparameters (x) unter Verwendung eines als Mie-Theorie bekannten mathematischen Modells aus der Kenntnis der Größe und des relativen Brechungsindex der Partikel berechnet (Hergert et al. 2012):

$$x = \pi\, d n_1 / \lambda \qquad (4.2)$$

Dabei ist d der Durchmesser der kolloidalen Teilchen, n_1 ist der Brechungsindex des umgebenden Mediums und λ ist die Wellenlänge des Lichts. Die Werte von Q_s und g können als Funktion von x berechnet werden, indem das Modell der Mie-Theorie mit einem geeigneten Softwareprogramm berechnet wird. Die Abhängigkeiten von Q_s und g von x für eine kolloidale Dispersion, die aus in Wasser dispergierten Fetttröpfchen besteht, sind in Abb. 4.8 dargestellt. Diese Vorhersagen zeigen, dass das Ausmaß und die Richtung der Lichtstreuung von der Größe der kolloidalen Partikel im Vergleich zur Wellenlänge des Lichts abhängen. Sie deuten darauf hin, dass die optischen Eigenschaften von pflanzlichen Lebensmitteln von der Größe der darin enthaltenen strukturellen Heterogenitäten wie Fetttröpfchen, Pflanzengewebsfragmente, Biopolymerpartikel oder Fasern beeinflusst werden. Die Mie-Theorie eignet sich nur für die Berechnung der Streueigenschaften von isolierten kolloidalen Partikeln in verdünnten Systemen, sodass ihre Vorhersagen für aggregierte oder konzentrierte Dispersionen nicht genau sind (Kerker 1969). In diesem Fall sind fortgeschrittene mathematische Modelle erforderlich, um die Streueigenschaften der Partikel zu modellieren.

Bei pflanzlichen Lebensmittelalternativen können die Fetttröpfchen in pflanzlichen Milch-, Eier- oder Fleischanaloga normalerweise als Kugeln modelliert werden. Die faserigen Strukturen in pflanzlichen Fleisch- oder Meeresfrüchteanaloga sollten jedoch als Zylinder modelliert werden. Daher sind verschiedene mathematische Gleichungen erforderlich, um die Abhängigkeit der Q_s und g-Werte von x für Fasern zu berechnen, die vom Brechungsindex, der Ausrichtung und der Dicke der Fasern abhängen (Bohren et al. 1998). Nichtsdestotrotz lassen sich ähnliche allgemeine Tendenzen wie bei Kugeln beobachten.

4.2.2.2 Bestimmung der Absorptionsspektren von Chromophoren

Die zweite Information, die für die Vorhersage der optischen Eigenschaften einer kolloidalen Dispersion benötigt wird, sind die Absorptionseigenschaften der vorhandenen Chromophore (Abb. 4.8). Die Wellenlängenabhängigkeit des Absorptionskoeffizienten ($\alpha(\lambda)$) der Chromophore in einer kolloidalen Dispersion wird normalerweise mit einem UV-Spektrophotometer gemessen. In der Regel werden die Chromophore zunächst in einem Lösemittel gelöst, das der Phase entspricht, in der sie sich normalerweise in einem pflanzlichen Lebensmittel befinden würden, z. B. Öl bei hydrophoben Pigmenten oder

Wasser bei hydrophilen Pigmenten (wobei dasselbe Lösesmittel als Nullwert verwendet wird). Anschließend wird die Absorption der Chromophorlösung im Bereich von 380 bis 750 nm gemessen und der Absorptionskoeffizient als Funktion der Wellenlänge berechnet: $\alpha(\lambda) = 2,303 \times A(\lambda)/L$, wobei $A(\lambda)$ die gemessene Absorption bei einer Wellenlänge von λ und L die Länge der Küvette ist, in der sich die Lösung befindet.

Viele pflanzliche Lebensmittel sind mehrphasige Systeme, die Chromophore in verschiedenen Phasen enthalten. Im Falle einer einfachen kolloidalen Dispersion können die Chromophore in der dispergierten und der kontinuierlichen Phase vorhanden sein, die bei vielen pflanzlichen Lebensmitteln typischerweise Öl und Wasser sind. Das Gesamtabsorptionsspektrum der kolloidalen Dispersion kann dann mit dem folgenden Ausdruck vorhergesagt werden: $\alpha(\lambda) = \phi \times \alpha_O(\lambda) + (1 - \phi) \times \alpha_W(\lambda)$. Dabei ist ϕ der Volumenanteil der Ölphase und die Indizes O und W beziehen sich auf die Öl- bzw. Wasserphase. Bei öl- und wasserlöslichen Chromophoren kann es daher erforderlich sein, das Absorptionsspektrum der Öl- und der Wasserphase getrennt zu messen.

4.2.2.3 Berechnung des spektralen Reflexionsgrads der kolloidalen Dispersion

Der dritte Schritt bei der Vorhersage der Farbe einer kolloidalen Dispersion ist die Berechnung des spektralen Reflexionsgrads $R(\lambda)$, der die Änderung des Reflexionsgrads mit der Wellenlänge im sichtbaren Bereich des elektromagnetischen Spektrums darstellt. Der Reflexionsgrad hängt von der Streuung der Lichtwellen an den kolloidalen Partikeln sowie von der Absorption der Lichtwellen durch die Chromophore ab. Die meisten pflanzlichen Lebensmittel können als ziemlich konzentrierte kolloidale Dispersionen betrachtet werden, die optisch undurchsichtig sind, weil sie zahlreiche Partikel enthalten, die Licht streuen. Daher werden ihre optischen Eigenschaften in der Regel durch Reflexions- (und nicht durch Transmissions-) Messungen charakterisiert. Der spektrale Reflexionsgrad ist der Anteil der von der Oberfläche eines Materials reflektierten (oder zurückgestreuten) Lichtwellen in Abhängigkeit von der Wellenlänge. Der Reflexionsgrad von konzentrierten kolloidalen Dispersionen kann mithilfe eines mathematischen Modells, der sogenannten Kubelka–Munk-Theorie, mit ihren Streu- und Absorptionseigenschaften in Beziehung gesetzt werden (Kotrum 1969):

$$R = 1 + \frac{K}{S} - \sqrt{\frac{K}{S}\left[\frac{K}{S} + 2\right]} \tag{4.3}$$

In diesem Ausdruck sind K und S die Absorptions- bzw. Streuungskoeffizienten. Die Werte für R, K und S ändern sich mit der Wellenlänge, da die Absorption und Streuung des Lichts durch die Chromophore und die Partikel in der kolloidalen Dispersion wellenlängenabhängig sind. Die Berechnungen dieser Werte für eine kolloidale Dispersion, die einen roten Farbstoff enthält, sind in Abb. 4.8 dargestellt. Die Kubelka–Munk-Theorie wurde aus einer mathematischen Analyse der Ausbreitung von Lichtwellen durch ein Medium abgeleitet, das Licht absorbiert und streut (Mudgett und Richards 1971).

Es wurden Ausdrücke abgeleitet, die die K- und S-Koeffizienten einer kolloidalen Dispersion mit dem Absorptionsspektrum der Chromophore und den Streueigenschaften der Partikel in Beziehung setzen:

$$K = 2\alpha \qquad (4.4)$$

$$S = \frac{3}{16}\pi d^2 Q_S \left[1 - g\right] - \frac{1}{4}\alpha \qquad (4.5)$$

Vorhersagen des Reflexionsspektrums einer kolloidalen Dispersion mit und ohne roten Farbstoff wurden in Abb. 4.3 dargestellt. Ohne Farbstoff bleibt der Reflexionsgrad relativ hoch und über den gesamten sichtbaren Wellenlängenbereich konstant, was zu einem weißlichen Erscheinungsbild führt. Mit Farbstoff weist das Reflexionsspektrum einen Tiefpunkt auf, der dem Peak im Absorptionsspektrum des Farbstoffs entspricht (Abb. 4.8). Je höher die Farbstoffkonzentration ist, desto tiefer wird das Minimum, da ein größerer Teil der Lichtwellen vom Farbstoff absorbiert wird und somit weniger reflektiert wird.

In der Praxis müssen die oben beschriebenen einfachen Gleichungen modifiziert werden, um andere Faktoren zu berücksichtigen, wie z. B. die Partikel-Partikel-Wechselwirkung (McClements 2002b).

4.2.2.4 Berechnung von Tristimulus-Farbkoordinaten aus Reflexionsspektren

Der letzte Schritt ist die Berechnung der Tristimulus-Farbkoordinaten einer kolloidalen Dispersion aus dem Reflexionsspektrum (Abb. 4.8). Es wurden Gleichungen entwickelt, mit denen man die L*-, a*- und b*-Werte eines Materials aus seinem Reflexionsspektrum berechnen kann (McClements 2002a; Wyszecki und Stiles 2000). Diese Gleichungen hängen von drei Faktoren ab: (i) dem Reflexionsspektrum $R(\lambda)$ des Materials (das von seiner Struktur und Zusammensetzung abhängt); (ii) der spektralen Verteilung $S(\lambda)$ der zur Bestrahlung des Materials verwendeten Standardlichtart, die ein Maß dafür ist, wie sich die Lichtintensität mit der Wellenlänge ändert; und (iii) den standardisierten Reaktionsfunktionen des menschlichen Auges $x(\lambda)$, $y(\lambda)$ und $z(\lambda)$, die ein Maß dafür sind, wie sich die Empfindlichkeit der verschiedenen Rezeptoren im Auge (Stäbchen und Zapfen) mit der Wellenlänge ändert. Die Gleichungen, die zur Berechnung der L*-, a*- und b*-Werte aus dem Reflexionsspektrum verwendet werden, sind an anderer Stelle beschrieben worden (McClements 2002b). In der Praxis muss unter Umständen berücksichtigt werden, dass es verschiedene Arten von Struktureinheiten (z. B. Fetttröpfchen, Pflanzengewebefragmente und Proteinaggregate) mit unterschiedlichen Konzentrationen, Größen, Formen und Brechungsindizes geben kann, da alle diese Partikel zum Gesamtstreumuster beitragen können.

Die Verfügbarkeit mathematischer Theorien zur Vorhersage der Farbe von pflanzlichen Lebensmittelalternativen auf der Grundlage ihrer Zusammensetzung und Struktur ermöglicht den Entwickler*innen, die relative Bedeutung verschiedener Faktoren für das Gesamterscheinungsbild des Endprodukts abzuschätzen. So kann z. B. die Bedeutung von Art und Größe der Partikel für das Aussehen des Produkts abgeschätzt werden, ebenso wie die Auswirkungen der Mischung verschiedener Arten von Chromophoren untereinander. Dies kann die Entwicklung und Herstellung pflanzlicher Lebensmittelalternativen erleichtern, sodass sie in ihrem Erscheinungsbild den tierischen Produkten, die sie ersetzen sollen, ähnlicher werden.

4.2.3 Einflussfaktoren auf das Erscheinungsbild pflanzlicher Lebensmittel

In diesem Abschnitt geben wir einen kurzen Überblick über die wichtigsten Faktoren, die das Aussehen von pflanzlichen Lebensmitteln beeinflussen. Anhand von theoretischen Berechnungen oder experimentellen Messungen an einfachen Modellsystemen (kolloidale Dispersionen aus in Wasser dispergierten Fetttröpfchen und Chromophoren) wird die Bedeutung dieser Faktoren aufgezeigt.

4.2.3.1 Art und Konzentration der Chromophore

Die Gesamtfarbe einer pflanzlichen Lebensmittelalternative hängt von der Art und Konzentration der verschiedenen enthaltenen Chromophore ab, da diese den Anteil der selektiv absorbierten und reflektierten Lichtwellen bei verschiedenen Wellenlängen bestimmen. Abb. 4.9 zeigt als Beispiel den Einfluss der Chromophorenkonzentration auf die berechneten Reflexionsspektren und Tristimulus-Farbkoordinaten einer kolloidalen Dispersion, die unterschiedliche Mengen an rotem Farbstoff enthält. Wie erwartet,

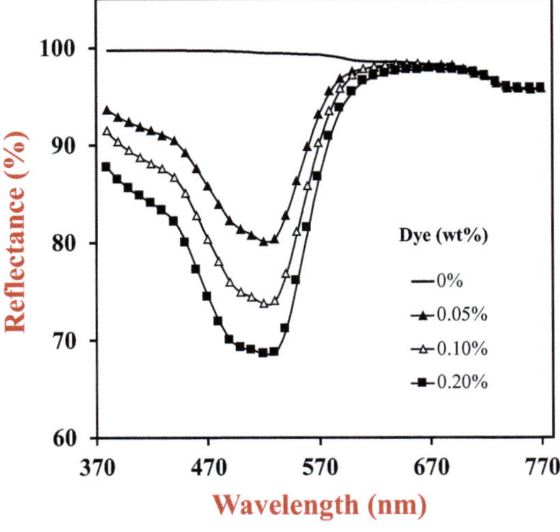

Dye (%)	L*	a*	b*
0	99.7	-0.3	-0.3
0.05	95.5	8.3	0.7
0.1	93.9	11.7	1.3
0.2	92.1	14.0	2.3

Abb. 4.9 Theoretische Vorhersagen über den Einfluss der roten Farbstoffkonzentration („dye") auf die Reflexion („reflectance") als Funktion der Wellenlänge („wavelength") und auf die L*a*b*-Werte kolloidaler Modelllebensmittel auf pflanzlicher Basis

nimmt die Tiefe des Minimums in den Reflexionsspektren mit zunehmender Farbstoff-konzentration zu, da der Anteil der Lichtwellen, die in den nicht roten Bereichen des elektromagnetischen Spektrums absorbiert werden, steigt. Infolgedessen nimmt der positive a*-Wert (rot) zu und der positive b*-Wert (gelb) nimmt in geringerem Maße zu. Gleichzeitig verringert sich der L*-Wert (Helligkeit) der kolloidalen Dispersion, da weniger Licht von ihrer Oberfläche zurückgeworfen wird, wenn sie mehr lichtabsorbierende Chromophore enthält.

Der Einfluss des Chromophor-Typs auf die gemessenen Reflexionsspektren und die berechneten Tristimuluskoordinaten von kolloidalen Dispersionen, die verschiedene Arten von Lebensmittelfarbstoffen (rot, grün und blau) enthalten, ist in Abb. 4.10 dargestellt. Die Wellenlängen, bei denen das meiste Licht selektiv von den kolloidalen Dispersionen zurückreflektiert wird, hängen wie erwartet von der Art des enthaltenen Farbstoffs ab: 430–510 nm (violett/blau) und 700–750 nm (rot) für den blauen Farbstoff; 500–540 nm (grün) und 700–750 nm (rot) für den grünen Farbstoff; und 590–750 nm (rot) für den roten Farbstoff. Die berechneten L*-, a*- und b*-Werte stimmen mit diesen Farben überein: leicht negatives a* (grün) und negatives b* (blau) für den blauen Farbstoff; leicht negatives a* (grün) und leicht positives b* (gelb) für den grünen Farbstoff; und stark positives a* (rot) und leicht positives b* (gelb) für den roten Farbstoff (Abb. 4.10). Für einen Menschen wäre es schwierig gewesen, die genauen Farben der

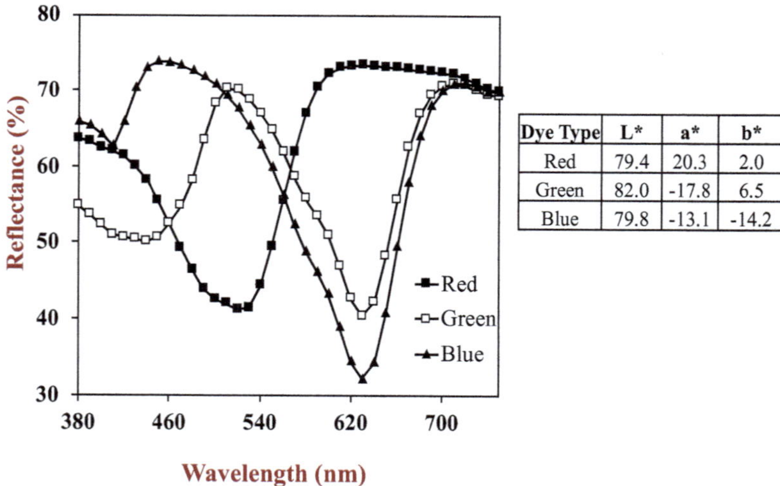

Dye Type	L*	a*	b*
Red	79.4	20.3	2.0
Green	82.0	-17.8	6.5
Blue	79.8	-13.1	-14.2

Abb. 4.10 Theoretische Vorhersagen über den Einfluss von den verschiedenen Farbstoffen („dye type") – rot („red"), grün („green") und blau („blue") – auf die Reflexion („reflectance") als Funktion der Wellenlänge („wavelength") und auf die L*a*b*-Werte kolloidaler Modelllebensmittel auf pflanzlicher Basis

verschiedenen Proben in Worten zu beschreiben, aber dies kann mit instrumentellen Methoden erreicht werden.

Diese Ergebnisse machen deutlich, wie wichtig es ist, die Art und Konzentration der Chromophore in einem pflanzlichen Lebensmittel zu kennen, wenn man die gewünschte Farbe erreichen will. Bei der Herstellung eines pflanzlichen Analogons eines herkömmlichen Lebensmittels auf tierischer Basis ist es wichtig, die Reflexionsspektren und Farbkoordinaten so weit wie möglich anzugleichen. Dies erfordert in der Regel die Kontrolle der Art und Konzentration der verschiedenen im System vorhandenen Chromophore. Dies kann experimentell oder theoretisch geschehen. Experimentell könnten verschiedene Pigmente in unterschiedlichen Verhältnissen miteinander kombiniert und dann die Tristimulus-Farbkoordinaten des Endprodukts gemessen werden. Die Verhältnisse könnten dann so lange angepasst werden, bis die Farbe des pflanzlichen Lebensmittels der des tierischen entspricht. Alternativ könnte das in Abschn. 4.2.2 beschriebene mathematische Modell verwendet werden, um die optimale Kombination von Pigmenten vorherzusagen, die erforderlich ist, um die gewünschte Farbe zu erzielen.

Die Art der Chromophore, die für eine bestimmte Anwendung verwendet werden, hängt von der gewünschten Farbe des Endprodukts sowie von den Farbveränderungen ab, die während der Zubereitung oder des Kochens von Lebensmitteln erwünscht sein könnten (Tab. 4.2). So wird zum Beispiel erwartet, dass sich die Farbe eines Rindfleischanalogons während des Kochens von Rot zu Braun ändert, während sich die Farbe eines Hühneranalogons von rosa zu weißlich ändern soll. Bei anderen Produkten kann es erforderlich sein, dass die Farbe hitzestabil ist, d. h. dass sie sich beim Kochen nicht verändert. Bei Fleischbällchenanaloga wird beispielsweise erwartet, dass sie vor und nach dem Kochen eine bräunliche Farbe haben, während bei Hotdoganaloga erwartet wird, dass sie ihre rötliche Farbe beibehalten. Es ist auch wichtig, alle Farben zu berücksichtigen, die durch die anderen Zutaten in das Produkt eingebracht werden, wie z. B. von Pflanzenproteinen, die zur Bildung einer feststoffähnlichen Matrix verwendet werden. Diese Zutaten können in ihrer Farbe stark variieren, z. B. weißlich (einige Proteinpulver), bräunlich (einige Pilze) oder sogar rötlich, gelblich oder grünlich (einige Algenproteine). Die Grundfarbe dieser Zutaten muss daher berücksichtigt werden, wenn versucht wird, die Reflexionsspektren und Tristimulus-Farbkoordinaten von pflanzlichen Lebensmittelalternativen an die von tierischen Lebensmitteln anzugleichen.

Ein weiterer wichtiger Aspekt von Farbstoffen (insbesondere von natürlichen) ist, dass sie während der Herstellung, des Vertriebs und der Zubereitung von Lebensmitteln in einem Produkt stabil bleiben oder zumindest eine kontrollierte Instabilität aufweisen müssen (z. B. Wechsel von Rot zu Braun während des Kochens). Daher müssen bei der Auswahl einer geeigneten Farbe für eine bestimmte Anwendung die Auswirkungen von Temperatur, Licht, pH-Wert, Sauerstoff, Wechselwirkungen der Zutaten und andere Faktoren berücksichtigt werden.

Tab. 4.2 Beispiele für verschiedene Arten von Pigmenten, die zur Formulierung von pflanzlichen Lebensmittelalternativen verwendet werden. Die Autor*innen danken Zachary Henderson (Sensient) für wertvolle Diskussionen über Farben auf Pflanzenbasis

Pigment	Farbe	Anmerkungen
Leghämoglobin	Rot bis braun	Färbt sich beim Kochen von rot nach braun. Wird aus den Wurzelknollen von Sojabohnen isoliert oder durch mikrobielle Fermentation hergestellt. Anwendungen in Fleischanaloga, insbesondere Burger auf Pflanzenbasis
Extrakte aus Rote Bete Saft	Helles dunkelrot	Hitzestabil (bleibt beim Kochen rot). Gut geeignet, um den „blutigen" Kern von Fleischprodukten nach dem Kochen zu simulieren. Anwendung in Fleischanaloga
Karmin	Rosarot bis orange	Wasserlöslich. Farbe hängt vom pH-Wert ab. Gute Hitze- und Lichtstabilität. Isoliert aus Cochenille-Insekten
Annatto	Gelb bis rötlich-orange	Öllöslich (aber auch in wasserdispergierbaren Formen verfügbar). Carotinoid aus den Samen des Annatto-Baums. Wird in Molkereianaloga verwendet
β-Carotin	Dunkelorange	Öllöslich (aber auch in wasserdispergierbaren Formen verfügbar). Carotinoid, das aus Karotten und anderen Pflanzen gewonnen wird. Wird in Molkerei- und Eianaloga verwendet
Siena-Fruchtsaft	Braun	Wasserlöslich. Hitze-, licht- und säurestabil. Wird in Fleisch- und Molkereianaloga verwendet
Lycopin	Rot	Öllöslich (aber auch in wasserdispergierbaren Formen verfügbar). Carotinoid aus Tomaten
Capsanthin	Orange bis orange-rot	Öllöslich (aber auch in wasserdispergierbaren Formen verfügbar). Carotinoide (Capsanthin) aus rotem Paprika. Hitze-, wasser- und pH-stabil. Wird in Fleisch, Meeresfrüchten und Dressings verwendet
Kurkumin	Hellgelb	Öllöslich (aber auch in wasserdispergierbaren Formen erhältlich). Isoliert aus Kurkuma. Stabil gegenüber Hitze, Licht und sauren bis neutralen Bedingungen, baut sich jedoch unter basischen Bedingungen ab. Wird in Fleisch, Meeresfrüchten, Eiern und Molkereiprodukten verwendet
Betanin	Leuchtend bläulich-rot bis bläulich-violett	Wasserlöslich. Isoliert aus dem Saft Roter Bete. Farbe hängt vom pH-Wert ab. Stabil gegenüber Hitze, Licht und sauren bis neutralen Bedingungen, baut sich jedoch unter basischen Bedingungen ab. Wird in Fleischerzeugnissen verwendet
Zuckerrübensaft	Rot	Wasserlöslich. Isoliert aus Zuckerrüben. Wird in Fleischanaloga verwendet
Paprika	Orange	Isoliert aus rotem Paprika. Wird in Fleisch- und Eianaloga verwendet
Färberdistel	Hellgelb	Isoliert aus Färberdistel (Carthamus). Hitze- und lichtstabil. Wird als Ersatz für Safran verwendet

(Fortsetzung)

Tab. 4.2 (Fortsetzung)

Pigment	Farbe	Anmerkungen
Karamell	Goldbraun	Wird durch Erhitzen von Kohlenhydraten in Gegenwart von Säuren, Laugen oder Salzen hergestellt
Titandioxid	Weiß	Anorganische Partikel, die das Licht stark streuen. Stabil beim Kochen. Einige Bedenken wegen möglicher Toxizität. Wird in Käseanaloga verwendet

Viele Anbieter*innen von Inhaltsstoffen wie Sensient, Givaudan und Biocon entwickeln inzwischen natürliche Pigmente für die spezifische Verwendung in pflanzlichen Produkten.

4.2.3.2 Partikelgröße und -konzentration

Die Größe und Konzentration der verschiedenen Arten von Partikeln in einem pflanzlichen Lebensmittel haben ebenfalls einen großen Einfluss auf sein Aussehen. Insbesondere streuen sie die Lichtwellen und lassen das Produkt trüb oder undurchsichtig erscheinen, was eine wichtige Eigenschaft vieler pflanzlicher Lebensmittel ist, einschließlich Fleisch, Meeresfrüchte, Eier und Milchprodukte. Bei den vorhandenen Partikeln kann es sich um Fetttröpfchen, Ölkörper, Proteinpartikel, Polysaccharidpartikel, Proteinfasern, Polysaccharidfasern, Fragmente von Pflanzengewebe oder Mineralpartikel (wie TiO_2) handeln. In diesem Abschnitt untersuchen wir die Auswirkungen der Teilchengröße und -konzentration auf die optischen Eigenschaften von kolloidalen Modelldispersionen, die Fetttröpfchen und einen roten Lebensmittelfarbstoff enthalten.

Die vorhergesagten Änderungen der Helligkeit (L*) und der Röte (a*) der kolloidalen Dispersionen mit der Partikelgröße sind in Abb. 4.11 dargestellt. Die Helligkeit des Materials nimmt mit zunehmender Partikelgröße von etwa 10 bis 200 nm zu, bleibt von etwa 200 bis 800 nm relativ hoch und nimmt dann ab, wenn die Partikelgröße weiter erhöht wird. Dieser Effekt ist darauf zurückzuführen, dass sich die Lichtstreuungseffizienz der Partikel mit zunehmender Größe ändert. Typischerweise hat die Lichtstreuungseffizienz einen Höchstwert bei einer Partikelgröße, die etwa der Wellenlänge des Lichts (380–750 nm) entspricht. Die Rötung des Materials folgte dem entgegengesetzten Trend. Sie nimmt mit zunehmender Partikelgröße von etwa 10 bis 200 nm ab, bleibt von etwa 200 bis 800 nm relativ niedrig und steigt dann mit steigender Partikelgröße wieder an. Dieser Effekt lässt sich darauf zurückführen, dass die Lichtwellen weiter in die Probe eindringen können, wenn die Lichtstreuung relativ schwach ist, sodass eine selektivere Absorption stattfindet.

Die Abhängigkeit der Helligkeit (L*) und der Rötung (a*) von der Partikelkonzentration kolloidaler Modelldispersionen ist in Abb. 4.12 dargestellt. Die Helligkeit nimmt stark zu, wenn die Partikelkonzentration von etwa 0 auf 5 % erhöht wird, steigt dann aber nur noch leicht an, wenn sie weiter erhöht wird. Die Zunahme der Helligkeit kann auf eine Zunahme des Anteils der von den Partikeln gestreuten Lichtwellen zurückgeführt werden. Bei ausreichend hohen Partikelkonzentrationen werden die Lichtwellen von so vielen Partikeln ge-

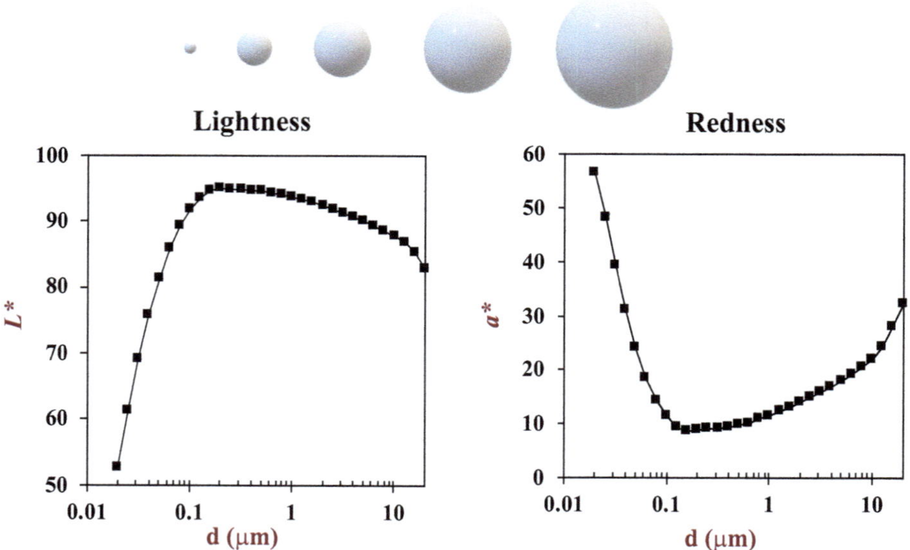

Abb. 4.11 Theoretische Vorhersagen über den Einfluss der Fetttröpfchengröße *d* auf die Hellig-keit („lightness") L* und den Rotanteil („redness") a* kolloidaler Dispersionen (modellbasierte Lebensmittel)

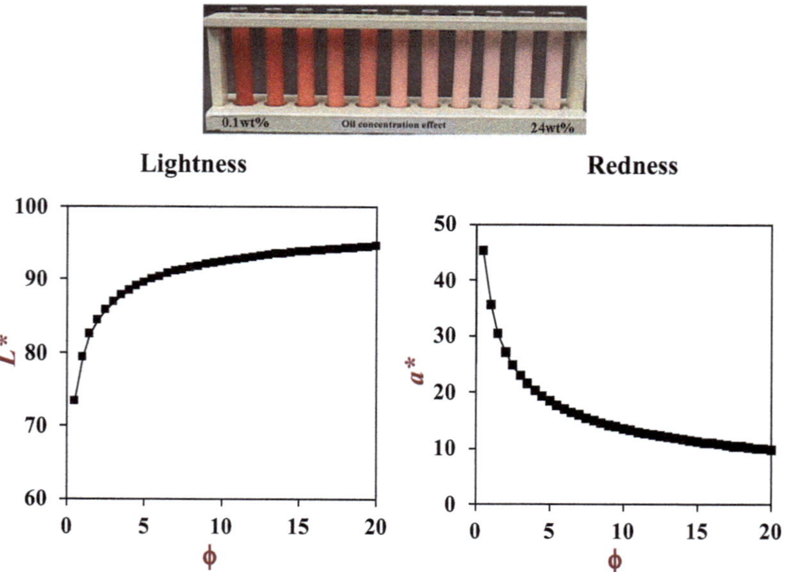

Abb. 4.12 Theoretische Vorhersagen über den Einfluss des Fetttröpfchen-Volumenanteils *ϕ* auf die Helligkeit („lightness") L* und den Rotanteil („redness") a* kolloidaler Dispersionen (modell-basierte Lebensmittel). Das Foto zeigt den Einfluss des Fetttröpfchen-Volumenanteils auf Emulsio-nen mit derselben Farbstoffkonzentration

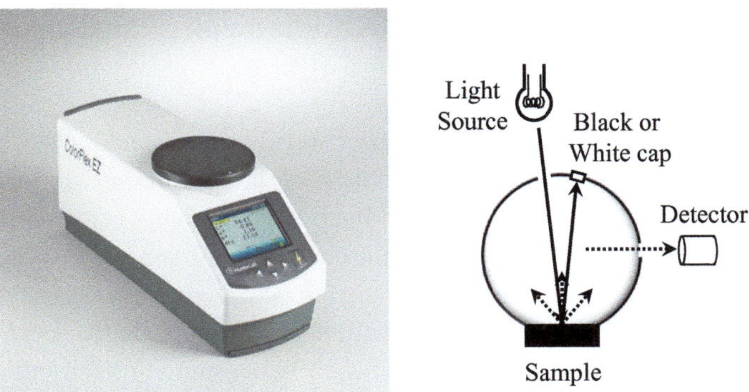

Abb. 4.13 Die optischen Eigenschaften von pflanzlichen Lebensmitteln können mit einem instrumentellen Kolorimeter gemessen werden, das die Tristimulus-Farbkoordinaten (L*, a*, b*) bestimmt, indem es eine Lichtwelle detektiert, die von einer Lichtquelle („light source") ausgeht und an der Oberfläche der Probe („sample") reflektiert wird. Die Bilder wurden freundlicherweise von Ken Wendt (HunterLab) zur Verfügung gestellt

streut, dass der größte Teil zurückgeworfen wird. Die Rötung der kolloidalen Dispersion nimmt mit zunehmender Partikelkonzentration ab, was darauf zurückzuführen ist, dass ein größerer Teil der Lichtwellen zurückgestreut wird und somit nicht in das Innere des Materials eindringt, wo sie selektiv absorbiert werden können. Diese Phänomene haben wichtige Konsequenzen für die Formulierung von pflanzlichen Lebensmittelalternativen. So beeinflusst eine Änderung der Partikelkonzentration in einem Produkt sowohl seine Helligkeit als auch seine Farbintensität.

4.2.3.3 Brechungsindexkontrast

Die Brechungsindizes der Partikel in einer pflanzlichen Lebensmittelalternative haben ebenfalls einen wichtigen Einfluss auf das Aussehen des Produkts. Je größer der Brechungsindexkontrast zwischen den Partikeln und der umgebenden Lebensmittelmatrix ist, desto stärker wird das Licht gestreut. Der Brechungsindexkontrast kann als das Verhältnis zwischen dem Brechungsindex der Partikel und dem der umgebenden Matrix betrachtet werden ($m = n_2/n_1$). Bei einer festen Partikelkonzentration und -größe nehmen Helligkeit und Farbverlust mit steigendem Brechungsindexkontrast zu. So erhöhen Titandioxidpartikel ($n_2 = 2{,}5$) die Helligkeit von Lebensmitteln wesentlich effektiver als Fettpartikel ($n_2 = 1{,}43$). Folglich können sie in viel niedrigeren Konzentrationen verwendet werden, um die gleiche Wirkung zu erzielen, was einer der Gründe ist, warum sie häufig als Aufheller in Lebensmitteln eingesetzt werden. Aufgrund der Bedenken von Verbraucher*innen und Aufsichtsbehörden hinsichtlich der möglichen Toxizität dieser Art von anorganischen Partikeln besteht jedoch Interesse an der Suche nach Alternativen, wie z. B. anderen Formen von Nanopartikeln auf Mineral-, Protein- oder Polysaccharidbasis, die das Licht stark streuen (aber normalerweise nicht so stark wie TiO_2).

4.2.4 Messung der optischen Eigenschaften von pflanzlichen Lebensmittelalternativen

Da pflanzliche Lebensmittelalternativen in der Regel optisch undurchsichtig sind, wird ihr Aussehen in der Regel mithilfe von Lichtwellen bestimmt, die von ihrer Oberfläche reflektiert oder gestreut werden (und nicht durch sie hindurchgehen). Für die Charakterisierung ihrer optischen Eigenschaften steht eine Vielzahl von Geräten zur Verfügung. Welches Gerät für eine bestimmte Anwendung am besten geeignet ist, hängt von der Art der benötigten Informationen und der Beschaffenheit des untersuchten Lebensmittels ab.

Die allgemeine Homogenität von pflanzlichen Lebensmitteln kann mithilfe der digitalen Fotografie in Kombination mit einer Bildanalyse charakterisiert werden (Chmiel und Slowinski 2013; Russ 2012). In der Regel wird ein digitales Bild des Lebensmittels unter standardisierten Beleuchtungsbedingungen aufgenommen. Mit einem Bildanalyseprogramm (z. B. ImageJ) werden dann die Anzahl, Fläche, Größe, Form und Farbe von Heterogenitäten quantifiziert. Mit diesen Methoden kann die Homogenität von pflanzlichen Lebensmitteln mit der von tierischen Lebensmitteln verglichen werden, um deren Gesamterscheinung anzugleichen.

Der Glanz eines Lebensmittels kann mit speziellen Instrumenten, den sogenannten Glossmetern, gemessen werden (Leloup et al. 2014). Diese Geräte richten eine Lichtwelle unter einem bestimmten Einfallswinkel auf die Oberfläche des Materials und messen dann die Intensität des Lichts, das unter demselben Winkel reflektiert wird (Abb. 4.2). Bei einer hochglänzenden Oberfläche ist die Intensität der detektierten Lichtwelle relativ hoch, da der Großteil des Lichts im gleichen Winkel wie der Einfallswinkel der ursprünglichen Lichtwelle reflektiert wird (gerichtete Reflexion). Im Gegensatz dazu ist die Intensität der erfassten Lichtwelle bei einer matten Oberfläche geringer, da ein hoher Anteil des Lichts in alle Richtungen gestreut wird (diffuse Reflexion).

Die Farbe und Helligkeit von Lebensmitteln wird in der Regel anhand von Tristimulus-Farbkoordinaten quantifiziert, wie z. B. dem CIELAB-System von der Internationalen Beleuchtungskommission (Commission International de l'Eclairage, CIE) (Hutchings 1999) (Abb. 4.13). Dieses System spezifiziert die optischen Eigenschaften eines Materials mithilfe von drei Parametern, wie dem L^*-, a*- und b^*-System. Dabei ist L^* die Helligkeit, die von 0 (schwarz) bis 100 (weiß) reicht; a* ist die Rötlichkeit/Grünlichkeit, die von stark positiv (rot) bis stark negativ (grün) reicht; und b^* ist die Gelbheit/Blauheit, die von stark positiv (gelb) bis stark negativ (blau) reicht (Abb. 4.7). Ein großer Vorteil des CIELAB-Systems besteht darin, dass es eine genaue Quantifizierung der Farbe eines Materials mit nur drei Parametern ermöglicht. Im Gegensatz dazu ist es für Menschen oft schwierig, die Farbe von Materialien genau zu beschreiben, z. B. kann ein rotes Lebensmittel viele verschiedene Rottöne haben, die schwer zu beschreiben, aber mit dem CIELAB-System leicht zu quantifizieren sind. Bei der Entwicklung eines pflanzlichen Lebensmittels ist es zunächst wichtig, die Farbkoordinaten (L*, a*, b*) des tierischen Lebensmittels, das es imitieren soll, zu quantifizieren. Insbesondere ist es wichtig, den Bereich dieser Werte zu bestimmen, der zu einem Endprodukt führt, das von den Verbraucher*innen als wünschenswert empfunden wird (der „Zielfarbraum"). Die Farbe und Helligkeit einer pflanzlichen Lebensmittelalternative können angepasst werden, um denen des tierischen Lebensmittels zu entsprechen. Dies erfolgt durch Zugabe eines oder mehrerer Pigmente, die Licht absorbieren, sowie durch die Kontrolle der Größe und Konzentration von strukturellen Heterogenitäten, die Licht streuen, wie beispielsweise Fetttröpfchen, Ölkörper, Fasern oder Partikel.

Die Tristimuluskoordinaten von pflanzlichen Lebensmitteln werden in der Regel mit Kolorimetern oder UV-Spektralphotometern gemessen (McClements 2015). Kolorimeter richten einen weißen Lichtstrahl auf die Oberfläche eines pflanzlichen Lebensmittels und messen dann die Intensität des zurückreflektierten Lichts in Abhängigkeit von der Wellenlänge unter standardisierten Bedingungen, wie z. B. der Lichtquelle und dem Design der Messzelle (Abb. 7.13). In der Regel wird das Gerät zunächst unter Verwendung standardisierter weißer und schwarzer Platten kalibriert. Die Gerätesoftware berechnet dann die Tristimulus-Farbkoordinaten (L*, a*, b*). Bei der Verwendung dieser Geräte ist es wichtig, eine geeignete standardisierte Lichtquelle (z. B. Tageslicht, Glühlampenlicht oder Fluoreszenzlicht) sowie einen standardisierten Beobachterwinkel (z. *B*. 2° oder 10°) zu wählen. So können Vergleiche zwischen verschiedenen Proben unter ähnlichen Bedingungen angestellt werden. Ein UV-Spektralphotometer wird in der Regel in Kombination mit einer Ulbricht-Kugel verwendet, mit der das Spektrum der Reflexion in Abhängigkeit der Wellenlänge gemessen werden kann. Dieses Spektrum kann dann mithilfe eines geeigneten mathematischen Modells in Tristimulus-Farbkoordinaten umgerechnet werden (McClements 2002a, b).

4.2.5 Farbliche Eigenschaften von pflanzlichen Lebensmitteln

Instrumentelle Farbmessgeräte werden häufig zur Messung der Tristimulus-Farbkoordinaten (L*, a*, b*) von pflanzlichen und tierischen Lebensmitteln verwendet (Tab. 4.3). Dieses Wissen ist wichtig, um die Farbe von pflanzlichen Lebensmitteln an die von tierischen Lebensmitteln anzupassen, die sie ersetzen sollen. Das pflanzliche Produkt kann durch Zugabe verschiedener Arten und Mengen von Chromophoren oder lichtstreuenden Elementen neu formuliert werden, um die gewünschten Farbmerkmale zu imitieren. Diese Messungen zeigen, dass jede Kategorie von pflanzlichen Lebensmittelalternativen unterschiedliche Farbanforderungen hat und daher unterschiedliche Inhaltsstoffe benötigt, um das gewünschte Aussehen zu erzielen. Wie bereits erwähnt, ist es bei einigen Anwendungen auch wichtig, dass sich die Farbe in einer bestimmten Weise verändert, wenn das Produkt gekocht wird, z. B. bei Burgeranaloga, die sich während des Kochens von Rosa zu Braun verändern sollen. In diesem Fall ist es wichtig, dass die Farbkoordinaten des Produkts vor, während und nach dem Kochen übereinstimmen.

Tab. 4.3 Gemessene L*, a*, b*-Werte einer Reihe von Lebensmitteln tierischer und pflanzlicher Herkunft

Produkt	$L*$	$a*$	$b*$	Referenz
Kuhmilch (entrahmt)	81,7	−4,8	4,1	(McClements et al. 2019)
Kuhmilch (Vollfett)	86,1	−2,1	7,8	(McClements et al. 2019)
Mandelmilch	71,4	3,3	16,0	(Zheng et al. 2021)
Hafermilch	67,8	4,2	13,8	(Zheng et al. 2021)
Sojamilch	73,1	12,1	2,1	(Durazzo et al. 2015)
Rindfleisch-Burger (roh)	48,1	16,1	19,7	Unser Labor
Pflanzlicher Burger (roh)	38,0	21,3	20,9	Unser Labor
Rindfleisch-Burger (gekocht)	33,7	8,0	16,0	Unser Labor
Pflanzlicher Burger (gekocht)	25,7	9,1	9,4	Unser Labor
Jakobsmuscheln (roh)	65,8	−1,6	8,8	Unser Labor
Pflanzliche Jakobsmuscheln (roh)	55,5	7,5	22,8	Unser Labor
Jakobsmuscheln (gekocht)	51,8	5,9	26,9	Unser Labor
Pflanzliche Jakobsmuscheln (gekocht)	64,6	4,6	22,9	Unser Labor
Hühnervollei (ungekocht)	77	+0,6	+45	Unser Labor
Hühnervollei (gekocht)	77	−3	+21	(Li et al. 2018)
Hühnervollei (gekocht)	87	−4	+28	(Kassis et al. 2010)
Pflanzliches Ei (ungekocht)	71	+6	+53	Unser Labor
Cheddar-Käse	56	+6	+28	Unser Labor
Pflanzlicher Cheddar-Käse	46	+22	+42	Unser Labor
Kokosnuss-Joghurt	62,3	−1,8	4,3	(Grasso et al. 2020)
Sojajoghurt	64,2	−2,8	9,7	(Grasso et al. 2020)
Mandeljoghurt	64,2	−1,0	6,9	(Grasso et al. 2020)
Molkerei-Joghurt	66,6	−3,5	6,6	(Grasso et al. 2020)
Mayonnaise auf Eibasis	79,5	+7,7	+32,5	(Huang et al. 2016)
Mayonnaise auf Eibasis	73,4	+7,1	+35,5	(Alu'datt et al. 2017)
Mayonnaise auf Pflanzenbasis	74,4	+5,3	+26,5	(Alu'datt et al. 2017)
Salatdressing auf Eibasis	77,8	+0,94	+32,6	(Song und McClements 2021)
Pflanzliches Salatdressing	79,8	−10,8	+45,3	(Kaltsa et al. 2018)

4.3 Textur

Die texturellen Eigenschaften von pflanzlichen Lebensmittelalternativen spielen eine wichtige Rolle für ihre Verarbeitung, Qualität, Haltbarkeit und sensorischen Eigenschaften (McClements et al. 2021a). Zusätzlich sollten diese Eigenschaften in der Regel darauf ausgerichtet sein, denen des zu ersetzenden tierischen Lebensmittels so nah wie möglich zu kommen. Daher ist es wichtig, die Beschaffenheit von pflanzlichen Lebensmitteln zu verstehen und zu kontrollieren. Im Allgemeinen wird die Textur von Lebensmittel anhand ihrer rheologischen Eigenschaften charakterisiert, d. h. wie sie mechanisch reagieren (fließen oder sich verformen), wenn eine genau definierte Spannung auf sie einwirkt. Pflanzliche Lebensmittelalternativen weisen ein breites Spektrum an rheologischen Eigenschaften auf, darunter Flüssigkeiten mit niedriger Viskosität (wie Milchanaloga), Flüssigkeiten mit hoher Viskosität (wie Sahne- oder Soßenanaloga), schwache Gele (wie Joghurtanaloga) oder starke Gele (wie Fleisch- oder Meeresfrüchteanaloga). In diesem Abschnitt stellen wir verschiedene mathematische Modelle vor, die zur Beschreibung der rheologischen Eigenschaften von pflanzlichen Lebensmittelalternativen verwendet werden können und geben einen Einblick in die wichtigsten Faktoren, die diese Eigenschaften beeinflussen. Auch hier wird davon ausgegangen, dass diese Lebensmittel als einfache kolloidale Dispersionen (Flüssigkeiten) oder Polymer- oder Partikelgele (Feststoffe) beschrieben werden können, sodass relativ einfache Modelle zur Beschreibung ihres Verhaltens verwendet werden können. Dennoch führen diese Modelle zu wertvollen Erkenntnissen über die wichtigsten Faktoren, die die texturellen Eigenschaften dieser Systeme beeinflussen. Die analytischen Instrumente, die zur Messung der rheologischen Eigenschaften dieser Systeme verwendet werden können, werden ebenfalls kurz beschrieben.

4.3.1 Flüssigkeiten

4.3.1.1 Definition und Beschreibung der Scherviskosität

Eine Reihe von pflanzlichen Lebensmittelalternativen sind überwiegend flüssig, wie z. B. Milch, Sahne, rohes Ei, Soßen und Dressinganaloga. Diese Produkte werden in der Regel durch ihre Scherviskosität (η) charakterisiert, die aus der Steigung eines Diagramms von Schubspannung und Scherrate bestimmt wird. Bei einer idealen (Newtonschen) Flüssigkeit ist die Schubspannung (τ) proportional zur Scherrate ($\dot{\gamma}$), sodass ihr rheologisches Verhalten durch die folgende Gleichung beschrieben werden kann:

$$\tau = \eta\dot{\gamma} \tag{4.6}$$

Die Schubspannung hat die Einheit Pa, während die Scherrate die Einheit s^{-1} hat, sodass die Einheit der Scherviskosität Pa s ist. Viele pflanzliche Lebensmittel zeigen ein nicht ideales Verhalten, d. h. die Schubspannung ist nicht proportional zur Scherrate (Abb. 4.14). Im Allgemeinen nimmt die Scherviskosität mit steigender Scherrate ab, was als Scherverdünnung bezeichnet wird. Dieses Verhalten ist bei vielen Milch- und Eianaloga zu beobachten, da schwache Strukturen durch die einwirkenden Scherkräfte aufgebrochen werden, z. B. aggregierte Polymere oder Partikel (Kap. 6 und 7). In einigen Fällen nimmt die Scherviskosität mit zunehmender Scherrate zu, was als Scherverdickung bezeichnet wird (dies ist jedoch viel seltener). Diese Art von Verhalten kann auf-

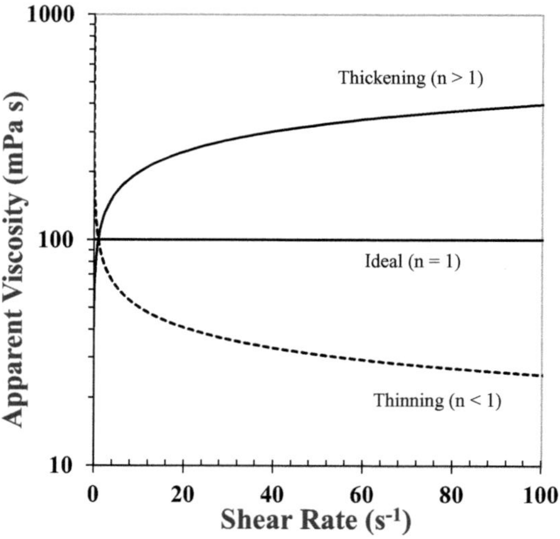

Abb. 4.14 Viele flüssige Lebensmittel auf pflanzlicher Basis zeigen ein nicht ideales („ideal") Verhalten der scheinbaren Viskosität („apparent viscosity") in Abhängigkeit von der Scherrate („shear rate"), wie z. B. Scherverdickung („thickening") oder Scherverdünnung („thinning")

treten, wenn die Anwendung der Scherkräfte die Aggregation der Polymere oder Partikel im Lebensmittel fördert. Im Allgemeinen können die rheologischen Eigenschaften von scherabhängigen nicht-idealen Flüssigkeiten durch die folgende Gleichung beschrieben werden, die als Cross-Modell bezeichnet wird (McClements 2015):

$$\eta = \eta_\infty + \frac{\eta_0 - \eta_\infty}{1 + (K\dot{\gamma})^{1-n}} \tag{4.7}$$

Dabei sind η_0 die Null-Viskosität bei sehr niedrigen und η_∞ die Unendlich-Viskosität bei sehr hohen Scherraten, K ist die Cross-Konstante und n ist der Cross-Hochzahl. Die Cross-Hochzahl gibt Aufschluss über das nicht-ideale Verhalten des Fluids: für ein ideales Fluid $n = 1$; für ein scherverdünnendes Fluid $n < 1$; und für ein scherverdickendes Fluid $n > 1$ (Abb. 7.14). Somit kann die Rheologie dieser Art von Flüssigkeit durch vier Parameter beschrieben werden: η_0, η_∞, K und n. In aggregierten Systemen hängt der Wert von K von der Stärke der Kräfte ab, die die Strukturen zusammenhalten. Eine Darstellung der scheinbaren Viskosität in Abhängigkeit der Scherrate, die mit dem Cross-Modell für eine scherverdünnende Flüssigkeit vorhergesagt wurde, ist in Abb. 4.15 dargestellt. In vielen Fällen können Viskositätsmessungen nur in einem mittleren Scherratenbereich durchgeführt werden. In diesem Fall kann die scheinbare Scherviskosität der Proben mit einem einfachen Power-Law-Modell beschrieben werden (Hunter 1994):

$$\eta = K(\dot{\gamma})^{n-1} \tag{4.8}$$

In dieser Gleichung werden die Konstanten K und n als Fließkoeffizient bzw. Fließindex bezeichnet. In diesem Fall können die rheologischen Eigenschaften der Flüssigkeit durch zwei Parameter beschrieben werden: K und n. Diese Parameter erhält man, indem

Abb. 4.15 Das scherverdünnende Verhalten von flüssigen Lebensmitteln auf pflanzlicher Basis, dargestellt als Scherviskosität („shear viscosity") in Abhängigkeit der Scherrate („shear rate"), kann mit dem Cross-Modell vorhergesagt werden. Der Bereich des Power-Law-Modells ist ebenfalls dargestellt

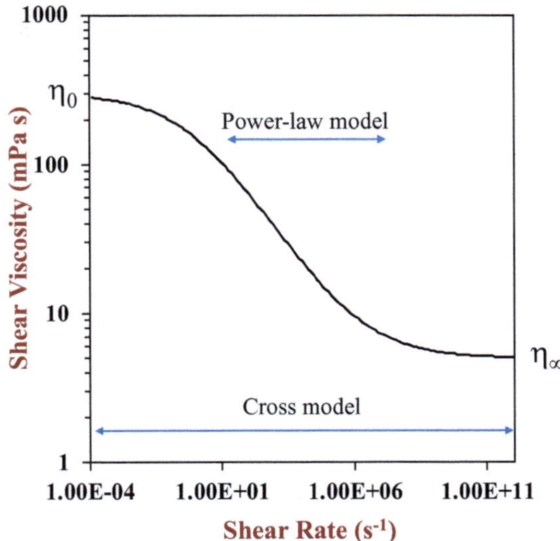

man $\log(\eta)$) gegen $\log(\dot{\gamma})$ aufträgt, wobei der Achsenabschnitt $\log(K)$ und die Steigung (n − 1) ist. Es sollte beachtet werden, dass das Power-Law-Modell nur dann verwendet werden sollte, wenn nachgewiesen wurde, dass die Beziehung zwischen $\log(\eta)$ und $\log(\dot{\gamma}$) unter den verwendeten Versuchsbedingungen linear ist.

Die Viskosität von nicht idealen Flüssigkeiten kann auch von der Dauer der Scherbeanspruchung abhängen. In einigen Fällen nimmt die scheinbare Scherviskosität mit zunehmender Zeit ab (Thixotropie), während sie in anderen Fällen zunimmt (Rheopexie). Thixotropie tritt in der Regel dann auf, wenn die Strukturen in einer Probe durch die angelegte Scherbeanspruchung zunehmend gestört werden, z. B. bei schwach aggregierten Teilchen oder Polymeren. Im Gegensatz dazu tritt Rheopexie eher auf, wenn die angelegte Scherbeanspruchung die Aggregation von Partikeln oder Polymeren fördert.

4.3.1.2 Einflussfaktoren auf die Viskosität

Die meisten flüssigen pflanzlichen Lebensmittelalternativen können als kolloidale Dispersionen betrachtet werden, die in Wasser dispergierte Partikel oder Polymere enthalten. Folglich können ihre Scherviskositäten mithilfe der Gleichungen, die zur Modellierung der rheologischen Eigenschaften von kolloidalen Dispersionen entwickelt wurden, mit ihrer Zusammensetzung und Struktur in Beziehung gesetzt werden (McClements 2015). Die Scherviskosität kolloidaler Dispersionen nimmt in der Regel mit zunehmender Partikel- oder Polymerkonzentration zu, wobei das Ausmaß des Anstiegs von der Art der Partikel oder Polymere abhängt. Für verdünnte Systeme, die nicht wechselwirkende starre kugelförmige Partikel enthalten, kann die Scherviskosität mithilfe der Einstein-Gleichung modelliert werden:

$$\eta = \eta_1(1 + 2{,}5\phi) \tag{4.9}$$

Dabei sind η und η_1 die Scherviskositäten der kolloidalen Dispersion bzw. der Dispersionsflüssigkeit, und ϕ ist der Volumenanteil der kolloidalen Partikel. Dieser Ausdruck ist in der Regel bis zu einer Partikelkonzentration von etwa 5 % anwendbar, sofern die Partikel die zur Herleitung der Gleichung verwendeten Annahmen erfüllen. Bei höher konzentrierten kolloidalen Dispersionen steigt die Scherviskosität aufgrund von Wechselwirkungen zwischen den Teilchen über den von der Einstein-Gleichung vorhergesagten Wert an. In diesem Fall kann die Scherviskosität mithilfe einer semi-empirischen Effektiv-Medium-Theorie modelliert werden (Genovese et al. 2007; McClements 2015):

$$\eta = \eta_1 \left(1 - \frac{\phi}{\phi_C} \right)^{-2} \tag{4.10}$$

In dieser Gleichung ist ϕ_c ein kritischer Packungsparameter ($\approx$ 0,65), der als der Volumenanteil angesehen wird, bei dem die kolloidalen Teilchen so dicht gepackt werden, dass das Gesamtsystem einige festkörperähnliche Eigenschaften erhält.

Die Abhängigkeit der mit diesen Gleichungen vorhergesagten Scherviskosität von der Partikelkonzentration ist in Abb. 4.16 dargestellt. Bei niedrigen Konzentrationen (<5 %) ergeben beide Gleichungen ähnliche Werte, aber bei höheren Konzentrationen ergibt die Effektiv-Medium-Theorie eine viel höhere Viskosität als die Einstein-Gleichung. Bei der Effektiv-Medium-Theorie steigt die Scherviskosität von etwa 0 bis 20 % Partikeln relativ langsam, bei höheren Volumenanteilen aber sehr viel steiler an. Insbesondere bei 40 bis 50 % Partikeln steigt sie dramatisch an, weil die Partikel dicht aneinander gepackt werden, d. h. ϕ nähert sich ϕ_c. Dieses Phänomen ist der Grund dafür, dass Milch (<5 % Fett) eine Flüssigkeit mit niedriger Viskosität ist, während fettreiche Sahne (ca. 40 % Fett)

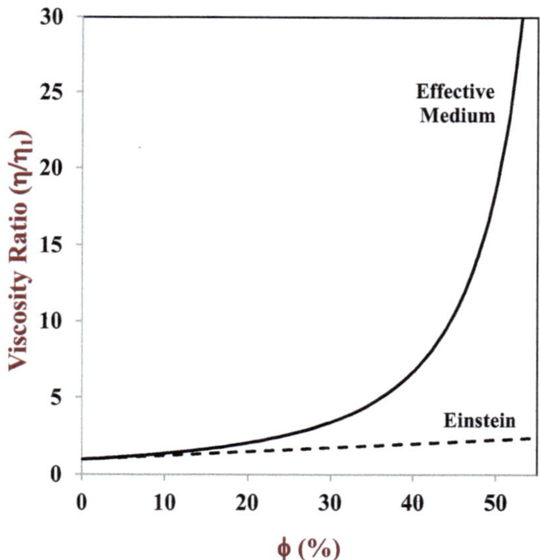

Abb. 4.16 Die relative Viskosität („viscosity ratio") η/η_1 von kolloidalen Dispersionen kann mit Hilfe der Einstein-Gleichung bei niedrigen Volumenanteilen oder der Effektiv-Medium-Theorie („effective medium") bei niedrigen bis hohen Volumenanteilen vorhergesagt werden

eine Flüssigkeit mit hoher Viskosität ist. Es erklärt auch, warum Mayonnaise (ca. 70 % Fett) ein halbfester Stoff ist, obwohl die Öl- und Wasserphasen, aus denen sie besteht, beide niedrigviskos sind.

Bei kolloidalen Dispersionen, die Polymere enthalten, sollte der Volumenanteil der Partikel (ϕ) durch den effektiven Volumenanteil der Polymere (ϕ_{eff}) ersetzt werden: $\phi_{\text{eff}} = R_V \, \phi$, wobei R_V das Volumenverhältnis des Polymermoleküls ist. Das Volumenverhältnis ist das von einem Polymermolekül in Lösung eingenommene Gesamtvolumen (Polymerkette plus eingeschlossenem Lösungsmittel) geteilt durch das von der Polymerkette allein eingenommene Volumen. Bei diesem Ausdruck wird also berücksichtigt, dass ein Teil des von den Polymermolekülen in Lösung eingenommenen Volumens tatsächlich Lösungsmittel ist. In erster Näherung kann das Volumenverhältnis der Polymere durch den folgenden Ausdruck beschrieben werden:

$$R_V = \frac{4\pi \, r_H^3 \, \rho N_A}{3M} \tag{4.11}$$

Dabei ist r_H der hydrodynamische Radius der Polymermoleküle, ρ die Dichte der Polymerkette, N_A die Avogadro-Konstante und M das Molekulargewicht des Polymers. Diese Gleichungen sagen voraus, dass die Scherviskosität einer Polymerlösung mit zunehmender Polymerkonzentration und mit zunehmendem hydrodynamischem Radius (bei gleichbleibenden Molekulargewicht) zunimmt. Bei einem gleichbleibenden Molekulargewicht nimmt R_V mit zunehmendem hydrodynamischem Radius zu, was bedeutet, dass ausgedehntere Moleküle die Viskosität effektiver erhöhen als kompaktere Moleküle. Für Moleküle mit der gleichen Konformation nimmt R_V mit zunehmender Molmasse zu. Der Grund dafür ist, dass r_H und M keine unabhängigen Variablen sind. Zum Beispiel ist der hydrodynamische Radius proportional zur Molmasse für Polymere mit starren stabförmigen Strukturen ($r_H \propto M$), zur Quadratwurzel der Molmasse für Polymere mit Random-Coil-Strukturen ($r_H \propto M^{1/2}$) und zur Kubikwurzel der Molmasse für Polymere mit globulären Strukturen ($r_H \propto M^{1/3}$). Aus diesem Grund ist R_V proportional zu M^2, $M^{3/2}$ oder M für diese drei Arten von Polymeren (McClements 2000). Die Auswirkungen des Volumenverhältnisse der Polymere auf die Viskosität wässriger Lösungen sind in Abb. 4.17 dargestellt. Diese Vorhersagen zeigen, dass kompakte globuläre Proteine (R_V nahe 1) erst bei hohen Konzentrationen (>30 g/100 mL) einen starken Anstieg der Viskosität bewirken, während ausgedehnte Polysaccharide ($R_V \gg 1$) die Viskosität bereits bei sehr niedrigen Konzentrationen (<1 g/100 mL) erhöhen können. Dieses Phänomen ist wichtig für die Auswahl von pflanzlichen Inhaltsstoffen zur Verwendung in verschiedenen Produkten. Für eine Milch auf pflanzlicher Basis kann es beispielsweise wichtig sein, einen hohen Proteingehalt zu haben, ohne dass die Viskosität stark ansteigt, weshalb ein kompaktes globuläres Protein verwendet werden sollte, wie z. B. ein Soja- oder Erbsenprotein. Für ein pflanzliches Dressing kann es jedoch wichtig sein, ein Verdickungsmittel zu verwenden, das die Viskosität der wässrigen Phase stark erhöhen kann, weshalb ein Polysaccharid mit einer ausgedehnten Struktur verwendet werden sollte, wie Guaran, Johannisbrotkernmehl oder Xanthan.

Abb. 4.17 Die relative Viskosität („viscosity ratio") η/η_1 von Polymerlösungen mit unterschiedlichem Volumenverhältnis Rv nimmt mit steigender Polymerkonzentration („polymer concentration") zu, wobei der Anstieg bei Polymeren mit längerer Struktur größer ist

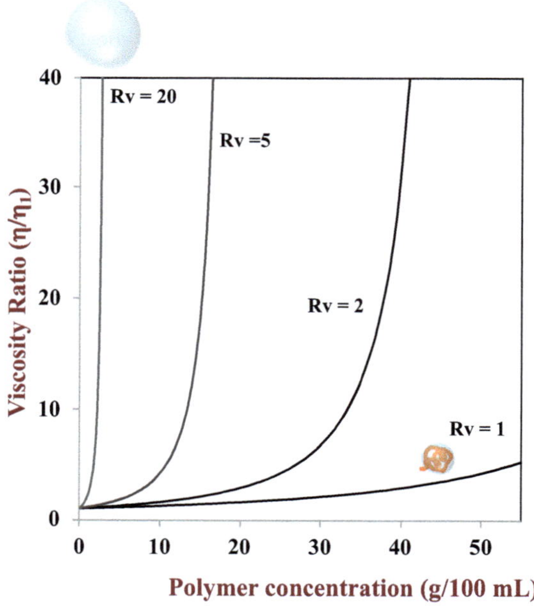

4.3.1.3 Rheologische Charakterisierung von Flüssigkeiten

In Forschungs- und Entwicklungslaboratorien wird die Scherviskosität flüssiger pflanzlicher Lebensmittel in der Regel mit Rotationsviskosimetern oder dynamischen Scherrheometern gemessen, die in der Lage sind, die grundlegenden rheologischen Eigenschaften der Proben genau zu quantifizieren (Abb. 4.18). Im Gegensatz dazu wird die Viskosität in Qualitätssicherungslaboratorien häufig mit billigeren Versionen dieser Geräte sowie mit schnelleren und einfacheren empirischen Methoden gemessen, z. B. mit Schwerkraftfließversuchen oder Linienausbreitungsmessungen (Garcia et al. 2018; Rao 2013). In diesem Abschnitt konzentrieren wir uns nur auf die Verwendung von instrumentellen Viskosimetern und Rheometern, da diese zuverlässige Daten liefern, die zwischen verschiedenen Laboren verglichen werden können. Zunächst wird dabei die Probe sorgfältig in eine temperaturgesteuerte Messzelle gegeben und dann für eine bestimmte Zeit bei der gewünschten Temperatur inkubiert. Je nach Beschaffenheit der Probe und der Menge des verfügbaren Testmaterials können verschiedene Messzellenkonstruktionen verwendet werden, wobei der Kegel-Platte-Typ und der Zylinder-Typ am häufigsten zum Einsatz kommen (Abb. 4.18). Bei der Kegel-Platte-Zelle wird die Probe in den schmalen Spalt zwischen dem Kegel und der Platte gegeben. Bei der Zylinder-Zelle wird die Probe in den Becher gegeben und dann die Zylinder-Messgeometrie in den Becher gesenkt. Oft müssen die Vorbehandlung der Probe und die Dauer ihres Aufenthalts in der Messzelle standardisiert werden, um vergleichbare und zuverlässige Ergebnisse zu erzielen, die zwischen verschiedenen Proben verglichen werden können.

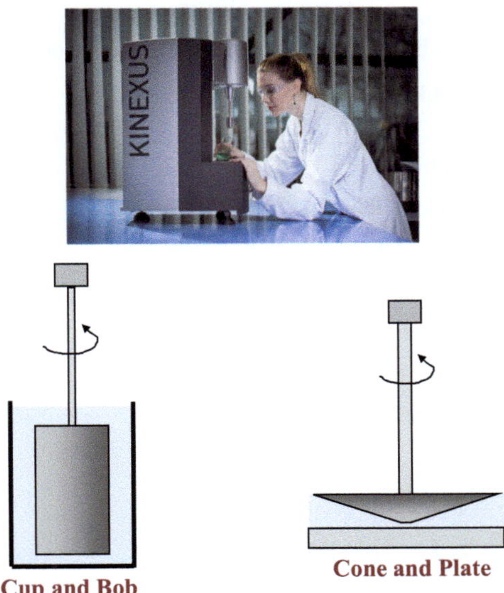

Abb. 4.18 Die Scherviskosität von flüssigen Lebensmitteln auf pflanzlicher Basis wird in der Regel mit einem instrumentellen Rheometer oder Viskosimeter gemessen. Die gebräuchlichsten Messzellen sind Zylinder- („cup and bob") und Kegel-Platte-Geometrien („cone and plate"). Das Bild eines dynamischen Scherrheometers wurde freundlicherweise von Philip Rolfe (Netzsch) zur Verfügung gestellt

Anschließend wird eine bekannte Schubspannung auf die Platte- oder Zylinder-Messgeometrie aufgebracht und die daraus resultierende Scherrate vom Gerät bestimmt (oder umgekehrt). Die Änderung der Schubspannung mit der Scherrate wird dann aufgezeichnet und in der Software des Geräts gespeichert und die scheinbare Scherviskosität als Funktion der Scherrate (oder Schubspannung) aus der Steigung dieser Kurve berechnet (McClements 2015). Ein geeignetes mathematisches Modell, wie z. B. das Cross- oder Power-Law-Modell, kann dann an die gemessenen Daten angepasst und die entsprechenden rheologischen Parameter, wie z. B. die Cross-Konstante und der Fließkoeffizient, bestimmt werden. Gelegentlich kommen fortgeschrittenere Instrumente zum Einsatz, um präzisere Daten zu liefern, die enger mit dem Mundgefühl von flüssigen Lebensmitteln korrelieren. Ein Beispiel hierfür sind Tribometer, die den Einfluss der Flüssigkeit auf die Reibung zwischen sich bewegenden Oberflächen messen (Prakash et al. 2013; Sarkar et al. 2021).

Die Scherviskositäten von pflanzlichen Lebensmittelalternativen reichen von relativ niedrig (Milchanaloga) bis relativ hoch (Eianaloga) (Tab. 4.4). Viele dieser Produkte weisen ein scherverdünnendes Verhalten auf, aber die Fließindizes können erheblich variieren, von relativ niedrig (<0,1) bis relativ hoch (1,0). Die Viskosität von flüssigen pflanzlichen Lebensmittelalternativen wird in der Regel durch das Vorhandensein von Hydrokolloiden oder kolloidalen Partikeln wie Polysacchariden, Proteinen, Pflanzengewebefragmenten, Ölkörpern und Fetttröpfchen bestimmt. Ausführlichere Informationen über die Viskosität bestimmter flüssiger pflanzliche Lebensmittelalternativen sind in den Kapiteln über Milch- und Eianaloga enthalten.

Tab. 4.4 Scherviskositätswerte für ausgewählte flüssige Lebensmittel auf tierischer und pflanzlicher Basis, die mit einem Power-Law-Modell beschrieben wurden

Produkttyp	Viskosität bei 10 s^{-1} (mPa·s)	Fließkoeffizient K (Pa s^n)	Fließindex n	Referenz
Kuhmilch	2,2–2,6	–	1,00	(Jeske et al. 2017)
Mandelmilch	4,6–26,3	–	0,82–0,56	(Jeske et al. 2017)
Hafermilch	6,8	–	0,89	(Jeske et al. 2017)
Sojamilch	2,6–7,6	–	1,00–0,90	(Jeske et al. 2017)
Nussmilch	216	0,422	0,71	(Silva et al. 2020)
Ganzes Hühnerei	28	–	1,00	(Panaite et al. 2019)
Salatdressing	2400	15	0,21	(Briggs und Steffe 1997)

4.3.2 Feststoffe

Eine Reihe von pflanzlichen Lebensmittelalternativen können als weiche Feststoffe betrachtet werden, die sowohl elastische als auch viskose Eigenschaften aufweisen, wie z. B. Fleisch, Meeresfrüchte, gekochtes Ei, Mayonnaise, Joghurt und Käseanaloga. Die rheologischen Eigenschaften dieser Materialien hängen von der Art, der Konzentration und den Wechselwirkungen der in ihnen enthaltenen strukturellen Komponenten ab, insbesondere von kolloidalen Partikeln und Polymeren. Die Bildung eines 3D-Netzwerks aus aggregierten Biopolymeren (in der Regel Proteinen) ist der wichtigste Faktor, der zur Rheologie vieler weicher, fester Lebensmittel auf tierischer Basis beiträgt, wie z. B. die Casein-Netzwerke in Joghurt und Käse, die globulären Proteinnetzwerke in gekochten Eiern und die faserigen Muskelprotein-Netzwerke in Fleisch und Meeresfrüchten. Aus diesem Grund werden Biopolymere (Proteine und/oder Polysaccharide) häufig verwendet, um diese Netzwerkstrukturen in pflanzlichen Lebensmittelalternativen zu simulieren, um ähnliche texturelle Eigenschaften zu erzielen (McClements et al. 2021a). Aber auch andere Bestandteile von Lebensmitteln auf tierischer Basis tragen zu ihrer gewünschten Textur bei, z. B. das Fettgewebe in Fleisch und Meeresfrüchten, die Fettkügelchen in Milcherzeugnissen, die Lipoproteine in Eiern, die Eiskristalle und Luftblasen in Eiscreme oder die Fettkristalle in Butter. Daher werden häufig strukturell ähnliche Komponenten verwendet, um die von diesen Strukturelementen in pflanzlichen Lebensmitteln erzeugten Textureigenschaften zu imitieren, wie z. B. Fetttröpfchen, Luftblasen und Fettkristalle. Die Textureigenschaften von festen Lebensmitteln hängen von der Art der physikalischen und/oder chemischen Wechselwirkungen ab, die die verschiedenen strukturellen Komponenten zusammenhalten. Die wichtigsten physikalischen Wechselwirkungen sind Wasserstoffbrückenbindungen, hydrophobe Wechselwirkungen, van-der-Waals-Anziehung und Salzbrückenbildung (McClements 2015). Das Vorzeichen, die Stärke und die Reichweite dieser Wechselwirkungen hängen von den Lösungs- und Umgebungsbedingungen ab, wie z. B. pH-Wert, Ionenstärke und Temperatur, wodurch sich die strukturellen Eigenschaften des Gesamtsystems ändern. Kovalente Bindungen können zwischen Strukturkomponenten durch chemische oder enzymatische Reaktionen gebildet werden, wie z. B. Disulfidbindungen zwischen Proteinen, die in der Regel stärker und robuster sind als physikalische Wechselwirkungen. Die Kontrolle der Anzahl und Art der Wechselwirkungen zwischen den verschiedenen strukturellen Komponenten in weichen pflanzlichen Lebensmittelalternativen ist daher wichtig für die Steuerung ihrer texturellen Eigenschaften.

Feste pflanzliche Lebensmittelalternativen werden häufig durch ihr Elastizitätsmodul und ihre Brucheigenschaften charakterisiert (Rao 2013). Der Elastizitätsmodul ist ein Maß für den Widerstand eines Materials gegen Verformung bei Krafteinwirkung: Ein härteres Material erfordert eine größere Kraft, um es um einen bestimmten Betrag zu verformen, als ein weicheres Material. Die Brucheigenschaften eines Lebensmittels hängen von der Kraft ab, die erforderlich ist, um seine Struktur an der Streckgrenze zu brechen (Bruchspannung), sowie davon, wie weit das Lebensmittel an der Dehngrenze verformt wird, bevor es bricht (Bruchdehnung). Für einige feste pflanzliche Lebensmittel sind zusätzlich rheologische Parameter erforderlich, wie z. B. ihre Fließgrenze. Die rheologischen Eigenschaften fester pflanzlicher Lebensmittel beeinflussen ihre Qualität und ihre sensorischen Eigenschaften, wie z. B. ihre Härte, Weichheit, Sprödigkeit, Biegsamkeit, Streichfähigkeit, Schneide- und Essbarkeit. Im Allgemeinen weisen feste Lebensmittel ein breites Spektrum an rheologischen Eigenschaften auf, die jedoch in der Regel nur mit einigen relativ einfachen Konzepten und mathematischen Modellen beschrieben werden können (Tadros 2010).

4.3.2.1 Ideale Feststoffe

Das einfachste Modell für einen Festkörper ist das eines idealen elastischen Materials. Bei dieser Art von Material ist die Verformung proportional zur aufgebrachten Kraft, was als Hooke'sches Gesetz bekannt ist. Zudem nimmt das Material sofort nach Einwirkung der Kraft seine neue Form an und behält diese bei, bis die Kraft entfernt wird. Anschließend kehrt es unverzüglich zu seiner ursprünglichen Form zurück. Anders formuliert: Die im Material gespeicherte Energie während der Kompression wird bei der Dekompression freigesetzt. Folglich gibt es kein Fließen des Materials. Bei der Messung fester Lebensmittel wird die Spannung (τ) in der Regel als Funktion der Dehnung (γ) aufgetragen, da sich so grundlegende Informationen über die rheologischen Eigenschaften des Materials ermitteln lassen (Abb. 4.19). Das Hooke'sche Gesetz kann wie folgt ausgedrückt werden:

$$\tau = \mathrm{E} \times \gamma \tag{4.12}$$

Dabei ist E der Elastizitätsmodul, welches die Härte des geprüften Materials charakterisiert. Die Spannung ist die Kraft pro Flächeneinheit ($\tau = F/A$), während die Dehnung die Verformung des Materials ist: $\gamma = \Delta l/l$, wobei F, A, Δl und l die Kraft, die Fläche, die Längenänderung und die ursprüngliche Länge des Materials sind (Abb. 4.19). Die Span-

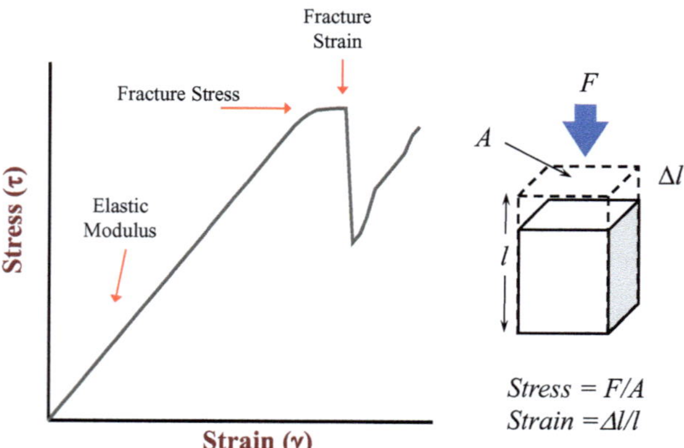

Abb. 4.19 Die Eigenschaften fester Lebensmittel auf pflanzlicher Basis werden in der Regel durch das Spannungs-Dehnungs-Diagramm („stress-strain-curve") mithilfe einer Zugprüfmaschine bestimmt. Anhand dieses Diagramms können der Elastizitätsmodul („elastic modulus"), die Bruchspannung („fracture stress") und die Bruchdehnung („fracture strain") bestimmt werden

nung kann auf verschiedene Weise auf das Prüfmaterial ausgeübt werden, wobei Druck- und Schubspannungen am häufigsten zur Prüfung fester Lebensmittel verwendet werden. Druckspannungen werden senkrecht zur Oberfläche des Materials aufgebracht, während Schubspannungen parallel zur Oberfläche aufgebracht werden (Abb. 4.20). Der in der obigen Gleichung verwendete Elastizitätsmodul hängt von der Art der angelegten Spannung ab: Der Elastizitätsmodul oder „Youngscher Modul" (Y) wird für Druckprüfungen verwendet, während der Schubmodul (G) für Scherprüfungen verwendet wird. Es ist zu beachten, dass die Spannung und die Dehnung auf andere Weise definiert werden können, je nachdem, wie die Oberfläche und die Länge des Materials definiert werden, was sich auf den berechneten Modul auswirkt (Walstra 2003). So können beispielsweise die ursprüngliche Oberfläche und Länge in den Berechnungen oder die tatsächlichen Werte während der Verformung verwendet werden.

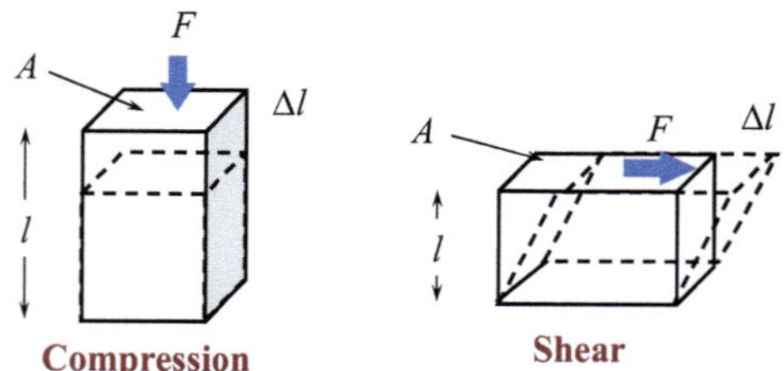

Abb. 4.20 Die Eigenschaften fester pflanzlicher Lebensmittel werden in der Regel durch Kompressions- („compression") oder Schertests („shear") bestimmt. Druckspannungen werden senkrecht zur Oberfläche des Materials aufgebracht, während Schubspannungen parallel zur Oberfläche aufgebracht werden

Das rheologische Verhalten von Feststoffen hängt von der Anzahl, Ausrichtung und Stärke der zwischen den Strukturkomponenten (in der Regel Polymere oder Partikel) wirkenden intermolekularen Kräfte sowie von der Konzentration, Morphologie und Anordnung dieser Strukturkomponenten ab (Walstra 2003). Betrachten wir als Beispiel die Auswirkung der Polymerkonzentration auf den Elastizitätsmodul einer wässrigen Dispersion, die Polymermoleküle enthält, welche untereinander Vernetzungen bilden können (Abb. 4.21). Bei relativ niedrigen Konzentrationen bleibt das System flüssig, da sich das Polymernetzwerk nicht über das gesamte Volumen des Systems erstreckt. Sobald die Konzentration einen kritischen Wert (C^*) überschreitet, bilden die Polymermoleküle ein 3D-Netzwerk, das sich über das gesamte Volumen des Systems erstreckt, was zu elastischen Eigenschaften führt. Wenn die Polymerkonzentration weiter erhöht wird, steigt der Schubmodul, da die Anzahl der Vernetzungen im System zunimmt.

Wenn eine Spannung auf die Oberfläche eines festen Materials ausgeübt wird, werden die Bindungen zwischen den strukturellen Komponenten verformt, was zu einer Kompression des gesamten Materials führt. Die aufgebrachte Energie wird dann in den Bindungen gespeichert. Die Anzahl und Stärke der Bindungen bestimmt den Verformungswiderstand des Materials und damit sein Elastizitätsmodul. Zur Beschreibung der rheologischen Eigenschaften von weichen Festkörpern wurden verschiedene mathematische

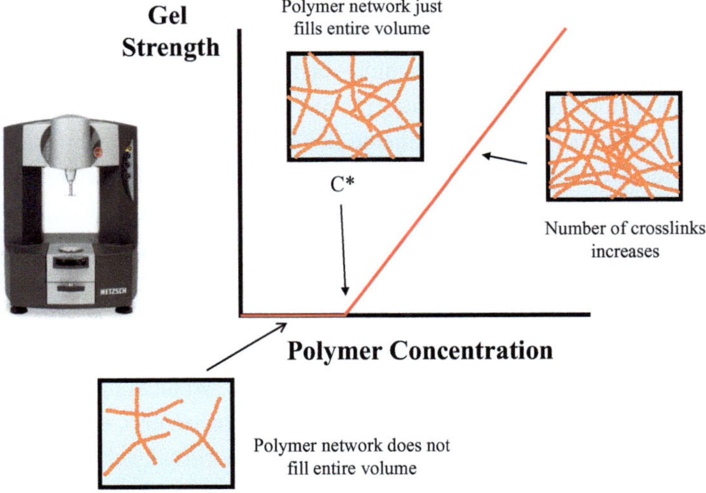

Abb. 4.21 Die Gelstärke („gel strength") von biopolymeren und kolloidalen Systemen hängt von der Polymerkonzentration („polymer concentration") der vorhandenen Strukturkomponenten ab. Bei niedrigen Konzentrationen füllen die Polymernetzwerke noch nicht das gesamt Volumen aus („polymer network does not fill entire volume"). Ein Gel bildet sich erst, wenn die Konzentration eine kritische Konzentration (C^*) überschreitet, bei dem sich ein 3D-Netzwerk bildet, das sich über das gesamte System erstreckt („polymer network just fills entire volume"). Bei einer weiteren Erhöhung der Polymerkonzentration nimmt die Anzahl der Bindungsstellen zu („number of crosslinks increases")

Modelle entwickelt, die in der Regel auf einer Analyse der Kräfte beruhen, die zwischen den verschiedenen strukturellen Komponenten in Modellpolymeren oder kolloidalen Systemen wirken. Je nach Art der beteiligten Strukturelemente und Wechselwirkungen sind verschiedene Arten von theoretischen Modellen erforderlich, um die texturellen Eigenschaften verschiedener Arten von pflanzlichen Lebensmittelalternativen zu beschreiben. Eine Theorie, welche die Textur eines mayonnaiseähnlichen Produkts mit den Eigenschaften der darin enthaltenen dicht gepackten Fetttröpfchen in Verbindung bringt, unterscheidet sich beispielsweise von einer Theorie, die die Textur eines fleischähnlichen Produkts mit der Verteilung und den Wechselwirkungen der darin enthaltenen Fasern in Verbindung bringt. Wenn ein geeignetes mathematisches Modell für ein bestimmtes pflanzliches Lebensmittel identifiziert werden kann, dann kann es wertvolle Einblicke in die wichtigsten Faktoren liefern, die die Textur dieser Systeme beeinflussen (Cao und Mezzenga 2020).

Als Beispiel für den Nutzen theoretischer Modelle betrachten wir eine Gleichung, die abgeleitet wurde, um die Rheologie eines faserigen Materials mit den Eigenschaften der darin enthaltenen halbflexiblen Filamente in Beziehung zu setzen (Broedersz und MacKintosh 2014):

$$G \approx \frac{6\rho\kappa}{k_B T l_C^3} \tag{4.13}$$

Dabei ist G der Schubmodul, ρ die Filamentlängendichte, κ die Biegesteifigkeit der Filamente, l_C der Abstand zwischen den Vernetzungen, k_B die Boltzmann-Konstante und T die absolute Temperatur. Diese Gleichung sagt voraus, dass der Schubmodul mit zunehmender Konzentration der Filamente (ρ), mit zunehmender Steifigkeit der Filamente (k) und mit zunehmender Vernetzungsdichte der Filamente (l_C) zunehmen sollte. In diesem Fall ist der Gesamtschubmodul hauptsächlich ein Gleichgewicht zwischen Entropieeffekten (der Tendenz der Filamente, so viele verschiedene Konfigurationen wie möglich anzunehmen) und Biegeenergieeffekten (dem Widerstand der Filamente gegen Verformung). Diese Gleichung eignet sich für die Beschreibung des Verhaltens faseriger Netzwerke, wie sie in Fleisch- oder Meeresfrüchteprodukten sowie deren pflanzlichen Analoga vorkommen. Wie bereits erwähnt, müssen mathematische Modelle gefunden werden, die für das jeweilige Lebensmittel geeignet sind. Wenn zum Beispiel Einschlüsse (wie Fetttröpfchen oder Stärkekörner) in eine Biopolymermatrix eingebettet sind, sollten Theorien verwendet werden, die diese Einschlüsse berücksichtigen (Gravelle et al. 2015, 2019; Gravelle und Marangoni 2021; Khalesi et al. 2021). In diesem Fall sollten die Größe, Form und Konzentration der Einschlüsse sowie ihre Wechselwirkungen mit der umgebenden Biopolymermatrix berücksichtigt werden. Das folgende Modell wurde entwickelt, um den Einfluss von starren, kugelförmigen Füllstoffpartikeln auf der Elastizitätsmodul einer Polymermatrix zu berücksichtigen (Gravelle et al. 2021):

$$E_C = E_m \left(1 + \frac{15(1 - v_m)(M - 1)\phi_f}{(8 - 10v_m)M + 7 - 5v_m - (8 - 10v_m)(M - 1)\phi_f} \right) \tag{4.14}$$

Dabei ist $M = E_f/E_m$; und E_C, E_m und E_f sind die Elastizitätsmoduln des partikelgefüllten Kompositmaterials, der Matrix und des Füllstoffs. Außerdem ist v_m die Poissonzahl und ϕ_f der Volumenanteil der in die Polymermatrix eingebetteten Partikel. In diesem Modell wird davon ausgegangen, dass die Partikel stark mit der umgebenden Polymermatrix interagieren (aktive Füllstoffe). Für den Fall, dass die Partikel nicht stark interagieren (inaktive Füllstoffe), sind andere Modelle erforderlich (Dickinson 2012). Generell verdeutlichen diese Modelle, dass Lebensmittel mit Partikeln elastische Eigenschaften aufweisen, die durch Variation ihrer Konzentration, Größe, Form, Rheologie und Oberflächeneigenschaften moduliert werden können. Dadurch erhalten Lebensmittelhersteller Strategien, um die textuellen Eigenschaften ihrer pflanzlichen Produkte zu steuern.

4.3.2.2 Nicht ideale Feststoffe

Bei den meisten festen pflanzlichen Lebensmitteln handelt es sich um komplexe Materialien, die durch das Hooke'sche Gesetz nur in einem sehr begrenzten Bereich von Bedingungen (z. B. bei geringen angewandten Schubspannungen und Dehnungen) oder überhaupt nicht beschrieben werden können. So können sie z. B. brechen und daher nicht in ihre ursprüngliche Form zurückkehren, nachdem die Kraft entfernt wurde, oder sie können sowohl elastische als auch viskose Eigenschaften aufweisen, entweder gleichzeitig (viskoelastische Materialien) und/oder nacheinander (plastische Materialien). In diesem Fall sind komplexere mathematische Modelle erforderlich, um ihr rheologisches Verhalten zu beschreiben.

Irreversible Verformung und Bruch: Normalerweise verhält sich ein festkörperähnliches Material nur dann wie ein Hooke'scher Festkörper, bei dem die Spannung proportional zur Dehnung ist, wenn relativ kleine Verformungen (<1 %) des Materials auftreten. Bei größeren Verformungen können die Bindungen zwischen verschiedenen strukturellen Komponenten gestört werden, sodass das Material nicht mehr in seine ursprüngliche Form zurückkehren kann, nachdem die Spannung entfernt wurde. Das Verständnis der Eigenschaften von Lebensmitteln bei großen Verformungen ist für viele praktische Anwendungen wichtig, z. B. für das Schneiden, Mischen oder Kauen (Rao 2013; van Vliet 2013; Walstra 2003). Für Dehnungen, die nur leicht über dem Bereich des Hooke'schen Gesetzes liegen (ungefähr 1 %), ist die Spannung nicht mehr proportional zur Dehnung. Deshalb wird ein scheinbares Elastizitätsmodul zur Charakterisierung der rheologischen Eigenschaften verwendet. Dieser Wert wird aus der Steigung eines Diagramms von Spannung gegen Dehnung bei einem bestimmten Spannungs- oder Dehnungswert berechnet. In diesem Fall ist es wichtig, die Spannung oder Dehnung anzugeben, bei der der scheinbare Elastizitätsmodul des Prüfmaterials gemessen wurde. Unter diesen Bedingungen kann das Material nach Abzug der Kraft seine ursprüngliche Form annehmen, auch wenn es nicht dem Hooke'schen Gesetz folgt. Jenseits einer bestimmten Spannung oder Dehnung kann das Material, wenn diese überschritten werden, nicht mehr in seine ursprüngliche Form zurückkehren, sobald die Spannung aufgehoben wird. Das geschieht, weil es entweder bricht oder fließt.

Ein Material, das bei geringen Dehnungen bricht, wird als spröde bezeichnet, während ein Material, das bei hohen Dehnungen bricht, als biegsam bezeichnet wird. Die Brucheigenschaften fester Materialien sind wichtig für die Bestimmung ihrer physikochemischen und sensorischen Eigenschaften, wie z. B. ihre Widerstandsfähigkeit gegenüber mechanischen Belastungen während der Produktion, der Lagerung und des Transports sowie ihr Verhalten im Mund während des Kauens. Daher ist es in der Regel wichtig, sicherzustellen, dass die Brucheigenschaften von pflanzlichen Lebensmitteln denen der tierischen Lebensmittel, die sie imitieren sollen, entsprechen. Die kritische Spannung, bei der ein Material zum ersten Mal bricht, wenn eine Kraft angewendet wird, wird als *Bruchspannung* (τ_{Fr}) bezeichnet, während die kritische Dehnung, bei der dieser Bruch auftritt, als *Bruchdehnung* (γ_{Fr}) bezeichnet wird (Abb. 4.19). Die Quantifizierung dieser Eigenschaften ist daher wichtig für die Entwicklung von pflanzlichen Lebensmittelalternativen, die die texturellen Eigenschaften von Lebensmitteln auf tierischer Basis simulieren. Feststoffe, die unter bestimmten Bedingungen zum Fließen neigen, werden je nach Art ihrer Fließeigenschaften als plastische oder viskoelastische Materialien bezeichnet, auf die später noch näher eingegangen wird.

Lebensmittelmaterialien brechen oder fließen in der Regel, wenn die Kräfte, die ihre Strukturelemente (in der Regel Biopolymere und/oder kolloidale Partikel) zusammenhalten, überschritten werden (Walstra 2003). Der Bruch beginnt in der Regel an Stellen innerhalb eines Materials, an denen die Bindungen relativ schwach sind, z. B. Risse oder Versetzungen. Daher kann es wichtig sein, pflanzliche Materialien zu entwickeln, die eine bestimmte Anzahl dieser Diskontinuitäten enthalten.

Ideal-plastische Materialien: Einige wichtige pflanzliche Lebensmittelalternativen haben ein plastisches Verhalten, d. h. sie verhalten sich unterhalb einer kritischen Deformation γ bzw. Scherrate $\dot{\gamma}$ (der Fließgrenze) wie Feststoffe, oberhalb jedoch wie Flüssigkeiten, z. B. Joghurt auf pflanzlicher Basis, Frischkäse, Mayonnaise und Brotaufstriche. Ein ideal-plastisches Material kann durch die folgenden Gleichungen beschrieben werden, wenn eine Schubspannung angelegt wird:

$$\tau = \gamma \quad (\text{für } \tau < \tau_\gamma) \tag{4.15}$$

$$\tau - \tau_Y = \eta\dot{\gamma} \quad (\text{für } \tau \geq \tau_\gamma) \tag{4.16}$$

Dabei ist G der Schubmodul, τ_γ die Fließgrenze und η die Viskosität. Diese Gleichungen zeigen, dass die Schubspannung proportional zur Deformation unterhalb der Fließgrenze (wie bei einem Festkörper), aber proportional zur Scherrate oberhalb der Fließgrenze (wie bei einer Flüssigkeit) ist. Die rheologischen Eigenschaften eines ideal-plastischen Materials sind in Abb. 4.22 schematisch dargestellt. Für diese Art von Material ist es wichtig, dass der Schubmodul, die Fließgrenze und die plastische Viskosität eines pflanzlichen Lebensmittels denen des tierischen Lebensmittels entsprechen, das es ersetzen soll. Wie später erörtert wird, können verschiedene Arten von Analyseinstrumenten zur

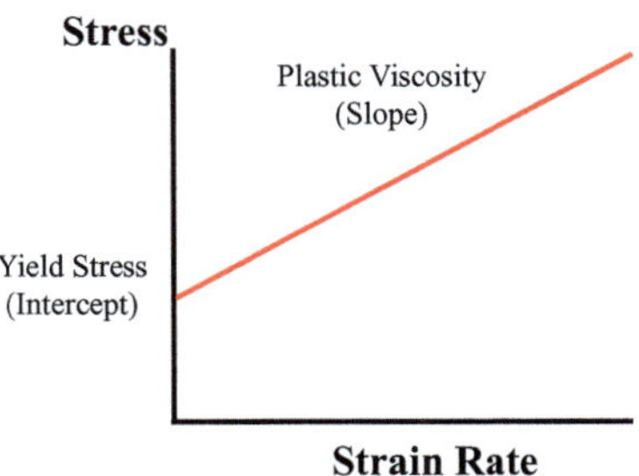

Abb. 4.22 Die rheologischen Eigenschaften idealer plastischer Materialien, die als Schubspannung („stress") in Abhängigkeit der Scherrate („shear rate") dargestellt sind, können durch den y-Achsenabschnitt („intercept"), was der Fließgrenze („yield stress") entspricht, und der Steigung („slope"), was der plastischen Viskosität („plastic viscosity") entspricht, beschrieben werden

Quantifizierung der rheologischen Eigenschaften von plastischen Materialien verwendet werden, wobei Scherrheometer die am häufigsten verwendeten sind.

Pflanzliche Lebensmittelalternativen, die plastische Eigenschaften aufweisen, bestehen in der Regel aus Netzwerken interagierender Biopolymere oder kolloidaler Partikel in einem flüssigen Medium. Joghurts oder Frischkäse auf pflanzlicher Basis bestehen aus einem Netzwerk aggregierter Proteinmoleküle, die in Wasser dispergiert sind, während Brotaufstriche auf pflanzlicher Basis aus einem Netzwerk aggregierter Fettkristalle bestehen, die in Öl dispergiert sind. Wenn die angewandte Schubspannung unter der Fließgrenze liegt, werden die Bindungen zwischen den Struktureinheiten zwar verformt, aber nicht aufgebrochen, was zu einem festkörperähnlichen Verhalten führt. Sobald die angelegten Schubspannungen jedoch die Fließgrenze überschreiten, werden die Bindungen aufgebrochen und die Struktureinheiten bewegen sich aneinander vorbei, was zu einem viskosen Verhalten führt. Diese Art von Verhalten ist wichtig für die Fließfähigkeit von Dressings und Mayonnaise, die „spoonability" von Joghurt und die Streichfähigkeit von Produkten wie Käsecreme.

Nicht ideal-plastische Materialien: Pflanzliche Lebensmittel dieser Kategorie weisen plastische Eigenschaften auf, da sie sich bei geringen Schubspannungen wie Feststoffe und bei hohen Schubspannungen wie Flüssigkeiten verhalten, aber sie folgen nicht streng dem ideal-plastischen Verhalten. Beispielsweise können sie unterhalb der Fließgrenze ein gewisses Fließverhalten aufweisen, während sie oberhalb der Fließgrenze ein nicht ideales Flüssigkeitsverhalten wie Scherverdünnung oder -verdickung zeigen können. Infolgedessen ist die Fließgrenze häufig kein eindeutig definierter Wert, der sich leicht messen lässt. Stattdessen kann bei niedrigen Schubspannungen ein geringes Fließen auftreten (und nicht etwa kein Fließen). Dieses Phänomen tritt in der Regel bei Materialien auf, bei denen eine allmähliche Störung der Netzwerkstruktur über einen bestimmten Bereich der Schubspannungen auftritt und nicht ein plötzlicher Zusammenbruch der Struktur bei einer bestimmten angewandten Schubspannung. Das oberhalb der

Fließgrenze beobachtete nicht-ideale flüssigkeitsähnliche Verhalten kann durch die folgende Gleichung beschrieben werden, die als Herschel-Bulkley-Modell bekannt ist:

$$\tau - \tau_y = K\dot{\gamma}^n \quad (\text{für } \tau < \tau_y) \tag{4.17}$$

In diesem Fall sind K und n der Fließkoeffizient bzw. der Herschel-Bulkley-Index. Die mit diesem Modell ermittelten Werte von K und n unterscheiden sich von den Werten, die man durch Anpassung des Power-Law-Modells an dieselben experimentellen Daten erhalten würde. Einige repräsentative Werte für diese Parameter für Produkte auf tierischer und pflanzlicher Basis sind in Tab. 4.5 aufgeführt. Pflanzliche Lebensmittelalternativen sollten ähnliche Werte für Fließgrenze, Fließkoeffizient und den Herschel-Bulkley-Index aufweisen wie die tierischen Produkte, die sie ersetzen sollen, wenn sie dieses rheologische Verhalten zeigen.

Viskoelastische Materialien: Viele pflanzliche Lebensmittel zeigen gleichzeitig ein festes und flüssigkeitsähnliches Verhalten, anstatt sich wie reine Flüssigkeiten oder Feststoffe zu verhalten (Rao 2013; van Vliet 2013; Walstra 2003). Bei einem idealen Festkörper verformt sich ein Material sofort um einen bestimmten Betrag, wenn eine Schubspannung auf es ausgeübt wird, kehrt aber sofort in seine ursprüngliche Form zurück, sobald die Spannung aufgehoben wird. In diesem Fall wird die gesamte mechanische Energie, die zur Verformung des Materials verwendet wird, in den Bindungen zwischen den Strukturelementen gespeichert und dann freigesetzt, wenn die Kraft aufgehoben wird. Bei einer idealen Flüssigkeit fließt ein Material mit einer konstanten Scherrate, sobald eine bestimmte Schubspannung angelegt wird. In diesem Fall wird die aufgebrachte mechanische Energie aufgrund der Reibung, die durch die Bewegung der Flüssigkeit

Tab. 4.5 Rheologische Eigenschaften ausgewählter Lebensmittel auf tierischer und pflanzlicher Basis, die ein nicht ideal-plastisches Verhalten aufweisen, das durch das Herschel-Bulkley-Modell beschrieben wurde. Die Autor*innen danken Hualu Zhou (UMASS) für die in unserem Labor durchgeführten Messungen

	Fließgrenze nach Herschel-Bulkley (Pa)	Fließkoeffizient K (Pa s^n)	Herschel-Bulkley-Index n(-)	Ref
Kokosnuss-Joghurt	30,4	1,34	0,87	(Grasso et al. 2020)
Mandel-Joghurt	28,4	6,45	0,37	(Grasso et al. 2020)
Sojajoghurt	27,2	3,52	0,45	(Grasso et al. 2020)
Molkerei-Joghurt	11,7	2,50	0,55	(Grasso et al. 2020)
Ganzes Hühnerei	0,20	0,030	0,97	(Panaite et al. 2019)
Ganzes Hühnerei	0,009	0,013	0,97	Unser Labor
Pflanzliches Vollei	9,7	0,11	0,95	Unser Labor
Salatdressing	47	16,3	0,52	(Hernandez et al. 2008)
Mayonnaise analog	81,4	82,6	0,21	Unser Labor

entsteht, vollständig in Wärme umgewandelt und geht somit verloren. Bei einem ideal-plastischen Materialien verhält sich ein Material unterhalb der Fließgrenze wie ein Festkörper (es verformt sich, fließt aber nicht), oberhalb der Fließgrenze jedoch wie eine Flüssigkeit (es fließt). Im Gegensatz dazu verhält sich ein viskoelastisches Material gleichzeitig wie ein Festkörper und wie eine Flüssigkeit. Wenn eine Schubspannung angelegt wird, verformt sich das Material und fließt gleichzeitig, sodass ein Teil der Energie im Material gespeichert wird und ein Teil als Wärme verloren geht. Wenn eine Spannung auf ein viskoelastisches Material ausgeübt wird, nimmt es daher nicht sofort seine neuen Dimensionen an und kehrt auch nicht sofort zu seiner ursprünglichen Form zurück, wenn die Spannung aufgehoben wird (Abb. 4.23).

Die texturellen Eigenschaften viskoelastischer Materialien werden in der Regel durch dynamische scherrheologische Messungen charakterisiert, bei denen der komplexe Schubmodul ($G*$) gemessen wird, welcher sich aus elastischen (festen) und viskosen (flüssigen) Komponenten zusammensetzt:

$$G* = G' + iG''$$
(4.18)

Dabei ist G' der Speichermodul, der das elastische Verhalten darstellt, und G'' ist der Verlustmodul, der das viskose Verhalten darstellt. In der Regel werden die viskoelastischen Eigenschaften eines Materials bestimmt, indem mit einem dynamischen Scherrheometer eine oszillierende Schubspannung in Form einer Sinuswelle auf die Probe ausgeübt wird. Die Prüfungen können jedoch auch auf andere Weise durchgeführt werden, z. B. durch Anlegen einer oszillierenden Druckspannung wie bei der dynamischen mechanischen Analyse (DMA).

Hier betrachten wir die Charakterisierung der rheologischen Eigenschaften eines viskoelastischen Lebensmittels auf pflanzlicher Basis mit einem dynamischen Scherrheometer, da diese Methode die am häufigsten verwendete ist (Rao 2013; van Vliet 2013). Eine sinusförmige Schubspannung wird auf die Oberfläche des Lebensmittels

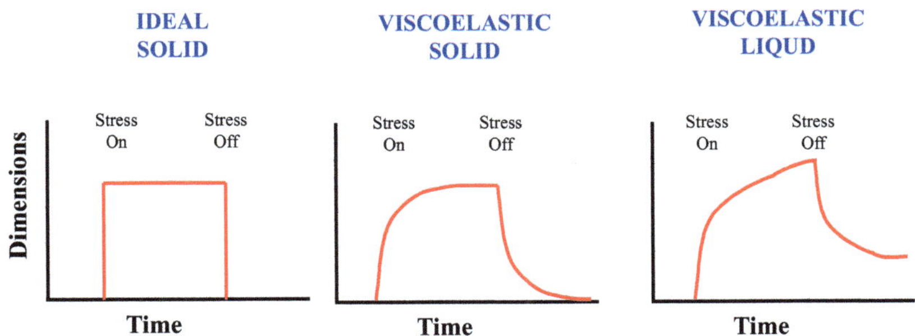

Abb. 4.23 Viele pflanzliche Lebensmittel weisen ein viskoelastisches Verhalten auf, bei dem sie sich gleichzeitig wie Feststoffe und Flüssigkeiten verhalten. Die Kurven zeigen das zeitabhängige Verhalten der Schubspannung eines idealen Feststoffs („ideal solid"), eines viskoelastischen Feststoffs („viscoelastic solid") und einer viskoelastischen Flüssigkeit („viscoelastic fluid")

aufgebracht und die sinusförmige Scherdeformation gemessen (oder umgekehrt). Die maximale Amplitude und die Winkelfrequenz (ω) der angelegten Schubspannung können eingestellt werden. Die gemessene sinusförmige Deformationswelle hat die gleiche Frequenz wie die angelegte Schubspannungswelle, aber die Phase kann aufgrund von Relaxationsmechanismen im Material unterschiedlich sein, da ein Teil der mechanischen Energie durch viskose Dissipation verloren geht. Bei einem idealen Festkörper ist der Phasenwinkel Null ($\delta = 0°$), während er bei einer idealen Flüssigkeit 90° beträgt (Abb. 4.24). Bei einem viskoelastischen Material liegt er irgendwo zwischen diesen Werten und nimmt ab, je fester das Material wird. Normalerweise wird angenommen, dass ein Material geliert ist, wenn der Phasenwinkel unter 45° fällt (dies hängt jedoch von der verwendeten Frequenz und Amplitude ab).

4.3.2.3 Rheologische Charakterisierung von Feststoffen

Für die Messung der texturellen Eigenschaften von pflanzlichen Feststoffen steht eine Vielzahl von Analyseverfahren zur Verfügung, darunter empirische, imitative und fundamentale Methoden (Rao 2013). Bei empirischen Methoden wird in der Regel eine Kraft auf ein Material ausgeübt und dessen Verformung mit einfachen Geräten, wie z. B. einem Penetrometer, gemessen. Die Hauptvorteile dieser Methoden sind, dass sie kostengünstig, schnell und einfach anzuwenden sind, während die Hauptnachteile darin bestehen, dass sie keine Informationen über die grundlegenden rheologischen Eigenschaften des geprüften Materials liefern. Stattdessen hängen die Ergebnisse von der ver-

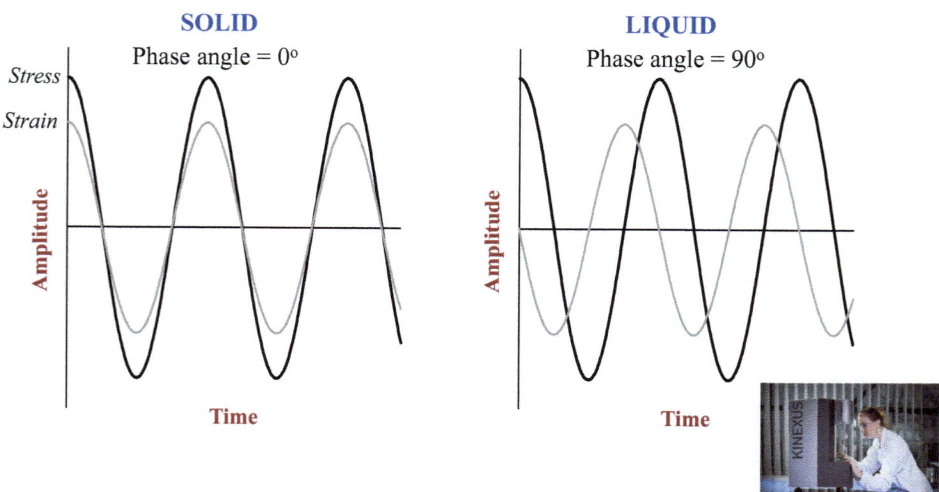

Abb. 4.24 Die Rheologie viskoelastischer pflanzlicher Lebensmittel wird üblicherweise durch Anwendung einer sinusförmigen Schubspannung („shear stress") und Messung der sinusförmigen Scherdeformation („shear strain") bestimmt. Bei einem Feststoff („solid") wird ein Phasenwinkel („phase angle") von 0° und bei einer Flüssigkeit („liquid") ein Phasenwinkel von 90° gemessen

wendeten Ausrüstung ab, was einen Vergleich der Daten von einem Labor zum anderen erschwert. Im Gegensatz dazu liefern fundamentale Methoden Informationen über die intrinsischen rheologischen Eigenschaften des geprüften Materials und können Veränderungen in Abhängigkeit von Faktoren wie Temperatur, Zeit, Frequenz und Scherbeanspruchung messen, was ein detaillierteres Verständnis ihrer texturellen Eigenschaften ermöglicht. Die zur Durchführung dieser Messungen erforderlichen Geräte sind jedoch in der Regel relativ teuer in der Anschaffung und erfordern eine umfassende Schulung der Benutzer*innen. Imitative Methoden sollen einen Prozess nachahmen, der für das Lebensmittels relevant ist, wie z. B.w Schneiden, Scheren oder Kauen.

In diesem Abschnitt konzentrieren wir uns auf die beiden grundlegenden Methoden, die üblicherweise zur Charakterisierung der rheologischen Eigenschaften von Feststoffen auf pflanzlicher Basis verwendet werden: Druckprüfung/Kompressionstest (Texturprofilanalyse) und Scherprüfung (dynamische Scherrheometrie).

Druckversuche: In der Regel wird eine Probe auf eine flache Platte gelegt und dann mit einer anderen Platte, die sich mit einer festen Geschwindigkeit nach unten und oben bewegen kann, komprimiert/dekomprimiert (Abb. 4.25). Das Gerät verfügt über Sensoren, welche die auf eine der Platten wirkende Kraft sowie den Abstand zwischen den Platten messen können. So kann das Profil von Kraft und Abstand (oder Zeit) gemessen werden, während das Material komprimiert und wieder dekomprimiert wird. Anhand der Messung der Anfangshöhe und der Oberfläche der Probe kann das Spannungs-/Dehnungsprofil von der Gerätesoftware berechnet werden. In der Regel muss die Geschwindigkeit und der maximale Kompressionsgrad der Probe angeben werden, z. B. 1 mm/min bis eine Kompression von 50 % erreicht ist. Informationen über die texturellen Eigenschaften des Materials können dann aus dem Spannungs-Dehnungs-Diagramm gewonnen werden, einschließlich Parametern wie Elastizitätsmodul, Streck- bzw. Dehngrenze, Bruchspannung und Bruchdehnung, je nach Art des geprüften Materials (Abb. 4.19).

Eine der am weitesten verbreiteten Kompressionsmethoden ist die so genannte Texturprofilanalyse (TPA), bei der ein Testmaterial zweimal komprimiert und dekomprimiert wird und während dieses Prozesses die Spannungs-Dehnungs-Profile aufgezeichnet werden (Abb. 4.25). Aus diesen Profilen lassen sich dann mehrere Parameter ableiten, die mit den wichtigen Textureigenschaften eines Lebensmittels in Verbindung gebracht werden können (Tab. 4.6):

Scherversuche: Die rheologischen Eigenschaften von weichen Lebensmitteln werden häufig auch mithilfe von Analysegeräten, den sogenannten dynamischen Scherrheometern, charakterisiert (Abb. 4.18). Diese Geräte können Informationen über die dynamischen rheologischen Eigenschaften viskoelastischer Materialien liefern, wie z. B. über die Schubmoduln G' und G''. Diese Eigenschaften werden in der Regel als Funktion der Scherdeformation, der Frequenz, der Zeit oder der Temperatur gemessen (je nach Art der benötigten Informationen). Die Versuche werden in der Regel durchgeführt, indem man die Probe in eine geeignete Messzelle einbringt, bei der es sich in der Regel um eine Zy-

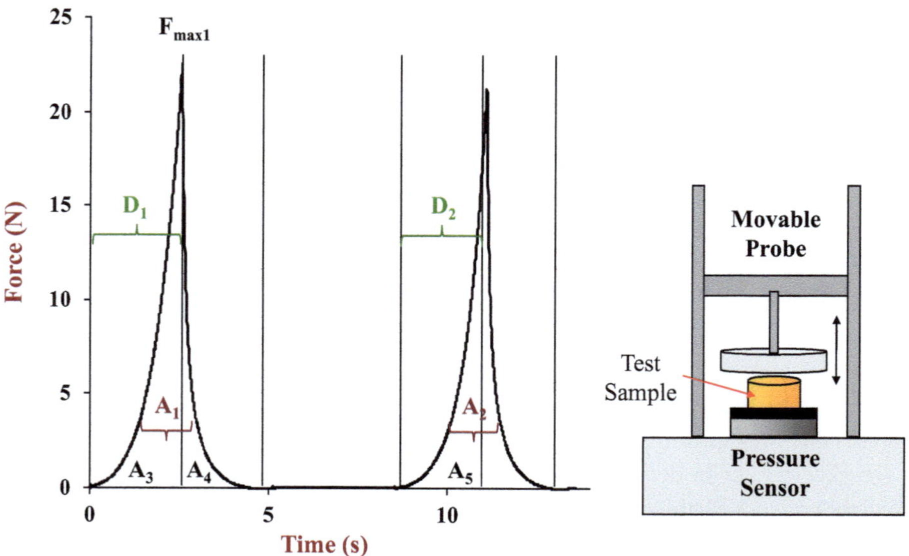

Abb. 4.25 Die mechanischen Eigenschaften fester Lebensmittel können durch eine Textur-profilanalyse (TPA) charakterisiert werden, bei der das Kraft-Zeit-Profil („force–time profile") gemessen wird. Hierzu wird die Lebensmittelprobe („test sample") zweimal mit der beweglichen Sonde („movable probe") komprimiert/dekomprimiert und die Kraft mithilfe eines Kraftauf-nehmers („sensor") bestimmt

linder- oder Kegel-Platte-Geometrie handelt und sie dann die erforderliche Temperatur erreichen lässt, bevor der Versuch gestartet wird.

Dynamische scherrheologische Messungen sollten in der Regel innerhalb des linear viskoelastischen Bereichs (LVE) des Prüfmaterials durchgeführt werden, in dem die Scher-deformation niedrig genug ist, um eine plastische Strukturveränderung des Materials während der Prüfung zu verhindern. Daher sollte in der Regel ein erster Versuch durch-geführt werden, um den LVE zu bestimmen, indem die Änderung des Schubmoduls mit der Scherdeformation gemessen wird. Der Schubmodul ist in der Regel bei niedrigen Scherdeformationen relativ konstant, fällt dann aber steil ab, sobald eine bestimmte Scher-deformation überschritten wird (Abb. 4.26).

Handelsübliche Geräte geben in der Regel den Speicher- und Verlustmodul (G′ und G″) eines Materials an. In der Regel werden diese Parameter in Abhängigkeit von ver-schiedenen Variablen gemessen, z. B. von der angewendeten Schubspannung bzw. Scherdeformation, der Frequenz, der Temperatur oder der Zeit. Messungen werden in Abhängigkeit von der Amplitude (Schubspannung/Scherdeformation) vorgenommen, um den LVE und die Fließgrenze zu ermitteln, während sie in Abhängigkeit von der Frequenz vorgenommen werden, um Informationen über die Zeitabhängigkeit der rheologischen Eigenschaften eines Materials zu erhalten. Viskoelastische Materialien

Tab. 4.6 Parameter des Doppel-Kompressionstests („Texture Profile Analysis") von Lebensmitteln. Diese Parameter basieren auf den von der Texture Technologies Corporation (texturetechnologies.com) definierten Parametern. Es ist darauf zu achten, dass nur solche Parameter ausgewählt werden, die für das zu prüfende Material geeignet sind

Parameter	Physikalische Bedeutung	Berechnung
Härte („hardness")	Ein Maß für den Widerstand des Materials gegen Kompression	F_{max1}
Bruchfestigkeit („fracturability")	Ein Maß für die Kraft, die erforderlich ist, um ein Material zum ersten Mal zu brechen	F_{Frac1}
Kohäsion („cohesiveness")	Ein Maß dafür, wie gut ein Material seine Textur nach der ersten Verformung beibehält	A_2/A_1
Elastizität („springiness")	Ein Maß dafür, wie gut das Material in der Lage ist, in seine ursprüngliche Form zurückzukehren, nachdem es verformt wurde und dann eine bestimmte Zeit lang ruhen durfte	D_2/D_1
Resilienz („resilience")	Ein Maß dafür, wie gut ein Material nach einer Kompression seine ursprünglichen strukturellen Eigenschaften wiedererlangt	A_4/A_3
Gummiartigkeit („gumminess") (halbfeste Stoffe)	Ein Maß für die Kohäsion und Klebrigkeit von halbfesten Lebensmitteln	Härte × Kohäsion
Kaubarkeit („chewiness") (Feststoffe)	Ein Maß für die Energie, die zum Kauen fester Nahrungsmittel erforderlich ist	Härte × Kohäsion × Elastizität

https://texturetechnologies.com/resources/texture-profile-analysis#tpa-measurements
Legende: Härte, F_{Max1} = Maximale Kraft, die während der ersten Kompression gemessen wird; Bruchfestigkeit, F_{frac1} = Kraft, bei der die erste Spitze während der ersten Kompression beobachtet wird (wird nicht immer gesehen); Kohäsion, A/A_{21} = Fläche unter der zweiten Spitze geteilt durch Fläche unter der ersten Spitze; Elastizität, D_2/D_1 = Verhältnis der Abstände vom Beginn der Kompression bis zum Erreichen des Maximums für Spitze 2 und Spitze 1; Resilienz, A/A_{43} = Fläche unter dem Aufwärtshub geteilt durch die Fläche unter dem Abwärtshub während der ersten Kompression (siehe Abb. 4.25)

haben charakteristische Relaxationszeiten, die den Zeiten entsprechen, die für die Reorganisation bestimmter Strukturelemente erforderlich sind, wenn eine Schubspannung einwirkt. Wenn ein Strukturelement während der Zeit, in der die Schubspannung einwirkt, genügend Zeit hat, sich umzuordnen, kann es fließen und weist flüssigkeitsähnliche Eigenschaften auf. Umgekehrt kann ein Strukturelement, das nicht genügend Zeit zur Reorganisation hat, nicht fließen und weist festkörperähnliche Eigenschaften auf. Mit zunehmender Frequenz der angelegten Schubspannung verringert sich die Zeit jedes Kompressions-Expansions-Zyklus. Folglich sollte ein Material mit zunehmender Fre-

Abb. 4.26 In der Regel werden die rheologischen Eigenschaften von festen pflanzlichen Lebensmitteln, wie der komplexe Schubmodul („complex shear modulus"), bei geringen Scherdeformationen („strain") gemessen, die in den linear viskoelastischen Bereich (LVR) fallen

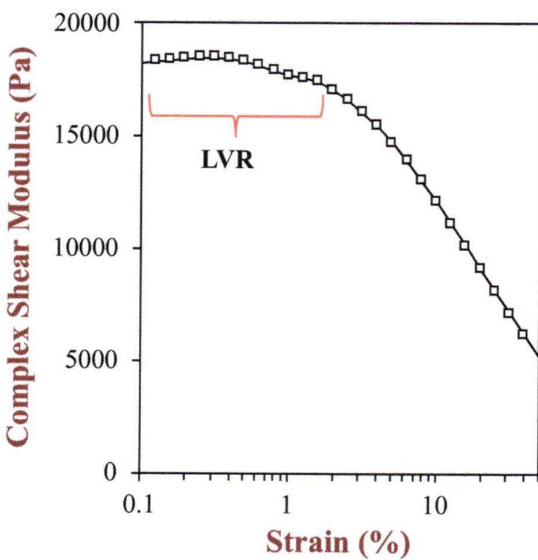

quenz feststoffartiger werden. Durch die Messung des Schubmoduls in Abhängigkeit von der Frequenz ist es daher möglich, nützliche Informationen über die charakteristischen Relaxationszeiten zu erhalten, die mit der Umlagerung der Strukturelemente verbunden sind und einen Einblick in die Mikrostruktur und die Wechselwirkungen im System geben können (Broedersz et al. 2014).

Dynamische scherrheologische Messungen können als Funktion der Zeit durchgeführt werden, um die Geschwindigkeit zu bestimmen, mit der sich die rheologischen Eigenschaften eines Materials während der Verarbeitung oder Lagerung ändern. So kann beispielsweise ein Geliermittel in eine Lebensmittelmatrix gegeben werden und dann kann die Veränderung des Schubmoduls über die Zeit gemessen werden, um festzustellen, wie schnell das Material erstarrt. Messungen können auch durchgeführt werden, wenn ein Material mit einer kontrollierten Geschwindigkeit erhitzt oder abgekühlt wird, um kritische Temperaturen zu ermitteln, bei denen sich die rheologischen Eigenschaften eines Materials ändern. Diese Veränderungen können durch verschiedene physikalisch-chemische Phänomene hervorgerufen werden, wie z. B. die Entfaltung und Aggregation globulärer Proteine, Helix-Coil-Übergänge einiger Polysaccharide und Proteine oder das Schmelz- und Kristallisationsverhalten von Fetten. Bei einigen pflanzlichen Lebensmitteln ist es wichtig, die Temperaturabhängigkeit des rheologischen Verhaltens der entsprechenden tierischen Lebensmittel, wie Fleisch, Meeresfrüchte oder Eier, nachzuahmen. Dies ist besonders wichtig bei der Simulation der Kocheigenschaften von Lebensmitteln auf tierischer Basis. Daher sollte die Temperaturabhängigkeit der rheologischen Eigenschaften von pflanzlichen Lebensmitteln gemessen und mit denen der entsprechenden tierischen Lebensmittel abgeglichen werden. Abb. 4.27 zeigt als Beispiel die Veränderung des komplexen Schubmoduls einer Eiweißlösung in Abhängigkeit von der Temperatur, während sie mit kontrollierter Geschwindigkeit erhitzt und abgekühlt wurde. Bei der Entwicklung einer pflanzlichen Version eines Eiprodukts kann es daher wichtig sein, diese Art des thermischen Verhaltens nachzuahmen.

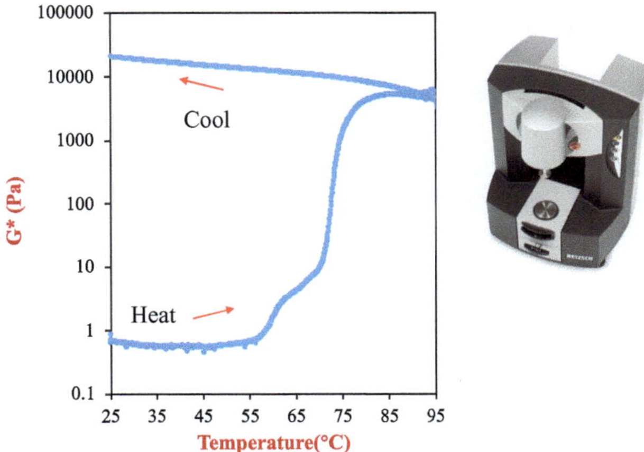

Abb. 4.27 Änderung des komplexen Schubmoduls G^* in Abhängigkeit von der Temperatur („temperature") für Eiklar, gemessen mit einem dynamischen Scherrheometer während des Erhitzens („heat") und Abkühlens („cool"). Die Daten wurden freundlicherweise von Hualu Zhou und Giang Vu (UMASS) zur Verfügung gestellt. Das Bild des Rheometers (Kinexus), mit dem die Messungen durchgeführt wurden, wurde freundlicherweise von Netzsch zur Verfügung gestellt

In einigen Fällen werden die Daten aus dynamischen Scherrheologiemessungen als Größe des komplexen Moduls (G^*) und des Phasenwinkels (δ) angegeben, die aus dem Speicher- und Verlustmodul berechnet werden können:

$$G^* = \sqrt{G'^2 + G''^2} \tag{4.19}$$

$$\delta = \tan^{-1}\left(\frac{G''}{G'}\right) \tag{4.20}$$

Wie bereits erwähnt, liefert der Phasenwinkel nützliche Informationen über die viskoelastischen Eigenschaften eines Materials: $\delta = 0°$ für einen idealen Festkörper; $\delta = 90°$ für eine ideale Flüssigkeit; und $0° < \delta < 90°$ für ein viskoelastisches Material (Abb. 4.24). Je kleiner also der Phasenwinkel eines Materials ist, desto feststoffartiger ist es. Der Gelpunkt eines Materials wird in der Regel als der Punkt definiert, an dem der Phasenwinkel zum ersten Mal unter 45° fällt, aber dieser Wert hängt von der Frequenz der angewendeten Schubspannung ab, sodass dieser Wert bei der Angabe von Gelpunkten angegeben werden sollte.

Dynamische Scherrheometer sind leistungsstarke Geräte, die Informationen über die Rheologie von pflanzlichen Lebensmittelalternativen liefern, aber sie sind relativ teuer in der Anschaffung, und die Benutzer*innen benötigen oft eine umfassende Schulung, um sicherzustellen, dass die Messungen ordnungsgemäß durchgeführt, analysiert und präsentiert werden.

4.3.3 Praktische Überlegungen

In diesem Abschnitt werden einige Aspekte hervorgehoben, die bei der Durchführung rheologischer Analysen von pflanzlichen Lebensmittelalternativen berücksichtigt werden sollten. Erstens sollten die Eigenschaften aller Testproben so ähnlich wie möglich gehalten werden (z. B. ihre Größe und Form), was bedeutet, dass sie auf konsistente und sorgfältig kontrollierte Weise vorbereitet werden sollten. Bei fleischähnlichen Produkten kann es beispielsweise wichtig sein, zylindrische Proben mit gleicher Höhe und gleichem Durchmesser herzustellen und sie vor der Analyse unter gleichen Bedingungen (Zeit, Temperatur und Feuchtigkeit) zu lagern. Zweitens ist es wichtig, alle Faktoren zu berücksichtigen, die die Genauigkeit der Ergebnisse beeinträchtigen können, z. B. Wandgleiten an der Grenze zwischen Probe und Messzelle, gravimetrische Auftrennung innerhalb der Messzelle oder das Vorhandensein von Partikeln, die im Verhältnis zum Spalt in der Messzelle zu groß sind. Drittens sollten pflanzliche Lebensmittel vor der Durchführung der rheologischen Messungen keinen übermäßigen mechanischen Kräften ausgesetzt werden, da dies zu strukturellen Veränderungen und Flüssigkeitsverlusten führen kann, die die Reaktion des Materials auf die angewandte Scherbeanspruchung verändern können. Viertens kann es wichtig sein, die Verdunstung von Feuchtigkeit aus der Probe während des Tests zu verhindern (insbesondere bei längerem Erhitzen), was durch speziell entwickelte Abdeckungen oder durch Auftragen einer dünnen Schicht Mineralöl auf alle freiliegenden Oberflächen erreicht werden kann.

4.4 Stabilität

Die Stabilität eines pflanzlichen Lebensmittels kann als seine Fähigkeit definiert werden, im Laufe der Zeit Veränderungen seiner Eigenschaften zu widerstehen, was von verschiedenen physikalischen, chemischen und biologischen Prozessen abhängt (McClements et al. 2021a). Die physikalische Stabilität eines Lebensmittels wird durch seine Fähigkeit bestimmt, beständig gegen Veränderungen in der Strukturanordnung der verschiedenen Inhaltsstoffe im Laufe der Zeit zu bleiben, z. B. aufgrund von Phasentrennung, Aggregation, gravimetrische Trennung oder Massentransportprozessen. Die chemische Stabilität wird durch die Geschwindigkeit verschiedener chemischer Reaktionen bestimmt, die zu unerwünschten Veränderungen in der Art der im Lebensmittel vorhandenen Moleküle führen, z. B. Oxidations-, Reduktions- oder Hydrolysereaktionen, die zum Verlust von Nährstoffen, zur Bildung von Fehlaromen oder zum Abbau erwünschter Farb- oder Geschmacksstoffe führen können. Die biologische Stabilität von Lebensmitteln hängt vom Wachstum von verderblichen oder pathogenen Mikroorganismen wie Bakterien, Hefen oder Schimmelpilzen ab, die zu unerwünschten Veränderungen der Produktqualität oder zu lebensmittelbedingten Krankheiten führen können. Die Widerstandsfähigkeit eines bestimmten Lebensmittels gegenüber diesen verschiedenen Prozessen bestimmt seine Haltbarkeitsdauer. Daher ist es wichtig, die relative Bedeutung der verschiedenen physikalischen, chemischen und biologischen Prozesse, die in pflanzlichen Lebensmitteln während der Verarbeitung, Lagerung und Verwendung auftreten, sorgfältig zu ermitteln. Dieses Wissen kann dann genutzt werden, um wirksame Strategien zur Verhinderung unerwünschter Veränderungen der Produkteigenschaften zu entwickeln, z. B. durch Kontrolle der Lagerbedingungen, der Verpackung, der Konservierungsmittel oder der Gestaltung der Lebensmittelmatrix.

In diesem Abschnitt wird kurz der physikochemische Ursprung einer Reihe von Instabilitätsmechanismen beleuchtet, die in verschiedenen pflanzlichen Lebensmitteln auftreten (Abb. 4.28). In der Praxis ist jede Lebensmittelmatrix einzigartig, sodass es wichtig ist, die wichtigsten Mechanismen für jedes einzelne Produkt empirisch zu ermitteln.

4.4.1 Gravimetrische Auftrennung

Pflanzliche Lebensmittel enthalten verschiedene Arten von Partikeln, die je nach ihrer Dichte aufrahmen (nach oben steigen) oder sedimentieren (nach unten absetzen) können (McClements 2015). Partikel, die eine geringere Dichte als Wasser haben (z. B. Luftblasen, Ölkörper oder Fetttröpfchen), neigen dazu, sich nach oben zu bewegen, während

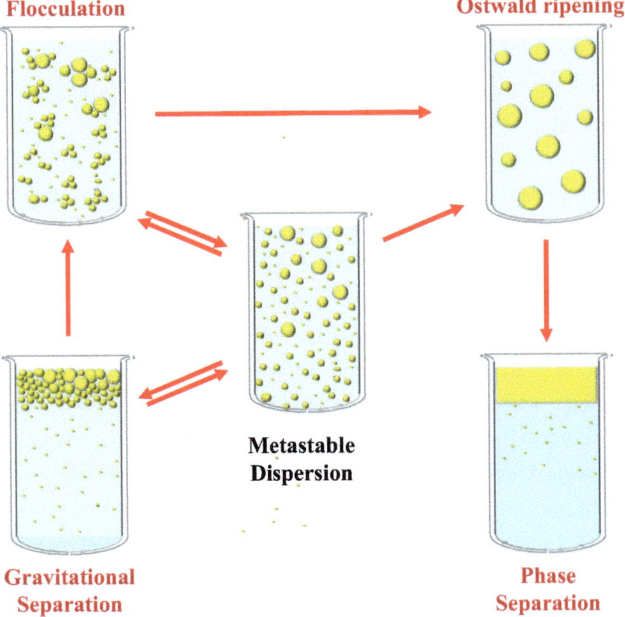

Abb. 4.28 Schematische Darstellung der häufigsten Destabilisierungsmechanismen metastabiler Dispersionen („metastable dispersions"): Gravimetrische Auftrennung („gravitational separation"), Ausflockung („flocculation"), Koaleszenz („coalescence") und Phasenseparation („phase separation")

Partikel, die eine höhere Dichte als Wasser haben (z. B. Proteinaggregate, Stärkekörner oder Fragmente von Pflanzenzellen), dazu neigen, sich nach unten zu bewegen (McClements 2015). Die Aufrahmung oder Sedimentation der Partikel in einem Produkt ist in der Regel unerwünscht, da sie zu unerwünschten Veränderungen des Aussehens führt, z. B. zu einer Cremeschicht an der Oberseite oder einer Sedimentschicht am Boden. Das Stokes'sche Gesetz beschreibt die Geschwindigkeit der gravimetrischen Auftrennung, indem es das Gleichgewicht von Schwerkraft, Auftriebskraft und Viskositätskräften auf einem starren kugelförmigen Teilchen in einer idealen Flüssigkeit betrachtet.

$$v = -\frac{gd^2(\rho_2 - \rho_1)}{18\eta_1} \tag{4.21}$$

Dabei ist v die Geschwindigkeit, mit der sich das Teilchen nach oben oder unten bewegt, d ist der Durchmesser der Teilchen, ρ_1 ist die Dichte der umgebenden Flüssigkeit, ρ_2 ist die Dichte der Teilchen, g ist die Gravitationskonstante (Erdbeschleunigung) und η_1 ist die Viskosität der umgebenden Flüssigkeit. Das Stokes'sche Gesetz sagt voraus, dass die Geschwindigkeit der gravimetrischen Auftrennung mit zunehmendem Dichtekontrast, zunehmender Partikelgröße oder abnehmender Viskosität der umgebenden Flüssigkeit zunimmt. Die Richtung, in die sich die Teilchen bewegen, wird durch das Vorzeichen von v bestimmt, das von den relativen Dichten der Teilchen und der umgebenden Flüssigkeit abhängt: Wenn v positiv ist ($\rho_2 < \rho_1$), bewegen sich die Teilchen nach oben, wenn es negativ ist ($\rho_2 > \rho_1$), bewegen sie sich nach unten. Der Einfluss der Partikelgröße auf die Aufrahmgeschwindigkeit von Fetttröpfchen und Pflanzengewebefragmenten, die in wässrigen Lösungen mit unterschiedlicher Viskosität suspendiert sind, wurde mithilfe des Stokes'schen Gesetzes vorhergesagt (Tab. 4.7). Typischerweise führt eine Aufrahmgeschwindigkeit von mehr als 1 mm pro Tag zu einer relativ schnellen Phasentrennung eines kolloidalen Systems. Diese Berechnungen zeigen, dass es wichtig ist, relativ kleine Partikel in Produkten mit niedriger Viskosität, wie z. B. Milch auf pflanzlicher Basis, zu haben, um eine starke Aufrahmung oder Sedimentation während der Lagerung zu vermeiden. Diese Gleichung unterstreicht auch die Tatsache, dass die gravimetrische Trennung nicht bei allen pflanzlichen Lebensmittelalternativen von Bedeutung sein dürfte. Sie ist nur bei Flüssigkeiten von Bedeutung, die eine relativ niedrige Viskosität aufweisen, wie pflanzliche Milch oder flüssige Eier (vor dem Kochen). Im Gegensatz dazu ist die Matrix, die die Partikel in pflanzlichen Fleisch-, Meeresfrüchte- und gekochten Eiprodukten umgibt, in der Regel geliert, sodass die gravimetrische Auftrennung kein Problem darstellt, da sich die Partikel nicht bewegen können.

Das Stokes'sche Gesetz zeigt verschiedene Ansätze auf, die zur Verhinderung der gravimetrische Auftrennung in kolloidalen pflanzlichen Lebensmitteln eingesetzt werden können:

- *Verringerung der Partikelgröße:* Die Aufrahmungs- oder Sedimentationsgeschwindigkeit kann durch Verkleinerung der Partikelgröße verringert werden. Dies kann durch den Einsatz mechanischer Homogenisatoren erreicht werden. Um die Größe der Par-

Tab. 4.7 Berechnungen des Einflusses der Partikelgröße auf die Aufrahmgeschwindigkeit von Fetttröpfchen ($\rho_2 = 930$ kg m^{-3}) und Pflanzengewebsfragmenten ($\rho_2 = 1350$ kg m^{-3}), die in wässrigen Lösungen ($\rho_1 = 1050$ kg m^{-3}) mit unterschiedlichen Viskositäten suspendiert sind, unter Anwendung des Stokes'schen Gesetzes

Fettkügelchen	GESCHWINDIGKEIT (mm/Tag)					
Durchmesser (μm)	**Viskosität (mPa s)**					
	1	5	10	50	100	500
0,1	0,1	0,0	0,0	0,0	0,0	0,0
0,2	0,2	0,0	0,0	0,0	0,0	0,0
0,5	1,4	0,3	0,1	0,0	0,0	0,0
1	5,8	1,2	0,6	0,1	0,1	0,0
2	23,0	4,6	2,3	0,5	0,2	0,0
5	144	28,8	14,4	2,9	1,4	0,3
10	576	115	57,6	11,5	5,8	1,2
20	2304	461	230	46,1	23,0	4,6
50	14.400	2880	1440	288	144	28,8
Pflanzenfragmente	**GESCHWINDIGKEIT (mm/Tag)**					
Durchmesser (μm)	**Viskosität (mPa s)**					
	1	5	10	50	100	500
0,1	−0,1	0,0	0,0	0,0	0,0	0,0
0,2	−0,6	−0,1	−0,1	0,0	0,0	0,0
0,5	−3,6	−0,7	−0,4	−0,1	0,0	0,0
1	−14,4	−2,9	−1,4	−0,3	−0,1	0,0
2	−57,6	−11,5	−5,8	−1,2	−0,6	−0,1
5	−360	−72	−36,0	−7,2	−3,6	−0,7
10	−1440	−288	−144	−28,8	−14,4	−2,9
20	−5760	−1152	−576	−115	−57,6	−11,5
50	−36.000	−7200	−3600	−720	−360	−72,0

tikel im System zu verringern können Mischer (Rotor-Stator-Maschinen) mit hoher Scherkraft, Hochdruck-Homogenisatoren mit Ventilen oder Ultraschall-Homogenisatoren eingesetzt werden. Alternativ kann die Partikelgröße auch durch chemische (Säure/Lauge) oder enzymatische Behandlung des Produkts verringert werden. Darüber hinaus kann es wichtig sein, zu verhindern, dass die Partikel während der Lagerung aggregieren, da dies zu einer Vergrößerung ihrer Partikelgröße und damit zu einer schnelleren Trennung führen würde. Dies kann häufig durch die Kontrolle von Vorzeichen, Stärke und Reichweite der kolloidalen Wechselwirkungen zwischen den Partikeln erreicht werden, was in der Regel durch die Auswahl geeigneter Emulgatoren und/oder die Kontrolle der Lösungsbedingungen (wie pH-Wert, Ionenstärke und Temperatur) erfolgt. Strategien zur Verhinderung der Partikelaggregation werden im folgenden Abschnitt erörtert.

- *Erhöhung der Viskosität:* Die Geschwindigkeit der Aufrahmung oder Sedimentation der Partikel kann verringert werden, indem die Viskosität der umgebenden Flüssigkeiten erhöht wird. Dies kann durch die Zugabe von Verdickungs- oder Geliermitteln, wie den Hydrokolloiden Xanthan, Guaran oder Johannisbrotkernmehl, erreicht werden. Die Art und Konzentration der zugesetzten Hydrokolloide muss jedoch genau eingestellt werden, um eine Ausflockung durch Depletion oder Brückenbildung der Partikel zu vermeiden, was die gravimetrische Auftrennung beschleunigen würde (McClements 2015). Darüber hinaus sollte die Endviskosität mit den für das Endprodukt erwarteten Qualitätsmerkmalen übereinstimmen. Eine Milch auf pflanzlicher Basis sollte beispielsweise nicht zu viskos sein, da sie sonst bei Verbraucher*innen ein unangenehmes Mundgefühl erzeugen würde.

- *Verringern des Dichtekontrasts:* Prinzipiell kann die gravimetrische Trennung durch eine Verringerung des Dichtekontrasts ($\Delta\rho = \rho_2 - \rho_1$) zwischen den Partikeln und der umgebenden Flüssigkeit verhindert werden (McClements 2015). In der Praxis ist dies schwer zu erreichen, da Öle auf Pflanzenbasis typischerweise nur einen begrenzten Bereich an Dichten (zwischen etwa 910 und 930 kg m^{-3}) aufweisen. Ebenso weisen Pflanzengewebefragmente relativ hohe Dichten auf, die schwer zu kontrollieren sind (etwa 1500 kg m^{-3}). Bei einigen pflanzlichen Lebensmittelalternativen (z. B. Milchanaloga) kann die Dichte der Fetttröpfchen erhöht werden, indem sie mit dicken Schichten dichter Biopolymere ummantelt werden. Bei Kuhmilch kann die Dichte der Milchfettkügelchen durch Änderung der Temperatur so verändert werden, dass sich ihr Gehalt an festem Fett ändert. Typischerweise nimmt die Dichte der Fettkügelchen mit steigendem Festfettgehalt zu, was den Dichtekontrast zwischen der Öl- und Wasserphase verringert und damit die Tendenz zum Aufrahmen reduziert. Es muss jedoch darauf geachtet werden, dass es nicht zu einer teilweisen Koaleszenz kommt, da dies sonst die Aggregation der Fettkügelchen fördert, was die Stabilität und Textur des Endprodukts verändern kann (Fredrick et al. 2010). Ein ähnlicher Ansatz kann verwendet werden, um den Dichtekontrast bei Produkten auf pflanzlicher Basis zu steuern, d. h. eine Fettphase zu verwenden, die teilweise kristallisiert, um die Dichte der Fetttröpfchen zu erhöhen.

4.4.2 Partikelaggregation

Die Haltbarkeit flüssiger pflanzlicher Lebensmittel kann durch die Aggregation der darin enthaltenen kolloidalen Partikel während der Lagerung verkürzt werden, wie z. B. die Aggregation von Fetttröpfchen oder Pflanzengewebefragmente in Milchanaloga (McClements 2015; McClements et al. 2021a). Die Aggregation der Partikel in diesen Produkten kann ihre Qualitätseigenschaften aufgrund einer Reihe von Effekten beeinträchtigen: (i) es können sich große Klumpen bilden, die für das Auge sichtbar sind; (ii) die Zunahme der Partikelgröße kann das Aufrahmen oder die Sedimentation beschleunigen, was zu einer sichtbaren Schicht innerhalb des Produkts führt; (iii) die Aggregation kann zur Bildung eines 3D-Netzwerks führen, welches das Produkt verdickt oder geliert; und (iv) das Vorhandensein großer Partikel kann unerwünschte Auswirkungen auf das Mundgefühl des Produkts haben. Daher ist es in der Regel wünschenswert, die Aggregation der Partikel während der Lagerung zu vermeiden. Bei festeren pflanzlichen Lebensmittelalternativen kann die Aggregation der Polymere oder Partikel die Gelstärke erhöhen, was je nach Produkt erwünscht oder unerwünscht sein kann.

Die Tendenz von Partikeln oder Polymeren, miteinander zu aggregieren, hängt von einem empfindlichen Gleichgewicht anziehender und abstoßender Kräfte ab, die zwischen ihnen wirken (McClements 2015). Die wichtigsten Formen von Anziehungskräften sind van-der-Waals-, Wasserstoffbrücken-, hydrophobe und Salzbrücken-Wechselwirkungen, während die wichtigsten Abstoßungskräfte sterische und elektrostatische Wechselwirkungen sind (Abb. 4.29). Wenn die attraktiven Kräfte dominieren, tendieren Partikel oder Polymere dazu, aneinander zu haften, während sie sich bei dominierenden repulsiven Kräften voneinander abstoßen (McClements 2015). Bei kolloidalen pflanzlichen Lebensmittelalternativen wie Milch, Sahne oder Flüssigeianaloga ist es

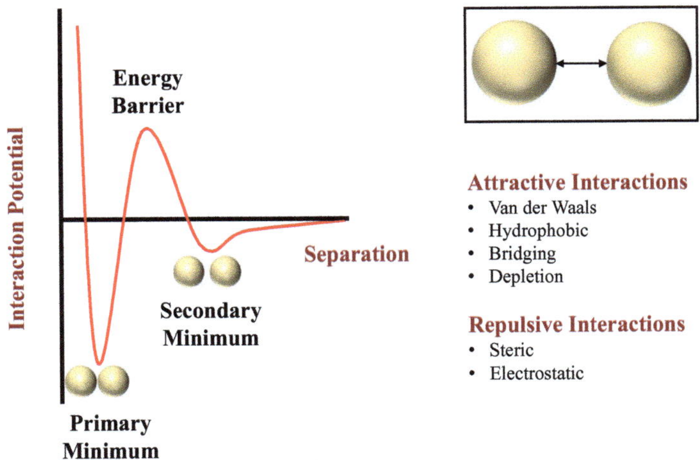

Abb. 4.29 Die kolloidalen Wechselwirkungen zwischen zwei Teilchen können durch Berechnung des Wechselwirkungspotentials in Abhängigkeit vom Teilchenabstand bestimmt werden. Das Wechselwirkungspotential setzt sich aus anziehenden Wechselwirkungen („attractive interactions"), wie Brückenbildung („bridging"), Depletion („depletion"), Van-der-Waals („van der waals") und hydrophober Anziehung („hydrophobic"), und abstoßenden Wechselwirkungen („repulsive interactions"), wie sterischer („steric") und elektrostatischer („electrostatic") Abstoßung, zusammen. Bei elektrostatisch stabilisierten Systemen weist das Profil häufig ein primäres Minimum („primary minimum"), ein sekundäres Minimum („secondary minimum") und eine Energiebarriere („energy barrier") auf

wichtig zu verhindern, dass die Partikel (Fetttröpfchen oder Pflanzengewebefragmente) miteinander aggregieren. Es gibt eine Reihe von Möglichkeiten, dies zu erreichen (Abb. 4.30):

- *Verringerung der Partikelgröße:* Normalerweise nimmt die Stärke der anziehenden und abstoßenden Wechselwirkungen mit abnehmender Größe der Teilchen ab. Infolgedessen werden die Wechselwirkungen insgesamt schwächer im Verhältnis zur Wärmeenergie des Systems ($k_B T$). Folglich kann eine Verringerung der Partikelgröße die Tendenz zur Aggregation in Systemen verringern, in denen eine Nettoanziehung zwischen den Partikeln besteht.
- *Erhöhung der sterischen Stabilisierung:* Das Vorhandensein von polymeren Materialien an der Oberfläche von kolloidalen Partikeln, wie Polysacchariden oder Proteinen, erzeugt eine kurzreichweitige, aber starke sterische Abstoßungskraft. Diese starke Abstoßung entsteht, wenn die an verschiedenen Partikeloberflächen adsorbierten Polymerketten bei einer Annährung einander überlappen, was thermodynamisch ungünstig ist, da die Konfigurationsentropie verringert wird. In der Regel nimmt die Wirksamkeit der sterischen Stabilisierung mit zunehmender Dicke und Dichte der adsorbierten Polymerschicht zu. Kolloidale Partikel, die durch diesen Mechanismus stabilisiert

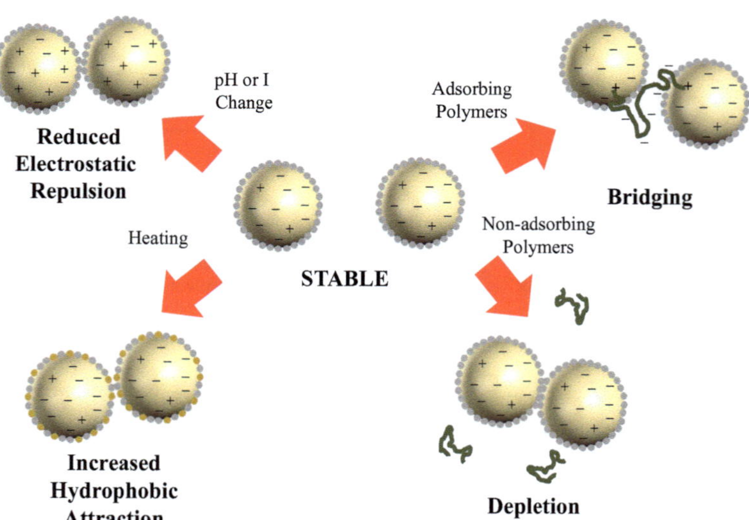

Abb. 4.30 Die mit Emulgator stabilisierten Fetttröpfchen in pflanzlichen Lebensmittelalternativen können durch eine Reihe von Mechanismen aggregieren: Ausflockung durch Brückenbildung („bridging") bei adsorbierenden Polymeren („adsorbing polymers"); Depletion („depletion") durch nicht adsorbierende Polymere („non-adsorbing polymers"); verringerte elektrostatische Abstoßung („reduced electrostatic repulsion") durch Änderungen des pH-Werts oder der Ionenstärke *I*; erhöhte hydrophobe Anziehung („increased hydrophobic attraction") durch Erhitzung („heating")

werden, sind in der Regel widerstandsfähiger gegen Änderungen des pH-Werts und der Ionenstärke als solche, die durch elektrostatische Abstoßung stabilisiert werden.

- *Verstärkung der elektrostatischen Stabilisierung:* Das Vorhandensein geladener Gruppen auf den Oberflächen der kolloidalen Partikel führt zu einer elektrostatischen Abstoßung zwischen den Partikeln, was der Neigung zur Aggregation entgegenwirkt. Das Ausmaß dieser elektrostatischen Abstoßung nimmt mit der Anzahl der geladenen Gruppen pro Oberflächeneinheit des Teilchens zu. Die Anzahl der ionisierten Gruppen auf den Oberflächen der kolloidalen Partikel in pflanzlichen Lebensmitteln hängt häufig vom pH-Wert der umgebenden wässrigen Phase ab. Dies liegt daran, dass an der Oberfläche Proteine, Polysaccharide oder Phospholipide vorhanden sind, deren elektrostatische Eigenschaften pH-abhängig sind. Insbesondere Carboxyl- und Aminogruppen liegen bei niedrigen pH-Werten protoniert ($-COOH$ und $-NH_3^+$) und bei hohen pH-Werten nicht protoniert ($-COO^-$ und $-NH_2$) vor. Die ionische Zusammensetzung, insbesondere die Art und Konzentration der Gegenionen der umgebenden wässrigen Phase beeinflusst ebenfalls das Ausmaß der elektrostatischen Wechselwirkungen. Mit zunehmender Ionenstärke nehmen Größe und Reichweite der elektrostatischen Abstoßung infolge elektrostatischer Abschirmungseffekte ab, d. h. der Neigung der Gegenionen, sich um entgegengesetzt geladene Oberflächengruppen auf kolloidalen Partikeln zu sammeln. Darüber hinaus können mehrwertige Gegenionen an die Partikeloberflächen binden und deren Nettoladung verändern oder als Salzbrücken zwischen benachbarten geladenen Partikeln wirken und so deren Aggregation fördern.
- *Verringerung der hydrophoben Anziehungskraft:* Bestimmte Arten von kolloidalen Partikeln in pflanzlichen Lebensmitteln haben unpolare Gruppen auf ihren Oberflächen, die dem Wasser ausgesetzt sind, was aufgrund des hydrophoben Effekts thermodynamisch ungünstig ist. So können beispielsweise Fetttröpfchen, die von kugelförmigen Pflanzenproteinen (wie Linsen-, Erbsen- oder Sojaprotein) umhüllt sind, einige freiliegende unpolare Gruppen auf ihrer Oberfläche aufweisen, insbesondere nachdem sie über die thermische Denaturierungstemperatur der Proteine hinaus erhitzt wurden. Außerdem sind einige Pflanzenproteine aufgrund der Aminosäurereste in den Polypeptidketten von Natur aus hydrophob, z. B. Zein und Gliadin. Infolgedessen besteht eine starke hydrophobe Fernanziehung zwischen den unpolaren Bereichen auf den Oberflächen verschiedener kolloidaler Partikel, die oft ausreicht, um die Partikelaggregation zu fördern. Aus diesem Grund kann es notwendig sein, die Stärke der hydrophoben Anziehung zu verringern, indem die Anzahl der unpolaren Oberflächengruppen, die dem Wasser ausgesetzt sind, reduziert oder zumindest nicht erhöht wird. Dies könnte erreicht werden, indem sichergestellt wird, dass die globulären Proteine nicht über ihre thermische Denaturierungstemperatur erhitzt werden, oder indem Tenside oder amphiphile Polymere hinzugefügt werden, die an die unpolaren Bereiche adsorbieren und sie bedecken.
- *Verringerung der Depletionsanziehung:* Kolloidale Dispersionen auf pflanzlicher Basis können in der sie umgebenden wässrigen Phase beträchtliche Mengen an

nicht adsorbierten Biopolymeren enthalten. Diese Biopolymermoleküle werden aus einem Bereich um jedes kolloidale Teilchen ausgeschlossen, der ungefähr dem Hydratationsradius der Biopolymere in Lösung entspricht. Das Zentrum der Biopolymermoleküle kann also nicht näher an die Partikeloberflächen herankommen kann als dieser Abstand. Infolgedessen besteht im System ein Biopolymer-Konzentrationsgradient, der einen osmotischen Druck erzeugt, der die Teilchen zusammenschiebt. Die Stärke dieser Depletionsanziehung wird durch das Molekulargewicht und die Konformation des Biopolymers beeinflusst und nimmt tendenziell zu, wenn die Zahl der nicht adsorbierten Biopolymere steigt. In diesem Fall kann die Partikelaggregation verhindert werden, indem sichergestellt wird, dass die Konzentration der nicht adsorbierten Biopolymere in der wässrigen Phase nicht ausreicht, um eine starke Depletionsanziehung zu erzeugen.

- *Verringerung von Brückeneffekten:* Einige flüssige pflanzliche Lebensmittelalternativen enthalten Biopolymermoleküle, die von den Oberflächen der kolloidalen Partikel (wie Fetttröpfchen oder Ölkörper) angezogen werden. Infolgedessen kann sich ein einzelnes Biopolymermolekül an die Oberflächen von zwei oder mehr kolloidalen Partikeln anlagern und so deren Ausflockung bewirken. Elektrostatische Wechselwirkungen zwischen geladenen Biopolymeren und entgegengesetzt geladenen kolloidalen Partikeln sind das häufigste Beispiel für diese Art von Instabilitätsmechanismus. Brückeneffekte können daher reduziert werden, indem das System so gestaltet wird, dass es keine Biopolymermoleküle enthält, die stark von den Oberflächen der kolloidalen Teilchen angezogen werden.

Kolloidale Partikel können durch eine Reihe von Mechanismen miteinander aggregieren, die von den Systemeigenschaften und der Art der beteiligten Wechselwirkungen abhängen (Abb. 4.28). Ausflockung liegt vor, wenn zwei oder mehr Partikel aneinanderhaften, aber nicht zu einem einzigen Partikel verschmelzen. Im Gegensatz dazu kommt es zur Koaleszenz, wenn zwei oder mehr Partikel zu einem einzigen größeren Partikel verschmelzen. Bei der Ausflockung hängt die Beschaffenheit der gebildeten Aggregate, z. B. der Größe, Form und Festigkeit, von der Stärke der zwischen den Partikeln wirkenden Anziehungskräfte ab. Aggregate, die durch relativ schwache Kräfte zusammengehalten werden, sind in der Regel kompakter und lassen sich leichter durch Verdünnung oder Scherung zerstören. Umgekehrt haben Aggregate, die durch relativ starke Kräfte zusammengehalten werden, eher offene Strukturen und sind widerstandsfähiger gegen Verdünnung und Scherung. Diese Unterschiede in den Aggregateigenschaften können die Rheologie und Stabilität von kolloidalen Dispersionen stark beeinflussen. Die Ausflockung kann zu einem deutlichen Anstieg der Scherviskosität eines Produkts führen und (in verdünnten Systemen) aufgrund der zunehmenden Partikelgröße auch zu einer schnelleren gravimetrischen Auftrennung. In konzentrierten Systemen kann die Ausflockung jedoch die gravimetrische Auftrennung verhindern, weil sich ein 3D-Partikel-Netzwerk bildet, das die Partikel an der Bewegung hindert und zu halbfesten Eigenschaften führt. In einigen Systemen können die Partikel auch durch andere Mechanismen aggregieren. In kolloidalen Dispersionen, die teilweise kristallisierte Fetttröpfchen aufweisen, ist partielle Koaleszenz möglich. Dabei dringt ein Fettkristall aus einem Tröpfchen in den flüssigen Bereich eines anderen Tröpfchens ein und verbindet sie miteinander. Dies kann zur Bildung von großen Clustern führen, die die Viskosität erhöhen und schließlich zur Phasentrennung führen können. Partielle Koaleszenz ist vor allem bei Milchprodukten wie Speiseeis, Schlagsahne und Butter von Bedeutung, da sie zur Bildung der gewünschten Texturen und Stabilitäten führt. Daher kann es wichtig sein, dieses Verhalten in pflanzlichen Molkereiprodukten nachzuahmen, was in den Kapiteln über Milch- und Molkereianaloga behandelt wird.

4.4.3 Phasentrennung

Bei einigen pflanzlichen Lebensmittelalternativen kann eine Instabilität aufgrund der Trennung verschiedener Phasen innerhalb des Produkts auftreten. So kann beispielsweise das Öl aus emulgierten pflanzlichen Lebensmitteln wie Fleisch, Meeresfrüchten und Dressings (Ölabsatz) oder Wasser aus Hydrogelen wie Joghurt (Synärese) und Fleisch beim Erhitzen (Kochverlust) austreten. Darüber hinaus können sich verschiedene Biopolymerphasen innerhalb eines Produkts voneinander trennen, z. B. proteinreiche und polysaccharidreiche Phasen.

- *Ölabsatz:* Viele pflanzliche Lebensmittel enthalten in einer wässrigen Matrix dispergierte Ölbereiche, z. B. enthalten Milchanaloga Fetttröpfchen oder Ölkörper, die die Fettkügelchen in Kuhmilch nachahmen, Eianaloga enthalten Fetttröpfchen, die die Lipoproteine in Hühnereiern nachahmen, und Fleischanaloga enthalten Fettstrukturen, die das Fettgewebe in Muskeln nachahmen. Öl und Wasser sind aufgrund des hydrophoben Effekts nicht mischbar und neigen daher dazu, sich im Laufe der Zeit oder als Reaktion auf bestimmte Umweltveränderungen (z. B. Erhitzung oder Scherung) zu trennen. In vielen Fällen ist die Abtrennung des Öls unerwünscht, da sie zu nachteiligen Veränderungen der Produktqualität führt, z. B. zu einer Veränderung des Aussehens, der Textur oder des Mundgefühls.
- *Synärese:* Viele pflanzliche Lebensmittel enthalten Wasser, das durch Hydratation oder Kapillarkräfte in einer Biopolymermatrix eingeschlossen ist. Dieses Wasser kann sich im Laufe der Zeit oder bei veränderten Umweltbedingungen abtrennen, was zu unerwünschten Veränderungen des Aussehens und der Beschaffenheit des Produkts führt. Ein gängiges Beispiel für dieses Phänomen ist der Flüssigkeitsabsatz, der sich während der Lagerung an der Oberseite einiger Joghurts bildet. Dieses Problem kann vermieden werden, indem die Eigenschaften des von den Biopolymermolekülen gebildeten 3D-Netzwerks, wie die Porengröße und die Oberflächenchemie, kontrolliert werden. Dazu kann es erforderlich sein, dem Produkt weitere Inhaltsstoffe hinzuzufügen, z. B. Hydrokolloide wie Xanthan, Guaran oder Johannisbrotkernmehl.

- *Kochverlust:* Die Menge an Flüssigkeit, die während des Kochens aus einem pflanzlichen Lebensmittel verloren geht, hat einen großen Einfluss auf die Qualitätsmerkmale des Endprodukts. Insbesondere das Aussehen, die Textur und das Mundgefühl (z. B. die Saftigkeit) von Fleisch- und Meeresfrüchteprodukten auf pflanzlicher Basis hängen häufig vom Grad des Garverlustes ab. Die verlorenen Flüssigkeiten bestehen hauptsächlich aus Wasser, können aber auch andere Bestandteile wie Fetttröpfchen, Salze, lösliche Proteine und Kohlenhydrate enthalten. Die Zusammensetzung und Struktur eines pflanzlichen Lebensmittels muss daher unter Umständen so gesteuert werden, dass bei der Zubereitung ein gleichmäßiger, genau definierter Kochverlust auftritt. Dies erfordert ein Verständnis der Faktoren, die den Flüssigkeitsverlust beim Kochen beeinflussen. Kochverluste können durch viele Faktoren verursacht werden, z. B. durch Wasserverdunstung oder Schrumpfung poröser Biopolymerstrukturen aufgrund von Strukturänderungen durch Änderungen der molekularen Wechselwirkungen (wie Proteinentfaltung und -aggregation), die zum Austritt von Wassermolekülen führen.

- *Biopolymer-Phasentrennung:* Einige pflanzliche Lebensmittelalternativen enthalten Biopolymer-Bereiche, die unterschiedlich zusammengesetzt sind, z. B. eine proteinreiche und eine polysaccharidreiche Phase. In der Tat wird die kontrollierte Biopolymer-Phasentrennung genutzt, um fleischähnliche faserige Strukturen in Fleischanaloga zu erzeugen (McClements et al. 2021a). Hierbei ist es wichtig, phasengetrennte Bereiche zu bilden, die während der Lebensmittelherstellung die entsprechenden Strukturen haben. Danach muss sichergestellt werden, dass sie während Lagerung, Transport und Zubereitung nicht zusammenbrechen. Dies kann oft durch Gelierung einer oder beider Biopolymer-Domänen kontrolliert werden, obwohl dies die texturellen Eigenschaften des Lebensmittels beeinträchtigt. Die verwendeten Gele müssen unter Umständen auch so konzipiert sein, dass sie bestimmten Umgebungsbedingungen wie Temperaturschwankungen, Ionenstärke, pH-Wert oder mechanischen Kräften standhalten.

4.4.4   Chemische Zersetzung

Die Qualitätseigenschaften von pflanzlichen Lebensmittelalternativen können sich während der Herstellung, Lagerung und Zubereitung aufgrund chemischer Reaktionen verschlechtern. Es gibt viele verschiedene Arten von chemischen Reaktionen, die auftreten können und die von der Art der vorhandenen Zutaten sowie von den Umgebungsbedingungen abhängen, denen das Lebensmittel ausgesetzt ist, z. B. Licht, Sauerstoff, Erhitzung, pH-Veränderungen und Ionen. Für jede Art von pflanzlichen Lebensmittelalternativen ist es daher wichtig, mögliche negative chemische Reaktionen zu ermitteln, die auftreten können. Hier sind einige Beispiele aufgeführt:

- *Oxidation:* Einige der Zutaten, die für die Formulierung von pflanzlichen Lebensmitteln verwendet werden, sind anfällig für Oxidation, was zu unerwünschten Veränderungen der Produktqualität führt (Jacobsen 2015; Jacobsen et al. 2013). So führt die Oxidation von Lipiden zur Bildung von Reaktionsprodukten, die einen unangenehmen Geruch und Geschmack haben (Ranzigkeit) und auch toxisch sein können. Lebensmittel, die mehrfach ungesättigte Lipide wie Omega-3-Fettsäuren (wie in Algen- oder Leinsamenöl) enthalten, sind für dieses Problem besonders anfällig. Auch andere Arten hydrophober funktioneller Inhaltsstoffe können während der Lagerung oder Verarbeitung in Lebensmitteln oxidiert werden, wie z. B. Carotinoide, was zu einer Verringerung ihrer Farbintensität und einem Verlust ihrer nützlichen biologischen Aktivitäten führen kann. Auch Proteine sind anfällig für Oxidation, was zu einer Beeinträchtigung ihrer funktionellen Eigenschaften führen kann, z. B. ihrer Fähigkeit, als Emulgator, Schaumbildner oder Geliermittel zu wirken. Oxidationsreaktionen können durch die Kontrolle der Umweltbedingungen, die Auswirkungen der Lebensmittelmatrix oder die Verwendung von Zusatzstoffen gehemmt werden. Beispielsweise kann die Lipidoxidation verlangsamt werden, indem die Exposition eines Lebensmittels gegenüber Licht, Sauerstoff oder Hitze reduziert wird, indem Antioxidantien oder Chelatbildner zugesetzt werden oder indem physikalische Barrieren gebildet werden, die den Kontakt von Prooxidantien mit labilen Inhaltsstoffen einschränken. Es sei darauf hingewiesen, dass in einigen Fällen eine begrenzte Menge an Oxidation wünschenswert sein kann, da sie zur Bildung von Aromamolekülen führt, die ein erwünschtes Geschmacksprofil ergeben.
- *Hydrolyse:* Eine Reihe von funktionellen Inhaltsstoffen, die zur Formulierung von pflanzlichen Lebensmittelalternativen verwendet werden, sind anfällig für Hydrolyse, d. h., die kovalente Bindung zwischen zwei Atomen wird durch die Zugabe eines Wassermoleküls aufgelöst. Pektin beispielsweise, ein Polysaccharid, das zur Herstellung von pflanzlichen Lebensmittelalternativen verwendet werden kann, ist anfällig für die Hydrolyse durch Säuren und Enzyme (Fraeye et al. 2007; Garna et al. 2006). Infolgedessen können die funktionellen Eigenschaften eingeschränkt sein, wie z. B. die Fähigkeit, Lösungen zu verdicken, Gele zu bilden oder bestimmte Strukturen zu erzeugen. Andere Arten von Inhaltsstoffen auf Biopolymerbasis können unter bestimmten Bedingungen, die in pflanzlichen Lebensmitteln während oder nach der Verarbeitung herrschen, ebenfalls hydrolysiert werden (Aida et al. 2010; Karlsson und Singh 1999). Lipide sind auch anfällig für Hydrolysereaktionen während der Lagerung oder Verarbeitung als Ergebnis chemischer oder enzymatischer Reaktionen (Swapnil und Arpana 2019). So können beispielsweise freie Fettsäuren aus Triglyceriden und Phospholipiden freigesetzt werden, was die Lebensmittelqualität beeinträchtigen kann. Daher ist es wichtig, die Anfälligkeit verschiedener Inhaltsstoffe für Hydrolyse und die Faktoren, die diese beeinflussen, zu verstehen.
- *Vernetzungen:* Zwischen den Inhaltsstoffen von pflanzlichen Lebensmittelalternativen kann eine Reihe von kovalenten Vernetzungsreaktionen auftreten, die ihre physiko-

chemischen und sensorischen Eigenschaften verändern. Bei Erhitzung unter neutralen pH-Wert Bedingungen können sich beispielsweise Disulfidbindungen zwischen kugelförmigen Proteinen mit Sulfhydrylgruppen bilden (Nagy 2013). Die Bildung dieser Bindungen kann die Gelfestigkeit des Systems erhöhen, was je nach Art des Produkts entweder erwünscht oder unerwünscht sein kann.

- *Maillard-Reaktion:* Bei hohen Temperaturen tritt die nicht-enzymatische Bräunungsreaktion der Maillard-Reaktion zwischen Aminosäuren (Proteinen) und reduzierenden Zuckern auf. Dies führt zur Bildung einer vielfältigen Mischung von Endprodukten, die maßgeblich zur Farbe und zum Geschmack gekochter Lebensmittel beitragen (Aljahdali und Carbonero 2019; Lund und Ray 2017). Insbesondere ist sie weitgehend für die charakteristische dunkelbraune Farbe der Oberflächen von gegarten Lebensmitteln auf tierischer Basis, wie gegrilltem, gebratenem oder gebackenem Fleisch und Meeresfrüchten, verantwortlich. Die Reaktionsgeschwindigkeit nimmt bei hohen Temperaturen und mittlerem Feuchtigkeitsgehalt zu, weshalb die Außenseiten der Lebensmittel dunkelbraun werden (höhere Temperaturen/geringerer Feuchtigkeitsgehalt), während die Innenseiten nicht dunkelbraun werden (niedrigere Temperaturen/höherer Feuchtigkeitsgehalt). Die Reaktion setzt in der Regel rasch ein, wenn die Temperatur 140 bis 165°C überschreitet. Das Ausmaß der Maillard-Reaktion und damit die Farbe und der Geschmack des Endprodukts hängen von der ursprünglichen Zusammensetzung und Struktur der Lebensmittelmatrix sowie von den verwendeten Kochbedingungen (wie Zeit und Temperatur) ab. Daher ist es wichtig, die Formulierung der Lebensmittel und die Kochbedingungen zu optimieren, um pflanzliche Lebensmittel zu erhalten, die das gewünschte Aussehen und den Geschmack von gekochten Lebensmitteln wie Fleisch oder Meeresfrüchten imitieren. Es ist jedoch zu beachten, dass potenziell toxische Verbindungen (wie Acrylamid) als Endprodukte gebildet werden können, wenn die Reaktion zu lange oder bei zu hohen Temperaturen durchgeführt wird (Aljahdali et al. 2019). Dieses Problem kann kontrolliert werden, indem sichergestellt wird, dass die Lebensmittel nicht zu lange gekocht werden, oder indem bestimmte Arten von Zusatzstoffen hinzugefügt werden, die die Maillard-Reaktion hemmen.
- *Karamellisierung*: Die Karamellisierung ist eine nicht-enzymatische Bräunungsreaktion, die durch die thermische Zersetzung von Zuckern bei ausreichend hohen Temperaturen (105–180°C je nach Zuckerart) erfolgt. Diese Reaktion kann daher bei gekochten pflanzlichen Lebensmitteln, die einen hohen Zuckergehalt aufweisen, von Bedeutung sein.

Im Allgemeinen ist es wichtig, die verschiedenen Arten von chemischen Reaktionen zu identifizieren, die in einer bestimmten pflanzlichen Lebensmittelformulierung auftreten können und die Schlüsselfaktoren zu verstehen, die ihre Geschwindigkeit und ihren Reaktionsweg beeinflussen (wie Temperatur, Sauerstoff, Licht, pH-Wert und andere Zutaten). Die Geschwindigkeit, das Ausmaß und die Richtung der Reaktion können dann durch Veränderung der Lebensmittelzusammensetzung oder der Zubereitungsverfahren gesteuert werden. Um beispielsweise die gewünschte braune Kruste auf der Oberfläche eines pflanzlichen Burgers zu erhalten, müssen möglicherweise Experimente durchgeführt werden, um die optimale Kochtemperatur und -zeit zu ermitteln, die dann in die Kochanweisungen auf der Verpackung des kommerziellen Produkts aufgenommen werden können.

4.4.5 Mikrobielle Kontamination

Wie bei allen Lebensmitteln können sich Qualität und Sicherheit von pflanzlichen Lebensmitteln während ihrer Haltbarkeitsdauer aufgrund einer Kontamination mit verderblichen oder pathogenen Mikroorganismen verschlechtern. Daher ist es wichtig, dass die Hersteller geeignete Maßnahmen ergreifen, um eine mikrobielle Kontamination zu verhindern oder zu verringern. Dazu gehören die Aufrechterhaltung eines hygienischen Lebensmittelproduktions- und -vertriebssystems (wie z. B. die Anwendung von Verarbeitungsprozessen, die Mikroorganismen wirksam deaktivieren), die Verwendung geeigneter Verpackungsmaterialien, die Kontrolle der Lagerbedingungen und die Zugabe von Konservierungsmitteln (z. B. antimikrobielle Mittel). In diesem Fall ist es für Lebensmittelhersteller*innen wichtig, alle potenziellen Quellen mikrobieller Kontamination zu identifizieren und ein robustes System zu entwickeln, um sie zu verhindern, zu entfernen oder zu deaktivieren. Dies ist von Lebensmittel zu Lebensmittel sehr unterschiedlich und würde den Rahmen dieses Buches sprengen.

4.4.6 Quantifizierung der Stabilität

Veränderungen in der Stabilität von pflanzlichen Lebensmittelalternativen während der Lagerung oder als Reaktion auf Veränderungen in ihrer Umgebung können mit verschiedenen Arten von Analyseinstrumenten und Prüfverfahren überwacht werden, die in späteren Kapiteln für jede Art der wichtigsten pflanzlichen Lebensmittelkategorien im Detail erörtert werden. In diesem Abschnitt geben wir einen allgemeinen Überblick über die Ansätze, die verwendet werden können.

Die sichtbare Veränderung von Lebensmitteln aufgrund der Schwerkraft (Aufrahmung oder Sedimentation) kann durch digitale Fotografien von Testproben, die während der Lagerung in durchsichtigen Behältern aufbewahrt werden, überwacht werden. Die Geschwindigkeit und der Grad der gravimetrischen Auftrennung können durch Messung der Höhen der Profillinien zwischen verschiedenen Schichten, wie z. B. dem Rahm oben oder dem Sediment unten, quantifiziert werden. Allerdings ist es manchmal schwierig, die Lage dieser Grenzen eindeutig zu bestimmen. Daher wird die gravimetrische Trennung häufig mithilfe von anspruchsvolleren Analyseinstrumenten überwacht. Einige der am häufigsten verwendeten Instrumente basieren auf Lasermessungen, Kernspinresonanz (NMR) und Röntgentomografie (McClements 2015). So kann beispielsweise der Anteil des von der Oberfläche eines Lebensmittels reflektierten Lichts als Funktion seiner Höhe mit einem Laserstrahl gemessen werden, der nach oben und unten bewegt werden kann (Abb. 4.31). Der Reflexionsgrad steigt in der Regel mit zunehmender Partikelkonzentration, da das einfallende Licht stärker zurückgestreut wird. Folglich kann die Aufrahmung oder Sedimentation von Partikeln durch Messung der Änderung des Reflexionsgrads mit der Probenhöhe im Laufe der Zeit überwacht werden. NMR und Röntgentomographie können detaillierte 3D-Bilder der Verteilung verschiedener Komponenten in einem Lebensmittel (z. B. Wasser und Fett) liefern und so zur Überwachung von Gravimetrische Auftrennungsprozessen verwendet werden.

Veränderungen des Aggregationszustands der kolloidalen Partikel in pflanzlichen Lebensmittelalternativen, wie z. B. Fetttröpfchen, Ölkörper oder Pflanzengewebefragmente in flüssiger Milch und Eianaloga, werden in der Regel mithilfe von Lichtstreuungs- oder Mikroskopieverfahren überwacht (Abb. 4.32). Dynamische Lichtstreuung kann zur Beurteilung der Aggregation verwendet werden, wenn die Partikel relativ klein sind (etwa 10 nm bis 10 µm), während statische Lichtstreuung verwendet werden kann, wenn die Partikel relativ groß sind (200 nm bis 3 mm). Die gebräuchlichsten Formen der Mikroskopie, die Informationen über den Aggregationszustand von Partikeln liefern, sind die optische, die konfokale Fluoreszenz- und die Elektronenrastermikroskopie. Phasentrennungsprozesse können auch mithilfe von Mikroskopieverfahren sowie NMR, multispektraler Bildgebung und Röntgentomographieverfahren überwacht werden.

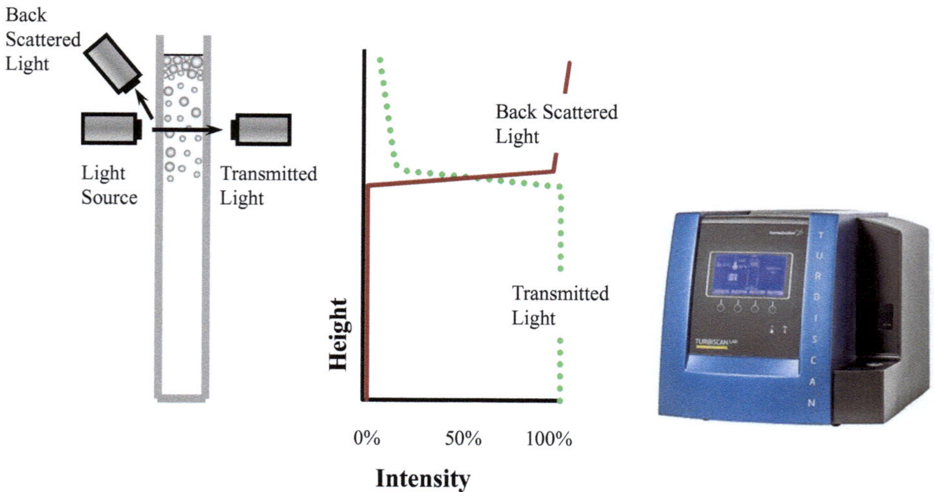

Abb. 4.31 Die Stabilität von flüssigen Lebensmitteln auf pflanzlicher Basis gegenüber Sedimentation oder Aufrahmung kann einfach charakterisiert werden, indem die Intensität („intensity") des transmittierten („transmitted light") und rückgestreuten Lichts („back scattered light") mit der Probenhöhe („height") über die Zeit bestimmt wird. Das Bild des Geräts wurde freundlicherweise von Formulaction zur Verfügung gestellt

Abb. 4.32 Beispiele für Analysengeräte, die zur Charakterisierung von Partikelgröße, Morphologie und Aggregation in kolloidalen pflanzlichen Lebensmitteln verwendet werden können. Die Bilder wurden freundlicherweise von Malvern Panalytical zur Verfügung gestellt

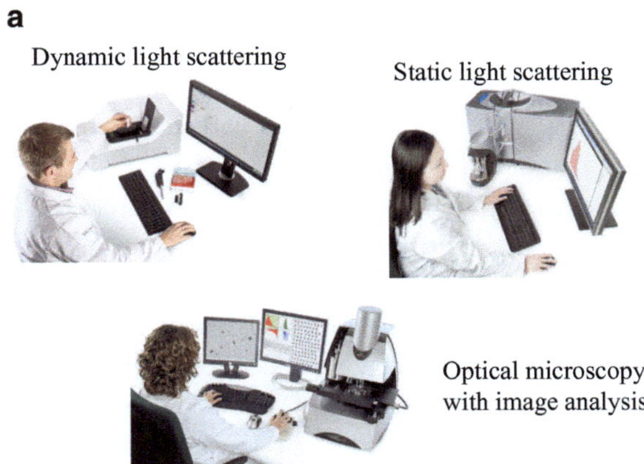

4.5 Flüssigkeitsaufnahme und Kocheigenschaften

Die Fähigkeit vieler fester pflanzliche Lebensmittelalternativen, darunter Fleisch, Meeresfrüchte, Käse, Joghurt und Eier, Flüssigkeiten während der Herstellung, des Vertriebs und der Zubereitung zu binden oder abzugeben, spielt eine wichtige Rolle bei der Bestimmung ihrer allgemeinen Qualitätsmerkmale. Bei den Flüssigkeiten, die in pflanzlichen Lebensmittelalternativen von Bedeutung sind, kann es sich um einfache Flüssigkeiten wie Öl oder Wasser, Lösungen wie Salz- oder Zuckerlösungen oder Dispersionen wie Emulsionen oder Suspensionen handeln. Das Zurückhalten oder Freisetzen dieser Flüssigkeiten wirkt sich auf das Aussehen, die Konsistenz und den Geschmack der Lebensmittel sowie auf ihre Haltbarkeit aus. So ist zum Beispiel die Bildung einer Flüssigkeitsschicht auf einem Joghurt für die Verbraucher*innen unattraktiv (Grasso et al. 2020). Die Zartheit und Saftigkeit von Fleisch und Meeresfrüchten hängt davon ab, wie viel Flüssigkeit beim Garen zurückgehalten wird (Cornet et al. 2021). Die Abgabe von Flüssigkeiten aus Fleisch oder Meeresfrüchten während des Kochens hat auch Auswirkungen auf die typischen „Brutzelgeräusche", die eine wichtige sensorische Komponente der erwünschten Qualitätsmerkmale sind. Folglich ist die Kontrolle der Rückhaltung oder Freisetzung von Flüssigkeiten aus pflanzlichen Lebensmittelalternativen von entscheidender Bedeutung, um sicherzustellen, dass sie die erforderlichen physikochemischen Eigenschaften, sensorischen Merkmale und Funktionalitäten aufweisen.

Eines der wichtigsten Qualitätsmerkmale im Zusammenhang mit den flüssigkeitsbindenden Eigenschaften fester Lebensmittel ist das Wasserhaltevermögen („water holding capacity", WHC). Dies ist ein Maß für die Fähigkeit des Lebensmittels, Wasser (und gelöste Stoffe) zu binden, wenn eine äußere Belastung wie Kraft, Zentrifugation oder Erhitzung einwirkt (Cornet et al. 2021; Grasso et al. 2020). Das Konzept des Wasserhaltevermögens ist oft nicht klar definiert und wurde von verschiedenen Autor*innen unterschiedlich definiert. Eine gemeinsame Definition des Wasserhaltevermögens, die für Fleisch und seine pflanzlichen Analoga verwendet werden kann, wird durch den folgenden Ausdruck gegeben (Gaviria et al. 2021):

$$WHC = 100 \times \frac{m_R}{m_T} \qquad (4.22)$$

Dabei ist m_R die Masse des im System zurückgehaltenen Wassers, nachdem eine äußere Kraft (z. B. Zentrifugation) angewandt wurde, und m_T ist die Gesamtmasse des im ursprünglichen System vorhandenen Wassers. Die Fähigkeit fester Lebensmittel, Wasser zu binden, ist in der Regel auf die Existenz eines 3D-Netzwerks aus verschlauften und/oder vernetzten Biopolymeren (in der Regel Proteine oder Polysaccharide) zurückzuführen. Diese 3D-Netzwerke halten Wasser durch drei Hauptmechanismen zurück: (i) Wasser-Biopolymer-Mischeffekte; (ii) Ioneneffekte (z. B. Salze); (iii) elastische Verformungseffekte des Netzwerks (Cornet et al. 2021; van der Sman et al. 2013). Die Wasser-Biopolymer-Mischungseffekte hängen von Enthalpie- (z. B. molekulare Wechselwirkungen) und/oder Entropieänderungen (z. B. Mischungs- oder Konfigurationsentropie) ab, die bei der Kombination von Wasser- und Biopolymermolekülen auftreten. Sie wird folglich von der Art der Wechselwirkungen zwischen den Wasser- und Biopolymermolekülen beeinflusst, wie z. B. Wasserstoffbrückenbindungen, hydrophobe Wechselwirkungen und elektrostatische Wechselwirkungen, sowie von der Oberfläche des Biopolymer-Netzwerks. Die Ioneneffekte sind auf Konzentrationsunterschiede zwischen den Ionen (z. B. Mineralien und Salze) innerhalb und außerhalb des Biopolymernetzes zurückzuführen, was zu einem osmotischen Druck führt. Dieser Konzentrationsgradient kann durch die bevorzugte Anziehung von Gegenionen an den Oberflächen von entgegengesetzt geladenen Biopolymeren im Gel-Netzwerk entstehen, wie z. B. Na^+ Ionen an anionischen Oberflächengruppen oder Cl^- Ionen an kationischen Oberflächengruppen. Die elastischen Verformungseffekte des Netzwerks sind auf den mechanischen Widerstand des Biopolymernetzwerks gegen Kompression oder Dehnung bei Einwirkung einer äußeren Kraft zurückzuführen. Es wurden mathematische Modelle entwickelt, die zur Beschreibung des Wasserhaltevermögen von pflanzlichen Lebensmittelalternativen, die aus Biopolymer-Gelnetzwerken bestehen, verwendet werden können (Cornet et al. 2021). Wenn die Anzahl der Vernetzungen zwischen den Biopolymer-Molekülen erhöht wird, steigt in der Regel die Fähigkeit eines Biopolymer-Netzwerks, Wasser zu binden. Dies führt zu einer erhöhten Festigkeit des Gels und macht es mechanisch widerstandsfähiger gegen Kompression (Cornet et al. 2021). Um Synärese bei pflanzlichem Joghurt zu verhindern, können stärkere Gel-Netzwerke erzeugt werden, die widerstandsfähiger gegen Kompression sind. Dabei ist wichtig sicherzustellen, dass dies keine negativen Auswirkungen auf andere erwünschte physikochemische oder sensorische Eigenschaften des Produkts hat. Die Fähigkeit eines Biopolymer-Netzwerks, Wasser zu halten, hängt auch von der Porengröße ab und nimmt mit abnehmender Porengröße zu, da dann eine größere Oberfläche der Biopolymere vorhanden ist, die mit dem Wasser interagieren kann. Mit anderen Worten: Kleinere Poren führen zu stärkeren Kapillarkräften, die das Wasser im Gel-Netzwerk halten.

4.6 Verteilungs-, Retentions- und Freisetzungseigenschaften

Die Position und Bewegungsgeschwindigkeit der verschiedenen Bestandteile in pflanzlichen Lebensmittelalternativen sind entscheidend für die Bestimmung ihrer Qualitätsmerkmale. Die chemische Reaktivität einiger Stoffe, wie z. B. natürlicher Farbstoffe, Aromen und bioaktiver Substanzen, hängt davon ab, ob sie von Öl oder Wasser umgeben sind (Choi et al. 2009; Kharat et al. 2017). In der Regel laufen chemische Abbaureaktionen schneller ab, wenn eine Substanz in Wasser gelöst ist, als wenn sie in Öl gelöst ist. Das Geschmacksprofil von pflanzlichen Lebensmittelalternativen hängt von der Art, der Konzentration und dem Zeitpunkt ab, an dem verschiedene Aroma- und Geschmacksmoleküle die Rezeptoren in der menschlichen Nase und im Mund erreichen. Die Änderung der Farbe eines pflanzlichen Fleisch- oder Fischprodukts während des Kochens kann auf eine Wechselwirkung zwischen zwei Komponenten zurückzuführen sein. Diese Komponenten können im Rohprodukt getrennt sein, kommen jedoch während des Kochvorgangs zusammen und reagieren miteinander. Daher ist es wichtig, die Verteilung, Retention und Freisetzung der verschiedenen funktionellen Inhaltsstoffe in pflanzlichen Lebensmittelalternativen zu kontrollieren. Dies erfordert Kenntnis über die wichtigsten Faktoren, die diese Parameter beeinflussen. Der Zweck dieses Kapitels ist es daher, einige der wichtigsten Faktoren hervorzuheben, die die Verteilung, Retention und Freisetzung von Molekülen in Lebensmittelmatrizen beeinflussen.

4.6.1 Verteilungsphänomene

Bei vielen pflanzlichen Lebensmittelalternativen handelt es sich um mehrphasige Materialien, die zwei oder mehr verschiedene Phasen enthalten, wobei Öl und Wasser die häufigsten sind. In diesem Abschnitt betrachten wir daher einige der wichtigsten Faktoren, welche die Verteilung funktioneller Moleküle in dieser Art von mehrphasigem Material beeinflussen. Ausführlichere Informationen über Verteilungsphänomene sind in früheren Veröffentlichungen zu finden (McClements 2014).

4.6.1.1 Verteilungskoeffizienten

In erster Näherung lässt sich die Verteilung einer Substanz zwischen der Öl- und der Wasserphase durch ihren Öl-Wasser-Verteilungskoeffizienten quantifizieren:

$$K_{OW} = \frac{c_O}{c_W} \tag{4.23}$$

Dabei sind c_O und c_W die Konzentrationen der Substanz in der Öl- bzw. Wasserphase. Der Wert des Verteilungskoeffizienten hängt von der relativen Affinität des Stoffes für die Öl- und die Wasserphase ab. Unpolare Stoffe haben eine höhere Affinität für Öl und reichern sich daher bevorzugt in der Ölphase an ($K_{OW} > 1$), während polare Stoffe eine höhere Affinität für Wasser haben und sich daher bevorzugt in der Wasserphase anreichern ($K_{OW} < 1$). Je stärker die Hydrophobizität eines Stoffes ist, desto höher ist in der Regel sein Öl-Wasser-Verteilungskoeffizient.

4.6.1.2 Aufteilung von Stoffen in mehrphasigen Systemen

Oft ist es wichtig, die Menge einer bestimmten Substanz in den verschiedenen Phasen eines Mehrphasensystems zu bestimmen, da dies Auswirkungen auf die Stabilität und Funktionalität hat. In erster Näherung kann der Anteil der Substanz in der Ölphase (Φ_0) einer Lebensmittelmatrix, die sowohl Öl als auch Wasser enthält, anhand der folgenden Gleichung ermittelt werden:

$$\Phi_O = \frac{\phi_O K_{OW}}{1 - \phi_O(1 - K_{OW})} \tag{4.24}$$

Diese Gleichung zeigt, dass der Anteil der in der Ölphase vorhandenen Substanz mit dem Volumenanteil der Ölphase (ϕ_O) in der Lebensmittelmatrix sowie mit dem Öl-Wasser-Verteilungskoeffizienten (K_{OW}) zunimmt (Abb. 4.32). Dieser Ausdruck kann zur Vorhersage der Verteilung von Stoffen in mehrphasigen pflanzlichen Lebensmittelalternativen mit unterschiedlichen Zusammensetzungen, z. B. Ölgehalt, verwendet werden. Es ist zu beachten, dass diese Gleichung davon ausgeht, dass die Konzentration der Substanz relativ gering ist und unterhalb der Sättigungsgrenze liegt.

4.6.1.3 Verteilung von Aromen in den Kopfraum

Das Geschmacksprofil einer pflanzlichen Lebensmittelalternative hängt von der Verteilung der flüchtigen Aromamoleküle zwischen dem Lebensmittel und der Gasphase ab (Abb. 4.32), da die flüchtigen Moleküle die Sinneszellen in der Nase erreichen müssen (McClements 2005). Die Kopfraumkonzentration von Aromen hängt von der Flüchtigkeit der Aromamoleküle sowie von der Zusammensetzung der Lebensmittelmatrix ab. Die Verteilung flüchtiger Substanzen zwischen einer Lebensmittelmatrix, die Öl- und Wasserphasen enthält und einer darüber liegenden Gasphase erfordert die Definition von zwei weiteren Verteilungskoeffizienten:

$$K_{GW} = c_G/c_W \text{ und } K_{GO} = c_G/c_O \tag{4.25}$$

Dabei sind K_{GW} und K_{GO} die Gas-Wasser- bzw. Gas-Öl-Verteilungskoeffizienten, die die Verteilung einer flüchtigen Substanz zwischen der Gas- und Wasserphase bzw. zwischen der Gas- und Ölphase beschreiben. Flüchtigere Stoffe haben höhere K_{GW} Werte und befinden sich daher eher im Kopfraum. Der Gesamtverteilungskoeffizient zwischen der Gasphase und einer Emulsion ist dann gegeben durch (McClements 2015):

$$K_{GE} = \left(\frac{\phi_O}{K_{GO}} + \frac{(1 - \phi_O)}{K_{GW}} \right)^{-1} \tag{4.26}$$

Diese Gleichung kann umgestellt werden, um eine Gleichung zu entwickeln, die die Kopfraumkonzentration der Aromamoleküle mit der Gesamtzusammensetzung der mehrphasigen Lebensmittelmatrix in Beziehung setzt:

$$\Phi_G = \left(1 + \frac{V_E}{V_G}\left[\frac{\phi_O K_{OW}}{K_{AW}} + \frac{(1 - \phi_O)}{K_{AW}}\right]\right)^{-1} \qquad (4.27)$$

Dabei ist Φ_G der Massenanteil der Aromamoleküle in der Gasphase. Die Verteilung von Aromastoffen in pflanzlichen Lebensmittelalternativen hat einen großen Einfluss auf ihre sensorischen Eigenschaften, weshalb es wichtig ist, die wichtigsten Faktoren zu verstehen, die sich auf die Menge der Aromastoffe im Kopfraum auswirken. Die obige Gleichung kann zur Vorhersage der Auswirkungen des Fettgehalts von pflanzlichen Lebensmittelalternativen auf den Anteil der Aromamoleküle im Kopfraum und somit auf die Geschmacksintensität verwendet werden (Abb. 4.32). Diese Vorhersagen zeigen, dass die Konzentration unpolarer Aromastoffe ($K_{OW} > 1$) im Kopfraum mit zunehmendem Fettgehalt abnimmt, während die Konzentration polarer Aromastoffe ($K_{OW} < 1$) den gegenteiligen Verlauf zeigt. In der Realität müssen verschiedene andere Faktoren berücksichtigt werden, wie z. B. die Bindung von Aromamolekülen an Proteine, Polysaccharide, Mizellen oder andere Lebensmittelbestandteile, was ihre Kopfraumkonzentration und damit die Geschmacksintensität verringert (McClements 2015). Darüber hinaus muss auch die Freisetzungskinetik des Aromas aus der Lebensmittelmatrix berücksichtigt werden.

4.6.2 Retentions- und Freisetzungsprozesse

Bei einigen pflanzlichen Lebensmittelalternativen ist es von Vorteil, wenn ein bestimmter Inhaltsstoff während der Lagerung in einer bestimmten Umgebung verbleibt (z. B. in den Fetttröpfchen), dann aber in einer anderen Umgebung freigesetzt wird (z. B. im Kopfraum über dem Lebensmittel), wenn die Bedingungen geändert werden (z. B. beim Kochen). Dies ist besonders wichtig für Geschmacksstoffe, die während der Zubereitung und des Verzehrs von Lebensmitteln freigesetzt werden sollen, kann aber auch für die Gestaltung verschiedener Spezialeffekte in Lebensmitteln von Bedeutung sein. So kann es beispielsweise möglich sein, zwei chemisch reaktive Zutaten während der Lagerung voneinander zu trennen, indem man sie in verschiedenen Phasen der Lebensmittelmatrix anordnet, sie dann aber während des Kochens miteinander in Kontakt kommen lässt. Dies kann zu einer chemischen Reaktion führen, die eine gewünschte Veränderung der Farbe oder Textur bewirkt. Zutaten können aufgrund von Gleichgewichts- oder Nicht-Gleichgewichtseffekten in einer bestimmten Phase verbleiben. Gleichgewichtseffekte beruhen auf den im vorangegangenen Abschnitt erörterten Verteilungsphänomenen, wie z. B. der Tendenz, dass sich eine unpolare Zutat bevorzugt in der Ölphase befindet. Nicht-Gleichgewichtseffekte beruhen darauf, dass ein Inhaltsstoff durch kinetische Effekte in einer bestimmten Phase eingeschlossen wird. Dies kann zum Beispiel durch Schaffung einer physikalischen Barriere erreicht werden, die seine Freisetzung verhindert, oder durch Schaffung einer verfestigten Phase, die seine Bewegung verzögert.

Eine Zutat kann als Reaktion auf veränderte Umgebungsbedingungen, wie Verdünnung, Erhitzung oder mechanische Belastungen, aus einer bestimmten Phase innerhalb einer Lebensmittelmatrix freigesetzt werden. Die Geschwindigkeit, mit der die Zutat freigesetzt wird, spielt oft eine wichtige Rolle bei der Bestimmung der physikochemischen und sensorischen Eigenschaften von Lebensmitteln. Daher ist es wichtig, die Freisetzungskinetik vorhersagen zu können und die wichtigsten Faktoren zu verstehen, welche die Geschwindigkeit und das Ausmaß der Freisetzung beeinflussen. Im Allgemeinen hängt die Freisetzungskinetik von den physikochemischen und strukturellen Eigenschaften des Systems ab, z. B. von der Art und Konzentration der Inhaltsstoffe, den Abmessungen und rheologischen Eigenschaften der verschiedenen Phasen und der Anwendung von Scherkräften. Die Freisetzung von Substanzen aus einer bestimmten Phase kann das Ergebnis einer Vielzahl von Prozessen sein, wie einfache Diffusion, Erosion, Quellung oder Desintegration (McClements 2014). Hier wird die Bedeutung der mathematischen Modellierung dieser Prozesse anhand der Freisetzung einer Substanz aus kugelförmigen Partikeln, die in eine flüssige Matrix eingebettet sind, durch einfache Diffusion verdeutlicht. Dieser Prozess kann durch die folgende Gleichung beschrieben werden, die als Crank-Modell bekannt ist (Lian et al. 2004):

$$\frac{M(t)}{M_\infty} = 1 - \exp\left[-\frac{4,8D\pi^2}{K_{OW}d^2}t\right] \tag{4.28}$$

Dabei ist $M(t)$ die Masse des Inhaltsstoffs, die zum Zeitpunkt t aus dem Inneren der Partikel freigesetzt wird, M_∞ ist die Masse des Inhaltsstoffs, die nach einer unendlichen Zeit freigesetzt wird, D ist der Diffusionskoeffizient des Inhaltsstoffs im Inneren der Partikel und d ist der Partikeldurchmesser. Diese Gleichung ist nützlich für die Vorhersage der Auswirkungen von Faktoren wie Partikelgröße, Verteilungskoeffizient und Viskosität (die in umgekehrter Beziehung zum Diffusionskoeffizienten steht) auf die Zeit, die für die Freisetzung einer Substanz benötigt wird. Als Beispiel wird die Auswirkung der Partikelgröße auf die Freisetzungskinetik eines hydrophoben Inhaltsstoffes ($K_{OW} = 1000$) aus in Wasser suspendierten Fetttröpfchen mit dieser Gleichung vorhergesagt (Abb. 4.33). Zu Beginn erfolgt eine schnelle Freisetzung des hydrophoben Inhaltsstoffs und dann eine graduelle Freisetzung über längere Zeiträume. Der Inhaltsstoff wird mit abnehmender Partikelgröße schneller freigesetzt, da die Moleküle einen kürzeren Weg haben, um aus den Partikeln zu diffundieren. Diese Berechnungen zeigen, dass die Freisetzungskinetik durch die Steuerung der Partikelgröße manipuliert werden kann. In erster Näherung wird die Zeit, die für die Freisetzung der Hälfte einer Substanz aus einem Partikel benötigt wird, durch die folgende Gleichung bestimmt (Lian et al. 2004):

$$t_{1/2} = \frac{d^2 K_{OW}}{68D} \tag{4.29}$$

Der Einfluss von Partikelgröße und Verteilungskoeffizient auf $t_{1/2}$ für Inhaltsstoffe, die ursprünglich in Wasser dispergierten Fetttröpfchen enthalten waren, ist in Tab. 4.8 dargestellt. Diese Vorhersagen zeigen, dass die Halbwertszeit für kleine Fetttröpfchen sehr

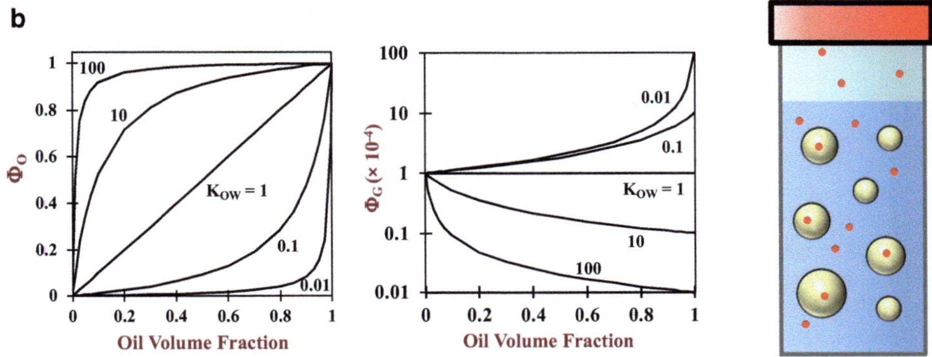

Abb. 4.33 Einfluss der Ölvolumenfraktion („oil volume fraction") und des Verteilungskoeffizienten („partition coefficient") K_{OW} auf die Konzentration einer Substanz in der Öl- Φ_O und Gasphase Φ_G, wenn ein Öl-Wasser-Gemischs in Kontakt mit einem festen Gasvolumen betrachtet wird

Tab. 4.8 Einfluss des Partikeldurchmessers und dem Öl-Wasser-Verteilungskoeffizienten auf die Halbwertszeit der Moleküle, um aus kugelförmigen, in Wasser dispergierten Öltröpfchen auszutreten (Crank-Modell)

	$K_{OW} = 1$	$K_{OW} = 10$	$K_{OW} = 100$	$K_{OW} = 1000$
$d\ (\mu m)$	*Freigabezeit:* $t_{1/2}$ *(s)*			
0,1	3,7E−07	3,7E−06	3,7E−05	3,7E−04
0,2	1,5E−06	1,5E−05	1,5E−04	1,5E−03
0,5	9,1E−06	9,1E−05	9,1E−04	9,1E−03
1	3,7E−05	3,7E−04	3,7E−03	3,7E−02
2	1,5E−04	1,5E−03	1,5E−02	1,5E−01
5	9,1E−04	9,1E−03	9,1E−02	9,1E−01
10	3,7E−03	3,7E−02	3,7E−01	3,7E+00
20	1,5E−02	1,5E−01	1,5E+00	1,5E+01
50	9,1E−02	9,1E−01	9,1E+00	9,1E+01
100	3,7E−01	3,7E+00	3,7E+01	3,7E+02
200	1,5E+00	1,5E+01	1,5E+02	1,5E+03
500	9,1E+00	9,1E+01	9,1E+02	9,1E+03
1000	3,7E+01	3,7E+02	3,7E+03	3,7E+04

kurz ist. Bei stark hydrophoben Inhaltsstoffen ($K_{OW} = 1000$) dauert es beispielsweise weniger als 1 Sekunde, bis die Hälfte des Inhaltsstoffs aus Fetttröpfchen mit einem Durchmesser von 5 μm freigesetzt wird. Bei weniger hydrophoben Inhaltsstoffen ist diese Zeit sogar noch kürzer. Die Halbwertszeit nimmt nämlich ab, wenn die Zutat weniger hydrophob wird (d. h. K_{OW} sinkt). Diese Art von Gleichung ist daher nützlich für die Herstellung von Lebensmittelstrukturen, um die Freisetzung von Aromen oder anderen Wirkstoffen aus verschiedenen Bereichen in pflanzlichen Lebensmittelalternativen zu steuern (Abb. 4.34).

Abb. 4.34 Einfluss der Partikelgröße auf die Freisetzungskinetik eines hydrophoben Inhaltsstoffs ($K_{ow} = 1000$) aus kolloidalen Partikeln (Fetttröpfchen), die in Wasser suspendiert sind. Dargestellt als Masse des Inhaltsstoffs, die aus dem Inneren der Partikel freigesetzt wird M_t/M_0 in Abhängigkeit von der Zeit („time")

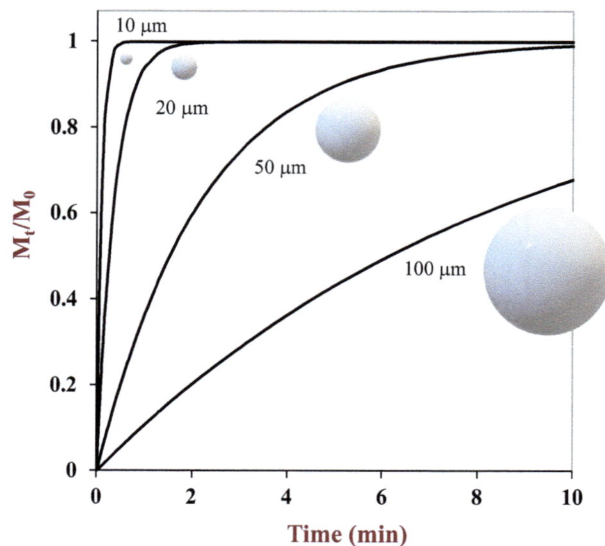

Im Allgemeinen sind komplexere Gleichungen erforderlich, um die Freisetzung von Aromamolekülen in den Kopfraum über Lebensmitteln während der Zubereitung und des Verzehrs vorherzusagen, die ihre Bewegung durch die Partikel und die umgebende Matrix und dann in die Nase berücksichtigen. Eine Reihe dieser Gleichungen wurde bereits an anderer Stelle besprochen (McClements 2015).

4.7 Kauverhalten und sensorische Attribute

Wie im ersten Kapitel erörtert, sind die sensorischen Eigenschaften von pflanzlichen Lebensmittelalternativen (wie auch von anderen Lebensmitteln) in der Regel der wichtigste Faktor, der ihre Akzeptanz bei den Verbraucher*innen bestimmt. In diesem Abschnitt befassen wir uns daher mit den Methoden, die entwickelt wurden, um das Verhalten von pflanzlichen Lebensmittelalternativen während des Essens zu verstehen und die sensorischen Eigenschaften dieser Lebensmittel zu quantifizieren.

4.7.1 Analyse des Kauverhaltens

Die in Abschn. 4.3 besprochenen traditionellen Druck- und Scherprüfverfahren sind nützlich, um Informationen über die texturellen Eigenschaften von pflanzlichen Lebensmittelalternativen vor dem Verzehr zu erhalten. In einigen Fällen können sie Parameter messen, die mit dem Verhalten von Lebensmitteln im Mund in Verbindung gebracht werden können, wie z. B. die Cremigkeit von flüssigen Lebensmitteln (Scherviskosität) oder die Bruchfestigkeit von festen Lebensmitteln beim ersten Biss (Härte). Sie sind jedoch nicht in der Lage, Informationen über das komplexe Verhalten von Lebensmitteln während des gesamten Kauvorgangs zu liefern. Flüssige Lebensmittel können z. B. die Oberflächen der Mundhöhle beschichten und die Reibung zwischen Zunge und Gaumen verringern (Sarkar et al. 2021). Solche Effekte stehen im Zusammenhang mit der wahrgenommenen Wässrigkeit, Cremigkeit oder Adstringenz von Lebensmitteln. Feste Lebensmittel werden mit Speichel vermischt und durch die mechanischen Einwirkungen der Zähne und des Kiefers (Beißen, Mahlen und Kauen) nach und nach zerkleinert, was im Laufe der Zeit zu Veränderungen der Struktur, der physikochemischen Eigenschaften und der sensorischen Wahrnehmung führt (Panda et al. 2020). Daher besteht ein großes Interesse daran, das Verhalten von Lebensmitteln im Mund zu untersuchen, eine Disziplin, die als „oral processing" bekannt ist (Chen 2015; Wang und Chen 2017). Eines der Hauptziele dieser Disziplin ist es, die Lücke zu schließen, die derzeit zwischen den Ergebnissen herkömmlicher instrumenteller Tests der Lebensmitteltextur (Abschn. 4.3) und den in sensorischen Versuchen gewonnenen Daten besteht. Es gibt einige wichtige potenzielle Vorteile, wenn robuste Korrelationen zwischen dem Kauverhalten und sensorischen Analysen hergestellt werden. So können bei vielen Methoden zur Analyse des Kauverhaltens kleinere Sensorik-Panels zur Verkostung von Lebensmitteln herangezogen werden, was Zeit und Geld sparen kann und zudem quantitativere Daten liefert, die leicht zwischen verschiedenen Produkten und Formulierungen verglichen werden können.

Zur Analyse des Kauverhaltens von Lebensmitteln wurde eine Reihe verschiedener Analyseinstrumente entwickelt (Panda et al. 2020; Sarkar et al. 2021; Wang et al. 2017). Instrumente der Tribologie, welche die Reibung zwischen zwei weichen Oberflächen messen (simulierend die Zunge und den Gaumen), bieten wertvolle Einblicke in die Schmierfähigkeit von Lebensmitteln auf der Mundoberfläche (Sarkar et al. 2021). Diese Geräte eignen sich am besten für die Charakterisierung der Eigenschaften von flüssigen Proben und sind daher für die direkte Analyse von flüssigen Lebensmitteln oder festen Lebensmitteln, die durch Kauen in eine Flüssigkeit umgewandelt wurden, nützlich. Einige Forscher*innen haben mechanische Rheometer entwickelt, die die Bewegungen des menschlichen Kiefers, die Speichelsekretion sowie die Bildung und das Schlucken des Bolus simulieren sollen (Panda et al. 2020). Diese Geräte enthalten oft einen Satz künstlicher Zähne, um die Nahrung zu zerkleinern, sowie Sensoren, um die Veränderungen der Eigenschaften der Nahrung während des simulierten Kauens zu messen. Bei einigen Geräten werden menschliche Proband*innen eingesetzt, um das Verhalten von Lebensmitteln während des Kauens besser zu verstehen. So haben Forscher*innen beispielsweise Instrumente entwickelt, die Kieferbewegungen und Muskelaktivität während des Kauens verfolgen können, indem sie kleine Magnete an den Zähnen einer Person anbringen und/oder Videokameras verwenden (Çakır et al. 2012; Laguna et al. 2016; Wilson et al. 2016). Diese Instrumente können Informationen über die Anzahl, Häufigkeit, Dauer und Kraft der Kauvorgänge liefern, die eine Person verwendet, um ein bestimmtes Lebensmittel zu kauen (Çakır et al. 2012), die dann mit der Zusammensetzung, Struktur und den Eigenschaften des Lebensmittels in Verbindung gebracht werden können (Wagoner et al. 2016).

Diese Instrumente können für die Entwicklung von pflanzlichen Lebensmittelalternativen nützlich sein, die das Verhalten von tierischen Lebensmitteln während des Kauens besser simulieren und damit besser zu den gewünschten sensorischen Eigenschaften passen. Sie können beispielsweise helfen zu verstehen, wie Materialeigenschaften (wie Faserlänge, -dicke und -härte) mit dem Kauverhalten (wie Anzahl der Kauvorgänge und Bissfestigkeit) und sensorischen Attributen (wie wahrgenommene Festigkeit, Kaubarkeit und Saftigkeit) korreliert sind.

4.7.2 Sensorische Bewertung

Letztendlich sollten die Qualitätsmerkmale jeder neu entwickelten pflanzlichen Lebensmittelalternative, wie z. B. sein Aussehen, seine Textur, sein Mundgefühl und sein Geschmack, von Menschen beurteilt werden, die es tatsächlich verzehren und bewerten (Civille und Carr 2015; Lawless und Heymann 2010; Stone und Sidel 2020). Dies erfolgt in der Regel mit einer angemessenen Anzahl von sensorischen Tests unter sorgfältig kontrollierten Bedingungen, um zuverlässige und aussagekräftige Ergebnisse zu erhalten. Die beteiligten Personen stützen ihre Urteile auf ein oder mehrere sensorische Attribute der Testprodukte, wie z. B. ihr Aussehen, ihre Textur oder ihren Geschmack. Pflanzliche Lebensmittelalternativen sind in der Regel so konzipiert, dass sie die sensorischen Eigenschaften von tierischen Lebensmitteln genau simulieren. Folglich besteht das Ziel der sensorischen Bewertung häufig darin, die Ähnlichkeiten oder Unterschiede zwischen diesen beiden Arten von Produkten festzustellen. Im Allgemeinen werden sensorische Studien in Diskriminierungstests (Feststellung von Unterschieden zwischen Produkten), deskriptive Tests (Einstufung der wahrgenommenen Intensität bestimmter Attribute) und affektive Tests (Vorlieben für Produkte) unterteilt (Lawless und Heymann 2010). Alle diese Testmethoden können zum Testen von pflanzlichen Lebensmittelalternativen verwendet werden, obwohl deskriptive und affektive Tests am häufigsten verwendet werden (McClements et al. 2021b).

Diskriminierungstests: Diese Tests dienen dazu, festzustellen, ob es einen erkennbaren Unterschied in den spezifizierten sensorischen Eigenschaften von zwei oder mehr Produkten gibt. Diese Tests können auf verschiedene Weise durchgeführt werden. Beispielsweise werden bei einem Duo-Trio Test einer Person drei Proben (AXY) vorgelegt, von denen eine bekannt ist (A) und zwei unbekannt sind (X und Y). Die Person muss dann sagen, ob X oder Y mit A übereinstimmt. Bei einem Dreieckstest erhält eine Person drei unbekannte Proben (XXY) und muss dann sagen, welche davon aus der Reihe fällt. Bei einem ABX-Test erhält eine Person zwei bekannte (A und B) und eine unbekannte Probe (X) und muss die unbekannte Probe mit einer der bekannten Proben vergleichen. Ein konkretes Beispiel: Bei einem ABX-Test könnte man einer Person eine echte Wurst (A) und eine pflanzliche Wurst (B) geben und ihr dann eine unbekannte Wurst (X) vorlegen, von der sie entscheiden muss, ob sie echt oder pflanzlich ist.

Deskriptive Tests: Bei einer deskriptiven sensorischen Prüfung werden die Prüfer*innen gebeten, bestimmte Merkmale („Deskriptoren") von Lebensmitteln auf einer vorgegebenen Skala zu bewerten. In einigen Fällen können die Prüfer*innen aufgefordert werden, die am besten geeignete Attribute zur Beschreibung eines Produkts selbst zu ermitteln. So wurden beispielsweise Fleischanaloga nach Attributen wie „Faserigkeit", „Festigkeit/Härte", „Saftigkeit", „Elastizität", „Sprödigkeit", „erdig", „Huhn", „mürbe", „feucht", „Zartheit", „Geschmack", „Aroma" und „Geruch" bewertet (Lin et al. 2002; Savadkoohi et al. 2014; Grahl et al. 2018; Palanisamy et al. 2018; Stephan et al. 2018; Chiang et al. 2019; Taylor et al. 2020). Die Intensität jedes dieser Attribute wird auf einer Skala bewertet. Eine große Herausforderung bei deskriptiven Tests besteht darin, die am besten geeigneten Attribute zu definieren und die am besten geeignete Intensitätsskala für jedes Attribut festzulegen. Infolgedessen können die Bewertungen von Personen, die dasselbe Lebensmittel verkosten, erheblich voneinander abweichen. Um dieses Problem zu überwinden, wird in der Regel empfohlen, dass an deskriptiven sensorischen Bewertungen etwa 8 bis 12 Prüfer*innen teilnehmen und dass diese Prüfer*innen vor der Durchführung der sensorischen Analyse geschult werden, um die Prüfer*innen mit den festgelegten Attributen zu „kalibrieren" (Savadkoohi et al. 2014). Intensitätsskalen reichen in der Regel von 1 bis 9, wobei jede der Zahlen mit einem bestimmten Deskriptor verknüpft ist, der in der Intensität zunimmt, z. B. 1 = weich, 5 = fest und 9 = hart. Wenn möglich, sollten die Versuche in Testkabinen unter standardisierten Bedingungen durchgeführt werden und die Testpersonen sollten zwischen den einzelnen Produkten Wasser erhalten, um sich den Mund vor der nächsten Probe ausspülen zu können (Chiang et al. 2019).

Affektive Tests: Diese Tests werden eingesetzt, um die Vorliebe der Verbraucher*innen für bestimmte Produkteigenschaften sowie die allgemeine Akzeptanz des Produkts zu bewerten. Bei dieser Methode werden in der Regel nicht geschulte Verbraucher*innen gebeten, ihre Vorliebe für ein Lebensmittel zu bewerten. Folglich sind affektive Tests ein wertvolles Instrument, um Rückmeldungen über die Akzeptanz eines Produkts zu erhalten. In der Regel wird eine 9-stufige hedonische Skala verwendet, die von „äußerst ungern" bis „äußerst gern" reicht, um die Vorliebe für ein Produkt oder einige seiner spezifischen Merkmale zu bewerten (Wichchukit und O'Mahony 2015). Es gibt jedoch auch andere Arten von Skalen, die gegebenenfalls verwendet werden können (Lawless et al. 2010). Affektive Tests wurden verwendet, um die Akzeptanz verschiedener Arten von pflanzlichen Lebensmittelalternativen zu bewerten, einschließlich Fleischanaloga, die aus Erbsen-, Weizen-, Erdnuss-, Kichererbsen-, Sojaprotein und Mykoprotein hergestellt wurden (Rehrah et al. 2009; Kim et al. 2011; Savadkoohi et al. 2014; Yuliarti et al. 2021). Allerdings werden von verschiedenen Forscher*innen oft unterschiedliche Skalen und Testverfahren verwendet, was einen Vergleich der Ergebnisse verschiedener

Studien erschwert. Dies unterstreicht die Notwendigkeit, standardisierte Verfahren zur Charakterisierung der sensorischen Eigenschaften von pflanzlichen Lebensmittelalternativen zu entwickeln.

Für die sensorische Analyse ist es wichtig, eine ausreichend große Anzahl von Teilnehmer*innen zu rekrutieren, um eine ausreichende statistische Aussagekraft der Ergebnisse zu gewährleisten. Bei diesen Personen kann es sich um geschulte (Panels) oder ungeschulte (Verbraucher*innen) handeln, je nach Art des durchzuführenden Tests. In der Regel lassen sich mit geschulten Panels detailliertere Erkenntnisse gewinnen, doch ist dies sehr viel zeitaufwändiger und teurer. Aus diesem Grund wird für geschulte Panels in der Regel eine viel geringere Anzahl von Prüfer*innen verwendet als für ungeschulte Verbraucher*innen. So werden für deskriptive Tests in der Regel etwa 8 bis 12 geschulte Prüfer*innen eingesetzt, während für deskriptive und affektive Tests etwa 60 bis 120 ungeschulte Verbraucher*innen verwendet werden. Es sollte auch berücksichtigt werden, dass die von geschulten Prüfer*innen erzielten Ergebnisse die Präferenzen normaler Verbraucher*innen nicht immer genau widerspiegeln. Es ist auch wichtig, geeignete Kontrollen für das zu prüfende Material zu verwenden, z. B. durch den Vergleich eines pflanzlichen Produkts (wie ein Hähnchen-Nugget-Analogon) mit dem tierischen Produkt, das es ersetzen soll (wie ein echtes Hähnchen-Nugget). Bei der sensorischen Analyse sollten die Produkte in zufälliger Reihenfolge präsentiert werden, sie sollten alle ähnlichen Größen, Formen und Verteilungen auf dem Teller haben, die Experimente sollten unter kontrollierten Umgebungsbedingungen (wie Beleuchtung und Temperatur) durchgeführt werden und die Proben sollten blind mit einem dreistelligen Code präsentiert werden.

Eine Reihe von Forscher*innen haben die texturellen und sensorischen Eigenschaften von pflanzlichen Lebensmittelalternativen verglichen. So wurde beispielsweise die instrumentelle und sensorische Analyse zur Charakterisierung der texturellen Eigenschaften eines mit *Arthrospira platensis* (Spirulina) angereicherten Fleischanalogons verwendet (Grahl et al. 2018). Fleischanaloga auf Sojaproteinbasis wurden durch Extrusion mit hohem Feuchtigkeitsgehalt hergestellt und die Auswirkungen des Spirulina-Gehalts, der Extrusionstemperatur, der Schneckendrehzahl und des Feuchtigkeitsgehalts auf ihre Eigenschaften bestimmt. Die Fleischanaloga wurden von einem geschulten Sensorikpanel, das die Deskriptoren mitentwickelt hat, durch eine Texturprofilanalyse und durch Schnittkrafttests analysiert. Die Prüfer*innen bewerteten die Fleischanaloga mit verschiedenen Deskriptoren, einschließlich verschiedener Geruchs-, Farb-, Textur- und Geschmacksattribute. So wurde beispielsweise „spröde" als Deskriptor für die Textur verwendet, während „umami" als Deskriptor für den Nachgeschmack herangezogen wurde. Ein interessantes Ergebnis dieser Studie war, dass die Beimischung von bis zu 50 % Spirulina bei einem Feuchtigkeitsgehalt (57 %) zur Bildung einer faserigen Textur während der Extrusion führte, während die Schnittkraft und die Härte der hergestellten Fleischanaloga durch das Vorhandensein von Spirulina nicht wesentlich verändert wurden. Die Intensität von Geruch, Geschmack, Nachgeschmack und Farbe nahm jedoch bei höheren Spirulina-Gehalten zu, was höchstwahrscheinlich auf den starken Eigengeschmack und die intensive Farbe von Spirulina zurückzuführen ist. Außerdem wurde die Textur mit zunehmendem Spirulina-Gehalt weniger elastisch, weniger faserig und weicher. Auf der Grundlage ihrer instrumentellen Textur- und Sensoriktests kamen die Forscher*innen zu dem Schluss, dass es möglich ist, Spirulina bis zu einem gewissen Grad in Fleischanaloga auf Sojabasis einzu arbeiten.

4.8 Schlussfolgerungen

Pflanzliche Lebensmittelalternativen sind in ihrer Zusammensetzung und Struktur komplexe Materialien, die ein breites Spektrum an physikochemischen Eigenschaften aufweisen, das von niedrigviskosen Flüssigkeiten (Milchanaloga) bis hin zu harten Feststoffen (gefrorene Fleischanaloga) reicht. Die physikochemischen Eigenschaften dieser Lebensmittel bestimmen ihre Verarbeitung, Homogenität, Zubereitung, sensorischen Eigenschaften und Verdauung. Die Entwicklung und Formulierung hochwertiger pflanzlicher Lebensmittel erfordert daher ein gutes Verständnis der Faktoren, die ihre physikochemischen Eigenschaften beeinflussen. Beim Verständnis der physikochemischen Eigenschaften bestimmter Kategorien von pflanzlichen Lebensmittelalternativen wurden bereits einige Fortschritte erzielt, aber es ist noch viel Arbeit nötig. Insbesondere ist es notwendig, ein viel tieferes grundlegendes Verständnis der Beziehung zwischen der Zusammensetzung und Struktur dieser Lebensmittel einerseits und ihrer Kochfähigkeit, ihrem Aussehen, ihrer Stabilität, ihrer Textur, ihrem Mundgefühl, ihrem Geschmack und ihrer Verdauung andererseits zu entwickeln. Fortschritte in diesem Bereich könnten erzielt werden, indem man sie als komplexe kolloidale Polymermaterialien versteht und dann geeignete mathematische Modelle zur Beschreibung ihrer Eigenschaften entwickelt. Mithilfe dieser Modelle könnten die wichtigsten Faktoren ermittelt werden, die zu den erwünschten Eigenschaften von pflanzlichen Lebensmittelalternativen beitragen und es könnten Produkte mit verbesserten Eigenschaften entwickelt werden. Ein wichtiger Teil dieser Arbeit wird darin bestehen, besser zu verstehen, wie sich die molekularen und physikochemischen Eigenschaften von pflanzlichen Lebensmittelalternativen auf ihre Wechselwirkung mit dem menschlichen Körper während des Kauens und der Verdauung auswirken. Weitere Einzelheiten zu den physikochemischen Eigenschaften bestimmter Arten von pflanzlichen Lebensmittelalternativen (wie Fleisch, Meeresfrüchte, Eier und Milchprodukte) werden in späteren Kapiteln behandelt.

Literatur

Aida, T. M., Yamagata, T., Watanabe, M., & Smith, R. L. (2010). Depolymerization of sodium alginate under hydrothermal conditions. *Carbohydrate Polymers, 80*(1), 296–302.

Aljahdali, N., & Carbonero, F. (2019). Impact of Maillard reaction products on nutrition and health: Current knowledge and need to understand their fate in the human digestive system. *Critical Reviews in Food Science and Nutrition, 59*(3), 474–487.

Alu'datt, M. H., Rababah, T., Alhamad, M. N., Ereifej, K., Gammoh, S., Kubow, S., & Tawalbeh, D. (2017). Preparation of mayonnaise from extracted plant protein isolates of chickpea, broad bean and lupin flour. *Journal of Food Science and Technology-Mysore, 54*(6), 1395–1405.

Arino, I., Kleist, U., Mattsson, L., & Rigdahl, M. (2005). On the relation between surface texture and gloss of injection-molded pigmented plastics. *Polymer Engineering and Science, 45*(10), 1343–1356.

Berns, R. S. (2000). *Billmeyer and Saltzman's Principles of Color Technology* (Dritte Auflage). New York, N.Y.: Wiley-Interscience.

Bohren, C. F., & Huffman, D. R. (1998). *Absorption and scattering of light by small particles.* New York, N.Y.: Wiley-VCH.

Briggs, J. L., & Steffe, J. F. (1997). Using Brookfeld data and the Mitschka method to evaluate power law foods. *Journal of Texture Studies, 28*(5), 517–522.

Broedersz, C. P., & MacKintosh, F. C. (2014). Modeling semiflexible polymer networks. *Reviews of Modern Physics, 86*(3), 995–1036.

Cao, Y. P., & Mezzenga, R. (2020). Design principles of food gels. *Nature Food, 1*(2), 106–118.

Chen, J. S. (2015). Food oral processing: Mechanisms and implications of food oral destruction. *Trends in Food Science & Technology, 45*(2), 222–228.

Chmiel, M., & Slowinski, M. (2013). Application of video image analysis in meat technology. *Medycyna Weterynaryjna-Veterinary Medicine-Science and Practice, 69*(11), 670–673.

Choi, S. J., Decker, E. A., Henson, L., Popplewell, L. M., & McClements, D. J. (2009). Stability of citral in oil-in-water emulsions prepared with medium-chain triacylglycerols and triacetin. *Journal of Agricultural and Food Chemistry, 57*(23), 11349–11353.

Civille, G. V., & Carr, B. T. (2015). *Sensory Evaluation Techniques* (5th Edition ed.). Boca Raton, FL: CRC Press.

Cornet, S. H. V., Snel, S. J. E., Lesschen, J., van der Goot, A. J., & van der Sman, R. G. M. (2021). Enhancing the water holding capacity of model meat analogues through marinade composition. *Journal of Food Engineering, 290.*

Dickinson, E. (2012). Emulsion gels: The structuring of soft solids with protein-stabilized oil droplets. *Food Hydrocolloids, 28*(1), 224–241.

Durazzo, A., Gabrielli, P., & Manzi, P. (2015). Qualitative study of functional groups and antioxidant properties of soy-based beverages compared to cow milk. *Antioxidants, 4*(3), 523–532.

Fraeye, I., De Roeck, A., Duvetter, T., Verlent, I., Hendrickx, M., & Van Loey, A. (2007). Influence of pectin properties and processing conditions on thermal pectin degradation. *Lebensmittelchemie, 105*(2), 555–563.

Fredrick, E., Walstra, P., & Dewettinck, K. (2010). Factors governing partial coalescence in oil-in-water emulsions. *Advances in Colloid and Interface Science, 153*(1–2), 30–42.

Garcia, J. M., Chambers, E., & Cook, K. (2018). Visualizing the consistency of thickened liquids with simple tools: Implications for clinical practice. *American Journal of Speech-Language Pathology, 27*(1), 270–277.

Garna, H., Mabon, N., Nott, K., Wathelet, B., & Paquot, M. (2006). Kinetic of the hydrolysis of pectin galacturonic acid chains and quantifcation by ionic chromatography. *Food Chemistry, 96*(3), 477–484.

Gaviria, L. M., Ospina-E, J. C., & Munoz, D. A. (2021). Phenomenological-based semiphysical model to predict the water holding capacity of processed meats in the mixing process. *Journal of Food Process Engineering.*

Genovese, D. B., Lozano, J. E., & Rao, M. A. (2007). The rheology of colloidal and noncolloidal food dispersions. *Journal of Food Science, 72*(2), R11–R20.

Grahl, S., Palanisamy, M., Strack, M., Meier-Dinkel, L., Toepfl, S., & Morlein, D. (2018). How technical parameters affect the sensory properties of extrusion products derived from soy and algae. *Journal of Cleaner Production, 198*, 962–971.

Grasso, N., Alonso-Miravalles, L., & O'Mahony, J. A. (2020). Composition, physicochemical and sensorial properties of commercial plant-based yogurt. *Foods, 9*(3).

Gravelle, A. J., Barbut, S., & Marangoni, A. G. (2015). Influence of particle size and interfacial interactions on the physical and mechanical properties of particle-filled myofibrillar protein gels. *Rsc Advances, 5*(75), 60723–60735.

Gravelle, A. J., & Marangoni, A. G. (2021). Effect of matrix architecture on the elastic behavior of an emulsion-flled polymer gel. *Food Hydrocolloids, 119.*

Gravelle, A. J., Nicholson, R. A., Barbut, S., & Marangoni, A. G. (2019). Considerations for re-addressing theoretical descriptions of particle-reinforced composite food gels. *Food Research International, 122*, 209–221.

Hergert, W., & Wriedt, T. (2012). *The Mie Theory: Basics and Applications.* New York, N.Y.: Springer Scientific.

Hernandez, M. J., Dolz, J., Delegido, J., Cabeza, C., & Dolz, M. (2008). Thixotropic behavior of salad dressings stabilized with modifed starch, pectin, and gellan gum. Infuence of temperature. *Journal of Dispersion Science and Technology, 29*(2), 213–219.

Huang, L. Y., Wang, T., Han, Z. P., Meng, Y. L., & Lu, X. M. (2016). Effect of egg yolk freezing on properties of mayonnaise. *Food Hydrocolloids, 56*, 311–317.

Hutchings, J. B. (1999). *Food Color and Appearance* (Zweite Auflage). New York, N.Y.: Springer.

Jacobsen, C. (2015). Some strategies for the stabilization of long chain n-3 PUFA-enriched foods: A review. *European Journal of Lipid Science and Technology, 117*(11), 1853–1866.

Jacobsen, C., Horn, A. F., & Nielsen, N. S. (2013). Enrichment of emulsifed foods with omega-3 fatty acids. In C. Jacobsen, N. S. Nielsen, A. F. Horn & A. D. M. Sorensen (Eds.), *Food Enrichment with Omega-3 Fatty Acids* (Vol. 252, pp. 336–352).

Jeske, S., Zannini, E., & Arendt, E. K. (2017). Evaluation of physicochemical and glycaemic properties of commercial plant-based milk substitutes. *Plant Foods for Human Nutrition, 72*(1), 26–33.

Kaltsa, O., Yanniotis, S., Polissiou, M., & Mandala, I. (2018). Stability, physical properties and acceptance of salad dressings containing saffron (Crocus sativus) or pomegranate juice powder as affected by high shear (HS) and ultrasonication (US) process. *Lwt-Lebensmittelwissenschaft und -technologie, 97*, 404–413.

Karlsson, A., & Singh, S. K. (1999). Acid hydrolysis of sulphated polysaccharides. Desulfatierung und die Auswirkungen auf die Molekularmasse. *Carbohydrate Polymers, 38*(1), 7–15.

Kassis, N., Drake, S. R., Beamer, S. K., Matak, K. E., & Jaczynski, J. (2010). Development of nutraceutical egg products with omega-3-rich oils. *Lwt-Food Science and Technology, 43*(5), 777–783.

Kerker, M. (1969). *The scattering of light and other electromagnetic radiation* New York, N.Y.: Academic Press.

Khalesi, H., Lu, W., Nishinari, K., & Fang, Y. P. (2021). Fundamentals of composites containing fbrous materials and hydrogels: A review on design and development for food applications. *Food Chemistry, 364.*

Kharat, M., Du, Z. Y., Zhang, G. D., & McClements, D. J. (2017). Physical and chemical stability of curcumin in aqueous solutions and emulsions. *Journal of Agricultural and Food Chemistry, 65*(8), 1525–1532.

Kotrum, G. (1969). *Refectance spectroscopy: Principles, methods, applications.* New York, N.Y.: Springer.

Lawless, H. T., & Heymann, H. (2010). *Sensory evaluation of food: Principles and practice: Principles and Practices* (2nd Edition ed.). New York, N.Y.: Springer.

Leloup, F. B., Obein, G., Pointer, M. R., & Hanselaer, P. (2014). Toward the Soft Metrology of Surface Gloss: A Review. *Color Research and Application, 39*(6), 559–570.

Li, J. H., Wang, C. Y., Zhang, M. Q., Zhai, Y. H., Zhou, B., Su, Y. J., & Yang, Y. J. (2018). Effects of selected phosphate salts on gelling properties and water state of whole egg gel. *Food Hydrocolloids, 77*, 1–7.

Lian, G. P., Malone, M. E., Homan, J. E., & Norton, I. T. (2004). A mathematical model of volatile release in mouth from the dispersion of gelled emulsion particles. *Journal of Controlled Release, 98*(1), 139–155.

Lund, M. N., & Ray, C. A. (2017). Control of Maillard reactions in foods: Strategies and chemical mechanisms: Strategies and Chemical Mechanisms. *Journal of Agricultural and Food Chemistry, 65*(23), 4537–4552.

McClements, D. J. (2000). Comments on viscosity enhancement and depletion focculation by polysaccharides. *Food Hydrocolloids, 14*(2), 173–177.

McClements, D. J. (2002a). Colloidal basis of emulsion color. *Current Opinion in Colloid & Interface Science, 7*(5–6), 451–455.

McClements, D. J. (2002b). Theoretical prediction of emulsion color. *Advances in Colloid and Interface Science, 97*(1–3), 63–89.

McClements, D. J. (2005). *Food emulsions: Principles, Practice, and Techniques* (2. Aufl.). Boca Raton: CRC Press.

McClements, D. J. (2014). *Nanoparticle- and Microparticle-based Delivery Systems*. Boca Raton, FL: CRC Press.

McClements, D. J. (2015). *Food Emulsions: Principles, Practice, and Techniques* (2nd ed.). Boca Raton: CRC Press.

McClements, D. J., & Grossmann, L. (2021a). The science of plant-based foods: Constructing nextgeneration meat, fish, milk, and egg analogs. *Comprehensive Reviews in Food Science and Food Safety, 20*(4), 4049–4100.

McClements, D. J., Newman, E., & McClements, I. F. (2019). Plant-based Milks: A Review of the Science Underpinning Their Design, Fabrication, and Performance. *Comprehensive Reviews in Food Science and Food Safety, 18*(6), 2047–2067.

McClements, D. J., Weiss, J., Kinchla, A. J., Nolden, A. A., & Grossmann, L. (2021b). Methods for testing the quality attributes of plant-based foods: Meat- and processed-meat analogs. *Foods, 10*(2).

Mudgett, P. S., & Richards, L. W. (1971). Multiple scattering calculations for technology. *Applied Optics, 10*(7), 1485

Nagy, P. (2013). Kinetics and mechanisms of thiol-disulfde exchange covering direct substitution and thiol oxidation-mediated pathways. *Antioxidants & redox signaling, 18*(13), 1623–1641.

Panaite, T. D., Mironeasa, S., Iuga, M., & Vlaicu, P. A. (2019). Liquid egg products characterization during storage as a response of novel phyto-additives added in hens diet. *Emirates Journal of Food and Agriculture, 31*(4), 304–314.

Panda, S., Chen, J. S., & Benjamin, O. (2020). Development of model mouth for food oral processing studies: Present challenges and scopes. *Innovative Food Science & Emerging Technologies, 66*.

Prakash, S., Tan, D. D. Y., & Chen, J. S. (2013). Applications of tribology in studying food oral processing and texture perception. *Food Research International, 54*(2), 1627–1635.

Purslow, P. P., Warner, R. D., Clarke, F. M., & Hughes, J. M. (2020). Variations in meat colour due to factors other than myoglobin chemistry; a synthesis of recent findings (eingeladener Bericht). *Meat Science, 159*.

Rao, M. A. (2013). *Rheology of Fluid, Semisolid, and Solid Foods: Principles and Applications* (Third Edition ed.). New York, N.Y.: Springer Science.

Russ, J. C. (2012). Image analysis of food microstructure. In D. W. Sun (Ed.), *Computer Vision Technology in the Food and Beverage Industries* (pp. 233–252).

Sarkar, A., Soltanahmadi, S., Chen, J. S., & Stokes, J. R. (2021). Oral tribology: Providing insight into oral processing of food colloids. *Food Hydrocolloids, 117.*

Savadkoohi, S., Hoogenkamp, H., Shamsi, K., & Farahnaky, A. (2014). Color, sensory and textural attributes of beef frankfurter, beef ham and meat-free sausage containing tomato pomace. *Meat Science, 97*(4), 410–418.

Silva, K., Machado, A., Cardoso, C., Silva, F., & Freitas, F. (2020). Rheological behavior of plant-based beverages. *Food Science and Technology, 40,* 258–263.

Song, H. Y., & McClements, D. J. (2021). Nano-enabled-fortification of salad dressings with curcumin: Impact of nanoemulsion-based delivery systems on physicochemical properties. *Lwt-Food Science and Technology, 145.*

Stone, H., & Sidel, J. L. (2020). *Sensory Evaluation Practices* (5. Auflage, ed.). Amsterdam: Elsevier Academic Press.

Swapnil, S. J., & Arpana, H. J. (2019). Applications of Lipases. *Research Journal of Biotechnology, 14*(11), 130–138.

Tadros, T. F. (2010). *Rheology of dispersions: Principles and Applications.* Weinheim, Deutschland: Wiley-VCH.

van der Sman, R. G. M., Paudel, E., Voda, A., & Khalloufi, S. (2013). Hydration properties of vegetable foods explained by Flory-Rehner theory. *Food Research International, 54*(1), 804–811.

van Vliet, T. (2013). *Rheology and Fracture Mechanics of Foods.* Boca Raton, FL: CRC Press.

Walstra, P. (2003). *Physical chemistry of foods.* New York, NY.: Marcel Decker.

Wang, X. M., & Chen, J. S. (2017). Food Oral Processing: Recent developments and challenges. *Current Opinion in Colloid & Interface Science, 28,* 22–30.

Wyszecki, G., & Stiles, W. S. (2000). *Color science: Concepts and methods, quantitative data and formulae.* New York, N.Y.: Wiley-Interscience.

Zheng, B. J., Zhou, H. L., & McClements, D. J. (2021). Nutraceutical-fortified plant-based milk analogs: Bioaccessibility of curcumin-loaded almond, cashew, coconut, and oat milks. *LWT-Food Science and Technology, 147.*

Ernährungs- und Gesundheitsaspekte pflanzlicher Lebensmittelalternativen

5

5.1 Einleitung

Viele Verbraucher*innen glauben, dass eine pflanzliche Ernährung ihre Gesundheit verbessert, aber die Effekte hängen von der Art der verzehrten Lebensmittel ab (Hemler und Hu 2019). Eine pflanzliche Ernährung, die hauptsächlich aus pflanzlichen Burgern, Würstchen und Nuggets besteht und zusätzlich mit raffiniertem Getreide, Bratkartoffeln, Snacks, Süßigkeiten und zuckerhaltigen Getränken garniert wird, ist wahrscheinlich nicht gesund. Im Gegensatz dazu ist eine pflanzliche Ernährung, die hauptsächlich aus Obst, Gemüse, Hülsenfrüchten, Vollkornprodukten und Nüssen besteht, wahrscheinlich wesentlich gesundheitsfördernder. Folglich ist es wichtig, dass eine pflanzliche Ernährung Lebensmittel enthält, die als gesund eingestuft werden können. Dies bedeutet in der Regel, dass sie ein ausgewogenes Verhältnis von Makronährstoffen (Kohlenhydrate, Proteine und Fette) und ausreichende Mengen an bioverfügbaren Mikronährstoffen (Vitamine, Mineralstoffe und Nutrazeutika) enthalten. Zudem ist ein hoher Anteil an Ballaststoffen förderlich und das Lebensmittel sollte im menschlichen Darm nicht zu schnell verdaut werden. Darüber hinaus ist die Auswirkung pflanzlicher Lebensmittel auf Sättigung und Völlegefühl (das Sättigungsgefühl während oder nach einer Mahlzeit) sowie auf den Stoffwechsel (z. B. Insulinreaktion) ebenfalls wichtig, da dies die Gesamtmenge der verzehrten Lebensmittel beeinflussen kann. Dies kann wiederum Auswirkungen auf chronische Krankheiten wie Fettleibigkeit und Diabetes haben. Schließlich ist auch der Einfluss von pflanzlichen Lebensmitteln auf das Darmmikrobiom von Bedeutung, da die Art der Mikroorganismen im Dickdarm einen Einfluss auf die menschliche Gesundheit und das Wohlbefinden haben können. Das Ernährungsprofil und die gesundheitlichen Auswirkungen von pflanzlichen Lebensmitteln sollten daher bei der Entwicklung von pflanzlichen Alternativen von Fleisch, Fisch, Eiern oder Milchprodukten berücksichtigt

© Der/die Autor(en), exklusiv lizenziert an Springer Nature Switzerland AG 2024
D. McClements et al., *Pflanzliche Lebensmittelalternativen,*
https://doi.org/10.1007/978-3-031-52639-8_5

werden. Die Ernährungswende zu einer stärker pflanzlich orientierten Ernährung bietet der Lebensmittelindustrie eine hervorragende Gelegenheit, viele der negativen gesundheitlichen Auswirkungen zu bekämpfen, die derzeit mit der modernen westlichen Ernährung verbunden sind. In diesem Kapitel konzentrieren wir uns auf einige der Faktoren, die bei der Entwicklung der nächsten Generation von Produkten auf pflanzlicher Basis berücksichtigt werden müssen.

5.2 Makronährstoffe

In diesem Abschnitt geben wir einen Überblick über die ernährungsphysiologischen Eigenschaften der wichtigsten Makronährstoffe in pflanzlichen Lebensmitteln: Proteine, Lipide und Kohlenhydrate. Jede dieser Klassen von Makronährstoffen weist unterschiedliche molekulare Merkmale auf, die ihre gastrointestinale Eigenschaften und ihre Auswirkungen auf die menschliche Gesundheit beeinflussen. Darüber hinaus gibt es innerhalb jeder Makronährstoffklasse verschiedene Arten von Molekülen, die unterschiedliche Auswirkungen auf die Ernährung haben. Beispielsweise können Lipide gesättigt, einfach ungesättigt oder mehrfach ungesättigt sein. Daher ist es wichtig, die Gesamtzusammensetzung der verschiedenen Makronährstoffklassen (Proteine, Lipide und Kohlenhydrate) sowie die spezifischen Arten von Makronährstoffen innerhalb jeder Klasse zu kennen. Darüber hinaus ist es wesentlich zu verstehen, wie die verschiedenen Nährstoffe miteinander interagieren und sich gegenseitig in ihrer Verdauung und ihren Ernährungseffekten beeinflussen. Im Allgemeinen wird ein aufgenommenes Lebensmittel im menschlichen Darm mechanisch, chemisch und enzymatisch aufgespalten, was zur Bildung von Verdauungsprodukten führt. Diese werden dann durch die Epithelzellen aufgenommen (Abb. 5.1).

5.2.1 Proteine

5.2.1.1 Grundlegende Eigenschaften

Fleisch, Fisch, Eier und Milchprodukte sind wichtige Proteinquellen in der menschlichen Ernährung, insbesondere in den Industrieländern. So ergab eine Analyse der Daten aus der National Health and Nutrition Examination Survey (NHANES), dass die durchschnittliche Proteinzufuhr von Erwachsenen in den Vereinigten Staaten von 2007 bis 2010 hauptsächlich durch tierische (46 %) und Milchprodukte (16 %) gedeckt wurde (Pasiakos et al. 2015). Weniger als ein Drittel des Proteins (30 %) stammte aus pflanzlichen Quellen. Die Umstellung von einer tierischen auf eine pflanzliche Ernährung könnte einen großen Einfluss auf die Art und Menge der verzehrten Proteine haben, was erhebliche Auswirkungen auf die Ernährung und Gesundheit haben könnte.

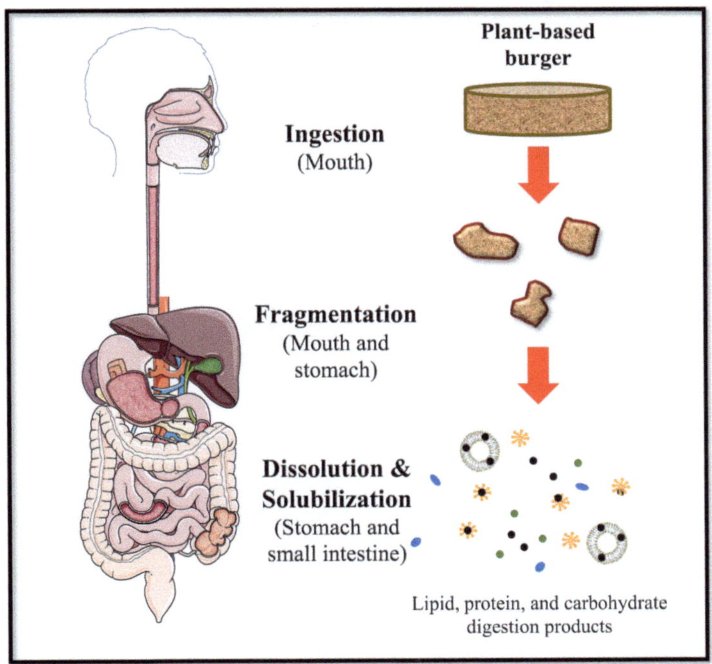

Abb. 5.1 Die Bioverfügbarkeit hydrophober bioaktiver Stoffe hängt von zahlreichen Faktoren ab, darunter fällt Verdaulichkeit, Absorption, Transport im Körper, Metabolisierung und Ausscheidung. Bild des menschlichen Magen-Darm-Trakts von Servier Medical Art (smart.servier. com). Creative Commons Attribution 3.0 Unported License

5.2.1.2 Aminosäurenprofil

Jeder Proteintyp hat sein eigenes einzigartiges Aminosäureprofil, das von seiner Herkunft und Funktion in der Natur abhängt (Loveday 2019, 2020). Die Aminosäurezusammensetzung pflanzlicher Proteine unterscheidet sich daher von derjenigen tierischer Proteine, was ihre ernährungsphysiologische Wirkung beeinflussen kann (Mathai et al. 2017). Einige Aminosäuren sind als essenzielle Aminosäuren (EAA) eingestuft, da sie vom menschlichen Körper nicht synthetisiert werden können und daher über die Nahrung zugeführt werden müssen. Zu den essenziellen Aminosäuren gehören Isoleucin, Leucin, Lysin, Methionin, Phenylalanin, Threonin, Tryptophan, Histidin und Valin. Tierische Proteine, z. B. aus Fleisch, Fisch, Eiern und Milch, enthalten alle EAAs, während einige pflanzliche Proteine nur begrenzte Mengen an spezifischen EAAs aufweisen (Tab. 5.1). Getreide wie Weizen, Reis, Mais, Gerste und Hafer haben zum Beispiel relativ geringe Mengen an Lysin, während Hülsenfrüchte wie Sojabohnen, Kidneybohnen, Kichererbsen, Erbsen und Linsen relativ geringe Mengen an schwefelhaltigen

Tab. 5.1 Vergleich der Aminosäurezusammensetzung von tierischen und pflanzlichen Proteinen aus verschiedenen Quellen. Die Daten stammen aus früheren Studien (Gorissen et al. 2018b) und sind in Gramm pro 100 g Rohmaterial angegeben. Die Konzentrationen von Asparaginsäure, Asparagin, Glutamin und Tryptophan wurden nicht gemessen. Die Daten summieren sich nicht zu 100 %, da einige Aminosäuren nicht gemessen wurden und der Gesamtproteingehalt der analysierten Proben variierte. EAS = essentielle Aminosäuren, NEAS = Nicht essentielle Aminosäuren

	Soja	Weizen	Erbse	Hafer	Lupine	Hanf	Kartoffel	Brauner Reis	Mais	Mikroalgen	Milch	Molke	Kasein	Ei	Muskel
Essentielle Aminosäuren															
Threonin	2,3	1,8	2,5	1,5	1,6	1,3	4,1	2,3	1,8	2,1	3,5	5,4	2,6	2	2,9
Methionin	0,3	0,7	0,3	0,1	0,2	1	1,3	2	1,1	0	2,1	1,8	1,6	1,4	1,7
Phenylalanin	3,2	3,7	3,7	2,7	1,8	1,8	4,2	3,7	3,4	2,1	3,5	2,5	3,1	2,3	3,8
Histidin	1,5	1,4	1,6	0,9	1,2	1,1	1,4	1,5	1,1	0,7	1,9	1,4	1,7	0,9	2,8
Lysin	3,4	1,1	4,7	1,3	2,1	1,4	4,8	1,9	1	3,6	5,9	7,1	4,6	2,7	6,6
Valin	2,2	2,3	2,7	2	1,4	1,3	3,7	2,8	2,1	2,1	3,6	3,5	3	2	4,3
Isoleucin	1,9	2	2,3	1,3	1,5	1	3,1	2	1,7	1,2	2,9	3,8	2,3	1,6	3,4
Leucin	5	5	5,7	3,8	3,2	2,6	6,7	5,8	8,8	4	7	8,6	5,8	3,6	6,3
ΣEAS	19,9	18	23,6	13,7	13,1	11,6	29,3	22,1	21	15,7	30,3	34,1	24,8	16,5	31,8
Nicht-essentielle Aminosäuren															
Serin	3,4	3,5	3,6	2,2	2,5	2,3	3,4	3,4	2,9	2,1	4	4	3,4	3,3	2,3
Glycin	2,7	2,4	2,8	1,7	2,1	2,1	3,2	3,4	1,6	2,6	1,5	1,5	1,2	1,4	3,1
Glutaminsäure	12,4	26,9	12,9	11	12,4	7,4	7,1	12,7	13,1	5,7	16,7	15,5	13,9	5,1	13,1
Prolin	3,3	8,8	3,1	2,5	2	1,8	3,3	3,4	5,2	2,3	7,3	4,8	6,5	1,8	0
Cystein	0,2	0,7	0,2	0,4	0,2	0,2	0,3	0,6	0,3	0,1	0,2	0,8	0,1	0,4	0
Alanin	2,8	1,8	3,2	2,2	1,7	1,9	3,3	4,3	4,8	4	2,6	4,2	2	2,6	4,1
Tyrosin	2,2	2,4	2,6	1,5	1,9	1,3	3,8	3,5	2,7	1,2	3,8	2,4	3,4	1,8	2
Arginin	4,8	2,4	5,9	3,1	5,5	5,3	3,3	5,4	1,7	3,4	2,6	1,7	2,1	2,6	4,4
ΣNEAS	31,9	48,9	34,4	24,7	28,2	22,4	27,8	36,8	32,3	21,4	38,6	34,9	32,5	19	29

Aminosäuren wie Methionin und Cystein aufweisen (Gorissen et al. 2018a). Wenn eine Person alle Proteine ausschließlich aus einer dieser pflanzlichen Quellen beziehen würde, könnte sie einen Nährstoffmangel erleiden. In der Praxis neigen die Menschen dazu, Proteine aus verschiedenen Quellen zu kombinieren (z. B. aus Hülsenfrüchten und Getreide). Dadurch kann die Ernährung häufig alle essenziellen Aminosäuren erhalten, die für eine gute Gesundheit und ein gutes Wohlbefinden erforderlich sind (Herreman et al. 2020a). Darüber hinaus nehmen Menschen in den Industrieländern oft viel mehr Protein zu sich, als sie zur Deckung ihres grundlegenden Nährstoffbedarfs benötigen. Dies bedeutet, dass selbst Proteinquellen mit geringen Gehalten an einigen essenziellen Aminosäuren die empfohlene Tagesdosis (RDA) erfüllen können. Dennoch sollte bei der Umstellung auf eine mehr pflanzenbasierte Ernährungsweise die Proteinzufuhr sorgfältig geplant werden, um einen Mangel zu vermeiden. Es sei auch darauf hingewiesen, dass nicht-essenzielle Aminosäuren vom menschlichen Körper selbst synthetisiert werden können. Ihre Zufuhr ist aber dennoch wichtig, um eine gute Gesundheit zu gewährleisten (Wolfe et al. 2016).

Wie bereits erwähnt, konsumiert die Mehrheit der Bevölkerung in den meisten Industrieländern ausreichend Protein, um ihren grundlegenden Ernährungsbedarf zu decken. Es kann allerdings einige Untergruppen geben, bei denen dies nicht der Fall ist, wie z. B. ältere Menschen (Joye 2019). Im Gegensatz dazu kann Proteinmangel in vielen Entwicklungsländern ein großes gesundheitliches Problem darstellen, da die durchschnittliche Ernährung nicht genügend hochwertige Eiweißquellen enthält. Ein Mangel an essenziellen Aminosäuren ist bei den derzeitigen Verbraucher*innen von pflanzlichen Lebensmitteln der nächsten Generation (wie Alternativen zu Fleisch, Fisch, Eiern und Milchprodukten) wahrscheinlich kein Problem, da diese Menschen hauptsächlich in Industrieländern leben und damit der Gesamtproteinkonsum der meisten Menschen ausreichend hoch ist. Da die pflanzlichen Lebensmittel der nächsten Generation jedoch einen größeren Prozentsatz der Weltbevölkerung erreichen sollen, müssen sie unbedingt mit ausgewogenen und hochwertigen Proteinen formuliert sein.

5.2.1.3 Verdaulichkeit

Die Bioverfügbarkeit einiger essenziellen Aminosäuren kann durch die relativ schlechte Verdaulichkeit einiger pflanzlicher Proteine eingeschränkt sein. Im Allgemeinen erfolgt die Verdauung von Proteinen im menschlichen Magen und Dünndarm aufgrund der Anwesenheit von Magen- und Pankreasproteasen wie Pepsin, Trypsin, Chymotrypsin, Elastase und Carboxypeptidasen (Joye 2019). Diese Enzyme hydrolysieren die Peptidbindungen zwischen den Aminosäuren in den Proteinketten. Dadurch werden kleinere Aminosäuren oder Peptide freigesetzt, welche dann absorbiert werden können. Die Proteasen im menschlichen Darm können entweder Exopeptidasen oder Endopeptidasen sein, je nachdem ob sie Peptidbindungen an der Außenseite oder im Inneren der Polypeptidkette spalten. Die Fähigkeit der Proteasen, Nahrungsproteine zu hydrolysieren und im oberen Teil des Gastrointestinaltrakts Peptide und Aminosäuren freizusetzen, kann aus verschiedenen Gründen verzögert sein:

- *Proteinstruktur:* Die molekulare Struktur von Proteinen, wie ihre Aminosäuresequenz, Konformation und Vernetzung, beeinflusst die Fähigkeit von Verdauungsenzymen die Peptidbindungen zu erreichen und zu hydrolysieren (Joye 2019). So sind beispielsweise Proteine mit einem hohen Anteil an prolinreichen Sequenzen (wie Gluten) in der Regel relativ resistent gegen die enzymatische Verdauung, da diese Sequenzen den Zugang der Proteasen zu den Peptidbindungen einschränken. Auch die Konformation der Proteine kann den Zugang der Proteasen zu den Polypeptidketten beeinflussen. So ist beispielsweise natives β–Lactoglobulin sehr resistent gegen die Hydrolyse durch Pepsin im Magen, während die hitzedenaturierte Form schnell verdaut wird. Im Allgemeinen sind Proteine, die einen hohen Anteil an β-Faltblattstrukturen enthalten, schwieriger zu verdauen (Carbonaro et al. 2012). Umfangreiche intramolekulare oder intermolekulare kovalente Bindungen von Proteinen, z. B. über Disulfidbindungen, können ihre Verdaulichkeit unter gastrointestinalen Bedingungen ebenfalls einschränken.
- *Aggregatzustand:* Die Proteine in Lebensmitteln können als einzelne Moleküle, kleine Cluster (z. B. Dimere) oder in Form großer Aggregate vorliegen, die durch physikalische oder kovalente Wechselwirkungen zusammengehalten werden. In der Regel werden einzelne Proteine schneller verdaut als stark aggregierte Strukturen, weil die Proteasen ihre Oberfläche leichter erreichen können (Deng et al. 2020; Guo et al. 2014). Darüber hinaus beeinflussen die Geschwindigkeit und das Ausmaß der Dissoziation der Aggregate unter gastrointestinalen Bedingungen die Proteinverdaulichkeit (Guo et al. 2017a).
- *Auswirkungen der Lebensmittelmatrix:* Proteine in vielen pflanzlichen Lebensmitteln sind in zelluläre Gewebe eingebettet (z. B. Zellmembranen oder Organellen), die den Zugang für Proteasen erschweren (Becker und Yu 2013; Bhattarai et al. 2017). Diese Gewebe werden im oberen Magen-Darm-Trakt häufig nicht vollständig abgebaut. Dies bedeutet, dass die Proteine nicht komplett hydrolysiert werden können, wodurch die Bioverfügbarkeit der Aminosäuren verringert wird.
- *Ballaststoffe:* Der hohe Gehalt an Ballaststoffen in einigen pflanzlichen Lebensmitteln kann auch die Proteinverdauung hemmen (McClements 2021; Williams et al. 2019). Ballaststoffe können dies durch eine Reihe von Mechanismen bewirken, z. B. durch die Erhöhung der Viskosität der gastrointestinalen Flüssigkeiten (wodurch Misch- und Massentransportprozesse verringert werden), durch die Bildung von Schutzschichten um Proteine (wodurch der Zugang der Proteasen zu den Proteinoberflächen gehemmt wird), oder durch die Bindung an Proteasen (wodurch deren Aktivität verringert wird).
- *Antinährstoffe:* Einige pflanzliche Lebensmittel enthalten erhebliche Mengen an antinutritiven Faktoren (ANF), darunter Trypsininhibitoren, Tannine und Phytate, die die Verdauung und Absorption von Proteinen und anderen Nährstoffen hemmen können (Sarwar Gilani et al. 2012). Diese ANF können die Aktivität von Verdauungsenzymen (Trypsininhibitoren) verringern, die Ausfällung von Proteinen und Peptiden

fördern (Tannine) oder an essenzielle Mineralien binden (Phytate). ANF können auch bei der Verarbeitung von Lebensmitteln entstehen, z. B. als Produkte der Maillard-Reaktion, die zu einer Verringerung der Lysinaufnahme führen können.

Die ernährungsphysiologischen Eigenschaften von Pflanzenproteinen lassen sich häufig durch geeignete Verarbeitungsvorgänge verbessern, z. B. durch mechanische Aufschlussverfahren, enzymatische Behandlungen, thermische Verarbeitung oder saure/alkalische Hydrolyse. Diese Verfahren können die Zellstrukturen aufbrechen oder ANF deaktivieren. Alternativ ist es möglich, die ANF vor dem Verzehr aus dem Lebensmittel zu entfernen, z. B. durch Einweich- oder Reinigungsprozesse.

Die Verdaulichkeit von Proteinen kann mit standardisierten In-vitro-Verdauungsmodellen gemessen werden, wie dem INFOGEST-Modell. Hierbei wird der menschliche Verdauungstrakt simuliert und das Ausmaß der Hydrolyse und die Art der gebildeten Peptide kann analysiert werden (Santos-Hernandez et al. 2020). Diese Methoden sind wichtige Instrumente, um den ernährungsphysiologischen Nutzen und die potenzielle Allergenität von Pflanzenproteinen zu ermitteln. Wenn Proteine nicht im Dünndarm verdaut und absorbiert werden, gelangen sie in den Dickdarm, wo sie von Dickdarmbakterien verstoffwechselt werden können (Joye 2019). Hier können Decarboxylierungs- und Desaminierungsreaktionen stattfinden, die die Peptide und Aminosäuren in kurzkettige Fettsäuren und Amine umwandeln. Das Vorhandensein von Proteinen, Peptiden und Aminosäuren im Dickdarm kann sich dann auf den menschlichen Metabolismus auswirken, indem es die Zusammensetzung der Darmmikroflora verändert oder mit den Molekülen interagiert, die die Darmmikroflora erzeugt (Ma et al. 2017; Peled und Livney 2021). Es ist zu erwarten, dass die Arten und Mengen von Peptiden und Aminosäuren, die den Dickdarm erreichen, bei pflanzlichen und tierischen Proteinen unterschiedlich sind. Dies könnte zu unterschiedlichen Auswirkungen auf die Darmmikroflora und die menschliche Gesundheit führen. In diesem Bereich sind weitere Forschungsarbeiten erforderlich, um die potenziellen vorteilhaften oder nachteiligen Auswirkungen des Verzehrs von pflanzlichen Proteinen im Vergleich zu tierischen Proteinen zu ermitteln.

5.2.1.4 Proteinqualität

Die allgemeine Ernährungsqualität von Proteinen hängt von ihrer Aminosäurenzusammensetzung und ihrer Verdaulichkeit ab. Es gibt eine Reihe von standardisierten Methoden zur Bestimmung der tatsächlich vom Körper absorbierten Aminosäuren. Diese Menge kann erheblich von der verzehrten Menge abweichen können, da einige der Proteine eventuell nicht vollständig verdaut werden und ihre Aminosäuren damit nicht aufgenommen werden. Wie im vorigen Abschnitt erläutert, werden Proteine nicht vollständig verdaut, wenn sie hydrolyseresistente Strukturen aufweisen, oder wenn die Nahrung Antinährstoffe enthält, die den normalen Verdauungsprozess stören.

Das Expert*innengremium der Ernährungs- und Landwirtschaftsorganisation (FAO) der Vereinten Nationen (UN) empfiehlt, die ernährungsphysiologische Qualität von

Nahrungsproteinen anhand ihres Digestible Indispensable Amino Acid Score (DIAAS) zu charakterisieren (FAO 2013a). Diese Methode basiert auf der Messung der im Dünndarm absorbierten Menge der einzelnen Aminosäuren eines verzehrten Proteins und dem Vergleich mit einem Referenzwert (nach Alter gestaffelt). Der DIAAS-Score einer bestimmten essenziellen Aminosäure wird wie folgt ausgedrückt:

$$DIAAS(\%) = 100 \times M_S/M_R \tag{5.1}$$

Dabei ist M_S die Menge der Aminosäure, die am Ende des Dünndarms (Ileum) pro Gramm des verzehrten Probenproteins absorbiert wird, während M_R die Masse derselben Aminosäure pro Gramm eines Referenzproteins ist. In der Regel sind die Einheiten von M_S und M_R Milligramm Aminosäuren pro Gramm Protein. Das Referenzprotein ist ein idealisiertes Protein, das ausreichende Mengen aller essenziellen Aminosäuren liefert. Dabei wird davon ausgegangen, dass eine Person die durchschnittliche empfohlene Menge an Protein zu sich nimmt. Diese durchschnittliche Menge wird in der Regel als geschätzter durchschnittlicher Bedarf (EAR) an Protein (0,66 g/kg/d) angenommen. Dieser Wert basiert auf der erforderlichen Mindestmenge, um sicherzustellen, dass 50 % der Bevölkerung ausreichend Stickstoff in ihrer Ernährung haben (Wolfe et al. 2016). Generell wird jedoch empfohlen sich an der empfohlenen Tagesdosis (RDA) von 0,8 g/kg/Tag zu orientieren. Dieser Wert basiert darauf, dass 98 % der Bevölkerung ihren Bedarf an Nahrungsprotein decken (Wolfe et al. 2016).

Werte für M_R für alle essenziellen Aminosäure finden sich in Referenztabellen für verschiedene Altersgruppen, z. B. für Säuglinge, Kinder und Erwachsene (Tab. 5.2). Ein DIAAS-Wert von 50 % für eine bestimmte Aminosäure (z. B. Lysin) in einer bestimmten Nahrungsproteinquelle (z. B. Gerste) würde beispielsweise bedeuten, dass doppelt so viel Protein konsumiert werden müsste im Vergleich zum Referenzprotein, um einen Nährstoffmangel dieser Aminosäure zu vermeiden (unter der Annahme, dass nur Gerste und die durchschnittlich empfohlene Menge an Protein pro Tag verzehrt werden). Eine Liste der limitierenden essenziellen Aminosäuren in einer Reihe von Proteinquellen ist in Tab. 5.3 enthalten. Die Methoden zur Messung der im Dünndarm vorhandenen Mengen an bioverfügbaren Aminosäuren (M_S) sowie zur Bestimmung der M_R-Werte für verschiedene Aminosäuren wurden an anderer Stelle diskutiert (Rieder et al. 2021; Wolfe et al. 2016).

Der Gesamt-DIAAS eines bestimmten Proteins wird durch den niedrigsten DIAAS der verschiedenen darin enthaltenen essenziellen Aminosäuren bestimmt. Wenn beispielsweise der niedrigste DIAAS für Lysin (z. B. 36 %) festgestellt wurde, dann wird diese Aminosäure als die limitierende unentbehrliche Aminosäure dieser Nahrungsquelle betrachtet und der Gesamt-DIAAS dieses Proteins würde 36 % betragen. Es kann jedoch auch vorkommen, dass in einer Nahrungsquelle mehr als eine Aminosäure unter den gewünschten DIAAS-Wert (100 %) fällt aber wenn genug von der limitierenden Aminosäure verzehrt wird, wird dadurch auch automatisch genug von den anderen Aminosäuren aufgenommen. In der Realität sollte aber die Gesamtdiät betrachtet werden, weil häufig eine Vielzahl verschiedener Proteinquellen wie Getreide und

Tab. 5.2 Empfohlener Tagesbedarf pro kg Körpergewicht an essentiellen Aminosäuren für verschiedene Altersgruppen, sowie optimale Aminosäurenzusammensetzung von Proteinen angepasst nach Digestible Indispensable Amino Acid Score (DIAAS). Vollständiger Datensatz zu finden in (FAO 2013b)

			His	Ile	Leu	Lys	SAA	AAA	Thr	Trp	Val
	Proteinbedarf (g/kg/d)										
Alter (J)	**Erhaltung**	**Wachstum**	*Aminosäurenbedarf (mg/kg/Tag)*								
0,5	0,66	0,46	22	36	73	63	31	59	35	9,5	48
1–2	0,66	0,20	15	27	54	44	22	40	24	6	36
3–10	0,66	0,07	12	22	44	35	17	30	18	4,8	29
11–14	0,66	0,07	12	22	44	35	17	30	18	4,8	29
15–18	0,66	0,04	11	21	42	33	16	28	17	4,4	28
>18	0,66	0,00	10	20	39	30	15	25	15	4,0	26
			Empfohlener Aminosäurengehalt in mg pro g Protein (angepasst nach DIAAS)								
0,5			20	32	66	57	27	52	31	8,5	43
1–2			18	31	63	52	25	46	27	7	41
3–10			16	30	61	48	23	41	25	6,6	40
11–14			16	30	61	48	23	41	25	6,6	40
15–18			16	30	60	47	23	40	24	6,3	40
>18			15	30	59	45	22	38	23	6,0	39

Hülsenfrüchte (z. B. Reis und Bohnen) verzehrt wird. Damit wird häufig auch insgesamt deutlich mehr Protein pro Tag zu sich genommen als die RDA und damit in der Regel auch ausreichende Mengen an essenziellen Aminosäuren. Wie bereits erwähnt muss dies aber individuell kontrolliert werden.

Abschließend sei darauf hingewiesen, dass es noch andere Indizes für die Proteinqualität gibt, wie z. B. der PDCAAS (protein digestibility-corrected amino acid score). Der PDCAAS eines Nahrungsproteins basiert ebenfalls auf seinem Aminosäureprofil und seiner Verdaulichkeit im menschlichen Darm. Diese Methode ist jedoch bei der Bewertung der Proteinqualität weitgehend durch den DIAAS ersetzt worden. Für diesen Wechsel gibt es mehrere Gründe. Zum Beispiel erlaubt der PDCAAS nur eine maximale Punktzahl von 100 % für jedes Protein. Dies bedeutet, dass das Protein genug verfügbare Aminosäuren enthält. Einige Proteine haben jedoch Aminosäureprofile, die über die Grundanforderungen hinausgehen, was im DIAAS-System berücksichtigt wird (der DIAAS erlaubt eine höhere Punktzahl als 100 %). Außerdem basiert das DIAAS-System auf Messungen der Aminosäuren, die nach der Aufnahme eines proteinhaltigen Lebensmittels im Ileum (Ende des Dünndarms) verbleiben. Dahingegen basiert das PDCAAS-System auf Messungen am Ende des Dickdarms. Die Menge der im Ileum

Tab. 5.3 Vergleich des Index verdaulicher, essentieller Aminosäuren (Digestible Indispensable Amino Acid Score, DIAAS) und limitierende essentielle Aminosäuren (essentielle Aminosäure mit niedrigstem Index) für verschiedene pflanzliche und tierische Quellen. Daten aus verschiedenen Quellen (Ertl et al. 2016; Han et al. 2020; Herreman et al. 2020b; Hertzler et al. 2020)

Proteinquelle	DIAAS	Limitierende Aminosäure
Getreide		
Mais	38	Lysin
Reis	52	Lysin
Weizen	39	Lysin
Hafer	44	Lysin
Gerste	50	Lysin
Hülsenfrüchte		
Soja	92	Methionin + Cystein
Ackerbohne	67	Methionin + Cystein
Lupine	68	Methionin + Cystein
Erbsen	66	Methionin + Cystein
Kichererbsen	69	Methionin + Cystein
Linsen	75	Methionin + Cystein
Kidneybohnen	61	Methionin + Cystein
Knollengemüse		
Kartoffel	85	Histidin
Tierische Proteine		
Gelatine	2	Tryptophan
Molke	85	Histidin
Kasein	117	Keine
Milch	108	Keine
Ei	101	Keine
Schweinefleisch	117	Keine
Huhn	108	Keine
Rindfleisch	112	Keine

verbleibenden Aminosäuren ist repräsentativer für die nicht adsorbierten Aminosäuren als die im Dickdarm verbleibende Menge (Bakterien im Dickdarm können die Aminosäuren verstoffwechseln und damit die tatsächlich aufgenommene Menge verfälschen).

5.2.1.5 Bioaktivität

Proteine sind nicht nur für die allgemeine Ernährung wichtig, sondern können auch eine Reihe anderer gesundheitlicher Vorteile haben. Mit der Nahrung aufgenommene Proteine erzeugen im menschlichen Darm verschiedene Arten von Peptiden, wenn sie durch Proteasen des Magens und der Bauchspeicheldrüse hydrolysiert werden (Bhandari et al. 2020; Chakrabarti et al. 2018; Karami und Akbari-adergani 2019). Einige dieser Peptide weisen nachweislich biologische Aktivitäten auf, wie etwa antioxidative, antimikrobielle oder blutdrucksenkende Wirkungen. Die Wirksamkeit dieser Peptide wird durch die Anzahl, Art und Sequenz der Aminosäuren (dies hängt wiederum von Ausgangsprotein ab) und davon, wie sie im Darm hydrolysiert werden bestimmt (Daliri et al. 2017). Folglich kann es je nach Art der verzehrten Proteine zu unterschiedlichen biologischen Aktivitäten kommen, was bei der Umstellung von einer tierischen auf eine pflanzliche Ernährung wichtige Auswirkungen auf die Gesundheit haben kann. Dennoch gibt es nur wenige systematische Studien zur relativen Wirksamkeit bioaktiver Peptide aus pflanzlichen oder tierischen Quellen auf die menschliche Gesundheit. Daher ist dies ein wichtiger Bereich, in dem weitere Forschung erforderlich ist.

5.2.1.6 Allergenität

Die potenzielle Allergenität von Proteinen ist ein wichtiger Faktor bei der Herstellung von neuen Lebensmittelformulierungen. Dies ist insbesondere wichtig, wenn neue Proteinquellen verwendet werden, die in der menschlichen Ernährung nicht üblich sind (Fasolin et al. 2019; Pali-Scholl et al. 2019). Immer mehr Menschen reagieren empfindlich auf bestimmte Stoffe in Lebensmitteln (insbesondere Proteine), was zu leichten bis potenziell lebensbedrohlichen Reaktionen wie einem anaphylaktischen Schock führen kann (De Martinis et al. 2020; Valenta et al. 2015). Ein großer Teil der als Nahrungsmittelallergien gemeldeten Fälle wird jedoch häufig durch andere Faktoren verursacht, z. B. durch nicht immunvermittelte Nahrungsmittelunverträglichkeiten (Solymosi et al. 2020). Eine echte allergische Reaktion ist in der Regel auf eine Wechselwirkung zwischen einem spezifischen Protein oder Peptidfragment und dem Immunglobin E (IgE) des Wirts zurückzuführen. IgE ist ein bei Säugetieren vorkommender Antikörper, der eine wichtige Rolle bei der Immunantwort auf Infektionen spielt, bei manchen Menschen aber auch unerwünschte allergische Reaktionen hervorrufen kann. In einer in den USA durchgeführten Studie gaben etwa 10,8 % der befragten Personen an, dass sie an einer Form von Lebensmittelallergie leiden (Gupta et al. 2019).

Die „Asthma and Allergy Foundation of America" berichtet, dass die häufigsten Nahrungsmittelallergien auf Kuhmilch, Soja, Eier, Weizen, Erdnüsse, Nüsse, Fisch und Schalentiere zurückzuführen sind (www.aafa.org). Andere Proteine können bei manchen Menschen ebenfalls Allergien auslösen, werden aber seltener konsumiert. In einigen Fällen (z. B. Kuhmilch, Eier, Fisch und Schalentiere) kann es daher von Vorteil sein, tierische Lebensmittel durch pflanzliche zu ersetzen. In anderen Fällen (z. B. Soja, Weizen, Erdnüsse und Nüsse) ist das Gegenteil der Fall und die Auswahl der pflanzlichen Lebensmittel für die Diät ist eingeschränkt. Lebensmittelmatrix- und Verarbeitungseffekte beeinflussen die Allergenität von Proteinen weiter (Lafarga und Hayes 2017; Vanga et al. 2017). In der Tat haben Studien gezeigt, dass die Allergenität einiger Pflanzenproteine durch Fermentation und andere Verarbeitungstechnologien verringert werden könnte (Pi et al. 2021). Es gibt allerdings immer noch kein vollständiges molekulares Verständnis der kritischen Merkmale von Lebensmittelproteinen, die zu allergischen Reaktionen führen (Valenta et al. 2018). Folglich ist es schwierig, anhand der Kenntnis der molekularen Struktur einer neuen Proteinquelle vorherzusagen, ob sie allergen ist oder nicht. Zuverlässige empirische Studien sind daher unerlässlich, um die potenzielle Allergenität neuer Proteinquellen vor dem Markteintritt zu charakterisieren (Krutz et al. 2020).

5.2.2   Lipide

5.2.2.1 Grundlegende Eigenschaften

Lipide spielen eine wichtige Rolle in Lebensmitteln und beeinflussen die physiko-chemischen, sensorischen und ernährungsphysiologischen Eigenschaften von Lebens-mitteln. Die Hauptklasse der Lipide bei Tieren und Pflanzen sind Triacylglycerine (auch Triglyceride genannt), die aus einem Glycerin-Grundgerüst mit drei daran gebundenen Fettsäuren bestehen (Akoh 2017; Leray 2014). Die Fettsäuren unterscheiden sich in ihrer Position an dem Glyceringrundgerüst, der Anzahl der enthaltenen Kohlenstoff-atome und der Anzahl, Lage und isomeren Form der Doppelbindungen (Abb. 5.2). Die Position und die Art der Fettsäuren am Glyceringrundgerüst haben einen großen Einfluss auf die ernährungsphysiologischen Eigenschaften von Triglyceriden. Die Fettsäure-profile von tierischen und pflanzlichen Lipiden unterscheiden sich meistens wesentlich, was sich auf ihre Funktionalität in Lebensmitteln und ihren Einfluss auf die menschliche

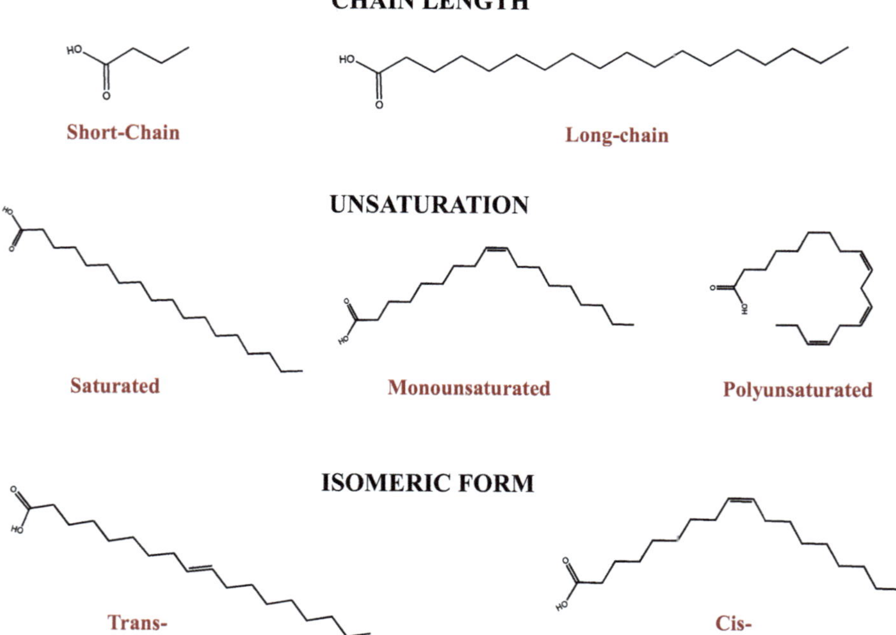

Abb. 5.2 Die Fettsäuren in Triglyceriden variieren in ihrer Kettenlänge, dem Sättigungsgrad und der Isomerisierung, was ihre Funktionalität und ernährungsphysiologischen Eigenschaften beein-flusst. Die chemischen Strukturen wurden freundlicherweise von Yuting Wang gezeichnet.

Gesundheit auswirkt. Neben den Triacylglycerinen sind in tierischen und pflanzlichen Lebensmitteln (in der Regel) auch andere Lipidklassen in relativ geringen Mengen vorhanden, wie z. B. Phospholipide, Wachse und Sterole. Diese können ebenfalls einen wichtigen Einfluss auf die ernährungsphysiologischen Eigenschaften haben.

Die Fettsäureprofile einiger wichtiger tierischer und pflanzlicher Lipidquellen sind in Tab. 2.4 zusammengefasst. Diese Daten zeigen, dass tierische Lipide tendenziell mehr gesättigte Fettsäuren enthalten als pflanzliche, obwohl einige pflanzliche Lipidquellen hohe Gehalte an gesättigten Fettsäuren aufweisen können (z. B. Kokosnussöl). Es zeigt sich auch, dass einige tierische Fette (vor allem Fisch) einen relativ hohen Gehalt an mehrfach ungesättigten Omega-3-Fettsäuren aufweisen. Tierische Fette enthalten tendenziell auch mehr Cholesterin als pflanzliche Fette. Diese unterschiedliche Zusammensetzung von tierischen und pflanzlichen Fetten kann entscheidende Auswirkungen auf die Gesundheit haben. Im folgenden Abschnitt geben wir einen kurzen Überblick über die verschiedenen Arten von Fettsäuren und deren Vorkommen in tierischen und pflanzlichen Fetten/Ölen. Wir diskutieren auch einige der potenziellen Unterschiede zwischen ihnen in Bezug auf ihre ernährungsphysiologischen Eigenschaften.

5.2.2.2 Gesättigte Fettsäuren

Die meisten Gesundheitsorganisationen raten dazu, die Menge an gesättigten Fettsäuren in der menschlichen Ernährung zu begrenzen. So empfiehlt die Weltgesundheitsorganisation (WHO), dass gesättigte Fettsäuren weniger als 10 % des Gesamtenergieverbrauchs ausmachen sollten. Der Grund ist, dass ein Zusammenhang zwischen dem Verzehr gesättigter Fettsäuren, dem Cholesterinspiegel im Blut (LDL) und koronaren Herzkrankheiten vermutet wird (www.who.int/news-room/fact-sheets/detail/healthy-diet). Die WHO empfiehlt insbesondere, gesättigte Fette durch mehrfach ungesättigte Fette oder Vollkornkohlenhydrate zu ersetzen. Diese Empfehlungen beruhen auf der Annahme, dass der Verzehr übermäßiger Mengen gesättigter Fettsäuren zu Herzkrankheiten und anderen chronischen Krankheiten führt (NAS 2005). Die wissenschaftliche Grundlage für den Zusammenhang zwischen dem Konsum von gesättigten Fettsäuren und Herzkrankheiten stammen hauptsächlich aus epidemiologischen Studien (Beobachtungsstudien) und randomisierten kontrollierten Studien (RCTs). Epidemiologische Studien haben gezeigt, dass in Bevölkerungsgruppen mit einem geringeren Konsum gesättigter Fette (wie im Mittelmeerraum) auch weniger koronare Herzkrankheiten auftreten als in Bevölkerungsgruppen, die mehr gesättigte Fette konsumieren (wie in Nordeuropa und den USA) (Menotti und Puddu 2015). Darüber hinaus deuten Meta-Analysen von RCTs darauf hin, dass der Konsum gesättigter Fette den Cholesterinspiegel im Blut (LDL) und das Auftreten von Herzerkrankungen erhöht (Hooper et al. 2020). Die potenziellen Vorteile einer Reduzierung gesättigter Fettsäuren in der Ernährung hängen jedoch stark davon ab, wodurch sie ersetzt werden, z. B. durch Proteine, raffinierte Kohlenhydrate, Ballaststoffe, einfach oder mehrfach ungesättigte Fette (Briggs et al. 2017).

Die Auswirkungen gesättigter Fettsäuren auf die menschliche Gesundheit hängt auch von ihrer Kettenlänge ab, weshalb sie nicht alle als ernährungsphysiologisch gleichwertig betrachtet werden sollten (Bloise et al. 2021). Insbesondere wird vermutet, dass kurz- und mittelkettige gesättigte Fettsäuren einen gesundheitlichen Nutzen haben können, Langkettige hingegen nicht. Dies kann wichtig sein, wenn aus Pflanzen gewonnene Fette mit überwiegend gesättigte Fettsäuren für die Formulierung pflanzlicher Lebensmittel verwendet werden (wie z. B. Kokosnussöl, das reich an mittelkettigen gesättigten Fettsäuren ist). Im Gegensatz dazu sind die gesättigten Fettsäuren in Fleischerzeugnissen eher langkettig, während sie in Milchprodukten eher eine Mischung aus kurz- und langkettigen Fettsäuren sind. Folglich ist es notwendig, die Auswirkungen bestimmter Arten von gesättigten Fettsäuren auf die Gesundheit und das Wohlbefinden des Menschen genauer zu untersuchen.

Es sei darauf hingewiesen, dass die potenziell negativen Auswirkungen von gesättigten Fettsäuren auf die menschliche Gesundheit von einigen Ernährungswissenschaftler*innen infrage gestellt werden (Astrup et al. 2021; Harcombe et al. 2016). Eine große epidemiologische Studie dazu ist die sogenannte Prospective Urban Rural Epidemiology (PURE)-Studie. Diese zeigte auf, dass die Gesamtfettmenge und die Fettart nicht mit Herz-Kreislauf-Erkrankungen in Zusammenhang stehen und dass die Aufnahme von gesättigten Fettsäuren negativ mit dem Schlaganfallrisiko korreliert ist (Dehghan et al. 2017). Eine weitere Meta-Analyse von RCTs und Beobachtungsstudien ergab, dass es keine Hinweise auf eine Verringerung von Herz-Kreislauf-Erkrankungen und der Gesamtsterblichkeit durch eine Verringerung der Gesamtmenge an verzehrten gesättigten Fettsäuren gibt (Astrup et al. 2020). Eine Vermutung warum dies so ist, könnte in der Art der spezifischen Low-Density-Lipoprotein (LDL)-Cholesterin Partikel liegen, welche nach dem Verzehr einer fettreichen Mahlzeit im Blutkreislauf vorhanden sind. Der Verzehr hoher Mengen an gesättigten Fettsäuren erhöht den Anteil relativ großer LDL-Partikel im Blut, anstatt der relativ kleinen LDL-Partikel, welche mit einem erhöhten Risiko für Herzerkrankungen in Verbindung gebracht werden (Astrup et al. 2021).

Insgesamt scheint es, dass die Rolle der gesättigten Fettsäuren für die menschliche Gesundheit immer noch sehr umstritten ist. Bisher wurde angenommen, dass gesättigte Fettsäuren negative Auswirkungen auf die menschliche Gesundheit haben, aber neuere Studien deuten darauf hin, dass dies nicht der Fall ist. Um die Auswirkungen der Art der gesättigten Fettsäuren (Kettenlänge) auf die menschliche Gesundheit zu verstehen und den Effekt der Lebensmittelmatrix in der sich die Fette befinden, sind eindeutig weitere Forschungsarbeiten erforderlich. Wie bereits erwähnt, ist dies bei der Umstellung auf eine stärker pflanzliche Ernährung wichtig, da pflanzliche Fette oft andere Arten und Konzentrationen gesättigter Fettsäuren enthalten als tierische Fette.

5.2.2.3 Ungesättigte Fettsäuren

Ungesättigte Fettsäuren enthalten eine (einfach ungesättigte) oder mehrere (mehrfach ungesättigte) Doppelbindungen in der Kohlenwasserstoffkette (Akoh 2017; Leray 2014). Die Lage dieser Doppelbindungen in den Fettsäureketten kann ebenfalls variieren. Die Doppelbindungen in natürlichen mehrfach ungesättigten Lipiden liegen in

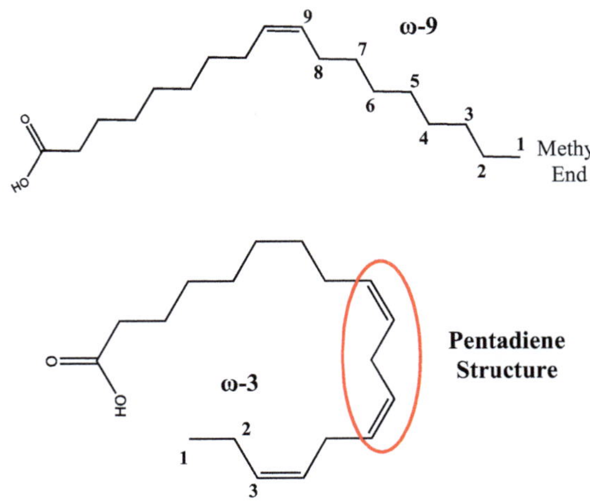

Abb. 5.3 Mehrfach ungesättigte Fettsäuren haben ein Pentadiensystem. Die Position der ersten Doppelbindung wird durch die Anzahl der Kohlenstoffatome vom Methylende aus berechnet.

einem nicht-konjugierten Pentadiensystem vor (Abb. 5.3). Daher ist es nur notwendig, die Position der ersten Doppelbindung in Bezug auf das Methylende der Fettsäurekette zu bestimmen, um die Position aller Doppelbindungen zu kennen. Normalerweise befindet sich die erste Doppelbindung in ungesättigten Fettsäuren drei (Omega-3), sechs (Omega-6) oder neun (Omega-9) Kohlenstoffatome vom Methylenende entfernt. Spezielle Omega-3- und Omega-6-Fettsäuren gelten als essenzielle Nährstoffe, da sie vom menschlichen Körper nicht synthetisiert werden können, während die Omega-9-Fettsäuren nicht als essenziell gelten. In der Natur haben die Doppelbindungen in Fettsäuren normalerweise eine cis-Konfiguration, was zu einer gebogenen Kohlenstoffkette führt (Abb. 5.2). Dies ist wichtig, weil es sich auf den Schmelzpunkt der Fettsäuren sowie auf die Fließfähigkeit der biologischen Membranen auswirkt. Einige tierische Fette enthalten jedoch von Natur aus beträchtliche Mengen an ungesättigten Fettsäuren mit einer trans-Konfiguration, während einige Lebensmittelverarbeitungsprozesse die cis- zu trans-Isomerisierung fördern, wie z. B. die partielle Hydrierung (Bloise et al. 2021). Die Anzahl, Position und isomere Form der Doppelbindungen in Fettsäuren haben einen großen Einfluss auf ihre ernährungsphysiologischen Auswirkungen, was bei der Bewertung der ernährungsphysiologischen Auswirkungen des Ersatzes von tierischen durch pflanzliche Fette berücksichtigt werden muss. Dies wird im folgenden Abschnitt näher erörtert.

Einfach ungesättigte Fettsäuren: Einfach ungesättigte Fettsäuren (monounsaturated fatty acids, MUFAs) haben eine einfache Doppelbindung in ihrer Kohlenwasserstoffkette (Abb. 5.3). Pflanzliche Fette haben in der Regel einen höheren Gehalt an MUFA als tierische Fette, was wichtige Auswirkungen auf die Gesundheit haben kann. Studien haben gezeigt, dass Diäten reich in MUFAs, wie z. B. die Mittelmeerdiät, gesunde Blutfettprofile, die Regulierung des Blutdrucks, die Verbesserung der Insulinempfindlichkeit und die Regulierung des Glukosespiegels positiv beeinflussen (Gillingham et al. 2011; Hammad et al. 2016). Folglich kann der Verzehr von bestimmten pflanzlichen Lebensmitteln gesundheitliche Vorteile haben, weil er den Anteil von MUFAs in der Ernährung im Vergleich zu SFAs erhöht. Dennoch gibt es immer noch Debatten über die optimalen relativen Mengen an MUFAs und PUFAs in der menschlichen Ernährung, um eine optimale gesundheitliche Wirkung zu erreichen (Hammad et al. 2016).

Mehrfach ungesättigte Fettsäuren: PUFAs haben mehrere Doppelbindungen in ihren Kohlenwasserstoffketten (Abb. 5.3). Sie unterscheiden sich voneinander durch die Anzahl und Position dieser Doppelbindungen. Die meisten PUFAs können entweder als Omega-3- oder als Omega-6-Fettsäuren eingestuft werden, je nach der Position der ersten Doppelbindung im Verhältnis zum Methylende der Fettsäurekette. Studien haben gezeigt, dass die verschiedenen Arten von PUFAs unterschiedliche Auswirkungen auf die menschliche Gesundheit haben. Omega-3-Fettsäuren wird eine entzündungshemmende Wirkung zugeschrieben, die durch die Verringerung von entzündlichen Erkrankungen, Herz-Kreislauf-Erkrankungen, Hirnerkrankungen und Krebs zu gesundheitlichen Vorteilen führen kann (Saini und Keum 2018; Shahidi und Ambigaipalan 2018). Im Gegensatz dazu wird postuliert, dass Omega-6-Fettsäuren entzündungsfördernde Wirkungen haben, die sich nachteilig auf die menschliche Gesundheit auswirken können. Es wird daher angenommen, dass das Verhältnis von Omega-6- zu Omega-3-PUFAs in der menschlichen Ernährung wichtige Auswirkungen auf die Gesundheit hat (Candela et al. 2011; Simopoulos 2016; Zarate et al. 2017). Generell wird angenommen, dass sich das Verhältnis von Omega-6- zu Omega-3-Fettsäuren in Lebensmitteln von etwa 1:1 während des größten Teils der menschlichen Evolution auf etwa 20:1 in der heutigen Zeit verändert hat. Diese Veränderung wurde aufgrund der unterschiedlichen metabolischen Auswirkungen dieser beiden Arten von PUFAs mit negativen gesundheitlichen Folgen in Verbindung gebracht. Insbesondere wurde ein hohes Verhältnis zwischen Omega-6- und Omega-3-Fettsäuren in der Nahrung mit einer erhöhten Prävalenz von Entzündungen, Herzerkrankungen, Fettleibigkeit und verschiedenen Krebsarten in Zusammenhang gebracht (Zarate et al. 2017). Folglich könnte eine Erhöhung der Menge an Omega-3-PUFAs in der menschlichen Ernährung gesundheitliche Vorteile mit sich bringen (Saini und Keum 2018; Shahidi und Ambigaipalan 2018).

Landtiere (wie Kühe, Schweine und Schafe) enthalten relativ geringe Mengen an Omega-3-PUFAs, während fettreiche Fische relativ hohe Mengen enthalten, insbesondere Eicosapentaensäure (EPA) und Docosahexaensäure (DHA). Im Gegensatz dazu enthalten die aus den meisten pflanzlichen Quellen isolierten Lipide relativ hohe Mengen an MUFAs und Omega-6-PUFAs. Es gibt jedoch einige pflanzliche Quellen, die hohe Mengen an Omega-3-PUFAs enthalten, wie z. B. die Alpha-Linolensäure (ALA). Diese Fettsäure ist vor allem in Leinsamen-, Walnuss-, Sojabohnen- und Rapsöl enthalten (Rajaram 2014). Es könnte daher von Vorteil sein, diese Lipidquellen in die Formulierung von neuen Lebensmittelalternativen auf pflanzlicher Basis aufzunehmen, um deren Nährwertprofil zu verbessern. Es wurde jedoch angenommen, dass EPA und DHA für die menschliche Gesundheit nützlicher sind als ALA. Nur ein kleiner Teil der aufgenommenen ALA wird im menschlichen Körper in EPA und DHA umgewandelt

(Baker et al. 2016). Folglich könnte es besser sein, alternative Quellen für Omega-3-PU-FAs in pflanzlichen Lebensmitteln zu nutzen, wie z. B. Mikroalgenöle oder gentechnisch veränderte landwirtschaftliche Pflanzen die reich an DHA und EPA sind (Tocher et al. 2019). Ein potenzieller Vorteil dieser Quellen von Omega-3-PUFAs ist, dass sie keine hohen Mengen an Schwermetallen wie Quecksilber enthalten, die manchmal in Wildfischen vorkommen.

Es sei darauf hingewiesen, dass einige Ernährungs- und Medizinwissenschaftler*innen den gesundheitlichen Nutzen von mehrfach ungesättigten Fettsäuren infrage stellen (Lawrence 2021). Eine große Meta-Analyse von RCTs ergab, dass ein erhöhter Verzehr von Omega-3-Fettsäuren nur geringe oder keine Auswirkungen auf die Sterblichkeit oder die Prävalenz kardiovaskuläre Erkrankungen hat (Abdelhamid et al. 2018). Darüber hinaus sind mehrfach ungesättigte Lipide sehr anfällig für Oxidation, was wiederum mit oxidativem Stress, Entzündungen, Atherosklerose und Krebs in Verbindung gebracht wird (Lawrence 2021). Wenn dies der Fall ist, könnte der Ersatz von gesättigten oder einfach ungesättigten Fetten durch mehrfach ungesättigte Fettsäuren (insbesondere wenn sie stark oxidiert sind) negative Auswirkungen auf die Gesundheit haben.

Transfettsäuren: Es gibt deutliche Hinweise darauf, dass der Verzehr von Transfettsäuren für die menschliche Gesundheit schädlich ist und zu einem Anstieg des Cholesterinspiegels und zu Herzerkrankungen führt (Anand et al. 2015; Oteng und Kersten 2020). Daher empfehlen Ernährungsexpert*innen, den Verzehr von Transfettsäuren zu vermeiden. Dies gilt insbesondere für Transfettsäuren, die während industriellen Herstellungsverfahren wie der partiellen Hydrierung erzeugt werden. In der Tat empfiehlt die WHO, dass weniger als 1 % der Energie in der menschlichen Ernährung aus Transfettsäuren stammen sollte. Einige Untersuchungen deuten jedoch darauf hin, dass die Herkunft der Transfettsäuren (natürlich *oder* industriell) einen Einfluss auf ihre gesundheitlichen Auswirkungen hat (Dawczynski und Lorkowski 2016; Oteng und Kersten 2020). Insbesondere die bei der lebensmitteltechnologischen eingesetzten partiellen Hydrierung erzeugten Transfettsäuren scheinen stark negative gesundheitliche Auswirkungen zu haben, während die von einigen Wiederkäuern natürlich erzeugten Transfettsäuren sogar positive Auswirkungen haben können. Insgesamt legen die derzeitigen ernährungswissenschaftlichen Erkenntnisse nahe, dass die Verwendung von industriell hergestellten Transfettsäuren bei der Formulierung von Lebensmitteln auf pflanzlicher Basis vermieden werden sollte. Dies stellt bei der Formulierung von pflanzlichen Lebensmitteln oft eine Herausforderung dar, da die meisten pflanzlichen Fette bei Raumtemperatur flüssig sind (z. B. Mais-, Raps- oder Sonnenblumenöl). Bei vielen Produkten ist es wünschenswert, eine teilweise kristalline Fettphase zu haben. Dies ist häufig notwendig, um den Lebensmitteln die gewünschten texturellen Eigenschaften zu verleihen, wie z. B. in Butter-, Käse-, Schlagsahne- oder Eiscreme-Alternativen. Traditionell wurde dies durch partielle Hydrierung von Ölen auf pflanzlicher Basis erreicht, wie Sonnenblumen-, Soja- oder Palmöl. Dies führte jedoch zur Bildung eines hohen Anteils an Transfettsäuren. Daher sind neue Strategien erforderlich, um wünschenswerte

Textureigenschaften in Lebensmitteln auf pflanzlicher Basis ohne hohe Mengen an Transfettsäuren herzustellen.

5.2.2.4 Cholesterin

Es wird oft häufig populärwissenschaftlich angenommen, dass Cholesterin generell negative Auswirkungen auf die menschliche Gesundheit hat. Cholesterin ist jedoch für die Aufrechterhaltung der menschlichen Gesundheit unerlässlich, da es bei vielen zellulären und metabolischen Aktivitäten eine entscheidende Rolle spielt (Luo et al. 2020; Yu et al. 2019). Insbesondere beeinflusst es die Elastizität und Durchlässigkeit von Zellmembranen, reguliert die Funktion einiger Membranproteine, ist an verschiedenen Signalprozessen beteiligt und dient als Vorstufe für Vitamin D, Gallensalze und Steroidhormone. Es ist also nicht das Cholesterin selbst, das Gesundheitsprobleme wie Herzkrankheiten, Neurodegeneration und Krebs verursacht, sondern die Dysregulation der normalen Cholesterinhomöostase. Dazu gehört die Aufnahme, Synthese, Stoffwechsel, Speicherung und Ausscheidung von verschiedenen Cholesterinformen (Luo et al. 2020). Diese Homöostase wird durch die Menge an Cholesterin in der Nahrung beeinflusst. Das in der Nahrung enthaltene Cholesterin wird nach der Fettverdauung im Dünndarm normalerweise in gemischte Mizellen eingebaut und dann von spezifischen Proteinen in den Darm-Enterozyten adsorbiert (Ko et al. 2020). Das Cholesterin wird dann in Chylomikronen verpackt und zur Leber transportiert. Hier wird es gespeichert und dann wieder in Lipoproteine verpackt, die es durch die Blutbahn transportieren, von wo es dann von verschiedenen Zellen aufgenommen werden kann (Luo et al. 2020). Darüber hinaus wird Cholesterin im menschlichen Körper selbst synthetisiert und metabolisiert. Ein angemessener Cholesterinspiegel in der Zelle wird durch die Koordination verschiedener molekularer Prozesse wie Aufnahme, Biosynthese, Stoffwechsel, Transport und Ausscheidung erreicht.

Zahlreiche Studien haben gezeigt, dass ein direkter Zusammenhang zwischen der Konzentration der Low-Density-Lipoprotein (LDL)-Form des Cholesterins im menschlichen Blutkreislauf und dem Auftreten von Herz-Kreislauf-Erkrankungen besteht (Mach et al. 2020; Yu et al. 2019). Deswegen wird häufig unter anderem ein relativ niedriger LDL-Cholesterinwert für Menschen mit höherem Risiko für Herz-Kreislauf-Erkrankungen empfohlen. Es ist zu beachten, dass das Cholesterin in den von uns verzehrten Lebensmitteln nur ein Faktor ist, der zum Gesamtcholesterinspiegel in unserem Körper beiträgt. Die Art und Menge der verzehrten Fette, Kohlenhydrate und Proteine sowie verschiedene andere Nahrungsbestandteile wirken sich ebenfalls auf den Cholesterinspiegel im Blut aus, da sie die Cholesterinhomöostase verändern. Es wird empfohlen, nicht mehr als 300 mg Cholesterin mit der Nahrung aufzunehmen, insbesondere für Menschen mit hohen Cholesterinwerten (Mach et al. 2020). Eine pflanzliche Ernährung ist daher von Vorteil, da Pflanzen in der Regel einen geringeren Cholesteringehalt aufweisen als Tiere. Es ist jedoch auch wichtig, die Art der anderen Lebensmittel zu berücksichtigen, aus denen sich die gesamte Ernährung zusammensetzt.

Eine Metaanalyse von Ernährungsstudien hat gezeigt, dass eine Reihe von Lebensmitteln den LDL-Cholesterinspiegel deutlich senken können: (*i*) Lebensmittel mit einem hohen Anteil an ungesättigten Fettsäuren und einem niedrigen Anteil an gesättigten und trans-Fettsäuren; (*ii*) Lebensmittel mit Phytosterinen und/oder Phytostanolen; und (*iii*) Lebensmittel mit einem hohen Anteil an löslichen Ballaststoffen (Schoeneck und Iggman 2021). Viele pflanzliche Lebensmittel sind reich an Phytosterinen, Phytostanolen und Ballaststoffen und sollten daher Vorteile für die Aufrechterhaltung eines gesunden Cholesterinspiegels haben. Eine Meta-Analyse deutet auch darauf hin, dass der Verzehr bestimmter pflanzlicher Lebensmittel den LDL-Cholesterinspiegel im Blut spürbar senken kann, darunter Mandeln, Avocados, Leinsamen, Haselnüsse, Hülsenfrüchte, Sojaprotein, Tomaten, Kurkuma, Walnüsse und Vollkornprodukte. Folglich kann eine pflanzliche Ernährung mit diesen Lebensmitteln insbesondere bei Herzerkrankungen potenziell gesundheitsfördernd sein (Schoeneck und Iggman 2021).

Eine Reihe von pflanzlichen Lebensmitteln, insbesondere pflanzliche Öle und in geringerem Maße Obst, Gemüse, Nüsse, Getreide und Hülsenfrüchte, enthalten beträchtliche Mengen an Phytosterinen und Phytostanolen. Diese haben ähnliche chemische Strukturen und biologische Funktionen wie das in Tieren vorkommende Cholesterin (Moreau et al. 2002). Es hat sich gezeigt, dass der Verzehr relativ hoher Mengen dieser sekundärer Pflanzenstoffe den LDL-Cholesterinspiegel im Blut senkt (Ghaedi et al. 2020). So wurde beispielsweise berichtet, dass die tägliche Einnahme von etwa 2 g Phytosterinen und/oder Phytostanolen den LDL-Cholesterinspiegel um etwa 8 bis 10 % senken kann (Gylling und Simonen 2015). Aus diesem Grund haben einige Unternehmen funktionelle Lebensmittel entwickelt, die mit diesen cholesterinsenkenden sekundären Pflanzenstoffen angereichert sind. Es wird angenommen, dass Phytosterine und Phytostanole mit Cholesterin um den Einbau in die gemischten Mizellen im Dünndarm konkurrieren und dadurch die vom Körper aufgenommene Cholesterinmenge verringern (Gylling und Simonen 2015). Eine kürzlich durchgeführte Meta-Analyse deutet darauf hin, dass diese sekundären Pflanzenstoffe auch krebshemmende Wirkungen haben können (Cioccoloni et al. 2021). Der Verzehr von natürlichen oder prozessierten phytosterin- und phytostanolreichen pflanzlichen Lebensmitteln kann daher erhebliche gesundheitliche Vorteile bieten.

5.2.3 Kohlenhydrate

5.2.3.1 Grundlegende Eigenschaften

Die meisten tierischen Produkte (Fleisch, Fisch und Eier) enthalten keine nennenswerten Mengen an Kohlenhydraten, mit Ausnahme von Milch, die etwa 4 % des Disaccharids Laktose enthält (McClements und Grossmann 2021b). Im Gegensatz dazu enthalten die meisten Pflanzen relativ hohe Mengen an Kohlenhydraten, die typischerweise in Zucker, Oligosaccharide, Stärke und Ballaststoffe unterteilt werden können

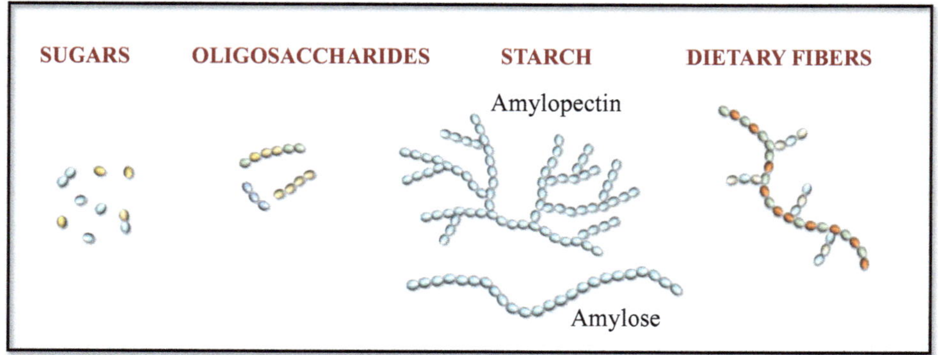

Abb. 5.4 Die ernährungsphysiologischen Eigenschaften von Kohlenhydraten hängen von ihrer Struktur ab, z. B. von der Art, Anzahl, Reihenfolge und Verzweigung der Monosaccharide.

(Abb. 5.4) (Mattila et al. 2018). Darüber hinaus werden viele verarbeitete pflanzliche Lebensmittelalternativen, wie Fleisch-, Fisch-, Ei- und Milchproduktalternativen, häufig aus einer Mischung funktioneller Inhaltsstoffe inklusive Kohlenhydraten formuliert (McClements und Grossmann 2021a). Die Art und Konzentration der verwendeten Kohlenhydrate kann jedoch vom Lebensmittelhersteller verändert und dadurch das Nährwertprofil gesteuert werden. Kohlenhydrate werden pflanzlichen Lebensmitteln oft als funktionelle Zutaten zugesetzt, um ihnen die gewünschte Farbe, Textur oder Geschmackseigenschaften zu verleihen. Häufig werden dabei jedoch die Auswirkungen auf die ernährungsphysiologischen Eigenschaften des Lebensmittels vernachlässigt. In diesem Abschnitt werden einige der wichtigen ernährungsphysiologischen Eigenschaften von Kohlenhydraten hervorgehoben, die bei der Formulierung von pflanzlichen Lebensmittelalternativen berücksichtigt werden sollten.

5.2.3.2 Stärke

In der Natur kommt Stärke in der Regel in Form von kleinen Partikeln vor, die als Körner bezeichnet werden und aus konzentrischen Ringen kristalliner und amorpher Bereiche bestehen (Cornejo-Ramirez et al. 2018). Auf molekularer Ebene besteht Stärke aus zwei Homopolysacchariden, die sich aus langen Ketten von Glukosemolekülen zusammensetzen und durch glykosidische Bindungen miteinander verbunden sind (Abb. 5.4). Amylose ist ein lineares Polymer, das hauptsächlich aus α-1,4 verknüpften Glukoseeinheiten besteht. Amylopektin dahingegen ist ein stark verzweigtes Polymer, das aus linearen Bereichen von α-1,4 verknüpften Glukoseeinheiten und α-1,6 Verknüpfungen an den Verzweigungspunkten besteht. Aus ernährungswissenschaftlicher Sicht kann Stärke in schnell verdauliche Stärke, langsam verdauliche Stärke und resistente Stärke eingeteilt werden. Diese Einteilung erfolgt je nachdem wie schnell sie von den Verdauungsenzymen in den oberen Bereichen des menschlichen Verdauungstrakts hydrolysiert wird (Mund, Magen und Dünndarm, Abb. 5.5) (Bello-Perez et al. 2020;

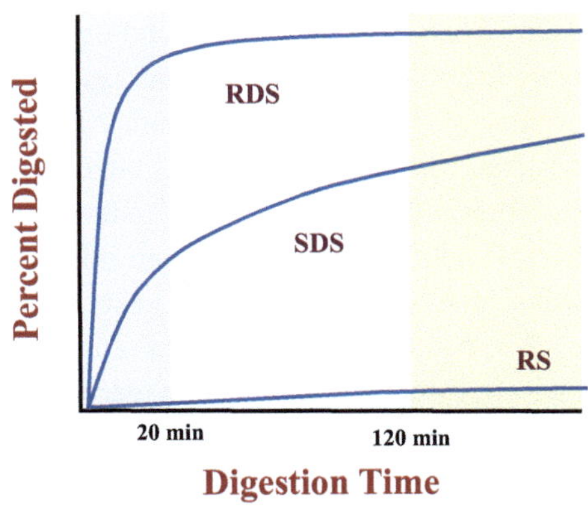

Abb. 5.5 Die ernährungsphysiologischen Auswirkungen von Stärke hängen von ihrer Verdaulichkeit ab. Stärke kann in schnell verdauliche Stärke (rapid digestible starch, RDS), langsam verdauliche Stärke (slow digestible starch, SDS) und resistente Stärke (resistant starch, RS) eingeteilt werden.

Dhital et al. 2017). Die glykosidischen Bindungen in schnellverdaulicher Stärke sind für Amylasen im menschlichen Darm leicht zugänglich, was zu einer schnellen Hydrolyse der Stärkeketten führt. Infolgedessen kann es nach dem Verzehr großer Mengen dieser Stärke zu einem Anstieg des Glukosespiegels im Blut kommen, was mit einem erhöhten Risiko für Diabetes und Fettleibigkeit in Verbindung gebracht wurde. Die glykosidischen Bindungen in langsam verdaulicher Stärke sind für die Hydrolyse durch Amylasen weniger zugänglich, was zu einer langsameren Freisetzung der Glukosemoleküle im Magen-Darm-Trakt führt und dadurch Spitzen im Blutzuckerspiegel vermieden werden. Resistente Stärke wird kaum durch Verdauungsenzyme abgebaut und wird daher im oberen Gastrointestinaltrakt wenig verdaut. Sobald sie jedoch den Dickdarm erreicht, kann sie von den dort ansässigen Mikroorganismen fermentiert werden, was zur Bildung kurzkettiger Fettsäuren (short-chain fatty acids, SCFA) führt. Dies kann sich positiv auf das Darmmikrobiom und die menschliche Gesundheit auswirken (Bello-Perez et al. 2020; Dhital et al. 2017). Unser derzeitiges Verständnis der ernährungsphysiologischen Eigenschaften von verschiedenen Stärkearten und deren Verdaulichkeit legt nahe, dass pflanzliche Lebensmittel optimalerweise mit resistenter oder langsam verdaulicher Stärke formuliert werden sollte. Allerdings müssen auch die Auswirkungen der verschiedenen Stärkeformen auf die funktionellen Eigenschaften der Lebensmittel und auf die Qualitätseigenschaften des Endprodukts berücksichtigt werden.

5.2.3.3 Zucker und Oligosaccharide

Zucker bestehen in der Regel aus einem (z. B. Glucose oder Fructose) oder zwei (z. B. Saccharose, Maltose oder Lactose) Monosacchariden. Oligosaccharide haben dahingegen in der Regel zwischen 2 und 20 Monosaccharid-Einheiten. Die Monomere in Disacchariden und Oligosacchariden werden durch glykosidische Bindungen zusammengehalten. Zucker sind in der Regel weiße, kristalline Substanzen mit hoher Wasserlöslichkeit. Sie werden als Zutaten für verschiedene Zwecke in Lebensmitteln verwendet, aber meistens um den erwünschten Geschmack und die gewünschte Farbe zu erzielen. Die meisten Zucker sind von Natur aus süß. Durch Beteiligung an chemischen Reaktionen während des Erhitzens (wie der Maillard-Reaktion und der Karamellisierung) können sie aber auch zu anderen Geschmacksrichtungen und Aromen beisteuern (Elmore und Mottram 2009). Zudem tragen Zucker durch den gleichen chemischen Mechanismus beim Erhitzen zur Bildung der häufig erwünschten braune Farbe bei. Beispielsweise reagieren reduzierende Zucker bei hohen Temperaturen und mittlerer Feuchtigkeit mit Proteinen oder Peptiden zu Melanoidinen. Diese tragen zur gewünschten braunen Farbe von gekochten Fleischprodukten bei (Shaheen et al. 2021).

Wie bereits erwähnt, ist der Zuckergehalt der meisten tierischen Erzeugnisse (z. B. Fleisch, Fisch und Eier) relativ gering, mit Ausnahme von Kuhmilch mit etwa 4 % Laktose. Pflanzliche Lebensmittel können jedoch Zuckerzusätze enthalten, um ihr Aussehen, ihr Geschmacksprofil oder andere funktionelle Eigenschaften zu verändern. So wird pflanzlicher Milch häufig Zucker zugesetzt, um sie süßer zu machen. Daher ist es wichtig, die potenziellen Auswirkungen von Zucker auf die ernährungsphysiologischen Eigenschaften von pflanzlichen Lebensmitteln zu kennen. Zugesetzter Zucker kann eine Reihe von nachteiligen Auswirkungen auf das Nährwertprofil von Lebensmittel haben. Erstens wurde der Verzehr von zuckerreichen Lebensmitteln mit Karies in Verbindung gebracht (Moynihan und Kelly 2014). Zweitens wurde der Verzehr dieser Lebensmittel auch mit einem erhöhten Risiko für eine Reihe chronischer Krankheiten in Zusammenhang gestellt, darunter Diabetes, Fettleibigkeit, Leber- und Herzkrankheiten (O'Neil et al. 2020; Rippe und Angelopoulos 2016). Drittens können einige der Reaktionsprodukte der Maillard-Reaktion zwischen Zuckern und Proteinen schädliche Auswirkungen auf die menschliche Gesundheit haben. So wurden beispielsweise fortgeschrittene Glykationsprodukte (Advanced Glycation Endproducts, (AGEs)) mit Diabetes, neurologischen Störungen, Arteriosklerose, Bluthochdruck und einigen Formen von Krebs in Verbindung gebracht (Kuzan 2021). Daher ist es zu empfehlen, pflanzliche Lebensmittelalternativen ohne hohe Zuckermengen zu formulieren, um das Kariesrisiko und das Entstehungsrisiko chronischer Krankheiten zu minimieren.

Einer Reihe von Oligosacchariden werden gesundheitsfördernde Wirkungen zugeschrieben, insbesondere prebiotischen Fructo-Oligosacchariden (FOS) und Galacto-Oligosacchariden (GOS) (Bosscher et al. 2009; Davani-Davari et al. 2019). Diese Oligosaccharide können ein gesundes Darmmikrobiom fördern, indem sie das Wachstum nützlicher Bakterien im Dickdarm stimulieren. Generell können Oligosaccharide positive Auswirkungen auf das Magen-Darm-System, das zentrale Nervensystem, das Immunsystem und das Herz-Kreislauf-System haben und könnten deswegen einen positiven Beitrag zu der Formulierung von neuen pflanzlichen Lebensmittelalternativen beitragen (Davani-Davari et al. 2019). Darüber hinaus haben Studien zufolge die Oligosaccharide in Muttermilch verschiedene gesundheitliche Vorteile für heranwachsende Säuglinge, wie z. B. Schutz vor Krankheitserregern, Stärkung der Immunreaktionen, Modulation des Darmmikrobioms und Verbesserung der Mineralstoffaufnahme (Al Mijan et al. 2011; Vandenplas et al. 2018). Folglich könnte es wichtig sein, pflanzliche Oligosaccharide mit vergleichbaren gesundheitlichen Vorteilen für pflanzliche Säuglingsnahrung zu identifizieren und zu nutzen. Es muss allerdings betont werden, dass nicht jede pflanzliche

Milch für Säuglinge geeignet ist, da sie einen anderen Gehalt an Makro- und Mikronährstoffen aufweist als Mutter- oder Kuhmilch. Es wurde jedoch spezielle Säuglingsnahrung mit den erforderlichen Nährstoffen auf pflanzlicher Basis entwickelt.

5.2.3.4 Ballaststoffe

Viele essbare Pflanzen enthalten von Natur aus einen hohen Anteil an Ballaststoffen. Diese werden jedoch bei der Isolierung der funktionellen Inhaltsstoffe (wie Proteine und Stärke) häufig entfernt. Pflanzliche Alternativen können jedoch mit isolierten Ballaststoffen angereichert werden, welche einen gesundheitlichen Nutzen haben können. Der strukturelle Aufbau und die ernährungsphysiologischen Eigenschaften der zugesetzten Ballaststoffe unterscheiden sich jedoch oft stark von denen der natürlichen Ballaststoffe in Vollwertkost (Augustin et al. 2020). Daher kann es aus ernährungsphysiologischer Sicht vorteilhaft sein, bei der Formulierung von Lebensmitteln auf pflanzlicher Basis die ursprüngliche Struktur von Pflanzenmaterialien so weit wie möglich zu erhalten.

Bei Ballaststoffen handelt es sich in der Regel um Polysaccharide (sie können aber auch andere assoziierte Substanzen wie Polyphenole, Wachse oder Proteine enthalten). Diese werden im Mund, im Magen und im Dünndarm nicht verdaut oder absorbiert und passieren daher den oberen Verdauungstrakt weitgehend intakt (Augustin et al. 2020). Sobald sie jedoch den Dickdarm erreichen, können sie von den verschiedenen dort ansässigen Bakterienarten fermentiert werden. Diese fermentierbaren Ballaststoffe können als Prebiotika wirken und damit das Wachstum nützlicher Bakterien im menschlichen Darm anregen. Dies kann wiederum zu verschiedenen gesundheitlichen Vorteilen für den Menschen führen (Roberfroid et al. 2010; Wang 2009). Die verschiedenen Arten von Ballaststoffen können je nach ihren physikochemischen und physiologischen Eigenschaften als löslich/unlöslich und fermentierbar/nicht fermentierbar klassifiziert werden.

Im Allgemeinen können Ballaststoffe ihren gesundheitlichen Nutzen durch eine Reihe von Mechanismen entfalten, die an anderer Stelle ausführlich beschrieben wurden und hier kurz zusammengefasst werden (Augustin et al. 2020; McClements 2021):

- *Rheologische Veränderungen:* Mit der Nahrung aufgenommene Ballaststoffe können die Viskosität von Magen-Darm-Flüssigkeiten erhöhen. Dies verändert die Misch- und Diffusionsprozesse und dadurch wird die Verdauung sowie Absorption von Makronährstoffen verzögert. Folglich können Ballaststoffe einen Anstieg des Glukose- oder Lipidspiegels im Blut verlangsamen, was ungebremst zu einer Dysregulation der Stoffwechselsysteme führen kann. Das Vorhandensein von Ballaststoffen kann die Quellfähigkeit der im Darm befindlichen Stoffe erhöhen und dadurch die Passagegeschwindigkeit erhöhen, was Verstopfung verhindern und die Darmfunktion verbessern kann.
- *Bindende Wechselwirkungen:* Ballaststoffe können an andere Komponenten im Magen-Darm-Trakt binden und dadurch die Verdauung, den Transport und die Absorptionsprozesse verändern. So können sie beispielsweise an Verdauungsenzyme binden. Dadurch verringern sie die Fähigkeit der Enzyme Fette, Proteine oder Stärke

zu hydrolysieren. Sie können auch an Gallensalze, Kalziumionen oder freie Fettsäuren binden und dadurch die Lipidverdauung, die Bildung von Mischmizellen und die Bewegung von Mischmizellen zu den Epithelzellen beeinträchtigen, was die Aufnahme von Lipiden und öllöslichen Vitaminen verringern kann.

- *Aggregationszustand:* Ballaststoffe können den Aggregatzustand von Makronährstoffen im Magen-Darm-Trakt verändern, z. B. von Fetttröpfchen, Proteinpartikeln oder Stärkekörnchen. Durch diesen Prozess wird die Fähigkeit der Verdauungsenzyme verändert, da die Oberfläche der Stoffe schwieriger zu erreichen und zu hydrolysieren ist. So können beispielsweise Ballaststoffe die Aggregation von Fetttröpfchen durch Brückenbildungs- oder Depletionsmechanismen fördern, was ihre Verdauung und Absorption verringert.
- *Umhüllung und Einbettung:* Ballaststoffe können eine unverdauliche Hülle oder Matrix um Makronährstoffe bilden. Diese Hülle kann die Fähigkeit der Verdauungsenzyme hemmen, ihre Oberfläche zu erreichen und die Hydrolyse zu katalysieren.
- *Eigenschaften der gastrointestinalen Barriere:* Das Vorhandensein von Ballaststoffen im menschlichen Darm kann die Barriereeigenschaften der Schleim- und Epithelschichten verändern, was die Geschwindigkeit und das Ausmaß der Nährstoffaufnahme beeinflussen kann.
- *Fermentation und das Darmmikrobiom:* Einige Ballaststoffe werden im oberen Verdauungstrakt nicht abgebaut, sondern im Dickdarm von Bakterien verstoffwechselt. Bei diesem Prozess entstehen häufig kurzkettige Fettsäuren, die die Gesundheit des Dickdarms verbessern können. Außerdem kann der Verzehr von Ballaststoffen die Zusammensetzung und Funktion des Darmmikrobioms in einer Weise verändern, die die menschliche Gesundheit verbessern kann.

Die potenziell positiven Auswirkungen des Verzehrs von Ballaststoffen auf die menschliche Gesundheit wurden in einer Meta-Analyse verschiedener Ernährungsstudien verglichen (Reynolds et al. 2019). Diese Meta-Analyse basierte auf Daten, die 135 Mio. Personenjahren entsprechen und aus 185 prospektiven Studien und 58 klinischen Studien an 4635 Erwachsenen stammen. Die Studie schlussfolgert, dass der Verzehr hoher Ballaststoffmengen zu einem Rückgang der Gesamtmortalität, von Herzerkrankungen, Schlaganfällen, Diabetes und Darmkrebs um 15 bis 30 % führte. Die Personen mit dem höchsten Ballaststoffkonsum hatten auch ein geringeres Körpergewicht, einen niedrigeren Blutdruck und einen niedrigeren Cholesterinspiegel als die Personen mit dem niedrigsten Konsum. Die größte Verringerung des Risikos für chronische Krankheiten wurde durch den Verzehr von etwa 25 bis 29 g Ballaststoffen pro Tag erreicht. Dieser Wert liegt erheblich über der durchschnittlichen Menge, die derzeit von der Mehrheit der Bevölkerung in den Industrieländern verzehrt wird.

Tierische Lebensmittel wie Fleisch, Fisch, Eier und Milchprodukte enthalten nur einen sehr geringen Anteil an Ballaststoffen. Eine Umstellung auf eine pflanzliche Ernährung mit einem hohen Anteil an Ballaststoffen könnte daher erhebliche gesundheitliche Vorteile mit sich bringen. Verbraucher*innen können die Gesamtmenge an zugenommenen Ballaststoffen erhöhen, indem sie mehr Obst, Gemüse, Vollkornprodukte, Hülsenfrüchte, Nüsse oder aus diesen Komponenten zubereitete Lebensmittel essen. Viele Menschen verzehren diese Produkte jedoch nicht regelmäßig, weil sie zu teuer, zu zeitaufwändig und mühsam zuzubereiten sind oder ihnen der Geschmack nicht zusagt. Daher kann es von Vorteil sein, das Nährwertprofil von verarbeiteten pflanzlichen Lebensmitteln (d. h. Fleisch-, Fisch-, Eier- oder Milchproduktalternativen) durch Ballaststoffanreicherung zu verbessern. Es ist jedoch zu beachten, dass sich Ballaststoffe im Magen-Darm-Trakt anders verhalten können, wenn sie isoliert und als funktionelle Zusatzstoffe in verarbeitete Lebensmittel eingearbeitet werden (Grundy , Edwards, et al., 2016a, b; Guo et al. b). Diese Wirkung wird hauptsächlich darauf zurückgeführt, dass minimal prozessierte Lebensmittel intakte pflanzliche Zellwände enthalten, welche die Verdauung von eingeschlossenen Makronährstoffen (wie Stärke und Fette) verlangsamen können. Zudem enthalten sie sekundäre Pflanzenstoffe (wie Polyphenole und Carotinoide), die weitere gesundheitliche Vorteile haben können.

Es sollte beachtet werden, dass ein übermäßiger Verzehr bestimmter Arten von Ballaststoffen unerwünschte Auswirkungen auf die menschliche Gesundheit haben kann. Dazu gehören Magen-Darm-Beschwerden, Blähungen und lockerer Stuhl (Nyyssola et al. 2020). Der Schweregrad dieser Effekte hängt von der Menge und der Art der aufgenommenen Ballaststoffe sowie von der Art der Lebensmittelmatrix ab. Daher ist es wichtig, die potenziellen Risiken einer hohen Zufuhr von Ballaststoffen in pflanzlichen Lebensmitteln ebenso zu berücksichtigen wie ihre potenziellen Vorteile.

Schließlich ist zu beachten, dass eine breite Palette von Komponenten als Ballaststoffe angesehen werden können. Diese haben unterschiedliche molekulare, physikochemische und physiologische Eigenschaften. Gegenwärtig ist der Zusammenhang zwischen den molekularen Merkmalen und den ernährungsphysiologischen Wirkungen von Ballaststoffen noch relativ wenig untersucht. Durch zukünftiges Wissen könnten sich neue Möglichkeiten ergeben, wie Ballaststoffe in der nächsten Generation von pflanzlichen Lebensmittelalternativen eingesetzt werden können.

5.3 Mikronährstoffe

Mikronährstoffe (Vitamine und Mineralien) sind molekulare Bestandteile von Lebensmitteln, die für das menschliche Wohlbefinden und die Gesundheit unerlässlich sind, aber vom menschlichen Körper nicht in ausreichender Menge synthetisiert werden können (Gropper et al. 2021). Daher müssen sie über die Nahrung aufgenommen werden. Es gibt zahlreiche Arten von Vitaminen und Mineralien in Lebensmitteln mit unterschiedlichen molekularen Merkmalen, physikochemischen Eigenschaften und physiologischen Wirkungen. In diesem Abschnitt konzentrieren wir uns auf die Vitamine und Mineralstoffe, die bei einer überwiegend pflanzlichen, d. h. veganen oder vegetarischen Ernährung fehlen können. Die wichtigsten Mikronährstoffe, die möglicherweise in solchen Diäten nicht ausreichend aufgenommen werden, sind Vitamin B_{12}, Vitamin D,

Omega-3-Fettsäuren, Kalzium, Eisen, Jod und Zink (Bakaloudi et al. 2021; Craig 2010). Die ernährungsphysiologischen Auswirkungen von Omega-3-Fettsäuren wurden im Abschnitt über Lipide erörtert und werden daher hier nicht weiter betrachtet. Eine Zusammenfassung der Mikronährstoffe, die bei einer pflanzlichen Ernährung fehlen können, findet sich in Tab. 5.4.

Viele Hersteller von pflanzlichen Lebensmitteln fügen ihren Produkten bereits diese Mikronährstoffe zu, um ihr Nährwertprofil zu verbessern. Dies dürfte dazu beitragen, mögliche Ernährungsdefizite bei einer ausschließlich pflanzlichen Ernährung zu vermeiden. Es sei darauf hingewiesen, dass die Praxis der Anreicherung von Lebensmitteln mit bestimmten Nährstoffen seit Jahrzehnten praktiziert wird (z. B. Vitamin D

Tab. 5.4 Wichtige Vitamine und Mineralstoffe, die in einer pflanzlichen Ernährung fehlen könnten, sowie ihre Rolle im menschlichen Metabolismus. Entnommen aus der Tabelle für Vitamine und Mineralien des United States Departments of Agriculture. Recommended Dietary Allowance (RDA) ist die empfohlene Tagesmenge für Erwachsene, die je nach Geschlecht, Alter und Schwangerschaftsstatus variiert.

Mikronährstoff	Funktion	Quelle	RDA
Vitamin B_{12}	Umwandlung von Nahrung in Energie, Funktion des Nervensystems, Bildung roter Blutkörperchen	Milchprodukte, Eier, Fleisch, Fisch, angereicherte Getreideprodukte, angereicherte pflanzliche Lebensmittel	2,4 µg
Vitamin D	Blutdruckregulierung, Knochenwachstum, Kalziumhaushalt, Hormonproduktion, Immunfunktion, Funktion des Nervensystems	Eier, Fisch, Fischöl und Lebertran, Schweinefleisch, angereicherte Milcherzeugnisse, angereicherte Margarine, angereicherter Orangensaft, angereicherte pflanzliche Getränke, angereicherte Frühstücksflocken, Pilze	15 µg
Eisen	Energieproduktion, Wachstum und Entwicklung, Immunfunktion, Bildung roter Blutkörperchen, Fortpflanzung, Wundheilung	Fleisch, Fisch, Eier, Bohnen, Obst, grünes Gemüse, Nüsse, Erbsen, Samen, Tofu, Vollkorn	8–18 mg
Kalzium	Blutgerinnung, Knochen- und Zahnbildung, Verengung und Entspannung der Blutgefäße, Hormonsekretion, Muskelkontraktion, Funktion des Nervensystems	Milchprodukte, Fischkonserven mit Gräten, angereicherter Orangensaft, angereicherte pflanzliche Getränke, angereicherte Frühstückszerealien grünes Gemüse, Tofu	1000 mg
Zink	Wachstum und Entwicklung, Immunfunktion, Funktion des Nervensystems, Proteinbildung, Fortpflanzung, Geschmack und Geruch, Wundheilung	Fleisch, Meeresfrüchte, Milchprodukte, Bohnen, Erbsen, Nüsse, Vollkornprodukte, angereicherte Getreideflocken	8–11 mg

in Kuhmilch und Folsäure in Mehl) und sich bei der Verringerung von Gesundheitsproblemen im Zusammenhang mit Nährstoffmängeln als äußerst erfolgreich erwiesen hat.

5.3.1 Vitamine

5.3.1.1 Vitamin B_{12}

Vitamin B_{12} ist eine Gruppe wasserlöslicher Moleküle, die für die Umwandlung von Nahrung, für das ordnungsgemäße Funktionieren von Nerven- und Blutzellen und für die Bildung von genetischem Material in unseren Zellen unerlässlich sind (Rizzo et al. 2016). Eine Ernährung mit einem Mangel an diesem Mikronährstoff kann daher gesundheitliche Probleme verursachen, insbesondere Anämie, neurologische Probleme und Müdigkeit. Das National Institute of Health (USA) empfiehlt eine tägliche Zufuhr von 2,4 Mikrogramm Vitamin B_{12} für Erwachsene und etwas mehr für schwangere und stillende Frauen. In der menschlichen Ernährung ist Vitamin B_{12} hauptsächlich in tierischen Lebensmitteln wie Fleisch, Fisch, Eiern und Milch vorhanden. Daher haben Vegetarier*innen, die Eier und Milchprodukte verzehren, ein geringeres Mangelrisiko. Veganer*innen dahingegen haben ein großes Risiko für einen Mangel an Vitamin B_{12} (Pawlak et al. 2014). Dieses Problem kann durch die Einnahme von Nahrungsergänzungsmitteln oder angereicherten Lebensmitteln behoben werden (Butola et al. 2020). In diesem Fall wird das Vitamin B_{12} in der Regel aus mikrobiellen und nicht aus tierischen Quellen gewonnen, wodurch es auch für vegane Diäten geeignet ist. Darüber hinaus ist Nährhefe eine gute Quelle für Vitamin B_{12}, die in veganen Rezepten häufig als Gewürz verwendet wird. Es gibt auch Interesse an der Entwicklung von pflanzlichen Lebensmittelzutaten, die von Natur aus reich an Vitamin B_{12} sind, wie z. B. Algen, Pilze und einige fermentierte Lebensmittel (Rizzo et al. 2016). Diese Zutaten könnten dann zur Formulierung von verarbeiteten pflanzlichen Lebensmitteln verwendet werden, um einen Mangel an diesem Vitamin zu vermeiden.

5.3.1.2 Vitamin D

Vitamin D bezieht sich auf eine Gruppe öllöslicher Moleküle, die hauptsächlich in tierischen Lebensmitteln vorkommen und auch für die Gesundheit und das Wohlbefinden des Menschen wichtig sind (Gropper et al. 2021). Vitamin D fördert insbesondere die Kalziumabsorption, die gesunde Knochenbildung, die Regulierung des Blutdrucks und das reibungslose Funktionieren des Muskel-, Hormon-, Nerven- und Immunsystems. Es gibt zwei Haupttypen dieses Mikronährstoffs in der menschlichen Ernährung: Vitamin D_2 und D_3. Vitamin D_3 ist in der Regel nur in tierischen Lebensmitteln wie Fleisch, Milch und Eiern in nennenswerten Mengen enthalten, kann aber auch in der menschlichen Haut in Gegenwart von Sonnenlicht synthetisiert werden. Im Gegensatz dazu ist Vitamin D_2 vor allem in pflanzlichen Lebensmitteln wie Pilzen enthalten, die jedoch nur einen kleinen Teil der menschlichen Ernährung ausmachen. Daher können Menschen, die sich rein pflanzlich ernähren, einen Vitamin-D-Mangel aufweisen. Dieser Mangel kann negative gesundheitliche Folgen wie Osteoporose, schwache Knochen, Wachstumsverzögerung und Muskelschwäche mit sich bringen. Aus diesem Grund müssen Vegetarier*innen und Veganer*innen möglicherweise Nahrungsergänzungsmittel einnehmen oder mit Vitamin D angereicherte Lebensmittel in ihre Ernährung aufnehmen. Das in Nahrungsergänzungsmitteln verwendete Vitamin D_2 stammt immer aus nicht-tierischen Quellen, aber das Vitamin D_3 kann sowohl aus tierischen als auch aus nicht-tierischen Quellen stammen. Aus diesem Grund sollten die Verbraucher*innen bei der Auswahl von Nahrungsergänzungsmitteln darauf achten, aus welchen Quellen das Vitamin D extrahiert wurde.

Vitamin D ist ein stark hydrophobes Molekül, das in Lebensmitteln häufig eine relativ geringe Bioverfügbarkeit aufweist (Maurya et al. 2020). Deswegen besteht ein erhebliches Interesse an der Verwendung von kolloidalen Formulierungstechnologien (z. B. Emulsionstechnologien), um die Bioverfügbarkeit dieses öllöslichen Mikronährstoffs zu erhöhen (Ozturk 2017). Bei diesen Systemen ist das Vitamin D in kleinen Triacylglycerin-reichen Tröpfchen eingeschlossen, die in pflanzliche Lebensmittel eingearbeitet werden können (Abb. 5.6). Diese Fetttröpfchen werden normalerweise im Magen-Darm-Trakt schnell verdaut. Das Vitamin D wird dann aus den Fetttröpfchen freigesetzt und in den von den hydrolysierten Triacylglycerinmolekülen gebildeten Mischmizellen gelöst und zu den Epithelzellen transportiert, wodurch die Bioverfügbarkeit verbessert wird (Abb. 5.7). Diese Art von kolloidalen Formulierungen ist besonders geeignet, um

Abb. 5.6 Öllösliche Vitamine und Nutrazeutika können in kolloidale Verkapselungssysteme eingebracht werden, welche dann in pflanzliche Lebensmittel eingearbeitet werden können, um deren Nährwertprofil zu verbessern.

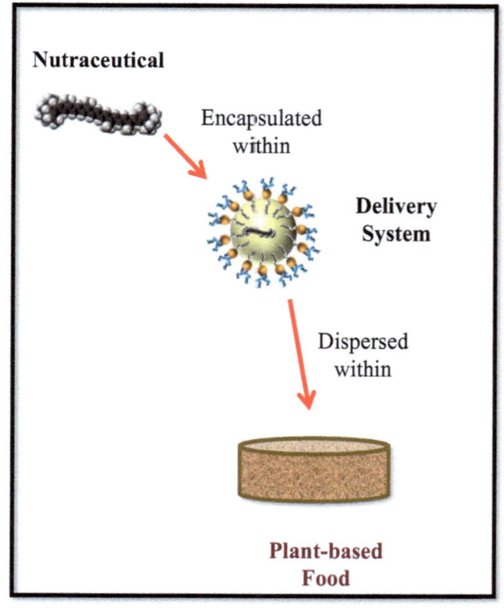

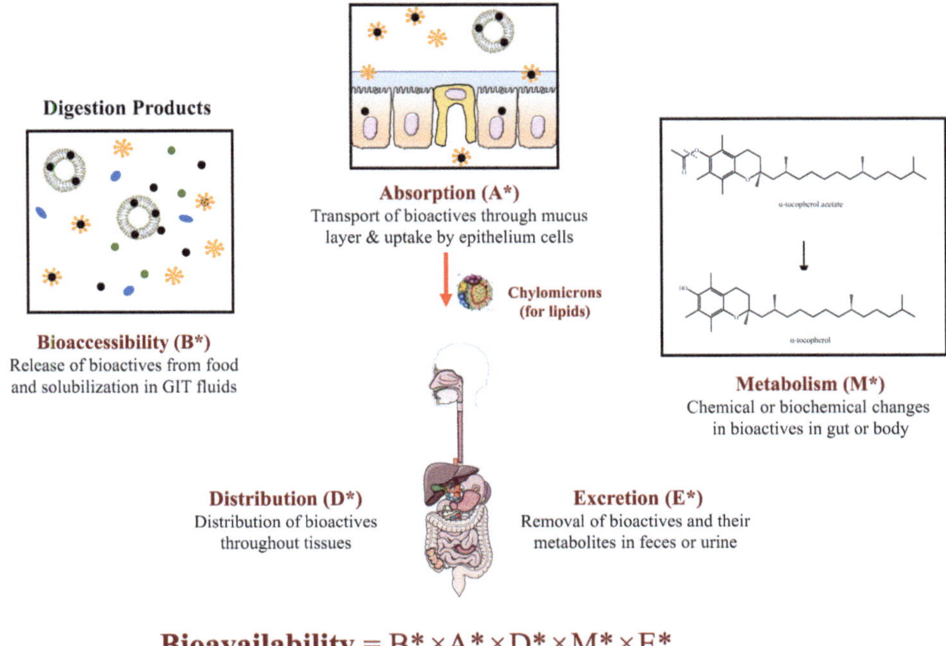

Abb. 5.7 Die Bioverfügbarkeit hydrophober bioaktiver Stoffe hängt von zahlreichen Faktoren ab, darunter ihre Verdaulichkeit (Bioaccessibility), Absorption, Transport im Körper (Distribution), Metabolisierung und Ausscheidung (Excretion). Bild des menschlichen Magen-Darm-Trakts von Servier Medical Art (smart.servier.com). Creative Commons Attribution 3.0 Unported License

die Bioverfügbarkeit von Vitamin D in angereicherten pflanzlichen Lebensmitteln wie Fleisch-, Fisch-, Eier- oder Milchalternativen zu erhöhen.

5.3.2 Mineralien

5.3.2.1 Eisen

Eisen ist ein Spurenelement, das im menschlichen Körper zahlreiche Funktionen erfüllt. Ein Mangel in der menschlichen Ernährung über längere Zeiträume kann zu schweren gesundheitlichen Problemen führen, insbesondere zu Anämie (Gropper et al. 2021). Eisen spielt eine wichtige Rolle für das ordnungsgemäße Funktionieren des Sauerstofftransports durch Hämoglobin und Myoglobin, sowie für die Fortpflanzung, die Wundheilung, die Bildung roter Blutkörperchen, das Wachstum und die Entwicklung, die Energieerzeugung und die Immunfunktion. Das National Institute of Health empfiehlt, dass erwachsene Männer und Frauen (19–50 Jahre) 8 bzw. 18 mg pro Tag zu sich nehmen sollten, wobei schwangere Frauen deutlich mehr benötigen (27 mg). Eisen kommt in einer Vielzahl natürlicher und verarbeiteter Lebensmittel vor, darunter Fleisch, Meeresfrüchte, Eier, angereicherte Frühstückszerealien, angereichertes Brot, Bohnen, Linsen, Spinat, Kidneybohnen, Erbsen, Nüsse und Trockenfrüchte. Das Eisen in diesen Quellen kann entweder in Häm- oder „Nicht-Häm"-Form vorliegen. Fleisch und Fisch enthalten Häm-Eisen, während pflanzliche Nahrungsmittel und angereicherte Lebensmittel „Nicht-Häm-Eisen" enthalten. Die Bioverfügbarkeit von Häm-Eisen ist relativ hoch, da die Rezeptoren auf den Darm-Enterozyten spezifisch die Aufnahme dieser Form von Eisen ermöglichen (Rousseau et al. 2020). Im Gegensatz dazu ist die Bioverfügbarkeit von „Nicht-Häm-Eisen" aufgrund seiner geringen Wasserlöslichkeit und seiner Tendenz zur Bindung an Antinährstoffe (wie Phytinsäure, Polyphenole und Ballaststoffe) relativ gering (Rousseau et al. 2020). Aus diesem Grund empfiehlt das National Institute of Health, dass bei einer rein pflanzlichen Ernährung etwa doppelt so viel Eisen zu sich genommen werden sollte, wie bei einer omnivoren Diät.

Momentan werden auch Methoden entwickelt, um die Bioverfügbarkeit von Eisen in pflanzlichen Lebensmitteln zu erhöhen. Zum Beispiel sollte das pflanzenbasierte Leghämoglobin sich in unserem Körper ähnlich verhalten wie das in rotem Fleisch vorkommende Hämoglobin. Diese Häm-form wird schon in manchen Produktformulierungen von Fleischalternativen eingesetzt. Darüber hinaus besteht Forschungsinteresse an der Verwendung spezifischer Eisenformen, kolloidaler Formulierungstechnologien oder der Beeinflussung der Lebensmittelmatrix, um die Bioverfügbarkeit von Eisen in Nahrungsergänzungsmitteln und angereicherten Lebensmitteln zu erhöhen (Pastore et al. 2020; Trivedi und Barve 2021; Zhang et al. 2021; Zuidam 2012). Die Anwendung dieser Technologien in pflanzlichen Lebensmittelalternativen könnte dazu beitragen, Eisenmangel bei Veganer*innen und Vegetarier*innen zu verhindern.

5.3.2.2 Zink

Zink ist ein weiteres Spurenelement, das normalerweise in tierischen Quellen wie Fleisch und Fisch vorkommt (Grungreiff et al. 2020). Es ist jedoch auch in einigen pflanzlichen Lebensmitteln wie Bohnen, Erbsen, Nüssen und Vollkornprodukten enthalten, wenngleich seine Bioverfügbarkeit oft geringer ist als bei tierischen Quellen. Zink spielt eine entscheidende Rolle bei einer Vielzahl von physiologischen Prozessen, die für die Gesundheit und das Wohlbefinden des Menschen entscheidend sind. Dazu gehören Wachstum und Entwicklung, Immunfunktion, Funktion des Nervensystems, Proteinsynthese, Wundheilung, Fortpflanzung, sowie Geschmacks- und Geruchsinn. Ein langzeitiger Zinkmangel kann daher negative Auswirkungen auf die Gesundheit haben, wie z. B. eine erhöhte Anfälligkeit für Infektionen, verlangsamtes Wachstum, Hautprobleme sowie Geruchs-, Geschmacks- und Augenstörungen. Das National Institute of Health empfiehlt, dass Erwachsene etwa 8 bis 11 mg Zink pro Tag zu sich nehmen sollten, wobei Frauen geringere Mengen benötigen als Männer (es sei denn, sie sind schwanger oder stillen).

Die relativ geringe Bioverfügbarkeit von Zink in vielen pflanzlichen Lebensmitteln ist darauf zurückzuführen, dass sie erhebliche Mengen an Antinährstoffen wie Phytinsäure, Polyphenole und Ballaststoffe enthalten, die das Zink binden und seine Aufnahme verringern können (Rousseau et al. 2020). Bei nicht ausreichender Zufuhr mit diesem Mikronährstoff, sollten daher Zinkpräparate eingenommen oder mit Zink angereicherte pflanzliche Lebensmittel verzehrt werden (Bakaloudi et al. 2021). Insbesondere für Veganerinnen kann es während der Schwangerschaft wichtig sein, Zinkpräparate oder angereicherte Lebensmittel einzunehmen (Sebastiani et al. 2019). Die Bioverfügbarkeit von Zink kann durch den Einsatz von Verarbeitungstechnologien zur Entfernung oder Deaktivierung von Antinährstoffen verbessert werden. Darüber hinaus können spezifische Mineralstoffformen, Verkapselungstechnologien oder Lebensmitteltexturen verwendet werden, um die Bioverfügbarkeit von Zink in angereicherten Lebensmitteln und Nahrungsergänzungsmitteln zu erhöhen (Pastore et al. 2020; Trivedi und Barve 2021; Zhang et al. 2021; Zuidam 2012). Die Anwendung dieser Technologien in pflanzlichen Lebensmittelalternativen ist besonders wichtig, um Zinkmangel bei Veganer*innen und Vegetarier*innen zu verhindern.

5.3.2.3 Kalzium

Kalzium ist ein Mineralstoff, der in der menschlichen Ernährung aufgrund seiner Bedeutung für die Knochengesundheit und verschiedener anderer Funktionen in viel höherem Maße benötigt wird als andere Mineralstoffe (Grungreiff et al. 2020). Darüber hinaus spielt es beispielsweise eine wichtige Rolle bei der Funktion von Muskeln, Nerven, Blutgefäßen, Hormonen und Enzymen. Das National Institute of Health empfiehlt, dass erwachsene Männer und Frauen (19–50 Jahre) etwa 1000 mg Kalzium pro Tag zu sich nehmen sollten, für ältere Menschen und Schwangere werden jedoch höhere Mengen empfohlen. Ein Kalziummangel über einen längeren Zeitraum kann zu gesundheitlichen Problemen führen, z. B. zu einer verminderten Knochenmasse und einem erhöhten Risiko für Osteoporose und Knochenbrüche. Ein schwerwiegender Kalziummangel kann zu Taubheit, Kribbeln in den Fingern, Krämpfen und unregelmäßigen Herzrhythmen führen. Milchprodukte wie Milch, Joghurt und Käse sind die wichtigsten Kalziumquellen in der Ernährung der Verbraucher*innen in vielen Industrieländern (Gao et al. 2006; Romanchik-Cerpovicz und McKemie 2007). Folglich sind Veganer*innen anfällig für Kalziummangel, wenn sie keine Nahrungsergänzungsmittel oder andere kalziumreiche Lebensmittel zu sich nehmen. Kalzium ist auch in verschiedenen pflanzlichen Quellen wie bestimmten grünen Gemüsesorten (Grünkohl, Brokkoli, Kohlgemüse) und Getreide enthalten. Trotz der geringen Kalziumkonzentration in Getreide ist es dennoch eine gute Quelle, da es in großen Mengen verzehrt wird. Kalzium ist auch in vielen angereicherten Lebensmitteln enthalten, z. B. in Frühstücksflocken, Fruchtsäften und pflanzlichen Milchprodukten.

Wie auch bei den anderen Mineralstoffen können Antinährstoffe wie Oxalat und Phytinsäure die Aufnahme hemmen (White und Broadley 2005). Kalzium gibt es in einer Vielzahl von chemischen Formen, die zur Anreicherung von Lebensmitteln verwendet werden können. Dazu gehören z. B. Kalziumkarbonat, -zitrat, -glukonat, -laktat und -phosphat, die jeweils ihre eigenen physikochemischen Eigenschaften und Bioverfügbarkeit haben (Fairweather-Tait und Teucher 2002). Daher ist es wichtig, die für eine bestimmte Anwendung am besten geeignete Form zu wählen. Darüber hinaus sind bei der Anreicherung von Lebensmitteln mit Kalzium noch eine Reihe anderer Faktoren zu berücksichtigen. Das Vorhandensein von Kalzium kann die Aggregation, Ausfällung oder Gelierung anderer (insbesondere anionischer) Inhaltsstoffe bewirken und es kann zu einem unangenehmen Mundgefühl führen. Zudem ist die Bioverfügbarkeit oft relativ gering und wird auch von der Matrix des Lebensmittels beeinflusst (Romanchik-Cerpovicz und McKemie 2007). Daher ist es wichtig, bei der Anreicherung von pflanzlichen Lebensmitteln mit diesem wichtigen Mikronährstoff die am besten geeignete Form von Kalzium und die passende Formulierung zu wählen.

5.4 Nutrazeutika

Pflanzliche Lebensmittel enthalten zahlreiche Arten von Nutrazeutika. Dies sind Stoffe, die für die menschliche Gesundheit nicht essenziell sind (wie Vitamine und Mineralien) aber dennoch gesundheitliche Vorteile bieten können (Santini et al. 2018, 2017). Zu den gängigen Nutrazeutika gehören Substanzen wie Carotinoide (z. B. aus Karotten, Paprika und Grünkohl), Curcumin (z. B. aus Kurkuma), Anthocyane (z. B. aus Rotkohl und Beeren) und andere Arten von Polyphenolen (z. B. aus Tee, Kaffee und vielen Pflanzen). Der regelmäßige Verzehr ausreichend hoher Mengen solcher nährstoffreichen Lebensmitteln kann das Risiko chronischer Krankheiten wie Herzkrankheiten, Krebs, Diabetes, Bluthochdruck, Schlaganfall, Gehirnerkrankungen oder Augenerkrankungen verringern (Gul et al. 2016). Sie können aber auch die menschliche Leistungsfähigkeit wie Ausdauer, Energieniveau, Stimmung und Aufmerksamkeit fördern.

Die möglichen Wirkmechanismen für den gesundheitlichen Nutzen dieser bioaktiven Stoffe können antioxidativ, antimikrobiell und entzündungshemmend sein. Dennoch müssen viele der für Nutrazeutika aufgestellten Behauptungen noch durch gut konzipierte randomisierte kontrollierte Studien und Meta-Analysen überprüft werden (McClements 2019a). Nutrazeutika können von Natur aus in unverarbeiteten Lebensmitteln vorhanden sein oder sie können isoliert und dann als funktionelle Inhaltsstoffe in verarbeitete Lebensmittel eingearbeitet werden. Dies kann zu einer Veränderung ihrer biologischen Aktivität führen (Fardet 2015a, b). Für isolierte Nutrazeutika ist es wichtig, dass sie in der Lebensmittelmatrix dispergiert werden können, im Lebensmittel und im Magen-Darm-Trakt chemisch stabil sind und nach der Einnahme eine hohe Bioverfügbarkeit haben (McClements 2018b). Dies kann häufig durch Verkapselungstechniken – wie z. B. Öl-in-Wasser-Emulsionen – erreicht werden (McClements 2015; Ting et al. 2014; Velikov und Pelan 2008). Die Fetttröpfchen in diesen Emulsionen haben ein hydrophobes Inneres und ein hydrophiles Äußeres. Daher können hydrophobe Nutrazeutika in ihnen eingeschlossen und dann in Lebensmittelformulierungen auf wässriger Basis dispergiert werden, wie z. B. in Fleisch, Meeresfrüchten, Eiern und Milchprodukten auf pflanzlicher Basis (Abb. 5.6). Außerdem führen die kleinen Tropfen und die damit große Oberfläche zu einer schnellen Verdauung im Magen-Darm-Trakt (McClements et al. 2015). Infolgedessen werden die Nutrazeutika schnell aus den Öltröpfchen freigesetzt und in den aus den Lipidverdauungsprodukten gebildeten Mischmizellen gelöst (Abschn. 5.7). Diese Mischmizellen transportieren die Nährstoffe dann zu den Enterozyten, wo sie absorbiert werden. Die Bioverfügbarkeit von Nutrazeutika in unverarbeiteten Lebensmitteln, wie Obst und Gemüse, kann durch den Verzehr von Emulsionen mit speziellen Hilfsstoffen oder durch eine spezielle Formulierung der Lebensmittelmatrix erhöht werden (Aboalnaja et al. 2016; McClements et al. 2015). In diesem Fall wird das nutrazeutische unverarbeitete Lebensmittel mit Fetttröpfchen oder bestimmten Lebensmittelmatrizen verzehrt, die im Dünndarm schnell verdaut werden und Mischmizellen bilden. Diese lösen dann die Nutrazeutika wieder auf und transportieren diese zu den Enterozyten, wo sie absorbiert werden. Die Zusammensetzung und Struktur von solchen emulsionsbasierten Verabreichungssystemen muss normalerweise optimiert werden, um die Bioverfügbarkeit der Nutrazeutika zu maximieren (McClements 2018a). Dies beinhaltet in der Regel die Entwicklung eines Systems, das die Bioverfügbarkeit, die chemische Stabilität und/oder die Absorption des Nutrazeutikums erhöht (Abb. 5.7).

Eine Analyse zahlreicher Lebensmittel (>3000) hat gezeigt, dass pflanzliche Lebensmittel viele Stoffe mit antioxidativer Aktivität aufweisen (Carlsen et al. 2010). Außerdem wurde festgestellt, dass pflanzliche Lebensmittel einen viel höheren Gehalt an Antioxidantien aufweisen als tierische Lebensmittel. Durch die Hemmung oxidativer Reaktionen im menschlichen Körper (welche biochemische Komponenten wie Lipide, Proteine oder DNA schädigen können), könnten diese Stoffe also einen gesundheitlichen Nutzen haben. Pflanzen enthalten beispielsweise Carotinoide, Curcuminoide, Tocopherole, Tocotrienole, Polyphenole, Phytosterole, Phytostanole, Isoflavone, schwefelorganische Verbindungen, Prebiotika und bioaktive Peptide (Abuajah et al. 2015). Diese Stoffe können zum gesundheitlichen Nutzen von pflanzlichen Lebensmitteln beitragen. Einige Lebensmittel tierischer Herkunft enthalten jedoch auch erhebliche Mengen bestimmter nutrazeutischer Inhaltsstoffe, wie bioaktive Peptide, konjugierte Linolensäure (conjugated linoleic acid, CLA), mehrfach ungesättigte Fettsäuren und Prebiotika, die einen gewissen gesundheitlichen Nutzen haben können (Abuajah et al. 2015).

Eine Reihe von Nutrazeutika in pflanzlichen Lebensmitteln und die für sie beanspruchten gesundheitlichen Vorteile sind in Tab. 5.5 aufgeführt (McClements 2019a). Jedes Nutrazeutikum hat seine eigenen einzigartigen molekularen und physiko-chemischen Eigenschaften, die bei der Formulierung einer geeigneten Lebensmittelmatrix berücksichtigt werden müssen, um seine Stabilität und Bioverfügbarkeit zu gewährleisten (McClements 2018b).

Tab. 5.5 Beispiele für Nutrazeutika in pflanzlichen Lebensmitteln und die mit ihnen verbundenen gesundheitsbezogenen Angaben. Stärke der Evidenz: *Stark* = unterstützt durch klinische Studien, epidemiologische Studien und experimentelle Studien; *Mäßig* = einige Belege, aber nicht schlüssig; *Schwach* = wenig Belege für eine Wirkung. Aus (McClements 2019b)

Nutrazeutika	Natürliche Quelle	Untersuchte Gesundheitseffekte	Evidenzstärke
Omega-3-Fettsäuren (DHA, EPA, ALA)	Algenöl, Leinsamenöl	Verringerung von Herzkrankheiten, Entzündungen, Immunstörungen und psychischen Störungen	Mäßig bis stark
Carotinoide: β-Carotin, Lycopin, Lutein, Zeaxanthin	Karotten, Grünkohl, Mangos, Paprika, Spinat, Tomaten, Wassermelone, Yamswurzeln	Pro-Vitamin A-Aktivität, Anti-Krebs-Aktivität, verbesserte Augengesundheit	Mäßig bis stark
Kurkumin	Kurkuma (*Curcuma longa*)	Verringerung von Krebsprävalenz, Diabetes, Depressionen, Fettleibigkeit, Schmerzen und Schlaganfälle	Mäßig
Resveratrol	Traubenkerne, Wein, Beeren, Erdnüsse, Kakao	Verringerung von Krebsprävalenz, Herzkrankheiten, Diabetes und Hirnerkrankungen	Mäßig
Polyphenole	Kaffee, Tee, Kakao, Obst, Beeren, Bohnen	Verringerung von Krebsprävalenz, Entzündungen, Fettleibigkeit, Diabetes, Herzkrankheiten, Hirnerkrankungen	Mäßig bis stark
Phytosterine/Phytostanole	Obst, Hülsenfrüchte, Nüsse, Samen, Gemüse, Vollkornprodukte	Senkung des Cholesterinspiegels	Stark

5.5 Verdaulichkeit, Bioverfügbarkeit und Fermentierbarkeit

Ein besseres Verständnis der unterschiedlichen Ernährungs- und Gesundheitseffekte von tierischen und pflanzlichen Lebensmitteln erfordert ein Verständnis dafür, wie sich diese Lebensmittel im menschlichen Darm verhalten (McQuilken 2021a, b, c). Lebensmittel durchlaufen nach ihrer Aufnahme eine komplexe Umwandlung, welche im Mund, der Speiseröhre, dem Magen, und dem Dünn- und Dickdarm stattfindet (Abb. 5.1). Der menschliche Magen-Darm-Trakt ist darauf ausgelegt, uns vor schädlichen Substanzen (z. B. chemische Giftstoffe oder pathogene Mikroorganismen) zu schützen und alle aufgenommenen wichtigen Nährstoffe effizient zu verdauen und zu absorbieren. Er erfüllt diese Funktionen, indem er eine Kombination aus natürlichen Säuren, oberflächenaktiven Substanzen, Enzymen und mechanischen Kräften einsetzt, um die Nahrungsmittel in kleinere Fragmente und schließlich in Moleküle zu zerlegen. Diese passieren dann die darmauskleidenten Enterozyten und werden von dort in unseren Körper aufgenommen und verwertet (Abb. 5.1). Eine kurze Zusammenfassung der verschiedenen Regionen des menschlichen Verdauungstrakt wird im Folgenden beschrieben (McQuilken 2021c):

Mund: Unmittelbar nach dem Schlucken gelangen die Lebensmittel in die Mundhöhle. Im Mund werden die Lebensmittel mit Speichel vermischt. Speichel ist eine viskose Flüssigkeit, die Muzin, Mineralien und Enzyme (z. B. Amylasen und linguale Lipasen) enthält und einen annähernd neutralen pH-Wert aufweist (Carpenter 2013; McQuilken 2021c). In der Regel werden feste Lebensmittel gekaut und mit Speichel vermischt. Die Masse wird dadurch zerkleinert und es formt sich ein „Bolus", welcher dann geschluckt wird. Durch die Verkleinerung der Partikelgröße im Mund können sie im weiteren Verlauf des Magen-Darm-Trakts leichter verdaut werden, da sich die Oberfläche der Makronährstoffe vergrößert und dadurch mehr Oberfläche für den enzymatischen Abbau zur Verfügung steht. Nach dem Schlucken wandert der Bolus durch die Speiseröhre und gelangt in den Magen.

Der Magen: Der Magen besteht aus einem muskulösen Hohlraum, der stark säurehaltige Magensäfte enthält (McQuilken 2021c). Der Mageninhalt hat im nüchternen Zustand in der Regel einen pH-Wert von 1 bis 3, welcher aber unmittelbar nach der Nahrungsaufnahme deutlich ansteigen kann. Der Magen mischt und zerkleinert die Nahrung, indem er durch Muskelkontraktionen mechanische Kräfte ausübt (Bornhorst und Singh 2014; Hunt et al. 2015). Darüber hinaus werden durch die Säuren und Enzyme (Magenlipasen und -proteasen) im Magensaft die Makronährstoffe in der Nahrung abgebaut. Nach einer Verweildauer von etwa 2 h im Magen gelangt die teilweise verdaute Nahrung (der so genannte Chymus) durch den Pylorus-Schließmuskel in den Dünndarm. Die Verweildauer von Lebensmitteln im Magen (die mit der Magenentleerung zusammenhängt) kann jedoch je nach Zusammensetzung, Struktur und Rheologie erheblich variieren, was sich auf die Pharmakokinetik und die Stoffwechselreaktionen der Nährstoffe auswirken kann. Dies kann wiederum die menschliche Ernährung und Gesundheit beeinflussen (Somaratne et al. 2020).

Dünndarm: Der Dünndarm besteht aus einem langen Schlauch, der aus Zwölffingerdarm, Jejunum und Ileum besteht und den Magen mit dem Dickdarm verbindet (McQuilken 2021c). Teilweise verdaute Nahrung bewegt sich durch den Dünndarm und wird angetrieben durch peristaltische Kräfte als Ergebnis koordinierter Muskelkontraktionen (McQuilken 2021b). Die Bauchspeicheldrüse und der Gallengang geben Flüssigkeiten in den Dünndarm ab. Diese Flüssigkeit enthält Verdauungsenzyme (Amylasen, Proteasen, Lipasen und Phospholipasen), Gallensalze, Phospholipide und Mineralsalze, die den weiteren Aufschluss und die Verdauung der Nahrung fördern.

Stärke, Proteine und Lipide werden in kleine Moleküle wie Glukose, Aminosäuren, Peptide, freie Fettsäuren und Monoacylglycerine umgewandelt und liegen somit in einer für die Aufnahme durch die Enterozyten des Darms geeigneten Form vor (Abb. 5.1). Im Falle von Lipiden werden die Verdauungsprodukte mit Gallensalzen und Phospholipiden gemischt. Dadurch bilden sich Mischmizellen, die dann zur Absorption zu den Enterozyten transportiert werden (Abb. 5.7). Der Großteil der aufgenommenen Nährstoffe wird im Dünndarm entweder durch passive oder aktive Mechanismen absorbiert, was teilweise auf die relativ große Oberfläche des Dünndarms zurückzuführen ist. Der Dünndarm ist ein etwa 3 m langer und 25 mm breiter Schlauch und hat eine effektive Oberfläche von etwa 30 m^2 (Helander und Fändriks 2014). Diese relativ große Oberfläche ist auf das Vorhandensein von Zotten und Mikrovilli an den Oberflächen der Dünndarmwände zurückzuführen, die ihm eine uneinheitliche Oberflächenstruktur verleihen. Der pH-Wert der Darmflüssigkeit reicht von leicht sauer im Zwölffingerdarm bis nahezu neutral im Jejunum und Ileum (Fallingborg 1999). Die Verweildauer der Nahrung im Dünndarm beträgt in der Regel etwa 2 h, aber auch diese Zeit variiert je nach Art der verzehrten Nahrung.

Dickdarm: Nicht verdaute und absorbierte Stoffe gelangen schließlich in den Dickdarm. Dort werden sie von Enzymen fermentiert und metabolisiert, welche von den dort ansässigen Mikroorganismen abgesondert werden (Korpela 2018; Shortt et al. 2018). Die Nahrung verweilt in der Regel über 24 h im Dickdarm, wo sie anaeroben und leicht sauren pH-Bedingungen ausgesetzt ist. Die Zusammensetzung des unverdauten Materials wirkt sich auf die Art der ablaufenden biochemischen Prozesse und die entstehenden Stoffwechselendprodukte aus. Dies wiederum kann positive physiologische Eigenschaften haben. Insbesondere können einige unverdauliche Oligosaccharide und Ballaststoffe in kurzkettige Fettsäuren umgewandelt werden, die als Energiequelle genutzt werden können oder als Signalmoleküle für den menschlichen Körper dienen können (Rios-Covian et al. 2016). Andere Arten von unverdauten Lebensmittelbestandteilen (z. B. Polyphenole oder Peptide) können ebenfalls als Prebiotika betrachtet werden, da sie das Wachstum von Mikroorganismen stimulieren können (Sanders et al. 2019).

Es gibt Unterschiede im Verhalten von tierischen und pflanzlichen Lebensmitteln auf ihrem Weg durch den menschlichen Magen-Darm-Trakt. Wie bereits erwähnt, produziert der Mensch von Natur aus keine Enzyme, die Ballaststoffe im oberen Gastrointestinaltrakt verdauen können. Tierische Lebensmittel enthalten wenig oder gar keine Ballaststoffe und werden daher in der Regel im oberen Magen-Darm-Trakt fast vollständig verdaut. Im Gegensatz dazu enthalten die Zellwände von Pflanzen strukturelle Polysaccharide wie Zellulose, Hemizellulose und Pektin, die ihnen ihre mechanische Festigkeit verleihen und ihre Barriereeigenschaften steuern. (Dhingra et al. 2012; Holland et al. 2020). Diese Ballaststoffe gelangen also über den oberen Magen-Darm-Trakt in den Dickdarm. Wie bereits im Abschnitt über Ballaststoffe erwähnt, können Lebensmittel mit einem hohen Gehalt an diesen unverdaulichen Nahrungsbestandteilen zahlreiche gesundheitliche Vorteile mit sich bringen. Dazu gehören eine geringere Kalorienaufnahme, eine geringere Geschwindigkeit bei der Verdauung und Absorption von Makronährstoffen, eine geringere Verstopfungsneigung, ein niedrigerer

Cholesterinspiegel, eine bessere Blutzuckerkontrolle und eine geringere Prävalenz von Dickdarmkrebs. Fleisch, Eier und Milch werden hingegen in der Regel im menschlichen Darm vollständig verdaut, sodass alle Nährstoffe freigesetzt und absorbiert werden. In der antiken Vergangenheit wäre dies ein wichtiger evolutionärer Vorteil für die Hominiden gewesen. Heute jedoch gibt es in den meisten Industrieländern so viele kalorien- und nährstoffreiche Nahrungsmittel, dass zusätzliche Nährstoffe aus Fleisch nicht unbedingt notwendig sind.

Wie bereits erwähnt, gibt es einige potenziell negative Aspekte, die mit der ausschließlichen Zufuhr von Nährstoffen aus pflanzlichen Lebensmitteln verbunden sind (aber auch hier gilt, dass diese in der Antike ein größeres Problem darstellten als heute, zumindest in den Industrieländern). Einige Pflanzen enthalten Antinährstoffe, die die normale Verdauung von Fetten, Proteinen oder Kohlenhydraten beeinträchtigen können. Infolgedessen wird die Anzahl der Kalorien und Nährstoffe reduziert, die aus ihnen gewonnen werden können (Rousseau et al. 2020; Shahidi 1997). Im Folgenden sind einige der wichtigsten Antinährstoffe aufgeführt, die in pflanzlichen Lebensmitteln vorkommen:

- *Phytat:* Phytat, auch Phytinsäure genannt, ist von Natur aus in vielen Samen, Körnern und Hülsenfrüchten enthalten. Es handelt sich um ein negativ geladenes Molekül, das stark an positiv geladene Mineralionen in unserer Nahrung binden kann (Eisen, Zink, Magnesium und Kalzium). Dadurch wird die Aufnahme dieser lebenswichtigen Mineralien durch unseren Körper verringert.
- *Tannine:* Tannine sind ebenfalls in vielen pflanzlichen Lebensmitteln enthalten. Diese Polyphenole können an die Verdauungsenzyme im menschlichen Magen-Darm-Trakt binden und dadurch die Verdauung von Fetten, Proteinen und Stärke hemmen.
- *Lektine:* Lektine sind eine Art von Proteinen, die in zahlreichen pflanzlichen Lebensmitteln wie Samen, Hülsenfrüchten und Getreide vorkommen. Sie können die Nährstoffaufnahme beeinträchtigen und eventuell entzündliche Krankheiten fördern.
- *Oxalat:* Viele Gemüsesorten (z. B. Spinat) enthalten relativ hohe Mengen Oxalat. Oxalat bindet Kalzium, wodurch dessen Aufnahmefähigkeit durch den Körper verringert wird.

Diese Antinährstoffe stellen für die meisten Menschen in den Industrieländern kein großes Problem dar, da die Ernährung meistens genügend Mikronährstoffen enthält. Sie können jedoch für Menschen in Entwicklungsländern mit einer nährstoffarmen Ernährung oder für Menschen mit einer eingeschränkten pflanzlichen Ernährung ein Problem darstellen. Es sei darauf hingewiesen, dass die negativen Auswirkungen von Antinährstoffen auf die Ernährung häufig durch normale Zubereitungs- und Kochverfahren wie Einweichen, Waschen oder Erhitzen verringert werden.

Einer der Hauptunterschiede zwischen pflanzlichen und tierischen Nährstoffen ist ihre Bioverfügbarkeit, d. h. der Anteil des verzehrten Nährstoffs, der tatsächlich von unserem Körper absorbiert wird. Ein Lebensmittel kann einen hohen Gehalt an einem Nährstoff aufweisen, aber seine Wirkung kann durch eine nicht ausreichende Absorption limitiert sein. Die Bioverfügbarkeit von Nährstoffen in tierischen und pflanzlichen Quellen kann je nach ihrer Beschaffenheit, Zusammensetzung und Struktur erheblich variieren. Wie bereits erwähnt, ist das Eisen in Fleisch und Fisch in einer ringförmigen organischen Verbindung (Porphyrin-ring) eingebaut. Dieser Ring ist normalerweise an Proteine gebunden, die für die Speicherung und den Transport von Sauerstoff im Blut (Hämoglobin) und in den Muskeln (Myoglobin) verantwortlich sind. Diese Form des Eisens ist in hohem Maße bioverfügbar, d. h. ein großer Teil des Eisens wird nach der Einnahme absorbiert. Im Gegensatz dazu wird das Eisen in pflanzlichen Lebensmitteln wie Obst, Gemüse, Getreide, Nüssen, Samen und Bohnen nicht durch diese Art von natürlicher Struktur stabilisiert, was die Bioverfügbarkeit deutlich verringert. Die Bioverfügbarkeit von Nicht-Häm-Eisen kann jedoch durch den Verzehr von Lebensmitteln mit hohem Vitamin-C-Gehalt (Ascorbinsäure) wie Orangen oder Zitronen, durch die Verwendung geeigneter Verkapselungstechnologien oder durch die gezielte Veränderung der Struktur des Lebensmittels erhöht werden.

Als letzter Punkt sei darauf hingewiesen, dass die Bioverfügbarkeit vieler lipophiler bioaktiver Wirkstoffe, wie z. B. öllöslicher Vitamine und Nutrazeutika, aufgrund ihrer relativ geringen Löslichkeit in wässrigen Magen-Darm-Flüssigkeiten oft begrenzt ist. Dies kann überwunden werden, indem sie mit geeigneten Arten und Mengen verdaulicher Lipide verzehrt werden. Diese bilden im Dünndarm gemischte Mizellen, die sie auflösen und transportieren können (Abb. 5.7) (McClements 2018a).

5.6   Einfluss der Ernährung auf das Darmmikrobiom

Es gibt immer mehr Hinweise darauf, dass die Beschaffenheit des Darmmikrobioms einen großen Einfluss auf die Gesundheit und das Wohlbefinden des Menschen hat (Dahl et al. 2020; Warmbrunn et al. 2020; Zhou et al. 2020). Die Arten und die Anzahl der verschiedenen Bakterien und anderen Mikroorganismen im Dickdarm wurden mit vielen Gesundheitsindikatoren und Krankheiten in Verbindung gebracht, wie z. B. mit Entzündungen, Immunreaktionen, Fettleibigkeit, Diabetes, Herzerkrankungen, Schlaganfall und Krebs (Hills et al. 2019; Singh et al. 2017; Zmora et al. 2019). Infolgedessen wurden große Forschungsanstrengungen unternommen, um vorteilhafte Darmmikrobiome zu identifizieren und dann Strategien zu entwickeln, um die Entwicklung dieser Mikrobiome bei Einzelpersonen zu fördern. Unter einem „guten" Mikrobiom versteht man in der Regel ein Mikrobiom, das eine hohe funktionelle Vielfalt aufweist. Das Darmmikrobiom kann am einfachsten durch die Ernährung verändert werden. Die Zusammensetzung und gesundheitlichen Effekte des Darmmikrobioms können durch den relativen Anteil verschiedener Nährstoffe in unserer Ernährung, wie Fette, Proteine, Kohlenhydrate, Vitamine, Mineralien, Ballaststoffe und sekundäre Pflanzenstoffe beeinflusst werden (Dahl et al. 2020; Gentile und Weir 2018). Derzeit ist der genaue Zusammenhang zwischen Ernährung, einem gesunden Mikrobiom und der menschlichen Gesundheit noch nicht vollständig geklärt, aber es gibt bereits einige interessante Erkenntnisse:

- *Kohlenhydrate:* Der Verzehr großer Mengen an Zucker und schnell verdaulicher Stärke scheint sich nachteilig auf das Darmmikrobiom auszuwirken, während der Verzehr großer Mengen an Ballaststoffen eine positive Wirkung zu haben scheint. Bei der Fermentation von Ballaststoffen im Dickdarm entstehen kurzkettige Fettsäuren, die als Energiequelle genutzt werden können und den Stoffwechsel regulieren sowie Entzündungen verringern können. Pflanzliche Lebensmittel enthalten einen viel höheren Anteil an Ballaststoffen als tierische und dürften sich daher günstiger auf das Darmmikrobiom und die menschliche Gesundheit auswirken.
- *Fette:* Der Verzehr großer Mengen an Fetten, insbesondere gesättigter Fettsäuren, wirkt sich nachteilig auf das Darmmikrobiom aus. Umgekehrt kann der Verzehr großer Mengen an Omega-3-Fettsäuren eine positive Wirkung haben. Da pflanzliche Lebensmittel in der Regel weniger gesättigte Fette enthalten als tierische, haben sie möglicherweise günstigere Auswirkungen auf das Mikrobiom. Darüber hinaus könnte es von Vorteil sein, pflanzliche Lebensmittel mit Omega-3-Fettsäuren anzureichern (z. B. Algen- oder Leinsamenöl), um ihre positiven Auswirkungen auf das Darmmikrobiom weiter zu erhöhen.
- *Proteine:* Der Einfluss von Proteinen auf das Darmmikrobiom hängt von der Art und Menge der verzehrten Proteine ab. Die Proteine aus Fleisch enthalten relativ hohe Mengen an L-Carnitin, welches von den Mikroorganismen im menschlichen Dickdarm in Trimethylamin-N-oxid (TMAO) umgewandelt werden kann (Zeisel und Warrier 2017). TMAO wird mit einem erhöhten Risiko für Herzerkrankungen in Verbindung gebracht, weshalb ein hoher Fleischkonsum negative Auswirkungen auf die menschliche Gesundheit haben kann (Velasquez et al. 2016). Im Gegensatz dazu sind aus Pflanzen gewonnene Proteine keine signifikante Quelle dieses Stoffes und sollten daher weniger negative Auswirkungen auf die kardiovaskuläre Gesundheit haben.

Studien weisen darauf hin, dass Veganer*innen und Vegetarier*innen, die sich ballaststoffreich und pflanzlich ernähren, in der Regel ein gesünderes (stabileres und vielfältigeres) Mikrobiom haben als Fleischesser*innen (Kumar et al. 2016; Tomova et al. 2019). Es wurde berichtet, dass positive Veränderungen in der Beschaffenheit des Darmmikrobioms nur wenige Tage nach dem Wechsel von einer omnivoren zu einer vegetarischen Ernährung auftreten (Singh et al. 2016). Die Verbesserung des Darmmikrobioms bei Umstellung auf eine pflanzliche Ernährung wird hauptsächlich auf den höheren Gehalt an Ballaststoffen und sekundären Pflanzenstoffen zurückgeführt (Tomova et al. 2019). In einer randomisierten kontrollierten Studie wurde untersucht, wie sich der Austausch von 5 Mahlzeiten pro Woche, die tierische Lebensmittel (wie Burger, Würstchen, Wurstpasteten, Hackfleisch und Frikadellen) enthielten, gegen solche mit pflanzlichen Alternativen auf das Darmmikrobiom der menschlichen Teilnehmer*innen auswirkt (Toribio-Mateas et al. 2021). Die Autor*innen berichteten einen leichten Anstieg der Biomarker, die mit einer Verbesserung der Darmgesundheit in Verbindung gebracht werden (unter Verwendung der 16 S rRNA-Analyse). Darunter fällt z. B. die Zunahme der mikrobiellen Vielfalt und eine Zunahme der Butyrat-produzierenden Mikroorganismen. In einer anderen Studie wurden die Auswirkungen einer pflanzenreichen mediterranen Ernährung mit einer typischen fleischreichen westlichen Ernährung verglichen. In dieser Studie wurde festgestellt, dass die pflanzenbasierte Ernährung auch die Butyrat produzierenden Mikroorganismen, das Stuhlvolumen und die Blähungen (die ein Indikator für verschiedene Stoffwechselwege sind) erhöhte (Barber et al. 2021). Insgesamt deuten die Studien über die Auswirkungen der Ernährung auf das Darmmikrobiom darauf hin, dass eine gesunde pflanzliche Ernährung zahlreiche gesundheitliche Vorteile haben kann.

5.7   Ernährungswissenschaftliche Studien zu pflanzlicher Ernährung

Idealerweise sollten die Auswirkungen spezifischer pflanzlicher und tierischer Ernährungsweisen auf die menschliche Gesundheit und das Wohlbefinden durch gut konzipierte Ernährungsstudien ermittelt werden. Dazu können epidemiologische Studien gehören, welche die (selbst)-dokumentierten Ernährungsgewohnheiten von Menschen mit ihrem langfristigen Gesundheits- oder Sterblichkeitsstatus in Beziehung setzen, randomisierte kontrollierte Studien, bei denen verschiedene Gruppen von Menschen mit unterschiedlichen Diäten ernährt und Veränderungen ihrer Gesundheits-Biomarker oder ihres Gesundheitszustands gemessen werden, oder mechanistische Studien mit In-vitrooder In-vivo-Methoden, die versuchen, die Wirkmechanismen bestimmter Nährstoffe, Lebensmittel oder Diäten zu ermitteln (McClements 2019a).

In jüngster Zeit wurde eine Reihe von Meta-Analysen epidemiologischer und klinischer Studien durchgeführt, in denen die gesundheitlichen Effekte von Diäten mit unterschiedlichen Anteilen an pflanzlichen und tierischen Lebensmitteln verglichen wurde. Einige dieser Studien haben auch die Auswirkungen einer gesunden oder ungesunden pflanzlichen Ernährung untersucht. Eine gesunde pflanzliche Ernährung ist reich an Obst, Gemüse, Vollkornprodukten, Nüssen, Hülsenfrüchten, Pflanzenölen, Tee und Kaffee, während eine ungesunde Ernährung reich an raffiniertem Getreide, Kartoffeln, Süßigkeiten, Snacks, Desserts, Fruchtsäften und gesüßten Getränken ist (Hu et al. 2019). In einer Studie mit über 200.000 Männern und Frauen ohne chronische Krankheiten wurde berichtet, dass der Verzehr gesünderer pflanzlicher Lebensmittel das Risiko an Typ-2-Diabetes zu erkranken deutlich senkt (Satija et al. 2016). Dieser Effekt wurde vor allem darauf zurückgeführt, dass die Lebensmittel in dieser Ernährung einen hohen Gehalt an Ballaststoffen, Antioxidantien, Mineralstoffen, Vitaminen und ungesättigten Fettsäuren sowie einen niedrigen Gehalt an gesättigten Fettsäuren enthielten. Andererseits erhöhte der Verzehr von mehr ungesunden pflanzlichen Lebensmitteln das Diabetesrisiko, was vor allem auf den hohen Anteil an schnell verdaulichen Kohlenhydraten und den Mangel an den genannten gesundheitsfördernden Bestandteilen zurückzuführen ist. Die Autor*innen kamen zu dem Schluss, dass eine Verringerung der Menge an tierischen

Lebensmitteln in der Ernährung und deren Ersatz durch gesunde pflanzliche Lebensmittel zu einer spürbaren Verringerung des Diabetesrisikos führt.

Ähnliche Diätanalysen und Auswertungen des Gesundheitszustands großer Populationen von Erwachsenen haben auch gezeigt, dass der Verzehr einer gesunden pflanzlichen Ernährung (anstelle einer tierischen) weitere Vorteile haben kann. Dazu gehört etwa die Verringerung von Herz-Kreislauf-Erkrankungen (Baden et al. 2019; Guasch-Ferre et al. 2019; Song et al. 2016), eine Verringerung von Schlaganfällen (Baden et al. 2021), verbesserte körperliche und geistige Gesundheit (Baden et al. 2020) und eine Verringerung der Gesamtmortalität (Baden et al. 2019). Im Gegensatz dazu hatte der Verzehr einer ungesunden pflanzlichen Ernährung die gegenteiligen Auswirkungen.

In einer kürzlich durchgeführten Studie verglichen Forscher*innen der Stanford School of Medicine die ernährungsphysiologischen Auswirkungen einer Diät in der Fleischprodukte tierischer Herkunft durch pflanzliche Produkte ersetzt werden (Crimarco et al. 2020). Sie führten eine 16-wöchige randomisierte Crossover-Studie durch, in der der Verzehr von pflanzlichen Hühner-, Rind- und Schweinefleischproduktalternativen mit biologischen, tierischen Versionen der gleichen Produkte verglichen wurde. Die Teilnehmer*innen verzehrten acht Wochen lang täglich zwei oder mehr Portionen der Produkte. Die Studie zeigte, dass sich der Cholesterinspiegel und das Körpergewicht bei den Proband*innen der pflanzenbasierten Diät deutlich verbesserte. Die verzehrten Mengen an Eiweiß und Natrium waren bei beiden Diäten ungefähr gleich, aber die pflanzliche Diät enthielt mehr Ballaststoffe und weniger gesättigte Fette. Diese Studie deutet darauf hin, dass der Ersatz von tierischen Lebensmitteln durch pflanzliche Alternativen in der Ernährung erhebliche gesundheitliche Vorteile haben kann.

5.8 Evolution, Genetik und Fleischkonsum

Manche Menschen glauben, dass der Mensch aufgrund der Evolution genetisch dazu optimiert ist, Fleisch zu essen. Unsere Vorfahren haben Fleisch gegessen, also müssen wir auch Fleisch essen, um gesund zu bleiben. Eine Analyse des evolutionären Zusammenhangs zwischen unserem Körper und unserer Ernährung wurde aus einer anthropologischen Perspektive durchgeführt (Mann 2007). Der Autor dieser Analyse zitiert Prof. Boyd Eaten von der Emory University (Atlanta, Georgia, USA):

„Wir sind die Erben ererbter Eigenschaften, die sich über Millionen von Jahren angesammelt haben. Die überwiegende Mehrheit unserer Biochemie und Physiologie ist auf Lebensbedingungen abgestimmt, die vor dem Aufkommen der Landwirtschaft bestanden. Genetisch gesehen ist unser Körper praktisch derselbe wie am Ende der Altsteinzeit. Die Einführung der Landwirtschaft vor mehr als 10.000 Jahren und die industrielle Revolution vor etwa 200 Jahren brachten neue Ernährungszwänge mit sich, an die sich unser Körper in so kurzer Zeit nicht anpassen konnte. Es besteht also eine unvermeidliche Diskrepanz zwischen unserer Nahrungsaufnahme und dem, woran unsere Gene angepasst sind".

Zur Analyse des Essverhaltens unserer Vorfahren, haben Anthropologen Material aus einer Vielzahl von Quellen gesammelt (Mann 2007). Sie haben die Veränderungen unserer Anatomie, insbesondere unseres Gehirns, Kiefers, unserer Zähne und unseres Magen-Darm-Trakts im Laufe der Zeit untersucht und unsere Anatomie mit der unserer nahen Verwandten (wie Gorillas, Schimpansen und Bonobos) verglichen. Sie haben auch die Ernährungsgewohnheiten von Jäger- und Sammlergesellschaften aus aller Welt untersucht. Außerdem haben sie den Energiebedarf untersucht, der mit der Entwicklung eines großen Gehirns im Verhältnis zur Körpergröße verbunden ist. Die zusammengetragenen Ergebnisse deuten darauf hin, dass unsere Vorfahren von einer wenig energie- und nährstoffreichen Ernährung mit einem hohen Anteil an faserhaltigen pflanzlichen Stoffen auf eine energie- und nährstoffreichere tierische Nahrung umgestellt haben. Infolgedessen wurden die Hominiden des Paläolithikums zu Fleischessern. Es wird angenommen, dass der Übergang von einer überwiegend pflanzlichen Ernährung zu einer eher omnivoren Ernährung bei Hominiden vor etwa 2 bis 2,5 Mio. Jahren stattfand (Zaraska 2016).

Die Untersuchung der Zähne und Kiefer von fossilen Überresten von Hominiden zeigte, dass sich die Anatomie von einer auf eine Form des Verzehrs grobfaseriger Pflanzenmaterialien spezialisierten zu einer allgemeineren Form des Verzehrs einer Mischung aus Früchten, Nüssen und Tierfleisch entwickelt hat (Mann 2007). Auch die Isotopenverhältnisse in fossilen Überresten ($^{13}C/^{12}C$) deuten darauf hin, dass sich die Hominiden vom Verzehr großer Mengen faserigen Pflanzenmaterials zum Verzehr von grasfressenden Weidetieren entwickelten. Ursprünglich waren sie wahrscheinlich Aasfresser, die von anderen Tieren getötetes Fleisch aßen. Durch die Entwicklung besserer Jagdwerkzeuge wurden sie wahrscheinlich schließlich zu Jägern und töteten selbst Tiere (Zaraska 2016).

Weitere starke Beweise für die Entwicklung zum Omnivoren liefert auch ein Vergleich der Anatomie des menschlichen Magen-Darm-Trakts mit dem von Tieren, die nur Pflanzen fressen (Pflanzenfresser wie Rinder, Pferde oder Gorillas) oder die nur Fleisch fressen (Fleischfresser wie Großkatzen). Pflanzenfresser haben in der Regel große Mägen und Dickdärme. Dies hilft ihnen faserige Pflanzenmaterialien aufzuspalten und in Energie umzuwandeln. Fleischfresser hingegen haben sehr saure Mägen und einen langen Dünndarm. Die Anatomie des menschlichen Darms liegt irgendwo zwischen dem von reinen Pflanzenfressern und Fleischfressern. Wir sind demnach Allesfresser mit einem Magen-Darm-Trakt, der für den Verzehr eines breiten Spektrums verschiedener Nahrungsmittel ausgelegt ist. Ein weiteres Indiz dafür ist die Größe unseres Gehirns im Verhältnis zu unserem Körper. Wie bei anderen Primaten sind unsere Gehirne im Vergleich zu unseren Körpern relativ groß. Der genaue Ursprung dieses Effekts ist derzeit nicht bekannt, aber es gibt eine Reihe von Hypothesen.

Zum einen benötigt das Gehirn viel Energie und bestimmte Nahrungsbestandteile, wie Omega-3-Fettsäuren, welche normalerweise aus tierischen Quellen stammen. Eine Hypothese besagt, dass der Körper den Darm verkleinern musste, um ein größeres Gehirn auszubilden. Durch den Verzehr von leichter verdaulichen Lebensmitteln mit einem höheren Nährstoff- und Energiegehalt, brauchten wir keinen so großen Darm mehr.

Während unser Darm schrumpfte, wuchs unser Gehirn. Vermutlich war dies ein schrittweiser, iterativer Prozess, der von kleinen evolutionären Vorteilen angetrieben wurde. Diese akkumulierten sich dann im Laufe der Jahrtausende. Es wurde auch angenommen, dass die Verarbeitung und das Kochen von Nahrungsmitteln (vor allem von Fleisch) die Entwicklung größerer Gehirne ermöglichte, weil die Nahrung dann leichter im Körper abgebaut werden konnte und mehr Kalorien freisetzte. Das von den frühen Hominiden verzehrte Wildfleisch enthielt einen hohen Anteil an Proteinen und Fetten. Es war insbesondere reich an Omega-3-Fettsäuren, die für den Aufbau von Gehirnen benötigt werden. Insgesamt ist es also wahrscheinlich, dass unsere Vorfahren ab einer bestimmten Zeit anfingen mehr Fleisch zu essen.

Unsere Vorfahren begannen vermutlich auch Fleisch zu essen, weil der Klimawandel Wälder zu Savannen umwandelte. Infolgedessen gab es weniger nahrhafte pflanzliche Nahrungsmittel (wie Blätter, Blüten, Früchte, Nüsse und Samen), sodass die Hominiden ihre Kalorien vermehrt aus anderen Quellen wie Fleisch beziehen mussten. Die Analyse der Ernährung einiger bestehender Jäger- und Sammlergesellschaften zeigt, dass sie den Großteil (>60 %) ihrer Kalorien aus tierischen Produkten beziehen, was bei einer Kosten-Nutzen-Analyse der Nahrungssuche nicht überraschend ist. Dies hängt jedoch von der geografischen Lage und den kulturellen Praktiken der jeweiligen Jäger- und Sammlergesellschaft ab. Das Volk der !Kung in Afrika zum Beispiel bezieht nur etwa 30 % der Kalorien aus tierischen Lebensmitteln. Insgesamt war der erforderliche Zeit- und Energieaufwand für die Gewinnung einer bestimmten Menge an Kalorien und Nährstoffen aus einer tierischen Quelle geringer als der, der für die Gewinnung aus einer pflanzlichen Quelle erforderlich war. Dies liegt daran, dass die für unsere Vorfahren vorhandenen pflanzlichen Lebensmittel eine geringe Energiedichte hatten und oft schwer zu finden waren, wie z. B. Wildfrüchte, Gemüse, Wurzeln und Nüsse.

Unser Stoffwechsel gibt weitere Hinweise darauf, dass die menschliche Physiologie an den Verzehr von Fleisch angepasst ist. So gibt es beispielsweise bestimmte Nahrungsbestandteile (z. B. die Vitamine B_{12}), die für die menschliche Gesundheit essenziell sind und normalerweise nur aus tierischen Quellen gewonnen werden können. Es wird vermutet, dass die Hominiden diese Bestandteile nicht selbst synthetisieren mussten, da sie diese Vitamine regelmäßig über die Nahrung aufnahmen. Infolgedessen veränderte sich ihr Stoffwechsel im Laufe der Zeit, sodass wir diese Stoffe nicht mehr selbst synthetisieren können. Und schließlich gibt es Hinweise auf Parasiten, die dazu neigen, sich gemeinsam mit ihren Wirten zu entwickeln (Mann 2007). Bestimmte Parasitenarten verbreiten sich durch den Verzehr von Fleisch *(Taeniidae)* und haben sich gemeinsam mit Fleischfressern entwickelt. Einige der Parasiten dieser Familie nutzen ausschließlich den Menschen als Wirt. Dies deutet darauf hin, dass es in der Geschichte einen erheblichen Zeitraum gegeben haben muss, in dem die frühen Menschen oder ihre Vorfahren Omnivoren waren. Am Ende seines Überblicks über die paläolithische Ernährung kam er zu dem Schluss, dass es „kein historisches oder stichhaltiges wissenschaftliches Argument gibt, das mageres Fleisch aus der menschlichen Ernährung ausschließt, und dass es eine beträchtliche Anzahl von Gründen gibt, die dafür sprechen, dass es ein zentraler Bestandteil einer ausgewogenen Ernährung sein sollte" (Mann 2007).

Nun stellt sich die Frage, was dies für die Diät der heutigen Menschen bedeutet. Unsere Vorfahren lebten in einer völlig anderen Umgebung als wir. In dieser war der Verzehr von Fleisch (insbesondere von gekochtem Fleisch) ein evolutionären Vorteil. Aber unsere Umwelt ist heute ganz anders – wir leben in Häusern, reisen in Autos, Bussen, Zügen und Flugzeugen, sehen fern und surfen im Internet. Außerdem stehen uns heute ganz andere Arten und Mengen von Lebensmitteln zur Verfügung – sie sind viel reichhaltiger, leichter verfügbar, energiedichter und leichter verdaulich als die unserer Vorfahren. Es ist also nicht nur Fleisch, an das unser genetisches Profil nicht angepasst ist, es ist fast alles.

Ein wichtiger Aspekt der Evolution ist, dass sie den Menschen zu einem unglaublich anpassungsfähigen Wesen gemacht hat. Deswegen können wir in so vielen verschiedenen ökologischen Nischen rund um den Globus leben. Unsere Vorfahren haben sich vielleicht zu Omnivoren entwickelt, aber wir können prinzipiell auch ohne Fleisch leben (wie die Millionen von Menschen beweisen, die im Laufe der Geschichte als Vegetarier*innen oder Veganer*innen gelebt haben und gestorben sind). Die Nährstoffe, die unsere Vorfahren aus tierischen Quellen bezogen haben, wie Eisen, Zink, Omega-3-Fettsäuren und Vitamin B_{12} können wir heute aus anderen Quellen beziehen. So können wir beispielsweise Omega-3-Fettsäuren aus Algen- oder Leinsamenöl gewinnen und Vitamin B_{12} durch mikrobielle Fermentation herstellen. Daher scheint es kein stichhaltiges Argument zu geben, dass der Mensch tierische Produkte essen muss, um gesund zu bleiben.

5.9 Die landwirtschaftliche Revolution und der Fleischkonsum

Unsere Spezies erlebte vor etwa 10.000 Jahren aufgrund der landwirtschaftlichen Revolution eine tiefgreifende Veränderung ihrer Ernährung (Mann 2007). Viele Menschen gingen vom Jagen und Sammeln in relativ kleinen Stämmen zum Anbau und zur Kultivierung von Getreidepflanzen über. Infolgedessen ließen sie sich an bestimmten Ort nieder, damit sie ihre Feldfrüchte pflegen und ernten konnten, was zur Entwicklung der ersten großen Städte führte. Man könnte meinen, dass dieser Übergang zu einer stärker pflanzlich geprägten Ernährung unsere Vorfahren gesünder gemacht hätte. Tatsächlich gibt es aber deutliche Hinweise darauf, dass sie weniger gesund wurden.

Die Menschen in den frühen Agrargesellschaften, waren offenbar kleiner, hatten schlechtere Knochen und Zähne, mehr Nährstoffmängel und mehr Infektionskrankheiten als die Jäger und Sammler, die ihnen vorausgingen. Diese Tatsache wurde auf die Umstellung von einer vielfältigen Ernährung, die aus Wildtieren (Hirsche, Antilopen und Gazellen), Nüssen, Früchten, Wurzelpflanzen und wilden Hülsenfrüchten bestand, auf eine sehr viel nährstoffärmere Ernährung zurückgeführt. Diese bestand – je nach geografischem Standort – hauptsächlich aus Getreiden wie Weizen, Hafer, Gerste, Reis oder Mais. So wechselten die Menschen von einer vielseitigen Ernährung mit einem hohen Anteil an Proteinen, Omega-3-Fettsäuren und Ballaststoffen zu einer Ernährung, die hauptsächlich aus verdaulichen Kohlenhydraten bestand und nur ein enges Spektrum an Nährstoffen enthielt. Infolgedessen waren unsere frühen Vorfahren in diesen Agrargesellschaften sehr viel anfälliger für Nährstoffmängel und Krankheiten.

In den letzten 200 Jahren gab es eine weitere dramatische Veränderung in unserer Ernährung, die mit der industriellen Revolution begann und sich bis zu den stark verarbeiteten, massenproduzierten Lebensmitteln fortsetzte. Durch moderne Lebensmittelverarbeitungsmethoden wie Mahlen, Raffinieren und thermische Verarbeitung werden häufig wertvolle Ballaststoffe, Vitamine und Mineralstoffe entfernt oder abgebaut. Dies führt zu Lebensmitteln, die zwar sehr schmackhaft sind, aber auch eine hohe Kaloriendichte aufweisen, schnell verdaut werden und reich an Fett, Zucker und Salz sind. Es wird angenommen, dass diese stark verarbeiteten Lebensmittel Krankheiten wie Fettleibigkeit, Diabetes, Herzkrankheiten, Schlaganfall und Krebs begünstigen. Daher wird es wichtig sein, dass die nächste Generation von pflanzlichen Lebensmittelalternativen nahrhaft und gesund ist.

5.10 Verbesserung der Ernährungsphysiologischen Eigenschaften

In diesem Abschnitt stellen wir Methoden zur Verbesserung des Nährwerts und der gesundheitlichen Eigenschaften von pflanzlichen Lebensmitteln vor. Es gibt verschiedene Ansätze, um dieses Ziel zu erreichen. Im Folgenden stellen wir einige der am häufigsten verwendeten vor: Anreicherung und Formulierungsoptimierung.

5.10.1 Anreicherungsstrategien

Wie bereits in diesem Kapitel erwähnt, haben pflanzliche Lebensmittel ein anderes Nährwertprofil als Tierische. Insbesondere gibt es Unterschiede in der Art und Menge der enthaltenen Mikronährstoffe, Makronährstoffe, Ballaststoffe und Nutrazeutika. In einigen Fällen fehlen in pflanzlichen Lebensmitteln manche der für die menschliche Ernährung wichtigen Mikronährstoffe wie Vitamin B_{12}, Vitamin D, Eisen, Zink und Kalzium. Daher kann es notwendig sein, pflanzliche Lebensmittel mit bioverfügbaren Formen dieser Mikronährstoffe anzureichern. Darüber hinaus werden einige Lebensmittelinhaltsstoffe wie Ballaststoffe und Nutrazeutika mit einer verbesserten menschlichen Gesundheit und einem höheren Wohlbefinden in Verbindung gebracht. Der Nährwert von pflanzlichen Lebensmitteln kann daher durch die Aufnahme dieser bioaktiven Inhaltsstoffe in die Formulierung erhöht werden. Es gibt eine Reihe von Faktoren, die bei der Anreicherung von pflanzlichen Lebensmitteln mit Mikronährstoffen, Nutrazeutika und Ballaststoffen (zusammenfassend als bioaktive Inhaltsstoffe bezeichnet) berücksichtigt werden sollten und die hier aufgeführt sind:

- *Löslichkeit:* Bioaktive Inhaltsstoffe variieren in ihren Polaritäten und Löslichkeitseigenschaften. Je nach ihren molekularen Eigenschaften können sie in Öl, Wasser, beidem oder keinem von beiden löslich sein. So ist beispielsweise Vitamin D hauptsächlich in Öl löslich, während Vitamin B_{12} hauptsächlich in Wasser löslich ist. Die Löslichkeit vieler Mineralien hängt von der Salzform und den verwendeten Lösungsbedingungen ab, z. B. ist Kalziumkarbonat unter neutralen Bedingungen unlöslich, unter sauren Bedingungen jedoch löslich, während Kalziumchlorid in Wasser löslich ist. Es ist daher wichtig, die für die vorgesehene Anwendung am besten geeignete Form dieses wichtigen Mineralions zu wählen. Generell ist darauf zu achten, dass der bioaktive Wirkstoff in einem geeigneten Medium gelöst oder dispergiert wird.

- *Partitionierung:* Der Öl-Wasser-Verteilungskoeffizient (K_{OW} oder logP) von Nutrazeutika bestimmt ihre relative Konzentration in den verschiedenen Phasen. Dies ist wichtig, weil Lebensmittel meistens sowohl Öl- als auch Wasserphasen enthalten. Stoffe mit einem positiven Verteilungskoeffizienten (logP > 0) sind hauptsächlich hydrophob und befinden sich überwiegend in der Ölphase (z. B. Vitamin D oder β-Carotin). Im Gegensatz dazu sind Stoffe mit einem negativen Verteilungskoeffizienten (logP < 0) hauptsächlich hydrophil und befinden sich überwiegend in der Wasserphase (z. B. Vitamin B_{12}). Im Allgemeinen neigen Stoffe dazu, sich zwischen der Öl- und der Wasserphase zu verteilen. Die relativen Mengen in jeder Phase hängen von ihren Verteilungskoeffizienten und dem Öl-Wasser-Verhältnis im System ab. Je positiver der Verteilungskoeffizient und je größer das Öl-Wasser-Verhältnis ist, desto mehr des Stoffes befindet sich in der Regel in der Ölphase.

- *Chemische Stabilität:* Viele Mikronährstoffe und Nutrazeutika neigen dazu, sich im Laufe der Zeit oder während der Verarbeitung chemisch abzubauen, was von den Lösungs- und Umgebungsbedingungen (wie pH-Wert, Temperatur, Polarität des Lösungsmittels, Sauerstoff, Licht und Gehalt an Prooxidantien) abhängt. So werden beispielsweise viele Carotinoide schnell abgebaut, wenn sie sauren Bedingungen, Hitze und Licht ausgesetzt sind. Daher ist es wichtig, Mikronährstoff- oder Nutrazeutika-Formen auszuwählen, die stabiler sind, und/oder Lebensmittelmatrizen zu entwickeln, die ihren Abbau während der Lagerung und Verarbeitung begrenzen. Dazu ist es in der Regel erforderlich, die Art der beteiligten chemischen Reaktionen zu verstehen und die Schlüsselfaktoren zu ermitteln, die den chemischen Abbau fördern oder hemmen.

- *Kompatibilität der Lebensmittelmatrix:* Es ist wichtig, dass jeder Mikronährstoff, jedes Nutrazeutikum oder jeder Ballaststoff mit der verwendeten Lebensmittelmatrix kompatibel ist. Insbesondere sollte das Nutrazeutikum keine nachteiligen Auswirkungen auf das Aussehen, die Beschaffenheit, den Geschmack oder die Haltbarkeit des pflanzlichen Lebensmittels haben. Einige Ballaststoffe bilden beispielsweise hochviskose Lösungen, wenn sie in Wasser aufgelöst werden. Dies kann die Fließfähigkeit von Produkten mit niedriger Viskosität beeinträchtigen, wie z. B. pflanzliche Milch. In diesem Fall kann es wichtig sein, Ballaststoffe mit niedrigeren Molekulargewichten zu verwenden, damit sie die wässrige Phase nicht zu sehr eindicken. Einige Nutrazeutika (z. B. bioaktive Peptide) können ein bitteres oder adstringierendes

Mundgefühl erzeugen, was sich negativ auf das Geschmacksprofil von Lebensmitteln auswirkt. In diesem Fall kann es notwendig sein, die Nutrazeutika zu verkapseln, damit sie im Magen oder Dünndarm und nicht im Mund freigesetzt werden.

- *Bioverfügbarkeit:* Die Konzentration eines bioaktiven Wirkstoffs, die tatsächlich in den Körper aufgenommen wird, ist wichtiger als die Konzentration im ursprünglichen Lebensmittel. Einige bioaktive Wirkstoffe haben normalerweise eine niedrige Bioverfügbarkeit aufgrund ihrer geringen Wasserlöslichkeit, ihrer schnellen Verstoffwechselung oder ihrer schlechten Aufnahme im menschlichen Darm. Dies kann durch Verabreichungstechnologien oder bestimmte Lebensmittelmatrizen verbessert werden und damit die Bioverfügbarkeit der bioaktiven Wirkstoffe erhöht werden.

- *Andere Faktoren:* Darüber hinaus ist es wichtig, den rechtlichen Status, die Kosten, die Nachhaltigkeit und das „Clean Labelling" jedes bioaktiven Lebensmittelbestandteils zu berücksichtigen.

5.10.2 Formulierungsstrategien: Reduzierung von Fett, Salz, Zucker und Verdaulichkeit

Viele der aktuellen Generation pflanzlicher Lebensmittel simulieren genau das Aussehen, das Mundgefühl und den Geschmack der tierischen Lebensmittel, die sie ersetzen sollen. In einigen Fällen ist ihr Nährwertprofil jedoch nicht mit einer gesunden Ernährung vereinbar. So können sie beispielsweise zu viele Kalorien oder zu viel Fett, Salz und Zucker enthalten. Außerdem kann es sich um stark verarbeitete Lebensmittel handeln, die im Magen-Darm-Trakt schnell verdaut werden. Dies führt zu einem Anstieg des Blutzucker- und Lipidspiegels, der das Hormonsystem durcheinanderbringen kann. Folglich müssen viele pflanzliche Lebensmittel neu formuliert werden, um ihr Nährstoff- und Verdaulichkeitsprofil zu verbessern.

Fettreduktion: Fette spielen zahlreiche wichtige Rollen in Lebensmittel und tragen zu den gewünschten physikochemischen und texturellen Eigenschaften sowie, Aussehen, Textur, Mundgefühl und Geschmacksprofil bei (Chung et al. 2016). Folglich kann die Entfernung von Fetten negative Auswirkungen auf die Produktqualität haben. Es ist daher wichtig, wirksame Strategien zu entwickeln, um die wünschenswerten Eigenschaften von Fetten zu ersetzen. Das cremige Aussehen von Fetttröpfchen in pflanzlichen Lebensmitteln kann durch andere Arten von Lebensmittelpartikeln nachgeahmt werden, die Licht streuen. Dazu gehören z. B. Proteine oder unverdauliche Kohlenhydrate. Die texturellen Eigenschaften von Fetttröpfchen können mit viskositätserhöhenden Hydrokolloiden oder lebensmittelechten Partikeln simuliert werden, dazu gehören Xanthan, Guarkernmehl, Johannisbrotkernmehl, mikrokristalline Cellulose oder Proteinpartikel. Die Fähigkeit der Fettphase, öllösliche Aromen, Vitamine oder andere Stoffe zu binden, kann durch die Verwendung nicht verdaulicher Formen von Lipiden (z. B. Zucker-Fettsäure-Ester) oder durch die Verwendung von Lipiden mit geringerem Kaloriengehalt (wie SALATRIM) anstelle von verdaulichen Lipiden erreicht werden.

Zuckerreduktion: Zucker kann in Form von einfachen Kohlenhydraten wie Monosacchariden (Glukose und Fruktose) und Disacchariden (wie Saccharose und Laktose) vorliegen. Zucker kann aber auch aus verdaulicher Stärke stammen, die im menschlichen Darm durch Amylasen aufgespalten wird und Glukose freisetzt. Viele Ernährungswissenschaftler*innen sind der Ansicht, dass der häufige Verzehr von Lebensmitteln mit einem hohen Gehalt an schnell resorbierbaren Zuckern zu gesundheitlichen Problemen wie Übergewicht, Fettleibigkeit und Diabetes führen kann (Lang et al. 2021). Infolgedessen versuchen Lebensmittelwissenschaftler*innen, wirksame Methoden zur Verringerung des Zuckergehalts von Lebensmitteln zu finden, ohne deren erwünschte physikochemische oder sensorische Eigenschaften zu verändern (Hutchings et al. 2019). Dies erfordert die Identifizierung von Zutaten oder Strukturen, welche die Eigenschaften von Zucker nachahmen können. Einfachzucker werden in der Regel verwendet, um Süße oder komplexere Aromen und Farben beim Kochen (durch die Maillard-Reaktion) zu erzeugen. Stärken werden häufig als Verdickungs-, Gelier- oder Wasserbindemittel verwendet, um die gewünschten Textur- und Mundgefühlseigenschaften zu erzielen. Die durch Einfachzucker erzeugte Süße kann häufig durch natürliche oder synthetische kalorienarme Süßstoffe ersetzt werden.

Im Allgemeinen gibt es zwei Hauptklassen von Zuckeraustauschstoffen, die in Lebensmitteln verwendet werden. Zuckeraustauschstoffe haben eine geringere Süßkraft und müssen in der Regel in einer ähnlichen Konzentration wie Zucker verwendet werden. Zuckeraustauschstoffe haben aber weniger Kalorien und/oder weniger negative Auswirkungen auf die Gesundheit (Tab. 5.6). Zu dieser Klasse von Süßungsmitteln gehören natürliche Zucker (wie die in Früchten vorkommende Allulose) oder Polyole, die durch chemische Modifizierung von Zuckern gebildet werden (wie Sorbit, Mannit und Xylit). Künstliche Süßstoffe mit hoher Intensität haben eine viel stärkere wahrgenommene Süße als Zucker, sodass sie in viel niedrigeren Konzentrationen verwendet werden können. Zu dieser Klasse von Süßungsmitteln gehören Aspartam (Equal®), Saccharin (Sweet'n Low®) und Sucralose (Splenda®), oder sie kann aus natürlichen pflanzlichen Quellen gewonnen werden (wie Stevia oder Glycyrrhizin).

Bei der Verwendung dieser Zuckeraustauschstoffe in pflanzlichen Lebensmitteln ist eine Reihe von Faktoren zu berücksichtigen. Erstens können diese Zuckeraustauschstoffe nicht nur die gewünschte Süße liefern, sondern auch unerwünschte Geschmacksnoten wie Adstringenz, Bitterkeit und Metallgeschmack aufweisen (Tab. 5.7). Zweitens unterscheidet sich das zeitliche Profil der Süßkraft von Zuckeraustauschstoffen häufig von dem natürlicher Zucker. So haben einige Zuckeraustauschstoffe eine schnelle Anfangssüße, die aber auch schnell wieder abklingt. Andere dahingegen haben eine „allmählichere" Süße, die über einen langen Zeitraum wahrgenommen wird (Abb. 5.8). Infolgedessen können Zuckeraustauschstoffe das Geschmacksprofil von natürlichem Zucker nicht zu 100 % simulieren, was zu einer schlechten Akzeptanz bei den Verbraucher*innen führen kann. Drittens können Zuckeraustauschstoffe möglicherweise nicht dieselben chemischen Reaktionen in Lebensmitteln während des Kochens eingehen (z. B. Maillard- oder Karamellisierungsreaktionen). Dies kann zu einem veränderten Farb- und

Tab. 5.6 Relative Süße verschiedener Arten von Süßungsmitteln. Die relative Süße wird mit der von Saccharose verglichen, die eine Süße von 100 hat. HFCS steht hier für Maissirup mit hohem Fruktosegehalt (high fructose corn syrup). Kilokalorien pro g sind für Süßungsmittel mit hoher Intensität vernachlässigbar (da der Konsum pro Portion so gering ist). Aus NutrientsReview.com und anderen Referenzen

Süßungsmittel	Relative Süße (Kalorien/Gramm)	Süßungsmittel	Relative Süße/Kilokalorien/Gramm
Zucker		**Niedrige Intensität**	
Saccharose	100/3,9	Sorbitol	60/2,6
Fruktose	150/3,6	Maltitol	70/2,1
Glukose	70/3,8	Mannitol	60/1,6
Laktose	20/3,9	Lactitol	40/2,0
HFCS	100/2,7	Xylitol	100/2,4
Honig	100/3,0	Erythritol	70/0,2
		Allulose	70/0,3
Hohe Intensität (natürlich)		**Hohe Intensität (künstlich)**	
Glycyrrhizin	75	Acesulfam K	200
Mönchsfrucht	200	Advantam	20.000
Stevia	300	Aspartam	200
		Neotam	10.000
		Saccharin	400
		Sucralose	600

Tab. 5.7 Künstliche Süßstoffe haben oft unterschiedliche Geschmacksintensitäten (0–100), was ihre Akzeptanz bei den Verbraucher*innen beeinflusst. Aus (McClements 2019b)

Süßstoff	Süß	Bitter	Säure	Metallisch
Saccharose	82	7	7	11
Saccharin	62	25	12	28
Acesulfam K	69	31	7	33
Aspartam	69	4	6	15
Neotam	76	22	14	29

Geschmacksprofil führen. Fünftens kann der Ersatz von Zuckern durch Zuckeraustauschstoffe zu Veränderungen in der Textur oder der Wasseraktivität eines Lebensmittels führen. Dadurch können sich seine physikochemischen, Stabilitäts- und sensorischen Eigenschaften verändern. Schließlich sind einige Verbraucher*innen besorgt über die möglichen negativen Auswirkungen synthetischer Süßstoffe auf die menschliche Gesundheit und meiden daher Produkte mit diesen Zutaten.

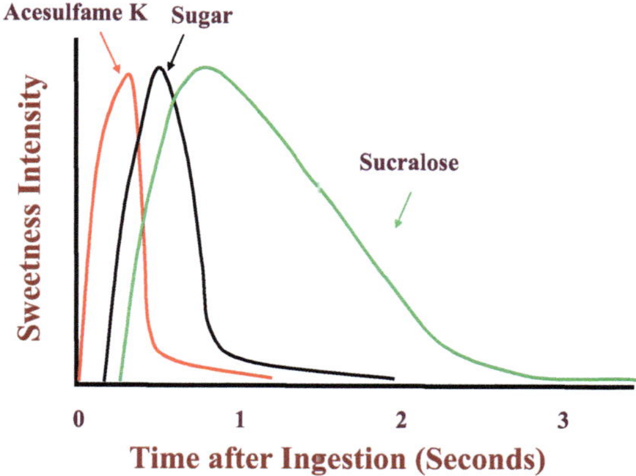

Abb. 5.8 Die Veränderung der wahrgenommenen Süßkraft im Mund über die Zeit ist bei verschiedenen Süßstoffen unterschiedlich.

Stärke wird häufig verwendet, um Lebensmitteln die gewünschte Textur und das gewünschte Mundgefühl zu verleihen. Diese Eigenschaften können manchmal durch andere Inhaltsstoffe ersetzt werden, z. B. durch andere Hydrokolloide. Diese können in ihrer molekularen Form verwendet oder in Mikrogele umgewandelt werden, die Stärkekörner imitieren können. Die Verwendung von Hydrokolloiden als Verdickungs-, Gelier- und Wasserbindemittel wird in Kap. 2 ausführlich behandelt. Viele Hydrokolloide sind diätetische Ballaststoffe. Folglich können sie gesundheitliche Vorteile haben, wenn sie als Ersatz für Stärke in Lebensmitteln verwendet werden. Sie können den Kaloriengehalt reduzieren, führen nicht zu einem Anstieg des Blutzuckerspiegels, fördern ein gesundes Darmmikrobiom, verringern die Verstopfungsneigung und haben verschiedene andere erwünschte bioaktive Wirkungen (siehe oben).

Süßstoffe und Hydrokolloide verhalten sich jedoch in Lebensmitteln anders als Zucker und Stärke. Folglich erfordert die Herstellung von Lebensmitteln auf pflanzlicher Basis mit reduziertem Zuckergehalt eine sorgfältige Neuformulierung.

Salzreduktion: Das Vorhandensein von Salz in Lebensmitteln ist wichtig, weil es zu ihrem erwünschten Geschmacksprofil („Salzigkeit") beiträgt und darüber hinaus verschiedene andere Funktionen erfüllt (Jaenke et al. 2017; Kuo und Lee 2014). So beeinflusst beispielsweise das Vorhandensein von Salz die elektrostatischen Wechselwirkungen innerhalb einer Lebensmittelmatrix, was die Löslichkeit und Funktionalität anderer Zutaten verändert. Salz kann vom Lebensmittelhersteller als Geschmacksstoff zugesetzt werden oder in anderen Zutaten enthalten sein, die zur Formulierung des Produkts verwendet werden. Insbesondere pflanzliche Proteine enthalten oft einen hohen Salzgehalt, da sie mithilfe von Aussalzungs- und pH-Methoden isoliert werden können. Der Verzehr hoher Salzmengen über längere Zeiträume wird mit einem erhöhten Risiko für Bluthochdruck und Schlaganfall bei Personen mit hohem Blutdruck in Verbindung gebracht. Momentan empfehlen die meisten Gesundheitsorganisationen für Erwachsenen nicht mehr als 2 300 mg Natrium pro Tag zu sich zu nehmen. Daher wäre ein geringerer

Salzgehalt in pflanzlichen Lebensmitteln (insbesondere Fleischalternativen) vorteilhaft, um ihr Nährwertprofil zu verbessern.

Eine Reihe von Strategien wurde auf ihr Potenzial zur Verringerung des Salzgehalts von Lebensmitteln untersucht. Das Ziel ist typischerweise eine Salzreduktion ohne Veränderung der physikochemischen und sensorische Eigenschaften zu erreichen. Die Ansätze sind z. B. verdeckte Salzreduzierung, Erhöhung des Salzgeschmacks, multisensorische Effekte, Salzkristalldesign und Natriumersatz (Kuo und Lee 2014). So kann z. B. der Salzgehalt kommerzieller Lebensmittel im Laufe der Zeit schrittweise reduziert werden, sodass die Verbraucher*innen keine dramatische Veränderung des Salzgehalts bemerken. Lebensmitteln können auch bestimmte Inhaltsstoffe zugesetzt werden, die den wahrgenommenen Salzgehalt von Lebensmitteln erhöhen können. Zu diesen Stoffen gehört z. B. Mononatriumglutamat (monosodium glutamate, MSG). In diesem Fall kann eine geringere Salzmenge verwendet werden, um den gleichen Salzgeschmack zu erzeugen. Forscher*innen suchen desweitern nach anderen Typen von natürlichen Salzverstärkern auf pflanzlicher Basis, die ebenfalls für diesen Zweck verwendet werden können.

Einige Forscher*innen haben die Größe und Morphologie von Salzkristallen in getrockneten Lebensmitteln verändert, um deren Lösungsgeschwindigkeit und damit die wahrgenommene Geschmacksintensität zu erhöhen. So haben Forscher*innen von Tate & Lyle (London, UK) kleine hohle Salzkristalle hergestellt, die sich schnell im Speichel auflösen. Dadurch konnten sie 25 bis 50 % weniger Salz verwenden, um die gleiche wahrgenommene Salzigkeit zu erzeugen. Eine andere Strategie besteht darin, Salze in kleinen Partikeln einzuschließen, die in Schüben im Mund freigesetzt werden. Schnelle Schwankungen der Salzkonzentration im Mund werden als intensiver empfunden als eine konstante Salzkonzentration über einen längeren Zeitraum. Infolgedessen kann weniger Gesamtsalz verwendet werden, um die gleiche Salzigkeit zu erreichen. Es wäre auch sinnvoll, neue Verfahren zur Isolierung von Pflanzenproteinen zu entwickeln, die nicht zu hohen Salzgehalten in der fertigen pulverförmigen Zutat führen.

Langsamere Verdaulichkeit: Wie bereits erwähnt, kann die rasche Verdauung und Absorption von Makronährstoffen wie Stärke und Fett zu Spitzen im Blutzucker- und Lipidspiegel führen, was zu einer Dysregulation des Stoffwechsels führen kann. Pflanzliche Lebensmittelalternativen sollten daher so formuliert sein, dass die Verdauung der Makronährstoffe verlangsamt wird. Im Falle von Stärke kann dies durch die Verwendung von langsam verdaulicher oder resistenter Stärke anstelle von schnell verdaulicher Stärke erreicht werden (wenn sich die Substitution nicht nachteilig auf die Produktqualität auswirkt). Alternativ kann die Verdauung von Makronährstoffen durch die Zugabe von Ballaststoffen gehemmt werden. Diese erhöhen die Viskosität der Magen-Darm-Flüssigkeiten und verlangsamen dadurch die Misch- und Stofftransportprozesse. Darüber hinaus können einige pflanzliche Inhaltsstoffe (wie Ballaststoffe oder Polyphenole) an wichtige Magen-Darm-Bestandteile binden, die an der Fettverdauung beteiligt sind und dadurch die Verdauungsprozesse verzögern (z. B. Enzyme, Gallensalze oder Kalzium).

Schließlich kann es von Vorteil sein, pflanzliche Inhaltsstoffe in einer weniger verarbeiteten Form zu belassen. So kann z. B. das Belassen der Zellwände die Fähigkeit der Verdauungsenzyme hemmen, Fette, Stärke oder Proteine im Pflanzengewebe zu erreichen.

5.10.3 Landwirtschaftliche und verfahrenstechnische Strategien

Die ernährungsphysiologische Qualität von pflanzlichen Lebensmitteln kann auch durch die Entwicklung neuer landwirtschaftlicher und verfahrenstechnischer Methoden verbessert werden. Durch selektive Züchtung oder moderne gentechnische Verfahren könnten landwirtschaftliche Nutzpflanzen mit einem hohen Gehalt an erwünschten Nährstoffen gezüchtet werden. So könnte Züchtung gezielt genutzt werden, um hochwertigen Proteine, mehrfach ungesättigten Fette, Vitamine, Mineralien oder Nutrazeutika in Pflanzen zu generieren. Darüber hinaus kann die Konzentration dieser erwünschten Nährstoffe in den Pflanzen auch durch Optimierung der Wachstumsbedingungen (z. B. Bodengesundheit und Düngereinsatz) verbessert werden. Lebensmittelverarbeitungsprozesse könnten auch so optimiert werden, dass die Entfernung und/oder der chemische Abbau von wichtigen Nährstoffen während des Herstellungsprozesses verringert wird.

5.11   Toxine und Rückstände

Bei der Umstellung von einer tierischen auf eine pflanzliche Ernährung sind auch einige zusätzliche gesundheitliche Bedenken zu berücksichtigen. Die mikrobiologischen und chemischen Verunreinigungen in Pflanzen unterscheiden sich von denen in Tieren. Deshalb ist es wichtig, geeignete Reduktionsstrategien und Testprotokolle zu entwickeln. Die aus Pflanzen gewonnenen Nahrungsmittelbestandteile können mit Pestiziden oder Düngemitteln belastet sein, die auf ein Minimum reduziert werden sollten. Dies lässt sich durch den vernünftigen Einsatz von Pestiziden und Düngemitteln beim Anbau der Pflanzen sowie durch deren sachgemäße Handhabung und Verarbeitung erreichen.

Es gibt auch mikrobiologische Probleme, die beachtet werden sollten. So können einige pflanzliche Inhaltsstoffe mit Bakterien wie *Bacillus cereus*, Salmonellen oder *Escherichia coli* kontaminiert sein. Die beiden letztgenannten Mikroorganismen können von Vögeln oder Nagetieren stammen, die während der Lagerung mit den landwirtschaftlichen Erzeugnissen in Kontakt kommen. Pflanzliche Inhaltsstoffe können auch auf dem Feld oder während des Transports mit verschiedenen Arten von Mykotoxinen kontaminiert werden, wie z. B. mit bestimmten *Aspergillus-, Fusarium-* oder *Penicillium*-Arten. Diese können beim Menschen akute oder chronische Toxizität verursachen (Alshannaq und Yu 2017). Folglich sollten pflanzliche Lebensmittelzutaten durch gängige landwirtschaftliche Verfahren und Standards gewonnen werden. Sie sollten sorgfältig gehandhabt, gereinigt und verarbeitet werden, um gesundheitsschädlichen

Auswirkungen zu vermeiden. Zusammenfassend lässt sich sagen, dass es bei pflanzlichen Lebensmitteln andere Herausforderungen an die Lebensmittelsicherheit gibt als bei tierischen Lebensmitteln, die bei der Entwicklung dieser Produkte sorgfältig berücksichtigt werden sollten.

5.12 Schlussfolgerungen

Die Umstellung von einer tierischen auf eine pflanzliche Ernährung hat eindeutig Auswirkungen auf die Ernährung und die Gesundheit. Wie Prof. Hu von der School of Public Health der Harvard University erklärt, ist eine "pflanzliche Ernährung nicht gleichbedeutend mit einer gesunden Ernährung" (Hemler und Hu 2019). Es ist wichtig, sich für gesunde pflanzliche Lebensmittel wie Obst, Gemüse, Hülsenfrüchte, Nüsse und Vollkornprodukte zu entscheiden und nicht für ungesunde Produkte wie raffinierte Getreideprodukte, Kartoffeln, Snacks, Süßigkeiten und zuckerhaltige Getränke. Es ist auch wichtig, eine pflanzliche Ernährung sorgfältig zu planen und damit einen möglichen Nährstoffmängel zu vermeiden, wie z. B. Vitamin B_{12}-Mangel (Hemler und Hu 2019). Studien deuten darauf hin, dass selbst eine relativ geringe Verringerung des Verzehrs tierischer Lebensmittel in der Ernährung große Auswirkungen auf die menschliche Gesundheit haben kann. So schätzt die EAT-Lancet-Kommission, dass es weltweit 11 Mio. weniger Todesfälle pro Jahr geben würde, wenn die Menschen sich stärker pflanzlich ernähren würden. Allerdings bedarf es noch Verbesserungen in der Zusammensetzung von pflanzlichen Lebensmittelalternativen, um diese mit weniger Kalorien, gesättigten Fetten, Zucker und Salz zu formulieren und sie an eine optimale Verdauungsgeschwindigkeit and Absorption anzupassen. Wenn Lebensmittelhersteller neue pflanzliche Alternativen zu herkömmlichen Fleisch-, Fisch-, Ei- und Milchprodukten entwickeln, müssen sie unbedingt ernährungsphysiologische Eigenschaften wie die Makronährstoffzusammensetzung, Verdauungsgeschwindigkeit und Bioverfügbarkeit sowie die Auswirkungen der gesamten Lebensmittelmatrix auf diese Eigenschaften berücksichtigen. Dadurch wird es möglich sein, Lebensmittel zu herzustellen, die sowohl für die menschliche Gesundheit als auch für den Planeten gut sind.

Literatur

Abdelhamid, A. S., Brown, T. J., Brainard, J. S., Biswas, P., Thorpe, G. C., Moore, H. J., … Hooper, L. (2018). Omega-3 fatty acids for the primary and secondary prevention of cardiovascular disease. *Cochrane Database of Systematic Reviews*(7), Article Cd003177. https://doi.org/10.1002/14651858.CD003177.pub3.

Aboalnaja, K. O., Yaghmoor, S., Kumosani, T. A., & McClements, D. J. (2016). Utilization of nanoemulsions to enhance bioactivity of pharmaceuticals, supplements, and nutraceuticals: Nanoemulsion delivery systems and nanoemulsion excipient systems. *Expert Opinion on Drug Delivery, 13*(9), 1327–1336. https://doi.org/10.1517/17425247.2016.1162154.

Abuajah, C. I., Ogbonna, A. C., & Osuji, C. M. (2015). Functional components and medicinal properties of food: a review. *Journal of Food Science and Technology-Mysore, 52*(5), 2522–2529. https://doi.org/10.1007/s13197-014-1396-5.

Akoh, C. C. (2017). *Food Lipids: Chemistry, Nutrition, and Biotechnology*. CRC Press.

Al Mijan, M., Lee, Y. K., & Kwak, H. S. (2011). Classification, Structure, and Bioactive Functions of Oligosaccharides in Milk [Review]. *Korean Journal for Food Science of Animal Resources, 31*(5), 631–640. https://doi.org/10.5851/kosfa.2011.31.5.631.

Alshannaq, A., & Yu, J. H. (2017). Occurrence, Toxicity, and Analysis of Major Mycotoxins in Food. *International Journal of Environmental Research and Public Health, 14*(6), Article 632. https://doi.org/10.3390/ijerph14060632.

Anand, S. S., Hawkes, C., de Souza, R. J., Mente, A., Dehghan, M., Nugent, R., ... Popkin, B. M. (2015). Food Consumption and its Impact on Cardiovascular Disease: Importance of Solutions Focused on the Globalized Food System A Report From the Workshop Convened by the World Heart Federation. *Journal of the American College of Cardiology, 66*(14), 1590–1614. https://doi.org/10.1016/j.jacc.2015.07.050.

Astrup, A., Magkos, F., Bier, D. M., Brenna, J. T., Otto, M. C. D., Hill, J. O., ... Krauss, R. M. (2020). Saturated Fats and Health: A Reassessment and Proposal for Food-Based Recommendations JACC State-of-the-Art Review. *Journal of the American College of Cardiology, 76*(7), 844–857. https://doi.org/10.1016/j.jacc.2020.05.077.

Astrup, A., Teicholz, N., Magkos, F., Bier, D. M., Brenna, J. T., King, J. C., ... Krauss, R. M. (2021). Dietary Saturated Fats and Health: Are the U.S. Guidelines Evidence-Based? *Nutrients, 13*(10), 3305.

Augustin, L. S. A., Aas, A. M., Astrup, A., Atkinson, F. S., Baer-Sinnott, S., Barclay, A. W., ... Jenkins, D. J. A. (2020). Dietary Fibre Consensus from the International Carbohydrate Quality Consortium (ICQC). *Nutrients, 12*(9), Article 2553. https://doi.org/10.3390/nu12092553.

Baden, M. Y., Kino, S., Liu, X. R., Li, Y. P., Kim, Y., Kubzansky, L. D., ... Kawachi, I. (2020). Changes in plant-based diet quality and health-related quality of life in women. *British Journal of Nutrition, 124*(9), 960–970, Article Pii s0007114520002032. https://doi.org/10.1017/s0007114520002032.

Baden, M. Y., Liu, G., Satija, A., Li, Y. P., Sun, Q., Fung, T. T., ... Bhupathiraju, S. N. (2019). Changes in Plant-Based Diet Quality and Total and Cause-Specific Mortality. *Circulation, 140*(12), 979–991. https://doi.org/10.1161/circulationaha.119.041014.

Baden, M. Y., Shan, Z. L., Wang, F. L., Li, Y. P., Manson, J. E., Rimm, E. B., ... Rexrode, K. M. (2021). Quality of Plant-Based Diet and Risk of Total, Ischemic, and Hemorrhagic Stroke. *Neurology, 96*(15), E1940–E1953. https://doi.org/10.1212/wnl.0000000000011713.

Bakaloudi, D. R., Halloran, A., Rippin, H. L., Oikonomidou, A. C., Dardavesis, T. I., Williams, J., ... Chourdakis, M. (2021). Intake and adequacy of the vegan diet. A systematic review of the evidence. *Clinical Nutrition, 40*(5), 3503–3521. https://doi.org/10.1016/j.clnu.2020.11.035.

Baker, E. J., Miles, E. A., Burdge, G. C., Yaqoob, P., & Calder, P. C. (2016). Metabolism and functional effects of plant-derived omega-3 fatty acids in humans. *Progress in Lipid Research, 64*, 30–56. https://doi.org/10.1016/j.plipres.2016.07.002.

Barber, C., Mego, M., Sabater, C., Vallejo, F., Bendezu, R. A., Masihy, M., ... Azpiroz, F. (2021). Differential Effects of Western and Mediterranean-Type Diets on Gut Microbiota: A Metagenomics and Metabolomics Approach. *Nutrients, 13*(8), 2638.

Becker, P. M., & Yu, P. Q. (2013). What makes protein indigestible from tissue-related, cellular, and molecular aspects? *Molecular Nutrition & Food Research, 57*(10), 1695–1707. https://doi.org/10.1002/mnfr.201200592.

Bello-Perez, L. A., Flores-Silva, P. C., Agama-Acevedo, E., & Tovar, J. (2020). Starch digestibility: past, present, and future. *Journal of the Science of Food and Agriculture, 100*(14), 5009–5016. https://doi.org/10.1002/jsfa.8955.

Bhandari, D., Rafiq, S., Gat, Y., Gat, P., Waghmare, R., & Kumar, V. (2020). A Review on Bioactive Peptides: Physiological Functions, Bioavailability and Safety. *International Journal of Peptide Research and Therapeutics*, *26*(1), 139–150. https://doi.org/10.1007/s10989-019-09823-5.

Bhattarai, R. R., Dhital, S., Wu, P., Chen, X. D., & Gidley, M. J. (2017). Digestion of isolated legume cells in a stomach-duodenum model: three mechanisms limit starch and protein hydrolysis. *Food & Function*, *8*(7), 2573–2582. https://doi.org/10.1039/c7fo00086c.

Bloise, A., Simoes-Alves, A. C., Santos, A. D., Morio, B., & Costa-Silva, J. H. (2021). Cardiometabolic impacts of saturated fatty acids: are they all comparable? *International Journal of Food Sciences and Nutrition*. https://doi.org/10.1080/09637486.2021.1940885.

Bornhorst, G. M., & Singh, R. P. (2014). Gastric Digestion In Vivo and In Vitro: How the Structural Aspects of Food Influence the Digestion Process. In M. P. Doyle & T. R. Klaenhammer (Eds.), *Annual Review of Food Science and Technology, Vol 5* (Vol. 5, pp. 111–132). https://doi.org/10.1146/annurev-food-030713-092346.

Bosscher, D., Breynaert, A., Pieters, L., & Hermans, N. (2009). FOOD-BASED STRATEGIES TO MODULATE THE COMPOSITION OF THE INTESTINAL MICROBIOTA AND THEIR ASSOCIATED HEALTH EFFECTS [Article; Proceedings Paper]. *Journal of Physiology and Pharmacology*, *60*, 5–11.

Briggs, M. A., Petersen, K. S., & Kris-Etherton, P. M. (2017). Saturated Fatty Acids and Cardiovascular Disease: Replacements for Saturated Fat to Reduce Cardiovascular Risk. *Healthcare*, *5*(2), Article 29. https://doi.org/10.3390/healthcare5020029.

Butola, L. K., Kute, P. K., Anjankar, A., Dhok, A., Gusain, N., & Vagga, A. (2020). Vitamin B12 – Do You Know Everything? *Journal of Evolution of Medical and Dental Sciences-Jemds*, *9*(42), 3139–3146. https://doi.org/10.14260/jemds/2020/688.

Candela, C. G., Lopez, L. M. B., & Kohen, V. L. (2011). Importance of a balanced omega 6/omega 3 ratio for the maintenance of health. Nutritional recommendations. *Nutricion Hospitalaria*, *26*(2), 323–329. https://doi.org/10.3305/nh.2011.26.2.5117.

Carbonaro, M., Maselli, P., & Nucara, A. (2012). Relationship between digestibility and secondary structure of raw and thermally treated legume proteins: a Fourier transform infrared (FT-IR) spectroscopic study. *Amino Acids*, *43*(2), 911–921. https://doi.org/10.1007/s00726-011-1151-4.

Carlsen, M. H., Halvorsen, B. L., Holte, K., Bohn, S. K., Dragland, S., Sampson, L., … Blomhoff, R. (2010). The total antioxidant content of more than 3100 foods, beverages, spices, herbs and supplements used worldwide. *Nutrition Journal*, *9*, Article 3. https://doi.org/10.1186/1475-2891-9-3.

Carpenter, G. H. (2013). The Secretion, Components, and Properties of Saliva. In M. P. Doyle & T. R. Klaenhammer (Eds.), *Annual Review of Food Science and Technology, Vol 4* (Vol. 4, pp. 267–276). https://doi.org/10.1146/annurev-food-030212-182700.

Chakrabarti, S., Guha, S., & Majumder, K. (2018). Food-Derived Bioactive Peptides in Human Health: Challenges and Opportunities. *Nutrients*, *10*(11), Article 1738. https://doi.org/10.3390/nu10111738.

Chung, C., Smith, G., Degner, B., & McClements, D. J. (2016). Reduced Fat Food Emulsions: Physicochemical, Sensory, and Biological Aspects. *Critical Reviews in Food Science and Nutrition*, *56*(4), 650–685. https://doi.org/10.1080/10408398.2013.792236.

Cioccoloni, G., Soteriou, C., Websdale, A., Wallis, L., Zulyniak, M. A., & Thorne, J. L. (2021). Phytosterols and phytostanols and the hallmarks of cancer in model organisms: A systematic review and meta-analysis. *Critical Reviews in Food Science and Nutrition*. https://doi.org/10.1080/10408398.2020.1835820.

Cornejo-Ramirez, Y. I., Martinez-Cruz, O., Del Toro-Sanchez, C. L., Wong-Corral, F. J., Borboa-Flores, J., & Cinco-Moroyoqui, F. J. (2018). The structural characteristics of starches and their functional properties. *Cyta-Journal of Food, 16*(1), 1003–1017. https://doi.org/10.1080/194763 37.2018.1518343.

Craig, W. J. (2010). Nutrition Concerns and Health Effects of Vegetarian Diets. *Nutrition in Clinical Practice, 25*(6), 613–620. https://doi.org/10.1177/0884533610385707.

Crimarco, A., Springfield, S., Petlura, C., Streaty, T., Cunanan, K., Lee, J., ... Gardner, C. D. (2020). A randomized crossover trial on the effect of plant-based compared with animal-based meat on trimethylamine-N-oxide and cardiovascular disease risk factors in generally healthy adults: Study With Appetizing Plantfood- Meat Eating Alternative Trial (SWAP-MEAT). *American Journal of Clinical Nutrition, 112*(5), 1188–1199. https://doi.org/10.1093/ajcn/nqaa203.

Dahl, W. J., Mendoza, D. R., & Lambert, J. M. (2020). Diet, nutrients and the microbiome. In J. Sun (Ed.), *Microbiome in Health and Disease* (Vol. 171, pp. 237–263). https://doi.org/10.1016/bs.pmbts.2020.04.006.

Daliri, E. B. M., Oh, D. H., & Lee, B. H. (2017). Bioactive Peptides. *Foods, 6*(5), Article 32. https://doi.org/10.3390/foods6050032.

Davani-Davari, D., Negahdaripour, M., Karimzadeh, I., Seifan, M., Mohkam, M., Masoumi, S. J., ... Ghasemi, Y. (2019). Prebiotics: Definition, Types, Sources, Mechanisms, and Clinical Applications. *Foods, 8*(3), Article 92. https://doi.org/10.3390/foods8030092.

Dawczynski, C., & Lorkowski, S. (2016). Trans-fatty acids and cardiovascular risk: does origin matter? *Expert Review of Cardiovascular Therapy, 14*(9), 1001–1005. https://doi.org/10.1080/1 4779072.2016.1199956.

De Martinis, M., Sirufo, M. M., Suppa, M., & Ginaldi, L. (2020). New Perspectives in Food Allergy. *International Journal of Molecular Sciences, 21*(4), Article 1474. https://doi.org/10.3390/ijms21041474.

Dehghan, M., Mente, A., Zhang, X. H., Swaminathan, S., Li, W., Mohan, V., ... Investigators, P. S. (2017). Associations of fats and carbohydrate intake with cardiovascular disease and mortality in 18 countries from five continents (PURE): a prospective cohort study. *Lancet, 390*(10107), 2050–2062. https://doi.org/10.1016/s0140-6736(17)32252-3.

Deng, R. X., Mars, M., Van der Sman, R. G. M., Smeets, P. A. M., & Janssen, A. E. M. (2020). The importance of swelling for in vitro gastric digestion of whey protein gels. *Food Chemistry, 330*, Article 127182. https://doi.org/10.1016/j.foodchem.2020.127182.

Dhingra, D., Michael, M., Rajput, H., & Patil, R. T. (2012). Dietary fibre in foods: a review. *Journal of Food Science and Technology-Mysore, 49*(3), 255–266. https://doi.org/10.1007/s13197-011-0365-5.

Dhital, S., Warren, F. J., Butterworth, P. J., Ellis, P. R., & Gidley, M. J. (2017). Mechanisms of starch digestion by alpha-amylase-Structural basis for kinetic properties. *Critical Reviews in Food Science and Nutrition, 57*(5), 875–892. https://doi.org/10.1080/10408398.2014.922043.

Elmore, J. S., & Mottram, D. S. (2009). 5 – Flavour development in meat. In J. P. Kerry & D. Ledward (Eds.), *Improving the Sensory and Nutritional Quality of Fresh Meat* (pp. 111–146). Woodhead Publishing. https://doi.org/10.1533/9781845695439.1.111.

Ertl, P., Knaus, W., & Zollitsch, W. (2016). An approach to including protein quality when assessing the net contribution of livestock to human food supply. *Animal, 10*(11), 1883–1889. https://doi.org/10.1017/s1751731116000902.

FAO, ed. (2013b). *Dietary Protein Quality Evaluation in Human Nutrition: Report of an FAO Expert Consultation.* Rome: Food and Agriculture Organization of the United Nations.

Fairweather-Tait, S. J., & Teucher, B. (2002). Iron and calcium bioavailability of fortified foods and dietary supplements. *Nutrition Reviews, 60*(11), 360–367.

Fallingborg, J. (1999). Intraluminal pH of the human gastrointestinal tract. *Dan Med Bull, 46*(3), 183–196.

FAO. (2013a). *Dietary protein quality evaluation in human nutrition* (FAO FOOD AND NUTRITION PAPER, Issue.

Fardet, A. (2015a). Complex foods versus functional foods, nutraceuticals and dietary supplements: differential health impact (Part 1). *Agro Food Industry Hi-Tech, 26*(2), 20–24.

Fardet, A. (2015b). Complex foods versus functional foods, nutraceuticals and dietary supplements: differential health impact (Part 2). *Agro Food Industry Hi-Tech, 26*(3), 20–22.

Fasolin, L. H., Pereira, R. N., Pinheiro, A. C., Martins, J. T., Andrade, C. C. P., Ramos, O. L., & Vicente, A. A. (2019). Emergent food proteins – Towards sustainability, health and innovation. *Food Research International, 125*, Article 108586. https://doi.org/10.1016/j.foodres.2019.108586.

Gao, X., Wilde, P. E., Lichtenstein, A. H., & Tucker, K. L. (2006). Meeting adequate intake for dietary calcium without dairy foods in adolescents aged 9 to 18 years (National Health and Nutrition Examination Survey 2001–2002). *Journal of the American Dietetic Association, 106*(11), 1759–1765.

Gentile, C. L., & Weir, T. L. (2018). The gut microbiota at the intersection of diet and human health. *Science, 362*(6416), 776. https://doi.org/10.1126/science.aau5812.

Ghaedi, E., Kord-Varkaneh, H., Mohammadi, H., Askarpour, M., & Miraghajani, M. (2020). Phytosterol Supplementation Could Improve Atherogenic and Anti-Atherogenic Apolipoproteins: A Systematic Review and Dose-Response Meta-Analysis of Randomized Controlled Trials. *Journal of the American College of Nutrition, 39*(1), 82–92. https://doi.org/10.1080/07315724.2019.1605313.

Gillingham, L. G., Harris-Janz, S., & Jones, P. J. H. (2011). Dietary Monounsaturated Fatty Acids Are Protective Against Metabolic Syndrome and Cardiovascular Disease Risk Factors. *Lipids, 46*(3), 209–228. https://doi.org/10.1007/s11745-010-3524-y.

Gorissen, S. H. M., Crombag, J. J. R., Senden, J. M. G., Waterval, W. A. H., Bierau, J., Verdijk, L. B., & van Loon, L. J. C. (2018a). Protein content and amino acid composition of commercially available plant-based protein isolates. *Amino Acids, 50*(12), 1685–1695. https://doi.org/10.1007/s00726-018-2640-5.

Gorissen, S. H. M., Crombag, J. J. R., Senden, J. M. G., Waterval, W. A. H., Bierau, J., Verdijk, L. B., & van Loon, L. J. C. (2018b). Protein content and amino acid composition of commercially available plant-based protein isolates. *Amino Acids, 50*(12), 1685–1695. https://doi.org/10.1007/s00726-018-2640-5.

Gropper, S. S., Smith, J. L., & Carr, R. P. (2021). *Advanced Nutrition and Human Metabolism.* Cengage Learning.

Grundy, M. M. L., Edwards, C. H., Mackie, A. R., Gidley, M. J., Butterworth, P. J., & Ellis, P. R. (2016). Re-evaluation of the mechanisms of dietary fibre and implications for macronutrient bioaccessibility, digestion and postprandial metabolism. *British Journal of Nutrition, 116*(5), 816–833. https://doi.org/10.1017/s0007114516002610.

Grundy, M. M. L., Lapsley, K., & Ellis, P. R. (2016). A review of the impact of processing on nutrient bioaccessibility and digestion of almonds. *International Journal of Food Science and Technology, 51*(9), 1937–1946. https://doi.org/10.1111/ijfs.13192.

Grungreiff, K., Gottstein, T., & Reinhold, D. (2020). Zinc Deficiency-An Independent Risk Factor in the Pathogenesis of Haemorrhagic Stroke? *Nutrients, 12*(11), Article 3548. https://doi.org/10.3390/nu12113548.

Guasch-Ferre, M., Satija, A., Blondin, S. A., Janiszewski, M., Emlen, E., O'Connor, L. E., … Stampfer, M. J. (2019). Meta-Analysis of Randomized Controlled Trials of Red Meat Consumption in Comparison With Various Comparison Diets on Cardiovascular Risk Factors. *Circulation, 139*(15), 1828–1845. https://doi.org/10.1161/circulationaha.118.035225.

Gul, K., Singh, A. K., & Jabeen, R. (2016). Nutraceuticals and Functional Foods: The Foods for the Future World. *Critical Reviews in Food Science and Nutrition, 56*(16), 2617–2627. https://doi.org/10.1080/10408398.2014.903384.

Guo, Q., Bellissimo, N., & Rousseau, D. (2017a). Role of gel structure in controlling in vitro intestinal lipid digestion in whey protein emulsion gels. *Food Hydrocolloids, 69*, 264–272. https://doi.org/10.1016/j.foodhyd.2017.01.037.

Guo, Q., Ye, A. Q., Bellissimo, N., Singh, H., & Rousseau, D. (2017b). Modulating fat digestion through food structure design. *Progress in Lipid Research, 68*, 109–118. https://doi.org/10.1016/j.plipres.2017.10.001.

Guo, Q., Ye, A. Q., Lad, M., Dalgleish, D., & Singh, H. (2014). Effect of gel structure on the gastric digestion of whey protein emulsion gels. *Soft Matter, 10*(8), 1214–1223. https://doi.org/10.1039/c3sm52758a.

Gupta, R. S., Warren, C. M., Smith, B. M., Jiang, J., Blumenstock, J. A., Davis, M. M., … Nadeau, K. C. (2019). Prevalence and Severity of Food Allergies Among US Adults. *JAMA Network Open, 2*(1), e185630–e185630. https://doi.org/10.1001/jamanetworkopen.2018.5630.

Gylling, H., & Simonen, P. (2015). Phytosterols, Phytostanols, and Lipoprotein Metabolism. *Nutrients, 7*(9), 7965–7977. https://doi.org/10.3390/nu7095374.

Hammad, S., Pu, S. H., & Jones, P. J. (2016). Current Evidence Supporting the Link Between Dietary Fatty Acids and Cardiovascular Disease. *Lipids, 51*(5), 507–517. https://doi.org/10.1007/s11745-015-4113-x.

Han, F., Moughan, P. J., Li, J. T., & Pang, S. J. (2020). Digestible Indispensable Amino Acid Scores (DIAAS) of Six Cooked Chinese Pulses. *Nutrients, 12*(12). https://doi.org/10.3390/nu12123831.

Harcombe, Z., Baker, J. S., DiNicolantonio, J. J., Grace, F., & Davies, B. (2016). Evidence from randomised controlled trials does not support current dietary fat guidelines: a systematic review and meta-analysis. *Open Heart, 3*(2), Article UNSP e000409. https://doi.org/10.1136/openhrt-2016-000409.

Helander, H. F., & Fändriks, L. (2014). Surface area of the digestive tract – revisited. *Scand J Gastroenterol, 49*(6), 681–689. https://doi.org/10.3109/00365521.2014.898326.

Hemler, E. C., & Hu, F. B. (2019). Plant-Based Diets for Cardiovascular Disease Prevention: All Plant Foods Are Not Created Equal. *Current Atherosclerosis Reports, 21*(5), Article 18. https://doi.org/10.1007/s11883-019-0779-5.

Herreman, L., Nommensen, P., Pennings, B., & Laus, M. C. (2020a). Comprehensive overview of the quality of plant- And animal-sourced proteins based on the digestible indispensable amino acid score. *Food Science & Nutrition, 8*(10), 5379–5391. https://doi.org/10.1002/fsn3.1809.

Herreman, L., Nommensen, P., Pennings, B., & Laus, M. C. (2020b). Comprehensive overview of the quality of plant- And animal-sourced proteins based on the digestible indispensable amino acid score. *Food Science & Nutrition, 8*(10), 5379–5391. https://doi.org/10.1002/fsn3.1809.

Hertzler, S. R., Lieblein-Boff, J. C., Weiler, M., & Allgeier, C. (2020). Plant proteins: Assessing their nutritional quality and effects on health and physical function. *Nutrients, 12*(12). https://doi.org/10.3390/nu12123704.

Hills, R. D., Pontefract, B. A., Mishcon, H. R., Black, C. A., Sutton, S. C., & Theberge, C. R. (2019). Gut Microbiome: Profound Implications for Diet and Disease. *Nutrients, 11*(7), Article 1613. https://doi.org/10.3390/nu11071613.

Holland, C., Ryden, P., Edwards, C. H., & Grundy, M. M. L. (2020). Plant Cell Walls: Impact on Nutrient Bioaccessibility and Digestibility. *Foods, 9*(2), Article 201. https://doi.org/10.3390/foods9020201.

Hooper, L., Martin, N., Jimoh, O. F., Kirk, C., Foster, E., & Abdelhamid, A. S. (2020). Reduction in saturated fat intake for cardiovascular disease. *Cochrane Database of Systematic Reviews*(8), Article Cd011737. https://doi.org/10.1002/14551858.CD011737.pub3.

Hu, F. B., Otis, B. O., & McCarthy, G. (2019). Can Plant-Based Meat Alternatives Be Part of a Healthy and Sustainable Diet? *Jama-Journal of the American Medical Association, 322*(16), 1547–1548. https://doi.org/10.1001/jama.2019.13187.

Hunt, R. H., Camilleri, M., Crowe, S. E., El-Omar, E. M., Fox, J. G., Kuipers, E. J., … Tack, J. (2015). The stomach in health and disease. *Gut, 64*(10), 1650-1668. https://doi.org/10.1136/gutjnl-2014-307595.

Hutchings, S. C., Low, J. Y. Q., & Keast, R. S. J. (2019). Sugar reduction without compromising sensory perception. An impossible dream? *Critical Reviews in Food Science and Nutrition, 59*(14), 2287–2307. https://doi.org/10.1080/10408398.2018.1450214.

Jaenke, R., Barzi, F., McMahon, E., Webster, J., & Brimblecombe, J. (2017). Consumer acceptance of reformulated food products: A systematic review and meta-analysis of salt-reduced foods. *Critical Reviews in Food Science and Nutrition, 57*(16), 3357–3372. https://doi.org/10.1080/10408398.2015.1118009.

Joye, I. (2019). Protein Digestibility of Cereal Products. *Foods, 8*(6), Article 199. https://doi.org/10.3390/foods8060199.

Karami, Z., & Akbari-adergani, B. (2019). Bioactive food derived peptides: a review on correlation between structure of bioactive peptides and their functional properties. *Journal of Food Science and Technology-Mysore, 56*(2), 535–547. https://doi.org/10.1007/s13197-018-3549-4.

Ko, C. W., Qu, J., Black, D. D., & Tso, P. (2020). Regulation of intestinal lipid metabolism: current concepts and relevance to disease. *Nature Reviews Gastroenterology & Hepatology, 17*(3), 169–183. https://doi.org/10.1038/s41575-019-0250-7.

Korpela, K. (2018). Diet, Microbiota, and Metabolic Health: Trade-Off Between Saccharolytic and Proteolytic Fermentation. In M. P. Doyle & T. R. Klaenhammer (Eds.), *Annual Review of Food Science and Technology, Vol 9* (Vol. 9, pp. 65–84). https://doi.org/10.1146/annurev-food-030117-012830.

Krutz, N. L., Kimber, I., Maurer-Stroh, S., & Gerberick, G. F. (2020). Determination of the relative allergenic potency of proteins: hurdles and opportunities. *Critical Reviews in Toxicology, 50*(6), 521–530. https://doi.org/10.1080/10408444.2020.1793895.

Kumar, M., Babaei, P., Boyang, J., & Nielsen, J. (2016). Human gut microbiota and healthy aging: Recent developments and future prospective. *Nutrition and Health Aging, 4*, 3–16.

Kuo, W. Y., & Lee, Y. S. (2014). Effect of Food Matrix on Saltiness Perception-Implications for Sodium Reduction. *Comprehensive Reviews in Food Science and Food Safety, 13*(5), 906–923. https://doi.org/10.1111/1541-4337.12094.

Kuzan, A. (2021). Toxicity of advanced glycation end products (Review). *Biomedical Reports, 14*(5), Article 46. https://doi.org/10.3892/br.2021.1422.

Lafarga, T., & Hayes, M. (2017). Bioactive protein hydrolysates in the functional food ingredient industry: Overcoming current challenges. *Food Reviews International, 33*(3), 217–246. https://doi.org/10.1080/87559129.2016.1175013.

Lang, A., Kuss, O., Filla, T., & Schlesinger, S. (2021). Association between per capita sugar consumption and diabetes prevalence mediated by the body mass index: results of a global mediation analysis. *European Journal of Nutrition, 60*(4), 2121–2129. https://doi.org/10.1007/s00394-020-02401-2.

Lawrence, G. D. (2021). Perspective: The Saturated Fat-Unsaturated Oil Dilemma: Relations of Dietary Fatty Acids and Serum Cholesterol, Atherosclerosis, Inflammation, Cancer, and All-Cause Mortality. *Advances in Nutrition, 12*(3), 647–656. https://doi.org/10.1093/advances/nmab013.

Leray, C. (2014). *Lipids: Nutrition and Health*. CRC Press.

Loveday, S. M. (2019). Food Proteins: Technological, Nutritional, and Sustainability Attributes of Traditional and Emerging Proteins. In M. P. Doyle & D. J. McClements (Eds.), *Annual Review of Food Science and Technology, Vol 10* (Vol. 10, pp. 311–339). https://doi.org/10.1146/annurev-food-032818-121128.

Loveday, S. M. (2020). Plant protein ingredients with food functionality potential. *Nutrition Bulletin, 45*(3), 321–327. https://doi.org/10.1111/nbu.12450.

Luo, J., Yang, H. Y., & Song, B. L. (2020). Mechanisms and regulation of cholesterol homeostasis. *Nature Reviews Molecular Cell Biology, 21*(4), 225–245. https://doi.org/10.1038/s41580-019-0190-7.

Ma, N., Tian, Y., Wu, Y., & Ma, X. (2017). Contributions of the Interaction Between Dietary Protein and Gut Microbiota to Intestinal Health. *Curr Protein Pept Sci, 18*(8), 795–808. https://doi.org/10.2174/1389203718666170216153505.

Mach, F., Baigent, C., Catapano, A. L., Koskinas, K. C., Casula, M., Badimon, L., … European Atherosclerosis, S. (2020). 2019 ESC/EAS Guidelines for the management of dyslipidaemias: lipid modification to reduce cardiovascular risk The Task Force for the management of dyslipidaemias of the European Society of Cardiology (ESC) and European Atherosclerosis Society (EAS). *European Heart Journal, 41*(1), 111–188. https://doi.org/10.1093/eurheartj/.

Mann, N. (2007). Meat in the human diet: An anthropological perspective. *Nutrition & Dietetics, 64*, S102–S107. https://doi.org/10.1111/j.1747-0080.2007.00194.x.

Mathai, J. K., Liu, Y. H., & Stein, H. H. (2017). Values for digestible indispensable amino acid scores (DIAAS) for some dairy and plant proteins may better describe protein quality than values calculated using the concept for protein digestibility-corrected amino acid scores (PDCAAS). *British Journal of Nutrition, 117*(4), 490–499. https://doi.org/10.1017/s0007114517000125

Mattila, P., Makinen, S., Eurola, M., Jalava, T., Pihlava, J. M., Hellstrom, J., & Pihlanto, A. (2018). Nutritional Value of Commercial Protein-Rich Plant Products. *Plant Foods for Human Nutrition, 73*(2), 108–115. https://doi.org/10.1007/s11130-018-0660-7.

Maurya, V. K., Bashir, K., & Aggarwal, M. (2020). Vitamin D microencapsulation and fortification: Trends and technologies. *Journal of Steroid Biochemistry and Molecular Biology, 196*, Article 105489. https://doi.org/10.1016/j.jsbmb.2019.105489.

McClements, D. J. (2015). Nanoscale Nutrient Delivery Systems for Food Applications: Improving Bioactive Dispersibility, Stability, and Bioavailability. *Journal of Food Science, 80*(7), N1602–N1611. https://doi.org/10.1111/1750-3841.12919.

McClements, D. J. (2018a). Enhanced delivery of lipophilic bioactives using emulsions: a review of major factors affecting vitamin, nutraceutical, and lipid bioaccessibility. *Food & Function, 9*(1), 22–41. https://doi.org/10.1039/c7fo01515a.

McClements, D. J. (2018b). Recent developments in encapsulation and release of functional food ingredients: delivery by design. *Current Opinion in Food Science, 23*, 80–84. https://doi.org/10.1016/j.cofs.2018.06.008.

McClements, D. J. (2019). *Future Foods: How Modern Science is Transforming the Way We Eat.* Springer Scientific.

McClements, D. J. (2019b). *Future Foods: How Modern Science is Transforming the Way We Eat.* Springer Scientific.

McClements, D. J. (2021). Food hydrocolloids: Application as functional ingredients to control lipid digestion and bioavailability. *Food Hydrocolloids, 111*, Article 106404. https://doi.org/10.1016/j.foodhyd.2020.106404.

McClements, D. J., & Grossmann, L. (2021a). A brief review of the science behind the design of healthy and sustainable plant-based foods. *Npj Science of Food, 5*(1), Article 17. https://doi.org/10.1038/s41538-021-00099-y.

McClements, D. J., & Grossmann, L. (2021b). The science of plant-based foods: Constructing next-generation meat, fish, milk, and egg analogs. *Comprehensive Reviews in Food Science and Food Safety, 20*(4), 4049–4100. https://doi.org/10.1111/1541-4337.12771.

McClements, D. J., Zou, L. Q., Zhang, R. J., Salvia-Trujillo, L., Kumosani, T., & Xiao, H. (2015). Enhancing Nutraceutical Performance Using Excipient Foods: Designing Food Structures and Compositions to Increase Bioavailability. *Comprehensive Reviews in Food Science and Food Safety, 14*(6), 824–847. https://doi.org/10.1111/1541-4337.12170.

McQuilken, S. A. (2021a). Digestion and absorption. *Anaesthesia and Intensive Care Medicine, 22*(5), 336–338.

McQuilken, S. A. (2021b). Gut motility and its control. *Anaesthesia and Intensive Care Medicine, 22*(5), 339–342.

McQuilken, S. A. (2021c). The mouth, stomach and intestines. *Anaesthesia and Intensive Care Medicine, 22*(5), 330–335.

Menotti, A., & Puddu, P. E. (2015). How the Seven Countries Study contributed to the definition and development of the Mediterranean diet concept: A 50-year journey. *Nutrition Metabolism and Cardiovascular Diseases, 25*(3), 245–252. https://doi.org/10.1016/j.numecd.2014.12.001.

Moreau, R. A., Whitaker, B. D., & Hicks, K. B. (2002). Phytosterols, phytostanols, and their conjugates in foods: structural diversity, quantitative analysis, and health-promoting uses. *Progress in Lipid Research, 41*(6), 457–500, Article Pii s0163-7827(02)00006-1. https://doi.org/10.1016/s0163-7827(02)00006-1.

Moynihan, P. J., & Kelly, S. A. M. (2014). Effect on Caries of Restricting Sugars Intake: Systematic Review to Inform WHO Guidelines. *Journal of Dental Research, 93*(1), 8–18. https://doi.org/10.1177/0022034513508954.

NAS. (2005). *Dietary Reference Intakes for Energy, Carbohydrate, Fiber, Fat, Fatty Acids, Cholesterol, Protein, and Amino Acids.* THE NATIONAL ACADEMIES PRESS.

Nyyssola, A., Ellila, S., Nordlund, E., & Poutanen, K. (2020). Reduction of FODMAP content by bioprocessing. *Trends in Food Science & Technology, 99*, 257–272. https://doi.org/10.1016/j.tifs.2020.03.004.

O'Neil, C. E., Nicklas, T. A., Saab, R., & Fulgoni, V. L. (2020). Relationship of added sugars intakes with physiologic parameters in adults: an analysis of national health and nutrition examination survey 2001–2012. *Aims Public Health, 7*(3), 450–468. https://doi.org/10.3934/publichealth.2020037.

Oteng, A. B., & Kersten, S. (2020). Mechanisms of Action of trans Fatty Acids. *Advances in Nutrition, 11*(3), 697–708. https://doi.org/10.1093/advances/nmz125.

Ozturk, B. (2017). Nanoemulsions for food fortification with lipophilic vitamins: Production challenges, stability, and bioavailability. *European Journal of Lipid Science and Technology, 119*(7), Article 1500539. https://doi.org/10.1002/ejlt.201500539.

Pali-Scholl, I., Verhoeckx, K., Mafra, I., Bavaro, S. L., Mills, E. N. C., & Monaci, L. (2019). Allergenic and novel food proteins: State of the art and challenges in the allergenicity assessment. *Trends in Food Science & Technology, 84*, 45–48. https://doi.org/10.1016/j.tifs.2018.03.007.

Pasiakos, S. M., Agarwal, S., Lieberman, H. R., & Fulgoni, V. L., 3rd. (2015). Sources and Amounts of Animal, Dairy, and Plant Protein Intake of US Adults in 2007-2010. *Nutrients, 7*(8), 7058–7069. https://doi.org/10.3390/nu7085322.

Pastore, P., Roverso, M., Tedesco, E., Micheletto, M., Mantovan, E., Zanella, M., & Benetti, F. (2020). Comparative Evaluation of Intestinal Absorption and Functional Value of Iron Dietary Supplements and Drug with Different Delivery Systems. *Molecules, 25*(24), Article 5989. https://doi.org/10.3390/molecules25245989.

Pawlak, R., Lester, S. E., & Babatunde, T. (2014). The prevalence of cobalamin deficiency among vegetarians assessed by serum vitamin B12: a review of literature. *European Journal of Clinical Nutrition, 68*(5), 541–548. https://doi.org/10.1038/ejcn.2014.46.

Peled, S., & Livney, Y. D. (2021). The role of dietary proteins and carbohydrates in gut microbiome composition and activity: A review. *Food Hydrocolloids, 120*, Article 106911. https://doi.org/10.1016/j.foodhyd.2021.106911.

Pi, X. W., Yang, Y. L., Sun, Y. X., Cui, Q., Wan, Y., Fu, G. M., ... Cheng, J. J. (2021). Recent advances in alleviating food allergenicity through fermentation. *Critical Reviews in Food Science and Nutrition.* https://doi.org/10.1080/10408398.2021.1913093.

Rajaram, S. (2014). Health benefits of plant-derived alpha-linolenic acid. *American Journal of Clinical Nutrition, 100*(1), 443S–448S. https://doi.org/10.3945/ajcn.113.071514.

Reynolds, A., Mann, J., Cummings, J., Winter, N., Mete, E., & Te Morenga, L. (2019). Carbohydrate quality and human health: a series of systematic reviews and meta-analyses. *The Lancet, 393*(10170), 434–445. https://doi.org/10.1016/S0140-6736(18)31809-9.

Rieder, A., Afseth, N. K., Bocker, U., Knutsen, S. H., Kirkhus, B., Maehre, H. K., ... Wubshet, S. G. (2021). Improved estimation of in vitro protein digestibility of different foods using size exclusion chromatography. *Food Chemistry, 358*, Article 129830. https://doi.org/10.1016/j.foodchem.2021.129830.

Rios-Covian, D., Ruas-Madiedo, P., Margolles, A., Gueimonde, M., de los Reyes-Gavilan, C. G., & Salazar, N. (2016). Intestinal Short Chain Fatty Acids and their Link with Diet and Human Health. *Frontiers in Microbiology, 7*, Article 185. https://doi.org/10.3389/fmicb.2016.00185.

Rippe, J. M., & Angelopoulos, T. J. (2016). Relationship between Added Sugars Consumption and Chronic Disease Risk Factors: Current Understanding. *Nutrients, 8*(11), Article 697. https://doi.org/10.3390/nu8110697.

Rizzo, G., Lagana, A. S., Rapisarda, A. M. C., La Ferrera, G. M. G., Buscema, M., Rossetti, P., ... Vitale, S. G. (2016). Vitamin B12 among Vegetarians: Status, Assessment and Supplementation. *Nutrients, 8*(12), Article 767. https://doi.org/10.3390/nu8120767.

Roberfroid, M., Gibson, G. R., Hoyles, L., McCartney, A. L., Rastall, R., Rowland, I., ... Meheust, A. (2010). Prebiotic effects: metabolic and health benefits. *British Journal of Nutrition, 104*, S1-S63. https://doi.org/10.1017/s0007114510003363.

Romanchik-Cerpovicz, J. E., & McKemie, R. J. (2007). Research and professional briefs – Fortification of all-purpose wheat-flour tortillas with calcium lactate, calcium carbonate, or calcium citrate is acceptable. *Journal of the American Dietetic Association, 107*(3), 506–509.

Rousseau, S., Kyomugasho, C., Celus, M., Hendrickx, M. E. G., & Grauwet, T. (2020). Barriers impairing mineral bioaccessibility and bioavailability in plant-based foods and the perspectives for food processing. *Critical Reviews in Food Science and Nutrition, 60*(5), 826–843. https://doi.org/10.1080/10408398.2018.1552243.

Saini, R. K., & Keum, Y. S. (2018). Omega-3 and omega-6 polyunsaturated fatty acids: Dietary sources, metabolism, and significance – A review. *Life Sciences, 203*, 255–267. https://doi.org/10.1016/j.lfs.2018.04.049.

Sanders, M. E., Merenstein, D. J., Reid, G., Gibson, G. R., & Rastall, R. A. (2019). Probiotics and prebiotics in intestinal health and disease: from biology to the clinic. *Nature Reviews Gastroenterology & Hepatology, 16*(10), 605–616. https://doi.org/10.1038/s41575-019-0173-3.

Santini, A., Cammarata, S. M., Capone, G., Ianaro, A., Tenore, G. C., Pani, L., & Novellino, E. (2018). Nutraceuticals: opening the debate for a regulatory framework. *British Journal of Clinical Pharmacology, 84*(4), 659–672. https://doi.org/10.1111/bcp.13496.

Santini, A., Tenore, G. C., & Novellino, E. (2017). Nutraceuticals: A paradigm of proactive medicine. *European Journal of Pharmaceutical Sciences, 96*, 53–61. https://doi.org/10.1016/j.ejps.2016.09.003.

Santos-Hernandez, M., Alfieri, F., Gallo, V., Miralles, B., Masi, P., Romano, A., ... Recio, I. (2020). Compared digestibility of plant protein isolates by using the INFOGEST digestion protocol. *Food Research International, 137*, Article 109708. https://doi.org/10.1016/j.foodres.2020.109708.

Sarwar Gilani, G., Wu Xiao, C., & Cockell, K. A. (2012). Impact of Antinutritional Factors in Food Proteins on the Digestibility of Protein and the Bioavailability of Amino Acids and on Protein Quality. *British Journal of Nutrition, 108*(S2), S315–S332. https://doi.org/10.1017/S0007114512002371.

Satija, A., Bhupathiraju, S. N., Rimm, E. B., Spiegelman, D., Chiuve, S. E., Borgi, L., ... Hu, F. B. (2016). Plant-Based Dietary Patterns and Incidence of Type 2 Diabetes in US Men and Women: Results from Three Prospective Cohort Studies. *Plos Medicine, 13*(6), Article e1002039. https://doi.org/10.1371/journal.pmed.1002039.

Schoeneck, M., & Iggman, D. (2021). The effects of foods on LDL cholesterol levels: A systematic review of the accumulated evidence from systematic reviews and meta-analyses of randomized controlled trials. *Nutrition Metabolism and Cardiovascular Diseases, 31*(5), 1325–1338. https://doi.org/10.1016/j.numecd.2020.12.032.

Sebastiani, G., Herranz Barbero, A., Borras-Novell, C., Casanova, M. A., Aldecoa-Bilbao, V., Andreu-Fernandez, V., ... Garcia-Algar, O. (2019). The Effects of Vegetarian and Vegan Diet during Pregnancy on the Health of Mothers and Offspring. *Nutrients, 11*(3), Article 557. https://doi.org/10.3390/nu11030557.

Shaheen, S., Shorbagi, M., Lorenzo, J. M., & Farag, M. A. (2021). Dissecting dietary melanoidins: formation mechanisms, gut interactions and functional properties. *Critical Reviews in Food Science and Nutrition.* https://doi.org/10.1080/10408398.2021.1937509.

Shahidi, F. (1997). Beneficial health effects and drawbacks of antinutrients and phytochemicals in foods – An overview. In F. Shahidi (Ed.), *Antinutrients and Phytochemicals in Food* (Vol. 662, pp. 1–9). https://doi.org/10.1021/bk-1997-0662.ch001.

Shahidi, F., & Ambigaipalan, P. (2018). Omega-3 Polyunsaturated Fatty Acids and Their Health Benefits. In M. P. Doyle & T. R. Klaenhammer (Eds.), *Annual Review of Food Science and Technology, Vol 9* (Vol. 9, pp. 345–381). https://doi.org/10.1146/annurev-food-111317-095850.

Shortt, C., Hasselwander, O., Meynier, A., Nauta, A., Fernandez, E. N., Putz, P., ... Antoine, J. M. (2018). Systematic review of the effects of the intestinal microbiota on selected nutrients and non-nutrients. *European Journal of Nutrition, 57*(1), 25–49. https://doi.org/10.1007/s00394-017-1546-4.

Simopoulos, A. P. (2016). An Increase in the Omega-6/Omega-3 Fatty Acid Ratio Increases the Risk for Obesity. *Nutrients, 8*(3). https://doi.org/10.3390/nu8030128.

Singh, R. K., Chang, H. W., Yan, D., Lee, K. M., Ucmak, D., Wong, K., ... Liao, W. (2017). Influence of diet on the gut microbiome and implications for human health. *Journal of Translational Medicine, 15*, Article 73. https://doi.org/10.1186/s12967-017-1175-y.

Singh, V., Yeoh, B. S., & Vijay-Kumar, M. (2016). Gut microbiome as a novel cardiovascular therapeutic target. *Current Opinion in Pharmacology, 27*, 8–12. https://doi.org/10.1016/j.coph.2016.01.002.

Solymosi, D., Diczig, B., Sardy, M., & Ponyai, G. (2020). Food allergy? Intolerance? – Examination of adverse reactions to foods in 406 adult patients. *Orvosi Hetilap, 161*(25), 1042–1049. https://doi.org/10.1556/650.2020.31753.

Somaratne, G., Ferrua, M. J., Ye, A. Q., Nau, F., Floury, J., Dupont, D., & Singh, J. (2020). Food material properties as determining factors in nutrient release during human gastric digestion: a review. *Critical Reviews in Food Science and Nutrition, 60*(22), 3753–3769. https://doi.org/10.1080/10408398.2019.1707770.

Song, M. Y., Fung, T. T., Hu, F. B., Willett, W. C., Longo, V. D., Chan, A. T., & Giovannucci, E. L. (2016). Association of Animal and Plant Protein Intake With All-Cause and Cause-Specific

Mortality. *Jama Internal Medicine, 176*(10), 1453–1463. https://doi.org/10.1001/jamaintern-med.2016.4182.

Ting, Y. W., Jiang, Y., Ho, C. T., & Huang, Q. R. (2014). Common delivery systems for enhancing in vivo bioavailability and biological efficacy of nutraceuticals. *Journal of Functional Foods, 7,* 112–128. https://doi.org/10.1016/j.jff.2013.12.010.

Tocher, D. R., Betancor, M. B., Sprague, M., Olsen, R. E., & Napier, J. A. (2019). Omega-3 Long-Chain Polyunsaturated Fatty Acids, EPA and DHA: Bridging the Gap between Supply and Demand. *Nutrients, 11*(1), Article 89. https://doi.org/10.3390/nu11010089.

Tomova, A., Bukovsky, I., Rembert, E., Yonas, W., Alwarith, J., Barnard, N. D., & Kahleova, H. (2019). The Effects of Vegetarian and Vegan Diets on Gut Microbiota. *Frontiers in Nutrition, 6,* Article 47. https://doi.org/10.3389/fnut.2019.00047.

Toribio-Mateas, M. A., Bester, A., & Klimenko, N. (2021). Impact of Plant-Based Meat Alternatives on the Gut Microbiota of Consumers: A Real-World Study. *Foods, 10*(9), 2040.

Trivedi, R., & Barve, K. (2021). Delivery systems for improving iron uptake in anemia. *International Journal of Pharmaceutics, 601,* Article 120590. https://doi.org/10.1016/j.ijpharm.2021.120590.

Valenta, R., Hochwallner, H., Linhart, B., & Pahr, S. (2015). Food Allergies: The Basics. *Gastroenterology, 148*(6), 1120–U1164. https://doi.org/10.1053/j.gastro.2015.02.006.

Valenta, R., Karaulov, A., Niederberger, V., Gattinger, P., van Hage, M., Flicker, S., … Pickl, W. F. (2018). Molecular Aspects of Allergens and Allergy. In F. Alt (Ed.), *Advances in Immunology, Vol 138* (Vol. 138, pp. 195–256). https://doi.org/10.1016/bs.ai.2018.03.002.

Vandenplas, Y., Berger, B., Carnielli, V. P., Ksiazyk, J., Lagstrom, H., Luna, M. S., … Wabitsch, M. (2018). Human Milk Oligosaccharides: 2-Fucosyllactose (2-FL) and Lacto-N-Neotetraose (LNnT) in Infant Formula. *Nutrients, 10*(9), Article 1161. https://doi.org/10.3390/nu10091161.

Vanga, S. K., Singh, A., & Raghavan, V. (2017). Review of conventional and novel food processing methods on food allergens. *Critical Reviews in Food Science and Nutrition, 57*(10), 2077–2094. https://doi.org/10.1080/10408398.2015.1045965.

Velasquez, M. T., Ramezani, A., Manal, A., & Raj, D. S. (2016). Trimethylamine N-Oxide: The Good, the Bad and the Unknown. *Toxins, 8*(11), Article 326. https://doi.org/10.3390/toxins8110326.

Velikov, K. P., & Pelan, E. (2008). Colloidal delivery systems for micronutrients and nutraceuticals. *Soft Matter, 4*(10), 1964–1980. https://doi.org/10.1039/b804863k.

Wang, Y. B. (2009). Prebiotics: Present and future in food science and technology. *Food Research International, 42*(1), 8–12. https://doi.org/10.1016/j.foodres.2008.09.001.

Warmbrunn, M. V., Herrema, H., Aron-Wisnewsky, J., Soeters, M. R., Van Raalte, D. H., & Nieuwdorp, M. (2020). Gut microbiota: a promising target against cardiometabolic diseases. *Expert Review of Endocrinology & Metabolism, 15*(1), 13–27. https://doi.org/10.1080/17446651.2020.1720511.

White, P. J., & Broadley, M. R. (2005). Biofortifying crops with essential mineral elements. *Trends in Plant Science, 10*(12), 586–593.

Williams, B. A., Mikkelsen, D., Flanagan, B. M., & Gidley, M. J. (2019). „Dietary fibre": moving beyond the „soluble/insoluble" classification for monogastric nutrition, with an emphasis on humans and pigs. *Journal of Animal Science and Biotechnology, 10,* Article 45. https://doi.org/10.1186/s40104-019-0350-9.

Wolfe, R. R., Rutherfurd, S. M., Kim, I. Y., & Moughan, P. J. (2016). Protein quality as determined by the Digestible Indispensable Amino Acid Score: evaluation of factors underlying the calculation. *Nutrition Reviews, 74*(9), 584–599. https://doi.org/10.1093/nutrit/nuw022.

Yu, X. H., Zhang, D. W., Zheng, X. L., & Tang, C. K. (2019). Cholesterol transport system: An integrated cholesterol transport model involved in atherosclerosis. *Progress in Lipid Research, 73,* 65–91. https://doi.org/10.1016/j.plipres.2018.12.002.

Zaraska, M. (2016). *Meathooked: The History and Science of Our 2.5-Million-Year Obsession with Meat*. Basic Books.

Zarate, R., el Jaber-Vazdekis, N., Tejera, N., Perez, J. A., & Rodriguez, C. (2017). Significance of long chain polyunsaturated fatty acids in human health. *Clinical and Translational Medicine, 6*, Article 25. https://doi.org/10.1186/s40169-017-0153-6.

Zeisel, S. H., & Warrier, M. (2017). Trimethylamine N-Oxide, the Microbiome, and Heart and Kidney Disease. In P. J. Stover & R. Balling (Eds.), *Annual Review of Nutrition, Vol 37* (Vol. 37, pp. 157–181). https://doi.org/10.1146/annurev-nutr-071816-064732.

Zhang, Y. Y., Stockmann, R., Ng, K., & Ajlouni, S. (2021). Opportunities for plant-derived enhancers for iron, zinc, and calcium bioavailability: A review. *Comprehensive Reviews in Food Science and Food Safety, 20*(1), 652–685. https://doi.org/10.1111/1541-4337.12669.

Zhou, W. Y., Cheng, Y. Y., Zhu, P., Nasser, M. I., Zhang, X. Y., & Zhao, M. Y. (2020). Implication of Gut Microbiota in Cardiovascular Diseases. *Oxidative Medicine and Cellular Longevity, 2020*, Article 5394096. https://doi.org/10.1155/2020/5394096.

Zmora, N., Suez, J., & Elinav, E. (2019). You are what you eat: diet, health and the gut microbiota. *Nature Reviews Gastroenterology & Hepatology, 16*(1), 35–56. https://doi.org/10.1038/s41575-018-0061-2.

Zuidam, N. J. (2012). An industry perspective on the advantages and disadvantages of iron micronutrient delivery systems. In N. Garti & D. J. McClements (Eds.), *Encapsulation Technologies and Delivery Systems for Food Ingredients and Nutraceuticals* (pp. 505–540).

6.1 Einführung

Fleischalternativen auf pflanzlicher Basis werden in asiatischen Regionen wie Indien und China schon seit der Antike hergestellt, um Vegetarier*innen, Veganer*innen und Flexitarier*innen eiweißreiche Lebensmittel anzubieten. Prominente Beispiele sind Tofu (aus Soja), Tempeh (aus Soja) und Seitan (aus Weizen). Die Herstellung von Tofu für den menschlichen Verzehr lässt sich bis in die chinesische Han-Dynastie vor 2000 Jahren zurückverfolgen (He et al. 2020). Diese pflanzlichen Lebensmittel wurden jedoch nicht konzipiert, um die sensorischen und ernährungsphysiologischen Eigenschaften echter Fleischerzeugnisse genau nachzustellen (Aussehen, Textur, Geschmack und Nährstoffprofil). In den letzten Jahrzehnten haben viele Lebensmittelunternehmen vegetarische und vegane Lebensmittel entwickelt, welche die Eigenschaften echter Fleischerzeugnisse nachahmen sollten. Diese wurden allerdings in der Regel nicht positiv von vielen Verbraucher*innen angenommen. In jüngster Zeit haben Lebensmittelunternehmen jedoch neue und bessere pflanzliche Fleisch- und Fischalternativen entwickelt. Diese neue Generation kann die erwünschten Qualitätsmerkmale viel genauer abbilden (Abb. 6.1, Tab. 6.1). Die Verfügbarkeit dieser neuen Produkte ist einer der Hauptgründe für die zunehmende Akzeptanz pflanzlicher Lebensmittelalternativen bei vielen Verbraucher*innen. Unternehmen wie „Impossible Foods" und „Beyond Meat" haben eine breite Palette an kommerziell erfolgreichen pflanzlichen Fleischprodukten auf den Markt gebracht, darunter Burger, Würstchen, Hackfleisch und Nuggets. Darüber hinaus werden viele neue Unternehmen in diesem Bereich gegründet, und viele traditionelle Lebensmittelhersteller ergänzen ihr bestehendes Fleischsortiment um pflanzliche Alternativen, was die Vielfalt der für Veganer*innen, Vegetarier*innen und Flexitarier*innen verfügbaren Lebensmittel erhöht.

Die Herstellung von hochwertigen Fleisch- und Fischalternativen wurde durch mehrere technische Innovationen ermöglicht. Trockenextrudiertes pflanzliches Protein

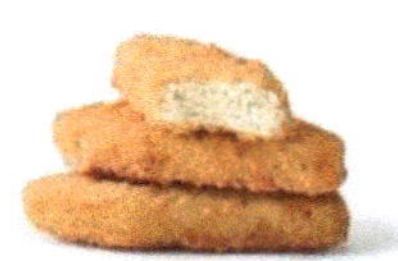

Plant-based Nuggets

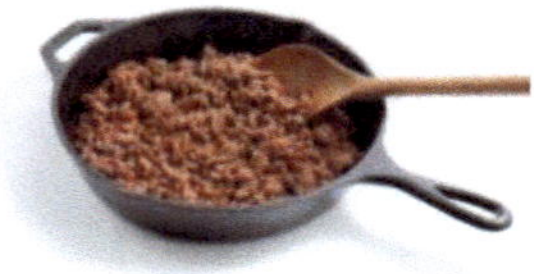

Plant-based Ground beef

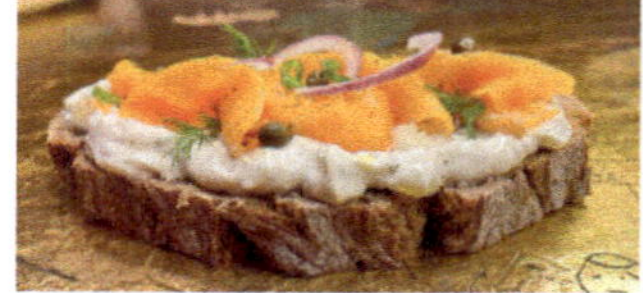

Plant-based Salmon

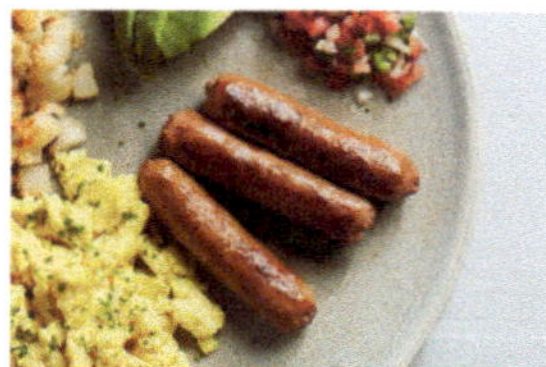

Plant-based Sausages

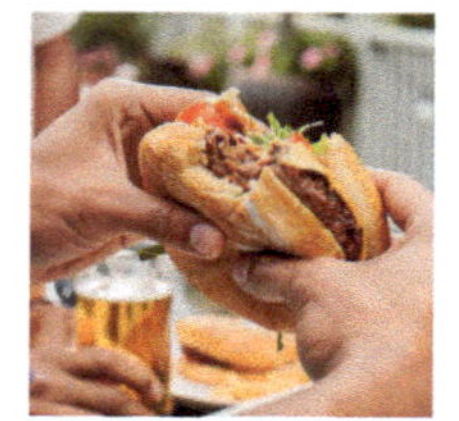

Plant-based Burger

Abb. 6.1 Beispiele für kommerzielle Fleisch- und Fischprodukte auf pflanzlicher Basis. Die Fotos der pflanzlichen Nuggets, des Hackfleischs, der Würste und der Burger wurden freundlicherweise von Beyond Meat zur Verfügung gestellt. Das Foto des Lachses wurde freundlicherweise von Revo Foods zur Verfügung gestellt.

(texturized vegetable protein, TVP) kam in den 1960er Jahren auf den Markt. Es war eine der ersten pflanzlichen Zutaten zur Imitierung der texturellen Eigenschaften von Fleisch (Riaz 2011). Seitdem haben sich das Wissen und die Technologie zur Produktion von pflanzlichen Fleischalternativen erheblich weiterentwickelt. Dies war insbesondere möglich durch die Verfügbarkeit innovativer funktioneller Inhaltsstoffe und Verarbeitungstechnologien sowie durch die Entwicklung und Anwendung struktureller Designprinzipien zur Herstellung von Lebensmitteltexturen. Diese Fortschritte haben dazu beigetragen, dass neue hochwertige Fleisch- und Fischalternativen hergestellt werden können (Abb. 6.1). Der Erfolg dieser Produkte ist jedoch auch auf die wachsende Nachfrage der Verbraucher*innen nach pflanzlichen Lebensmitteln zurückzuführen, da der Umweltschutz, die Gesundheit und der Tierschutz im Zusammenhang mit der modernen Lebensmittelversorgung immer wichtiger für Verbraucher*innen werden (Kap. 1). Die Beliebtheit dieser Produkte spiegelt sich auch in den Verkaufszahlen wider. Allein in den USA wird der Umsatz mit pflanzlichen Fleischalternativen im Jahr 2020 auf rund 1,4 Mrd. Dollar geschätzt, was einem Anstieg von 45 % gegenüber dem Vorjahr entspricht (GFI 2020).

Eine häufige Frage ist, warum man Fleisch überhaupt imitieren sollte. Es zeigt sich jedoch, dass viele westliche Verbraucher*innen eher dazu bereit sind auf Fleisch zu verzichten, wenn die Alternative einem echten Fleischprodukt ähnelt (Elzerman et al. 2011; Hoek et al. 2011). Deswegen ist es kurzzeitig zumindest wichtig Fleischalternativen zu

Tab. 6.1 Beispiele zu kommerziell verfügbare Fleischalternativen (Stand 2021). Angepasst und erweitert aus (Bohrer 2019)

Produkt	Zutatenliste	Unternehmen	Referenz
Beyond burger	*Original:* Water, pea protein, expeller-pressed canola oil, refined coconut oil, rice protein, natural flavors, dried yeast, cocoa butter, methylcellulose, and less than 1 % of potato starch, salt, potassium chloride, beet juice color, apple extract, pomegranate concentrate, sunflower lecithin, vinegar, lemon juice concentrate, vitamins and minerals (zinc sulfate, niacinamide [vitamin B3], pyridoxine hydrochloride [vitamin B6], cyanocobalamin [vitamin B12], calcium pantothenate) *Übersetzung:* Wasser, Erbsenprotein, expellergepresstes Rapsöl, raffiniertes Kokosnussöl, Reisprotein, natürliche Aromen, Trockenhefe, Kakaobutter, Methylcellulose; und weniger als 1 %Kartoffelstärke, Salz, Kaliumchlorid, Farbe aus Rote Bete Saft, Apfelextrakt, Granatapfelkonzentrat, Sonnenblumenlecithin, Essig, Zitronensaftkonzentrat, Vitamine und Mineralstoffe (Zinksulfat, Niacinamid [Vitamin B3], Pyridoxinhydrochlorid [Vitamin B6], Cyanocobalamin [Vitamin B12], Kalziumpantothenat)	Beyond Foods, USA	https://www.beyond-meat.com/products/the-beyond-burger
Impossible burger	*Original:* water, soy protein concentrate, coconut oil, sunflower oil, natural flavors, 2 % or less of: potato protein, methylcellulose, yeast extract, cultured dextrose, food starch modified, soy leghemoglobin, salt, soy protein isolate, mixed tocopherols (vitamin e), zinc gluconate, thiamine hydrochloride (vitamin b1), sodium ascorbate (vitamin c), niacin, pyridoxine hydrochloride (vitamin b6), riboflavin (vitamin b2), vitamin b12 *Übersetzung:* Wasser, Sojaproteinkonzentrat, Kokosnussöl, Sonnenblumenöl, natürliche Aromen; 2 % oder weniger von: Kartoffelprotein, Methylcellulose, Hefeextrakt, biotechnologisch hergestellte Dextrose, modifizierte Lebensmittelstärke, Soja-Leghämoglobin, Salz, Sojaproteinisolat, gemischte Tocopherole (Vitamin E), Zinkgluconat, Thiaminhydrochlorid (Vitamin B1), Natriumascorbat (Vitamin C), Niacin, Pyridoxinhydrochlorid (Vitamin B6), Riboflavin (Vitamin B2), Vitamin B12	Impossible Foods, USA	https://faq.impossiblefoods.com/hc/en-us/articles/360018937494-Whatarethe-ingredients

(Fortsetzung)

Tab. 6.1 (Fortsetzung)

Produkt	Zutatenliste	Unternehmen	Referenz
MorningStar farms grillers original burger	*Original:* water, wheat gluten, soy flour, vegetable oil (corn, canola and/or sunflower oil), egg whites, calcium caseinate, corn starch, contains 2 % or less of: onion powder, soy sauce powder (soybeans, salt, wheat), methylcellulose, cooked onion and carrot juice concentrate, salt, natural flavor, soy protein isolate, garlic powder, spices, sugar, gum acacia, whey, yeast extract, xanthan gum, potato starch, tomato paste (tomatos), onion juice concentrate *Übersetzung:* Wasser, Weizengluten, Sojamehl, Pflanzenöl (Mais-, Raps- und/oder Sonnenblumenöl), Eiweiß, Kalziumkaseinat, Maisstärke; enthält 2 % oder weniger von: Zwiebelpulver, Sojasoßenpulver (Sojabohnen, Salz, Weizen), Methylcellulose, gekochtes Zwiebel- und Karottensaftkonzentrat, Salz, natürliches Aroma, Sojaproteinisolat, Knoblauchpulver, Gewürze, Zucker, Gum acacia, Molke, Hefeextrakt, Xanthan, Kartoffelstärke, Tomatenmark (Tomaten), Zwiebelsaftkonzentrat	MorningStar Farms, Kellogg's, USA	http://smartlabel. kelloggs.com/ Product/Index/ 00028989100801
Gardein meatless meat balls	*Original:* Water, Textured Soy Protein Concentrate, Canola Oil, Vital Wheat Gluten, Soy Protein Isolate, Enriched Wheat Flour, Wheat Flour, Niacin, Reduced Iron, Thiamine Mononitrate, Riboflavin, Folic Acid, 2 % Or Less Of: Methylcellulose, Yeast Extract, Onion Powder, Salt, Barley Malt Extract, Spices, Garlic Powder, Sugar, Fennel, Natural Flavors, Crushed Red Pepper, Yeast *Übersetzung:* Wasser, texturiertes Sojaproteinkonzentrat, Rapsöl, vital Weizengluten, Sojaproteinisolat, angereichertes Weizenmehl (Weizenmehl, Niacin, reduziertes Eisen, Thiaminmononitrat, Riboflavin, Folsäure); 2 % oder weniger von: Methylcellulose, Hefeextrakt, Zwiebelpulver, Salz, Gerstenmalzextrakt, Gewürze, Knoblauchpulver, Zucker, Fenchel, natürliche Aromen, zerstoßener roter Pfeffer, Hefe	Garden Protein International, Pinnacle Foods, Kanada	https://www.gardein. com/products/meatless-meatballs/

(Fortsetzung)

Tab. 6.1 (Fortsetzung)

Produkt	Zutatenliste	Unternehmen	Referenz
Tofurky ham roast with glaze	*Original:* water, vital wheat gluten, organic tofu (water, organic soybeans, magnesium chloride, calcium chloride), expeller pressed canola oil, contains less than 2 % of sea salt, spices, granulated garlic, cane sugar, natural flavors, natural smoke flavor, color (lycopene, purple carrot juice), oat fiber, carrageenan, dextrose, konjac, potassium chloride, xanthan gum *Übersetzung:* Wasser, vital Weizengluten, Bio-Tofu (Wasser, Bio-Sojabohnen, Magnesiumchlorid, Kalziumchlorid), expellergepresstes Rapsöl; enthält weniger als 2 % Meersalz, Gewürze, granulierter Knoblauch, Rohrzucker, natürliche Aromen, natürliches Raucharoma, Farbstoff (Lycopin, violetter Karottensaft), Haferfaser, Carrageen, Dextrose, Konjak, Kaliumchlorid, Xanthan	Tofurky, Turtle Island Foods, USA	https://tofurky.com/ what-we-make/roasts/ ham-roast/
Quorn Meatless Nuggets	*Original:* Wheat Flour, Mycoprotein (34 %), Water, Egg White, Wheat Starch, Canola Oil, Contains 2 % Or Less Of Milk Proteins, Sugar, Textured Wheat Protein (Wheat Protein, Wheat Flour), Sage, Potato Dextrin, Onion Powder, Yeast Extract, Guar Gum, Wheat Gluten, Pectin, Salt, Calcium Chloride, Modified Corn Starch, Calcium Acetate, Pea Fiber, Yeast, Dextrose, Pepper, Turbinado Sugar *Übersetzung:* Weizenmehl, Mykoprotein (34 %), Wasser, Eiklar, Weizenstärke, Rapsöl; enthält 2 % oder weniger Milchprotein, Zucker, texturiertes Weizenprotein (Weizenprotein, Weizenmehl), Salbei, Kartoffeldextrin, Zwiebelpulver, Hefeextrakt, Guarkernmehl, Weizengluten, Pektin, Salz, Kalziumchlorid, modifizierte Maisstärke, Kalziumacetat, Erbsenfasern, Hefe, Dextrose, Pfeffer, Turbinadozucker	Quorn Foods, Inc., teil von Marlow Foods Ltd., UK	https://www.quorn. us/products/quorn-meatless-chicken-nuggets

(Fortsetzung)

Tab. 6.1 (Fortsetzung)

Produkt	Zutatenliste	Unternehmen	Referenz
Garden Gorumet Sensational Filet Pieces Asian Seasoning	*Original:* water, 25,3 % protein SOY, vegetable oils (sunflower, rapeseed), vinegar acid, sugar, yeast extract, tamari sauce (SOY beans, water, salt), cornstarch, salt, flavouring, spices (garlic, chili, paprika, cinnamon, ginger), tomato powder, flaxseed flour, colour (paprika extract) *Übersetzung:* Wasser, 25,3 % Sojaprotein, pflanzliche Öle (Sonnenblumen, Raps), Essigsäure, Zucker, Hefeextrakt, Tamari-Sauce (Sojabohnen, Wasser, Salz), Maisstärke, Salz, Aroma, Gewürze (Knoblauch, Chili, Paprika, Zimt, Ingwer), Tomatenpulver, Leinsamenmehl, Farbstoff (Paprikaextrakt)	Tivall Deutschland GmbH, Deutschland, Teil von Nestlé	https://www.gardengourmet.com/product/sensational-filet-pieces-asian-seasoning
planted. pulled – Nature	*Original:* Water, vegetable proteins 31 % (pea, sunflower, oat), pea fiber, canola oil, spice preparation, vitamin B12 *Übersetzung:* Wasser, pflanzliche Proteine 31 % (Erbsen, Sonnenblumen, Hafer), Erbsenfaser, Rapsöl, Gewürzzubereitung, Vitamin B12	Planted Foods GmbH – Deutschland	https://shop.eatplanted.de/collections/newshop-planted-pulled-de/products/newshop-planted-pulled-natur-400g

entwickeln, die den Geschmack, die Textur, das Aussehen und das Kocherlebnis von echtem Fleisch genau imitieren. Die Verbraucher*innen können dann bestehende Fleischprodukte einfach durch pflanzliche Alternativen ersetzen, ohne ihre Ernährungsgewohnheiten grundlegend ändern zu müssen, z. B. indem sie Burger aus Rindfleisch durch pflanzliche Alternativen ersetzen. Allerdings gibt es immer noch mehrere soziale Faktoren, die einer breiteren Akzeptanz von „Fleisch" auf pflanzlicher Basis im Wege stehen (Michel et al. 2021).

Die derzeitige Generation von Fleischalternativen auf pflanzlicher Basis verwendet in der Regel Erbsen-, Soja- und/oder Weizengluten als Hauptproteinquelle, aber auch andere Proteine werden erforscht und eingesetzt. Zahlreiche andere funktionelle Inhaltsstoffe werden den Formulierungen zugesetzt, um ihren Geschmack (z. B. Aromen, Kräuter, Gewürze und Mineralien), ihr Aussehen (z. B. Farbstoffe), ihre Textur (z. B. Verdickungs-, Gelier- oder Bindemittel) und ihr Nährwertprofil (z. B. Vitamine und Mineralien) zu verbessern. Infolgedessen sind die Zutatenlisten von pflanzlichen Alternativen in der Regel länger als die von echten Fleischprodukten. Folglich muss erforscht werden, wie sich die verschiedenen funktionellen Inhaltsstoffe in pflanzlichen Lebensmitteln verhalten, damit die Gesamtzahl der erforderlichen Inhaltsstoffe reduziert und optimale Inhaltsstoffe mit geeigneter Kennzeichnung identifiziert werden können. Dieses

Kapitel beginnt mit einem kurzen Überblick über die wichtigsten strukturellen, physikochemischen, funktionellen und sensorischen Eigenschaften von echtem Fleisch, um besser zu verstehen, welche Eigenschaften pflanzliche Fleischalternativen haben sollten.

6.2 Eigenschaften von Fleisch und Fisch

Landtiere wurden während der gesamten modernen Menschheitsgeschichte als Nahrungsquelle genutzt (Standage 2009). Die meisten Organe und Gewebe von Tieren wurden zu diesem Zweck verwendet, darunter Gliedmaßen, Brust, Rücken, Bauch, Nieren, Leber, Herz, Gehirn, Zunge, Haut und Knochen. Die in vielen Ländern am häufigsten verzehrten Fleischerzeugnisse bestehen aus Muskelfasern, Bindegewebe und Fettgewebe, sodass diese Bestandteile im Mittelpunkt dieses Abschnitts stehen werden. Muskelgewebe besteht im Allgemeinen aus etwa 75 % Wasser, 19 % Protein, 2,5 % Fett, 1,2 % Kohlenhydraten und 2,3 % anderen Verbindungen (z. B. Nicht-Eiweiß-Stickstoff und Mineralien). Diese Werte variieren je nach Tier und Muskeltyp (López-Bote 2017). Fisch enthält hauptsächlich Wasser (70–80 %), Proteine (15–20 %) und Lipide (2–5 %) (Kazir und Livney 2021).

6.2.1 Muskelstruktur und Zusammensetzung

Tierisches Gewebe ist in komplexen hierarchischen Strukturen organisiert (Abb. 6.2), die zu den einzigartigen physikochemischen und sensorischen Eigenschaften von Fleisch- und Fischprodukten beitragen (Prayson et al. 2008). Der folgende Abschnitt befasst sich hauptsächlich mit der Struktur und Zusammensetzung von Fleisch von Landtieren, aber Fisch hat vergleichbare Eigenschaften mit einigen wichtigen Unterschieden (Ochiai und Ozawa 2020). Der Hauptunterschied ist, dass Fische anstelle von Muskelbündeln aus Schichten von Muskelstrukturen (Myotome) bestehen. Diese sind durch Bindegewebsstrukturen (Myocommata) getrennt. Das Bindegewebe ist auch weicher, da Landtiere hauptsächlich fibrilläres Kollagen des Typs I und III haben, während Fische hauptsächlich Kollagen des Typs I und V haben (Listrat et al. 2016). Dieser strukturelle Unterschied im Muskelgewebe ist vor allem darauf zurückzuführen, dass Fische nicht ständig gegen die Schwerkraft arbeiten müssen. Außerdem speichern Fische Fett subkutan im Perimysium und in der Myosepsis, während Säugetiere Fett subkutan, intermuskulär und intramuskulär speichern (Listrat et al. 2016). Dennoch bestehen beide Muskeltypen aus kontraktilen Elementen, die in diesem Abschnitt näher betrachtet werden.

Bei lebenden Tieren ist Hauptfunktion der Muskelfasern die Kontraktion, welche das Fortbewegen von Lebewesen ermöglicht (Lawrie und Ledward 2006). Die Muskeln sind über Sehnen miteinander verbunden, die die Kraft vom Muskel auf die Skelettstruktur übertragen. Die meisten dieser Sehnen werden in der Regel vor dem Verzehr entfernt, sodass hauptsächlich das Muskelgewebe verzehrt wird. Der Muskel selbst besteht aus

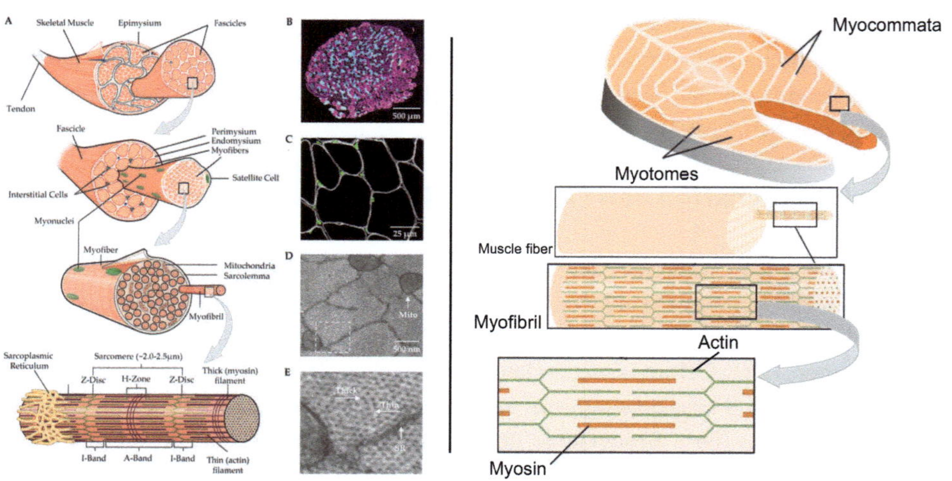

Abb. 6.2 Das Muskelgewebe von Landtieren (links) und Fischen (rechts) hat eine komplexe hierarchische Struktur, die sich nur schwer mit pflanzlichen Proteinen nachahmen lässt. Muskelgewebe enthält mehrere Muskelfaserbündel, die aus Muskelfasern bestehen, die wiederum durch Myofibrillen strukturiert sind. Alle diese Strukturen sind durch Bindegewebsschichten miteinander verbunden und stabilisiert. Außerdem kann zwischen den Muskelfaserbündeln Fett eingelagert sein (nicht abgebildet). *Legende:* B = gefärbte Muskelfasern; C = Sarkolemm (weiß) und Zellkerne (grün); D = sarkoplasmatisches Retikulum, das die einzelnen Myofibrillen umgibt, sowie die Mitochondrien; E = dicke und dünne Myofilamente. Angepasst und modifiziert aus (Jorgenson et al. 2020), (Betts et al. 2017) und (Kazir und Livney 2021) unter CC-BY 4.0 https://creativecommons. org/licenses/by/4.0/

Muskelfaserbündeln, die wiederum aus Muskelfasern zusammengesetzt sind (Abb. 6.2). Jede Skelettmuskelfaser ist eine einzelne zylindrische Muskelzelle, die mehrere Kerne besitzt. Die Zellen produzieren alle verschiedenen Arten von Proteinen, die für die Muskelstruktur benötigt werden. Die Muskelfasern selbst haben eine komplexe Architektur aus gepackten Proteinbündeln, die Myofibrillen genannt werden. Sie sind aus Sarkomeren aufgebaut, die aus verschiedenen Arten von Muskelproteinen bestehen, darunter Myosin, Aktin, Titin, Nebulin und Troponin. Myosin (5,5 %) und Aktin (2,5 %) machen den größten Anteil des gesamten myofibrillären Proteins (11,5 % des Gesamtmuskelproteins) im Muskel aus (López-Bote 2017). Diese Proteine tragen wesentlich zu den Gelier-, Emulgier-, Adhäsions- und Flüssigkeitsbindungseigenschaften (Öl, Wasser) von Fleischprodukten bei. Außerdem sind die Sarkomere die grundlegenden kontraktilen Einheiten, die bei Aktivierung eine Muskelkontraktion mit ATP ermöglichen.

Fettzellen (Adipozyten) sind ein weiterer Hauptbestandteil der tierischen Muskulatur. Fettzellen können bis zu einem Durchmesser von >100 µm anwachsen. Bei Fischen führt eine Zunahme des Fettgehalts zu einer Zunahme der Dicke der Myosepta (Listrat et al. 2016). Im Allgemeinen speichern die Tiere Fette in Form von Triglyceriden. Mehrere Adipozyten sind durch Bindegewebe zu Fettgewebe zusammengefasst, das als Energiereserve und zur Wärmeisolierung des Tieres dient. Außerdem spielt es eine wichtige Rolle bei der Aufrechterhaltung der Nährstoff- und Energiehomöostase, indem es verschiedene Hormone freisetzt (Stern et al. 2016). Fleisch enthält hauptsächlich drei Arten von weißem Fett: subkutanes, intermuskuläres und intramuskuläres Fett (Purslow 2017). Subkutanes Fett ist die dicke Fettgewebeschicht zwischen dem Muskel und der Haut. Intermuskuläres Fett ist das Gewebe, das zwischen verschiedenen Muskeln gespeichert ist, während intramuskuläres Fett (Marmorierung) innerhalb des Muskelgewebes liegt. Diese Gewebe haben typischerweise einen hohen Anteil an 16:0- (Palmitinsäure), 18:0- (Stearinsäure) und 18:1-Fettsäuren (Ölsäure), während das Fett in der Muskulatur von Schweinen auch erhebliche Mengen an 18:2-Fettsäuren (Linolsäure) enthält (López-Bote 2017). Der hohe Anteil an gesättigten Fettsäuren und Bindegewebe im tierischen Fettgewebe verleihen ihm seine einzigartigen viskoelastischen Eigenschaften, die ein wichtiger Bestandteil der texturellen und sensorischen Eigenschaften von Fleisch und seinen Produkten sind. Diese Struktur lässt sich mit pflanzlichen Zutaten nur schwer nachahmen, da die Kombination von strukturgebenden Proteinen aus dem Bindegewebe und gesättigten Fetten in Pflanzen nicht vorkommt.

Der letzte wichtige Bestandteil des Muskels ist das Bindegewebe. Das Bindegewebe umgibt die verschiedenen Muskelstrukturen, stützt und schützt sie. Das Bindegewebe trennt auch die verschiedenen hierarchischen Strukturen im Muskel, was zu seiner charakteristischen anisotropen Struktur führt. Ohne Bindegewebe wären die Muskelfasern nicht als einzelne Fasern getrennt und die Faszikel würden nicht als einzelne Muskelbündel erscheinen. Die faserige, anisotrope Struktur der Muskeln ist einer der Hauptfaktoren, die zu den sensorischen und texturellen Eigenschaften von echtem Fleisch beitragen. Die verschiedenen Schichten des Bindegewebes in den Muskeln werden als Epimysium, Perimysium und Endomysium bezeichnet (Abb. 6.2). Das Epimysium umgibt den gesamten Muskel, das Perimysium schützt die Muskelfaserbündel, und das Endomysium umgibt jede Muskelfaser. Die wichtigsten Proteine im Bindegewebe sind Kollagen und Elastin. Kollagen macht etwa 1,0 % des gesamten Muskelproteins aus. Auf molekularer Ebene bildet Kollagen dreifach-helikale Polypeptidstrukturen mit einem relativ hohen Anteil an Glycin, Prolin und Hydroxyprolin (Purslow 2017).

Das Bindegewebe in den Muskeln spielt eine entscheidende Rolle für die Zartheit des Fleisches und hängt von einer Reihe von Eigenschaften wie Muskeltyp, Alter und Art des Tieres ab. Natives Bindegewebe vermindert die Zartheit von Fleisch erheblich, da die Dreifach-Helices zur Steifigkeit beitragen. Beim Erhitzen denaturiert das Kollagen bei etwa 64 bis 68 °C, was zur Schrumpfung der Fibrillen und zu einem erhöhten Flüssigkeitsverlust führt. Dies verringert zunächst die Zartheit des Fleisches, vor allem bei Muskeln von älteren Tieren. Wird die Temperatur jedoch weiter auf 80 bis 90 °C erhöht, gelatiniert das Kollagen. Dies erhöht die Zartheit wiederum (Weston et al. 2002). Die Veränderung der Kollagenstruktur während des Erhitzens ist einer der Gründe dafür, dass sich die Textur des Fleisches während des Kochens verändert. Daher ist es wichtig zu versuchen, dieses Verhalten mit pflanzlichen Zutaten nachzuahmen.

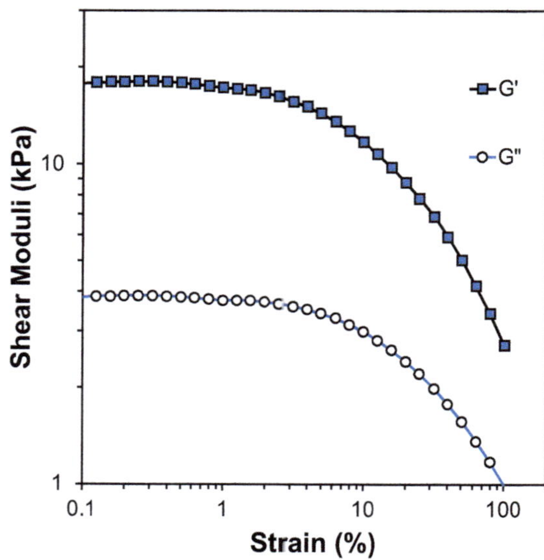

Abb. 6.3 Amplitudensweep der die Änderung des Speichermoduls (G′) und des Verlustmoduls (G″) von Lachs mit steigender Deformation darstellt. Der Speichermodul ist größer als der Verlustmodul, da der Muskel eine überwiegend feste Struktur hat. Die Schermoduln nehmen bei hohen Deformationen ab, da die 3D-Netzwerkstruktur des Muskelgewebes gestört wird. Die Autor*innen danken Zhiyun (Kevin) Zhang (UMass) für die Bereitstellung dieser Daten.

Die Muskelfasern, das Bindegewebe und die Fettzellen spielen alle eine wichtige Rolle in der Gesamtstruktur und den Eigenschaften von Fleisch. Aus rheologischer Sicht kann Fleisch als viskoelastischer Feststoff eingestuft werden, der bei Verformung sowohl ein viskoses als auch ein elastisches Verhalten zeigt. Darüber hinaus hat Fleisch anisotrope strukturelle Eigenschaften, d. h. es reagiert unterschiedlich, wenn es in paralleler oder senkrechter Richtung gedehnt/gestaucht wird. Die Änderung der dynamischen Schermoduln von Fisch (Lachs) bei Erhöhung der Deformation ist in Abb. 6.3 dargestellt. Diese Messungen stimmen mit Geweben überein, die eine 3D-Netzwerkstruktur aus Muskelfasern, Bindegewebe und Fettgewebe aufweisen. Infolgedessen ist der Elastizitätsmodul größer als der Viskositätsmodul (G′ > G″).

Die anisotrope Struktur spielt eine entscheidende Rolle bei der Bestimmung der texturellen und sensorischen Eigenschaften von Fleisch (Krintiras et al. 2014). Ein wichtiges Ziel bei der Herstellung von Fleischalternativen auf pflanzlicher Basis ist es daher, die komplexe anisotrope Struktur von Fleisch zu imitieren (Abb. 6.2).

6.2.2   Erscheinungsbild

Ganzes Fleisch ist ein optisch undurchsichtiges, halbfestes Material, dessen Farbe von der Art und dem Gehalt an natürlichen Pigmenten (wie Myoglobin) abhängt. Bei Fischen hat der oberflächliche seitliche rote Muskel einen hohen Myoglobingehalt und eine satte Farbe (typischerweise braun), während der weiße Muskel fast durchscheinend ist (Listrat et al. 2016). Die orange bis rötliche Farbe der Lachsfische wird nicht durch Muskelpigmente, sondern durch die Carotinoidaufnahme der Fische verursacht. Myoglobin und

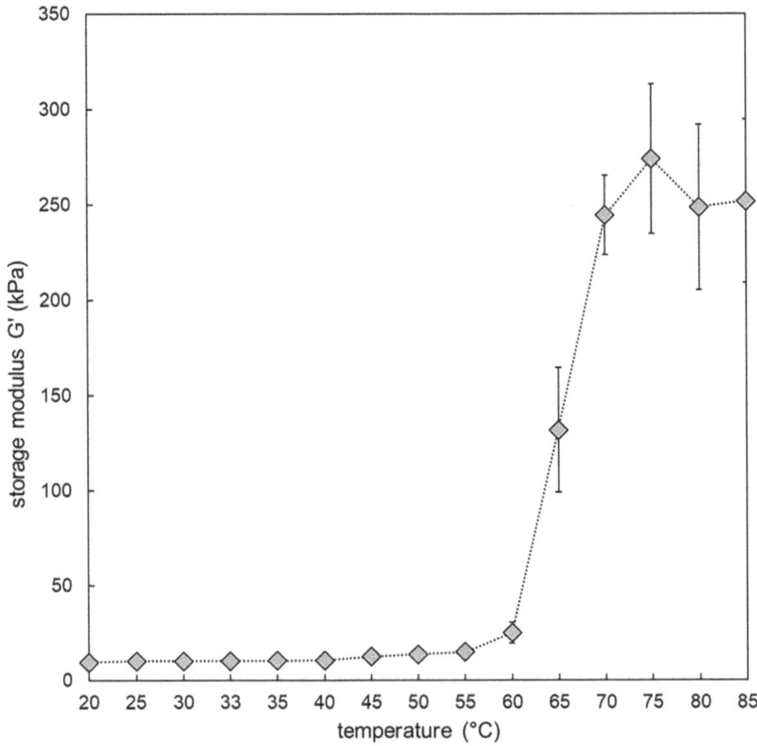

Abb. 6.4 Die Denaturierung der myofibrillären Proteine führt zur Bildung eines viskoelastischen Gels beim Erhitzen (starker Anstieg von G' über 60°C) eines Fleischbräts während der Herstellung von Brühwursten. Das hier gezeigte Fleischbrät besteht aus 75 % Schweinefleisch und 25 % Wasser. Übernommen aus (Katz et al. 2021)

Oxymyoglobin (Myoglobin, das ein O_2-Molekül enthält und Fe^{2+}) absorbieren Licht typischerweise intensiv bei Wellenlängen um 476 nm (blau) und 572 nm (gelb), aber nicht bei höheren Wellenlängen (rot). Infolgedessen werden die roten Lichtwellen von der Oberfläche von rohem Fleisch reflektiert, wodurch es sein charakteristisches rötliches Aussehen erhält (Tab. 6.5) (Bjelanovic et al. 2013; Wright und Davis 2015).

Das Aussehen und die Textur von Fleischerzeugnissen verändert sich während der Zubereitung von Lebensmitteln (Abb. 6.4 und 6.5). Ein Rindersteak zum Beispiel wechselt von glänzend rot/rosa, wenn es roh ist, zu mattbraun, wenn es gegart wird. Eine Hühnerbrust von glänzend rosa, wenn sie roh ist, zu beige, wenn sie gegart wird. Diese thermisch bedingten Farbveränderungen treten in der Regel innerhalb eines bestimmten Temperaturbereichs auf. Der Grund sind chemische Reaktionen, die während des Erhitzens im Produkt stattfinden (Abb. 6.5). Die Veränderung des Aussehens von Fleischerzeugnissen während des Kochens wird auch durch Veränderungen des physikalischen Zustands und der strukturellen Organisation der verschiedenen Bestandteile bestimmt,

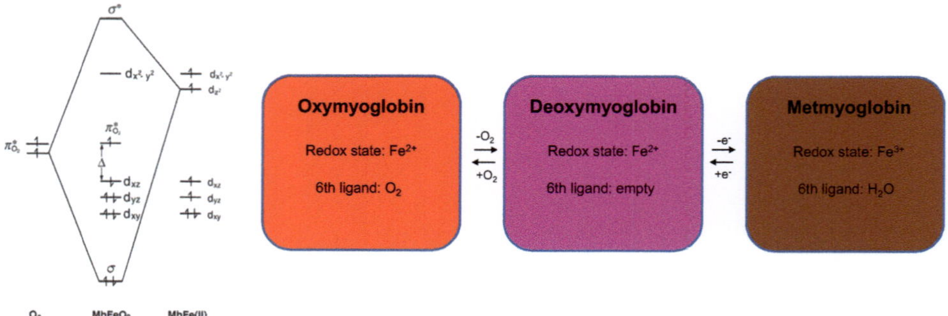

Abb. 6.5 Molekülorbitaldiagramm für die Bindung von FeO$_2$ in Myoglobin (MbFeO$_2$), bestehend aus „deoxy-myoglobin" (MbFe(II)) (rechts) und Sauerstoff im Triplett-Grundzustand (links). Schematische Farbdarstellung von Myoglobin bei verschiedenen Oxygenierungs- und Redoxzuständen (rechts). Das Eisenion kann in Myoglobin mit 6 Liganden interagieren: 4 Stickstoffatome im Porphyrinring, die Imidazol-Seitenkette von His93 und Sauerstoff. Übernommen und erweitert mit der Genehmigung von Elsevier aus (Shikama 2006)

wodurch sich der Grad der Lichtstreuung ändert (Toldra 2017). Vor dem Kochen hat rohes, ganzes Muskelgewebe ein glänzendes und undurchsichtiges Aussehen mit einer rosafarbenen bis roten Farbe (je nach Tier). Der Glanz entsteht, weil die Lichtwellen von den glatten, feuchten Oberflächen des Fleisches spiegelnd reflektiert werden (Kap. 4). Das Kochen führt zu einem matten Aussehen, weil ein Teil des Oberflächenwassers verdampft und die Oberfläche trocken und rau wird. Außerdem führt die Denaturierung von Proteinen zur Bildung unregelmäßiger Strukturen, die ebenfalls die Oberflächenrauheit erhöhen. Infolgedessen werden Lichtwellen an der Fleischoberfläche diffus gestreut, was zu einem matten Aussehen führt.

6.2.3 Texturelle Attribute

Wie bereits erwähnt, ist die halbfeste Textur (Abb. 6.3) von Fleisch auf das Vorhandensein eines strukturell komplexen 3D-Netzwerks aus Muskelfasern, Bindegewebe und Fettgewebe zurückzuführen, das hauptsächlich durch Wechselwirkungen wie Van-der-Waals-Kräfte, Wasserstoffbrückenbindungen, elektrostatische Anziehung und hydrophobe Bindungen zusammengehalten wird (Acton und Dick 1984; Xiong 1994). Die strukturelle Organisation dieses Gelnetzwerks ändert sich, wenn das Produkt erhitzt wird, was auf die thermische Denaturierung und Aggregation der Proteine sowie auf die Wasserverdunstung zurückzuführen ist (Abb. 6.3). Infolgedessen verändern sich die texturellen Eigenschaften von Fleisch während des Kochens auf charakteristische Weise. Insbesondere wird das Fleisch typischerweise härter oder zarter bei Temperaturen, bei denen thermische Übergänge der Fleischproteine stattfinden.

6.2.4 Kochverluste und hitzebedingte Veränderungen

Der Kochverlust ist ein Maß für die Verringerung der Masse eines Fleischerzeugnisses während des Kochens, die auf das Ausstoßen und Verdampfen von Flüssigkeiten zurückzuführen ist. Die Flüssigkeit enthält in der Regel Wasser, Proteine, Mineralien und Lipide. Die flüssigkeitsbindenden Eigenschaften von Fleisch hängen von den Wechselwirkungen zwischen Biopolymeren und Lösungsmitteln, dem Elastizitätsmodul des Biopolymer-Gelnetzwerks und dem osmotischen Druck ab, der wiederum mit der ungleichmäßigen Verteilung von Mineralionen innerhalb und außerhalb des Biopolymer-Gelnetzwerks verbunden ist (Cornet et al. 2021). Abhängig von ihren Seitenketten können Aminosäuren 1 Wassermolekül (unpolare AS), 2 bis 3 Wassermoleküle (polare AS) oder bis zu 7 Wassermoleküle (ionische AS) binden (Zayas 1997). Unter Umgebungsbedingungen, die eine hohe Ladung der Proteinmoleküle begünstigen (d. h. pH $\neq$ pI und eine niedrige Ionenstärke), wird die Aufnahme von Wasser in die Matrix begünstigt. Dies liegt daran, dass die geladenen Proteinreste mit Wasser interagieren können, was durch die folgende Gleichung nach Schnepf approximiert werden kann (Schnepf 1992):

$$A = f_e + 0{,}4f_p + 0{,}2f_n \tag{6.1}$$

Dabei ist A die Menge des gebundenen Wassers (g Wasser/g Protein), f_e ist der Anteil der geladenen Seitenketten, f_p ist der Anteil der polaren Seitenketten und f_n ist der Anteil der unpolaren Seitenketten. Diese Gleichung geht davon aus, dass alle Aminosäureseitenketten in einem Protein mit Wasser interagieren können. Dies ist entspricht in der Regel nicht der Realität, weil die Seitenketten im Inneren eines Proteins nicht direkt mit Wasser interagieren. Nichtsdestotrotz zeigt diese Gleichung, dass geladene Aminosäuren den größten Einfluss auf die Wasserbindekapazität haben.

Mehrere physikochemische Phänomene wurden mit dem Flüssigkeitbindevermögen von Fleischerzeugnissen Verbindung gebracht (Cornet et al. 2021). Erstens haben die Proteinmoleküle innerhalb des 3D-Biopolymer-Netzwerks verschiedene Oberflächengruppen, die direkt mit den Molekülen in den Flüssigkeiten im Inneren des Muskels interagieren können. Diese Flüssigkeiten bestehen hauptsächlich aus Wasser, können aber auch gelöste oder dispergierte Proteine, Salze und Lipidtröpfchen enthalten. Die Wechselwirkungen zwischen den Wassermolekülen in den Flüssigkeiten und den Proteinmolekülen im Muskelnetzwerk sind besonders wichtig, um die Flüssigkeitbindevermögen von Fleischprodukten zu verbessern. Zweitens erzeugt das Ungleichgewicht von Mineralionen innerhalb und außerhalb eines Fleischerzeugnisses einen osmotischen Druck. Der osmotische Druck sorgt dafür, dass eine bestimmte Menge Wasser vom Biopolymer-Netzwerk zurückgehalten wird (um den Konzentrationsgradienten zu verringern). Drittens ist der Elastizitätsmodul des Biopolymer-Netzwerks wichtig, weil er die Ausdehnung oder die Kontraktion des Fleischerzeugnisses in Gegenwart von Wasser begrenzt.

Ein alternativer Ansatz zur Interpretation der Flüssigkeitsbindevermögen von Fleischerzeugnissen ist der Kapillardruck. Angenommen das Fleischproteinnetzwerk in einem Fleischerzeugnis ist komplett wasserfrei, dann würde es eine große positive freie Energie im System durch die große Anzahl an Luft-Protein-Grenzflächen geben. Würde dieses dehydrierte Fleischprodukt dann mit Wasser in Verbindung gebracht werden, würden sich Wassermoleküle in das Proteinnetzwerk bewegen und die Kontaktfläche zwischen den Proteinen und der Luft verringern. Die treibende Kraft für diesen Prozess ist die Tatsache, dass die Grenzflächenspannung zwischen Luft und Protein höher (thermodynamisch ungünstiger) ist als die Grenzflächenspannung zwischen Wasser und Protein. Infolgedessen würde Wasser in die Poren des Proteinnetzwerks aufgenommen werden. Der Kapillardruck p_c kann wie folgt ausgedrückt werden:

$$p_c = \frac{2\gamma\theta}{r} \tag{6.2}$$

Dabei ist γ die Grenzflächenspannung zwischen den beiden Phasen, θ der Benetzungswinkel der Flüssigkeit auf der Oberfläche des Materials (d. h. des Proteins) und r der Radius der Poren. Damit Flüssigkeit optimal in den Poren gehalten werden kann, sollten die Poren klein sein und eine gute Benetzbarkeit aufweisen. Im Falle von Wasser würde dies bedeuten, dass Wasserstoffbrücken zwischen den Proteinoberflächen und den Wassermolekülen gebildet werden können. Außerdem sollten die Poren mechanisch widerstandsfähig sein, damit sie während des Kochens möglichst nicht kaputt gehen (z. B. verschwinden oder wachsen), da dies den Flüssigkeitsausstoß fördern würde.

Wasser wird von Proteinen in der Regel in mehreren Schichten aufgenommen. Ein Teil des Wassers ist direkt an das Protein gebunden, aber die darauffolgenden Wasserschichten sind lockerer gebunden. Je weiter das Wasser dann von der Proteinoberfläche entfernt ist, desto weniger Wechselwirkung findet statt. In Fleisch ist etwa 1 % des Wassers direkt an die Proteine gebunden, während 75 % intramyofibrilläres Wasser, 10 % extramyofibrilläres Wasser und die restlichen 15 % extrazelluläres Wasser sind (Warner 2017). Der Wasserverlust ist einer der Hauptgründe für das sichtbare Schrumpfen des Fleisches während des Erhitzens, was zu einer Veränderung seiner Zartheit und Saftigkeit führen kann. Auch die Textur des Fleisches verändert sich beim Garen, da sich die strukturelle Organisation und die Wechselwirkungen der verschiedenen vorhandenen Proteine verändern (Hughes et al. 2014; Yu et al. 2017).

Die strukturellen Veränderungen von Fleisch während des Kochens werden hauptsächlich von zwei Prozessen bestimmt: der Denaturierung von Proteinen und dem Schmelzen von Fett. Die verschiedenen Arten von Fleischproteinen haben unterschiedliche Denaturierungstemperaturen, was sich auf das Kochverhalten von Fleisch auswirkt. Die Myosinproteine denaturieren typischerweise zwischen 40 und 60°C, wobei das Myosin-S. 1-Subfragment zwischen 42 und 48°C denaturiert und der Myosinschwanz bei etwa 55°C (Wu et al. 2009). Aktinproteine haben wesentlich höhere Denaturierungstemperaturen von etwa 70 bis 80°C (Warner 2017). Sarkoplasmaproteine denaturieren in der Regel bei Temperaturen zwischen den Myosin- und Aktinproteinen – typischerweise im Bereich von etwa 50 bis 70°C (Yu et al. 2017). Die thermischen Übergänge der Fleischproteine führen zu Veränderungen in der strukturellen Organisation der

Muskelfasern, wodurch diese in der Breite (50–65°C) und dann in der Länge (70–75°C) schrumpfen. Dieser Effekt führt dazu, dass ein Teil der eingeschlossenen Flüssigkeit herausgedrückt wird und das Fleisch zäher wird (Purslow et al. 2016). Die Denaturierung der myofibrillären Proteine führt dazu, dass sich Fleischbrät beim Erhitzen von einer vorwiegend viskoelastischen Flüssigkeit in einen viskoelastischen Feststoff umwandelt, z. B. bei der Brühwurstherstellung (Abb. 6.4).

Umgekehrt kann das Erhitzen zur Zartheit des Fleisches beitragen, weil sich die Triple-Helix-Struktur der Kollagenmoleküle im Bindegewebe auflöst. Wie bereits erwähnt, denaturiert Kollagen in der Regel zwischen 64 und 68°C, aber je nach Tierart, Alter und Gesundheitszustand des Tieres können auch niedrigere oder höhere Denaturierungstemperaturen beobachtet werden (Park et al. 2012). Die Denaturierung des Kollagens führt zu einer Schrumpfung der Fibrillen, wodurch ein Teil der Flüssigkeit herausgepresst wird. Dies verringert zunächst die Zartheit des Fleisches, insbesondere bei Muskeln von älteren Tieren. Wird die Temperatur weiter auf etwa 80 bis 90°C erhöht, gelatiniert das Kollagen, was die Zartheit erhöht. (Weston et al. 2002). Bei Fischen hat das Kollagen eine geringe thermische Stabilität und hat daher keinen großen Einfluss auf die Zartheit. Stattdessen wird die Zartheit von Fischmuskeln hauptsächlich von den Aktin- und Myosinfilamenten beeinflusst (Listrat et al. 2016).

Ein weiterer Phasenübergang, der die Textur von Fleisch beim Kochen beeinflusst, ist das Schmelzen von Fetten. Bei Kühlschranktemperaturen ist ein erheblicher Teil der Lipidphase im Fleisch normalerweise kristallisiert, was zu seiner mechanischen Festigkeit beiträgt. Beim Erhitzen nimmt der Gehalt an festem Fett (solid fat content, SFC) ab, da mehr und mehr Fettkristalle schmelzen. Das Schmelzen führt zu einer Störung und Erweichung der halbfesten Lipidphase. Hauptschmelzvorgänge werden bei Schweinefett typischerweise bei etwa 30°C beobachtet. Es wurde auch berichtet, dass der SFC von etwa 30–35 % bei 0°C auf 0 % bei 40–45°C abnimmt (Schweineschmalz) (Manaf et al. 2014). Rindertalg hat einen etwas höheren SFC unter Kühlschrankbedingungen und schmilzt bei einer höheren Temperatur als Schweineschmalz (Pang et al. 2019). Die SFC-Temperatur-Profile unterscheiden sich jedoch von Tier zu Tier und hängen auch davon ab, wo sich das Fett im Tier befindet (Wood et al. 2008). Allgemein führt das Schmelzen der Fettphase beim Erhitzen jedoch zu einer Erweichung der fetthaltigen Teile von Fleisch. Im Gegensatz dazu ist die Lipidphase in Fisch aufgrund des hohen Gehalts an mehrfach ungesättigten Fettsäuren in der Regel flüssiger.

Die thermische Denaturierung von Myoglobin während des Kochens ist ein weiterer wichtiger Phasenübergang, der sich auf die Fleischqualität auswirkt. Die rote/rosa Farbe von rohem Fleisch wird, wie bereits erwähnt, durch die selektive Lichtabsorption von Myoglobin verursacht. Myoglobin ist ein kugelförmiges Protein, das eine Häm-Gruppe enthält. Die Häm-Gruppe hat in ihrem Zentrum ein Eisenatom, das in einer von zwei Oxidationsstufen vorliegen kann: Fe^{2+} oder Fe^{3+} (d. h., das Eisen hat zwei oder drei Elektronen „abgegeben"). Die physiologische Aufgabe von Myoglobin besteht darin, ein Sauerstoffmolekül vom Hämoglobin im Blut aufzunehmen und es dann für die Energiegewinnung zu den Muskelzellen zu transportieren. Im Fleisch hängt die

Farbe des Myoglobins (rot, violett oder braun) von der Oxidationsstufe des Eisens in der Häm-Gruppe ab sowie davon, ob das Häm Sauerstoff gebunden hat oder nicht. Bei Umgebungstemperatur enthält die Häm-Gruppe Fe^{2+}, das vier ungepaarte Elektronen hat, was die Bindung von Sauerstoff ermöglicht und zu einer hellroten Farbe führt (Abb. 6.5).

Die Absorption von Licht im sichtbaren Bereich nimmt ab, wenn Fleisch von etwa 55 auf 83 °C erhitzt wird (Trout 1989). Diese Farbveränderung wird auf die Denaturierung des Myoglobins bei erhöhten Temperaturen zurückgeführt, die es anfälliger für Oxidation macht und zur Freisetzung von Sauerstoff und zur Umwandlung von Fe^{2+} in Fe^{3+} führt. In der Tat wurde berichtet, dass mehr als 90 % des Myoglobins denaturiert werden, wenn ein Rindermuskel auf 80 °C erhitzt wird (Trout 1989). Infolgedessen ändert sich die Farbe des Fleisches beim Kochen von rot zu braun.

Schließlich ist die dunkelbraune Kruste von gut gegartem Fleisch hauptsächlich auf die Maillard-Reaktion zurückzuführen, die eine komplexe Reihe von Reaktionen zwischen Proteinen und reduzierenden Zuckern bei hohen Temperaturen und mittlerem Feuchtigkeitsgehalt ($a_w \sim 0{,}4$–$0{,}8$) umfasst. Diese Bedingungen treten während des Kochens hauptsächlich an der Oberfläche des Fleisches auf, weshalb die Außenseite dunkelbraun ist (weniger Feuchtigkeit, höhere Temperatur), während das Innere hellbraun ist (mehr Feuchtigkeit, niedrigere Temperatur).

6.2.5 Geschmacksprofil und Textur.

Der einzigartige Geschmack von Fleischerzeugnissen kommt durch eine Kombination aus Geruchs-, Geschmacks- und Textureigenschaften zustande. Rohes Fleisch hat einen eher faden Geschmack. Der charakteristische Fleischgeschmack entsteht durch chemische Veränderungen während des Kochvorgangs. Tausende verschiedener Verbindungen sind für den Geschmack und den Geruch der unterschiedlichen Fleischsorten verantwortlich, aber die meisten davon stammen von nur wenigen Inhaltsstoffen (Flores 2017):

- *Thiamin (Vitamin B1)* → Wärme → *Thiole, S-Verbindungen, Furane, Thiophene, Thiazole*
- *Lipide* → Lipolyse → *Ungesättigte Fettsäuren* → Oxidation → *Kohlenwasserstoffe, Aldehyde, Alkohole, Ketone, etc.*
- *Proteine* → Proteolyse → *Freie Aminosäuren* → Maillard-Reaktion → *Aldehyde, Acetaldehyd, Pyrazine, Furfurale, Thiophene, Pyrrole, etc.*
- *Nukleotide (z. B. ATP, DNA)* → Wärme → *5′Ribonukleotide*

Thiamin wird zu verschiedenen schwefelhaltigen Verbindungen abgebaut, während sich Nukleotide in 5′-Ribonukleotide umwandeln, die für den typischen Umami-Geschmack beim Verzehr von Fleisch wichtig sind. Außerdem interagieren die verbleibenden

Ribosemoleküle während der Maillard-Reaktion mit Aminosäuren. Lipide und Proteine werden hydrolysiert, um Aminosäuren bzw. Fettsäuren freizusetzen. Ungesättigte freie Fettsäuren reagieren mit Sauerstoff und erzeugen eine Vielzahl flüchtiger Oxidationsprodukte, die zum Geschmacksprofil von gekochtem Fleisch beitragen. Es hat sich gezeigt, dass Phospholipide eine Schlüsselrolle bei der Entwicklung dieser flüchtigen Verbindungen in Fleisch spielen (Huang et al. 2010). Insgesamt hängt das Geschmacksprofil eines Fleischerzeugnisses von der Zusammensetzung des rohen Fleisches sowie von der verwendeten Garmethode ab (z. B. Braten, Backen, Grillen, Dämpfen und Kochen).

Während des Kauens wird die komplexe innere Struktur des Fleisches nach und nach aufgelöst, was zu dem gewünschten Mundgefühl beiträgt (Lillford 2016). Die anisotrope, faserige Struktur des Fleisches wird in kleinere Fragmente zerlegt, die mit Speichel und Luft vermischt werden. Der Texturabbau des Fleisches im Mund während des Kauens bedeutet, dass bei längeren Kauzeiten die notwendigen mechanische Kräfte abnehmen (Mioche et al. 2003). Interessanterweise hat ein zartes, saftiges Steak einen anderen Zerfallsprozess im Mund als zähes, trockenes Fleisch. Lillford (2011) berichtet, dass das faserige Mundgefühl von Fleisch nicht durch die einzelnen kontraktilen Fasern verursacht wird, sondern mit den Muskelbündeln selbst zusammenhängt. Da die Muskelbündel durch Bindegewebe zusammengehalten werden, deutet dies darauf hin, dass Kollagen eine wesentliche Rolle bei der Wahrnehmung der Fleischtextur während des Kauens spielt. Während des Kauens behält das Bindegewebe einen Teil der Struktur der Muskelbündel bei. Dies bedeutet, dass das Fleisch nicht vollständig zerkleinert wird. Nach einer gewissen Zeit ist das Fleisch ausreichend zerkleinert, und dann wird der Speichel in Verbindung mit den zerlegten Bruchstücken (dem „Bolus") geschluckt.

6.3   Inhaltsstoffe für die Formulierung pflanzlicher Fleischalternativen

Im vorangegangenen Kapitel wurde die komplexe Struktur und Zusammensetzung von Fleisch hervorgehoben, die für seine texturellen und sensorischen Eigenschaften verantwortlich ist. Lebensmittelwissenschaftler*innen verwenden eine Vielzahl von Inhaltsstoffen, um Fleischprodukte auf pflanzlicher Basis herzustellen. Die Inhaltsstoffe sollen die einzigartigen physikochemischen und sensorischen Eigenschaften von Fleisch genau simulieren und dabei ein annähernd ähnliches Nährwertprofil erzeugen. Einige der häufigsten funktionellen Zutaten, die zur Erreichung dieses Ziels verwendet werden, sind Proteine, Polysaccharide, Lipide, Phospholipide, Wasser und Zusatzstoffe (Kap. 2), die als Geliermittel, Texturierungsmittel, Emulgatoren, Bindemittel, Konservierungsmittel, Aromen oder Farbstoffe eingesetzt werden können (Tab. 6.1). Je nach Produktkategorie und den erforderlichen Textureigenschaften wird in der Regel eine bestimmte Kombination von Inhaltsstoffen verwendet (Kyriakopoulou et al. 2021):

- **Wurstalternativen:** Texturierte und nicht texturierte pflanzliche Proteine, Hydrokolloide, Fette, Farbstoffe und Gewürze
- **Burger- und Nuggetalternativen:** Texturierte pflanzliche Proteine, Hydrokolloide, Fette, Farbstoffe und Aromastoffe
- **Ganze Teilstücke:** Texturierte pflanzliche Proteine, Polysaccharide, Fette, Farb- und Aromastoffe

Für jede Produktkategorie müssen die Inhaltsstoffe bestimmte spezifische Funktionen erfüllen, z. B. Strukturierbarkeit, Gelier-, Emulgier- und Wasserbindeeigenschaften. Pflanzenproteine sind in allen Produkten eine der wichtigsten Zutaten, da sie vielseitige funktionelle Eigenschaften haben und auch zu einem ähnlichen Nährwertprofil wie Fleisch beitragen.

6.3.1 Pflanzliche Proteine

Pflanzen produzieren eine Vielzahl von Proteinen mit unterschiedlichen molekularen, physikochemischen und funktionellen Eigenschaften, da diese Proteine während der Entwicklung, des Wachstums und in den vielschichtigen physiologischen Vorgängen der Pflanze unterschiedliche Aufgaben erfüllen müssen. Diese Proteine sind im gesamten Pflanzengewebe verteilt, einschließlich der Wurzeln, Stängel, Blätter und Samen. Die Proteinkonzentration ist in den Samen vieler Pflanzen (wie Sojabohnen, Erbsen, Maiskörner, Reis und Nüsse) besonders hoch. Im Prinzip kann jede proteinreiche Pflanze oder jeder Pflanzensamen als Zutat für Fleischalternativen verwendet werden. Voraussetzung ist nur, dass das Ausgansmaterial Proteine mit der gewünschten Funktionalität enthält. In der Praxis erfordert die großtechnische Herstellung von Fleischalternativen jedoch Proteinbestandteile, die sicher, erschwinglich, nahrhaft und in großem Umfang verfügbar sind. Dies schränkt die Auswahl an pflanzlichen Proteinen stark ein, die für diesen Zweck verwendet werden können. Aus diesem Grund sind die derzeitig verwendeten gebräuchlichsten Proteine für Fleischalternativen, aus Soja, Erbsen, Weizen, Kartoffeln und Ölsaaten (z. B. aus Sonnenblumen und Raps) gewonnen (Tab. 6.1). Dennoch werden in akademischen, industriellen und staatlichen Laboren aktive Forschungs- und Entwicklungsprogramme durchgeführt, um alternative Quellen zu identifizieren. Sojabohnen sind derzeit die am häufigsten verwendete Proteinquelle für Fleischalternativen. Die Hauptgründe dafür sind der niedrige Preis (eine Tonne kostete im Juni 2021 $615 (EC 2021)), die relativ hohe Proteinqualität (Digestible Indispensable Amino Acid Score, DIAAS von 91 (Herreman et al. 2020)), die vielseitige Verwendbarkeit, der hohe Ertrag und die stabile Produktionsleistung. Allerdings finden Erbsenproteine aufgrund ihrer geringeren Allergenität zunehmend Verwendung in pflanzlichen Fleischrezepturen (Yuliarti et al. 2021). Ausführlichere Informationen über Proteinextraktion und -eigenschaften sind in Kap. 2 zu finden.

Proteine in Fleischalternativen müssen eine Reihe spezifischer funktioneller Eigenschaften aufweisen, um die gewünschten Produktattribute zu erhalten. Einen Überblick über die bekannten funktionellen Eigenschaften von Soja-, Erbsen- und Glutenproteinen sind in Tab. 6.2 aufgelistet. Die wichtigsten funktionellen Eigenschaften sind: Extrudierbarkeit, Gelierung, Texturierung, Emulgierung, Bindung, Flüssigkeitsbindung, Kohäsion und Adhäsion. Die relative Bedeutung dieser verschiedenen Eigenschaften hängt von der Produktkategorie ab, die simuliert werden soll (z. B. Burger, Wurst, Nuggets, Hackfleisch oder ganze Muskeln).

Sojaproteine bestehen hauptsächlich aus Globulinen, wobei 7S (β-Conglycinin) und 11S (Glycinin) die wichtigsten vorhandenen Proteintypen sind (Grossmann und Weiss 2021). Im Allgemeinen haben Sojaproteine gute strukturierende, gelierende, emulgierende und flüssigkeitsbindende Eigenschaften (Nishinari et al. 2014). Während der Herstellung von Fleischalternativen werden jedoch ihre Konformation und ihr Aggregationszustand verändert, wodurch sich diese funktionellen Eigenschaften ändern. Sojaproteine können mithilfe von Extrusions- und Scherzellenverarbeitungsmethoden leicht strukturiert werden, was für die Herstellung pflanzlicher Fleischalternativen mit viskoelastischer faseriger Textur von Vorteil ist. Sojaproteine werden dabei häufig mit anderen Proteinen oder Kohlenhydraten kombiniert, um die gewünschten Strukturen zu erhalten, worauf in Kap. 3 näher eingegangen wird (MacDonald et al. 2009; Pietsch et al. 2019).

Erbsenproteine werden aufgrund ihres großen Vorkommens, ihrer geringen Kosten, ihrer funktionellen Vielseitigkeit und ihrer geringen Allergenität auch zur Herstellung von Fleischalternativen verwendet. Die wichtigsten Erbsenproteine sind 7S-Vicilin und 11S-Legumin, beides globuläre Proteine. Erbsenproteine können Gele bilden, die jedoch schwächer sind als Sojaprotein-Gele (Batista et al. 2005). Erbsenproteine weisen nachweislich gute emulgierende, schäumende und flüssigkeitsbindende Eigenschaften auf (Raikos et al. 2014; Sridharan et al. 2020; Zayas 1997). Es wurde auch gezeigt, dass sie während der Extrusion und der Verarbeitung in Scherzellen anisotrope faserige Strukturen bilden können (Osen et al. 2014; Schreuders et al. 2019). Die funktionellen Eigenschaften von Erbsenproteinen werden durch die Anzahl der kommerziellen Fleischalternativen unterstrichen, die mit dieser Art von Protein formuliert werden (Tab. 6.1).

Weizenproteine wie Gluten (Gliadin und Glutenin) werden aufgrund ihrer einzigartigen Texturierung und anderer funktioneller Eigenschaften ebenfalls häufig in Fleischersatzprodukten verwendet. Im Allgemeinen ist Gluten ein überwiegend hydrophobes Protein, das eine geringe Wasserlöslichkeit aufweist, was für seine funktionellen Eigenschaften in analogen Fleischprodukten wichtig ist. Gluten ist reich an Glutamin (~35 %) und Prolin (~10 %), was zur Bildung von intra- und intermolekularen Wechselwirkungen über Wasserstoffbrücken und hydrophobe Bindungen zwischen den Proteinmolekülen führt (Iwaki et al. 2020). Gliadine sind kleine monomere Proteine (28.000–55.000 Da) mit intramolekularen Disulfidbindungen. Glutenine dahingegen sind relativ große multimere Proteine, die durch intermolekulare Disulfidbindungen verbunden sind und große supramolekulare Strukturen mit hohen Molekulargewichten (>10 Mio. Da) bilden (Wieser 2007). Gliadine sind beim Vermischen mit Wasser eher zähflüssig, während

Tab. 6.2 Zusammensetzung und Funktionalität gängiger Proteinzutaten in Fleischalternativen. Übernommen aus (Kyriakopoulou et al. 2021) unter Creative Commons Attribution (CC BY 4.0) Lizenz (https://creativecommons.org/licenses/by/4.0/)

Proteintyp	Zusammensetzung (%w/w)	Funktionalität	Anwendungspotential in Fleischalternativen
Sojaisolat (Extraktion mit Alkali-/Säurefällung)	~90 % Protein	Gute Löslichkeit, Gelierung und Emulgierung	*Strukturierungsverfahren:* Extrusion, Scherzelle, Spinnen, Gefrierstrukturierung *Funktion:* Proteinquelle, Textur, Bindemittel, Basis für Fettersatzstoffe, Emulgator *Produkte:* Burger-Patties, Hackfleisch, Würstchen
Sojaisolat (zusätzliche Wärmebehandlung/ geröstetes Isolat)	~90 % Protein, durch Wärmebehandlung denaturiert	Geringere Löslichkeit, erhöhtes Wasserbindevermögen, gute Gelierfähigkeit	*Strukturierungsverfahren:* Extrusion, Scherzelle *Funktion:* Proteinquelle, Textur, Bindemittel, Basis für Fettersatzstoffe *Produkte:* Burger-Patties, Hackfleisch, Würstchen
Sojakonzentrat	~70 % Protein	Gute Texturierungseigenschaften	*Verfahren:* Extrusion, Scherzelle *Funktion:* Proteinquelle, Textur, Bindemittel *Produkte:* Burger-Patties, Hackfleisch, Würste, ganze Teilstücke
Sojamilch (sprühgetrocknetes Pulver)	>45 % Protein, ~30 % Fett	Hohe Löslichkeit, gute Emulgiereigenschaften	*Prozess:* Gefrierstrukturierung *Funktion:* Emulgator, Textur *Produkte:* Tofu- und Yuba-Produktion
Sojamehl/-schrot (entfettet)	~43–56 % Protein, ~0,5–9 % Fett, ~3–7 % Ballaststoffe, >30 % Gesamtkohlenhydrat	Wasserbindevermögen und Fettbindung, natives Protein	*Verfahren:* Extrusion *Funktion:* Textur, Bindemittel *Produkte:* Burger-Patties, Hackfleisch, Würste, ganze Teilstücke
Weizengluten	75–80 % Protein, 15–17 % Kohlenhydrate, 5–8 % Fett	Bindung, „Teig"bildung/Vernetzungsfähigkeit über S–S-Brücken, geringe Löslichkeit	*Strukturierungsverfahren:* Extrusion, Scherzelle *Funktion:* Adhäsion, Textur *Produkte:* Burger-Patties, ganze Teilstücke
Erbsenisolat	~85 % Protein	Wasser- und Fettbindung, Emulgierung und feste Textur nach thermischer Behandlung	*Verfahren:* Extrusion, Scherzelle, Spinnen *Funktion:* Emulgator, Textur, Bindemittel *Produkte:* Burger-Patties, Hackfleisch, Würste, ganze Teilstücke

Glutenine einen zähen, dehnbaren Teig mit geringer Elastizität und hoher Widerstandskraft bilden. Kombiniert man jedoch diese beiden Proteinarten, entwickelt das resultierende Gluten seine charakteristische viskoelastische Textur. Dies wird auf die Fähigkeit der kleineren Gliadine zurückgeführt, welches die großen Glutenine plastifiziert („weichmacht"). Die hohe Hydrophobizität und das große Molekulargewicht des Glutens führen zu seiner geringen Wasserlöslichkeit, was für Fleischalternativen genutzt wird. Darüber hinaus bestehen in Gegenwart von Wasser starke hydrophobe, Wasserstoff- und Disulfidbindungen zwischen den Proteinmolekülen, die ebenfalls zu diesen texturellen Eigenschaften beitragen. Obwohl Gluten in Wasser unlöslich ist, kann es etwa 225–350 % seines Eigengewichts an Wasser aufnehmen (Kaushik et al. 2015; Zayas 1997). Es hat sich gezeigt, dass Glutenproteine bei hohen Temperaturen während der Extrusion anisotrope Strukturen bilden, was für die Simulation der Struktur und Textur von Fleisch nützlich ist (Krintiras et al. 2014; Pietsch et al. 2017). Darüber hinaus erleichtern die adhäsiven Eigenschaften von Gluten die Bindung verschiedener Zutaten, was beispielsweise bei der Herstellung von fleischähnlichen Burgern hilfreich ist.

6.3.2   Lipide

Die Einarbeitung von Lipiden (Fetten und Ölen) in Fleischalternativen ist wichtig, um die gewünschten physikochemischen, sensorischen und ernährungsphysiologischen Eigenschaften zu erzielen (Kyriakopoulou et al. 2021). Je nach Produkt kann der Fettgehalt zwischen weniger als 5 % und mehr als 20 % liegen (Bohrer 2019). Die texturellen Eigenschaften von tierischem Fettgewebe nachzuahmen ist nach wie vor eine Herausforderung. Die Fette von Landtieren enthalten oft einen relativ hohen Anteil an gesättigten und einfach ungesättigten Fettsäuren. Deswegen sind sie bei Kühlschranktemperaturen und Umgebungstemperaturen teilweise kristallin (Tab. 6.3). Folglich weist das Fettgewebe bei diesen Temperaturen aufgrund der Bildung eines 3D-Netzwerks aus Fettkristallen einige feststoffähnliche Eigenschaften auf. Wenn diese Art von Gewebe erhitzt wird, schmelzen die im Bindegewebe eingebetteten Fettkristalle und die Lipidphase wird flüssig, was zu einer Erweichung des Fettgewebes führt. Folglich trägt das Schmelz- und Kristallisationsverhalten der Fettphase zu den charakteristischen Textureigenschaften echter Fleischprodukte bei. Es ist zu beachten, dass bestimmte Fleischsorten (einige Schweinefleischprodukte) und die meisten fettreichen Fische einen hohen Anteil an mehrfach ungesättigten Fettsäuren enthalten. Dadurch sind sie tendenziell flüssig und haben einen niedrigeren Schmelzpunkt.

Wie bereits beschrieben, können sich die Lipide im Muskelgewebe an verschiedenen Stellen im und um den Muskel befinden: subkutanes Fett ist die dicke Fettgewebeschicht zwischen dem Muskel und der Haut; intermuskuläres Fett ist das Gewebe, das zwischen verschiedenen Muskeln gespeichert ist; intramuskuläres Fett (Marmorierung) befindet sich im Muskelgewebe. Einige Gewebeteile von Tieren enthalten relativ hohe Lipidmengen, die durch eine Proteinmatrix (Bindegewebe) stabilisiert und strukturiert werden

Tab. 6.3 Fettsäurenzusammensetzung (Median und Median 95 % Konfidenzintervall) handelsüblicher Burger-Patties auf Pflanzenbasis (*n = 3*) und auf Fleischbasis (*n = 4*). Modifiziert aus (De Marchi et al. 2021) unter CC BY 4.0 (http://creativecommons.org/licenses/by/4.0/)

	Fleisch-Burger		Pflanzen-Burger	
	Median	95 %	Median	95 %
SFAs	48,8	45,6–53,4	52,2	40,5–61,9
MUFAs	45,7	38,2–50,6	32,3	16,1–41,3
PUFAs	4,9	3,9–10,5	20,1	15,4–23,0
n-3	0,64	0,4–0,9	3,6	0,3–4,0
n-6	3,9	3,2–8,4	15,8	11,7–22,3
n-6/n-3-Verhältnis	7,3	5,3–9,5	3,5	3,2–85,0
CLA	0,55	0,45–0,79	0,044	0,04–0,05
cis-FAs	2,8	2,4–2,5	0,93	0,32–1,85
trans-FAs	0,13	0,06–0,18	0,079	0,004–0,099
SCFAs	0,18	0,14–0,40	7,2	5,3–8,9
MCFAs	35,9	35,1–37,6	41,9	32,2–49,7
LCFAs	64,5	63,5–65,1	50,9	41,4–62,5

SFAs: saturated Fas/gesättigte Fettsäuren; *MUFAs:* monounsaturated FAs / einfach ungesättigte Fettsäuren; *PUFAs:* polyunsaturated FAs/mehrfach ungesättigte Fettsäuren; *CLA:* conjugated linoleic acid/konjugierte Linolsäure; n-3: Omega-3-Fettsäuren; n-6: Omega-6-Fettsäuren; *SCFAs:* short-chain FAs/kurzkettige Fettsäuren; *MCFAs:* medium-chain FAs/mittelkettige Fettsäuren; *LCFAs:* long-chain FAs/langkettige Fettsäuren; cis-FAs: cis-Stereoisomere von Fettsäuren; trans-FAs: trans-Stereoisomere von Fettsäuren außer CLA

(Abb. 6.6). Schweinerückenspeck zum Beispiel enthält etwa 80 % Fett, der Rest besteht aus Wasser (17 %) und Protein (<3 %) (Olsen et al. 2005). Pflanzliche Fleischalternativen sollten daher so konzipiert sein, dass sie Lipide enthalten, die die Konzentration, die Verteilung und das Verhalten von tierischem Fettgewebe nachahmen (Tab. 6.4).

Die meisten pflanzlichen Lipide enthalten einen hohen Anteil an ungesättigten Fettsäuren und sind daher bei Raumtemperatur flüssig. Sie bilden also keine halbfesten Texturen bei Raumtemperatur und schmelzen auch beim Erhitzen bei höheren Temperaturen nicht. Um die Textur von tierischen Lipiden nachzuahmen, werden deswegen häufig pflanzliche Fette mit einem relativ hohen Schmelzpunkt verwendet, z. B. Kokosnussöl, Kakaobutter, Sheabutter und Palmöl (Herz et al. 2021; Wang et al. 2018). Diese festen Fette werden meistens mit flüssigen Ölen (z. B. Sonnenblumen- oder Rapsöl) gemischt. Dadurch kann der Festfettgehalt in einem definierten Temperaturprofil gesteuert werden (Kap. 2).

Es ist zu beachten, dass wenn feste Fette pflanzlicher Herkunft (wie Kokos- oder Palmöl) zur Herstellung von Fleischalternativen auf pflanzlicher Basis verwendet werden, können die Endprodukte einen höheren Gehalt an gesättigten Fettsäuren aufweisen

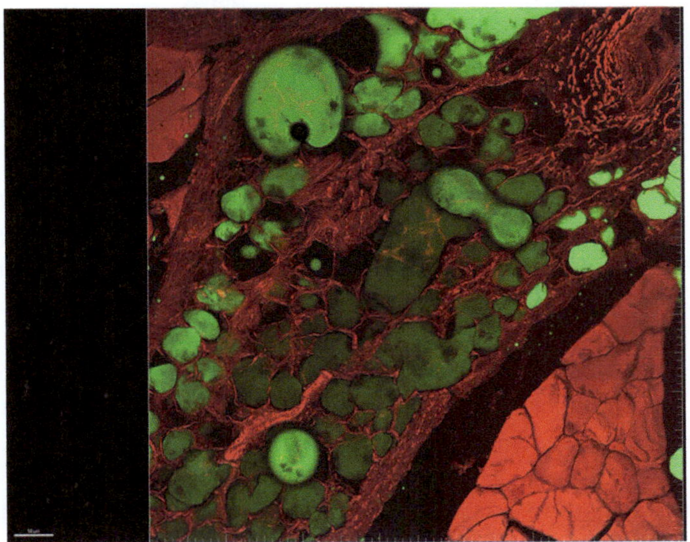

Abb. 6.6 Tierisches Fettgewebe ist eine Kombination aus Fettzellen (grün), die von Bindegewebe (rot) umgeben sind. Pflanzliche Fettanaloga zielen darauf ab, diese Struktur nachzuahmen und dadurch ähnliche funktionelle und texturelle Eigenschaften zu erzielen. Das Mikroskopbild wurde freundlicherweise von Dominic Oppen (Universität Hohenheim, Deutschland) zur Verfügung gestellt.

Tab. 6.4 Ausgewählte Werte einer Texturprofilanalyse (50 % Kompression) von transglutaminasevernetzten Emulsionsgelen (Fettgehalt 70 %), die mit Rapsöl und durch hydriertes Rapsöl zur Erhöhung des Festfettgehalts (SFC) hergestellt wurden. Modifiziert aus (Dreher et al. 2020)

SFC (%)	Härte (N)	Kohäsion (-)	Elastizität (mm)
0	$2{,}3 \pm 0{,}5^{a}$	$0{,}5 \pm 0{,}3^{a}$	$7{,}1 \pm 0{,}7^{a}$
5	$4{,}1 \pm 0{,}4^{b}$	$0{,}5 \pm 0{,}2^{b}$	$7{,}4 \pm 0{,}8^{a}$
10	$5{,}3 \pm 0{,}7^{b}$	$0{,}5 \pm 0{,}1^{b}$	$7{,}1 \pm 0{,}6^{a}$
30	$13{,}9 \pm 2{,}2^{d}$	$0{,}1 \pm 0{,}1^{d}$	$2{,}8 \pm 0{,}5^{d}$
Fettgewebe aus Schweinefleisch	215 ± 71	$0{,}3 \pm 0{,}2$	$4{,}1 \pm 1{,}0$

Die Mittelwerte $\pm$ Standardfehler wurden durch Dreifachbestimmung ermittelt. Werte mit unterschiedlichen Exponenten unterscheiden sich signifikant innerhalb derselben Spalte ($P < 0{,}05$)

als die echten Fleischprodukte (Tab. 6.3). Darüber hinaus unterscheiden sich die mit pflanzlichen Lipiden erzielten texturellen Eigenschaften in der Regel deutlich von denen, die mit tierischen Lipiden erzielt werden. So verhalten sich beispielsweise Mischungen aus hochschmelzenden pflanzlichen Fetten mit flüssigem Öl (z. B. 75 % festes Fett, 25 % flüssiges Öl) wie ein perfektes elastoplastisches Material (Gonzalez-Gutierrez und Scanlon 2018), d. h. sie können sich elastisch verformen, bis sie bei einer bestimmten

Belastung sich irreversibel deformieren. Typischerweise führt ein höherer Gehalt an langkettigen gesättigten Fettsäuren zu höheren Härtewerten und niedrigeren Elastizitätsgrenzen (plastische Materialverformung), die sich von denen des tierischen Fettgewebes unterscheiden können. Dies wird durch die abnehmende Elastizität („Springiness", wie stark das Material zurückfedert) und Kohäsivität („Cohesiveness", Änderung des Energieaufwands für eine zweite Kompression) mit zunehmendem Festfettgehalt für ein pflanzliches Fettmimetikum auf der Grundlage eines halbfesten Emulsionsgels deutlich (Tab. 6.4). Bei der Nachahmung des tierischen Fettgewebes ist es daher wichtig, ähnliche Härtewerte zu erreichen, aber auch die elastischen Eigenschaften des Materials zu berücksichtigen.

Es wurden mehrere Ansätze entwickelt, um die Eigenschaften von tierischem Fettgewebe in Fleischalternativen zu imitieren, einschließlich ihrer räumlichen Verteilung, Mikrostruktur und texturellen Eigenschaften:

- **Mischen:** Durch das Mischen von Fetten und Ölen mit unterschiedlichen Festfettgehalten, können die Härte, die Fließgrenze/Dehnung und das Schmelzverhalten des Fettes angepasst werden (Motamedzadegan et al. 2020; Piska et al. 2006). Die gemischten Fette können dann durch Emulgieren (flüssige Öle, z. B. für Wurstwaren) oder durch erneutes Mischen (feste Fette, z. B. für Burger-Patties) in die Fleischalternativmatrizen eingearbeitet werden.
- **Emulgieren:** Öle können direkt während des Produktionsprozesses des Produktes emulgiert werden, oder sie können voremulgiert und dann während einer Mischphase hinzugefügt werden. Emulgierverfahren werden generell häufig zur Herstellung von wurstähnlichen Produkten verwendet, bei denen die Proteine als Emulgatoren wirken und die Bildung sowie Stabilisierung kleiner Öltröpfchen ermöglichen. Die Öltröpfchen werden anschließend während eines Gelierungsprozesses in die Matrix eingeschlossen.
- **Marinieren:** Ganze muskelähnliche Teilstücke (z. B. pflanzliches Steak) werden mit Öl mariniert, wobei das Öl durch Diffusion und Kapillareffekte in die Proteinmatrix eindringt.
- **Einspritzen:** Öle können während der Extrusion in die „Barrel" oder kurz vor der Düse direkt in die Proteinmatrix injiziert werden. Hohe Ölgehalte verhindern jedoch die Bildung anisotroper Strukturen während der Extrusion (Kendler et al. 2021). Öle können auch nach der Bildung der Proteinmatrix eingespritzt werden, um einen Marmorierungseffekt zu erzielen.
- **Gelieren:** Öle können geliert und in fleischähnliche Matrizen eingearbeitet werden, z. B. um emulgierte oder roh-fermentierte Produkttypen zu imitieren (Abb. 6.7). Die Gelierung von Öl kann durch die Herstellung von Oleogelen erfolgen, die durch Ethylcellulose strukturiert sind, oder durch die Bildung von Emulsionsgelen aus Proteinen, die durch Transglutaminase vernetzt werden können (Davidovich-Pinhas et al. 2015; Dreher et al. 2020).

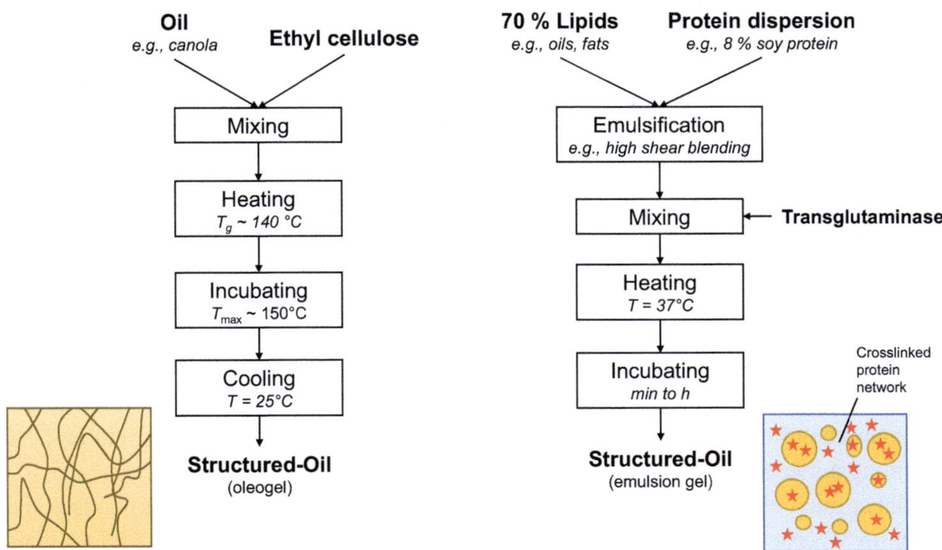

Abb. 6.7 Prozessschema zur Herstellung von Fettanaloga mit viskoelastischen Eigenschaften aus flüssigen Ölen. Oleogele *(links)* können unter Verwendung von Ethylcellulose als Gelbildner hergestellt werden, die eine Glasübergangstemperatur T_g von etwa 140°C aufweist. Ethylcellulose schließt das Öl beim Abkühlen in einem 3-dimensionalen Polysaccharid-Netzwerk ein. Emulsionsgele *(rechts)* lassen sich durch Vernetzung von Emulsionstropfen in Emulsionen mit einem hohen Öltropfenvolumenanteil herstellen. Dabei werden die Öltröpfchen und die kontinuierliche Phase durch Protein-Protein-Vernetzungen miteinander verbunden. Dies fördert die Bildung eines Netzwerks mit oder ohne feste Fettkristalle (in rot dargestellt). Modifiziert aus (Dreher et al. 2020; Gravelle et al. 2012)

6.3.3 Bindemittel

Hydrokolloide werden häufig als Bindemittel in fleischähnlichen Produkten verwendet, wie z. B. in Patties, Würstchen und Nuggets auf Pflanzenbasis. Die Hauptaufgabe von Bindemitteln besteht darin, als „Kleber" zwischen den verschiedenen Zutaten oder als Kohäsionsmittel zwischen ähnlichen Zutaten zu fungieren und das Flüssigkeitbindevermögen zu verbessern (Kyriakopoulou et al. 2021). Sie halten also die verschiedenen Zutaten innerhalb der fleischähnlichen Matrix zusammen.

Die Wirksamkeit von Bindemitteln lässt sich anhand der Verfahren zur Herstellung von Fleischalternativen veranschaulichen. Viele dieser Produkte werden durch Mischen von texturierten Proteinen, Lipiden, Wasser und anderen funktionellen Inhaltstoffen hergestellt. Während der Produktion werden die texturierten Proteine auf eine gewünschte Partikelgrößenbereich zerkleinert. Bei der Herstellung von Burgern auf pflanzlicher Basis werden die extrudierten Proteine beispielsweise in kleinere Fragmente zerkleinert, die den Partikeln in herkömmlichem Hackfleisch ähneln. Anschließend müssen die

Partikel wieder „zusammengeklebt" werden, damit sie zu einem zusammenhängenden Bestandteil der Lebensmittelmatrix werden. Da die Proteine unter hohen Temperaturen und Scherkräften verarbeitet wurden, verlieren sie oft einen Großteil ihrer kohäsiven Eigenschaften. Dies liegt daran, dass anziehende Protein-Protein-Wechselwirkungen (nicht-kovalente und kovalente Bindungen) schon während der Texturierung gebildet wurden. Beispielsweise können Proteine während der Verarbeitung thermisch denaturiert und aggregiert worden sein, so dass die Zahl der exponierten unpolaren und Sulfhydrylgruppen auf ihrer Oberfläche stark reduziert ist. Dies verringert wiederum ihre Fähigkeit zur Bildung hydrophober und Disulfidbindungen mit ihren Nachbarn. Außerdem haben sie eine geringere molekulare Mobilität und dadurch verringert sich ihre Fähigkeit, auf andere Proteine zu treffen und Bindungen einzugehen. Es ist jedoch nicht klar, wie sich solche Wechselwirkungen und Bindungen während der thermomechanischen Verarbeitung genau verändern und mehr Forschungsarbeiten sind in dieser Richtung notwendig.

Daher muss ein Bindemittel hinzugefügt werden, das mit den verschiedenen Bestandteilen in Wechselwirkung treten und sie zusammenhalten kann, was in der Regel durch ein Hydrokolloid bewerkstelligt wird (Kap. 2). Dies kann z. B. ein natives Protein sein, das sich beim Erhitzen noch entfalten und aggregieren kann. Dadurch kann es ein Gel zwischen den Proteinpartikeln bilden, das diese zusammenhält und zur Textur und den flüssigkeitsbindenden Eigenschaften beiträgt. Darüber hinaus können verschiedene Arten von Polysacchariden als Bindemittel in pflanzlichen Fleischanaloga verwendet werden. Einige dieser Polysaccharide weisen bei Raumtemperatur, aber auch beim Erhitzen adhäsive und/oder kohäsive Eigenschaften auf (z. B. Methylcellulose). Im Allgemeinen handelt es sich bei Bindemitteln um hochmolekulare, überwiegend hydrophile Moleküle. Diese Eigenschaften werden durch ihre funktionellen Gruppen verursacht, wodurch sie mit verschiedenen Arten von Inhaltsstoffen in Fleischalternativen interagieren können.

Die Poren in strukturierten Proteinen sind oft recht groß (Abb. 6.8), was zu einem niedrigen Kapillardruck führt (siehe Gleichung 6.2) und somit die Flüssigkeitsbindung absenkt. Um dieses Problem zu lösen, werden hochmolekulare Bindemittel zugesetzt. Diese dringen in die großen Poren ein und bilden dort ein 3D-Netzwerk mit kleineren Porengrößen, was wiederum die Flüssigkeiten erfolgreich zurückhalten kann. Darüber hinaus erhöht das Vorhandensein dieser Bindemittel die Viskosität des Materials in den großen Poren, wodurch die Wassermobilität verringert und der Flüssigkeitsausstoß reduziert wird. Bindemittel können je nach Typ bei Temperaturänderungen (heat-set oder cold-set) oder Salzzugabe (ion-set) einen Sol-Gel-Übergang durchlaufen. Als Bindemittel wurden Proteine, Pektin, Methylcellulose, Stärke und Carrageen verwendet. Die Eigenschaften verschiedener Bindemittel, die üblicherweise in pflanzlichen Fleischalternativen verwendet werden, werden hier kurz zusammengefasst:

- **Kartoffelprotein:** Die wichtigste Proteinfraktion im Kartoffelprotein ist Patatin, aber es kann auch einige Proteaseinhibitoren enthalten. Die relativen Mengen hängen von der verwendeten Extraktionsmethode ab und insbesondere die Patatinfraktion eignet

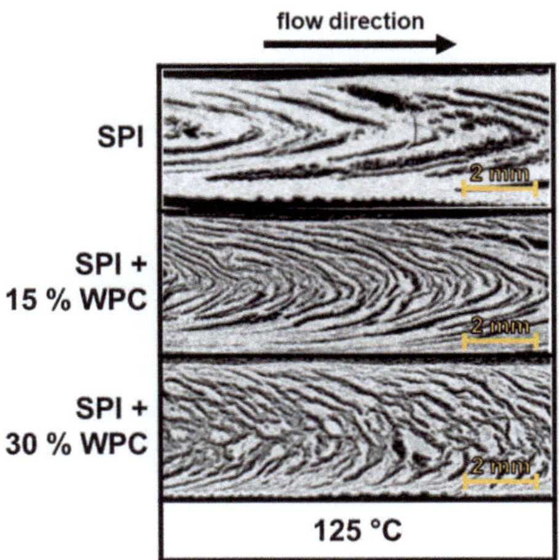

Abb. 6.8 Röntgentomographiebild eines gefriergetrockneten Sojaproteinextrudats, das die poröse Struktur des extrudierten Proteins zeigt. SPI = Sojaproteinisolat, WPC = Molkenproteinkonzentrat. Aus (Wittek et al. 2021) unter CC BY 4.0 (http://creativecommons.org/licenses/by/4.0/)

sich als Bindemittel. Kartoffelprotein entfaltet sich und geliert bei relativ niedrigen Temperaturen ($T_d = 60$–70°C) im Vergleich zu vielen anderen Pflanzenproteinen (Schmidt et al. 2019). Daher simuliert es das thermische Denaturierungsverhalten der myofibrillären Proteine in echtem Fleisch ziemlich genau.

- **Weizengluten:** Die beiden wichtigsten Proteinfraktionen im Weizengluten sind Gliadin und Glutenin. Diese Proteine können sich mit verschiedenen anderen Bestandteilen der Lebensmittelmatrix verbinden und ein viskoelastisches Netzwerk bilden, da sie Wasserstoffbrücken (Glutamin), hydrophobe Wechselwirkungen (Prolin) und Disulfidbindungen (Cystein) mit ihren Nachbarn eingehen können.
- **Methylzellulose:** Methylzellulose wird durch chemische Addition von Methylgruppen an Zellulose hergestellt, die in der Regel aus Holzzellstoff oder Baumwolle gewonnen wird. Durch das Hinzufügen von Methylgruppen werden die Zellulosemoleküle hydrophober, aber auch Wassermoleküle können deswegen zwischen den Zelluloseketten eindringen. Dadurch werden die Wasserstoffbrückenbindungen zwischen den Zelluloseketten aufgebrochen, weil sie nicht mehr zusammengehalten werden (wodurch normale Cellulose in Wasser unlöslich wird). Methylcellulose bildet beim Erhitzen über 52°C ein reversibles Gel, was auf die Zunahme der hydrophoben Anziehungskräfte zwischen den Methylgruppen bei höheren Temperaturen zurückzuführen ist (Murray 2009). Sie besitzt sowohl unpolare (Methyl-) als auch polare (Hydroxyl-) Gruppen auf ihrer Oberfläche. Das ermöglicht, dass Methylzellulose sowohl mit hydrophoben als auch mit hydrophilen Substanzen in ihrer Umgebung interagieren kann, was diesen Stoff zu einem sehr guten Bindemittel macht.

- **Pektin:** Der Begriff Pektin bezieht sich auf eine Gruppe von Polymeren, die normalerweise in den Zellwänden von Pflanzen zu finden sind und einige ähnliche molekulare Merkmale aufweisen. Dazu gehören z. B. ein hoher Gehalt an Galakturonsäureresten und einige andere charakteristische chemische Gruppen. Nach der Extraktion können die funktionellen Eigenschaften von Pektinbestandteilen durch chemische oder enzymatische Methoden verändert werden, um den Methylierungsgrad anzupassen. Pektin mit hohem Veresterungsgrad (hoher Methylierungsgrad) kann unter sauren Bedingungen und bei hohem Zuckergehalt Gele bilden. Im Gegensatz dazu kann Pektin mit niedrigem Veresterungsgrad in Gegenwart von Kalziumionen Gele bilden. Dabei interagieren die kationischen zweiwertigen Ionen mit zwei anionischen Carboxylgruppen auf verschiedenen Molekülketten miteinander. Die Bindung von amidierten Galakturonsäureresten an Pektinmoleküle kann genutzt werden, um ihre Kalziumempfindlichkeit einzustellen. Einige Pektinarten weisen auch eine Oberflächenaktivität auf, weil sie unpolare Seitengruppen (wie Methylgruppen und Ferulasäure) enthalten (Bindereif et al. 2021).
- **Ballaststoffe:** Nicht verdauliche pflanzliche Stoffe enthalten verschiedene Komponenten, die als Bindemittel fungieren oder das Wasserbindevermögen von analogen Fleischerzeugnissen verbessern können. So erhöhen beispielsweise Zitrusfasern, die hauptsächlich Pektin und Zellulose enthalten, das Wasserbindevermögen von Fleischprodukten (Powell et al. 2019). Einige dieser unverdaulichen Polysaccharide sind auch in der Lage, Gele zu bilden und verschiedene Zutaten miteinander zu verbinden, wie z. B. Pektin.
- **Modifizierte Stärke:** Stärke besteht aus zwei Homopolysacchariden, die aus Glukoseeinheiten bestehen, die durch glykosidische Bindungen miteinander verbunden sind: Amylose (linear, α-1–4-Bindung) und Amylopektin (verzweigt, α-1–4- und α-1–6-Bindungen). In der Natur liegt Stärke in der Regel in Form kleiner Körnchen vor, die beim Erhitzen (Verkleisterung) und beim Abkühlen (Retrogradation) Wasser absorbieren und Gele bilden können. Einige Stärken, z. B. aus Tapioka und Kartoffeln, haben Verkleisterungstemperaturen, die den Denaturierungstemperaturen von Fleischproteinen ähnlich sind, d. h. etwa 60 bis 70°C (Taggart und Mitchell 2009). Native Stärken können mit verschiedenen physikalischen, chemischen und enzymatischen Methoden modifiziert werden, um ihre funktionellen Eigenschaften zu verändern (Klemaszewski et al. 2016; Taggart und Mitchell 2009). Durch saure Hydrolyse kann die Viskosität während der Verkleisterung verringert und die Gelfestigkeit bei der Retrogradation erhöht werden. Durch Octenylsuccinat-Derivatisierung können unpolare Seitengruppen an die polaren Stärkemoleküle angehängt werden, was die Ölbindefähigkeit erhöht. Vernetzungsreaktionen erhöhen die Hitze- und Scherstabilität von Stärkekörnern während der Verarbeitung und des Kochens.
- **Carrageen:** Inhaltsstoffe auf Carrageen-Basis enthalten lineare sulfatierte Polysaccharide, die aus abwechselnd (1,3) β-D-Galactopyranose und (1,4) α-Galactopyranose oder 3,6-Anhydro-α-Galactopyranose-Einheiten bestehen. Es gibt eine Reihe verschiedener Carrageentypen mit unterschiedlichen molekularen und

funktionellen Eigenschaften: κ-, ι- und λ-Carrageen enthalten eine, zwei bzw. drei Sulfatgruppen pro Disaccharideinheit. Die κ- und ι-Carrageentypen können thermo-reversible Gele bilden, wenn sie in Gegenwart von Kalium- bzw. Kalziumionen auf 40 bis 70 °C erhitzt und dann abgekühlt werden. Im Gegensatz dazu geliert λ-Carrageen nicht, kann aber dennoch als Verdickungs- und Bindemittel verwendet werden.

- **Xanthan:** Xanthan wird aus dem Bakterium *Xanthomonas campestris* durch mikrobielle Fermentation gewonnen. Molekular besteht es aus einem β-D-Glukoserückgrat, an das anionische Trisaccharidverzweigungen gebunden sind. Es durchläuft keinen Coil-Helix-Übergang, weist aber über einen breiten pH-Bereich hohe Verdickungseigenschaften auf. Wenn es in Lebensmittelmatrizen eingearbeitet wird, kann es auch Wasser binden, indem es ein 3D-Netzwerk mit kleinen Poren bildet.
- **Transglutaminase:** Transglutaminase ist ein für Lebensmittel zugelassenes Vernetzungsenzym, das normalerweise durch biotechnologische Produktion gewonnen wird. Es vernetzt die γ-Carboxamidgruppe von Glutamin mit der ε-Amingruppe von Lysin, was zur Bildung von Isopeptidbindungen zwischen Proteinen und zur Freisetzung von Ammoniak führt. Die Proteinmoleküle oder -partikel in einer Lebensmittelmatrix können daher durch Zugabe einer ausreichenden Menge Transglutaminase und anschließende Inkubation unter optimalen pH- (5–8) und Temperaturbedingungen (25–50 °C) kovalent vernetzt werden. Das Enzym kann dann durch Erhitzen der Lebensmittelmatrix auf über 75 °C deaktiviert werden.

Zusammenfassend lässt sich sagen, dass Bindemittel eine Vielzahl von funktionellen Gruppen auf ihren Oberflächen haben, darunter polare, unpolare, geladene und chemisch reaktive Gruppen, wodurch sie an einer Vielzahl von molekularen Wechselwirkungen mit anderen Molekülen beteiligt sein können. So können beispielsweise viele polare Gruppen an Wasserstoffbrückenbindungen, unpolare Gruppen an hydrophober Anziehung, geladene Gruppen an elektrostatischer Anziehung und Sulfhydrylgruppen an Disulfidbindungen beteiligt sein. Die relativ hohen Molekulargewichte von Bindemitteln erleichtern die Vernetzung von räumlich getrennten Molekülen (einige bis zehn Nanometer). Insgesamt sind diese molekularen Merkmale weitgehend für die adhäsiven und kohäsiven sowie flüssigkeitsbindenden Eigenschaften dieser Bindemittel verantwortlich.

6.3.4 Farbstoffe

Echtes Fleisch und Fleischerzeugnisse können je nach Produktkategorie eine Vielzahl unterschiedlicher Farben aufweisen, darunter Rot-, Rosa-, Beige- und Brauntöne. Rohes Fleisch und einige Fleischerzeugnisse (z. B. roher Schinken und Salami) haben eine rötlich-rosa Farbe. Diese Fleischerzeugnisse behalten ihre Farbe beim Erhitzen, weil Nitrite als Pökelsalz verwendet werden. Im Gegensatz dazu ändert sich die Farbe von rohem Fleisch beim Erhitzen von rot nach braun, da Myoglobin bei höheren Temperaturen denaturiert wird. Andere Fleischerzeugnisse, wie z. B. Brühwurst, haben eine leicht beige-rosa Farbe. Die pflanzlichen Proteine, Polysaccharide und Lipide haben normalerweise nicht diese fleischähnlichen Farben. Daher sind Farbstoffe erforderlich, um die Farben von Fleisch und Fleischerzeugnissen zu imitieren (Kap. 2). Die meisten Hersteller von pflanzlichen Fleischerzeugnissen ziehen es vor, Farbstoffe natürlichen Ursprungs zu verwenden. Diese haben unterschiedliche Stabilitäten gegenüber Hitze und pH-Wertänderungen. Anthocyane haben eine relativ hohe Hitzestabilität aber geringe pH-Stabilität. Carotinoide haben eine moderate Hitzestabilität und hohe pH-Stabilität. Betalaine haben dahingegen eher eine geringer Hitzestabilität und mittlere pH-Stabilität (Bocker und Silva 2022). Diese natürlichen Farbstoffe (oder Lebensmittel, welche diese Farbstoffe enthalten) werden deswegen häufig in Mischungen eingesetzt, um die gewünschte Farbe und Farbstabilität zu erreichen. Im nächsten Abschnitt beschreiben wir einige dieser Farbstoffe genauer.

Hitzestabile rote Farbe: Carotinoide (z. B. Lycopin und Canthaxanthin) und Eisenoxide können verwendet werden, um eine hitzestabile rote Farbe in Fleischalternativen zu erzeugen (Kyriakopoulou et al. 2021). Diese Verbindungen sind in Wasser unlöslich, d. h. sie müssen entweder in einer Ölphase gelöst (Carotinoide) oder als kleine Partikel in der Formulierung dispergiert werden (Eisenoxide).

- *Carotinoide:* Aus Pflanzen extrahierte Carotinoide (wie Lycopin aus Tomaten und β-Carotin aus Karotten), sowie gemischte Carotinoide (wie Paprika-Oleoresin oder Annatto-Extrakt), sind relativ stabil gegenüber einer Hitzebehandlung, sogar bis zu 90–100°C (Bocker und Silva 2022; Bolognesi und Garcia 2018; Gheonea et al. 2020). Diese Eigenschaft ist wichtig für Produkte, die sich während des Kochens oder der Verarbeitung nicht von rot nach braun verfärben sollen, z. B. Salamianaloga. Die Hitzestabilität von Carotinoiden hängt jedoch von der Formulierung und den Umgebungsbedingungen (z. B. pH-Wert und Vorhandensein von Übergangsmetallen) ab. Darüber hinaus wird der Abbau in der Regel in Gegenwart von Licht und Sauerstoff beschleunigt, was bei der Verpackung und Lagerung des Produkts berücksichtigt werden muss (Boon et al. 2009). Der Abbau von Carotinoiden kann auch durch den Zusatz von Antioxidantien oder Chelatbildnern zur Formulierung gehemmt werden.
- *Eisenoxidrot:* Eisenoxidrot (E 172, Fe_2O_3) wird aus Eisen(II)-sulfat nach dem Penniman-Zoph-Verfahren hergestellt (EFSA 2016). Diese Pigmente sind über einen weiten Bereich von Umweltbedingungen relativ stabil, was ihre Anwendung in Fleischanaloga erleichtert. Sie sind jedoch unlöslich in Wasser. Dies bedeutet, dass sie in Form von kleinen Partikeln verwendet werden müssen, die gleichmäßig in der Lebensmittelmatrix verteilt werden können.

In der Regel werden verschiedene Pigmente kombiniert, um ein gewünschtes Farbprofil zu erhalten. Eine Mischung aus Eisenoxidrot und β-Carotin ergibt beispielsweise eine Farbe, die dem Nitrosomyoglobin ähnelt, der vorherrschenden Farbe in gepökelten Fleischerzeugnissen (wie Salami).

Hitzelabile rote Farbe: Bei einigen pflanzlichen Fleischalternativen ist es wünschenswert, wenn sich der Farbstoff beim Erhitzen von rot nach braun verfärbt, um das Kochverhalten vieler echter Fleischprodukte nachzuahmen. Üblicherweise wird zu diesem Zweck Rote-Bete-Extrakt oder -Saft verwendet, der das natürliche Pigment Betalain oder „Betanin" enthält. Dieses Pigment ist anfällig für den Abbau während des Kochens und kann daher als hitzelabiler roter Farbstoff in Fleischanaloga verwendet werden (Cejudo-Bastante et al. 2016; Rolan et al. 2008). Es ist unter den meisten relevanten pH-Werten (pH 3–7) relativ stabil und dadurch während der Lagerung vor dem Kochen nicht sehr anfällig für Verblassen.

Leghämoglobin ist ein weiterer Farbstoff, der in kommerziellen Fleischalternativen verwendet wird, wie z. B. in denen von „Impossible Foods" (Oakland, USA). Bei dieser Verbindung handelt es sich um ein symbiotisches Hämoglobin, das in den Wurzelknöllchen von Hülsenfrüchten vorkommt, wie z. B. in Soja. Die 3D-Struktur und die Funktion dieses Proteins sind dem tierischen Hämoglobin sehr ähnlich, obwohl sich die Aminosäuresequenz unterscheidet (Fraser et al. 2018). Leghämoglobin enthält einen eisenhaltigen Porphyrinring. Diese Verbindung wird auch als Häm bezeichnet wird (Kumar et al. 2015). In der Natur bindet Leghämoglobin Sauerstoff und kann dessen Konzentration in der Wurzelknolle kontrollieren, was das Wachstum von stickstofffixierenden Bakterien ermöglicht. In der Praxis ist es wirtschaftlich nicht machbar, genügend Leghämoglobin aus Sojawurzelknöllchen für kommerzielle Zwecke zu gewinnen. Aus diesem Grund wird es in der Regelmithilfee von gentechnisch veränderten Hefezellen durch Fermentationsprozesse hergestellt (Brown et al. 2019; Fraser et al. 2018). So wurde beispielsweise berichtet, dass die gentechnisch veränderte Hefe *Pichia pastoris* 65 % ihres Gesamtproteins als Leghämoglobin produzieren kann (Fraser et al. 2018). In der Regel wird Leghämoglobin in Konzentrationen von etwa 0,8 % in Fleischanaloga verwendet. Es denaturiert thermisch bei etwa 64 °C und damit bei ungefähr den gleichen Temperaturen wie tierisches Myoglobin (FDA 2017). Außerdem verändert es ebenso beim Kochen seine Farbe von rot nach braun (Abb. 6.9). Darüber hinaus ist es von der Food and Drug Administration der USA als „generally recognized as safe" (GRAS) zugelassen und daher in den Vereinigten Staaten als Lebensmittelfarbstoff im Verkehr (jedoch nicht in der EU).

Beige-rote Farbe: Viele Wurstsorten sind in erster Linie beige mit einem leichten rot/rosa Aussehen, z. B. Lyoner oder Frankfurter Würstchen. Die beige Farbe dieser Produkte wird durch das Emulgieren des Produkts in einem Kutter erzielt, wodurch emulgierte Fettkügelchen mit einem Durchmesser von wenigen bis zu mehreren tausend Mikrometern entstehen (Youssef und Barbut 2010). Diese Tröpfchen streuen Lichtwellen, was zu einem cremig-beigen Aussehen führt. Die leicht rote bis rosafarbene Färbung dieser Produkte ist das Ergebnis von Nitroso-Myoglobin, das selektiv Lichtwellen im roten Bereich des elektromagnetischen Spektrums reflektiert. Diesen Produkten werden Nitritpökelsalze zugesetzt, die durch ihre Wechselwirkung mit dem Myoglobin im Fleisch in Stickstoffoxid umgewandelt werden, was zu einer stabilen roten/rosa Farbe führt.

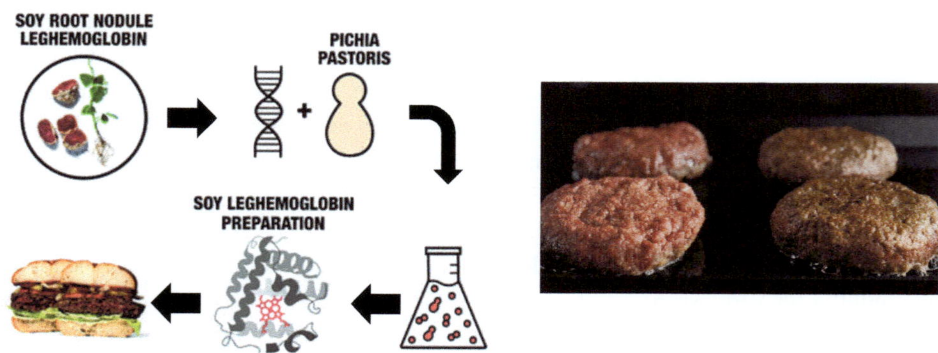

Abb. 6.9 Leghämoglobin wird von Leguminosen produziert, um die Sauerstoffkonzentration in den Wurzeln zu kontrollieren. Die Gene, die für die 145 Aminosäuren kodieren, werden in die Hefe *Pichia pastoris* eingebaut. Das Leghämoglobin wird dann biotechnologisch produziert. Die sauerstoffbindenden Proteine sorgen dafür, dass die Farbe von pflanzlichen Fleischalternativen beim Kochen von rötlich in braun übergeht (Bild rechts). Modifiziert aus (Jin et al. 2018) unter CC BY 4.0 (https://creativecommons.org/licenses/by/4.0/). Das Bild des pflanzlichen Burger-Pattys wurde freundlicherweise von Impossible Foods (Redwood City, USA) zur Verfügung gestellt

Bei Fleischalternativen kann eine beige Farbe auch durch die Einarbeitung von emulgierten Ölen in die pflanzliche Proteinmatrix erzielt werden. Idealerweise sollten die verwendeten Öle frei von Pigmenten sein, aber ein leicht gelbliches Öl kann zum gewünschten Beigeton beitragen. Diese gelbliche Farbe kann mit Farbstoffen wie Kurkumin, Kurkuma und Karamellfarben erzielt werden (Kyriakopoulou et al. 2021). Um einen leicht rötlichen Farbton zu erzielen, können der Formulierung, wie bereits beschrieben, geringe Mengen an Carotinoiden oder roten Eisenoxidpartikeln zugesetzt werden.

6.3.5 Aromastoffe

Der Geschmack von gekochtem Fleisch setzt sich aus einer komplexen Mischung von Verbindungen zusammen, die aus den Vorläufern Thiamin, Lipiden, Proteinen, Zuckern und Nukleotiden stammen. Die meisten dieser Verbindungen entstehen während des Kochens durch die verschiedenen Arten von chemischen Reaktionen, die im vorigen Abschnitt beschrieben wurden (Abschn. 6.2.5). Im Idealfall wäre es von Vorteil, wenn pflanzliche Fleischalternativen ähnliche flüchtige und nichtflüchtige Verbindungen enthalten würden. Dies ist eine Herausforderung, da viele der eingesetzten pflanzlichen Inhaltsstoffe von Natur aus keine fleischähnlichen Aromen enthalten. Aus diesem Grund haben Aromenhersteller vegane und vegetarische Aromastoffe entwickelt, die den charakteristischen Geschmack und Geruch von Produkten wie Rind, Schwein, Huhn oder Fisch simulieren. Durch Analyse von Geschmacksmolekülen in Fleischprodukten, können Aromenhersteller möglicherweise gleichwertige Aromen in pflanzlichen Quellen identifizieren. Alternativ können sie diese aus pflanzlichen Zutaten durch sorgfältig kontrollierte chemische Reaktionen oder Fermentationsprozesse herstellen (Kap. 2).

Eine weitere große Herausforderung bei der Formulierung von Fleischalternativen besteht darin, dass viele Pflanzenproteine Fehlaromen wie Aldehyde, Alkohole, Ketone, Säuren, Pyrazine, Schwefelverbindungen, Saponine, Phenolverbindungen und manchmal Alkaloide enthalten (Roland et al. 2017). Einige dieser Verbindungen entstehen durch die Oxidation von Lipiden durch endogenen Enzyme, wie z. B. der Lipoxygenase in Hülsenfrüchten (Duque-Estrada et al. 2020). Zudem entstehen bei der Verarbeitung und Extraktion von Pflanzenproteinen Peptide, welche ebenfalls zu ihrem Fehlgeschmack beitragen können. So wurden beispielsweise 14 bittere Peptide in Erbsenproteinisolaten identifiziert, die zum wahrgenommenen Fehlgeschmack von Erbsenproteinprodukten beitragen (Cosson et al. 2022). Daher ist es wichtig, diese Fehlaromen zu vermeiden, zu entfernen oder zu überdecken. Aus diesem Grund verbessern viele Hersteller von Lebensmittelzutaten die Geschmacksprofile ihrer pflanzlichen Proteinzutaten durch die Züchtung neuer Pflanzensorten, die Entfernung von geschmacksfremden Vorläufern, die Deaktivierung von Lipoxygenasen und durch den Einsatz von Fermentationsstrategien (Kyriakopoulou et al. 2021).

Darüber hinaus wurde berichtet, dass bestimmte flüchtige Verbindungen mit Pflanzenproteinen interagieren können, was ihre Flüchtigkeit und damit die wahrgenommene Geschmacksintensität verringert (Wang und Arntfield 2017). Die meisten Aromastoffe binden über hydrophobe Wechselwirkungen reversibel an ein Protein. Proteine können aber auch über Wasserstoffbrückenbindungen, elektrostatische Wechselwirkungen, Van-der-Waals-Kräfte und kovalente an Fehlaromen binden. So ist beispielsweise bekannt, dass Ketone und Aldehyde mit Proteinen durch hydrophobe Wechselwirkungen interagieren, während Vanillin auch kovalente Bindungen eingehen kann (Wang und Arntfield 2017). Dies führt zu unterschiedlichen Mengen an wahrnehmbaren flüchtigen Verbindungen, wenn Fleischalternativen mit verschiedenen Proteinen formuliert werden. Höhere Retentionsraten flüchtiger Substanzen wurden z. B. erzielt, wenn Fleischalternativen mit einem höheren Weizengluten- und niedrigeren Feuchtigkeitsgehalt formuliert wurden (Guo et al. 2020). Darüber hinaus zeigten Analysen der flüchtigen Verbindungen in extrudierten Erbsenproteinen mit niedrigem und hohem Feuchtigkeitsgehalt signifikante Unterschiede. So wurde beispielsweise Hexanal, ein charakteristischer „grüner" Geruchsstoff, im Vergleich zum ursprünglichen Erbsenproteinpulver durch Nassextrusion um das bis zu Sechsfache reduziert. Allerdings werden bei der Extrusion mit hohem Feuchtigkeitsgehalt mehr flüchtige Verbindungen zurückgehalten als bei der Extrusion mit niedrigem Feuchtigkeitsgehalt (texturized vegetable protein, TVP) (Ebert et al. 2022). Deswegen kann es von Vorteil sein, TVP zu verwenden.

Die Entfernung von Fehlaromen kann die sensorische Akzeptanz von pflanzlichen Inhaltsstoffen in Fleischersatzprodukten verbessern, erzeugt aber keinen Fleischgeschmack. Aus diesem Grund entwickeln Aromafirmen Aromastoffe aus pflanzlichen Inhaltsstoffen, die fleischähnliche Aromen wie Rind-, Schweine-, Hühner- oder

Fischaromen erzeugen können. Diese werden häufig durch kontrollierte chemische Reaktionen (wie Maillard-, Karamellisierungs- oder enzymatische Reaktionen) oder durch Fermentationsprozesse mit verschiedenen Mikroorganismen (wie Pilzen oder Bakterien) unter Verwendung von Pflanzenproteinen und anderen Substanzen als Substraten hergestellt (Kap. 2). Um ein fleischiges Aroma und einen fleischigen Geschmack zu erzielen, werden diese Aromastoffe oder Geschmacksvorstufen den pflanzlichen Fleischalternativen zugesetzt und die Aromen während des Kochens aus den Vorstufen im Produkt erzeugt (Kyriakopoulou et al. 2021). Zur Entwicklung dieser Aromen werden verschiedene Strategien angewandt. Einige dieser Strategien werden hier hervorgehoben:

- **Geschmacksvorstufen:** Geschmacksvorläufer werden mit häm-haltigen Proteinen (z. B. Legämoglobin) gemischt, was beim Kochen die Bildung von fleischähnlichen Aromen katalysiert (Fraser et al. 2017). Zu den gängigen Vorläufermolekülen gehören Aminosäuren (z. B. Cystein, Glutaminsäure oder Lysin), ungesättigte Fettsäuren (z. B. Ölsäure oder Linolsäure), Thiamin, Milchsäure, Zucker (z. B. Glucose oder Ribose) und Nukleotide (Inosinmonophosphat oder Guanosinmonophosphat). In einem Patent wird beispielsweise die Verwendung von Cystein (10 mM), Glutaminsäure (10 mM), Glucose (20 mM), Thiamin (1 mM) und 1 % Leghämoglobin beschrieben. Diese Komponenten wurden einem Burger-Patty auf pflanzlicher Basis zugesetzt und 5 min bei 150 °C gegart (Fraser et al. 2017). Als Ergebnis entwickelte die Frikadelle einen „fleischigen" und „blutigen" Geschmack, der durch Verbindungen wie 5-Thiazolethanol, 4-Methyl-Furan, 3,3′-Dithio bis 2-Methyl-Thiazol und 4-Methyl-thiazol verursacht wurde. Im Gegensatz dazu waren die Geschmacksrichtungen „Rindfleisch" und „Brühig" ohne den Zusatz von Leghämoglobin viel weniger ausgeprägt. Außerdem verstärkte der Zusatz von Lysin die gerösteten, gebräunten Noten in ähnlichen Formulierungen, wie sie in diesem Patent beschrieben sind (Fraser et al. 2017).
- **Maillard-Reaktion:** Die Maillard-Reaktion ist eine der wichtigsten Reaktionen, die für die Entstehung von Aromen beim Kochen verantwortlich ist. Damit diese Reaktion in Lebensmitteln abläuft, müssen ein reduzierender Zucker und eine Aminosäure mit einer optimalen Wasseraktivität vorhanden sein ($a_w \approx 0{,}7$). Frühere Studien haben gezeigt, dass das Erhitzen einer Cystein/Ribose-Mischung bei 145 °C für 20 min zur Bildung verschiedener fleischähnlichen Aromamolekülen führt, wie 2-Furfurylthiol, 2-Methyl-3-furanthiol, 2-Thenylmercaptan und Ethylmercaptan (Hofmann und Schieberle 1995).
- **Hydrolyse:** Die Hydrolyse von Pflanzenproteinen ist eine der ältesten Techniken zur Erzeugung fleischähnlicher Aromen in pflanzlichen Materialien (z. B. Sojasauce). In der Regel werden mikrobielle Fermentation, Enzyme oder Säuren zur Proteinhydrolyse eingesetzt. Dadurch werden freie Aminosäuren und verschiedene flüchtige Verbindungen durch Strecker-Abbaureaktionen oder die Zersetzung schwefelhaltiger Aminosäuren gebildet (Aaslyng et al. 1998). Außerdem kann Glutaminsäure entstehen, die für den charakteristischen Umami-Geschmack sorgt (Jo und Lee 2008).

Schließlich ist zu beachten, dass die Wechselwirkungen zwischen den Zutaten und die Prozessbedingungen auch die Art der beim Kochen entstehenden Aromen beeinflussen (z. B. Kochzeit- und methode, Temperatur). Dies sollte bei der Formulierung von Fleischalternativen auf pflanzlicher Basis mit unterschiedlichen Zusammensetzungen und Verarbeitungsanforderungen berücksichtigt werden.

6.4 Herstellungsmethoden

Nachdem eine geeignete Kombination von Zutaten ausgewählt wurde, müssen diese durch eine Kombination von Lebensmittelverarbeitungsprozessen in ein Produkt umgewandelt werden. Die Art und die Reihenfolge dieser Verarbeitungsschritte hängen von der Art des herzustellenden Produkts ab. Letztendlich sollte der Herstellungsprozess so konzipiert sein, dass er zuverlässig ein hochwertiges, erschwingliches, sicheres und schmackhaftes Produkt erzeugt. In diesem Abschnitt werden einige der gebräuchlichsten Verarbeitungsprozesse zur Herstellung von pflanzlichen Fleischalternativen erläutert.

Um solche Analoga einzuordnen, ist es hilfreich zu verstehen, wie echte Fleischzubereitungen und Fleischerzeugnisse in den amtlichen Vorschriften definiert sind (Regulation (EC) No 852 2004):

- Fleischzubereitungen: *„Als Fleischzubereitung gilt frisches Fleisch, einschließlich zerkleinerten Fleisches, dem Lebensmittel, Würzstoffe oder Zusatzstoffe zugegeben wurden oder das einem Bearbeitungsverfahren unterzogen wurde, das nicht ausreicht, die innere Muskelfaserstruktur des Fleisches zu verändern und so die Merkmale von frischem Fleisch zu beseitigen. Hackfleisch gilt als Fleischzubereitung, wenn es 1 % oder mehr Salz enthält“.*
- Fleischerzeugnisse: *„Fleischerzeugnisse sind verarbeitete Erzeugnisse, die aus der Verarbeitung von Fleisch oder der Weiterverarbeitung solcher verarbeiteter Erzeugnisse entstehen und die so beschaffen sind, dass bei einem Schnitt durch ihren Kern die Schnittfläche die Feststellung erlaubt, dass die Merkmale von frischem Fleisch nicht mehr vorhanden sind.“*

Auf der Grundlage dieser Definitionen können Alternativen zu Schnitzel, Hackfleisch, Burger, Nuggets und Geschnetzeltem als „pflanzliche Alternative zu Fleischzubereitungen" betrachtet werden, während Wurstanaloga als „pflanzliche Alternative zu Fleischerzeugnissen" angesehen werden können. Die Herstellungsverfahren für fleischähnliche Strukturen und Texturen, können je nach den ihnen zugrunde liegenden Prinzipien entweder als Bottom-up- oder als Top-down-Methoden kategorisiert werden (Dekkers et al. 2018). Bottom-up-Methoden erzeugen fleischähnliche Strukturen, indem sie anisotrope Strukturelemente erzeugen, die dann zu makroskopischen Materialien kombiniert werden. Dazu gehören z. B. Elektrospinnverfahren. Im Gegensatz dazu werden bei Top-Down-Methoden fleischähnliche Strukturen durch die Übertragung von Kräften auf die Inhaltsstoffe direkt erzeugt, dazu gehören Extrusions-, Scherzellen- und Gefrier-strukturierungsverfahren.

Im weiteren Verlauf dieses Abschnitts konzentrieren wir uns auf die Extrusions- und die Scherzelltechnologie, da sie derzeit die wirtschaftlich bedeutendsten Verfahren für die großtechnische Herstellung von Fleischalternativen auf pflanzlicher Basis sind. Außerdem werden die Verfahren beschrieben, mit denen aus diesen texturierten Proteinen verarbeitete Produkte hergestellt werden.

6.4.1 Proteintexturierung

Die Extrusion wird üblicherweise zur Herstellung anisotroper Strukturen aus globulären Pflanzenproteinen durch eine Kombination aus thermischer und mechanischer Verarbeitung eingesetzt. Eine eingehendere Erklärung der Extrusion findet sich in Kap. 3. In der Regel wird ein gleichlaufender Doppelschneckenextruder verwendet, der entweder ein texturiertes Protein mit niedrigem oder hohem Feuchtigkeitsgehalt erzeugt (Grossmann und Weiss 2021). Texturiertes Protein mit niedrigem Feuchtigkeitsgehalt (<20 %) wird mit einer kurzen Lochdüse hergestellt, die einen Druckabfall und die Freisetzung von Feuchtigkeit an der Düse bewirkt. Im Gegensatz dazu wird texturiertes Protein mit hohem Feuchtigkeitsgehalt (50–70 %) mithilfe einer Kühldüse hergestellt. Die Kühldüse verhindert eine Ausdehnung des Produkts nach dem „Barrel" und kühlt die Proteinsuspension ab, was zur Bildung einer geschichteten und anisotropen fleischähnlichen Struktur führt (Abb. 6.10).

Häufig wurde texturiertes Protein mit niedrigem Feuchtigkeitsgehalt (low moisture extrudate) als Fleischstreckmittel verwendet aber es wird immer mehr auch als Zutat für Fleischalternativen eingesetzt. Texturiertes Protein mit hohem Feuchtigkeitsgehalt (high moisture extrudate) wird auch immer beliebter zur Formulierung von Fleisch auf pflanzlicher Basis, weil es der normalen Fleischstruktur ziemlich ähnlich ist. Es wird z. B. für Burger, Würstchen oder Nugget-Analoga verwendet (Fellows 2017). Bei den meisten kommerziellen Extrusionsprozessen mit hohem Feuchtigkeitsgehalt hat das Produkt nach dem Verlassen der Kühldüse eine rechteckige Form (Pietsch et al. 2017). Das texturierte Protein wird dann gewolft oder zerkleinert, um Partikel oder Strukturen im gewünschten Größenbereich zu erhalten (Abb. 6.11).

Ein Nachteil der Extrusion besteht darin, dass die Dicke des herzustellenden texturierten Proteins durch die Kühleffizienz der Düse begrenzt ist. Das Herstellen von Produkten, die ganzem Muskelgewebe ähneln (wie Rindersteaks, Schweinekoteletts oder Hühnerbrust), ist demnach schwierig. Momentan liegt die Grenze für die Dicke in der Kühldüse bei ungefähr 2 cm. Dieses Problem kann durch den Einsatz der Scherzellen-Technologie gelöst werden. Bei diesem Batch-Verfahren wird eine Proteinsuspension in einer Kegel-im-Kegel- oder Couette-basierten Geometrie bei gleichzeitiger Erhitzung geschert (Krintiras et al. 2016). Die Proteine richten sich entlang des Schergefälles aus und bilden anisotrope Strukturen. Da die Dicke des Spalts eingestellt werden kann,

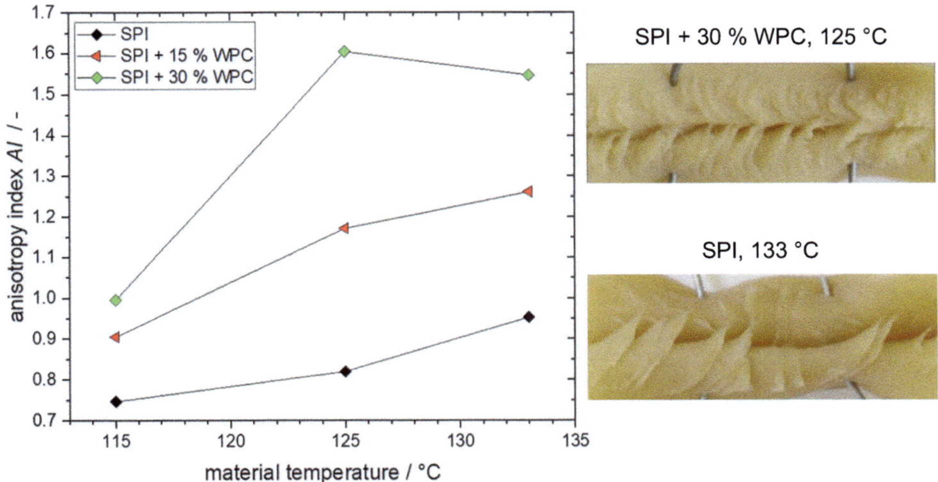

Abb. 6.10 Pflanzenproteine werden extrudiert und bilden dadurch anisotrope fleischähnliche Strukturen. Das Ausmaß der Anisotropie kann durch Zugversuche in senkrechter und paralleler Richtung durch den Anisotropieindex bewertet werden. Hier wird die Bildung anisotroper Strukturen bei verschiedenen Verhältnissen von Sojaproteinisolat (SPI) zu Molkenproteinkonzentrat (Whey protein concentrate, WPC) gezeigt, die durch Nassextrusion mit einem L/D von 40:1 bei einem Wassergehalt von 57 % hergestellt wurden. Modifiziert aus (Wittek et al. 2021) unter CC BY 4.0 (https://creativecommons.org/licenses/by/4.0/)

können dickere pflanzliche Proteinstücke hergestellt werden. Diese können ganze Fleischteilstücke oder Fischprodukte realistischer nachempfunden sind (Kyriakopoulou et al. 2021). Beispielsweise wurden für ein Couette-Scherzellensystem Längen-/Höhenabmessungen von 596×332 mm berichtet. Dies liegt deutlich über den Abmessungen von gängigen Kühldüsen (Krintiras et al. 2016; Palanisamy et al. 2019). Die gesamte Weiterverarbeitung bleibt jedoch gleich (Abb. 6.11).

6.4.2 Fleischzubereitungen auf pflanzlicher Basis

Der Ausgangspunkt für die Herstellung von Hackfleisch, Burgern, Nuggets oder Streifen auf pflanzlicher Basis ist extrudiertes Protein mit niedrigem oder hohem Feuchtigkeitsgehalt. Die wichtigsten Arbeitsschritte bei der Herstellung dieser Produkte sind Zerkleinern, Mischen, Formen und Portionieren (Abb. 6.11). Die für die Herstellung dieser Produkte benötigten Geräte ähneln denen für echte Fleischzubereitungen: Wölfe, Mischer, Füller, Kutter, Förderbänder, Verpackungsmaschinen, usw. (siehe Kap. 3). Die am häufigsten hergestellten Produkte sind pflanzenbasiertes Geschnetzeltes, Hackfleisch, Burger-Patties und Nuggets:

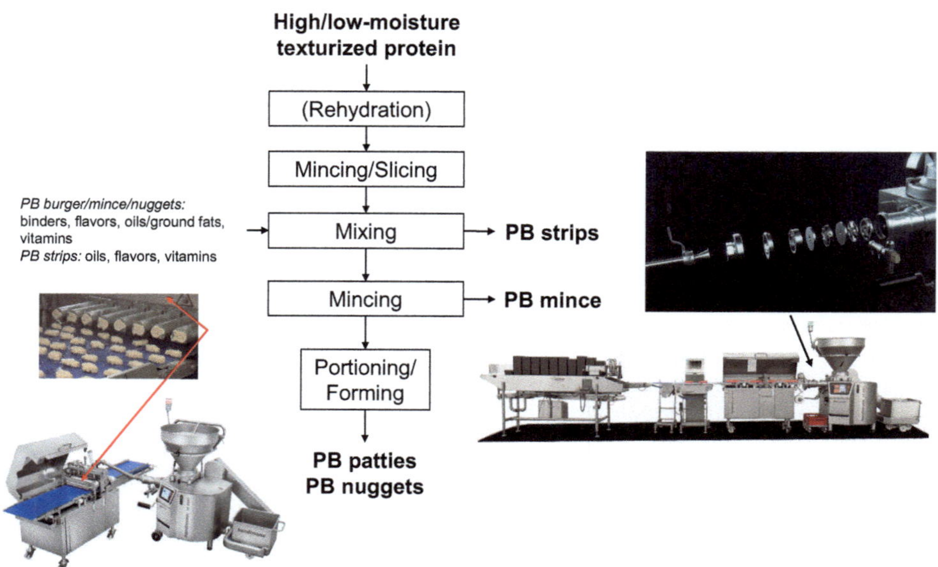

Abb. 6.11 Burger, Nuggets und Geschnetzeltes auf Pflanzenbasis (PB) können aus nass- oder trockenextrudiertem Pflanzenprotein hergestellt werden. Das Extrudat wird dann in Scheiben geschnitten oder zerkleinert (z. B. mit einem Wolf und/oder Schüsselkutter) und mit weiteren funktionellen Inhaltsstoffen gemischt, um die gewünschte Form, Partikelgröße und Zusammensetzung zu erhalten (Trockenextrudiertes Protein mit niedrigem Feuchtigkeitsgehalt erfordert einen Rehydrationsschritt). Bei Burgern und Nuggets auf pflanzlicher Basis wird das gewolfte texturierte Protein so geformt, dass es die typische Burger-/Nuggetform erhält. Die Bilder zeigen PB-Nugget- und Hackfleischproduktionslinien nach dem Mischschritt mit einem Vakuumfüllsystem VF 848/838 S. Die Bilder wurden freundlicherweise von der Handtmann GmbH (Biberach an der Riß, Deutschland) zur Verfügung gestellt.

- Geschnetzeltes auf pflanzlicher Basis ist am einfachsten zu produzieren. Diese Produkte werden in der Regel aus texturiertem Protein hergestellt (das üblicherweise durch Extrusion mit hohem Feuchtigkeitsgehalt gewonnen wird), das in Scheiben mit definierten Abmessungen geschnitten wird. Häufig wird diesen Produkten während der Extrusion Fasern (wie z. B. Zitrusfasern) zugesetzt, um die Wasserbindungskapazität beim Erhitzen zu erhöhen (Tab. 6.1). Zusätzlich zu den Proteinen und Fasern können die Scheiben auch andere funktionelle Inhaltsstoffe wie Lipide, Vitamine, Aromen und Farbstoffe enthalten.

- Pflanzliches Hackfleisch wird in der Regel durch Zerkleinern von texturiertem Protein zu einer teigartigen Masse hergestellt, in den dann die anderen funktionellen Zutaten (z. B. Fette) eingearbeitet werden. Die gemischte hochviskose Masse wird dann in einen Vakuumfüller mit einem Inline-Zerkleinerungssystem (Wolf) mit Lochplatten überführt, um die finale Partikelgröße und Gesamtform zu erhalten (siehe Kap. 3). Das Hackfleisch wird durch Abschneiden portioniert, in Schalen abgefüllt und zur Kühllagerung versiegelt.

- Bei Burgern und Nuggets auf pflanzlicher Basis wird das zerkleinerte texturierte Protein häufig mit löslichen Polysacchariden (z. B. Methylcellulose oder Stärke) und Proteinen (z. B. Kartoffelprotein) gemischt, um die Proteinpartikel zusammenzubinden und das Kochverhalten von echtem Fleisch zu simulieren. Auch hier können während des Mischvorgangs verschiedene andere Arten von funktionellen Inhaltsstoffen zugegeben werden. Je nach der beim ersten Zerkleinerungsschritt erzielten Partikelgröße wird die Masse nach dem Mischen erneut zerkleinert oder direkt in einen Vakuumfüller gegeben, der ihn zur Portionier- und Formmaschine transportiert (Abb. 6.11). Anschließend wird das Produkt portioniert und geformt, indem es durch eine Düse in die gewünschte Form (Nuggets) gepresst und dann mit einem mechanischen Schneidesystem in Scheiben geschnitten wird, um die gewünschten Abmessungen zu erhalten.

6.4.3 Fleischerzeugnisse auf pflanzlicher Basis

Pflanzliche Wurstwaren werden als Alternative zu echten Fleischwürsten immer beliebter. Derzeit sind die meisten auf dem Markt befindlichen Produkte entweder roh fermentierte (z. B. Salami) oder emulgierte Wurstalternativen (z. B. Lyoner). In diesem Abschnitt werden die wichtigsten Produktionsprinzipien dieser beiden Wurstsorten und die möglichen Prozesse zur Herstellung ihrer pflanzlichen Gegenstücke erläutert.

Fermentierte Würste: Salami ist eine beliebte fermentierte Rohwurst, die in mehreren Prozessschritten hergestellt wird: (i) Zerkleinerung von rohem, magerem Fleisch und tierischem Fett zu kleinen Fett- und Muskelstücken; (ii) Zugabe von Pökelsalz, Gewürzen und Starterkulturen (z. B. Milchsäurebakterien und Katalase-positive Kokken); und (iii) Abfüllen des Bräts in wasserdampfdurchlässige Hüllen. Die Würste werden dann gereift und getrocknet, bis sie einen pH-Wert unter 5,2 und eine Wasseraktivität unter 0,91 erreichen. Das daraus resultierende Produkt ist im Rohzustand bei Raumtemperatur lagerfähig.

Die Herstellung von Salamianaloga auf pflanzlicher Basis erfolgt nach verschiedenen Prinzipien. Erstens wird das Produkt thermisch verarbeitet, um die mikrobielle Sicherheit zu gewährleisten, da pflanzliche Zutaten beträchtliche Mengen an unerwünschten Mikroorganismen enthalten können (Filho et al. 2005). Dieser Erhitzungsprozess kann auch die Bindung der verschiedenen Zutaten verbessern. Zweitens werden Salamianaloga häufig nicht mit Starterkulturen fermentiert, sondern der pH-Wert wird durch Zugabe von Glucono-Delta-Lacton (GDL) gesenkt. GDL wird vor allem deshalb verwendet, weil es nach wie vor schwierig ist, pflanzliche Produkte optimal mit Starterkulturen zu fermentieren.

Ein Beispiel für ein Verfahren zur Herstellung einer Salamialternative auf Pflanzenbasis ist in Abb. 6.12 gezeigt. Zunächst wird ein texturiertes Pflanzenprotein mit einer festen Fettphase gemischt (Abb. 6.7) und dann in einem Kutter zerkleinert, um die gewünschte Partikelgröße zu erreichen. Das texturierte Pflanzenprotein kann vor dem Zerkleinern erhitzt werden, um die mikrobielle Belastung zu verringern. Die zerkleinerten

Abb. 6.12 Prozessschema zur Herstellung einer Salamialternative auf Pflanzenbasis. Das Produkt kann geräuchert oder getrocknet werden, um die Haltbarkeit zu verlängern und den Geschmack zu verbessern. Modifiziert aus (Dreher et al. 2021)

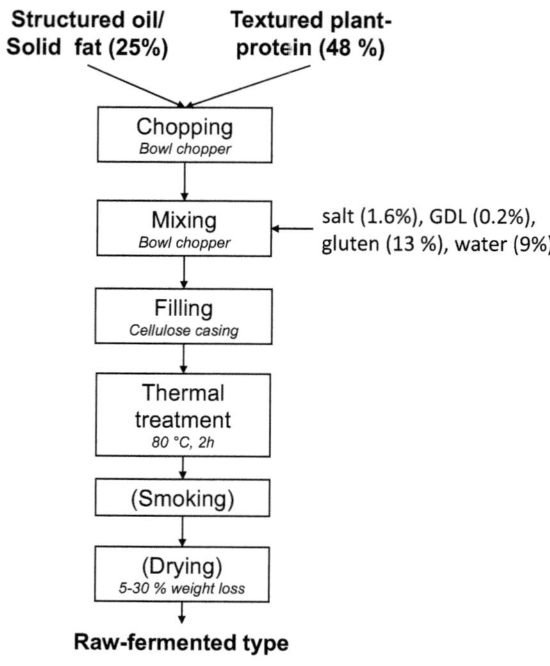

Lipide und Proteine werden dann mit GDL, Gluten, Wasser, Salz, Gewürzen und Farbstoffen vermischt. GDL sorgt für eine Senkung des pH-Werts, was die Haltbarkeit verlängert und für den erwünschten sauren Geschmack sorgt. Das Gluten trägt zur Textur bei und bindet die verschiedenen Komponenten zusammen. Das Salz und die Gewürze sorgen für ein wünschenswertes Geschmacksprofil. Die Pigmente sollen die rötlich-rosa Farbe der Salami simulieren. Nach dem Mischen wird die Masse in wasserdampfdurchlässige Zellulosedärme gefüllt und wärmebehandelt, um die Produktsicherheit zu gewährleisten und die Bindungswirkung des Glutens zu erhöhen. Das wärmebehandelte Produkt kann anschließend geräuchert und auf Wunsch getrocknet werden. Ein mit diesen Verarbeitungsschritten hergestelltes Produkt hat einen finalen pH-Wert von etwa 5,85 und eine Wasseraktivität von etwa 0,93 (Dreher et al. 2021). Diese Werte sind beide höher als bei echter Salami. Der höhere pH-Wert kann zudem zu einer anderen Geschmackswahrnehmung führen. Der Erhitzungsschritt trägt zur Sicherheit des Produkts bei aber fördert auch den Fettverlust durch Ausölen, was zu unerwünschten Veränderungen des Aussehens und der Textur des Produkts führen könnte (Dreher et al. 2021).

Emulgierte Würste: Lyoner ist ebenfalls ein beliebtes Fleischprodukt, das als Brühwurst (emulgiert) eingestuft wird. Diese Wurstsorten werden durch Zerkleinern von Fleisch und Fett und anschließendem Feinzerkleinern und Emulgieren in einem Kutter hergestellt. In diesem Fall sind die Fettpartikel meistens in ihrer Größe reduziert und fein in der Fleischmatrix verteilt, im Gegensatz zu den zuvor besprochenen Salamiwürsten. Nach der Zugabe von Nitritpökelsalzen, Phosphaten, Eis und Gewürzen wird das Brät

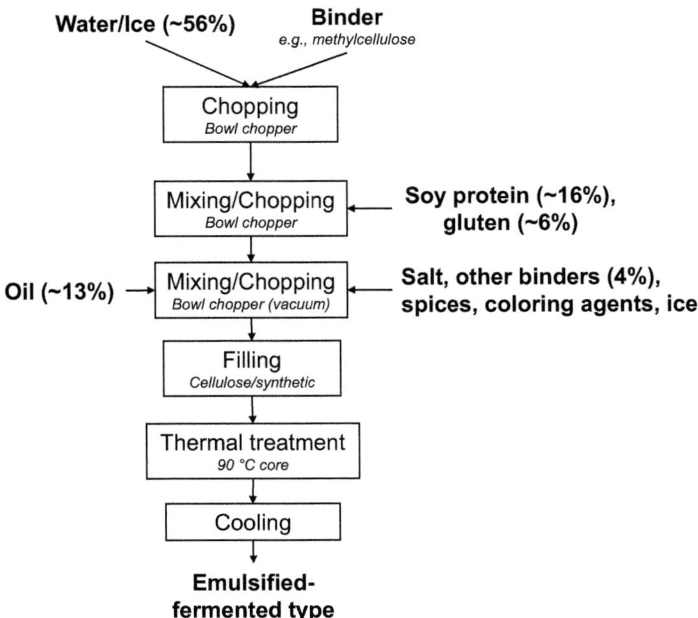

Abb. 6.13 Verfahren zur Herstellung einer Brühwurstalternative auf Pflanzenbasis. In der Regel werden pflanzliche Proteinisolate oder -konzentrate (Erbse, Soja) als Hauptzutat verwendet. Zur Erhöhung der Bindeeigenschaften kann Gluten zugesetzt werden. Durch Extrusion texturiertes Pflanzenprotein kann verwendet werden, um die elastischen Eigenschaften des Produkts zu verbessern. In einigen Fällen kann es sinnvoll sein, das Protein vor dem Zerkleinern zu hydratisieren. Pflanzenöle wie Sonnenblumen- oder Rapsöl werden zugegeben und im Schüsselkutter emulgiert, gefolgt von der Zugabe anderer Inhaltsstoffe wie Salz, Bindemittel und Farbstoffe. Die thermische Behandlung denaturiert das Protein und verfestigt das Produkt zu einem viskoelastischen 3D-Netzwerk. Übernommen aus dem patentierten Verfahren (Cavallini et al. 2006)

weiter zerkleinert, in Därme gefüllt und wärmebehandelt. Während dieses Prozesses erreicht die Kerntemperatur der Würste etwa 75°C, was zur Denaturierung und Aggregation der Proteine und zur Bildung eines thermisch irreversiblen Gels führt. Darüber hinaus ist die Wärmebehandlung erforderlich, da das Produkt weder fermentiert noch getrocknet wird. Kurz gesagt, dieses Verfahren besteht im Wesentlichen darin, eine homogene Proteinmatrix mit kleinen Fettpartikeln durch mechanische Zerkleinerung herzustellen und das Brät anschließend einer Wärmebehandlung zu unterziehen.

Pflanzliche Analoga zu emulgierten Würsten können mit ähnlichen Verarbeitungsschritten hergestellt werden. Die verwendeten pflanzlichen Proteine müssen mehrere Funktionen erfüllen: die zugesetzten Öle emulgieren, Flüssigkeit binden und die verschiedenen Zutaten vernetzen. Ein Beispiel für solch einen Prozess ist in Abb. 6.13 dargestellt.

Dieser Prozess umfasst hauptsächlich das Mischen und Hydratisieren der verschiedenen Zutaten sowie die Emulgierung der Öle in fein verteilte Tröpfchen. Es werden Bindemittel zugesetzt, um die Wasserbindung zu erhöhen und ein hitzestabiles Produkt mit den erwünschten texturellen Eigenschaften zu erhalten (wie z. B. Lyoner). Methylcellulose (~1,5 %), Stärke (~2,5 %), Gluten oder andere Hydrokolloide werden zur Erzielung der gewünschten Textureigenschaften sowie zur Wasser- und Ölbindung zugesetzt (Cavallini et al. 2006).

Idealerweise sollte ein Pflanzenprotein mit einer Denaturierungstemperatur im Bereich der myofibrillären Fleischproteine in solchen emulgierten Analoga verwendet werden, da dies ähnliche Verarbeitungsbedingungen ermöglicht. Die meisten gängigen Pflanzenproteine haben jedoch höhere Denaturierungs- und Geliertemperaturen als myofibrilläre Proteine. So denaturieren beispielsweise Sojaproteine zwischen 80 und 93°C und Erbsenproteine zwischen 75 und 79°C. Dies ist deutlich höher als Myosin in echtem Fleisch, das zwischen etwa 40 und 60°C denaturiert (McClements und Grossmann 2021). Daher sind in der Regel höhere Erhitzungstemperaturen erforderlich, um ein viskoelastisches Gelnetzwerk in emulgierten Wurstalternativen auf Pflanzenbasis zu bilden.

6.5 Wichtige Eigenschaften

Pflanzliche Fleischalternativen werden so formuliert, dass die Eigenschaften echten Fleischprodukten ähneln, wie z. B. Würstchen, Burger oder Nuggets. Im Idealfall sollten die Alternativen wie echte Fleischprodukte aussehen, ein gleiches Mundgefühl aufweisen, und denselben Geschmack haben. Dies erleichtert Verbraucher*innen einen Umstieg von Fleischprodukten auf pflanzliche Alternativen. Da pflanzliche Inhaltsstoffe andere strukturelle und funktionelle Eigenschaften aufweisen, spielt die Formulierung und Prozessführung eine entscheidende Rolle. In diesem Abschnitt erörtern wir daher die wichtigsten physikochemischen, sensorischen und ernährungsphysiologischen Eigenschaften von pflanzlichen Fleischalternativen und vergleichen diese mit echten Fleischprodukten.

6.5.1 Farbe

Das Aussehen von Fleischalternativen ist der erste sensorische Eindruck, anhand dessen die Verbraucher*innen deren Qualität beurteilen. Die Farbe sollte daher so optimiert sein, dass sie das Aussehen spezifischer fleischbasierter Produkte genau nachahmt. So sollten beispielsweise pflanzliche Lyoner beige/rosa, Burger vor dem Braten rötlich/rosa und nach dem Kochen bräunlich erscheinen. In einigen Fällen sollte ein Produkt während des Kochens von einer Farbe zur anderen wechseln. So sollte sich beispielsweise eine Hackfleischalternative beim Erhitzen von rötlich/rosa in braun verändern. Diese temperaturbedingten Veränderungen können durch verschiedene physikalische oder chemische Prozesse verursacht werden, z. B. durch Proteindenaturierung, Maillard-Reaktion, Oxidation und Kondensationsreaktionen.

Geflügelprodukte haben eine hellbeige Farbe, die manchmal ohne Zusatz von Pigmenten nachgeahmt werden können. Viele pflanzliche Proteinprodukte haben von Natur aus eine hellbeige oder braune Farbe, welche der von Geflügel häufig recht nahe kommt. Während der Extrusion kann sich die bräunliche Farbe der Proteine jedoch durch chemische Reaktionen verstärken. Dazu gehören temperaturinduzierte Reaktionen, wie z. B. die Maillard- oder Karamellisierungsreaktion (Samard und Ryu 2019). Diese Farbveränderungen sollten daher bei der Auswahl geeigneter Zutaten und den Extrusionsbedingungen berücksichtigt werden. Rotes rohes Fleisch ist dahingegen schwieriger nachzuahmen. Hier müssen in der Regel Farbstoffe verwendet werden, die hitzestabil sind (z. B. für Salamialternativen) oder hitzeempfindlich sind sowie ihre Farbe während des Kochens verändern (siehe oben). Das Aussehen dieser Produkte wird auch durch das Vorhandensein von reduzierenden Zuckern (z. B. Glukose oder Fruktose) beeinflusst, die an der Maillard-Reaktion teilnehmen können und dadurch eine bräunliche Farbe erzeugen. Die verschiedenen Arten von Farbstoffen, die zur Formulierung von Fleischalternativen auf pflanzlicher Basis verwendet werden können, werden in Abschn. 6.3.4 und Kap. 2 ausführlicher behandelt.

Ein Farbvergleich (L^*, a^*, b^*) von handelsüblichen Burgern auf pflanzlicher Basis und echten Burgern findet sich in Tab. 6.5. Im Allgemeinen sind die Farbeigenschaften dieser beiden Produktarten recht ähnlich, mit mittlerer Helligkeit (L^* ca. 45 bis 48) und mäßiger Rot- (a^* ca. +17 bis +20) sowie Gelbfärbung (b^* ca. +11 bis +15). Die Farbeigenschaften von rohen Burger-patties sind demnach gut nachzuahmen, aber die Farbänderung während des Kochens ist schwieriger zu imitieren (s. Abschn. 6.3.4).

Tab. 6.5 pH- und $L^*a^*b^*$-Werte von 3 verschiedenen kommerziellen Burger-Patties auf Pflanzenbasis und vier Burger-Patties auf Fleischbasis. Die Daten sind als Medianwerte und Median 95 %-Konfidenzintervall angegeben. Abgeändert von (De Marchi et al. 2021) unter CC BY 4.0 (http://creativecommons.org/licenses/by/4.0/).

	Fleisch-Burger		Pflanzlicher Burger	
	Median	95 %	Median	95 %
pH-Wert	5,48	5,28–5,70	5,81	5,58–7,29
L^*	44,9	42,4–48,6	48,0	39,9–48,9
a^*	19,8	17,0–20,9	16,8	15,6–17,5
b^*	14,5	13,6–15,9	11,2	9,6–11,8

6.5.2 Textur

Idealerweise sollten auch die texturellen Eigenschaften von Fleischalternativen so gestaltet sein, dass sie der Textur von echten Fleischprodukten nahe kommen. Die Textur von pflanzlichen Fleischimitaten wird hauptsächlich durch die Art der Inhaltsstoffe und die zu ihrer Herstellung verwendeten Verfahren beeinflusst. Die mit einem Texturanalysegerät gemessenen Textureigenschaften von Burgern auf pflanzlicher Basis und echten Rindfleischburgern werden in Tab. 6.6 verglichen. Obwohl es einige Ähnlichkeiten gibt, sind die Burger-Analoga tendenziell weicher, weniger elastisch und weniger widerstandsfähig als die aus echtem Fleisch. Diese Eigenschaften haben einen direkten Einfluss auf das Mundgefühl beim Verzehr und es ist zu erwarten, dass Verbraucher*innen signifikante Unterschiede wahrnehmen. Diese Ergebnisse deuten darauf hin, dass weitere Texturforschungsarbeiten erforderlich sind. Andere Studien haben auch gezeigt, dass die Festigkeit von Fleischalternativen sowohl in Quer- als auch in Längsrichtung geringer ist als die von echtem Fleisch (Samard und Ryu 2019). Diese Studie unterstreicht auch die Herausforderung, die anisotrope Struktur und Textur von echtem Fleisch genau zu simulieren. Wie bereits erwähnt, hat Fleisch eine komplexe faserige hierarchische Struktur bestehend aus Muskelfasern, Bindegewebe und des Fettgewebe (Bhat et al. 2018).

Die texturellen und sensorischen Eigenschaften von Fleischalternativen können durch Zugabe von Bindemitteln optimiert werden. Bindemittel erhöhen die Härte und Saftigkeit, indem sie verschiedene Zutaten miteinander verknüpfen und das Wasserhaltevermögen verbessern (Kyriakopoulou et al. 2021). Darüber hinaus kann die Zugabe von Proteinen mit starken Bindungseigenschaften, wie Gluten, die Bildung von fleischähnlicheren Strukturen und Texturen verbessern (Fiorentini et al. 2020). Andere Forscher*innen haben die Auswirkungen des Zusatzes von κ-Carrageen, Konjac-Mannan oder Xanthan in pflanzlichen Würsten aus Sojaproteinisolat untersucht. Der Zusatz von relativ niedrigen Konzentrationen von κ-Carrageen (0,3–0,6 %) oder Konjac Mannan (0,6 %) verbesserte die sensorischen Akzeptanzwerte, der Zusatz von Xanthan jedoch nicht (Majzoobi et al. 2017). Diese Autor*innen zeigten auch, dass die Zugabe von κ-Carrageen oder

Tab. 6.6 Vergleich der Textureigenschaften, die durch die Texturprofilanalyse von verschiedenen handelsüblichen Burger-Patties auf pflanzlicher (PB) und tierischer Basis ermittelt wurden. Geändert aus (Zhou et al. 2022)

	PB-Patty 1	PB-Patty 2	PB-Patty 3	Rindfleischpatty
Härte (g)	1300±250	1500±180	270±21	2 400±450
Adhäsion (g.sec)	−0,34±0,27	−1,2±0,65	−1,6±0,7	−0,47±0,19
Resilienz (%)	20±1,6	16±1,0	5,8±0,68	24±1,3
Kohäsion	0,52±0,03	0,46±0,02	0,21±0,02	0,61±0,02
Elastizität (%)	79±5,0	64±3,2	32±3,8	88±2,8
Kaufähigkeit	530±120	450±62	18±4,0	1300±250

Konjac-Mannan die Wasserbindekapazität der Wurstalternativen erhöht. In einer anderen Studie wurden die Auswirkungen des Feuchtigkeitsgehalts und der Temperatur auf die sensorischen Eigenschaften von Analogprodukten untersucht (Lin et al. 2002). Hier zeigte sich, dass der Wassergehalt (60 %, 65 % oder 70 %) einen großen Einfluss auf die sensorischen Eigenschaften des Produkts hat, während die verwendete Extrusionstemperatur einen geringeren Einfluss hat. So hatten Produkte mit niedrigerem Feuchtigkeitsgehalt mehr Textur und waren kohäsiver, sowie faseriger.

6.5.3 Flüssigkeitsbindung

Idealerweise sollten pflanzliche Fleischalternativen in der Lage sein, während ihrer Herstellung, Lagerung und Zubereitung Flüssigkeiten zu binden. Dies ist wichtig, weil diese Flüssigkeiten zur Textur, Zubereitungsfähigkeit und Saftigkeit des Produkts beitragen (Wi et al. 2020). Typischerweise bestehen die Flüssigkeiten in erster Linie aus Wasser. Das Wasser enthält meistens gelöste Proteine, Kohlenhydrate und Salze sowie Lipidtröpfchen. Die flüssigkeitsbindenden Eigenschaften von Fleischanaloga werden hauptsächlich durch Biopolymer-Lösungsmittel-Wechselwirkungen, die elastischen Eigenschaften des Biopolymer-Gelnetzwerks und den osmotischen Druck bestimmt (ungleichmäßige Verteilung von Ionen innerhalb und außerhalb des Biopolymer-Gelnetzwerks) (Kap. 4) (Cornet et al. 2021). Typischerweise nimmt die Flüssigkeitsbindung eines Biopolymernetzwerks zu, wenn die Größe der Poren im Biopolymer-Gelnetzwerk abnimmt und die Gesamtanzahl der Poren zunimmt. Darüber hinaus sind die Benetzungseigenschaften wichtig, da sie die Affinität der Biopolymermatrix für die Flüssigkeiten bestimmen. Bindemittel wie Methylcellulose, Zitrusfasern oder andere Hydrokolloide werden häufig in Fleischalternativen eingearbeitet, um deren Flüssigkeitsaufnahmekapazität zu erhöhen (Kyriakopoulou et al. 2021). Das Vorhandensein dieser Bindemittel kann die Porengröße verringern, die Anzahl der Poren mit kleineren Größen erhöhen und die Benetzungseigenschaften der Matrix verbessern.

Die Flüssigkeitsbindungseigenschaften beeinflussen auch den Gewichtsverlust ("Kochverlust") während der thermischen Verarbeitung (z. B. Braten). Die Garverluste einiger pflanzlicher und echter Burger werden in Tab. 6.7 verglichen. Interessanterweise war der Garverlust bei den echten Burgern höher als bei den pflanzlichen Burgern. Dieses Ergebnis deutet darauf hin, dass die Burger auf pflanzlicher Basis möglicherweise ein stärkeres Biopolymer-Netzwerk hatten, das widerstandsfähiger gegen Erhitzung war und eine größere Anzahl kleiner Poren aufwies. Das Vorhandensein von Bindemitteln wie Stärke, Methylcellulose und Kartoffelproteinen könnte, wie bereits erwähnt, ebenfalls zu diesem Effekt beigetragen haben. Es ist bekannt, dass die Fibrillen in echtem Fleisch beim Erhitzen schrumpfen, was zu einem Kochverlust führt. Dies hat wahrscheinlich ebenso zu den höheren Kochverlusten beigetragen (Abschn. 6.2.4). Die erhitzten pflanzlichen Burger wiesen jedoch eine geringere Schnittfestigkeit auf als die echten Burger,

Tab. 6.7 Kochverlust (%), Volumenverlust (%) und Warner–Bratzler-Scherkraft (N) von erhitzten kommerziellen Burgern auf Pflanzenbasis ($n=3$) und Fleischbasis ($n=4$). Die Ergebnisse sind als Median und median 95 %-Konfidenzintervall angegeben. Abgeändert von (De Marchi et al. 2021) unter CC BY 4.0 (http://creativecommons.org/licenses/by/4.0/).

	Fleisch-Burger		Pflanzlicher-Burger	
	Median	95 %	Median	95 %
Kochverlust[a] (%)	25,7	24,2–32,5	16,0	8,6–20,4
Volumenverlust[a] (%)	26,0	17,9–34,4	20,2	13,5–25,0
Scherkraft[a] (N)	12,9	10,7–16,9	6,3	5,9–6,7
Kochverlust[b] (%)	23,1	21,2–29,2	21,0	18,8–26,1
Volumenverlust[b] (%)	28,0	25,3–48,1	21,8	14,2–35,1
Scherkraft[b] (N)	13,7	10,6–18,3	10,1	8,8–15,0

[a] Wasserbad-Methode (Kochen in einem Beutel und Auffangen der austretenden Flüssigkeit);
[b] Kochplatten-Methode (Braten in einer Pfanne und Messen der Gewichtsreduzierung des Patties)

was durch den geringeren Flüssigkeitsverslust hervorgerufen werden könnte. Das Wasser sorgt dabei für eine weichere Textur.

In einer anderen Studie wurden die Wasserbindungseigenschaften (gemessen durch Zentrifugation) einer Fleischalternative aus Sojaprotein untersucht. Die Autor*innen untersuchten wie sich rehydriertes texturiertes Sojaprotein (TVP) verhält, wenn es in verschiedene Marinaden eingelegt wird (rehydriertes TVP wurde zerkleinert und eingelegt – dann wurde der Flüssigkeitsverlust vor und nach dem Erhitzen gemessen). Dabei hat sich generell gezeigt, dass die Wasserbindefähigkeit nach dem Erhitzen höher ist (Wi et al. 2020). Dieser Effekt wurde hauptsächlich auf eine Stärkung des 3D-Protein-Netzwerks nach dem Erhitzen aufgrund einer zusätzlichen Entfaltung und Aggregation der Proteine zurückgeführt. Dadurch kann mehr Wasser in die Struktur eingeschlossen werden. Interessanterweise erhöhte die Zugabe von Öl die Wasserhaltekapazität des ungekochten texturierten Proteins, wodurch der Kochverlust verringert wurde. Dieser Effekt wurde auf die Fähigkeit des Öls zurückgeführt, in die Poren des texturierten Proteins einzudringen und den Transport von Flüssigkeiten zu verlangsamen. Umgekehrt verringerte das Einweichen des texturierten Proteins in eine Sojaprotein-Dispersion (und reines Wasser) dessen Wasserhaltevermögen im unerhitzten Zustand, insbesondere bei langen Einweichzeiten, und erhöhte damit den Kochverlust. Vermutlich konnten die nativen Sojaproteine weniger stark an das texturierte Protein binden als die Wassermoleküle.

Um das Marinieren zu optimieren, wurde die Flüssigkeitsaufnahme (Quellverhalten) von pflanzlichen Fleischalternativen aus Soja- und Glutenproteinen untersucht (Cornet et al. 2021). Es wurde festgestellt, dass die Flüssigkeitsaufnahme in die pflanzliche Proteinstruktur in Gegenwart einer Marinade durch den pH-Wert, die Ionenstärke und den Vernetzungsgrad beeinflusst wird. Unter Umgebungsbedingungen, die eine hohe Proteinladung begünstigten (d. h. pH $\neq$ pI und niedrige Ionenstärke), wurde die Aufnahme von Wasser in die Struktur begünstigt. Um den isoelektrischen Punkt kann allerdings eine höhere Ionenstärke auch von Vorteil sein. Dieser Effekt hängt wahrscheinlich mit der erhöhten elektrostatischen Abstoßung zwischen den Proteinmolekülen in der Fleischanalogmatrix unter diesen Bedingungen und mit den vorhandenen verstärkten Wasser-Protein-Wechselwirkungen zusammen. Dies bedeutet, dass die Größe der einzelnen Poren zunimmt, mehr verbundene Porennetzwerke entstehen und somit insgesamt mehr Wasser aufgenommen werden kann.

6.5.4 Geschmack

Die charakteristischen Geschmacksprofile von Fleischerzeugnissen sind das Ergebnis verschiedener Arten flüchtiger und nichtflüchtiger Moleküle, die im Originalprodukt vorhanden sind oder beim Kochen durch eine komplexe Reihe chemischer Reaktionen entstehen (Abschn. 6.2.5). Idealerweise sollten pflanzliche Fleischalternativen Geschmacksprofile mit fleischähnlichen Eigenschaften aufweisen. Es sei aber auch darauf hingewiesen, dass manche Verbraucher*innen genau dies nicht mögen. Da sich die Aromaprofile von pflanzlichen Inhaltsstoffen und Fleisch stark unterscheiden, kann die genaue Nachahmung eine Herausforderung sein. Daher ist es wichtig, fleischähnliche Aromastoffe zu identifizieren, die auch in pflanzlichen Quellen vorkommen oder aus ihnen hergestellt werden können. In der Regel ermitteln die Hersteller von pflanzlichen Lebensmitteln oder Aromastoffen die Art und Konzentration der Aromamoleküle, die zum fleischähnlichen Geschmack und Geruch von Fleischprodukten beitragen. Anhand dieser Informationen ermitteln sie dann Aromen, die ein ähnliches Profil erzeugen können. Diese Aromen werden häufig von Aromaherstellern durch kontrollierte chemische Reaktionen oder Fermentationsprozesse hergestellt (Abschn. 6.3.5). Alternativ können sie auch aus natürlichen Quellen stammen (wie Hefe, Pilze oder Algen).

Eine große Herausforderung bei der Verwendung vieler pflanzlicher Inhaltsstoffe für die Herstellung von Fleisch- und Fischalternativen (insbesondere bei Proteininhaltsstoffen) besteht darin, dass sie Fehlaromen enthalten. Diese Fehlaromen können durch den chemischen Abbau von Proteinen und anderen Bestandteilen entstehen, z. B. durch Lipidoxidation (Lipoxygenase, reaktiver Sauerstoff) oder Hydrolysereaktionen (Cosson et al. 2022; Fiorentini et al. 2020). Alternativ dazu können sie auch das Ergebnis von anderen Komponenten aus den Zutaten sein. So erzeugen z. B. Saponine, Phenole und Alkaloide einen unerwünschten Geschmack und sind häufig in pflanzlichen Rohstoffen zu finden (Roland et al. 2017). Um diese Fehlaromen zu reduzieren, werden neue Pflanzensorten und Verarbeitungstechnologien entwickelt, um sie zu vermeiden, zu entfernen oder zu neutralisieren. So wurde beispielsweise durch Inaktivierung der Lipoxygenase, die Konzentration flüchtiger Fehlaromen in Kichererbsensamen durch die Kombination von Wärme- und Infrarotbehandlungen reduziert (Shariati-Ievari et al. 2016). Weitere Informationen über Aromastoffe, die für die Verwendung in Fleisch- und Fischalternativen geeignet sind, finden Sie in Abschn. 6.3.5 und Kap. 2.

6.5.5 Nährwert

Idealerweise sollten Alternativen zu Fleisch- und Fischprodukten ein ähnliches oder besseres Nährwertprofil aufweisen als echte Fleisch- und Fischprodukte. Dies ist oft eine Herausforderung, da Fleisch und Fisch von lebenden Tieren stammen und dadurch eine Vielzahl von Nährstoffen enthalten. Darunter fallen hochwertige Proteine, Vitamine und Mineralien (Herreman et al. 2020). Außerdem liegen diese Nährstoffe oft in bioverfügbarer Form vor. Der Verzehr von 100 g rotem Fleisch pro Tag leistet beispielsweise einen wichtigen Beitrag zur Deckung des täglichen Nährstoffbedarfs eines durchschnittlichen Menschen: Vitamin B_{12} (67 %), Selen (37 %), Zink (26 %), Riboflavin (25 %), Niacin (25 %), Vitamin B_6 (25 %), Pantothensäure (25 %) und Kalium (20 %) (Pereira und Vicente 2013). Fleisch und Fleischerzeugnisse können jedoch auch eine Quelle für gesättigte Fettsäuren sein (Bohrer 2019). Viele Ernährungswissenschaftler*innen und -organisationen empfehlen, den Verzehr von gesättigten Fettsäuren zu reduzieren, da diese mit einem erhöhten Risiko für koronare Herzkrankheiten in Verbindung gebracht werden (Hooper et al. 2015), obwohl einige Wissenschaftler*innen diesen Zusammenhang inzwischen anzweifeln (Astrup et al. 2020; Lawrence 2021) (s. Kap. 5). Viele der aktuellen pflanzlichen Fleischersatzprodukte enthalten ebenfalls erhebliche Mengen an gesättigten Fettsäuren (Tab. 6.3), was von den Verbraucher*innen eventuell als negativ angesehen wird. Strategien zur Vermeidung von gesättigten Fettsäuren sind in Abschn. 6.3.2 erläutert.

Ernährungswissenschaftliche Studien deuten darauf hin, dass der Ersatz von Fleischerzeugnissen durch pflanzliche Alternativen sowohl positive als auch nachteilige Auswirkungen auf die menschliche Ernährung haben könnte. So würde eine Erhöhung des Verzehrs von pflanzlichen Fleischalternativen die Aufnahme von Ballaststoffen, Magnesium, Folsäure und mehrfach ungesättigten Fettsäuren erhöhen sowie die Eisenaufnahme konstant halten, könnte aber zu einem Mangel an Zink und Vitamin B_{12} sowie zu einer geringeren Gesamtproteinaufnahme führen (Bohrer 2019; Vatanparast et al. 2020). Die ernährungsphysiologischen Auswirkungen des Ersatzes von tierischen durch pflanzliche Fleischerzeugnisse müssen jedoch noch sorgfältig in klinischen Studien untersucht werden. Wie bereits erwähnt, spielt die Bioverfügbarkeit von Nährstoffen eine entscheidende Rolle bei der Bestimmung ihrer ernährungsphysiologischen Auswirkungen. Pflanzen enthalten Antinährstoffe (wie Phytate), welche die Verfügbarkeit wichtiger Nährstoffe (wie Eisen und Zink) verringern können. Folglich spiegelt die aufgenommene Menge dieser Mineralstoffe möglicherweise nicht die tatsächliche Menge wider, die in den Blutkreislauf gelangt und vom menschlichen Körper verwertet werden kann.

Das Nährwertprofil eines handelsüblichen Burgers auf pflanzlicher Basis ist mit dem eines echten Rindfleisch-Burgers in Tab. 6.8 verglichen. Die beiden Produkte haben einen recht ähnlichen Protein- und Fettgehalt, aber die pflanzlichen Burger enthalten mehr Kohlenhydrate und mehr Ballaststoffe als die tierischen Produkte. Vermutlich werden Zucker zugesetzt, um durch die Maillard-Reaktion erwünschte Farb- und

Tab. 6.8 Nährstoffzusammensetzung angegeben als Median und Median 95 %-Konfidenzintervall von handelsüblichen Burgern auf Pflanzenbasis ($n=3$) und Fleischbasis ($n=4$). Modifiziert aus (De Marchi et al. 2021) unter CC BY 4.0 (http://creativecommons.org/licenses/by/4.0/)

	Fleisch-Burger		Pflanzen-Burger	
	Median	95 %	Median	95 %
Wassergehalt (%)	65,9	61,5–69,6	60,9	52,8–64,0
Asche (%)	1,79	1,77–1,82	2,52	1,87–3,47
Protein (%)	18,0	15,9–18,8	18,0	13,3–18,4
– Kollagen [*] *(%)*	2,49	1,37–2,83	-	-
Fett (%)	12,5	8,0–20,3	11,1	8,8–19,1
– Cholesterin (mg/100 g Rohprodukt)	50,6	48,8–54,3	3,98	3,88–4,55
Kohlenhydrate (%)	2,09	2,00–2,76	8,4	7,6–10,0
– Stärke (%)	0,93	0,86–1,14	0,31	0,10–1,21
– Fruktose (%)	0,022	0,019–0,055	0,013	0,010–0,056
– Ballaststoffe insgesamt (%)	0,74	0,48–0,98	4,27	2,90–5,02
Energiegehalt (MJ/kg Trockenmasse)	28,4	26,1–30,3	24,9	24,0–28,6
Energiegehalt (MJ/kg Rohprodukt)	9,7	7,9–12,2	9,4	8,9–13,5

[*] Der Kollagenanteil wurde berechnet als (Hydroxyprolin $\times$ 8)/10^3

Geschmacksstoffe zu erzeugen. Die Ballaststoffe werden zugesetzt, um die Bildung faseriger Strukturen zu fördern, erwünschte strukturelle Eigenschaften zu erzeugen und die Flüssigkeitsbindung zu gewährleisten.

Der Vergleich der Aminosäurenzusammensetzung der beiden Produkte zeigt, dass die pflanzlichen Burger einen Mangel an Methionin aufweisen (essenzielle Aminosäure) (Tab. 6.9). Dies ist nicht überraschend, da Hülsenfruchtproteine wenig Methionin enthalten (z. B. Erbsen und Sojabohnen) (Grossmann und Weiss 2021). Dennoch ist die Proteinqualität dieser Proteine immer noch recht hoch, z. B. liegen die DIAAS-Werte von Soja- und Erbsenprotein bei 91 bzw. 70 (Herreman et al. 2020). Die fehlenden Aminosäuren in den verwendeten Hülsenfruchtproteinen (z. B. Cystein und Methionin), können jedoch durch andere Quellen ausgeglichen werden. So haben z. B. Getreideproteine (Weizen und Hafer) diese fehlenden Aminosäuren. Solche Kombinationen müssen jedoch bei der Entwicklung von pflanzlichen Lebensmittelalternativen berücksichtigt werden. Dadurch wird eine angemessene Aminosäureversorgung der Bevölkerung gewährleistet. Ein niedrigerer DIAAS bedeutet generell, dass mehr Protein verzehrt werden muss, um eine angemessene Aminosäureaufnahme zu erreichen. Weitere Informationen sind in den einschlägigen Veröffentlichungen der FAO (FAO 2013) und in Kap. 5 zu finden.

Tab. 6.9 Aminosäurezusammensetzung (mg/100 g Rohprodukt) und Mineralienzusammensetzung (mg/kg Rohprodukt) von handelsüblichen Burger-Patties auf Pflanzenbasis ($n = 3$) und auf Fleischbasis ($n = 4$). Modifiziert aus (De Marchi et al. 2021) unter CC BY 4.0 (http://creativecommons.org/licenses/by/4.0/)

	Aminosäurenprofil					Mineralienprofil				
	Fleisch-Burger		Pflanzen-Burger			Fleisch-Burger			Pflanzen-Burger	
AA	Median	95 %	Median	95 %			Median	95 %	Median	95 %
Alanin	1096	816–1215	687	606–819	Na	4267	4215–4445	4285	3653–7153
Arginin	1086	913–1489	1061	930–1478	K	2718	2524–2960	3457	3280–5449
Asparaginsäure	1581	1232–1886	1925	1549–2502	P	1270	1191–1416	2099	1558–3648
Cystein	154	142–188	252	175–308	S	1325	1297–1538	1443	1113–1692
Glycin	1305	949–1910	689	640–762	Mg	159	152–174	615	181–1404
Glutaminsäure	3027	2276–3516	4352	4018–5805	Ca	85,6	79,7–141,5	715	177–854
Hydroxyprolin	311	171–354	–	–					
Isoleucin*	555	464–750	508	472–619	Zn	30,7	27,6–36,3	21,4	8,4–25,1
Histidin*	582	499–774	592	417–869	Si	20,9	19,3–23,6	20,4	16,2–98,8
Leucin*	1164	963–1497	1215	872–1500	Fe	13,1	11,6–14,1	26,5	23,9–33,1
Lysin*	1391	1046–1836	928	707–1604	Cu	1,52	0,80–4,28	3,52	2,62–9,12
Methionin*	300	244–392	13,8	9,6–51,1	Sr	0,50	0,46–0,53	2,76	0,61–3,03
Phenylalanin*	662	613–892	899	630–1067	Mn	0,18	0,17–0,27	10,5	2,96–11,3
Prolin	856	696–1047	775	534–1160	Li**	0,10	–	0,28	0,26–0,38
Serin	673	536–885	903	593–1039	Cr	0,08	0,07–0,11	0,18	0,15–0,31
Tyrosin	482	437–643	591	366–675	Ba	0,07	0,06–0,26	0,53	0,14–2,36
Threonin*	686	579–927	572	468–648	Ni	0,06	0,06–0,10	0,22	0,19–0,33
Tryptophan*	103	93–133	108	87–128	Ti	0,05	0,04–0,07	0,17	0,11–0,81
Valin*	612	576–826	559	517–672					

* Essentielle Aminosäuren; ** Li wurde nur in 1 Probe von Burgern auf Fleischbasis und in 4 Proben von Burgern auf Pflanzenbasis (selbe Marke) nachgewiesen

Der Vergleich der Mineralstoffzusammensetzung der beiden Produkte zeigt, dass die pflanzlichen Burger einen geringeren Zinkgehalt aufweisen als die echten Rindfleischburger (Tab. 6.9). Umgekehrt enthielten die pflanzlichen Burger mehr Eisen. Allerdings ist die Bioverfügbarkeit des Nicht-Hämeisens in pflanzlichen Lebensmitteln geringer als die des Hämeisens in Fleischerzeugnissen. Andere Forscher*innen haben berichtet, dass Nuggets auf pflanzlicher Basis einen geringeren Gehalt an K, Zn, Cu und Fe aufweisen als Fleischprodukte (Kumar et al. 2017). Diese Ergebnisse sind jedoch mit Vorsicht zu interpretieren, da jeder Hersteller unterschiedliche Rezepturen verwendet und diese Aussage daher nicht für alle auf dem Markt befindlichen Produkte zutrifft. Außerdem sollte in künftigen Studien die Bioverfügbarkeit von Eisen und anderen essenziellen Mineralien in pflanzlichen und tierischen Fleischerzeugnissen verglichen werden.

Um diese Herausforderungen zu bewältigen, untersuchen Forscher*innen innovative Ansätze zur Erhöhung der Konzentration und Bioverfügbarkeit wichtiger Nährstoffe in pflanzlichen Lebensmitteln. Dazu gehören neue Pflanzenzüchtungen, gentechnische Veränderungen und Verarbeitungsmethoden zur Erhöhung des Nährstoffgehalts oder zur Verringerung des Gehalts an Antinährstoffen. Darüber hinaus können Fleisch- und Fischalternativen mit fehlenden Mikronährstoffen angereichert werden, z. B. mit Vitaminen (insbesondere Vitamin B_{12} und D) und Mineralstoffen (insbesondere Eisen und Zink) (Tab. 6.1).

6.5.6 Ökologische Nachhaltigkeit

Ein Problem im Zusammenhang mit einer fleischreichen Ernährung sind die negativen Auswirkungen auf die Umwelt, insbesondere in Bezug auf die Treibhausgasemissionen (Scarborough et al. 2014; Willett et al. 2019). Die Zutaten in pflanzlichen Fleischalternativen verursachen geringere Treibhausgasemissionen als Fleisch von Rind, Lamm, Schwein und Geflügel (Tab. 6.10).

Die Herstellungsverfahren zur Umwandlung von pflanzlichen Zutaten in fleischähnliche Produkte sind jedoch häufig sehr energieintensiv (z. B. Extrusion und thermische Verarbeitung). Darüber hinaus müssen die Zutaten vor ihrer Verwendung transportiert und gelagert werden, was ebenfalls Energie und anderen Ressourcen benötigt. Aus diesem Grund haben Wissenschaftler*innen umfassende Life Cycle Assessments von pflanzlichen Fleischalternativen durchgeführt und sie mit tierischen Produkten verglichen. In diesen Analysen wurden alle Produktionsstufen bis zum „Werkstor" berücksichtigt, einschließlich Primärproduktion, Logistik, Lagerung und Verarbeitung (Saerens et al. 2021). Die Ergebnisse einer kürzlich durchgeführten Studie zu Fleisch- und Fleischalternativen sind in Tab. 6.11 zusammengefasst.

Diese Analyse zeigt, dass pflanzliche Fleischalternativen im Vergleich zu tierischen Produkten in den meisten Kategorien geringere Umweltauswirkungen haben, selbst wenn Verarbeitung, Vertrieb und Lagerung berücksichtigt werden. Insbesondere die Treibhausgasemissionen, der Flächenverbrauch in der Landwirtschaft und die Wirkung

Tab. 6.10 Treibhausgas-emissionen pro kg Produkt ausgewählter Fleischsorten (ohne Knochen) und der für die Herstellung von Fleischalternativen auf pflanzlicher Basis verwendeten Zutaten. Entnommen aus [129–131]. *Die Werte für Sojaprotein-isolat sind pro kg Protein angegeben

Lebensmittel	Treibhausgas-emissionen (kg CO_2-eq/kg)
Huhn	4,12
Truthahn	6,04
Schweinefleisch (Weltdurchschnitt)	5,85
Rindfleisch (Weltdurchschnitt)	28,7
Lammfleisch (Weltdurchschnitt)	27,9
Erbsen	0,60
Sojabohnen	0,58
Kartoffeln	0,20
Sonnenblumenöl	0,76
Rapsöl	0,26
Sojaprotein-Isolat*	2,4

Tab. 6.11 Ausgewählte Umweltauswirkungen pro kg Produkt von Burger-Patties aus Fleisch und auf pflanzlicher Basis. Entnommen aus (Saerens et al. 2021)

	Rindfleisch	Huhn	Schweinefleisch	Sojabasis	Kürbisbasis
Erderwärmungs-potenzial (kg CO_2-eq.)	26,6	6,05	5,83	**0,53**	**0,75**
Zerstörung der Ozon-schicht (mg FCKW-11-eq.)	0,088	0,074	0,072	**0,033**	**0,041**
Landwirtschaftlich genutzte Fläche (m^2 a)*	5,91	4,28	5,24	**0,79**	**0,49**
Feinstaubbildung (kg PM_{10}-eq.)	0,1	0,01	0,01	**0,001**	**0,002**
Terrestrische Versauerung (kg SO_2-eq.)	0,7	0,07	0,09	**0,003**	**0,007**
Städtische Boden-nutzung (m^2a)*	**0,002**	**0,002**	**0,002**	0,01	0,01
Süßwasser-Eutrophierung (kg P-eq.)	0,006	0,0006	0,0006	**0,0002**	0,001

* m^2 a = Quadratmeter-Jahr; Flächennutzung pro bestimmter Zeit

auf den Ozonabbau sind bei pflanzlichen Lebensmitteln deutlich geringer (Tab. 6.11). Von Unternehmen durchgeführte Umweltanalysen kamen zu ähnlichen Ergebnissen (Heller und Keoleian 2018). Insgesamt sind die bisher durchgeführten Life Cycle

Assessments ermutigend und stehen im Einklang mit größeren Studien, die aus Gründen der ökologischen Nachhaltigkeit und der Gesundheit für eine Reduzierung des Fleischkonsums plädieren (Willett et al. 2019).

6.6 Ausblick

Es gibt rasante Fortschritte im Bereich der Entwicklung von Fleisch- und Fischalternativen. Es werden pflanzliche Inhaltsstoffe mit verbesserten funktionellen Eigenschaften und gleichbleibender Qualität eingeführt. Es werden innovative Verarbeitungstechnologien entwickelt und etablierte Technologien optimiert. Strukturelle Designprinzipien werden eingesetzt, um Lebensmittel auf pflanzlicher Basis mit verbesserten oder neuartigen Eigenschaften herzustellen. Die Anwendung dieser Erkenntnisse wird es ermöglichen, ein vielfältigeres Angebot an hochwertigen pflanzlichen Lebensmitteln auf den Markt zu bringen, die echte Fleisch- oder Fischprodukte genau simulieren und darüber hinaus lecker, erschwinglich, praktisch, gesund und nachhaltig sind. Dennoch müssen noch einige Hürden überwunden werden, um eine breitere Akzeptanz zu erreichen. Die meisten der derzeit kommerziell erfolgreichen Produkte sind so konzipiert, dass sie verarbeitete Fleischprodukte simulieren, wie z. B. Burger, Würstchen, Nuggets und Rinderhackfleisch (Abb. 6.1). In Zukunft wird es wichtig sein, eine breitere Palette von Fleisch- und Fischalternativen herzustellen. Insbesondere die Entwicklung von ganzen „Teilstücken" ist hier zu nennen (z. B. Steak).

Eine weitere große Herausforderung ist die Überwindung sozialer Barrieren, die der breiten Akzeptanz von pflanzlichen Fleischersatzprodukten entgegenstehen. In einer kürzlich durchgeführten Studie wurde berichtet, dass Fleisch in der Regel mit positiven Assoziationen verbunden ist, während Fleischersatzprodukte mit negativen Assoziationen in Verbindung gebracht werden (Michel et al. 2021). Interessanterweise wies diese Studie auch darauf hin, dass das soziale Umfeld und der soziale Druck eine entscheidende Rolle beim Konsum von fleischalternativen haben. Die Autor*innen berichteten, dass der Verzehr von Fleischalternativen allein (z. B. allein zu Hause) die höchsten Akzeptanzwerte hat. Die Teilnehmer fühlten sich wohler, wenn sie diese Art von Lebensmitteln in Abwesenheit anderer Personen verzehrten. Im Gegensatz dazu führte der Verzehr von Fleischalternativen bei einem Sonntagsessen mit der Familie, bei einer Einladung zum Abendessen in einem Restaurant, bei einem Geschäftsessen oder bei einer Grillparty zu niedrigeren Akzeptanzwerten. Dies wurde auf die Angst zurückgeführt, von anderen wegen des eigenen Essverhaltens negativ beurteilt zu werden. Die Studie zeigte auch, dass Fleischesser *innen eher pflanzliche Produkte bevorzugen, die wie echtes Fleisch aussehen. Daher wird es für die Entwicklung der nächsten Generation von pflanzlichen Lebensmitteln wichtig sein, echte Fleischprodukte genauer zu imitieren. Einige Verbraucher*innen halten pflanzliche Fleischalternativen für stark verarbeitete Lebensmittel und sind daher weniger geneigt, sie zu konsumieren (Michel et al. 2021). Es ist daher auch entscheidend, die Wahrnehmung der Verbraucher*innen über diese Art von Produkten zu ändern und Produkte zu entwickeln, die weniger stark verarbeitet sind.

Schließlich sind weitere Forschungsarbeiten erforderlich, um die ernährungsphysiologischen und gesundheitlichen Auswirkungen des Verzehrs von mehr pflanzlichen Fleisch- und Fischprodukten zu ermitteln. Dieses Wissen kann dann genutzt werden, um Fleisch- und Fischalternativen mit gesundheitlich positiven Auswirkungen zu entwickeln. Dazu müssen sie so konzipiert werden, dass sie ein angemessenes Gleichgewicht an Nährstoffen enthalten und ihre Verdaulichkeit sowie Bioverfügbarkeit optimiert ist.

Literatur

Aaslyng MD, Elmore JS, Mottram DS. 1998. Comparison of the Aroma Characteristics of Acid-Hydrolyzed and Enzyme-Hydrolyzed Vegetable Proteins Produced from Soy. *J. Agric. Food Chem.* 46(12): 5225–5231. https://doi.org/10.1021/jf9806816.

Acton JC, Dick RL. 1984. Protein-Protein Interaction in Processed Meats. *American Meat Science Association.* 8.

Astrup A, Magkos F, Bier DM, Brenna JT, de Oliveira Otto MC, *et al.* 2020. Saturated Fats and Health: A Reassessment and Proposal for Food-Based Recommendations: JACC State-of-the-Art Review. *Journal of the American College of Cardiology.* 76(7): 844–857. https://doi.org/10.1016/j.jacc.2020.05.077.

Batista AP, Portugal CAM, Sousa I, Crespo JG, Raymundo A. 2005. Accessing gelling ability of vegetable proteins using rheological and fluorescence techniques. *International Journal of Biological Macromolecules.* 36(3): 135–143. https://doi.org/10.1016/j.ijbiomac.2005.04.003.

Betts JG, Desaix P, Johnson E, Johnson JE, Korol O, *et al.* 2017. Anatomy & Physiology. 1420.

Bhat ZF, Morton JD, Mason SL, Bekhit AE-DA. 2018. Role of calpain system in meat tenderness: A review. *Food Science and Human Wellness.* 7(3): 196–204. https://doi.org/10.1016/j.fshw.2018.08.002.

Bindereif B, Eichhöfer H, Bunzel M, Karbstein HP, Wefers D, van der Schaaf US. 2021. Arabinan side-chains strongly affect the emulsifying properties of acid-extracted sugar beet pectins. *Food Hydrocolloids.* 121: 106968. https://doi.org/10.1016/j.foodhyd.2021.106968.

Bjelanovic M, Sørheim O, Slinde E, Puolanne E, Isaksson T, Egelandsdal B. 2013. Determination of the myoglobin states in ground beef using non-invasive reflectance spectrometry and multivariate regression analysis. *Meat Science.* 95(3): 451–457. https://doi.org/10.1016/j.meatsci.2013.05.021.

Bocker R, Silva EK. 2022. Pulsed electric field assisted extraction of natural food pigments and colorings from plant matrices. *Food Chemistry: X.* 15: 100398. https://doi.org/10.1016/j.fochx.2022.100398.

Bohrer BM. 2019. An investigation of the formulation and nutritional composition of modern meat analogue products. *Food Science and Human Wellness.* 8(4): 320–329. https://doi.org/10.1016/j.fshw.2019.11.006.

Bolognesi VJ, Garcia CER. 2018. Chapter 12 – Annatto Carotenoids as Additives Replacers in Meat Products. In *Alternative and Replacement Foods*, eds. AM Holban, AM Grumezescu, pp. 355–384. Academic Press. https://doi.org/10.1016/B978-0-12-811446-9.00012-5.

Boon CS, McClements DJ, Weiss J, Decker EA. 2009. Role of Iron and Hydroperoxides in the Degradation of Lycopene in Oil-in-Water Emulsions. *J. Agric. Food Chem.* 57(7): 2993–2998. https://doi.org/10.1021/jf803747j.

Braun M, Muñoz I, Schmidt JH, Thrane M. 2016. Sustainability of Soy Protein from Life Cycle Assessment. *The FASEB Journal*. 30(S1): 894.5–894.5. https://doi.org/10.1096/fasebj.30.1_supplement.894.5.

Brown PO, Eisen M, FRASER R, HOLZ-SCHIETINGER C, KARR J, *et al.* 2019. Methods and compositions for consumables. *AU2018200726B2*. Available at: https://patents.google.com/patent/AU2018200726B2/en?q=leghemoglobin+vegan&oq=leghemoglobin+vegan (accessed on: September 8, 2021).

Cavallini V, Hargarten PG, Joehnke J. 2006. Vegetable protein meat analog. *US7070827B2*. Available at: https://patents.google.com/patent/US7070827/fi (accessed on: September 21, 2021).

Cejudo-Bastante MJ, Hurtado N, Delgado A, Heredia FJ. 2016. Impact of pH and temperature on the colour and betalain content of Colombian yellow pitaya peel (Selenicereus megalanthus). *J Food Sci Technol*. 53(5): 2405–2413. https://doi.org/10.1007/s13197-016-2215-y.

Clune S, Crossin E, Verghese K. 2017. Systematic review of greenhouse gas emissions for different fresh food categories. *Journal of Cleaner Production*. 140: 766–783. https://doi.org/10.1016/j.jclepro.2016.04.082.

Cornet SHV, Snel SJE, Lesschen J, van der Goot AJ, van der Sman RGM. 2021. Enhancing the water holding capacity of model meat analogues through marinade composition. *Journal of Food Engineering*. 290: 110283. https://doi.org/10.1016/j.jfoodeng.2020.110283.

Cosson A, Oliveira Correia L, Descamps N, Saint-Eve A, Souchon I. 2022. Identification and characterization of the main peptides in pea protein isolates using ultra high-performance liquid chromatography coupled with mass spectrometry and bioinformatics tools. *Food Chemistry*. 367: 130747. https://doi.org/10.1016/j.foodchem.2021.130747.

Davidovich-Pinhas M, Barbut S, Marangoni AG. 2015. The role of surfactants on ethylcellulose oleogel structure and mechanical properties. *Carbohydrate Polymers*. 127: 355–362. https://doi.org/10.1016/j.carbpol.2015.03.085.

De Marchi M, Costa A, Pozza M, Goi A, Manuelian CL. 2021. Detailed characterization of plant-based burgers. *Sci Rep*. 11(1): 2049. https://doi.org/10.1038/s41598-021-81684-9.

Dekkers BL, Boom RM, van der Goot AJ. 2018. Structuring processes for meat analogues. *Trends in Food Science & Technology*. 81: 25–36. https://doi.org/10.1016/j.tifs.2018.08.011.

Dreher J, Blach C, Terjung N, Gibis M, Weiss J. 2020. Formation and characterization of plant-based emulsified and crosslinked fat crystal networks to mimic animal fat tissue. *Journal of Food Science*. 85(2): 421–431. https://doi.org/10.1111/1750-3841.14993.

Dreher J, König M, Herrmann K, Terjung N, Gibis M, Weiss J. 2021. Varying the amount of solid fat in animal fat mimetics for plant-based salami analogues influences texture, appearance and sensory characteristics. *LWT*. 143: 111140. https://doi.org/10.1016/j.lwt.2021.111140.

Duque-Estrada P, Kyriakopoulou K, de Groot W, van der Goot AJ, Berton-Carabin CC. 2020. Oxidative stability of soy proteins: From ground soybeans to structured products. *Food Chemistry*. 318: 126499. https://doi.org/10.1016/j.foodchem.2020.126499.

Ebert S, Michel W, Nedele A-K, Baune M-C, Terjung N, *et al.* 2022. Influence of protein extraction and texturization on odor-active compounds of pea proteins. *Journal of the Science of Food and Agriculture*. n/a(n/a). https://doi.org/10.1002/jsfa.11437.

EC. 2021. Commodity Price Dashboard European Commission June 2021. EC. Available at: https://ec.europa.eu/info/sites/default/files/food-farming-fisheries/farming/documents/commodity-price-dashboard_2021-07_en.pdf (accessed on: August 28, 2021).

EFSA. 2016. Safety and efficacy of iron oxide black, red and yellow for all animal species. *EFSA Journal*. 14(6): e04482. https://doi.org/10.2903/j.efsa.2016.4482.

Elzerman JE, Hoek AC, van Boekel MAJS, Luning PA. 2011. Consumer acceptance and appropriateness of meat substitutes in a meal context. *Food Quality and Preference*. 22(3): 233–240. https://doi.org/10.1016/j.foodqual.2010.10.006.

FAO, ed. 2013. *Dietary Protein Quality Evaluation in Human Nutrition: Report of an FAO Expert Consultation*. Rome: Food and Agriculture Organization of the United Nations.

FDA. 2017. GRAS Notice 737: GRAS NOTIFICATION FOR SOY LEGHEMOGLOBIN PROTEIN PREPARATION DERIVED FROM PICHIA PASTORIS. Available at: https://www.fda.gov/media/124351/download (accessed on: September 9, 2021).

Fellows PJ. 2017. 17 – Extrusion cooking. In *Food Processing Technology (Fourth Edition)*, ed. PJ Fellows, pp. 753–780. Woodhead Publishing. https://doi.org/10.1016/B978-0-08-100522-4.00017-1.

Filho GCS, Penna TCV, Schaffner DW. 2005. Microbiologial quality of vegetable proteins during the preparation of a meat analog. *Ital. J. Food Sci.* 17(3).

Fiorentini M, Kinchla AJ, Nolden AA. 2020. Role of Sensory Evaluation in Consumer Acceptance of Plant-Based Meat Analogs and Meat Extenders: A Scoping Review. *Foods.* 9(9): 1334. https://doi.org/10.3390/foods9091334.

Flores M. 2017. Chapter 13 – The Eating Quality of Meat: III—Flavor. In *Lawrie's Meat Science (Eighth Edition)*, ed. F Toldra', pp. 383–417. Woodhead Publishing. https://doi.org/10.1016/B978-0-08-100694-8.00013-3.

Fraser R, Brown PO, Karr J, Holz-Schietinger C, Cohn E. 2017. Methods and compositions for affecting the flavor and aroma profile of consumables. *US9700067B2*. Available at: https://patents.google.com/patent/US9700067B2/en (accessed on: September 9, 2021).

Fraser RZ, Shitut M, Agrawal P, Mendes O, Klapholz S. 2018. Safety Evaluation of Soy Leghemoglobin Protein Preparation Derived From Pichia pastoris, Intended for Use as a Flavor Catalyst in Plant-Based Meat. *Int J Toxicol.* 37(3): 241–262. https://doi.org/10.1177/1091581818766318.

GFI. 2020. 2020 State of the Industry Report. The Good Food Institute. Available at: https://gfi.org/resource/plant-based-retail-report/ (accessed on: August 25, 2021).

Gheonea I, Aprodu I, Enachi E, Horincar G, Bolea CA, *et al.* 2020. Investigations on thermostability of carotenoids from tomato peels in oils using a kinetic approach. *Journal of Food Processing and Preservation.* 44(1): e14303. https://doi.org/10.1111/jfpp.14303.

Gonzalez-Gutierrez J, Scanlon MG. 2018. Chapter 5 – Rheology and Mechanical Properties of Fats. In *Structure-Function Analysis of Edible Fats (Second Edition)*, ed. AG Marangoni, pp. 119–168. AOCS Press. https://doi.org/10.1016/B978-0-12-814041-3.00005-8.

Gravelle AJ, Barbut S, Marangoni AG. 2012. Ethylcellulose oleogels: Manufacturing considerations and effects of oil oxidation. *Food Research International.* 48(2): 578–583. https://doi.org/10.1016/j.foodres.2012.05.020.

Grossmann L, Weiss J. 2021. Alternative Protein Sources as Technofunctional Food Ingredients. *Annual Review of Food Science and Technology.* 12(1): 93–117. https://doi.org/10.1146/annurev-food-062520-093642.

Guo Z, Teng F, Huang Z, Lv B, Lv X, *et al.* 2020. Effects of material characteristics on the structural characteristics and flavor substances retention of meat analogs. *Food Hydrocolloids.* 105: 105752. https://doi.org/10.1016/j.foodhyd.2020.105752.

He J, Evans NM, Liu H, Shao S. 2020. A review of research on plant-based meat alternatives: Driving forces, history, manufacturing, and consumer attitudes. *Comprehensive Reviews in Food Science and Food Safety.* 19(5): 2639–2656. https://doi.org/10.1111/1541-4337.12610.

Heller M, Keoleian G. 2018. Beyond Meat's Beyond Burger Life Cycle Assessment: A detailed comparison between a plant- based and an animal-based protein source. Available at: https://css.umich.edu/sites/default/files/publication/CSS18-10.pdf (accessed on: October 31, 2021).

Herreman L, Nommensen P, Pennings B, Laus MC. 2020. Comprehensive overview of the quality of plant- And animal-sourced proteins based on the digestible indispensable amino acid score. *Food Science & Nutrition.* 8(10): 5379–5391. https://doi.org/10.1002/fsn3.1809.

Herz E, Herz L, Dreher J, Gibis M, Ray J, *et al.* 2021. Influencing factors on the ability to assemble a complex meat analogue using a soy-protein-binder. *Innovative Food Science & Emerging Technologies.* 73: 102806. https://doi.org/10.1016/j.ifset.2021.102806.

Hoek AC, Luning PA, Weijzen P, Engels W, Kok FJ, de Graaf C. 2011. Replacement of meat by meat substitutes. A survey on person- and product-related factors in consumer acceptance. *Appetite.* 56(3): 662–673. https://doi.org/10.1016/j.appet.2011.02.001.

Hofmann T, Schieberle P. 1995. Evaluation of the Key Odorants in a Thermally Treated Solution of Ribose and Cysteine by Aroma Extract Dilution Techniques. *J. Agric. Food Chem.* 43(8): 2187–2194. https://doi.org/10.1021/jf00056a042.

Hooper L, Martin N, Abdelhamid A, Smith GD. 2015. Reduction in saturated fat intake for cardiovascular disease. *Cochrane Database of Systematic Reviews.* (6). https://doi.org/10.1002/14651858.CD011737.

Huang Y-C, Li H-J, He Z-F, Wang T, Qin G. 2010. Study on the flavor contribution of phospholipids and triglycerides to pork. *Food Sci Biotechnol.* 19(5): 1267–1276. https://doi.org/10.1007/s10068-010-0181-0.

Hughes JM, Oiseth SK, Purslow PP, Warner RD. 2014. A structural approach to understanding the interactions between colour, water-holding capacity and tenderness. *Meat Science.* 98(3): 520–532. https://doi.org/10.1016/j.meatsci.2014.05.022.

Iwaki S, Aono S, Hayakawa K, Fu BX, Otobe C. 2020. Changes in Protein Non-Covalent Bonds and Aggregate Size during Dough Formation. *Foods.* 9(11): 1643. https://doi.org/10.3390/foods9111643.

Jin Y, He X, Andoh-Kumi K, Fraser RZ, Lu M, Goodman RE. 2018. Evaluating Potential Risks of Food Allergy and Toxicity of Soy Leghemoglobin Expressed in Pichia pastoris. *Molecular Nutrition & Food Research.* 62(1): 1700297. https://doi.org/10.1002/mnfr.201700297.

Jo M-N, Lee Y-M. 2008. Analyzing the Sensory Characteristics and Taste-Sensor Ions of MSG Substitutes. *Journal of Food Science.* 73(5): S191–S198. https://doi.org/10.1111/j.1750-3841.2008.00769.x.

Jorgenson KW, Phillips SM, Hornberger TA. 2020. Identifying the Structural Adaptations that Drive the Mechanical Load-Induced Growth of Skeletal Muscle: A Scoping Review. *Cells.* 9(7): 1658. https://doi.org/10.3390/cells9071658.

Katz F-A, Crossmann L, Gerhards C, Weiss J. 2021. Inert hydrophilic particles enhance the thermal properties and structural resilience of meat protein gels during heating. *Food and Function.* 12(2): 862–872. https://doi.org/10.1039/d0fo02169e.

Kaushik R, Kumar N, Sihag MK, Ray A. 2015. Isolation, characterization of wheat gluten and its regeneration properties. *J Food Sci Technol.* 52(9): 5930–5937. https://doi.org/10.1007/s13197-014-1690-2.

Kazir M, Livney YD. 2021. Plant-Based Seafood Analogs. *Molecules.* 26(6): 1559. https://doi.org/10.3390/molecules26061559.

Kendler C, Duchardt A, Karbstein HP, Emin MA. 2021. Effect of Oil Content and Oil Addition Point on the Extrusion Processing of Wheat Gluten-Based Meat Analogues. *Foods.* 10(4): 697. https://doi.org/10.3390/foods10040697.

Klemaszewski JL, Fonteyn D, Bouron F, LEMONNIER L. 2016. Cheese product with modified starches. *WO2016195814A1.* Available at: https://patents.google.com/patent/WO2016195814A1/en (accessed on: March 22, 2021).

Krintiras GA, Gadea Diaz J, van der Goot AJ, Stankiewicz AI, Stefanidis GD. 2016. On the use of the Couette Cell technology for large scale production of textured soy-based meat replacers. *Journal of Food Engineering.* 169: 205–213. https://doi.org/10.1016/j.jfoodeng.2015.08.021.

Krintiras GA, Göbel J, Bouwman WG, Jan van der Goot A, Stefanidis GD. 2014. On characterization of anisotropic plant protein structures. *Food Funct.* 5(12): 3233–3240. https://doi.org/10.1039/C4FO00537F.

Kumar A, Alenkina IV, Zakharova AP, Oshtrakh MI, Semionkin VA. 2015. Hyperfine interactions in soybean and lupin oxy-leghemoglobins studied using Mössbauer spectroscopy with a high velocity resolution. *Hyperfine Interact.* 230(1): 131–139. https://doi.org/10.1007/s10751-015-1132-1.

Kumar P, Chatli MK, Mehta N, Singh P, Malav OP, Verma AK. 2017. Meat analogues: Health promising sustainable meat substitutes. *Critical Reviews in Food Science and Nutrition.* 57(5): 923–932. https://doi.org/10.1080/10408398.2014.939739.

Kyriakopoulou K, Keppler JK, van der Goot AJ. 2021. Functionality of Ingredients and Additives in Plant-Based Meat Analogues. *Foods.* 10(3): 600. https://doi.org/10.3390/foods10030600.

Lawrence GD. 2021. Perspective: The Saturated Fat–Unsaturated Oil Dilemma: Relations of Dietary Fatty Acids and Serum Cholesterol, Atherosclerosis, Inflammation, Cancer, and All-Cause Mortality. *Advances in Nutrition.* (0): 1–10. https://doi.org/10.1093/advances/nmab013.

Lawrie RA, Ledward D. 2006. *Lawrie's Meat Science.* Cambridge: Woodhead Publishing. 7th ed.

Lillford PJ. 2011. The Importance of Food Microstructure in Fracture Physics and Texture Perception. *Journal of Texture Studies.* 42(2): 130–136. https://doi.org/10.1111/j.1745-4603.2011.00293.x.

Lillford PJ. 2016. The impact of food structure on taste and digestibility. *Food Funct.* 7(10): 4131–4136. https://doi.org/10.1039/C5FO01375E.

Lin S, Huff HE, Hsieh F. 2002. Extrusion Process Parameters, Sensory Characteristics, and Structural Properties of a High Moisture Soy Protein Meat Analog. *Journal of Food Science.* 67(3): 1066–1072. https://doi.org/10.1111/j.1365-2621.2002.tb09454.x.

Listrat A, Lebret B, Louveau I, Astruc T, Bonnet M, *et al.* 2016. How Muscle Structure and Composition Influence Meat and Flesh Quality. *ScientificWorldJournal.* 2016: 3182746. https://doi.org/10.1155/2016/3182746.

López-Bote C. 2017. Chapter 4 – Chemical and Biochemical Constitution of Muscle. In *Lawrie´s Meat Science (Eighth Edition),* ed. F Toldra´, pp. 99–158. Woodhead Publishing. https://doi.org/10.1016/B978-0-08-100694-8.00004-2.

MacDonald RS, Pryzbyszewski J, Hsieh F-H. 2009. Soy Protein Isolate Extruded with High Moisture Retains High Nutritional Quality. *J. Agric. Food Chem.* 57(9): 3550–3555. https://doi.org/10.1021/jf803435x.

Majzoobi M, Talebanfar S, Eskandari MH, Farahnaky A. 2017. Improving the quality of meat-free sausages using κ-carrageenan, konjac mannan and xanthan gum. *International Journal of Food Science & Technology.* 52(5): 1269–1275. https://doi.org/10.1111/ijfs.13394.

Manaf YNA, Marikkar JMN, Musthafa S, Saari MM. 2014. Composition and Thermal Analysis of Binary Mixtures of Mee Fat and Palm Stearin. *Journal of Oleo Science.* 63(4): 325–332. https://doi.org/10.5650/jos.ess13193.

McClements DJ, Grossmann L. 2021. The science of plant-based foods: Constructing next-generation meat, fish, milk, and egg analogs. *Comprehensive Reviews in Food Science and Food Safety.* 20(4): 1–52. https://doi.org/10.1111/1541-4337.12771.

Michel F, Hartmann C, Siegrist M. 2021. Consumers' associations, perceptions and acceptance of meat and plant-based meat alternatives. *Food Quality and Preference.* 87: 104063. https://doi.org/10.1016/j.foodqual.2020.104063.

Mioche L, Bourdiol P, Monier S. 2003. Chewing behaviour and bolus formation during mastication of meat with different textures. *Archives of Oral Biology.* 48(3): 193–200. https://doi.org/10.1016/S0003-9969(03)00002-5.

Motamedzadegan A, Dehghan B, Nemati A, Tirgarian B, Safarpour B. 2020. Functionality improvement of virgin coconut oil through physical blending and chemical interesterification. *SN Appl. Sci.* 2(9): 1513. https://doi.org/10.1007/s42452-020-03309-6.

Murray JCF. 2009. 25 – Cellulosics. In *Handbook of Hydrocolloids (Second Edition)*, eds. GO Phillips, PA Williams, pp. 710–723. Woodhead Publishing. https://doi.org/10.1533/9781845695873.710.

Nishinari K, Fang Y, Guo S, Phillips GO. 2014. Soy proteins: A review on composition, aggregation and emulsification. *Food Hydrocolloids*. 39: 301–318. https://doi.org/10.1016/j.foodhyd.2014.01.013.

Ochiai Y, Ozawa H. 2020. Biochemical and physicochemical characteristics of the major muscle proteins from fish and shellfish. *Fish Sci.* 86(5): 729–740. https://doi.org/10.1007/s12562-020-01444-y.

Olsen E, Vogt G, Ekeberg D, Sandbakk M, Pettersen J, Nilsson A. 2005. Analysis of the Early Stages of Lipid Oxidation in Freeze-Stored Pork Back Fat and Mechanically Recovered Poultry Meat. *J. Agric. Food Chem.* 53(2): 338–348. https://doi.org/10.1021/jf0488559.

Osen R, Toelstede S, Wild F, Eisner P, Schweiggert-Weisz U. 2014. High moisture extrusion cooking of pea protein isolates: Raw material characteristics, extruder responses, and texture properties. *Journal of Food Engineering*. 127: 67–74. https://doi.org/10.1016/j.jfoodeng.2013.11.023.

Palanisamy M, Franke K, Berger RG, Heinz V, Töpfl S. 2019. High moisture extrusion of lupin protein: influence of extrusion parameters on extruder responses and product properties. *Journal of the Science of Food and Agriculture*. 99(5): 2175–2185. https://doi.org/10.1002/jsfa.9410.

Pang M, Ge Y, Cao L, Cheng J, Jiang S. 2019. Physicochemical Properties, Crystallization Behavior and Oxidative Stabilities of Enzymatic Interesterified Fats of Beef Tallow, Palm Stearin and Camellia Oil Blends. *Journal of Oleo Science*. 68(2): 131–139. https://doi.org/10.5650/jos.ess18201.

Park S-H, Song T, Bae TS, Khang G, Choi BH, *et al.* 2012. Comparative analysis of collagens extracted from different animal sources for application of cartilage tissue engineering. *Int. J. Precis. Eng. Manuf.* 13(11): 2059–2066. https://doi.org/10.1007/s12541-012-0271-4.

Pereira PM de CC, Vicente AF dos RB. 2013. Meat nutritional composition and nutritive role in the human diet. *Meat Science*. 93(3): 586–592. https://doi.org/10.1016/j.meatsci.2012.09.018.

Pietsch VL, Bühler JM, Karbstein HP, Emin MA. 2019. High moisture extrusion of soy protein concentrate: Influence of thermomechanical treatment on protein-protein interactions and rheological properties. *Journal of Food Engineering*. 251: 11–18. https://doi.org/10.1016/j.jfoodeng.2019.01.001.

Pietsch VL, Emin MA, Schuchmann HP. 2017. Process conditions influencing wheat gluten polymerization during high moisture extrusion of meat analog products. *Journal of Food Engineering*. 198: 28–35. https://doi.org/10.1016/j.jfoodeng.2016.10.027.

Piska I, Zárubová M, Loužecký T, Karami H, Filip V. 2006. Properties and crystallization of fat blends. *Journal of Food Engineering*. 77(3): 433–438. https://doi.org/10.1016/j.jfoodeng.2005.07.010.

Powell MJ, Sebranek JG, Prusa KJ, Tarté R. 2019. Evaluation of citrus fiber as a natural replacer of sodium phosphate in alternatively-cured all-pork Bologna sausage. *Meat Science*. 157: 107883. https://doi.org/10.1016/j.meatsci.2019.107883.

Prayson B, McMahon JT, Prayson RA. 2008. Fast food hamburgers: what are we really eating? *Annals of Diagnostic Pathology*. 12(6): 406–409. https://doi.org/10.1016/j.anndiagpath.2008.06.002.

Purslow PP. 2017. Chapter 3 – The Structure and Growth of Muscle. In *Lawrie's Meat Science (Eighth Edition)*, ed. F Toldra', pp. 49–97. Woodhead Publishing. https://doi.org/10.1016/B978-0-08-100694-8.00003-0.

Purslow PP, Oiseth S, Hughes J, Warner RD. 2016. The structural basis of cooking loss in beef: Variations with temperature and ageing. *Food Research International.* 89: 739–748. https://doi.org/10.1016/j.foodres.2016.09.010.

Raikos V, Neacsu M, Russell W, Duthie G. 2014. Comparative study of the functional properties of lupin, green pea, fava bean, hemp, and buckwheat flours as affected by pH. *Food Sci Nutr.* 2(6): 802–810. https://doi.org/10.1002/fsn3.143.

Regulation (EC) No 852. 2004. REGULATION (EC) No 852/2004 OF THE EUROPEAN PARLIAMENT AND OF THE COUNCIL. Available at: https://eur-lex.europa.eu/legal-content/EN/TXT/PDF/?uri=OJ:L:2004:139:FULL&from=EN.

Riaz MN. 2011. 15 – Texturized vegetable proteins. In *Handbook of Food Proteins*, eds. GO Phillips, PA Williams, pp. 395–418. Woodhead Publishing. https://doi.org/10.1533/9780857093639.395.

Rolan T, Mueller I, Mertle TJ, Swenson KJ, Conley C, *et al.* 2008. Ground Meat and Meat Analog Compositions Having Improved Nutritional Properties. *US20080268112A1.* Available at: https://patents.google.com/patent/US20080268112A1/en (accessed on: September 8, 2021).

Roland WSU, Pouvreau L, Curran J, Velde F van de, Kok PMT de. 2017. Flavor Aspects of Pulse Ingredients. *Cereal Chemistry.* 94(1): 58–65. https://doi.org/10.1094/CCHEM-06-16-0161-FI.

Saerens W, Smetana S, Van Campenhout L, Lammers V, Heinz V. 2021. Life Cycle Assessment of Burger Patties Produced with Extruded Meat Substitutes. *Journal of Cleaner Production.* : 127177. https://doi.org/10.1016/j.jclepro.2021.127177.

Samard S, Ryu G-H. 2019. A comparison of physicochemical characteristics, texture, and structure of meat analogue and meats. *Journal of the Science of Food and Agriculture.* 99(6): 2708–2715. https://doi.org/10.1002/jsfa.9438.

Scarborough P, Appleby PN, Mizdrak A, Briggs ADM, Travis RC, *et al.* 2014. Dietary greenhouse gas emissions of meat-eaters, fish-eaters, vegetarians and vegans in the UK. *Climatic Change.* 125(2): 179–192. https://doi.org/10.1007/s10584-014-1169-1.

Schmidt JH. 2015. Life cycle assessment of five vegetable oils. *Journal of Cleaner Production.* 87: 130–138. https://doi.org/10.1016/j.jclepro.2014.10.011.

Schmidt JM, Damgaard H, Greve-Poulsen M, Sunds AV, Larsen LB, Hammershøj M. 2019. Gel properties of potato protein and the isolated fractions of patatins and protease inhibitors – Impact of drying method, protein concentration, pH and ionic strength. *Food Hydrocolloids.* 96: 246–258. https://doi.org/10.1016/j.foodhyd.2019.05.022.

Schnepf MI. 1992. Protein-Water Interactions. In *Biochemistry of Food Proteins*, ed. BJF Hudson, pp. 1–33. Boston, MA: Springer US. https://doi.org/10.1007/978-1-4684-9895-0_1.

Schreuders FKG, Dekkers BL, Bodnár I, Erni P, Boom RM, van der Goot AJ. 2019. Comparing structuring potential of pea and soy protein with gluten for meat analogue preparation. *Journal of Food Engineering.* 261: 32–39. https://doi.org/10.1016/j.jfoodeng.2019.04.022.

Shariati-Ievari S, Ryland D, Edel A, Nicholson T, Suh M, Aliani M. 2016. Sensory and Physicochemical Studies of Thermally Micronized Chickpea (Cicer arietinum) and Green Lentil (Lens culinaris) Flours as Binders in Low-Fat Beef Burgers. *Journal of Food Science.* 81(5): S1230–S1242. https://doi.org/10.1111/1750-3841.13273.

Shikama K. 2006. Nature of the FeO_2 bonding in myoglobin and hemoglobin: A new molecular paradigm. *Progress in Biophysics and Molecular Biology.* 91(1): 83–162. https://doi.org/10.1016/j.pbiomolbio.2005.04.001.

Sridharan S, Meinders MBJ, Bitter JH, Nikiforidis CV. 2020. Pea flour as stabilizer of oil-in-water emulsions: Protein purification unnecessary. *Food Hydrocolloids.* 101: 105533. https://doi.org/10.1016/j.foodhyd.2019.105533.

Standage T. 2009. *An Edible History of Humanity.* New York: Walker Books. First Edition ed.

Stern JH, Rutkowski JM, Scherer PE. 2016. Adiponectin, Leptin, and Fatty Acids in the Maintenance of Metabolic Homeostasis Through Adipose Tissue Crosstalk. *Cell Metab.* 23(5): 770–784. https://doi.org/10.1016/j.cmet.2016.04.011.

Taggart P, Mitchell JR. 2009. 5 – Starch. In *Handbook of Hydrocolloids (Second Edition)*, eds. GO Phillips, PA Williams, pp. 108–141. Sawston, UK: Woodhead Publishing. https://doi.org/10.1533/9781845695873.108.

Toldra F, ed. 2017. *Lawrie's Meat Science.* Duxford, United Kingdom: Woodhead Publishing. 8th edition ed.

Trout GR. 1989. Variation in Myoglobin Denaturation and Color of Cooked Beef, Pork, and Turkey Meat as Influenced by pH, Sodium Chloride, Sodium Tripolyphosphate, and Cooking Temperature. *Journal of Food Science.* 54(3): 536–540. https://doi.org/10.1111/j.1365-2621.1989.tb04644.x.

Vatanparast H, Islam N, Shafiee M, Ramdath DD. 2020. Increasing Plant-Based Meat Alternatives and Decreasing Red and Processed Meat in the Diet Differentially Affect the Diet Quality and Nutrient Intakes of Canadians. *Nutrients.* 12(7): 2034. https://doi.org/10.3390/nu12072034.

Wang K, Arntfield SD. 2017. Effect of protein-flavour binding on flavour delivery and protein functional properties: A special emphasis on plant-based proteins. *Flavour and Fragrance Journal.* 32(2): 92–101. https://doi.org/10.1002/ffj.3365.

Wang Y, Wang W, Jia H, Gao G, Wang X, *et al.* 2018. Using Cellulose Nanofibers and Its Palm Oil Pickering Emulsion as Fat Substitutes in Emulsified Sausage. *Journal of Food Science.* 83(6): 1740–1747. https://doi.org/10.1111/1750-3841.14164.

Warner RD. 2017. Chapter 14 – The Eating Quality of Meat—IV Water-Holding Capacity and Juiciness. In *Lawrie's Meat Science (Eighth Edition)*, ed. F Toldra', pp. 419–459. Woodhead Publishing. https://doi.org/10.1016/B978-0-08-100694-8.00014-5.

Weston AR, Rogers RW, Althen TG. 2002. Review: The Role of Collagen in Meat Tenderness. *The Professional Animal Scientist.* 18(2): 107–111. https://doi.org/10.15232/S1080-7446(15)31497-2.

Wi G, Bae J, Kim H, Cho Y, Choi M-J. 2020. Evaluation of the Physicochemical and Structural Properties and the Sensory Characteristics of Meat Analogues Prepared with Various Non-Animal Based Liquid Additives. *Foods.* 9(4): 461. https://doi.org/10.3390/foods9040461.

Wieser H. 2007. Chemistry of gluten proteins. *Food Microbiology.* 24(2): 115–119. https://doi.org/10.1016/j.fm.2006.07.004.

Willett W, Rockström J, Loken B, Springmann M, Lang T, *et al.* 2019. Food in the Anthropocene: the EAT–Lancet Commission on healthy diets from sustainable food systems. *The Lancet.* 393(10170): 447–492. https://doi.org/10.1016/S0140-6736(18)31788-4.

Wittek P, Karbstein HP, Emin MA. 2021. Blending Proteins in High Moisture Extrusion to Design Meat Analogues: Rheological Properties, Morphology Development and Product Properties. *Foods.* 10(7): 1509. https://doi.org/10.3390/foods10071509.

Wood JD, Enser M, Fisher AV, Nute GR, Sheard PR, *et al.* 2008. Fat deposition, fatty acid composition and meat quality: A review. *Meat Science.* 78(4): 343–358. https://doi.org/10.1016/j.meatsci.2007.07.019.

Wright TJ, Davis RW. 2015. Myoglobin extraction from mammalian skeletal muscle and oxygen affinity determination under physiological conditions. *Protein Expression and Purification.* 107: 50–55. https://doi.org/10.1016/j.pep.2014.11.004.

Wu M, Xiong YL, Chen J, Tang X, Zhou G. 2009. Rheological and Microstructural Properties of Porcine Myofibrillar Protein–Lipid Emulsion Composite Gels. *Journal of Food Science.* 74(4): E207–E217. https://doi.org/10.1111/j.1750-3841.2009.01140.x.

Xiong YL. 1994. Myofibrillar protein from different muscle fiber types: Implications of biochemical and functional properties in meat processing. *Critical Reviews in Food Science and Nutrition*. 34(3): 293–320. https://doi.org/10.1080/10408399409527665.

Youssef MK, Barbut S. 2010. Physicochemical Effects of the Lipid Phase and Protein Level on Meat Emulsion Stability, Texture, and Microstructure. *Journal of Food Science*. 75(2): S108–S114. https://doi.org/10.1111/j.1750-3841.2009.01475.x.

Yu T-Y, Morton JD, Clerens S, Dyer JM. 2017. Cooking-Induced Protein Modifications in Meat. *Comprehensive Reviews in Food Science and Food Safety*. 16(1): 141–159. https://doi.org/10.1111/1541-4337.12243.

Yuliarti O, Kiat Kovis TJ, Yi NJ. 2021. Structuring the meat analogue by using plant-based derived composites. *Journal of Food Engineering*. 288: 110138. https://doi.org/10.1016/j.jfoodeng.2020.110138.

Zayas JF. 1997. Water Holding Capacity of Proteins. In *Functionality of Proteins in Food*, ed. JF Zayas, pp. 76–133. Berlin, Heidelberg: Springer. https://doi.org/10.1007/978-3-642-59116-7_3.

Zhou H, Vu G, Xiping G, McClements D. 2022. Development of standardized tests for the characterization of beef burgers and their plant-based analogs. *Under review*.

Eier- und Eiproduktalternativen   7

7.1   Einleitung

Eier sind für viele Menschen ein fester Bestandteil ihrer Ernährung. Sie können als Lebensmittel selbst verzehrt werden, z. B. als gekochte, gebratene, pochierte oder Rühreier (Abb. 7.1), oder sie können als Zutat für andere Lebensmittel verwendet werden, z. B. für Mayonnaise, Soßen, Desserts und Backwaren (McGee 2004). Wie andere tierische Lebensmittel haben auch Eier eine komplexe Zusammensetzung und Struktur, die viele ihrer erwünschten physikalisch-chemischen, funktionellen und sensorischen Eigenschaften bestimmt (Stadelman et al. 2017). Es ist daher entscheidend, die Eigenschaften echter Eier zu verstehen, um pflanzliche Alternativen zu entwickeln, die ihre wünschenswerten Eigenschaften präzise nachbilden können. In diesem Kapitel geben wir daher zunächst einen Überblick über die Eigenschaften echter Eier, bevor wir uns mit der Entwicklung und Herstellung von Eianaloga befassen. Hühnereier sind in den meisten Industrieländern die am häufigsten konsumierte Eiersorte, weshalb sie in diesem Kapitel im Mittelpunkt stehen werden.

Aus einem vom „The Good Food Institute" in Auftrag gegebenen Bericht geht hervor, dass der Markt für Eier auf pflanzlicher Basis in den Vereinigten Staaten im Jahr 2020 rund 27 Mio. Dollar betragen hat, was einem Anstieg von 168 % gegenüber dem Vorjahr entsprach (GFI 2021). Allerdings machten die Eiproduktanaloga nur etwa 0,4 % des gesamten Marktes für Eiprodukte (echte und pflanzliche Produkte) aus, was das beträchtliche Wachstumspotenzial dieses Sektors verdeutlicht. Der starke Umsatzanstieg ist weitgehend auf die Markteinführung mehrerer hochwertiger pflanzlicher Eianaloga zurückzuführen, wie z. B. von *Eat Just*, einem kalifornischen Lebensmittelunternehmen. Pflanzliche Zutaten, die sich wie die Inhaltsstoffe in Eiern verhalten, könnten auch in anderen Lebensmittelkategorien benötigt werden, die normalerweise Hühnereier als funktionelle Zutaten verwenden, wie z. B. Backwaren auf pflanzlicher Basis (152 Mio. USD

© Der/die Autor(en), exklusiv lizenziert an Springer Nature Switzerland AG 2024
D. McClements et al., *Pflanzliche Lebensmittelalternativen*,
https://doi.org/10.1007/978-3-031-52639-8_7   379

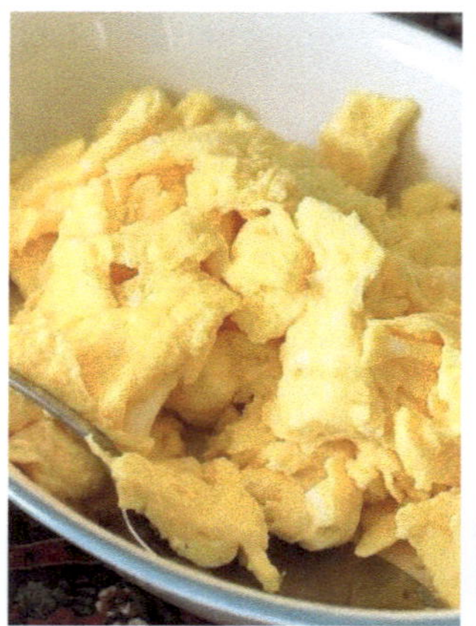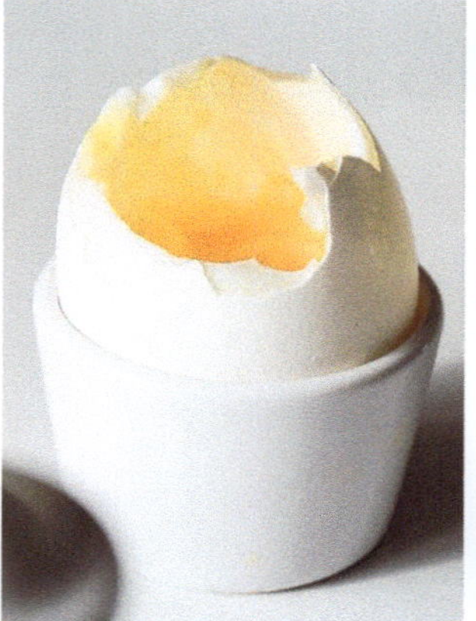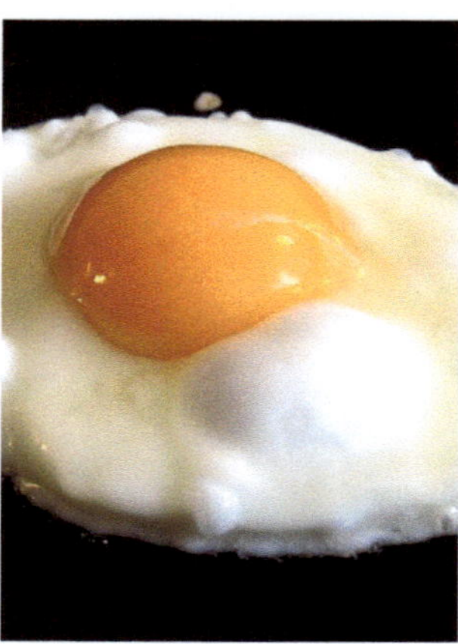

Abb. 7.1 Eier können auf verschiedene Arten serviert werden, zum Beispiel als Rührei (von Tom Ipr), gekochtes Ei (von Maria Eklind) und Spiegelei (von Matthew Murdoch). Alle Bilder Creative Commons Attribution 2.0

Markt im Jahr 2020) und Gewürze und Dressings (81 Mio. USD Markt im Jahr 2020) (GFI 2021). Offensichtlich gibt es einen großen potenziellen Markt für Eier auf pflanzlicher Basis, der die Forschung in diesem Bereich anregt.

7.2   Eigenschaften von Hühnereiern

7.2.1   Zusammensetzung und Struktur

Hühnereier enthalten alle Nährstoffe, die für die anfängliche Entwicklung des Embryos erforderlich sind (Stadelman et al. 2017). Sie liefern die Energie und die Bausteine, damit sich die Eizelle in zahlreiche kleinere Zellen teilen kann und einen Embryo ausbildet. Dieser wächst dann zu einem Küken heran, das aus dem Ei schlüpft und sich selbst ernähren kann. Ein Ei ist also ein außergewöhnliches Naturphänomen – eine in sich geschlossene Einheit, die in etwa drei Wochen ein lebendes Küken hervorbringen kann. Um diese bemerkenswerte Leistung zu vollbringen, muss das Innere des Eies alle Nährstoffe und andere Substanzen enthalten, die für die Bildung und Aufzucht des Embryos erforderlich sind, z. B. Proteine, Lipide, Kohlenhydrate, Vitamine und Mineralien, die in einem wässrigen Medium verteilt sind. Analysen von ganzen Hühnereiern zeigen, dass sie etwa 75 % Wasser, 12 % Protein, 12 %Fette und kleinere Mengen an Kohlenhydraten, Vitaminen und Mineralien enthalten (Kovacs-Nolan et al. 2005). Auch die innere Struktur der Eier ist darauf ausgelegt, die Bildung und das Wachstum des Embryos zu erleichtern. Von innen nach außen besteht ein Hühnerei aus mehreren konzentrischen Schichten (Abb. 7.2). Den Kern bildet das Eigelb, das eine undurchsichtige

Abb. 7.2 Aufbau eines Hühnereis („chicken egg"), das hauptsächlich aus Eigelb („egg yolk"), Eiweiß („egg white") mit zähflüssigem und dünnflüssigem Eiklar („thick and thin albumen") und der Eierschale („egg shell") besteht

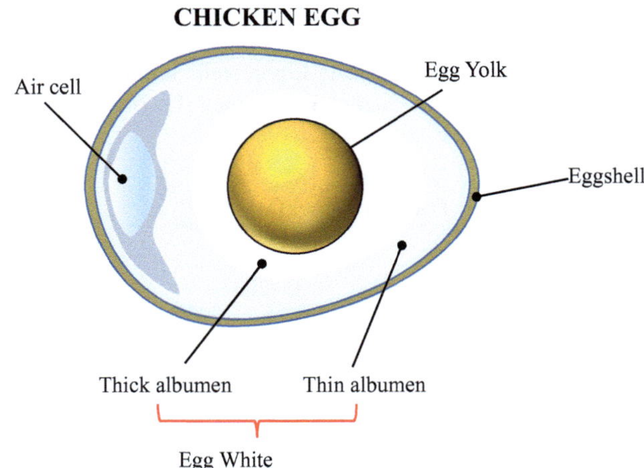

gelbliche Farbe und eine halbfeste Konsistenz hat und einen hohen Nährstoffgehalt aufweist. Es macht etwa 28 % des gesamten Eies aus. Das Eigelb ist von einer klaren, scherverdünnenden, zähflüssigen Flüssigkeit umgeben, die als Eiweiß bezeichnet wird und etwa 63 % des gesamten Eies ausmacht. Das Äußere des Eies besteht aus einer harten, calciumcarbonatreichen Schale, die etwa 10 % des ganzen Eies ausmacht. Diese Schale spielt eine wichtige Rolle beim Schutz des heranwachsenden Embryos vor der äußeren Umgebung und bei der Regulierung der Gasströme (z. B. Sauerstoff) in und aus dem Ei. Eier enthalten eine Vielzahl von Proteinen – die meisten davon sind im Eigelb und im Eiweiß enthalten, aber ein Teil davon ist auch in der Eierschale vorhanden (Kovacs-Nolan et al. 2005). Eiproteine können vollständig aus unabhängigen Polypeptidketten oder aus Polypeptidketten bestehen, die chemisch oder physikalisch an Lipide (Lipoproteine) oder Kohlenhydrate (Glykoproteine) gebunden sind (Tab. 7.1).

Eigenschaften des Eigelbs: Eigelb ist eine natürliche kolloidale Dispersion mit einer Struktur, die der einer Öl-in-Wasser-Emulsion ähnelt (Anton 2013). Es enthält verschiedene Arten von lipidreichen kolloidalen Partikeln, die in einem wässrigen Medium suspendiert sind, das lösliche Proteine, Vitamine und Mineralstoffe enthält. Durch Zentrifugation kann Eigelb in eine „Granulafraktion" ($\approx$20 %) und eine „Plasmafraktion" ($\approx$ 80 %) getrennt werden, die unterschiedliche Zusammensetzungen und Strukturen aufweisen (Strixner et al. 2014). Diese Fraktionen können Eiprodukten unterschiedliche funktionelle Eigenschaften verleihen (Huang und Ahn 2019). Die unmittelbare Zusammensetzung des Eigelbs wird mit etwa 50 % Wasser, 23 % Lipiden, 16 % Proteinen, 9 %Phospholipiden, 1,7 % Mineralien und 0,3 % Kohlenhydraten angegeben (Clark 2012). Diese Bestandteile liegen als supramolekulare Strukturen oder als einzelne Moleküle vor. Die wichtigsten Eigelbproteine sind Lipoproteine niedriger Dichte (LDL, 68 %), Lipoproteine hoher Dichte (HDL, 12 %), Livetine (12 %) und Phosvitin (7 %)

Tab. 7.1 Molekulare und physikochemische Eigenschaften einiger der wichtigsten Eiproteine. *Legende:* M_W Molekulargewicht; pI, isoelektrischer Punkt; T_m, thermische Denaturierungstemperatur; HDL, High Density Lipoprotein; und LDL Low Density Lipoprotein. Die Daten wurden aus verschiedenen Quellen entnommen (Le Denmat et al. 1999; McClements und Grossmann 2021; Strixner et al. 2014; Tsutsui 1988)

	%Protein in Fraktion	M_W (kDa)	pI	T_m (°C)
Eigelb			**6,0**	
Livetin (α, β, γ)	12	33–203	4,3–7,6 (5,3)	83,3
Phosvitin	7	35	4,0	80,0
HDL	12	400 kDa-Untereinheiten (4–20 nm), zusammen gelagert in größeren Partikeln	4,0	72–76
LDL	68	Kolloidale Teilchen ($\approx$30 nm)	3,5	72–76
Eiklar			**4,5**	
Ovalbumin	58	45	4,6	85
Conalbumin	13	80	6,6	63
Ovomucoid	11	28	3,9	70
Ovoglobuline	8	30–45	5,5–5,8	93
Lysozym	3,5	14,6	10,7	78
Ovomucin	1,5	210	4,5–5,0	–

(Tab. 7.1). Diese Proteine können in den Granula oder im Plasma vorhanden sein (Anton 2013). HDL und Phosvitin sind hauptsächlich in den Granula vorhanden, während LDL und Livetine hauptsächlich im Plasma vorhanden sind. Die Granula bestehen aus zahlreichen HDL- und Phosvitin-Untereinheiten, die durch Calciumbrücken zusammengehalten werden (Strixner et al. 2014). Die Durchmesser der Granula reichen von einigen hundert Nanometern bis zu einigen Mikrometern (Anton 2013). LDL und HDL sind selbst kolloidale Partikel (d < 1000 nm), die einen hydrophoben Kern aus einem Gemisch von Triglycerid- und Cholesterinmolekülen haben, der von einer Grenzflächenmembran aus Phospholipiden und Proteinen umhüllt ist. Die wichtigsten ungesättigten Fettsäuren im Eigelb sind Ölsäure (47 %), Linolsäure (16 %), Palmitoleinsäure (5 %) und Linolensäure (2 %), während die wichtigsten gesättigten Fettsäuren Palmitinsäure (23 %), Sterinsäure (4 %) und Myristinsäure (1 %) sind (NRC 1976). Es wurde berichtet, dass etwa 9 % der Fettsäuren in Form von Lecithin vorliegen. Eine Veränderung des pH-Werts oder der Ionenzusammensetzung kann die elektrostatischen Wechselwirkungen verändern, die für den Zusammenhalt der Granula im Eigelb verantwortlich sind, wodurch sich deren Struktur und Integrität ändern können (Anton 2013). Die verschiedenen Formen von Proteinen im Eigelb, sowohl in molekularer als auch in kolloidaler Form, spielen eine wichtige Rolle bei der Bestimmung der Emulgiereigenschaften von Eiern, z. B. in Mayonnaise und Dressings. Aufgrund seiner biologischen Rolle bei der Versorgung des heranwachsenden

Embryos mit Nährstoffen enthält das Eigelb auch ein breites Spektrum an öl- und wasser-löslichen Vitaminen (z. B. die Vitamine A, B_1, B_2, B_5, B_9, D und Cholin) sowie Mineralstoffe (z. B. Phosphor, Zink, Eisen und Calcium).

Eiklar: Das Eiklar ist eine transparente, zähe Lösung, die verschiedene Proteine und Glykoproteine in einem wässrigen Medium enthält. Es beinhaltet auch wasserlösliche Vitamine wie Riboflavin und essenzielle Mineralien wie Selen (Brady 2013). Die am häufigsten vorkommenden Proteine im Eiklar sind Ovalbumin (58 %), Conalbumin (13 %), Ovomucoid (11 %), Ovoglobuline (8 %), Lysozym (3,5 %) und Ovomucin (1,5 %) (Tab. 7.1). Bei den meisten dieser Proteine handelt es sich um globuläre Proteine, die eine Reihe von funktionellen Eigenschaften in Lebensmitteln aufweisen, insbesondere schäumende, emulgierende, verdickende, gelierende, flüssigkeitsbindende und antimikrobielle Eigenschaften. Die Analyse der Zusammensetzung zeigt, dass Eiklar zu etwa 90 % aus Wasser und zu 10 % aus Protein besteht, mit geringen Mengen an Kohlenhydraten, Lipiden, Vitaminen und Mineralien.

7.2.2 Verarbeitung

Die Eier, die von Verbraucher*innen, Restaurants und der Lebensmittelindustrie als Lebensmittel oder Zutaten verwendet werden, gibt es in zahlreichen Formen, darunter Volleier, Eiweiß, Eigelb und definierte Mischungen daraus, die als frische Produkte oder als verarbeitete Flüssigkeiten oder Pulver geliefert werden können (McGee 2004; Stadelman et al. 2017). Folglich hängen Zusammensetzung und Grad der Verarbeitung von der Art des Endprodukts ab, das hergestellt werden soll.

Im kommerziellen Maßstab werden frisches Vollei in der Regel von Hennen erzeugt, die in großer Zahl in sorgfältig kontrollierten Einrichtungen mit automatischen Tränk-, Fütterungs- und Eiersammelsystemen gehalten werden (Clauer 2021). In der Regel werden die Eier täglich eingesammelt und mithilfe von Bändern und Rollen zu einer mit den Hühnerställen verbundenen Eierverarbeitungsanlage transportiert. Spezialisierte Maschinen waschen, sortieren und verpacken die Eier dann. Die verpackten Eier können als ganze Eier verwendet werden, oder sie können weiterverarbeitet werden. So können die Eier beispielsweise aufgebrochen werden und der Inhalt wird homogenisiert, pasteurisiert, in Kartons verpackt und als flüssige Volleizutat verkauft. Alternativ können Eiweiß und Eigelb getrennt werden, um verschiedene Arten von Lebensmittelzutaten und -produkten herzustellen. Auch diese Produkte können vor dem Verkauf homogenisiert und pasteurisiert werden. In einigen Fällen werden die Eiprodukte zu pulverförmigen Zutaten verarbeitet, da dies ihre Lagerstabilität erhöht und ihre Verwendung in einigen Lebensmitteln erleichtert. Darüber hinaus können vorgekochte Eiprodukte in einem Lebensmittelherstellungsbetrieb zubereitet werden, die dann an Verbraucher*innen, Restaurants oder Institutionen verkauft werden, um den Komfort zu erhöhen.

7.2.3 Physikochemische Eigenschaften

Wie im vorangegangenen Abschnitt erwähnt, können Eier als Lebensmittel oder Zutaten in verschiedenen Formen verwendet werden, z. B. als frisches oder verarbeitetes Vollei, Eiweiß, Eigelb oder deren Mischung (McGee 2004). Gegenwärtig ist es aufgrund ihrer Zusammensetzung und struktureller Komplexität sowie im Hinblick auf wirtschaftliche und verarbeitungstechnische Herausforderungen nicht möglich, intakte Volleier aus pflanzlichen Zutaten kommerziell herzustellen. Aus diesem Grund versuchen Forscher*innen in der Regel, die Eigenschaften von gemischten Volleiern nachzuahmen, die durch Mischen von Eigelb und Eiweiß hergestellt werden. In diesem Abschnitt konzentrieren wir uns daher auf die physikochemischen und funktionellen Eigenschaften von gemischtem Vollei. Bei Raumtemperatur ist gemischtes Vollei eine viskose Flüssigkeit, die optisch trüb ist und eine cremegelbe Farbe hat. Ihr pH-Wert liegt in der Regel etwas über dem neutralen Wert (pH 7,2 bis 7,5), wenn sie frisch sind, kann sich aber während der Lagerung aufgrund bestimmter chemischer Reaktionen erhöhen (Panaite et al. 2019).

7.2.3.1 Erscheinungsbild

Die gelblich-orangene Farbe von Volleiern ist vor allem darauf zurückzuführen, dass sie in ihrem Dotter erhebliche Mengen an Carotinoid en enthalten, darunter Lutein, Zeaxanthin, Canthaxanthin, Apo-Carotin-Ester, Citranxanthin und Cryptoxanthin (Grizio und Specht 2021). Hennen können Carotinoide nicht selbst produzieren, daher stammen diese Pigmente aus ihrer Ernährung, die in der Regel vom Eierproduzenten durch die Verwendung von Futtermitteln, welche die erforderlichen Pigmente enthalten, kontrolliert wird. In Großbetrieben besteht das Futter in der Regel aus Getreidepellets, die die benötigten Makronährstoffe, Vitamine, Mineralien und Pigmente enthalten. In kleineren Betrieben können die Hennen auch mit natürlicherem Futter gefüttert werden, das verschiedene Obst-, Gemüse- und Getreidesorten enthält. Daher kann die Farbe des Eigelbs je nach Art und Konzentration der Carotinoide im Hühnerfutter von hellgelb bis tieforange reichen. Diese Carotinoide werden nach der Verdauung im Magen-Darm-Trakt des Huhns aus dem Futter freigesetzt und aufgenommen, bevor sie in die kolloidalen Partikel (Lipoproteine) des Eigelbs eingebaut werden. Studien haben gezeigt, dass sich die Carotinoide hauptsächlich in den hydrophoben Kernen der LDL-Partikel im Plasma des Eigelbs befinden (Anton 2013). Das flüssige Vollei ist optisch undurchsichtig, weil die kolloidalen Partikel im Eigelb (wie die Granula, LDL und HDL) das Licht stark streuen. Instrumentelle Farbmessungen an Eigelb haben ergeben, dass der L*-Wert etwa 59, der a*-Wert etwa −5 (leicht grün) und der b*-Wert etwa +54 (stark gelb) beträgt (Panaite et al. 2019). Für gekochte Volleier wurde berichtet, dass die L*-, a*- und b*-Werte etwa 77, −3 und +21 betragen (Li et al. 2018b). Die Zunahme der Helligkeit und die Abnahme der Farbintensität können auf eine Zunahme des Grads der Lichtstreuung nach dem Erhitzen der Eier aufgrund der Bildung von Proteinaggregaten zurückgeführt werden.

7.2.3.2 Rheologie

Flüssiges Vollei ist wesentlich viskoser als reines Wasser, da es verschiedene Arten von Polymeren und kolloidalen Partikeln enthält. Forscher*innen haben die rheologischen Eigenschaften von flüssigen Volleiern durch Messungen der Scherviskosität in Abhängigkeit von der Scherrate charakterisiert (Atilgan und Unluturk 2008; Panaite et al. 2019). Im Allgemeinen nimmt die scheinbare Scherviskosität dieser Produkte mit zunehmender Scherrate, Temperatur und Lagerzeit ab. Einige Forscher*innen haben berichtet, dass diese Arten von flüssigen Eiprodukten eine geringe Fließgrenze von etwa 0,2 Pa haben (Atilgan und Unluturk 2008). Die Fließgrenze und das scherverdünnende Verhalten ($n = 0{,}65$ bis $0{,}72$) von flüssigen Volleiprodukten können auf die Bildung eines empfindlichen 3D-Netzwerks aus kolloidalen Partikeln und Polymeren zurückgeführt werden, das bei höheren Scherraten aufgebrochen wird. Die Veränderung der Scherviskosität mit der Scherrate für gemischtes Vollei und Eiklar, die in unserem Labor mit einem instrumentellen Scherrheometer gemessen wurde, ist in Abb. 7.3 dargestellt. Diese Daten verdeutlichen auch das scherverdünnende Verhalten dieser Produkte. Die Veränderung der rheologischen Eigenschaften von Eiern während und nach dem Kochen spielt auch eine entscheidende Rolle bei der Bestimmung der gewünschten Qualitätsmerkmale, die im Abschnitt über die funktionellen Eigenschaften (Abschn. 7.2.4.1) erörtert werden.

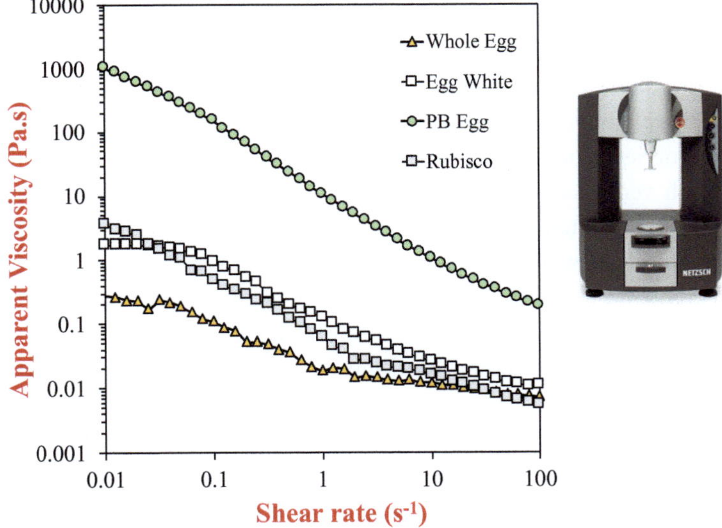

Abb. 7.3 Veränderung der scheinbaren Scherviskosität („apparent viscosity") mit der Scherrate („shear rate") für Hühnervollei („whole egg"), Eiklar („egg white"), ein kommerzielles pflanzliches Eianalogon („PB egg") und einer pflanzlichen Modelproteinlösung („Rubisco"). Die Daten wurden freundlicherweise von Hualu Zhou (UMASS) zur Verfügung gestellt. Das Bild des Rheometers (Kinexus), mit dem die Messungen durchgeführt wurden, wurde freundlicherweise von Netzsch zur Verfügung gestellt

7.2.3.3 Stabilität

Flüssiges Vollei kann während der Lagerung aufgrund physikalischer, chemischer oder biologischer Instabilitätsmechanismen zerfallen (Stadelman et al. 2017). Da es sich bei diesen Produkten um kolloidale Dispersionen handelt, sind sie anfällig für eine physikalische Zersetzung aufgrund der Aggregation oder der gravimetrischen Trennung der verschiedenen Arten von Partikeln, die sie enthalten, wie Granula und Lipoproteine. Wie bei anderen kolloidalen Dispersionen hängt die Widerstandsfähigkeit der Partikel gegen Aggregation von der Stärke der anziehenden und abstoßenden Wechselwirkungen ab (McClements und Grossmann 2021). Die elektrostatischen Wechselwirkungen sind stark vom pH-Wert und der Ionenstärke abhängig. Insbesondere können Proteine und Lipoproteine aggregieren, wenn sich der pH-Wert zu sehr dem isoelektrischen Punkt nähert oder wenn ein hoher Salzgehalt vorhanden ist. Daher kann es wichtig sein, diese Faktoren bei der Formulierung von flüssigem Vollei zu kontrollieren. Es kann auch wichtig sein, zu berücksichtigen, wie sich der pH-Wert und die Ionenstärke ändern, wenn diese Eier in andere Arten von Lebensmitteln eingearbeitet werden, da dies ihr Aggregationsverhalten beeinflussen wird. Die Resistenz von flüssigem Vollei gegen Aufrahmen oder Sedimentation wird durch die Partikelgröße und die Viskosität der umgebenden Flüssigkeit bestimmt. Einige der Granula im Eigelb können relativ groß sein (einige Mikrometer), was zu einer schnellen Aufrahmung oder Sedimentation führen kann. In einer Zentrifugationsstudie wurde festgestellt, dass Eigelb drei Hauptfraktionen von Granula enthält, die aus HDL, LDL und Phosvitin bestehen und unterschiedliche Durchmesser und Dichten aufweisen: (i) $0,84\ \mu m$ und $1200\ kg\ m^{-3}$; (ii) $1,8\ \mu m$ und $1081\ kg\ m^{-3}$; und (iii) $4,9\ \mu m$ und $1113\ kg\ m^{-3}$ (Strixner und Kulozik 2013). Daher kann es wichtig sein, die Produkte zu homogenisieren, um die Partikelgröße vor dem Verpacken zu verringern. Die relativ hohe Viskosität der wässrigen Phase in flüssigen Volleiprodukten kann diesen Prozess jedoch verlangsamen.

Es gibt auch verschiedene Arten von chemischen Reaktionen, die während der Lagerung von Eiern auftreten und ihre Haltbarkeit verringern können. Bei Vollei steigt der pH-Wert sowohl des Eiweißes als auch des Eigelbs im Laufe der Zeit an, was auf den Verlust von Kohlensäure durch das Gas CO_2 zurückgeführt wird, das durch die porösen Eierschalen diffundiert (Eke et al. 2013). Infolgedessen kann das Eiklar sichtbar klarer und weniger zähflüssig werden, weil die elektrostatische Abstoßung zwischen den Proteinmolekülen zunimmt, was zur Dissoziation von Proteinaggregaten führt. Eigelb kann beträchtliche Mengen an ω-3-Fettsäuren enthalten, wobei die Menge vom Futter des Huhns abhängt (Javed et al. 2019). Diese mehrfach ungesättigten Fettsäuren sind sehr anfällig für Lipidoxidation, was zu Fehlaromen führen kann (Galobart et al. 2001). Die Lipidoxidation von Eiern mit einem hohen Gehalt an mehrfach ungesättigten Fettsäuren kann auch während des Kochens beschleunigt werden (Cortinas et al. 2003). Studien zur Lagerung haben auch gezeigt, dass die Triacylglyceride und Phospholipide in Volleiern während der Lagerung hydrolysiert werden können, was zur Bildung von freien Fettsäuren führt, die unerwünschte sensorische Eigenschaften haben können

(Wang et al. 2017). Dieser Abbau wurde auf das Vorhandensein von Lipasen in den Eiern zurückgeführt, welche die Esterbindungen in den Lipiden hydrolysieren. Wenn frische Eier thermisch verarbeitet werden, erfolgt eine Denaturierung der Lipasen, was zu einer Verringerung ihrer katalytischen Aktivität führt. Daher ist es wichtig, die Verarbeitungs- und Lagerungsbedingungen, das Verpackungsmaterial und die Rezepturen entsprechend anzupassen, um die Lipidoxidation, Hydrolyse und andere chemische Reaktionen zu verzögern. So können die Produkte beispielsweise bei kühlen Temperaturen und unter Ausschluss von Licht gelagert werden, um ihren chemischen Abbau zu verzögern.

Schließlich sind Eier nährstoffreiche Produkte, die sehr anfällig für eine Kontamination mit verderblichen und pathogenen Bakterien wie *Salmonellen* sind (Baron und Jan 2011). Daher ist es wichtig, geeignete Verarbeitungs- und Hygieneprotokolle zu verwenden, um eine Kontamination zu vermeiden. Ebenso sind geeignete Prozesse (wie Pasteurisierung oder Bestrahlung) oder Zusatzstoffe (antimikrobielle Mittel) erforderlich, um Mikroorganismen zu deaktivieren (Silva und Gibbs 2012; Whiley und Ross 2015).

7.2.4 Funktionelle Eigenschaften

Eier sind äußerst vielseitige funktionelle Inhaltsstoffe, die für eine Vielzahl von Anwendungen in Lebensmitteln verwendet werden können, z. B. zum Verdicken, Gelieren, Binden, Emulgieren und Schäumen (Vega und Mercade-Prieto 2011). Viele dieser funktionellen Eigenschaften sind auf die globulären Proteine zurückzuführen, die sowohl im Eiklar als auch im Eigelb vorhanden sind (Tab. 7.1). Das Vorhandensein dieser Proteine ist in der Tat weitgehend für die Fähigkeit von Eiern verantwortlich, halbfeste Gele zu bilden, wenn sie gekocht, gebraten, gerührt oder pochiert werden. Darüber hinaus tragen sie zur Bildung und Stabilisierung von Öltröpfchen oder Luftblasen in Dressings, Mayonnaise, Saucen, Desserts, Backwaren und Baisers bei (McGee 2004). In diesem Abschnitt werden einige der wichtigsten funktionellen Eigenschaften von Hühnereiern hervorgehoben, darunter Verdickungs-, Gelier-, Bindungs-, Emulgier- und Schaumbildungseigenschaften. Es sei jedoch darauf hingewiesen, dass Eier in einigen Lebensmitteln auch noch andere wichtige Funktionen erfüllen, wie z. B. die Fähigkeit, Wasser zu binden, die Kristallisation von Zucker, Fett oder Eiskristallen zu kontrollieren, antimikrobielle Wirkungen zu entfalten oder der Oberfläche Glanz zu verleihen (Grizio und Specht 2021).

7.2.4.1 Verdickung, Gelierung und Bindung

Eine der wichtigsten funktionellen Eigenschaften von Eiern in vielen Lebensmittelanwendungen ist ihre Fähigkeit, Lösungen zu verdicken oder zu gelieren oder verschiedene Komponenten miteinander zu verbinden. Der molekulare Ursprung dieser funktionellen Eigenschaften liegt in der Fähigkeit der globulären Proteine in Eiklar und Eigelb, sich teilweise zu entfalten, wenn sie über ihre thermische Denaturierungstemperatur (T_m) erhitzt werden. Die T_m-Werte von Eiproteinen hängen vom Proteintyp sowie von den Lösungsmitteleigenschaften (z. B. pH-Wert und Ionenstärke) ab, liegen aber in der Regel zwischen etwa 63 und 93°C (Tab. 7.1). Die thermische Denaturierung von Eiproteinen kann bequem mit dynamischer Differenzkalorimetrie (DSC) gemessen werden, welche die Änderung des Wärmeflusses mit der Temperatur misst (Abb. 7.4). Die teilweise Auffaltung der Polypeptidketten oberhalb der thermischen Denaturierungstemperatur führt zur Freilegung von Aminosäuren an den Proteinoberflächen, die unpolare oder schwefelhaltige Seitengruppen haben. Diese freiliegenden Gruppen können dann die Aggregation der teilweise denaturierten Proteine durch hydrophobe Anziehung und Disulfidbindungen fördern (Abb. 7.5). Wenn die Proteinkonzentration ausreichend hoch ist, was in Hühnereiern der Fall ist, bildet sich ein Netzwerk aus aggregierten Proteinmolekülen, das sich über das gesamte Volumen des Systems erstreckt und so zur Bildung eines Gels führt (Kiosseoglou und Paraskevopoulou 2005). Die Temperatur, bei der sich das Gel bildet, wird als (T_{gel}) bezeichnet. Wenn die Proteinkonzentration nicht hoch genug ist, um ein Gelnetzwerk zu bilden, z. B. wenn das Ei in verdünnter Form als Zutat in einem anderen Produkt verwendet wird, kann die Aggregation der Proteine zu einer Verdickung der wässrigen Phase führen. Typischerweise bilden die globulären Proteine in Eiern ein partikelförmiges Gel, das aus Proteinaggregaten mit einem Durchmesser von einigen hundert Nanometern bis zu einigen Mikrometern besteht, das wässriges Medium zwischen sich einschließt (Cordobes et al. 2004; Li et al. 2018b). Jedes Proteinaggregat enthält eine Vielzahl von einzelnen Proteinmolekülen, die miteinander aggregiert sind (Abb. 7.5). Die von ganzen Eiern gebildeten Gele enthalten auch Granula und Lipoproteine aus dem Eigelb und Eiweiß, die in das Proteinnetzwerk eingebettet

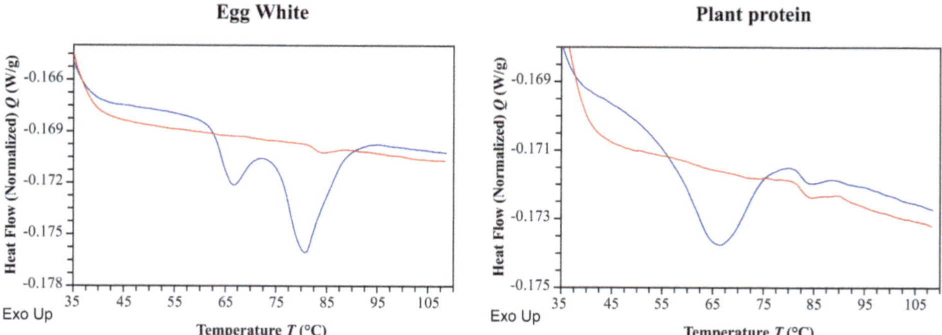

Abb. 7.4 Die scheinbare Scherviskosität („apparent viscosity") als Funktion der Scherrate („shear rate") für ein ganzes Hühnerei („egg") und ein kommerzielles pflanzliches Eianalogon („plant-based egg"). Die Daten wurden freundlicherweise von Hualu Zhou (UMASS) zur Verfügung gestellt. Das Bild des Rheometers (Kinexus), mit dem die Messungen durchgeführt wurden, wurde freundlicherweise von Netzsch zur Verfügung gestellt

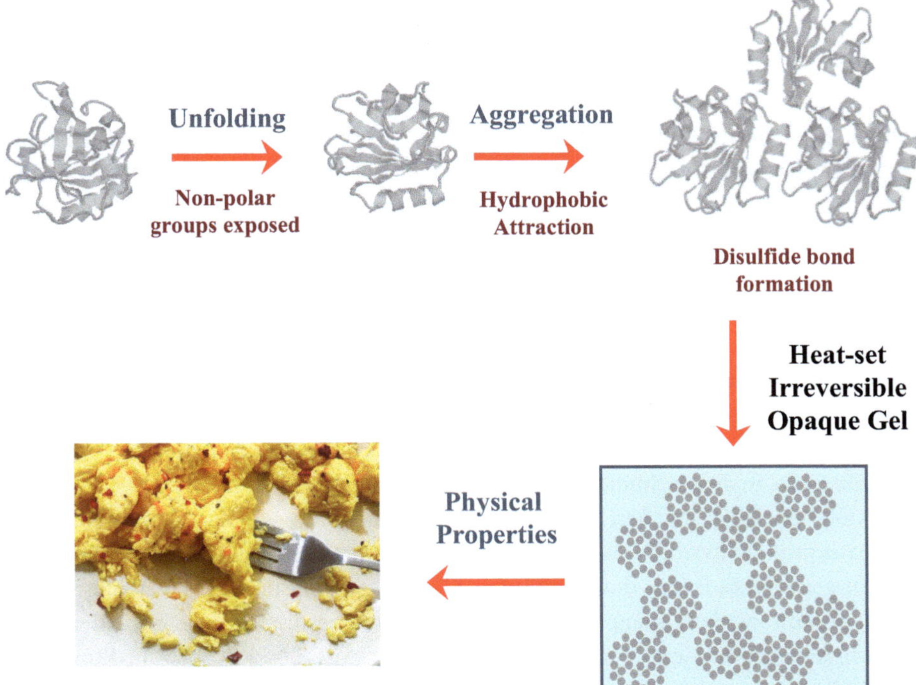

Abb. 7.5 Bei Erhitzung über ihre thermische Denaturierungstemperatur hinaus entfalten sich globuläre Ei- und Pflanzenproteine („unfolding"), wodurch unpolare Seitengruppen („non-polar groups") exponiert werden, und sie aggregieren („aggregation") durch hydrophobe Anziehung („hydrophobic attraction"). Durch die Ausbildung von Disulfidbrücken („disulfid bond formation") bilden sich große Aggregate, die miteinander interagieren und ein „heat-set", irreversibles, trübes 3D-Netzwerk („irreversible opaque gel") bilden, das spezifische physikalische Eigenschaften („physical properties") aufweist. Das Bild vom pflanzlichen Rührei wurde freundlicherweise von Eat Just Inc (San Francisco, CA) zur Verfügung gestellt

sind. Das Vorhandensein dieser verschiedenen Arten von kolloidalen Partikeln lässt das Ei aufgrund von Lichtstreuungseffekten optisch undurchsichtig erscheinen. Durch Variation der Erhitzungszeiten und -temperaturen (Vega und Mercade-Prieto 2011), sowie durch die Einstellung des pH-Werts oder der Ionenstärke (Croguennec et al. 2002; Raikos et al. 2007), lassen sich Gele mit unterschiedlichen Texturen herstellen, die von weich bis hart reichen. Eier können auch als Bindemittel in Lebensmitteln (z. B. in Burgern oder Würstchen) verwendet werden, wo sie die verschiedenen Bestandteile durch van-der-Waals-, hydrophobe, elektrostatische, Wasserstoffbrücken- und/oder Disulfid-Wechselwirkungen zusammenhalten können. Auch hierfür müssen sie in der Regel über ihre thermische Denaturierungstemperatur hinaus erhitzt werden, damit sie sich entfalten und die unpolaren sowie schwefelhaltigen Gruppen an ihren Oberflächen freigelegt werden. Ein 3D-Netzwerk aus den Inhaltsstoffen von Eiern trägt auch zur Wasserbindung bei. Dies ist ein entscheidender Beitrag zur Textur und zum Mundgefühl (Grizio und Specht 2021).

Während des Kochens und der thermischen Verarbeitung zeigen Hühnereier ein charakteristisches Verhalten. Abb. 7.6 zeigt als Beispiel die Veränderung des komplexen Schubmoduls von Eiklar mit der Temperatur. Zu Beginn ist der Schubmodul bei Raumtemperatur relativ niedrig, da sich die globulären Proteine in ihrem natürlichen Zustand befinden und nicht miteinander aggregieren. Während des Erhitzens bleibt der Schubmodul niedrig, bis die Proteine anfangen, sich zu entfalten und miteinander zu verbinden. Dies führt zur Bildung eines 3D-Gelnetzwerks, das sich über das gesamte System erstreckt. Normalerweise liegt die Gelierungstemperatur von Eiern während des Erhitzens bei etwa 65 bis 75 °C, was knapp über der thermischen Denaturierungstemperatur der meisten Eiproteine liegt. Wird das Ei abgekühlt, nimmt die Gelstärke zu, was darauf zurückzuführen ist, dass die Stärke der Wasserstoffbrücken zwischen den Proteinmolekülen mit abnehmender Temperatur zunimmt. Eier bilden also „heat-set" thermoirreversible Gele. In dieser Studie lag die Gelstärke des Eiklars bei etwa 20 kPa (Abb. 7.6). Die texturellen Eigenschaften von gekochten Hühnereiern werden häufig auch durch eine Texturprofilanalyse (TPA) charakterisiert. Die in unserem Labor mit einem TPA-Gerät an gekochtem Eiklar durchgeführten Messungen sind in Abb. 7.7 dargestellt. Die Proben wurden zweimal komprimiert/dekomprimiert und die zeitliche Veränderung der Kraft wurde während dieses Prozesses aufgezeichnet. Aus diesen Kraft-Zeit-Profilen lassen sich die Härte und die Brucheigenschaften von gekochten Eiern (sowie verschiedene andere Texturmerkmale) ermitteln (s. Kap. 4). Die aus Abb. 7.7 ermittelte Härte und

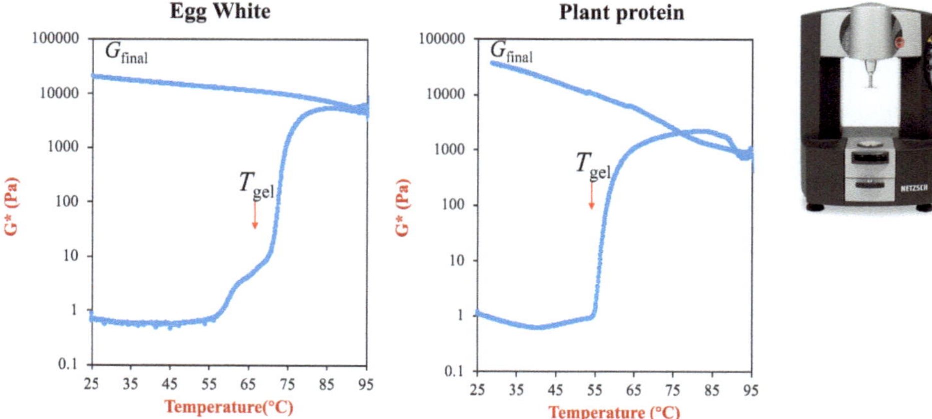

Abb. 7.6 Veränderung des komplexen Schubmoduls G^* in Abhängigkeit der Temperatur und die Gelierungstemperatur T_{gel} von Eiklar („egg white") und einem pflanzlichen Modellprotein (10 % Rubisco). Die Daten wurden freundlicherweise von Hualu Zhou und Giang Vu (UMASS) zur Verfügung gestellt. Das Bild des Rheometers (Kinexus), mit dem die Messungen durchgeführt wurden, wurde freundlicherweise von Netzsch zur Verfügung gestellt

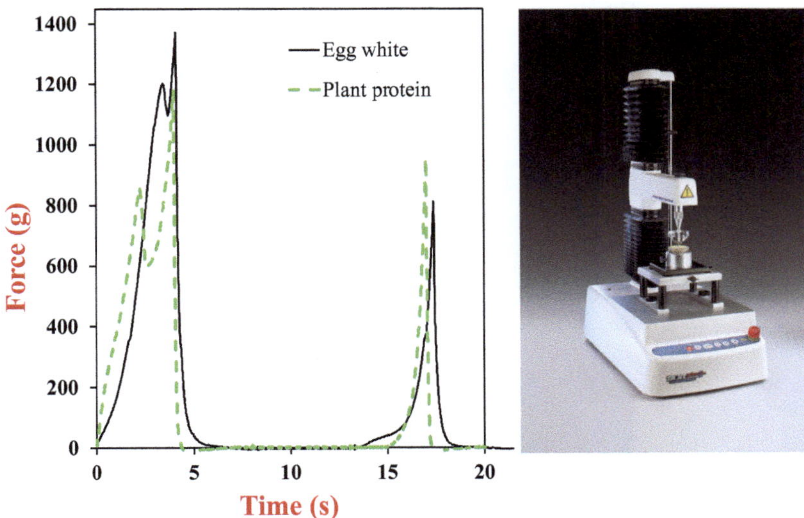

Abb. 7.7 Die Texturprofilanalyse von Eiklar und einem pflanzlichen Modellprotein (10 % Rubisco). Würfelförmige Proben (1 cm³) wurden bei Raumtemperatur mit einer zylindrischen Sonde aus rostfreiem Stahl zweimal mit 2 mm/s bis zu 75 % komprimiert und dekomprimiert. Die Daten sind als Kraft („force") gegen Zeit („time") dargestellt und wurden freundlicherweise von Hualu Zhou und Giang Vu (UMASS) zur Verfügung gestellt. Das Foto des Texturanalyzers wurde freundlicherweise von Marc Johnson, Texture Technologies Corp., (mit Genehmigung) zur Verfügung gestellt

Bruchfestigkeit des gekochten Hühnereiweißes lag bei etwa 1350 N bzw. 1040 N. Die gemessene Härte war ähnlich dem Wert von 1300 N, der von anderen Forscher*innen berichtet wurde, die einen ähnlichen Ansatz zur Charakterisierung der Textur von gekochten Hühnereiern verwendeten (Kassis et al. 2010).

7.2.4.2 Emulgieren und Schäumen

Eier werden wegen ihrer guten Emulgier- und Schaumbildungseigenschaften als Zutaten in vielen Lebensmitteln verwendet (McGee 2004). So werden sie beispielsweise als Emulgatoren zur Herstellung von Mayonnaise, Dressings und Soßen eingesetzt, während sie als Schaumbildner in Baisers und Kuchen Verwendung finden. Diese Eigenschaften sind zum Teil auf die Fähigkeit der globulären Proteine aus Eiklar und Eigelb zurückzuführen, während des Homogenisierens an die Öl-Wasser-Grenzflächen oder Luft-Wasser-Oberflächen zu adsorbieren und diese zu stabilisieren (Abb. 7.8). Aber auch die Granula und Lipoproteine des Eigelbs spielen eine wichtige Rolle bei der Bildung von Emulsionen auf Eibasis (Le Denmat et al. 2000). Es wurde festgestellt, dass die LDL-Fraktion aus dem Plasma des Eigelbs der wichtigste Emulgator ist. Die LDL-Partikel bestehen aus Proteinen und Phospholipiden, beides amphiphile Moleküle, die zur Grenzflächenaktivität von Eiprodukten beitragen können. Die löslichen globulären Proteine in Eiklar

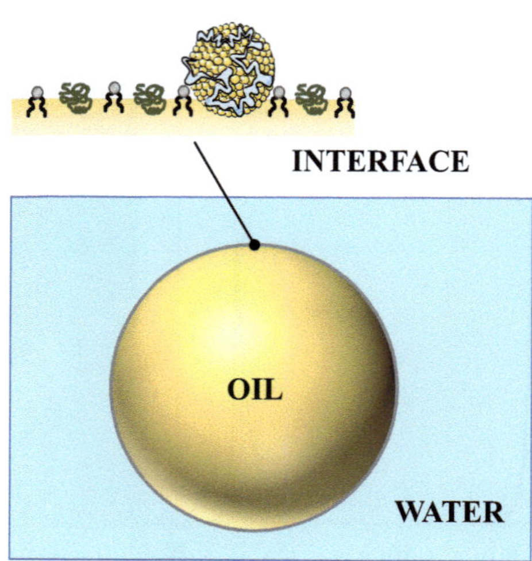

Abb. 7.8 Eier werden häufig zur Stabilisierung von Emulsionen und Schäumen verwendet, da sie an Grenzflächen („interfaces") zwischen Öl („oil") und Wasser („water") oder Luft und Wasser adsorbieren können. Die Grenzflächen können aus Eiproteinen, Phospholipiden oder kolloidalen Partikeln (wie LDL, HDL oder Granula) bestehen. (Das Bild des Lipoproteins stammt von Servier Medical Art (smart.servier.com), verwendet unter CC BY 3.0 (https://creativecommons.org/ licenses/by/3.0/))

und Eigelb sind ebenfalls grenzflächenaktive Moleküle, da sie sowohl unpolare als auch polare Gruppen auf ihrer Oberfläche enthalten. Allerdings können sich Proteine anders verhalten, wenn sie an eine Grenzfläche oder Oberfläche gebunden sind, da sich die Proteine entfalten können (Oberflächendenaturierung), was ihre Vernetzung untereinander fördert. Die Bildung eines 2D-Gelnetzwerks um die Fetttröpfchen oder Luftblasen kann für die Erhöhung ihrer Stabilität wichtig sein. Die elektrostatischen Eigenschaften der von den Eikomponenten gebildeten Grenzflächenschichten sind ebenfalls wichtig für die Stabilität von Emulsionen und Schäumen. Das Zeta-Potenzial von Fetttröpfchen in Öl-in-Wasser-Emulsionen aus Ei wechselt von einem positiven Wert bei niedrigem pH-Wert zu einem negativen Wert bei hohem pH-Wert (Le Denmat et al. 2000). Dies ist hauptsächlich auf Veränderungen der Ladung der adsorbierten Proteinmoleküle zurückzuführen. Der isoelektrische Punkt von Eiklar- und Eigelbdispersionen liegt bei einem pH-Wert von 5 bzw. 5,5 (Li et al. 2018a). Unter sauren Bedingungen werden die Amino- und Carboxylgruppen protoniert, was zu einer positiven Nettoladung führt (-COOH und -NH$_3^+$), aber unter neutralen Bedingungen werden sie deprotoniert, was zu einer negativen Nettoladung führt (-COO$^-$ und -NH$_2$). Emulsionen, die mit Eizutaten als Emulgatoren hergestellt werden, sind daher relativ stabil gegenüber Aggregation bei pH-Werten weit oberhalb und weit unterhalb des isoelektrischen Punkts. Bei diesen pH-Werten ist die elektrostatische Abstoßung stark, wohingegen sie in der Nähe des isoelektrischen Punkts schwach ist (Li et al. 2018a).

7.2.5 Geschmack

Im rohen Zustand haben Hühnereier nur ein mildes Aroma, dessen Charakter bis zu einem gewissen Grad von der Art des Futters abhängt, das die Hennen erhalten. Während der Lagerung nimmt das Aroma aufgrund verschiedener chemischer Veränderungen tendenziell zu (McGee 2004; Plagemann et al. 2011). Während des Kochens durchlaufen die Eiproteine weitere chemische Reaktionen, die zu einem milden, aber deutlichen Schwefelaroma führen (Jo et al. 2013; Warren et al. 1995). Man nimmt an, dass dieses Schwefelaroma, das dem Schwefelwasserstoffgas (H_2S) zugeschrieben wird, hauptsächlich vom Eiklar stammt. Es wird auf die Entfaltung der Albuminmoleküle zurückgeführt, wenn diese über ihre thermische Denaturierungstemperatur hinaus erhitzt werden. Dadurch werden chemisch reaktive schwefelhaltige Aminosäuren freigelegt, die normalerweise im Inneren des Proteins verborgen sind. Dahingegen wird angenommen, dass das butterartige, süße Aroma von Rührei hauptsächlich vom Eigelb stammt (Warren und Ball 1991; Warren et al. 1995). Die verschiedenen Arten von flüchtigen Bestandteilen in rohen (Xiang et al. 2019) und gekochten (Goldberg et al. 2012; Jo et al. 2013) Eiern wurden mittels Gaschromatographie mit Massenspektrometrie (GC–MS) quantifiziert. Es wurde berichtet, dass gekochte Eier in der Regel Hunderte verschiedener flüchtiger Komponenten enthalten (MacLeod und Cave 1975; McGee 2004), die in unterschiedlichem Maße zum Gesamtaromaprofil beitragen. In der Praxis hängt der ausgeprägte Geschmack von Eiern von der verwendeten Zubereitungsmethode ab, wie z. B. Kochen, Pochieren, Verrühren oder Braten, da unterschiedliche Wärmeübertragungsmedien (Wasser, Öl) und Zeit-Temperatur-Kombinationen beteiligt sind (Sheldon und Kimsey 1985). Informationen über das Aromaprofil von Hühnereiern vor und nach dem Kochen sind wichtig, wenn man versucht, Eier auf pflanzlicher Basis zu entwickeln, die deren Geschmackseigenschaften genau simulieren.

7.3 Pflanzliche Eianaloga

7.3.1 Zusammensetzung und Struktur

Wie im vorangegangenen Abschnitt erörtert, enthalten Hühnereier von Natur aus eine Vielzahl verschiedener Bestandteile (z. B. Wasser, Proteine, Lipide, Phospholipide, Kohlenhydrate, Mineralien, Vitamine und Carotinoide), die in kolloidalen Strukturen (wie HDL, LDL und Granula) organisiert sein können, die alle zu ihren erwünschten funktionellen und sensorischen Eigenschaften beitragen. In der Regel ist daher eine Reihe verschiedener pflanzlicher Inhaltsstoffe erforderlich, um die Eigenschaften genau zu simulieren (Tab. 7.2). So können beispielsweise Lipide auf pflanzlicher Basis verwendet werden, um den hydrophoben Kern von Fetttröpfchen zu bilden, die Lipoproteine und Granula nachahmen sollen. Lipide mit unterschiedlichen Fettsäurezusammensetzungen

Tab. 7.2 Beispiele für einige wichtige Zutaten mit ihren funktionellen Eigenschaften, die zur Formulierung von Eianaloga auf pflanzlicher Basis verwendet werden. Definitionen und Beschreibungen der funktionellen Eigenschaften von pflanzlichen Inhaltsstoffen finden sich in Kap. 2

Zutat	Beispiele	Funktionen
Lipide	Algen-, Canola-, Mais-, Leinsamen-, Oliven-, Pflanzen-, Soja- und Sonnenblumenöl	Bildung eines hydrophoben Kerns von Fetttröpfchen; Lösen unpolarer Aromen, Farbstoffe und Vitamine
Proteine	Soja-, Erbsen-, Mungbohnen-, Raps-, Kichererbsen-, Ackerbohnen-, Linsen-, Lupinen- und RuBisCO-Proteine	Emulgatoren, Schaumbildner, Geliermittel, Verdickungsmittel, Bindemittel
Phospholipide	Soja- und Sonnenblumenlecithin	Emulgatoren, Schaumbildner
Polysaccharide	Gellangummi, Stärke, Johannisbrotkernmehl, Xanthan und Gummi arabicum	Verdickungsmittel, Stabilisatoren
Pigmente	Carotinoide, Kurkuma (Curcumin) und Amaranth	Gelbe Farbe
Geschmack	Salze, Gewürze, Zucker, Mononatriumglutamat, schwefelhaltige Aromastoffe	Geschmacks- und Aromaprofile
Vitamine	Vitamine A, D, E, B_{12}	Ernährung
Mineralien	Natrium, Calcium, Selen	Ernährung, Vernetzung, Geschmack
Vernetzer	Transglutaminase	Vernetzung von Proteinen
Konservierungsmittel	Botanische Extrakte, EDTA, Nisin	Antioxidantien, Chelatbildner, antimikrobielle Mittel
pH-Regulatoren	Kaliumcitrat, Zitronensäure, Kaliumcarbonat, Natriumbicarbonat, Calciumcarbonat und Natriumdiphosphat	pH-Einstellung, Puffermittel

können ausgewählt werden, um Produkte mit unterschiedlichen Nährwertprofilen und chemischer Stabilität herzustellen. So könnten beispielsweise mit ω-3-Fettsäuren angereicherte Öle wie Algen- oder Leinsamenöl zur Herstellung von Eianaloga verwendet werden. Allerdings könnten dann besondere Verfahren erforderlich sein, um eine Oxidation während der Lagerung zu verhindern, z. B. durch Zugabe natürlicher Antioxidantien oder durch Kontrolle der Lager- und Verpackungsbedingungen (Jacobsen 2015; Jacobsen et al. 2013b). Amphiphile Proteine auf Pflanzenbasis (z. B. Soja-, Erbsen-, Hülsenfrucht- oder Mungbohnenproteine) oder Phospholipide (z. B. Sonnenblumen- oder Sojalecithin) können als Emulgatoren oder Schaumbildner verwendet werden, um Emulsionen oder Schäume in Anwendungen zu stabilisieren, bei denen dies wichtig ist. Alternativ können auch Emulgatoren auf pflanzlicher Basis, die normalerweise nicht in Eiern vorkommen, wie Quillaja-Saponine oder modifizierte Stärken, für diesen Zweck verwendet werden.

Pflanzliche globuläre Proteine spielen eine bedeutende Rolle bei der Ausprägung der Verdickungs-, Gelier- und Bindungseigenschaften von Eianaloga während des Kochens. Diese Fähigkeit resultiert aus ihrer Neigung, sich zu entfalten und mit benachbarten Molekülen sowie anderen Molekülen zu aggregieren.. Dieses Verhalten ist wichtig für Produkte wie Rührei auf Pflanzenbasis, Desserts oder Kuchen.

Eianaloga, die ganze Hühnereier ersetzen sollen, benötigen möglicherweise auch einen oder mehrere Aromen oder Farbstoffe, um ihre charakteristischen sensorischen Eigenschaften zu imitieren. Die Aromen sollten den süßen Buttergeschmack des Eigelbs und den leichten Schwefelgeschmack des Eiweißes beim Kochen nachahmen, aber auch andere Geschmacksrichtungen können erforderlich sein. Idealerweise sollten diese Aromen von der Quelle der pflanzlichen Proteine und/oder Lipide erzeugt werden, die zur Formulierung des Produkts verwendet werden. In einigen Fällen können jedoch zusätzliche Aromen erforderlich sein, um das Geschmacksprofil zu vervollständigen. Die Farbstoffe sollten die gelbliche Farbe von Ei erzeugen, was durch natürliche Pigmente wie Carotinoide und Curcumin erreicht werden kann. Das Mikronährstoffprofil von Eianaloga kann durch Zugabe geeigneter Vitamine oder Mineralstoffe so gestaltet werden, dass es dem von echten Eiern entspricht. Darüber hinaus können Eianaloga mit zusätzlichen gesundheitsfördernden Molekülen angereichert werden, z. B. mit Nutrazeutika, die auch als natürliche Farbstoffe und Antioxidantien wirken können. Möglicherweise müssen Säuerungsmittel, Basen oder Puffer zugesetzt werden, um den pH-Wert der Eianaloga einzustellen und stabil zu halten. Schließlich kann es erforderlich sein, natürliche Konservierungsmittel auf pflanzlicher Basis wie antimikrobielle Mittel, Antioxidantien oder Chelatbildner hinzuzufügen, um mikrobielles Wachstum oder unerwünschte chemische Reaktionen zu hemmen.

Im Idealfall wollen die Hersteller*innen von Eianaloga auf pflanzlicher Basis die Eigenschaften echter Eier nachahmen, indem sie so wenige Zutaten wie möglich und nur solche Zutaten verwenden, die von den Verbraucher*innen akzeptiert werden („label friendly"). Darüber hinaus müssen alle Zutaten den im Verkaufsland geltenden Vorschriften entsprechen, kosteneffizient sein, in ausreichender Menge und zuverlässig verfügbar, einfach zu handhaben, mit gleichbleibenden funktionellen Eigenschaften und möglichst nicht allergen sein. Es gibt also viele Überlegungen, die die Hersteller*innen bei der Konzeption und Entwicklung dieser Art von Produkten anstellen müssen. Eine ausführlichere Erörterung der verschiedenen pflanzlichen Inhaltsstoffe und ihrer Funktionalitäten findet sich in Kap. 4.

7.3.2 Verarbeitung

Nach der Auswahl einer geeigneten Kombination funktioneller Zutaten müssen diese miteinander kombiniert und in einem geeigneten Herstellungsverfahren verarbeitet werden.

Im Allgemeinen können Eianaloga auf pflanzlicher Basis auf verschiedene Weise hergestellt werden. In diesem Abschnitt wird ein einfacher Ansatz beschrieben, der viele der wichtigsten Verarbeitungsschritte enthält, die zur Herstellung von Eianaloga verwendet werden können. Bei diesem Ansatz wird ein flüssiges Volleianalogon hergestellt, das aus proteinbeschichteten Fetttröpfchen besteht, die in einem viskosen wässrigen Medium dispergiert sind, welches gelierende globuläre Proteine und verdickende Polysaccharide enthält (Abb. 7.9). Die Fetttröpfchen streuen das Licht, was zu einem undurchsichtigen Produkt führt und tragen zur Textur bei. Sie dienen zudem als Lösungsmittel für alle öllöslichen Zusatzstoffe (wie Farbstoffe, Aromen und Vitamine). Die globulären Proteine wirken als Emulgator bei der Emulsionsbildung und als Geliermittel beim Erhitzen. Darüber hinaus können sie in einigen Lebensmittelanwendungen auch schäumende und wasserbindende Eigenschaften aufweisen. Die Polysaccharide (Hydrokolloide) verdicken die wässrige Phase und verhindern so das Aufrahmen oder Absetzen von Partikeln (wie

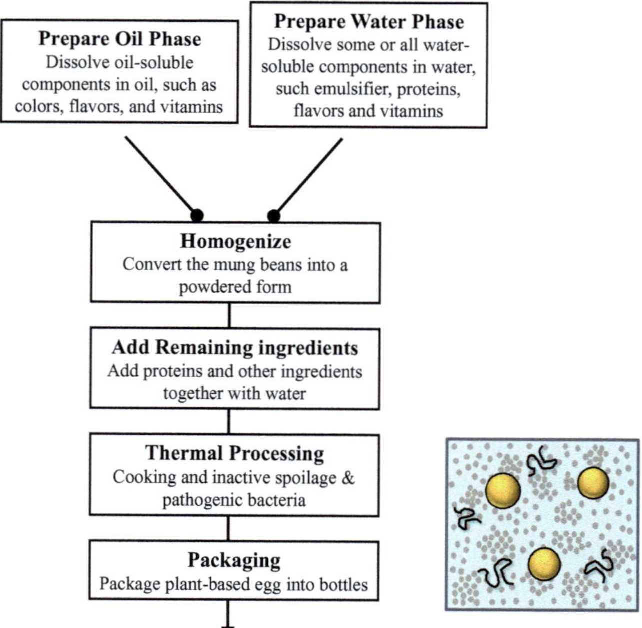

Abb. 7.9 Eine vorgeschlagene Methode zur Herstellung von Eianaloga auf pflanzlicher Basis: 1. Ölphase vorbereiten: Lösen der öllöslichen Komponenten in Öl wie Farbstoffe, Aromen und Vitamine; 2. Wasserphase vorbereiten: Lösen der wasserlöslichen Bestandteile in Wasser wie Emulgatoren, Proteine, Aromastoffe und Vitamine; 3. Homogenisieren; 4. Übrige Zutaten hinzufügen: Proteine und andere Zutaten hydratisieren; 5. Thermische Verarbeitung: Erhitzen und Inaktivierung der pathogenen Bakterien; 6. Verpackung: Abfüllung des Eianaloga auf Pflanzenbasis in Flaschen

Fetttröpfchen, Proteinpartikel oder Gewürze). Für die Herstellung von Eianaloga auf Emulsionsbasis ist ein mehrstufiger Prozess erforderlich, der diesem Ansatz verfolgt:

- *Vorbereitung der Ölphase:* Die öllöslichen Zusatzstoffe, wie hydrophobe Aromen, Pigmente oder Vitamine, werden vor der Homogenisierung in der Ölphase aufgelöst. Die Ölphase muss eventuell erwärmt werden, um die Auflösung von Bestandteilen zu unterstützen, die bei Raumtemperatur kristallin sind, wie z. B. Carotinoide oder Curcumin.
- *Vorbereitung der wässrigen Phase:* Ein geeigneter hydrophiler Emulgator, bei dem es sich in der Regel um ein pflanzliches Protein und/oder Phospholipid handelt, sollte in Wasser gelöst werden. Der wässrigen Phase können vor der Homogenisierung auch andere hydrophile Zusatzstoffe zugesetzt werden, z. B. Verdickungsmittel, Geliermittel, Farbstoffe, Aromen, pH-Regulatoren und Konservierungsmittel. Es kann jedoch auch von Vorteil sein, einige oder alle dieser Bestandteile nach der Homogenisierung hinzuzufügen, was je nach der genauen Beschaffenheit der Bestandteile und der verwendeten Verfahren festgelegt werden muss. Der pH-Wert der wässrigen Phase sollte kontrolliert werden (in der Regel knapp über einem neutralen pH), um sicherzustellen, dass die Inhaltsstoffe (insbesondere die Proteine) die erwarteten Strukturen bilden. In einigen Fällen kann eine Erhitzung erforderlich sein, um einen oder mehrere der Inhaltsstoffe (insbesondere Hydrokolloide) aufzulösen, was vor oder nach dem Mischen mit den anderen Inhaltsstoffen erfolgen kann. In diesem Stadium ist es entscheidend, einen Emulgator mit geeigneten Emulsionsbildungs- und Stabilisierungseigenschaften auszuwählen (McClements et al. 2017). Die Art und Konzentration des verwendeten Emulgators sollte so gewählt sein, dass sich während der Homogenisierung kleine Fetttröpfchen bilden (um das Aufrahmen zu verhindern) und der Emulgator sollte starke Abstoßungskräfte zwischen den Tröpfchen erzeugen (um die Aggregation zu verhindern).
- *Homogenisierung:* Die Öl- und Wasserphasen werden in der Regel mit einem Mischgerät mit hoher Scherkraft vermischt, um eine Voremulsion mit Emulgator benetzten Fetttröpfchen zu bilden (Abb. 7.10). Die Größe der Fetttröpfchen in der Voremulsion kann dann mit einem Homogenisator, z. B. einem Hochdruck-Homogenisator oder einem Ultraschall-Homogenisator, weiter reduziert werden, was die Tendenz zur Aggregation oder Aufrahmung während der Lagerung verringert.
- *Formulierung:* Falls erforderlich, können der wässrigen Phase der Emulsionnach der Homogenisierung weitere wasserlösliche Zusatzstoffe zugesetzt werden. Manchmal ist es besser, diese Bestandteile in diesem Stadium hinzuzufügen, da sie den Tropfenaufbruch im Homogenisator stören oder den Homogenisator blockieren können. In einigen Fällen kann ein enzymatisches Vernetzungsmittel in die Formulierung eingebracht werden, wie z. B. Transglutaminase, um die Proteine teilweise zu vernetzen und die Viskosität der wässrigen Phase zu erhöhen.
- *Thermische Verarbeitung:* Das Produkt kann dann thermisch verarbeitet werden, um die Entfaltung und Aggregation der Proteinmoleküle zu fördern und/oder Enzyme

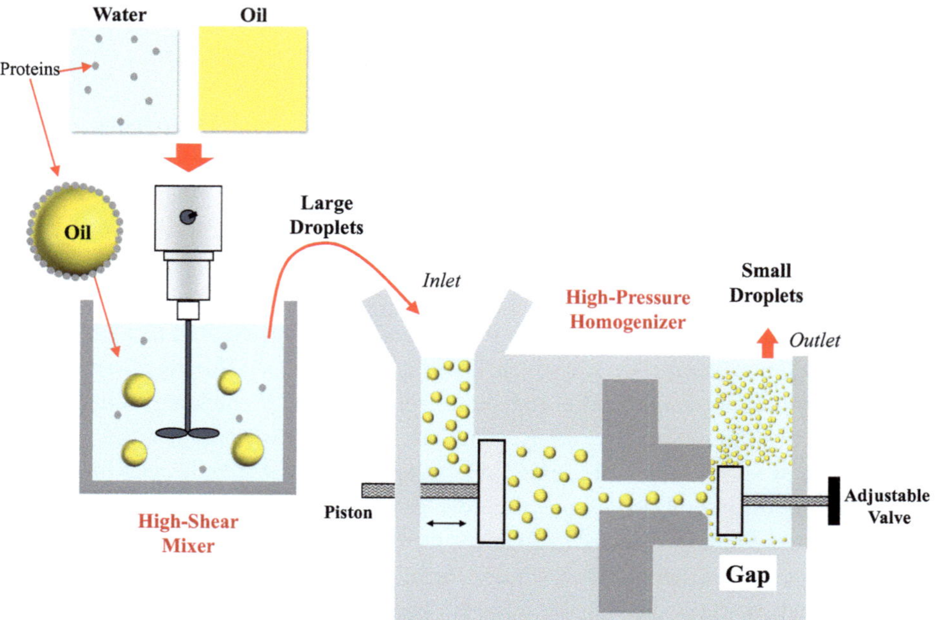

Abb. 7.10 Die hydrophoben Bestandteile von Eianaloga auf pflanzlicher Basis und anderen Produkten können in emulgierter Form eingebracht werden. Öl-in-Wasser-Emulsionen können aus Öl („oil"), Wasser („water") und Emulgatoren, wie Proteinen („proteins") hergestellt werden. Die Voremulsion wird in einem „High-shear-mixer" hergestellt und verfügt über große Emulsionstropfen („large droplets"). Zur Verringerung der Tropfengröße wird die Voremulsion in einen Hochdruckhomogenisator („high-pressure-homogenizer") gegeben. Die Tropfenzerkleinerung kann durch den Kolben („piston"), der den Druck erzeugt, und das einstellbare Ventil („adjustable valve"), das den Spalt („gap") reguliert, beeinflusst werden.

oder Mikroorganismen zu deaktivieren und so die Haltbarkeit zu verlängern und die Sicherheit zu gewährleisten. Bei flüssigen Volleianaloga ist es wichtig, dass die Proteine nicht gelieren, bevor das Produkt vom Konsumenten gekocht wird. Daher muss das Temperatur-Zeit-Profil des thermischen Prozesses unter Umständen sorgfältig ausgewählt werden.

- *Verpackung:* Schließlich wird das Produkt in ein geeignetes Behältnis verpackt, versiegelt und dann verkauft.

In einigen Fällen kann auf einige dieser Schritte verzichtet werden, weil die öllöslichen Inhaltsstoffe (wie Aromen, Farbstoffe und Vitamine) in emulgierter Form (oft als Pulver) erhältlich sind. Diese Bestandteile können einfach mit den wasserlöslichen Bestandteilen in der wässrigen Phase dispergiert werden, sodass die Schritte der Vorbereitung der Ölphase oder der Homogenisierung entfallen.

7.3.3 Physikochemische Eigenschaften

7.3.3.1 Erscheinungsbild

Flüssige Volleianaloga sollten das cremig-gelbe Aussehen von Hühnerei-Vollei-mischungen imitieren (McClements und Grossmann 2021). Das cremige Aussehen echter Eier ist auf kolloidale Partikel zurückzuführen, die Licht streuen, wie z. B. LDL, HDL und Granula, die typischerweise eine Größe von einigen hundert Nanometern bis zu einigen Mikrometern haben. Daher ist es wichtig, in Eianaloga auch kolloidale Partikel auf pflanzlicher Basis einzumischen, die ebenfalls Licht streuen können. Dies kann durch die Herstellung von Öl-in-Wasser-Emulsionen erreicht werden und/oder durch die Zugabe von Partikeln auf Biopolymerbasis, wie Proteinaggregate oder Stärkekörner. Um die gleiche Helligkeit des Hühnereiprodukts zu erreichen, sollte die Größe und Konzentration dieser Partikel entsprechend variiert und angepasst werden. Die gelbliche Farbe von Hühnervollei kann durch Zugabe geeigneter pflanzlicher Pigmente wie Kurkuma (Curcumin), Carotinoide (wie β-Carotinoide, Lutein oder Lycopin) und/oder Amaranth imitiert werden. Die Art und Konzentration dieser Pigmente sollte so optimiert werden, dass sie den a*- und b*-Werten von echtem Ei entsprechen. In einigen Fällen kann es erforderlich sein, verschiedene Pigmente miteinander zu mischen, um die gewünschte Farbe zu erzielen. Es ist auch wichtig, die Lagerstabilität dieser Farben sowie die Auswirkungen der Lebensmittelverarbeitung auf ihre Stabilität zu berücksichtigen. So kann es beispielsweise zu einem Verblassen der Farbe kommen, wenn die Proben gelagert werden oder wenn sie über einen längeren Zeitraum hinweg erhöhten Temperaturen ausgesetzt sind. Die Tristimulus-Farbkoordinaten verschiedener Eianaloga auf pflanzlicher Basis werden in Tab. 7.3 mit denen von Hühnerei verglichen. Diese Messungen zeigen, dass beide Arten von Eiern eine relativ hohe Helligkeit (hohes L*) und einen hohen Gelbwert (hohes positives b*), aber einen niedrigen Rot-/Grünwert (niedriges a*) aufweisen.

Tab. 7.3 Tristimulus-Farbkoordinaten von ganzen Hühnereiern und pflanzlichen Eianaloga (gemischte ganze Eier). Die Autor*innen danken Dr. Hualu Zhou für die freundliche Messung der Hühnereier und pflanzlichen Eianaloga in unserem Labor (Kochen bei 90°C für 30 min)

Probe	L*	a*	b*	Referenz
Hühnervollei (ungekocht)	71	+6	+53	Gemessen in unserem Labor
Hühnervollei (gekocht)	74	−0,4	+23	Gemessen in unserem Labor
Hühnervollei (gekocht)	77	−3	+21	(Li et al. 2018b)
Hühnervollei (gekocht)	87	−4	+28	(Kassis et al. 2010)
Pflanzliches Eianalogon (ungekocht)	77	+0,6	+45	Gemessen in unserem Labor
Pflanzliches Eianalogon (gekocht)	74	+1,6	+42	Gemessen in unserem Labor

7.3.3.2 Rheologie

Idealerweise sollten Eianaloga die texturellen Eigenschaften sowohl von rohen als auch von gekochten Eiern sowie die Veränderung dieser Eigenschaften während des Kochvorgangs nachahmen (McClements und Grossmann 2021). So sollten sie bei Raumtemperatur viskose, scherverdünnende Flüssigkeiten sein, die sich jedoch bei Erhitzung auf etwa 65 bis 75 °C in Gele mit spezifischen Textureigenschaften umwandeln. Die viskosen Eigenschaften ungekochter Eier können durch die Aufnahme von Verdickungsmitteln in die Formulierung simuliert werden, z. B. Hydrokolloide (wie Gellan, Johannisbrotkernmehl oder Xanthan) oder Proteinaggregate (wie vernetzte Pflanzenproteine). Idealerweise sollten Art und Konzentration dieser Verdickungsmittel so optimiert werden, dass das Profil der scheinbaren Scherviskosität in Abhängigkeit von der Scherrate demjenigen von ungekochtem Hühnervollei entspricht. In der Praxis haben Messungen in unserem Labor gezeigt, dass kommerzielle Eianaloga auf pflanzlicher Basis eine viel höhere Scherviskosität aufweisen können als echte Eier (Abb. 7.3, Tab. 7.4). Dies ist vermutlich darauf zurückzuführen, dass ein Aufrahmen oder Absetzen der kolloidalen Partikel, wie z. B. Fetttröpfchen, Proteinaggregate oder Stärkekörne, im Produkt während der Langzeitlagerung verhindert werden muss. Dennoch kann die Rheologie von Flüssigeiern mit Pflanzenproteinen recht gut nachgebildet werden. So war beispielsweise das in unserem Labor gemessene Scherviskositätsprofil einer pflanzlichen Proteinlösung (10 % RuBisCo) dem von Eiklar recht ähnlich (Abb. 7.3).

Die Gelbildung beim Erhitzen kann durch Zugabe einer ausreichenden Menge globulärer Proteine erreicht werden, die sich entfalten und aggregieren, wenn sie über ihre thermische Denaturierungstemperatur hinaus erhitzt werden. Idealerweise sollten sich diese Proteine bei denselben Temperaturen entfalten wie Eiproteine (wie Ovalbumin), d. h. bei 63 bis 85 °C (Tab. 7.1). Die thermischen Denaturierungstemperaturen von Pflanzenproteinen können bequem mithilfe der DSC gemessen und mit denen von Eiproteinen verglichen werden (Abb. 7.4). Anschließend kann ein geeignetes Pflanzenprotein ausgewählt werden, welches das Denaturierungsverhalten von Eiproteinen nachahmt. Die rheologischen Eigenschaften des gebildeten Gels, wie Geliertemperatur, Härte und Brucheigenschaften, sollten denen des Hühnereis entsprechen. Die rheologischen

Tab. 7.4 Rheologische Eigenschaften von Vollei und Volleianaloga. Die Fließgrenze τ_y, der Fließkoeffizient K der und Herschel-Bulkley-Index n wurden mit dem Herschel-Bulkley-Modell bestimmt. Die Messungen in unserem Labor wurden freundlicherweise von Dr. Hualu Zhou (UMASS) durchgeführt

Muster	Fließgrenze τ_y (Pa)	K (Pa s^n)	n	Referenz
Ganzes Hühnerei	0,20	0,030	0,97	(Panaite et al. 2019)
Ganzes Hühnerei	0,009	0,013	0,97	Unser Labor
Pflanzliches Volleianalogon	9,7	0,11	0,95	Unser Labor

Eigenschaften hängen vom Proteintyp und der Proteinkonzentration sowie vom pH-Wert und der Ionenstärke, den Erhitzungsbedingungen (Zeit/Temperatur) und den Wechselwirkungen zwischen den Inhaltsstoffen ab, die alle bei der Optimierung der Formulierung berücksichtigt werden müssen. Das in unserem Labor gemessene komplexe Schubmodul G^* als Funktion der Temperatur ist in Abb. 7.6 für Eiklar und für eine pflanzliche Proteinlösung (10 % RuBisCO) dargestellt. Diese Ergebnisse zeigen, dass die pflanzliche Proteinlösung Gele bildet, wenn sie auf über 60 bis 70°C erhitzt wird und dass die resultierende Gelstärke den von Eiklarproteinen gebildeten Gelen recht ähnlich ist. Folglich kann dieses Pflanzenprotein nützlich sein, um einige der erwünschten Textur- und Kocheigenschaften von echten Eiern nachzuahmen. Auch andere Pflanzenproteine, die sich bei der gleichen Temperatur entfalten und hitzebeständige Gele bilden, könnten für diesen Zweck verwendet werden, z. B. Mungbohnen- oder Lupinenproteine. Forscher*innen haben berichtet, dass die Härte von gekochten ganzen Hühnereiern, gemessen durch eine Texturprofilanalyse, etwa 1300 N entspricht (Kassis et al. 2010). Folglich sollten pflanzliche Eianaloga nach dem Kochen ähnliche texturelle Eigenschaften aufweisen. In unserem Labor haben wir festgestellt, dass die mittels Texturprofilanalyse gemessenen Härtewerte für „heat-set" Gele aus pflanzlichen Modellproteinen (z. B. 10 bis 12,5 % RuBisCo) in diesem Bereich liegen (1100–1900 N).

7.3.3.3 Stabilität

Wenn sie im Kühlschrank gelagert werden, können Eier etwa 60 Tage in der Schale und etwa 4 Tage ohne Schale aufbewahrt werden (Tetrick et al. 2019). Unter ähnlichen Bedingungen sind Kartons mit verarbeiteten flüssigen Volleiern etwa 120 Tage lang haltbar und sollten innerhalb von etwa 7 Tagen nach dem Öffnen verbraucht werden. Idealerweise sollten Eier auf pflanzlicher Basis daher eine ähnliche oder bessere Haltbarkeit aufweisen. Die Haltbarkeit von Eieranaloga kann ähnlich der von flüssigen Hühnereiern in Kartons sein, jedoch erfordert ihre Herstellung eine sorgfältige Kontrolle der Zusammensetzung und Verarbeitung, um einem Abbau durch physikalische, chemische und mikrobielle Destabilisierungsmechanismen entgegenzuwirken.

Physikalische Stabilität: Eiproduktanaloga können verschiedene Arten von kolloidalen Partikeln enthalten, die für die gewünschten optischen, texturellen und geschmacklichen Eigenschaften sorgen, z. B. Fetttröpfchen, Stärkekörner, Proteinaggregate, Kräuter und Gewürze. Diese Partikel können während der Lagerung aufrahmen oder sich absetzen, was zu einem unerwünschten sichtbaren Absatz an der Ober- bzw. Unterseite des Produkts führt. Wie in Kap. 4 erörtert, kann die gravimetrische Trennung von kolloidalen Partikeln durch eine Reihe von Strategien verhindert werden, wobei die wichtigsten die Verringerung der Partikelgröße und die Erhöhung der Viskosität der wässrigen Phase sind. Die Partikelgröße kann durch Homogenisierung der Fetttröpfchen oder anderer Partikel mithilfe mechanischer Geräte wie Kolloidmühlen, Hochdruck-Homogenisatoren oder Ultraschall-Homogenisatoren verringert werden (Abb. 7.10). In der Regel sollte die Partikelgröße weniger als einige hundert Nanometer (<300 nm) betragen, um die Aufrahmung oder Sedimentation stark zu verzögern. In der Praxis ist es oft schwierig oder unpraktisch, diese kleinen Partikelgrößen zu erreichen. So kann es beispielsweise schwierig sein, vorhandene Proteinaggregate oder Zellfragmente mit einem herkömmlichen Homogenisator aufzubrechen, da sie die Ventile oder Kanäle blockieren. Außerdem sind Homogenisatoren oft teuer in der Anschaffung und im Betrieb. Aus diesen Gründen werden der wässrigen Phase häufig Verdickungsmittel wie Hydrokolloide zugesetzt, um die Viskosität zu erhöhen und die Teilchenbewegung zu verlangsamen. Bei diesen Hydrokolloiden handelt es sich in der Regel um hydrophile Polysaccharide, die in Wasser dispergiert eine ausgedehnte Molekularstruktur aufweisen, wie z. B. Xanthan, Guar und Johannisbrotkernmehl. Es ist jedoch wichtig, dass sie ein wünschenswertes Fließverhalten und Mundgefühl bieten. Einige Hydrokolloide führen zu einer unerwünschten schmierigen oder klumpigen Textur, die von den Verbraucher*innen möglicherweise als inakzeptabel oder unerwünscht empfunden wird.

Die kolloidalen Teilchen in Eianaloga können sich auch destabilisieren, weil sie dazu neigen, miteinander zu aggregieren (Abb. 7.11). Zu einer Aggregation kommt es, wenn die anziehenden Kräfte zwischen den Teilchen überwiegen (Kap. 4). Es gibt eine Reihe von Phänomenen, die zu einer Aggregation in Eianaloga führen können (McClements 2015).

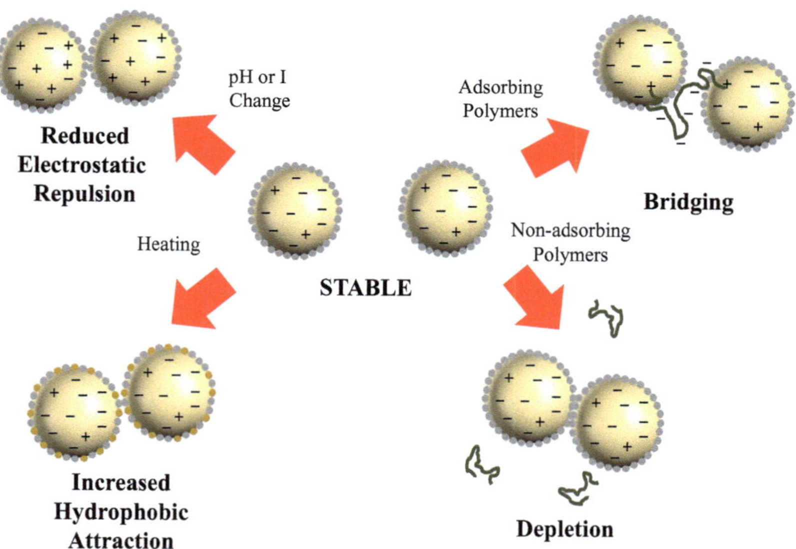

Abb. 7.11 Die mit Emulgator stabilisierten Fetttröpfchen in Eianaloga können durch eine Reihe von Mechanismen aggregieren: Ausflockung durch Brückenbildung („bridging") bei adsorbierenden Polymeren („adsorbing polymers"); Depletion („depletion") durch nicht adsorbierende Polymere („non-adsorbing polymers"); verringerte elektrostatische Abstoßung („reduced electrostatic repulsion") durch Änderungen des pH-Werts oder der Ionenstärke I; erhöhte hydrophobe Anziehung („increased hydrophobic attraction") durch Erhitzung („heating")

- *Van-der-Waals-Anziehungskraft:* Diese Art der kolloidalen Wechselwirkung wirkt zwischen allen Arten von Teilchen und wirkt tendenziell anziehend. Daher ist es immer wichtig sicherzustellen, dass einige Arten von abstoßenden kolloidalen Wechselwirkungen bestehen, die stark genug sind, um die Van-der-Waals-Anziehung zu überwinden, wie z. B. die sterische oder elektrostatische Abstoßung.

- *Hydrophobe Anziehungskraft:* Hydrophobe Wechselwirkungen sind stark, wirken über weite Entfernungen und wirken auch tendenziell anziehend. Die Stärke der hydrophoben Wechselwirkungen nimmt zu, wenn die Oberflächenhydrophobizität der Partikel zunimmt. Folglich kann jede Veränderung des Systems, welches die Oberflächenhydrophobizität der Partikel erhöht, zu einer Destabilisierung führen, da die Stärke der hydrophoben anziehenden Wechselwirkungen zunimmt. So kann beispielsweise das Erhitzen globulärer Proteine über ihre thermische Denaturierungstemperatur die Aggregation freier oder adsorbierter Pflanzenproteine in Eianaloga fördern.

- *Elektrostatische Abstoßung:* Die elektrostatische Abstoßung ist eine der wichtigsten kolloidalen Wechselwirkungen, die der Aggregation der Teilchen in Eianaloga entgegensteht. Die Stärke der elektrostatischen Abstoßung nimmt normalerweise zu, wenn die Oberflächenladung zunimmt und die Ionenstärke abnimmt. Folglich kann jede Veränderung im System, welche die Oberflächenladung verringert oder die Ionenstärke erhöht, die elektrostatische Abstoßung verringern und zur Partikelaggregation führen. Wenn sich beispielsweise der pH-Wert in Richtung des isoelektrischen Punkts der Proteine bewegt, nimmt ihre Oberflächenladung ab, was schließlich zur Aggregation führen kann. Wenn einem Eianalogon große Mengen Salz zugesetzt werden, insbesondere mehrwertige Gegenionen, kann es aufgrund elektrostatischer Abschirmung oder Ionenbindungseffekte zu Aggregationen kommen.

- *Sterische Abstoßung:* Die kolloidalen Partikel in Eianaloga können teilweise durch das Vorhandensein hydrophiler Polymere an ihren Oberflächen stabilisiert werden, die eine starke sterische Abstoßung erzeugen. Beispielsweise erzeugt die Adsorption amphiphiler Polymere, wie Gummi arabicum oder modifizierte Stärke, an den Grenzflächen von Fetttröpfchen oder anderen kolloidalen Teilchen eine starke und relativ weitreichende sterische Abstoßung. Ist die Dicke der Polymerschicht jedoch nicht ausreichend, reicht die sterische Abstoßung möglicherweise nicht aus, um das System zu stabilisieren. Kugelförmige Pflanzenproteine neigen aufgrund ihrer geringen Molekülgröße dazu, relativ dünne Grenzflächenfilme um Fetttröpfchen zu bilden, was zu einer sterischen Abstoßung mit relativ kurzer Reichweite führt. Deshalb können sie nicht verhindern, dass Tröpfchen beginnen zu aggregieren, falls andere Formen abstoßender Wechselwirkungen, wie beispielsweise elektrostatische Abstoßung mit größerer Reichweite, nicht vorhanden sind.

- *Brückenbildung:* Eianaloga können Polymere enthalten, die von den Oberflächen der vorhandenen Partikel angezogen werden. Infolgedessen können sie eine Brücke zwischen einer Reihe verschiedener Partikel bilden, die zu deren Aggregation führt. Die häufigste Form dieser Brückenbildung ist auf die elektrostatische Anziehung zwischen einem Polymer zurückzuführen, das entgegengesetzt geladene Gruppen zu denen an den Partikeloberflächen aufweist, z. B. kann ein anionisches Hydrokolloid an kationische Bereiche von Proteinen binden. Dies kann selbst dann geschehen, wenn die Nettoladung der Proteine neutral oder negativ ist, da es noch einige positiv geladene Gruppen geben kann, an die sich die negativ geladenen Polymere anlagern können.

- *Depletion:* Eianaloga können auch nicht adsorbierte Polymere (z. B. Hydrokolloide) enthalten. Diese können die Aggregation fördern, indem sie über Depletion eine osmotische Anziehung zwischen den Partikeln erzeugen. In dieser Situation haben die nicht adsorbierten Polymere eine messbare Konzentration in der wässrigen Hauptphase, aber eine Konzentration von etwa Null in einem eng begrenzten Bereich, der jedes Teilchen umgibt. Die Dimension dieses Bereichs entspricht ungefähr dem hydrodynamischen Radius der Polymermoleküle. Das bedeutet, dass der Massenschwerpunkt der Polymere nicht innerhalb eines Radius von einem der Kolloide liegen kann. Infolgedessen besteht ein Konzentrationsgefälle zwischen der wässrigen Hauptphase und der Depletionszone, was zu einem osmotischen Druck führt. Dieser osmotische Druck führt dazu, dass die kolloidalen Partikel in Kontakt kommen und aggregieren, wodurch das Gesamtvolumen der Depletionszone im System verringert wird. Die Stärke des osmotischen Drucks nimmt mit zunehmender Anzahl der Polymere zu und ist tendenziell stärker für Polymere mit ausgedehnteren Konformationen. Bei der Formulierung von Eianaloga auf pflanzlicher Basis ist daher Vorsicht geboten bei der Auswahl von funktionellen Inhaltsstoffen auf Hydrokolloidbasis (z. B. Verdickungsmitteln), da diese sonst die Aggregation fördern können.

Chemische Stabilität: Die physikochemischen und sensorischen Eigenschaften von Eianaloga können sich während der Lagerung aufgrund verschiedener chemischer Reaktionen verändern. Die Art dieser Reaktionen hängt von der Art der Inhaltsstoffe, den Lösungsmittelbedingungen wie dem pH-Wert und der Ionenzusammensetzung sowie den äußeren Bedingungen wie Temperatur, Licht und Sauerstoffgehalt ab. Einige der Inhaltsstoffe, die den Eianaloga zugesetzt werden, sind oxidationsanfällig, darunter ungesättigte Fettsäuren, Carotinoide, Curcumin und Proteine (Boon et al. 2010; Hellwig 2019; Waraho et al. 2011). Oxidation führt bei ungesättigten Fettsäuren zum Ranzigwerden, bei natürlichen Pigmenten zum Verblassen der Farbe und bei Proteinen zum Verlust des Nährwerts und der Funktionalität. In der Regel steigen die Oxidationsraten mit zunehmender Temperatur, Sauerstoffgehalt und Lichteinwirkung sowie mit zunehmendem Gehalt an Prooxidantien (wie Übergangsmetalle, Lipoxygenasen oder Photosensibilisatoren). Daher ist es wichtig, die Lager- und Transportbedingungen zu kontrollieren, geeignete Verpackungsmaterialien zu verwenden und die Produktzusammensetzung zu steuern, z. B. durch die Zugabe von Antioxidantien und Chelatbildnern sowie durch die Vermeidung, Entfernung oder Deaktivierung von Prooxidantien.

Eine Reihe von Inhaltsstoffen, die in Eianaloga auf pflanzlicher Basis verwendet werden können, sind ebenfalls anfällig für Hydrolyse während der Lagerung, z. B. Polysaccharide, Phospholipide und Lipide. Polysaccharide können beispielsweise durch Enzyme in pflanzlichen Materialien hydrolysiert werden, was zu einer Depolymerisation führen kann, wodurch ihre Verdickungs- oder Geliereigenschaften verringert werden. Fettsäuren können aufgrund der Hydrolyse durch Esterasen in Pflanzenmaterialien aus Phospholipiden oder Lipiden freigesetzt werden. Daher ist es oft wichtig, diese Enzyme zu deaktivieren, z. B. durch thermische Behandlung, bevor das Produkt in den Verkehr gebracht wird. Hydrolysereaktionen können unter spezifischen pH-Bedingungen, insbesondere bei erhöhten Temperaturen, verstärkt auftreten. Proteine können bei erhöhten Temperaturen mit reduzierenden Zuckern durch die Maillard-Reaktion reagieren, was zu einer braunen Farbe führt (Tamanna und Mahmood 2015). Die Bräunung eines Eianalogons ist bei bestimmten Kochprozessen wie Braten, Grillen und Backen wichtig, da sie zu einer erwünschten oder unerwünschten braunen Farbe des Produkts führen kann. Daher ist es wichtig, die Art der verschiedenen chemischen Reaktionen, die in Eianaloga stattfinden, zu verstehen und wirksame Mittel zu ihrer Kontrolle zu entwickeln.

Mikrobielle Stabilität: Eier auf pflanzlicher Basis sind eine reiche Nährstoffquelle und daher anfällig für mikrobielle Kontaminationen. Die Haltbarkeit und Sicherheit von Eianaloga wird durch das Vorhandensein von verderblichen oder pathogenen Mikroorganismen beeinflusst, die sie kontaminieren können. Die nachteiligen Auswirkungen dieser Mikroorganismen können verringert werden, indem die Eianaloga vor dem Vertrieb einer geeigneten thermischen Verarbeitung unterzogen werden. So könnte beispielsweise eine Hochtemperatur-Kurzzeit-Pasteurisierung durchgeführt werden, bei der das Produkt für etwa 7,6 min auf 60 °C erhitzt wird (unter der Annahme, dass dieselben Bedingungen wie bei einem Hühnervollei herrschen) (USDA 2020). Diese Bedingungen sollten ausreichen, um die Mikroorganismen zu deaktivieren, ohne eine Gelierung der Proteine im Produkt vor der Verwendung zu verursachen. Den Produkten können auch antimikrobielle Mittel zugesetzt werden, um das Wachstum von Mikroorganismen zu reduzieren, wie z. B. Nisin oder einige Pflanzenextrakte. Darüber hinaus sollten während der gesamten Verarbeitung, Verpackung, Lagerung und des Vertriebs gute Hygienepraktiken angewandt werden.

7.3.4 Funktionelle Eigenschaften

7.3.4.1 Verdickungs-, Gelierungs- und Bindungseigenschaften

Hühnereier werden aufgrund ihrer Verdickungs-, Gelier- oder Bindeeigenschaften als funktionelle Zutaten in vielen Lebensmitteln verwendet. So werden Eier zum Beispiel zum Andicken von Custard, zur Verfestigung von Torten und zur Bindung der Zutaten in einigen Fleisch-, Fisch- und Backwarenprodukten verwendet (McGee 2004). Deshalb muss sichergestellt werden, dass Eianaloga ähnliche Funktionen erfüllen, um Anforderungen in entsprechenden Anwendungen zu erfüllen. Eiproteine verdicken, gelieren und binden Lebensmittel, indem sie sich bei Temperaturen über ihrer thermischen Denaturierungstemperatur hinaus entfalten und dann miteinander oder mit anderen Substanzen in ihrer Umgebung aggregieren (Abb. 7.12). Verdickung tritt auf, wenn die Proteinkonzentration nicht hoch genug ist, um ein 3D-Netzwerk im gesamten System zu bilden (z. B. in einem Pudding), während Gelierung auftritt, wenn sie hoch genug ist (z. B. in einem gekochten Ei oder in einer Torte). Bindung liegt vor, wenn die Eiproteine nicht in das Lebensmittel eingebettete Bestandteile wie Fleischeinlagen oder Flüssigkeiten mit der Matrix zu einem makroskopisch homogenen System verbinden.

Viele Pflanzen enthalten globuläre Proteine, die sich unter geeigneten Bedingungen entfalten und mit ihren Nachbarproteinen aggregieren können, wodurch sie verdickende, gelierende und bindende Eigenschaften erhalten. So wurde beispielsweise anhand von Sojabohnen-, Erbsen-, Kichererbsen-, Bohnen- und Sonnenblumenproteinen gezeigt, dass diese sich entfalten und aggregieren können, wenn sie unter geeigneten Bedingungen erhitzt werden (Hettiarachchy et al. 2013). Allerdings können sich Pflanzenproteine beim Erhitzen ganz anders verhalten als Eiproteine. Beispielsweise können Unterschiede in der Entfaltungstemperatur auftreten, der Proteinmenge für die Gelbildung, der Sensibilität der Proteinentfaltung und -aggregation gegenüber Umgebungsbedingungen (wie pH-Wert und Ionenstärke) sowie in der Beschaffenheit der gebildeten Gele (wie Aussehen, Textur und Wasserbindevermögen). Daher ist es wichtig, eine geeignete Quelle für Pflanzenproteine und geeignete Verarbeitungsbedingungen zu finden, um diese funktionellen Eigenschaften von Ei zu simulieren.

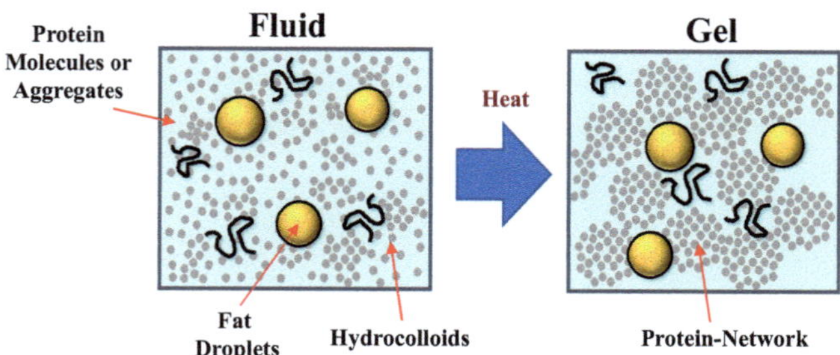

Abb. 7.12 Pflanzliche Eianaloga („plant-based egg") können durch Erhitzen einer flüssigen Mischung aus Proteinenmolekülen oder -aggregaten („protein molecules or aggregates"), Fetttröpfchen („fat droplets") und in Wasser dispergierten Hydrokolloiden („hydrocolloids") hergestellt werden, wobei sich über die thermische Denaturierung ein gelartiges Proteinnetzwerk („proteinnetwork") ausbildet

Die thermischen Denaturierungstemperaturen von Pflanzenproteinen (Tab. 7.5) unterscheiden sich gewöhnlich von denen der Eiproteine (Tab. 7.1). In der Tat haben viele Pflanzenproteine T_m Werte, die viel höher sind als die von Eiproteinen, was bedeutet, dass sie auf eine höhere Temperatur und für eine längere Zeit erhitzt werden müssen, bevor sie sich entfalten und aggregieren. Dieser Unterschied im thermischen Verhalten würde sich auf die Kocheigenschaften und Funktionalität von Eianaloga auswirken. Viele Verbraucher*innen sind mit der Zubereitung echter Hühnereier vertraut und erwarten, dass sich Eier auf eine bestimmte Art zubereiten lassen. Daher könnten sie große Unterschiede in den Kocheigenschaften zwischen Eiern und Eianaloga unerwünscht finden. Eiklar und Eigelb bilden aufgrund ihrer unterschiedlichen Zusammensetzung und Struktur Gele mit unterschiedlichen Eigenschaften. Die aus Eiklar gebildeten Gele sind eher glänzend weiß und spröde, während die aus Eigelb gebildeten Gele eher mattgelb und bröckelig sind. Die Gele, die aus Mischungen von Eiklar und Eigelb entstehen, haben Eigenschaften, die zwischen denen der einzelnen Komponenten liegen. Demnach sollten pflanzliche Alternativen so gestaltet werden, dass sie die Eigenschaften des spezifischen Eiprodukts, das sie ersetzen sollen, wie zum Beispiel Eiweiß, Eigelb oder Vollei, imitieren können.

Die Art der Gele, die sich bei der Erhitzung von Pflanzenproteinen bilden, unterscheidet sich oft erheblich von denen, die sich bei Eiproteinen bilden. Insbesondere das Aussehen, die Textur und die Wasserbindungseigenschaften können sehr unterschiedlich sein. Die von Eiklar gebildeten Gele haben ein glänzendes, glattes, weißes Aussehen, das mit Pflanzenproteinen nur schwer nachgeahmt werden kann. Die von Eigelb und Vollei gebildeten Gele haben jedoch ein mattes, gelbliches Aussehen, das sich

Tab. 7.5 Molekulare Merkmale verschiedener Arten von Pflanzenproteinen. In der Natur kommen diese Proteine oft als Multimere vor, die aus einem oder mehreren ähnlichen oder unterschiedlichen Proteinen bestehen. Aus (McClements und Grossmann 2021; Tang und Sun 2010). Die Daten des RuBisCO-Proteins wurden in unserem Labor gemessen. *Legende:* pI = isoelektrischer Punkt; und T_m = thermische Denaturierungstemperatur

	pI	T_m (°C)
Soja	4,5–5	80–93
Erbsen	4,5	75–79
Linsen	4,5	120
Kichererbsen	4,5	90
Lupinen	4,5	79–101
Raps	4,5	84–102
Mungbohnen	4,7	81–83
RuBisCO	4,7	74

leichter simulieren lässt. Es ist wichtig, die Härte, die Brucheigenschaften und andere Textureigenschaften der von Eiern gebildeten Gele zu simulieren, da diese von den Verbraucher*innen erwartet werden. Wie bereits erwähnt, wurden die Textureigenschaften von gekochten Hühnervolleiern durch eine Texturprofilanalyse bestimmt: Härte (1300 N), Rückfederung (2,04), Kohäsion (0,61), Gummiartigkeit/Klebrigkeit (980), Kaubarkeit (1600) und Spannenergie („resilience") (0,32) (Kassis et al. 2010). Generell ist es wichtig, die rheologischen Eigenschaften von gekochten Eiern mit instrumentellen Methoden wie Druck- oder Schertests zu quantifizieren und dann die Rezepturen von Eianaloga zu optimieren, um die gleichen Textureigenschaften zu erzeugen. So können beispielsweise Messungen des Schubmoduls in Abhängigkeit von der Temperatur während des Erhitzens und Abkühlens nützlich sein, um das potenzielle Verhalten eines pflanzlichen Proteins als Eianalogon während des Kochens zu bewerten (Abb. 7.6). Darüber hinaus ist es auch wichtig, eine sensorische Analyse durchzuführen, um sicherzustellen, dass die optimierten Eianaloga die gleiche Textur und das gleiche Mundgefühl wie gekochte Hühnereier aufweisen (Rondoni et al. 2020).

7.3.4.2 Emulgieren und Schäumen

Eine weitere wichtige funktionelle Eigenschaft von Hühnereiern in vielen Lebensmitteln ist ihre Fähigkeit, an Öl-Wasser- oder Luft-Wasser-Grenzflächen zu adsorbieren, wo sie Grenzflächenfilme bilden, welche die Fetttröpfchen in Emulsionen oder Luftblasen in Schäumen stabilisieren (Abb. 7.8). So werden Eier beispielsweise häufig in Mayonnaise, Dressings und Soßen als Emulgatoren verwendet, während sie in Baiser und Kuchen als Schaumbildner eingesetzt werden (McGee 2004). Daher ist es wichtig, dass Eianaloga oberflächenaktive Substanzen enthalten, welche die Bildung und Stabilität von Emulsionen und Schäumen fördern können. Die zu diesem Zweck am häufigsten verwendeten oberflächenaktiven Stoffe auf pflanzlicher Basis sind Proteine, Phospholipide, Polysaccharide und Saponine (McClements et al. 2017). Dabei handelt es sich in der Regel um wasserlösliche amphiphile Moleküle, die an Grenzflächen adsorbieren und Schutzfilme bilden können, die eine starke elektrostatische und/oder sterische Abstoßung zwischen den Fetttröpfchen oder Luftblasen erzeugen. Darüber hinaus kann ihre Fähigkeit, an der Grenzfläche miteinander zu interagieren und viskoelastische Filme mit einer gewissen mechanischen Festigkeit zu bilden, ebenfalls zu ihrer Fähigkeit beitragen, Fetttröpfchen und Luftblasen zu stabilisieren. Es ist auch möglich, kolloidale Partikel auf pflanzlicher Basis zur Stabilisierung von Emulsionen und Schäumen durch einen Pickering-Mechanismus zu verwenden, d. h. die Öltröpfchen oder Luftblasen werden von einer Schicht kleiner Partikel und nicht von oberflächenaktiven Molekülen stabilisiert (Amagliani und Schmitt 2017). Partikelstabilisierte Emulsionen und Schäume sind aufgrund der dicken, dichten Grenzflächenschicht, die sich um die Fetttröpfchen oder Luftblasen bildet, besonders resistent gegen Koaleszenz.

Wie in Kap. 2 erörtert, gibt es eine Vielzahl oberflächenaktiver Inhaltsstoffe auf pflanzlicher Basis, die als Emulgatoren und Schaumbildner verwendet werden können, darunter Proteine (z. B., Soja-, Erbsen-, Kichererbsen-, Linsen-, Ackerbohnen- und Mungbohnenproteine), Polysaccharide (z. B. Gummi arabicum und modifizierte Stärke), Phospholipide (z. B. Sonnenblumen- oder Sojalecithin) und Saponine (z. B. Quillaja-Saponin), die isoliert oder in Kombination verwendet werden können. Folglich können diese pflanzlichen Stoffe für Anwendungen geeignet sein, bei denen die Emulgier- oder Schaumeigenschaften von Eianaloga wichtig sind. Es ist jedoch wichtig, die für die Anforderungen des Endprodukts am besten geeignete(n) pflanzliche(n) Zutat(en) auszuwählen.

7.3.5 Charakterisierung von Eianaloga

In diesem Abschnitt geben wir einen kurzen Überblick über die Analysemethoden, die üblicherweise zur Charakterisierung von Eianaloga in der Forschungs- und Entwicklungsphase verwendet werden. Weitere Einzelheiten zu den verschiedenen verfügbaren Methoden finden Sie in Kap. 4. Die optischen Eigenschaften von Eianaloga können durch die Aufnahme digitaler Bilder unter standardisierten Beleuchtungsbedingungen charakterisiert werden. Darüber hinaus können quantitative Informationen über ihr Aussehen durch Messung ihrer Tristimulus-Farbkoordinaten (z. B. L*a*b*) mit einem instrumentellen Farbmessgerät gewonnen werden. Die Rheologie von flüssigen Eianaloga wird in der Regel durch Messung des Profils der scheinbaren dynamischen Scherviskosität in Abhängigkeit von der Scherrate beurteilt. Die thermische Gelierung von Eianaloga kann durch Messung ihres dynamischen Schubmoduls in Abhängigkeit von der Temperatur während des Erhitzens und Abkühlens charakterisiert werden (Abb. 7.6). Die Textur von gelierten Eianaloga kann bequem mithilfe der Texturprofilanalyse (TPA) bestimmt werden, bei der die Probe unter kontrollierten Bedingungen zweimal komprimiert/dekomprimiert wird und Parameter wie Härte, Kohäsion und Elastizität ermittelt werden. Einblicke in die Aggregationsstabilität von Eianaloga können durch die Messung ihrer Mikrostruktur mithilfe der Licht- oder Elektronenmikroskopie oder durch die Messung ihrer Partikelgrößenverteilung mittels Lichtstreuung gewonnen werden. Darüber hinaus können Messungen des Zetapotenzials in Abhängigkeit vom pH-Wert nützliche Erkenntnisse über die Stabilität liefern, da sie Aufschluss über die Ladung auf der Partikeloberfläche geben. Die Stabilität von Eianaloga gegenüber der gravimetrischen Trennung kann durch fotografische Aufnahmen in Abhängigkeit der Zeit oder mithilfe von Laserscannern bestimmt werden.

7.3.6 Kommerzielle Eianaloga

Es gibt bereits mehrere erfolgreiche Eianaloga auf dem Markt, die entweder ungekochte oder gekochte Volleiprodukte simulieren sollen. *JUST Egg* beispielsweise ist ein Produkt, das flüssige Volleier nachahmt, die in einer Pfanne zu Rührei verarbeitet werden können (Abb. 7.13). *JUST Egg Folded* ist dahingegen ein Produkt, das gekochte „Eierscheiben" nachahmt, die in einem Ofen, einer Mikrowelle, einer Pfanne oder einem Toaster zubereitet und dann als Teil eines Frühstückssandwichs verzehrt werden können (www.ju.st). Die flüssigen Eier werden in einer Plastikflasche und die Eischeiben in Form von gefrorenen gelblichen Blöcken vertrieben (Abb. 7.14). In diesen Produkten wird Mungbohnenprotein als Geliermittel verwendet, um die halbfeste Textur der Endprodukte zu gewährleisten. Mungbohnen enthalten globuläre Proteine, die sich entfalten und aggregieren, wenn sie über ihre thermische Denaturierungstemperatur von ca. 82°C (Tab. 7.5) erhitzt werden, sodass sie beim Kochen Gele bilden können. Die Flüssigeianaloga enthalten auch Gellan, das die Viskosität der wässrigen Phase verdickt und verhindert, dass es während der Lagerung zu Sedimentation kommt. Farbstoffe auf pflanzlicher Basis, darunter Carotinoide aus Karotten und Curcumin aus Kurkuma, sind in den Eianaloga enthalten, um eine ei-ähnliche gelbliche Farbe zu erzeugen. Die Cremigkeit oder Helligkeit der Eianaloga lässt sich auf die Lichtstreuung durch kolloidale Partikel wie Rapsöltröpfchen und aggregierte Mungbohnenproteine zurückführen. Die Eianaloga enthalten auch eine Reihe anderer funktioneller Inhaltsstoffe zur Verbesserung ihrer Eigenschaften, darunter natürliche Aromen (wie Zwiebel, Knoblauch, Zucker und Salz), pH-Regulatoren (wie Zitrate, Phosphate und Bikarbonate) und Konservierungsmittel (wie Nisin). Bei diesen Eianaloga wird auf dem Etikett auch Transglutaminase angegeben, welche vermutlich zur Vernetzung der Mungbohnenproteine verwendet wird,

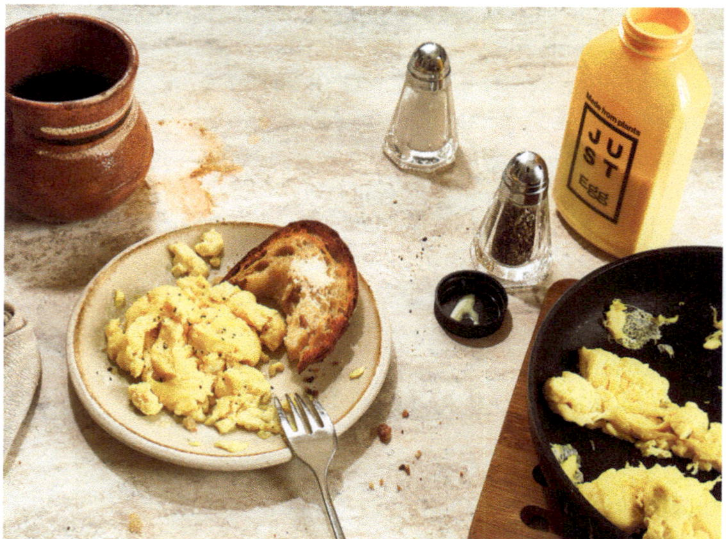

Abb. 7.13 Pflanzliches Rührei, hergestellt durch Braten eines Flüssigei-Analogons (JUST Egg). Das Bild wurde freundlicherweise von Eat Just Inc (San Francisco, CA) zur Verfügung gestellt

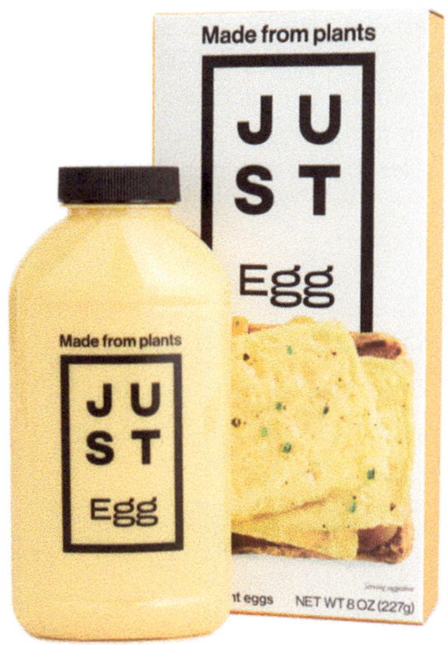

Abb. 7.14 Pflanzliches Flüssigei- (links) und vorgekochte Eischeibenanaloga (rechts) sind im Handel erhältlich, z. B. von Eat Just Inc. (www.ju.st). Das Bild wurde freundlicherweise von Just Eat (San Francisco, CA) zur Verfügung gestellt

was zu einer erhöhten Viskosität im Originalprodukt führen und die Festigkeit der nach dem Kochen gebildeten Gele verändern kann (Gharibzahedi et al. 2018).

7.4 Ernährungseigenschaften, Nachhaltigkeit und Ethik von Eiern und Eianaloga

Wie in Kap. 1 erläutert, gibt es zahlreiche Gründe, warum Menschen von tierischen Lebensmitteln auf pflanzliche Alternativen umsteigen. Drei der häufigsten Gründe, die Verbraucher*innen anführen, sind (i) pflanzliche Lebensmittel sind gesünder; (ii) pflanzliche Lebensmittel sind besser für die Umwelt; und (iii) pflanzliche Lebensmittel sind ethischer. In diesem Abschnitt vergleichen wir kurz die ernährungsphysiologischen, ökologischen und ethischen Aspekte von Eiern mit denen von Eianaloga.

Ernährung: Die Nährstoffgehalte von Hühnereiern und handelsüblichen Volleianaloga werden in Tab. 7.6 verglichen. Bei gleichem Gewicht enthalten die Analogeier mehr Kalorien, Gesamtfett, mehrfach ungesättigtes Fett, Salz und Kohlenhydrate als Hühnereier, aber weniger gesättigte Fette und Cholesterin. Beide Produkte enthalten einen ähnlichen Gesamtproteingehalt. Die Nährstoffqualität von Hühnereiproteinen ist jedoch in der Regel besser als die von pflanzlichen Proteinen, da sie alle für die menschliche Gesundheit erforderlichen essenziellen Aminosäuren enthalten, während einige Arten von pflanzlichen Proteinen einen Mangel an bestimmten Aminosäuren aufweisen. Dieses Problem kann durch die Verwendung von Kombinationen verschiedener pflanzlicher Proteine gelöst werden, damit das Endprodukt alle essenziellen Aminosäuren enthält. Es kann auch wichtig sein, gesundheitsfördernde Fettsäuren wie

Tab. 7.6 Vergleich des Nährstoffgehalts von Hühnereiern und Eianaloga auf pflanzlicher Basis. Die Werte sind pro 100 g des Produkts angegeben. Die Informationen stammen aus der USDA FoodData Central Datenbank (https://fdc.nal.usda.gov/). Die pflanzlichen Eiprodukte werden beide von *Eat Just* (San Francisco, CA) hergestellt. Hinweis: Je nach Produkt ergeben sich erhebliche Unterschiede in diesen Werten

	Prozentualer Gehalt (w/w)		
	Pflanzliches Eianalogon (flüssig)	Pflanzliches Eianaologon (Scheibe)	Hühnerei
Kalorien pro Portion (kcal)	77 kcal/44 mL	100 kcal/57 g	72 kcal/50 g
Kaloriendichte (kcal pro 100 g)	175	175	144
Gesamtfett	11,4	12,3	10
Gesättigte Fette	0,0	0,9	3,2
Transfette	0,0	0,0	0
Mehrfach ungesättigte Fette	3,4	3,5	1,8
Einfach ungesättigte Fette	6,8	7,9	3,6
Cholesterin	0,0	0,0	0,411
Natrium	0,386	0,526	0,129
Kohlenhydrate insgesamt	2,3	5,3	1
Ballaststoffe	0,0	0,0	0
Zucker	0,0	0,0	0,2
Protein	11,4	12,3	12

Omega-3-Fettsäuren in Eianaloga einzubringen, um ihr Nährwertprofil zu verbessern. Diese müssen jedoch gegen Oxidation während der Lagerung und der Lebensmittelzubereitung stabilisiert werden. Hühnereier enthalten eine breite Palette von Vitaminen und Mineralstoffen, die auch für die menschliche Gesundheit von Nutzen sind und die in Eianaloga fehlen können, sofern sie nicht angereichert sind. Die Anreicherung von Eianaloga erhöht jedoch die Kosten für die Zutaten und die Verarbeitung und führt zu einer wesentlich längeren Zutatenliste. Es sei jedoch darauf hingewiesen, dass das Futter für Hühner bereits häufig mit Nährstoffen und Nutrazeutika angereichert ist, was allerdings nicht auf dem Etikett von Eiern gekennzeichnet ist. Außerdem ist es wichtig, dass alle zugesetzten Vitamine und Mineralien in einer chemisch stabilen und bioverfügbaren Form vorliegen. Es ist wichtig zu beachten, dass Hühnereier und ihre Alternativen nach dem Verzehr möglicherweise verschiedene metabolische und physiologische Reaktionen auslösen können, deren potenzielle gesundheitliche Auswirkungen noch nicht vollständig bekannt sind. Schließlich sollte auch die Allergenität der Proteine und anderer Bestandteile von Eianaloga berücksichtigt werden. Ein beträchtlicher Teil der Bevölkerung reagiert allergisch auf Hühnereiprodukte, was deren Verzehr einschränkt. Dieses Problem könnte durch die Formulierung von Eianaloga mit nicht allergenen Zutaten gelöst werden. Viele weit verbreitete pflanzliche Zutaten sind jedoch auch allergen, wie z. B. Sojaproteine. Da sich die Ernährungswissenschaften und die Lebensmittelformulierungen weiterentwickeln, ist es wahrscheinlich, dass künftige Generationen von Eianaloga auf pflanzlicher Basis ein besseres Nährwert- und Gesundheitsprofil aufweisen werden.

Zutaten: JUST Egg (flüssig): Wasser, Mungbohnenproteinisolat, gepresstes Rapsöl; enthält weniger als 2 % dehydrierte Zwiebel, Gellan, natürliche Karottenextrakte (Farbe), natürliche Aromen, natürliche Kurkumaextrakte (Farbe), Kaliumcitrat, Salz, Sojalecithin, Zucker, Tapiokasirup, Natriumdiphosphat, Transglutaminase, Nisin (Konservierungsmittel). (Enthält Soja).

JUST Egg Folded (Scheibe): Wasser, Mungbohnenproteinisolat, gepresstes Rapsöl, Maisstärke; enthält weniger als 2 % Backpulver (Natriumdiphosphat, Natriumhydrogencarbonat, Maisstärke, Monocalciumphosphat), dehydrierter Knoblauch, dehydrierte Zwiebel, natürliche Karottenextrakte (Farbe), natürliche Kurkumaextrakte (Farbe), Salz, Transglutaminase.

Hühnerei: Güteklasse A, großes Vollei.

Nachhaltigkeit: Ein weiterer wichtiger Faktor für eine hohe Akzeptanz von pflanzlichen Eianaloga bei den Verbraucher*innen sind ihre geringeren Auswirkungen auf die Umwelt im Vergleich zu Hühnereier. Eine im Auftrag von *Eat Just* durchgeführte Lebenszyklusanalyse (life cycle assessment, LCA) ergab, dass der Wasserverbrauch um 98 %, der Flächenverbrauch um 86 % und die Kohlendioxidemissionen für die pflanzlichen Eianaloga im Vergleich zu Hühnereiern um 93 % reduziert wurden (https://www.ju.st/learn). In einer von Fachleuten begutachteten Studie wurde eine detaillierte Analyse der Umweltauswirkungen vieler verschiedener pflanzlicher und tierischer Lebensmittel durchgeführt (Poore und Nemecek 2018). Diese Analyse zeigte auch, dass Eiprodukte eine viel größere Auswirkung auf die Umwelt haben als Tofu, der oft als pflanzliche, proteinreiche Alternative zu Ei verwendet wird (Tab. 7.7). So wurden beispielsweise eine Reduktion von 61 %, 82 %, 53 % und 80 % in Bezug auf Landnutzung, Wasserverbrauch, Treibhausgasemissionen und Eutrophierung im Vergleich von Tofu zu Eiern berechnet.

Tab. 7.7 Vergleich der Umweltauswirkungen der Produktion von Hühnereiern und Tofu, angegeben pro 100 g Protein. GHE steht hier für Treibhausgasemissionen, während sich die Verschmutzung auf die Eutrophierung bezieht (in Gramm Phosphatäquivalenten)

Parameter	Eier	Tofu	% Reduktion
Landnutzung (m^2 kg^{-1})	5,7	2,2	61 %
Wasserverbrauch (L)	521	93	82 %
GHE (kg)	4,21	1,98	53 %
Verschmutzung (g)	19,6	3,9	80 %

Ethik: Viele Verbraucher*innen sind besorgt über das Wohlergehen der Hühner, die in der Eierindustrie gehalten werden. Einige Landwirt*innen halten Hühner in Freilandhaltung, wobei sie ein beträchtliches Maß an Freiheit haben, aber die meisten Hühner werden in großen Massentierhaltungsbetrieben aufgezogen, wo sie unter unnatürlichen und für die Vögel stressigen Bedingungen gehalten werden. Im Jahr 2018 wurden weltweit rund 69 Mrd. Hühner geschlachtet (https://ourworldindata.org/meat-production). Viele dieser Vögel werden wegen ihres Fleisches getötet, aber viele von ihnen werden auch getötet, weil sie das Ende ihres Lebens als Legehennen erreicht haben oder nicht (mehr) zum Legen von Eiern geeignet sind (Männchen). Die Umstellung von Hühnereiern auf Eianaloga könnte daher beträchtliche ethische Vorteile mit sich bringen, indem die große Zahl von Vögeln, die derzeit eingesperrt und von der Eier- und Hühnerfleischindustrie geschlachtet werden, reduziert wird.

7.5 Eiprodukte

Eier werden aufgrund ihrer vielfältigen Funktionalitäten, wie emulgierende, schäumende, verdickende, bindende, gelierende, antioxidative und antimikrobielle Eigenschaften, als Zutaten in einer Vielzahl von Lebensmitteln verwendet. In diesem Abschnitt konzentrieren wir uns auf einige Beispiele, in denen pflanzliche Zutaten verwendet werden, um Eier als funktionelle Zutaten in einigen Produkten zu ersetzen. Es sei darauf hingewiesen, dass es verschiedene Ansätze gibt, pflanzliche Inhaltsstoffe für diesen Zweck zu verwenden. So könnte man beispielsweise eine Zutat verwenden, die das Eiklar, das Eigelb oder das Vollei nachahmt und auf dieselbe Weise verwendet werden kann wie das echte Hühnerei. Alternativ könnte man auch eine pflanzliche Zutat verwenden, die nur die für ein bestimmtes Produkt erforderlichen funktionellen Eigenschaften aufweist, z. B. ein Pflanzenprotein, das die Fetttröpfchen in einem Dressing oder die Luftblasen in einem Kuchen stabilisieren kann. In diesem Abschnitt konzentrieren wir uns auf eine Reihe von Produkten, bei denen pflanzliche Zutaten anstelle von Hühnereierzeugnissen verwendet werden können. Wir weisen darauf hin, dass es mehrere andere Lebensmittelprodukte gibt, für die diese Zutaten ebenfalls verwendet werden könnten, die kommerziell wichtig sind, aber hier nicht behandelt werden, wie z. B. Soßen, Dips, Suppen, Proteinriegel, Teigwaren und Nudeln (Grizio und Specht 2021).

7.5.1 Emulgierte Produkte: Mayonnaise und Salatdressings

Eier werden häufig in emulgierten Lebensmitteln, wie Mayonnaise und Salatdressings (Abb. 7.15), verwendet, um die gewünschten Textur-, Stabilitäts- und Geschmackseigenschaften zu erzielen (Ma und Boye 2013). Die Vorgaben dieser Produkte, die in den USA durch Bundesrechte festgelegt sind, schreiben vor, dass sie einen bestimmten Anteil an Eiern enthalten müssen. Eine wichtige Rolle der Eier in diesen emulgierten

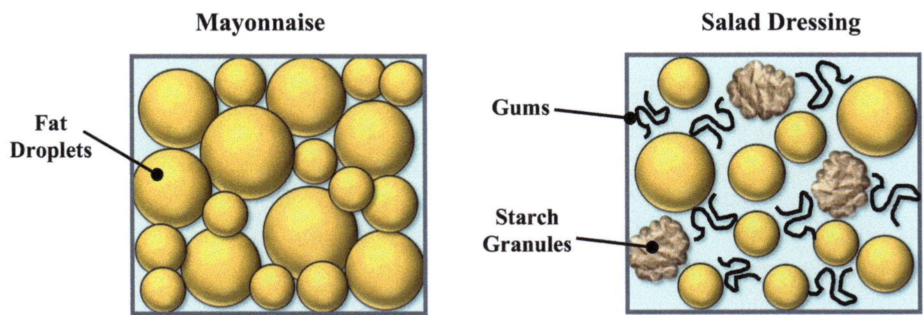

Abb. 7.15 Pflanzliche Inhaltsstoffe können dicht gedrängte Öltropfen („fat droplets") in herkömmlicher Mayonnaise („mayonnaise") oder in fettärmeren Salatdressings („salat dressing") stabilisieren. Diese können auch Stärkekörner („starch granules") oder Hydrokolloide wie Gums („gums") enthalten

Produkten ist ihre Fähigkeit, die Fetttröpfchen zu stabilisieren. Sowohl Eiklar als auch Eigelb enthalten oberflächenaktive Substanzen wie Proteine und Phospholipide, die an Öl-Wasser-Grenzflächen adsorbieren und eine Schutzschicht um die Fetttröpfchen bilden können, die deren Aggregation verhindert (Abb. 7.8). Eier enthalten auch oberflächenaktive kolloidale Partikel, wie LDL, HDL und Granula, die an Grenzflächen adsorbieren und Emulsionen durch einen Pickering-Mechanismus stabilisieren können (Anton 2013). Insbesondere die oberflächenaktiven Moleküle und kolloidalen Partikel in Eigelb spielen eine entscheidende Rolle bei der Bildung und Stabilisierung von Mayonnaise und Dressings (Taslikh et al. 2021).

Diese emulgierten Produkte werden in der Regel durch Homogenisieren einer Öl- und Wasserphase in Gegenwart eines hydrophilen Emulgators hergestellt. Zu diesem Zweck werden eine Vielzahl von Homogenisatoren angeboten, wobei die gebräuchlichsten Dispergierer mit hoher Scherkraft, Kolloidmühlen und Hochdruckhomogenisatoren sind (McClements 2015). Welcher Homogenisator für ein bestimmtes Produkt verwendet wird, hängt von der erforderlichen Größe der Fetttröpfchen (klein oder groß) sowie von den physikochemischen Eigenschaften des Endprodukts (z. B. seiner Viskosität) ab. In vielen Fällen wird zunächst eine grobe Voremulsion mit einem Dispergierer hergestellt und dann die Tröpfchengröße mit einer Kolloidmühle oder einem Hochdruckhomogenisator weiter reduziert (Abb. 7.9).

7.5.1.1 Zusammensetzung und Struktur

Strukturell bestehen diese Lebensmittelemulsionen aus mit Emulgator benetzten Fetttröpfchen, die in einem wässrigen Medium suspendiert sind, das auch verschiedene andere Zutaten wie Verdickungsmittel, Aromen, Konservierungsmittel und pH-Modulatoren enthalten kann (McClements 2015; McClements und Grossmann 2021). Der Fettgehalt in diesen Produkten kann von wenigen Prozent (fettarme Dressings) bis zu etwa 75 % (Mayonnaise) variieren, was die Art und Menge des erforderlichen Emulgators beeinflusst.

In der Regel steigt die notwendige Emulgatorkonzentration mit zunehmendem Fettgehalt und abnehmender Tröpfchengröße, hängt aber auch von der Art des Emulgators
ab. Insbesondere steigt die erforderliche Emulgatormenge mit zunehmender Oberflächen-
beladung, d. h. der erforderlichen Menge, um eine Oberflächeneinheit zu bedecken. Die
wässrige Phase in Mayonnaise und Salatdressings ist in der Regel sauer (pH 3–4), was
für den charakteristischen sauren Geschmack sorgt und die mikrobielle Stabilität erhöht. Die Löslichkeit und Funktionalität vieler Emulgatoren auf pflanzlicher Basis (insbesondere Proteine) hängt vom pH-Wert der wässrigen Phase ab. Daher ist es wichtig,
dass alle verwendeten Emulgatoren mit den sauren Bedingungen in diesen Produkten kompatibel sind. Mayonnaise und Salatdressings können auch verschiedene andere
funktionelle Inhaltsstoffe enthalten, die mit dem verwendeten Emulgator in Wechselwirkung treten können, z. B. Verdickungsmittel, Konservierungsmittel, Chelatbildner,
pH-Regulatoren und Aromastoffe. Daher muss sichergestellt werden, dass die Wechselwirkungen zwischen Emulgator und Inhaltsstoffen keine nachteiligen Auswirkungen auf
die Produktqualität und die Haltbarkeit haben.

7.5.1.2 Physikochemische Eigenschaften

Die Kenntnis der physikochemischen Eigenschaften von Mayonnaise und Salatdressings,
wie z. B. ihr Aussehen, ihre Textur und ihre Stabilität, ist wichtig für die Entwicklung
von Alternativen auf pflanzlicher Basis, die den gewünschten funktionellen und sensorischen Eigenschaften genau entsprechen.

Erscheinungsbild: Herkömmliche Mayonnaise und Salatdressings auf Eibasis sind
aufgrund der starken Lichtstreuung, die durch die relativ hohe Konzentration der enthaltenen Fetttröpfchen verursacht wird, optisch undurchsichtig (Abschn. 7.2.3.1). Darüber hinaus können auch andere Arten von lichtstreuenden kolloidalen Partikeln zu
ihrer Trübung beitragen, darunter Lipoproteine, Stärkekörner und Proteinpartikel. Wie
in Kap. 4 erörtert, nimmt die Helligkeit von emulgierten Produkten von 0 bis 5 % Fett
stark zu, bleibt dann aber bei höheren Fettgehalten relativ hoch und konstant, was bei
der Entwicklung fettarmer Versionen dieser Produkte wichtig ist. Emulgierte Produkte
auf Eibasis haben aufgrund der selektiven Absorption von Licht durch Chromophore
auch eine charakteristische Farbe. So haben beispielsweise Mayonnaise und Salatdressing aufgrund der Carotinoide und anderer natürlicher Pigmente aus dem Eigelb
ein gelbliches Aussehen. Die mit instrumenteller Kolorimetrie gemessenen Tristimulus-
Farbkoordinaten ausgewählter emulgierter Lebensmittel auf Eibasis sind in Tab. 7.8
zusammengefasst. Diese Messungen zeigen, dass Mayonnaise und Salatdressings auf
Eibasis in der Regel eine hohe Helligkeit (>75) und einen hohen Gelbwert (>+30) aufweisen. Forscher*innen haben gezeigt, dass pflanzliche Mayonnaiseanaloga mit pflanzlichen Ölen (75 % Sojabohnenöl) und Proteinemulgatoren (3 % Kichererbsen-, Acker-
bohnen- oder Lupinenisolat) sowie verschiedenen anderen Zusatzstoffen wie Wasser,
Salz, Xanthan, Senf, Essig, Knoblauch, Zwiebel, Zitronensäure, Kaliumsorbat und

Tab. 7.8 Tristimulus-Farbkoordinaten ausgewählter emulgierter Lebensmittel auf Eibasis und Eianaloga. Die Messung der Mayonnaise auf Pflanzenbasis wurde freundlicherweise von Hualu Zhou (UMASS) durchgeführt

Emulgierte Lebensmittel	L^*	a^*	b^*	Referenz
Mayonnaise auf Eibasis	79,5	+7,7	+32,5	(Huang et al. 2016)
Mayonnaise auf Eibasis	73,4	+7,1	+35,5	(Alu'datt et al. 2017)
Mayonnaise auf Pflanzenbasis	74,4	+5,3	+26,5	(Alu'datt et al. 2017)
Mayonnaise auf Pflanzenbasis	85,4	+0,8	+19,6	Unser Labor
Salatdressing auf Eibasis	77,8	+0,94	+32,6	(Song und McClements 2021)
Salatdressing auf Pflanzenbasis	79,8	$-10,8$	+45,3	(Kaltsa et al. 2018)

Natriumbenzoat formuliert werden können (Alu'datt et al. 2017). Die Farbkoordinaten (L^*, a^*, b^*) der Mayonnaiseanaloga waren denen der herkömmlichen Mayonnaise auf Eibasis recht ähnlich (Tab. 7.8). In einer anderen Studie wurde gezeigt, dass Salatdressings auf pflanzlicher Basis, die aus 20 % Olivenöl, 1,1 % Erbsenprotein-Emulgator und verschiedenen anderen Zutaten (Wasser, Xanthan, Stärke, Safranpulver, Pfeffer, Knoblauch und Salz) bestehen, ziemlich ähnliche Farbkoordinaten wie die auf Eibasis haben (Tab. 7.8) (Kaltsa et al. 2018). Diese Studien zeigen, dass es möglich ist, Mayonnaise und Salatdressings auf pflanzlicher Basis herzustellen, die ein ähnliches Aussehen haben wie solche auf Eibasis. Im Allgemeinen kann das Aussehen von emulgierten Produkten auf pflanzlicher Basis an das von Produkten auf Eibasis angepasst werden, indem die Helligkeit durch die Größe und Konzentration der Fetttröpfchen (und anderer kolloidaler Partikel) und die Farbe durch die Art und Konzentration natürlicher Pigmente (wie Carotinoide, Curcumin, Safran oder Annatto) gesteuert wird.

Textur: Mayonnaise und Salatdressings sind halbfeste Materialien, die ein nicht ideales plastisches Verhalten aufweisen (McClements 2015). In Mayonnaise liegt das daran, dass die Fettkonzentration hoch ist (>70 %), wodurch die Fetttröpfchen dicht gepackt sind. Dadurch können sie sich nicht leicht verschieben, wenn äußere Kräfte wirken, was zu einer gewissen mechanischen Festigkeit führt. Bei Salatdressings tritt ein ähnlicher Effekt auf, aber in diesem Fall besteht die disperse Phase aus einer Mischung aus Fetttröpfchen und Hydrokolloiden (wie Stärke). Diese Hydrokolloide tragen zum hohen Volumenanteil der dispersen Phase des Systems bei, können aber auch die Anziehungskraft zwischen den Fetttröpfchen durch Depletion verstärken, wodurch ein 3D-Netzwerk aus aggregierten Tröpfchen mit einer gewissen mechanischen Festigkeit entsteht (Parker et al. 1995).

Messungen der rheologischen Eigenschaften von Mayonnaise und Salatdressings haben gezeigt, dass sie ein nicht-ideales plastisches Verhalten aufweisen, das durch das Herschel-Bulkley-Modell beschrieben werden kann (Kaltsa et al. 2018):

$$\tau - \tau_0 = K\dot{\gamma}^n \tag{7.1}$$

τ_0 ist die Fließgrenze, K ist der Fließkoeffizient und n ist der Herschel/Bulkley-Index. Der Wert des Herschel/Bulkley-Index ist 1 für ideale Flüssigkeiten ($n = 1$), kleiner als 1 für scherverdünnende Flüssigkeiten ($n < 1$) und größer als 1 für scherverdickende Flüssigkeiten ($n > 1$). Unterhalb der Fließgrenze verhält sich die Emulsion wie ein elastischer Festkörper, oberhalb der Fließgrenze fließt sie. Die obige Gleichung ist erst nach Überschreiten der Fließgrenze gültig ($\tau > \tau_0$). Die Fließgrenze, der Fließkoeffizient und der Herschel/Bulkley-Index für verschiedene Mayonnaise- und Salatdressingprodukte auf Ei- und Pflanzenbasis sind in Tab. 7.9 dargestellt. Diese Ergebnisse zeigen, dass herkömmliche Mayonnaisen und Salatdressings auf Eibasis eine hohe Fließgrenze haben, die überschritten werden muss, bevor sie fließen. Zudem zeigen sie ein stark scherverdünnendes Verhalten ($n \approx 0{,}4$). Die genauen Werte der Herschel-Bulkley-Parameter dieser emulgierten Produkte auf Eibasis hängen von ihrer Formulierung und Verarbeitung ab (z. B. Ölgehalt, Tröpfchengröße und Zusatz von Verdickungsmitteln). Die Forschung hat gezeigt, dass emulgierte Produkte auf Pflanzenbasis formuliert werden können, die ähnliche rheologische Eigenschaften wie Produkte auf Eibasis aufweisen. So wies beispielsweise ein Salatdressing auf pflanzlicher Basis, das aus 20 % Olivenöl, 1,1 % Erbsenprotein und verschiedenen anderen Zutaten (Wasser, Xanthan, Stärke, Safranpulver, Pfeffer, Knoblauch und Salz) bestand, ziemlich ähnliche rheologische Parameter auf wie Produkte auf Eibasis (Tab. 7.9) (Kaltsa et al. 2018). Das Profil der Scherspannung über der Scherrate eines kommerziellen Mayonnaiseprodukts auf Pflanzenbasis ist in Abb. 7.16 dargestellt. Dies zeigt deutlich, dass das Produkt ein nicht-ideales plastisches Verhalten mit einer Fließgrenze und Scherverdünnung aufweist. Im Allgemeinen können die rheologischen Eigenschaften von emulgierten Lebensmitteln auf pflanzlicher Basis auf die von Eibasis angepasst werden, indem die Konzentration, Größe und Wechselwirkungen der Fetttröpfchen sowie die Art und Menge der zugesetzten Verdickungsmittel entsprechend angepasst werden.

Tab. 7.9 Rheologische Eigenschaften ausgewählter emulgierter Lebensmittel auf Eibasis und Eianaloga. Die Produkte unterscheiden sich erheblich aufgrund ihrer verschiedenen Zusammensetzungen und Strukturen sowie aufgrund der Unterschiede in den Analysemethoden, die zur Bestimmung ihrer Eigenschaften verwendet werden. Die Messungen in unserem Labor wurden freundlicherweise von Dr. Hualu Zhou (UMASS) durchgeführt

Lebensmittel	Fließgrenze (Pa)	K (Pa s^n)	n	Referenz
Mayonnaise auf Eibasis	22,3	36,7	0,40	(Huang et al. 2016)
Mayonnaise auf Eibasis	7,5	44,7	0,32	(Yuceer et al. 2016)
Mayonnaise auf Eibasis	85–198	8,5–25,8	0,38–0,49	(Katsaros et al. 2020)
Mayonnaise auf Pflanzenbasis	81,4	82,6	0,21	Unser Labor
Salatdressing auf Eibasis	47	16,	0,52	(Hernandez et al. 2008)
Salatdressing auf Pflanzenbasis	9,20	2,55	0,40	(Kaltsa et al. 2018)

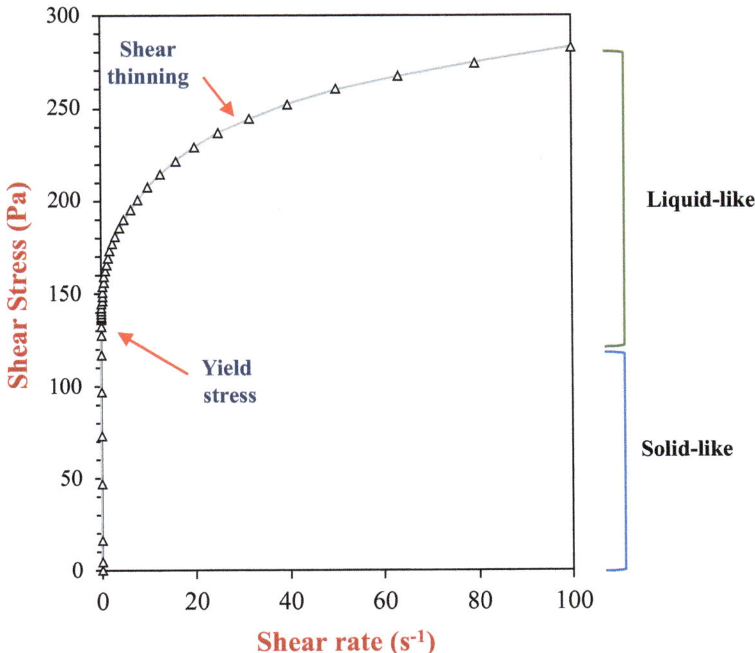

Abb. 7.16 Abhängigkeit der Schubspannung („shear stress") von der Scherrate („shear rate") bei einem Mayonnaiseprodukt auf pflanzlicher Basis, was auf ein plastisches („solid-like") Verhalten hinweist, das durch eine Fließgrenze („yield stress") und Scherverdünnung („shear thinning") gekennzeichnet ist. Die Daten wurden freundlicherweise von Hualu Zhou (UMASS) zur Verfügung gestellt

Physikalische Stabilität: Lebensmittelemulsionen sind thermodynamisch instabile Materialien und neigen dazu, durch verschiedene Mechanismen destabilisiert zu werden, wie Aufrahmung, Sedimentation, Ausflockung und Koaleszenz (McClements 2015) (Kap. 4). Folglich muss jeder Emulgator auf pflanzlicher Basis, der Ei in diesen Produkten ersetzen soll, in der Lage sein, diese Prozesse erfolgreich zu hemmen. Mayonnaise ist eine hochkonzentrierte Öl-in-Wasser-Emulsion, die halbfeste Eigenschaften aufweist, da die Fetttröpfchen so dicht aneinander gepackt sind, dass sie sich bei Einwirkung einer äußeren Kraft nicht leicht aneinander vorbeibewegen können. Folglich sind die Fetttröpfchen stabil gegen Aufrahmung, da sie sich nicht nach oben bewegen können, obwohl sie relativ groß sind (typischerweise einige bis zehn Mikrometer im Durchmesser). Allerdings neigen die Fetttröpfchen in Mayonnaise dazu, zu koaleszieren, weil sie über längere Zeit so dicht aneinander gepackt sind. Die Koaleszenz der Tröpfchen in Mayonnaise auf Eibasis wird in der Regel durch einen Pickering-Mechanismus verhindert. Dieser Mechanismus wird durch die kolloidalen Partikeln aus dem Ei, wie LDL, HDL, Granula und Gewürze, hervorgerufen. Diese adsorbieren an die Oberflächen und stabilisieren so die Tropfen gegenüber Koaleszenz (Wang et al. 2020). Folglich kann es wichtig sein, kolloidale Partikel auf pflanzlicher Basis zu verwenden, um Mayonnaiseanaloga zu stabilisieren, da niedrigmolekulare Emulgatoren in der Regel viel weniger wirksam sind, um die Koaleszenz zu verhindern. Zu diesem Zweck können verschiedene Arten von kolloidalen Partikeln auf Pflanzenbasis verwendet werden, die in der Regel aus Proteinen, Polysacchariden und/oder Polyphenolen zusammengesetzt sind (Sarkar und Dickinson 2020; Schroder et al. 2021). In Salatdressings, bei denen die Fetttröpfchen nicht so dicht beieinander liegen, können molekulare oder partikuläre Emulgatoren auf pflanzlicher Basis zur Stabilisierung der Emulsionen verwendet werden, da diese Systeme weit weniger anfällig für Koaleszenz sind. Die geringere Konzentration der Fetttröpfchen in diesen Produkten (insbesondere in fettarmen oder fettreduzierten Versionen) bedeutet jedoch, dass sie anfällig für Aufrahmung sind. Aus diesem Grund enthalten diese Produkte in der Regel Verdickungsmittel wie Stärke oder Xanthan, welche die Viskosität der wässrigen Phase erhöhen und dadurch die Bewegung der Fetttröpfchen (sowie anderer Partikel, wie Kräuter und Gewürze) hemmen. Ein ähnlicher Ansatz ist daher erforderlich, um das Aufrahmen von Salatdressings auf pflanzlicher Basis zu verhindern. Es ist jedoch auch wichtig, die texturellen Eigenschaften und das Mundgefühl des Endprodukts an die von Produkten auf Eibasis anzupassen.

Chemische Stabilität: Emulgierte Produkte auf Eibasis sind anfällig für einen chemischen Abbau, welcher zur Minderung der Produktqualität führt, z. B. Oxidation oder Hydrolyse (Jacobsen et al. 2013a). Bei der Formulierung von Analoga auf Pflanzenbasis kann es daher wichtig sein, diese Art von unerwünschten Reaktionen zu hemmen. Insbesondere emulgierte Lebensmittel auf pflanzlicher Basis, die einen hohen Anteil an mehrfach ungesättigten Fetten enthalten (wie Algen- oder Leinsamenöle), sind sehr anfällig für Lipidoxidation, die zu Fehlaromen (Ranzigkeit) führt. Die Haltbarkeit dieser Produkte kann mit ähnlichen Strategien wie bei herkömmlichen Produkten auf Eibasis verbessert werden, z. B. durch Zugabe von Antioxidantien oder Chelatbildnern, Verringerung der Exposition gegenüber Licht, Hitze oder Sauerstoff, Entfernung oder Deaktivierung von Prooxidantien und Kontrolle der strukturellen Organisation der Lebensmittelmatrix (Jacobsen et al. 2008; McClements und Decker 2000). Generell ist es wichtig, die für die Formulierung des Produkts verwendeten Inhaltsstoffe zu verstehen und alle möglicherweise auftretenden chemischen Reaktionen zu identifizieren. Dieses Wissen kann dann dazu genutzt werden, wirksame Strategien zur Verhinderung unerwünschter chemischer Reaktionen zu ermitteln.

Mikrobielle Stabilität: Mayonnaise und Dressings auf Eibasis sind in der Regel relativ resistent gegen mikrobielles Wachstum, da sie eine saure wässrige Phase aufweisen (pH < 4,0) und gängige lebensmittelbedingte Krankheitserreger bei einem pH-Wert unter 4,4 nicht zum Wachstum neigen (Smittle 2000). Außerdem können sie antimikrobielle Konservierungsmittel wie Natriumbenzoat, Benzoesäure oder Zitronensäure enthalten, die das mikrobielle Wachstum hemmen. Infolgedessen sind sie relativ lange haltbar – oft etwa ein Jahr oder länger. Auch bei der Formulierung von emulgierten Lebensmitteln auf Pflanzenbasis können ähnliche Strategien erforderlich sein. Insbesondere sollte die wässrige Phase des Endprodukts einen pH-Wert von unter 4,0 aufweisen und möglicherweise müssen geeignete antimikrobielle Mittel zugesetzt werden.

7.5.1.3 Geschmacksprofil und sensorische Eigenschaften

Das allgemeine Geschmacksprofil von emulgierten Lebensmitteln ist das Ergebnis von Wechselwirkungen verschiedener Moleküle aus dem Lebensmittel mit den Rezeptoren im menschlichen Körper, wie flüchtige Aromamoleküle mit den Rezeptoren in der Nase (Geruch), nicht flüchtige Geschmacksmoleküle mit den Rezeptoren auf der Zunge (Geschmack) sowie Polymere und kolloidale Partikel mit den Drucksensoren auf der Zunge (Mundgefühl) (Ma und Boye 2013). Der Geruch dieser Produkte ist in erster Linie das Ergebnis kleiner flüchtiger Moleküle, die von verschiedenen Arten von Zutaten freigesetzt werden, die ursprünglich für die Formulierung des Produkts verwendet wurden, wie Öle, Essig, Zitronensaft, Kräuter oder Gewürze. Darüber hinaus können Aromamoleküle durch chemische Abbaureaktionen entstehen, die während der Lagerung auftreten und zu Fehlaromen führen können, wie z. B. Ranzigkeit durch Lipidoxidation (Jacobsen et al. 2013a). Der Geschmack ist hauptsächlich das Ergebnis wasserlöslicher Moleküle, die mit der Zunge interagieren, wie organische Säuren (in Essig und Zitronensaft), Süßstoffe (Zucker) und Gewürze (Salz, Pfeffer, Senf, Paprika, Zwiebel und Knoblauch). Das cremige Mundgefühl von emulgierten Produkten ist in erster Linie auf die Fetttröpfchen und Verdickungsmittel zurückzuführen, die Zunge und Gaumen während des Kauens schmieren (Rudra et al. 2020). Wenn der Fettgehalt von emulgierten Produkten reduziert wird, z. B. bei der Entwicklung kalorienreduzierter Versionen, müssen in der Regel Hydrokolloide (wie Stärke oder andere Polysaccharide) zugesetzt werden, um die Textur- und Mundgefühlseigenschaften nachzuahmen, die normalerweise von den Fetttröpfchen stammen (Chung et al. 2016; Ma und Boye 2013). Außerdem muss möglicherweise das Produkt neu formuliert werden, um sicherzustellen, dass das Geschmacksprofil unverändert bleibt. Denn das Entfernen eines Teils der Fetttröpfchen kann die Gleichgewichtsverteilung und Freisetzungskinetik der Geschmacksmoleküle in Öl-in-Wasser-Emulsionen verändern (McClements 2015).

7.5.1.4 Kommerzielle Produkte

Eine Reihe von Mayonnaiseprodukten auf pflanzlicher Basis wurden auf den Markt gebracht. *Eat Just* (ehemals Hampton Creek) hat die JUST Mayo hergestellt, eine halbfeste, cremig-gelbe Öl-in-Wasser-Emulsion, die zu etwa 72 % aus emulgiertem Rapsöl besteht. Die Zutatenliste dieses Produkts enthält außerdem Wasser, Zitronensaft, weißen Essig, Bio-Zucker, Salz, Apfelessig, Erbsenprotein, Gewürze, modifizierte Stärke, Beta-Carotin und Calcium-Dinatrium-EDTA. Vermutlich handelt es sich bei dem pflanzlichen Emulgator, der in diesem Produkt zur Stabilisierung der Fetttröpfchen verwendet wird, um Erbsenprotein (das in einer Konzentration von weniger als 2 % enthalten ist). Die verschiedenen Arten von Essig und Zitronensaft führen zu einer sauren wässrigen Phase, die zu dem sauren Geschmack beiträgt und eine gute antimikrobielle Stabilität gewährleistet. Das Beta-Carotin ist für die gelbliche Farbe verantwortlich, während Zucker, Salz und Gewürze zum Geschmacksprofil beitragen. Vermutlich wird Calcium-Dinatrium-EDTA zugesetzt, um Übergangsmetallionen zu chelatisieren und dadurch Lipidoxidationsreaktionen zu hemmen. Traditionelle Hersteller*innen von Mayonnaisen und Dressings auf Eibasis haben als Reaktion auf die veränderte Nachfrage der Verbraucher*innen nach mehr pflanzlichen Lebensmitteln auch vegane Varianten eingeführt. So hat Unilever beispielsweise ein veganes Dressing und einen veganen Brotaufstrich unter der Marke Hellmann's eingeführt. Dieses Produkt enthält etwa 57 % emulgiertes Sonnenblumenöl und 7 % Kohlenhydrate (hauptsächlich modifizierte Mais- oder Kartoffelstärke), die zu seiner hohen Viskosität und seinem cremigen Aussehen beitragen. Laut Zutatenliste enthält dieses Produkt außerdem Branntweinessig, Zucker, Salz, Zitronensaftkonzentrat, Sorbinsäure, Calcium-Dinatrium-EDTA, natürliches Aroma und Paprikaextrakt. Diese Inhaltsstoffe sind denen des Produkts JUST Mayo recht ähnlich und haben eine ähnliche Funktion.

7.5.2 Verdickte und gelierte Produkte: Pudding, Torten und Quiches

Eiproteine werden wegen ihrer viskositätserhöhenden, gelierenden und/oder bindenden Eigenschaften auch als Zutaten in einigen Lebensmitteln verwendet. So wird beispielsweise Custard durch das Vorhandensein von Eiproteinen angedickt. Diese Produkte werden hergestellt, indem man Eier, Milch und Zucker miteinander vermischt und dann unter Rühren langsam erhitzt (McGee 2004). Dadurch entfalten sich die globulären Eiproteine und aggregieren miteinander, wodurch sich ihr effektives Volumen vergrößert, was die Viskosität erhöht (Kap. 4). Da die Eier mit Milch verdünnt werden und das System gerührt wird, bildet sich kein 3D-Protein-Netzwerk, das sich über das gesamte Volumen des Lebensmittels erstreckt, was eine Gelierung verhindert. Allerdings können Gele gebildet werden, wenn eine höhere Eiproteinkonzentration (geringere Verdünnung) verwendet und während des Kochens nicht gerührt wird, wie bei halbfesten Custards, Flans oder Quiches (McGee 2004). Die aufgefalteten Eiproteine können auch dazu beitragen, andere Zutaten in die Lebensmittelmatrix dieser Produkte einzubinden, z. B. Fleisch, Gemüse oder Gewürze, die in Quiches verwendet werden.

Pflanzliche Inhaltsstoffe können das Ei (und die Milch) in diesen Produkten ersetzen. In der Regel sind globuläre Pflanzenproteine am besten geeignet, um die Verdickungs-, Gelier- und Bindungseigenschaften von Eiern zu imitieren (McClements und Grossmann 2021). Wie bereits erwähnt, ist es von Bedeutung, Pflanzenproteine auszuwählen, die sich beim Erhitzen bei ähnlichen Temperaturen wie Eiproteine entfalten können. Anschließend sollten sie verdickte Lösungen oder Gele bilden, die vergleichbare rheologische Eigenschaften wie Eier aufweisen. Diese Eigenschaften können beispielsweise anhand der Scherviskosität in Abhängigkeit von der Scherrate, der Scherviskosität in Abhängigkeit von der Temperatur, dem Schubmodul in Abhängigkeit von der Temperatur und/oder der Texturprofilanalyse beurteilt werden. Darüber hinaus ist es wichtig, pflanzliche Inhaltsstoffe auszuwählen, welche die gewünschten optischen Eigenschaften erzeugen (cremegelbe Farbe). Die Opazität kann durch die aggregierten Proteine erreicht werden, kann aber auch die Zugabe anderer Arten von kolloidalen Partikeln erfordern, wie z. B. Fetttröpfchen, welche die Granula, das LDL und das HDL in Eiern simulieren. Die gelbe Farbe kann durch die Zugabe von natürlichen Farbstoffen wie Beta-Carotin, Curcumin oder Amaranth erreicht werden.

7.5.3 Geschäumte Produkte: Meringues, Mousses und Souffles

Die Herstellung einiger traditioneller Lebensmittelprodukte hängt davon ab, wie gut die Bestandteile des Eies in der Lage sind, Schaumstrukturen zu bilden und zu stabilisieren. Diese Schaumstrukturen bestehen aus Gasblasen, die in einer flüssigen oder festen Matrix suspendiert sind. So wird beispielsweise Eiweiß in der Regel aufgeschlagen, um einen relativ stabilen Schaum zu erzeugen, der dann zu einer Baisermasse gebacken wird (McGee 2004). Während des Aufschlagens adsorbieren einige der globulären Proteine im Eiweiß an die Oberflächen der gebildeten Luftblasen, wo sie sich teilweise entfalten (Oberflächendenaturierung) und mit ihren Nachbarn aggregieren. Dies führt zur Bildung einer viskoelastischen Hülle um die Gasblasen, die zu deren Stabilisierung beiträgt. Dennoch zerfallen sie schließlich aufgrund von Koaleszenz- und Gasblasenwachstum, bei denen Gasblasen miteinander verschmelzen bzw. Gasmoleküle von kleinen zu großen Blasen wandern. Das Kochen des Eiweißschaums führt zur Bildung eines stabileren festen Schaums (Meringue), da die Proteine durch die thermische Denaturierung der Proteine durch Hitze und die Konzentration der Proteine durch die Wasserverdunstung weiter vernetzt werden. Bei einigen Produkten wie Mousse und Souffles können die Luftblasen auch durch andere Komponenten in der ursprünglichen wässrigen Lösung stabilisiert werden, die eine viskoelastische Matrix zwischen ihnen bilden, wie z. B. Gelatine oder Kakaobutter (in Schokoladenmousse) (McGee 2004).

Die Forschung hat gezeigt, dass geschäumte Lebensmittel auf pflanzlicher Basis hergestellt werden können, die ähnliche physikochemische Eigenschaften aufweisen wie herkömmliche Lebensmittel auf Eibasis. So wurde beispielsweise eine vegetarische Mousse als Alternative zu einer traditionellen tierischen Mousse hergestellt (Schäfer et al. 2011). Das vegetarische Mousse wurde unter Verwendung von Sojaproteinisolat als Schaum- und Verdickungsmittel formuliert und in sensorischen Versuchen von den Verbraucher*innen als akzeptabel eingestuft. Forscher*innen haben auch gezeigt, dass Lupinenproteinisolate zur Bildung von Schäumen verwendet werden können, die ähnliche physikochemische Eigenschaften wie Eiklarschäume aufweisen (Raymundo et al. 1998; Volp et al. 2021). Durch eine thermische Vorbehandlung der Lupinenproteine, die Zugabe von Verdickungsmitteln wie beispielsweise Xanthan, sowie die Kontrolle des pH-Werts und der Ionenstärke der wässrigen Phase, könnten die Eigenschaften der Schaumstrukturen manipuliert werden. Auf diese Weise könnten sie gezielt so verändert werden, dass sie ähnliche Qualitätsmerkmale aufweisen wie Eiklarschäume. Insgesamt deuten diese Studien darauf hin, dass Eianaloga durchaus das Potenzial haben, für die Formulierung hochwertiger geschäumter Lebensmittel verwendet zu werden, aber es besteht eindeutig weiterer Forschungsbedarf in diesem Bereich.

7.5.4 Gebackene Produkte: Kuchen, Kekse und Gebäck

Eier werden auch häufig als funktionelle Zutaten in einer Vielzahl von Backwaren, wie in Kuchen, Keksen und Gebäck, verwendet (McGee 2004). In diesem Fall spielen die Eiproteine eine wichtige Rolle bei der Bestimmung der Mikrostruktur, des Aussehens, der Textur und der sensorischen Eigenschaften dieser Produkte (Deleu et al. 2017; Marcet et al. 2016). Diese Produkte werden in der Regel aus Mehl, Eiern, Zucker und Butter (oder einer anderen Quelle halbfester Fette, wie Margarine oder Backfett) hergestellt. In der Regel werden die Zutaten miteinander vermischt (entweder nacheinander oder alle auf einmal) und dann aufgeschlagen (McGee 2004). Die aufgeschlagene Mischung wird dann in einen Ofen gegeben und gebacken, um das Endprodukt herzustellen, das als fester Schaum betrachtet werden kann. Die physikochemischen und sensorischen Eigenschaften des gebackenen Produkts, wie seine Zusammensetzung, sein Volumen, seine Form, Farbe, Stabilität, Textur und Mundgefühl, werden maßgeblich von den gebildeten Gasblasen beeinflusst. Dabei spielen Faktoren wie Größe, Anzahl und Verteilung der Blasen sowie die Eigenschaften der halbfesten Matrix, die sie umgibt, eine entscheidende Rolle. Die verschiedenen funktionellen Inhaltsstoffe, die in der Formulierung verwendet werden, spielen alle eine wichtige Rolle. Ein Teil der Eiproteine lagert sich an den Oberflächen der Gasblasen an und bildet eine schützende Schicht um sie herum, während der Rest in der umgebenden Matrix verbleibt. Während des Kochens entfalten sich die globulären Eiproteine und aggregieren miteinander, was zur Stabilisierung der Gasblasen beiträgt und der umgebenden Matrix mechanische Festigkeit verleiht. Die Eiproteine können auch mit Zuckern durch die Maillard-Reaktion reagieren, was zu der gewünschten braunen Kruste auf der Oberfläche einiger Kuchen beiträgt. Sie können auch dazu beitragen, andere Zutaten im Endprodukt zu binden. Die Getreideproteine im Mehl entfalten sich ebenfalls und aggregieren miteinander, was ebenfalls einen wichtigen Beitrag zur mechanischen Festigkeit des Endprodukts leistet. Fett und Zucker modulieren die Wechselwirkungen zwischen den Weizenproteinmolekülen und verändern dadurch die Textur des Systems und tragen zu den gewünschten sensorischen Eigenschaften wie Süße und Cremigkeit bei. Die Bildung eines Netzwerks von Fettkristallen beim Abkühlen des Kuchens erhöht die mechanische Festigkeit des Produkts und trägt zu dem gewünschten Mundgefühl bei, wenn diese Kristalle beim Kauen schmelzen. Die Stärkekörner absorbieren Wasser und quellen beim Erhitzen auf, was ebenfalls zu den mechanischen Eigenschaften und dem Mundgefühl des Endprodukts beiträgt.

Vegane oder vegetarische Backwaren können hergestellt werden, indem Eier und Butter durch pflanzliche Alternativen ersetzt werden. So können beispielsweise pflanzliche Proteine als Ersatz für Eiproteine verwendet werden, während kristalline Pflanzenfette (wie Kokosöl oder Kakaobutter) die Butter ersetzen können. Es ist jedoch wichtig, dass sie die funktionellen Eigenschaften der tierischen Zutat, die sie ersetzen sollen, genau simulieren.

Forscher*innen haben die Möglichkeit untersucht, Kuchen auf pflanzlicher Basis herzustellen, indem Eiproteine durch Lupinenproteine ersetzt werden (Arozarena et al. 2001). In dieser Studie wurde herausgefunden, dass die Kombination von Pflanzenproteinen mit Mono-/Diglycerid-Emulgatoren und Xanthan die Herstellung von Kuchen mit positiven Volumen- und Textureigenschaften ermöglicht. In einer anderen Studie untersuchten die Forscher*innen die Auswirkungen des Ersatzes von Ei durch Sojaproteinisolat auf die Eigenschaften von Teig und Kuchen (Lin et al. 2017). Sie untersuchten den Einfluss des Pflanzenproteins auf das spezifische Gewicht und die Viskosität des Teigs sowie auf das Aussehen, die Mikrostruktur, das Volumen, den Feuchtigkeitsgehalt und die texturellen Eigenschaften der Kuchen. Die Autor*innen kamen zu dem Schluss, dass eine Mischung aus Sojaproteinen und Mono-/Diglyceriden (1 %) erfolgreich als Ersatz für Ei bei der Zubereitung der Kuchen verwendet werden kann. So wiesen die ei-freien Kuchen und die traditionellen Kuchen ein ähnliches spezifisches Volumen (1,92 vs. 2,08 cm^3/g), ein ähnliches spezifisches Gewicht (0,95 vs. 1,03), eine ähnliche Festigkeit (320 vs. 376 g) und einen ähnlichen Feuchtigkeitsgehalt (28,0 % vs. 29,0 %) auf und unterschieden sich nur geringfügig in ihrer Elastizität (77 vs. 98 %).

Eine andere Studie untersuchte die Auswirkungen des Ersatzes von Eiklar durch eine proteinreiche pflanzliche Zutat (Limabohnen-Aquafaba, LBA) auf die Qualitätsmerkmale von Muffins (Nguyen et al. 2020). Die Zahl der großen Poren in den Muffins nahm zu, je mehr Eiklar durch LBA ersetzt wurde, was zu einer poröseren Struktur führte. Dieser Effekt wurde vor allem auf die Fähigkeit der Limabohnenproteine zurückgeführt, sich an den Luft-Wasser-Grenzflächen zu adsorbieren und die Gasblasen zu stabilisieren. Zusätzlich bildeten sie während des Erhitzens ein Gel-Netzwerk in der Matrix, was dem Endprodukt mechanische Festigkeit verlieh. Das Gesamtvolumen der Kuchen, die Pflanzenproteine und kein Ei enthielten, war dem der mit Eiklarproteinen hergestellten Kuchen recht ähnlich. Mit zunehmender LBA-Konzentration nahmen Härte, Zäh-Elastizität (Klebrigkeit), Kaubarkeit und Kohäsion der Muffins ab (Tab. 7.10). Die optischen Eigenschaften der Muffins waren bei beiden Proteinquellen recht ähnlich, wobei die L*a*b*-Werte der Krume bei der Verwendung von Eiklar bei 85,8, −1,4 und +27,3 und bei der Verwendung von LBA bei 79,5, −1,2 und +26,1 lagen. In zukünftigen Studien wäre es sinnvoll, eine sensorische Analyse durchzuführen, um festzustellen, ob die Verbraucher*innen auch die pflanzlichen Varianten mögen.

7.5.5 Vorteile von Eianaloga für Lebensmittelhersteller*innen

Der Ersatz von Eiern durch Eianaloga hat auch Vorteile für Lebensmittelhersteller*innen, die normalerweise Eier als funktionelle Zutaten in ihren Produkten verwenden (Grizio und Specht 2021). Der Preis und die Verfügbarkeit von Eiern sind sehr anfällig für

Tab. 7.10 Auswirkungen des Ersatzes von Eiklar (EW) durch Limabohnen-Aquafaba (LBA) in Modell-Cupcakes. Die Daten wurden aus dem Artikel von Nguyen und Kolleg*innen übernommen (Nguyen et al. 2020). Unterschiedliche Exponenten bedeuten signifikante Unterschiede.

Muster	Härte Spitzenwert 1 (g)	Härte Spitzenwert 2 (g)	Kohäsion	Elastizität (mm)	Klebrigkeit (g)	Kaubarkeit (mJ)
100 % LBA	410[a]	340[a]	0,61[a]	8,8[a]	250[a]	22[a]
25 % EW + 75 % LBA	660[b]	540[b]	0,62[ab]	9,0[ab]	410[b]	36[b]
50 % EW + 50 % LBA	660[b]	544[b]	0,65[ab]	8,9[ab]	430[b]	38[b]
75 % EW + 25 % LBA	1000[c]	860[c]	0,72[ab]	9,2[b]	720[c]	65[c]
100 % EW	1500[d]	1300[d]	0,71[b]	9,1[ab]	1060[c]	95[c]

Störungen in der Lieferkette. So haben beispielsweise sowohl die Vogelgrippe als auch Covid-19 zu Störungen in der Eierlieferkette geführt, weil die Gesamtzahl der verfügbaren Legehühner gesunken ist oder weil es zu Störungen bei der Verarbeitung und dem Transport der Eier gekommen ist. Der Ersatz von Zutaten auf Eibasis durch solche auf pflanzlicher Basis kann daher dazu beitragen, die Schwankungen bei der Versorgung mit funktionellen Zutaten für die Herstellung von Lebensmitteln und deren Kosten zu verringern. Aus Pflanzen isolierte Zutaten sind oft preiswerter als aus Eiern gewonnene, was den Lebensmittelhersteller*innen helfen könnte, ihre Kosten zu senken und ihre Gewinne zu steigern. Außerdem lassen sich pflanzliche Inhaltsstoffe oft einfacher lagern und handhaben als aus Eiern gewonnene, da Eier sehr anfällig für mikrobiellen Verderb sind. Aus demselben Grund stellen pflanzliche Zutaten oft ein geringeres Risiko für die Lebensmittelsicherheit dar als pflanzliche Zutaten. Schließlich kann die Verwendung von pflanzlichen Zutaten, die mit dem Verzehr von Eiprodukten verbundenen Bedenken hinsichtlich Allergien verringern, was bei der Kennzeichnung und Vermarktung von Lebensmitteln von Vorteil sein kann. Wenn pflanzliche Zutaten ohne allergische Reaktionen genutzt werden, müssen Lebensmittelhersteller nicht über das Trennen und Reinigen verschiedener Zutaten nachdenken, um potenzielle Allergene zu entfernen.

7.6   Schlussfolgerungen und Ausblick

Wie auch in anderen Bereichen des Sektors der pflanzlichen Lebensmittel wurde viel Forschung zur Entwicklung von pflanzlichen Alternativen zu herkömmlichen Hühnereiern betrieben. Dies hat bereits dazu geführt, dass eine Reihe erfolgreicher Eianaloga auf den Markt gebracht wurden. Es gibt jedoch noch viel Potential für weitere Forschung in diesem Bereich. Es ist möglich, die Qualität der bestehenden Produkte so zu verbessern, dass sie die Eigenschaften und die funktionelle Vielseitigkeit echter Eier besser nachahmen. Außerdem muss das Gesundheitsprofil von Eianaloga verbessert werden.

Dies kann bedeuten, dass sie mit nützlichen Inhaltsstoffen wie ω-3-Fettsäuren, essenziellen Aminosäuren, Ballaststoffen, Vitaminen, Mineralien und Nutrazeutika angereichert werden und der Gehalt an gesättigten Fetten, Zucker und Salz reduziert wird.

Literatur

Alu'datt, M. H., Rababah, T., Alhamad, M. N., Ereifej, K., Gammoh, S., Kubow, S., & Tawalbeh, D. (2017). Preparation of mayonnaise from extracted plant protein isolates of chickpea, broad bean and lupin four: Chemical, physiochemical, nutritional and therapeutic properties. *Journal of Food Science and Technology-Mysore, 54*(6), 1395–1405. https://doi.org/10.1007/s13197-017-2551-6.

Amagliani, L., & Schmitt, C. (2017). Globular plant protein aggregates for stabilization of food foams and emulsions. *Trends in Food Science & Technology, 67*, 248–259. https://doi.org/10.1016/j.tifs.2017.07.013.

Anton, M. (2013). Egg yolk: Structures, functionalities and processes. Journal of the Science of Food and Agriculture. *Journal of the Science of Food and Agriculture, 93*(12), 2871–2880. https://doi.org/10.1002/jsfa.6247.

Arozarena, I., Bertholo, H., Empis, J., Bunger, A., & de Sousa, I. (2001). Study of the total replacement of egg by white lupine protein, emulsifers and xanthan gum in yellow cakes. *European Food Research and Technology, 213*(4–5), 312–316. https://doi.org/10.1007/s002170100391.

Atilgan, M. R., & Unluturk, S. (2008). Rheological properties of liquid egg products (LEPS). *International Journal of Food Properties, 11*(2), 296–309. https://doi.org/10.1080/10942910701329658.

Baron, F., & Jan, S. (2011). Egg and egg product microbiology. In Y. Nys, M. Bain, & F. VanImmerseel (Eds.), *Improving the Safety and Quality of Eggs and Egg Products, Vol 1: Egg Chemistry, Production and Consumption* (pp. 330–350).

Boon, C. S., McClements, D. J., Weiss, J., & Decker, E. A. (2010). Factors Influencing the Chemical Stability of Carotenoids in Foods. *Critical Reviews in Food Science and Nutrition, 50*(6), 515–532. https://doi.org/10.1080/10408390802565889.

Brady, J. W. (2013). *Introductory Food Chemistry*. Ithaca, N.Y.: Cornell University Press.

Chung, C., Smith, G., Degner, B., & McClements, D. J. (2016). Reduced fat food emulsions: Physicochemical, sensory, and biological aspects. *Critical Reviews in Food Science and Nutrition, 56*(4), 650–685. https://doi.org/10.1080/10408398.2013.792236.

Clark, C. (2012). *The Science of Ice Cream*. Cambridge, U.K.: Royal Society of Chemistry.

Clauer, P. (2021). Modern egg industry. Abgerufen von https://extension.psu.edu/modern-egg-industry.

Cordobes, F., Partal, P., & Guerrero, A. (2004). Rheology and microstructure of heat-induced egg yolk gels. *Rheologica Acta, 43*(2), 184–195. https://doi.org/10.1007/s00397-003-0338-3.

Cortinas, L., Galobart, J., Barroeta, A. C., Baucells, M. D., & Grashorn, M. A. (2003). Change in alpha-tocopherol contents, lipid oxidation and fatty acid profile in eggs enriched with linolenic acid or very long-chain omega 3 polyunsaturated fatty acids after different processing methods. *Journal of the Science of Food and Agriculture, 83*(8), 820–829. https://doi.org/10.1002/jsfa.1418.

Croguennec, T., Nau, F., & Brule, G. (2002). Infuence of pH and salts on egg white gelation. *Journal of Food Science, 67*(2), 608–614. https://doi.org/10.1111/j.1365-2621.2002.tb10646.x.

Deleu, L. J., Melis, S., Wilderjans, E., Van Haesendonck, I., Brijs, K., & Delcour, J. A. (2017). Protein network formation during pound cake baking. *Food Hydrocolloids, 63*, 226–232. https://doi.org/10.1016/j.foodhyd.2016.07.036.

Eke, M. O., Olaitan, N. I., & Ochefu, J. H. (2013). Effect of storage conditions on the quality attributes of shell (table) eggs. *Nigerian Food Journal, 31*(2), 18–24. https://doi.org/10.1016/S0189-7241(15)30072-2.

Galobart, J., Barroeta, A. C., Baucells, M. D., & Guardiola, F. (2001). Lipid oxidation in fresh and spray-dried eggs enriched with omega 3 and omega 6 polyunsaturated fatty acids during storage as affected by dietary vitamin E and canthaxanthin supplementation. *Poultry Science, 80*(3), 327–337. https://doi.org/10.1093/ps/80.3.327.

GFI. (2021). *Plant-based meat, eggs, and dairy: Pflanzenbasiertes Fleisch, Eier und Milchprodukte.* Abgerufen von Washington, D.C.

Gharibzahedi, S. M. T., Roohinejad, S., George, S., Barba, F. J., Greiner, R., Barbosa-Canovas, G. V., & Mallikarjunan, K. (2018). Innovative food processing technologies on the transglutaminase functionality in protein-based food products: Trends, opportunities and drawbacks. *Trends in Food Science & Technology, 75*, 194–205. https://doi.org/10.1016/j.tifs.2018.03.014.

Goldberg, E. M., Gakhar, N., Ryland, D., Aliani, M., Gibson, R. A., & House, J. D. (2012). Fatty acid profle and sensory characteristics of table eggs from laying hens fed hempseed and hempseed oil. *Journal of Food Science, 77*(4), S153–S160. https://doi.org/10.1111/j.1750-3841.2012.02626.x.

Grizio, M., & Specht, L. (2021). *Plant-based egg alternatives: Optimizing for functional properties and applications.* Abgerufen von Washington, D.C.:

Hellwig, M. (2019). The Chemistry of Protein Oxidation in Food. *Angewandte Chemie-International Edition, 58*(47), 16742–16763. https://doi.org/10.1002/anie.201814144.

Hernandez, M. J., Dolz, J., Delegido, J., Cabeza, C., & Dolz, M. (2008). Thixotropic behavior of salad dressings stabilized with modifed starch, pectin, and gellan gum. Infuence of temperature. *Journal of Dispersion Science and Technology, 29*(2), 213–219. https://doi.org/10.1080/01932690701707191.

Hettiarachchy, N., Kannan, A., Schäfer, C., & Wagner, G. (2013). Gelling of Plant Based Proteins. In U. Bröckel, W. Meier, & G. Wagner (Eds.), *Product Design and Engineering: Formulation of Gels and Pastes* (pp. 221–246). New York, N.Y.: Wiley.

Huang, L. Y., Wang, T., Han, Z. P., Meng, Y. L., & Lu, X. M. (2016). Effect of egg yolk freezing on properties of mayonnaise. *Food Hydrocolloids, 56*, 311–317. https://doi.org/10.1016/j.foodhyd.2015.12.027.

Huang, X., & Ahn, D. U. (2019). How Can the Value and Use of Egg Yolk Be Increased? *Journal of Food Science, 84*(2), 205–212. https://doi.org/10.1111/1750-3841.14430.

Jacobsen, C. (2015). Some strategies for the stabilization of long chain n-3 PUFA-enriched food: A review. *European Journal of Lipid Science and Technology, 117*(11), 1853–1866. https://doi.org/10.1002/ejlt.201500137.

Jacobsen, C., Horn, A. F., & Nielsen, N. S. (2013a). Enrichment of emulsifed foods with omega-3 fatty acids. In C. Jacobsen, N. S. Nielsen, A. F. Horn, & A. D. M. Sorensen (Eds.), *Food Enrichment with ω-3 Fatty Acids* (Vol. 252, pp. 336–352).

Jacobsen, C., Let, M. B., Nielsen, N. S., & Meyer, A. S. (2008). Antioxidant strategies for preventing oxidative favour deterioration of foods enriched with n-3 polyunsaturated lipids: A comparative evaluation. *Trends in Food Science & Technology, 19*(2), 76–93. https://doi.org/10.1016/j.tifs.2007.08.001.

Jacobsen, C., Sorensen, A. D. M., & Nielsen, N. S. (2013b). Stabilization of omega-3 oils and enriched foods using antioxidants. In C. Jacobsen, N. S. Nielsen, A. F. Horn, & A. D. M. Sorensen (Eds.), *Food Enrichment with ω-3 Fatty Acids* (Vol. 252, pp. 130–149).

Javed, A., King, A. J., Imran, M., Jeoh, T., & Naseem, S. (2019). Omega-3 supplementation for enhancement of egg functional properties. *Journal of Food Processing and Preservation, 43*(8). https://doi.org/10.1111/jfpp.14052.

Jo, S. H., Kim, K. H., Kim, Y. H., Lee, M. H., Ahn, J. H., Szulejko, J. E., … Kim, A. Y. H. (2013). Study of odor from boiled eggs over time using gas chromatography. *Microchemical Journal, 110*, 517–529. https://doi.org/10.1016/j.microc.2013.05.011.

Kaltsa, O., Yanniotis, S., Polissiou, M., & Mandala, I. (2018). Stability, physical properties and acceptance of salad dressings containing saffron (Crocus sativus) or pomegranate juice powder as affected by high shear (HS) and ultrasonication (US) process. *Lwt-Food Science and Technology, 97*, 404–413. https://doi.org/10.1016/j.lwt.2018.07.015.

Kassis, N., Drake, S. R., Beamer, S. K., Matak, K. E., & Jaczynski, J. (2010). Development of nutraceutical egg products with omega-3-rich oils. *Lwt-Food Science and Technology, 43*(5), 777–783. https://doi.org/10.1016/j.lwt.2009.12.014.

Katsaros, G., Tsoukala, M., Giannoglou, M., & Taoukis, P. (2020). Effect of storage on the rheological and viscoelastic properties of mayonnaise emulsions of different oil droplet size. *Heliyon, 6*(12). https://doi.org/10.1016/j.heliyon.2020.e05788.

Kiosseoglou, V., & Paraskevopoulou, A. (2005). Molecular interactions in gels prepared with egg yolk and its fractions. *Food Hydrocolloids, 19*(3), 527–532. https://doi.org/10.1016/j.foodhyd.2004.10.027.

Kovacs-Nolan, J., Phillips, M., & Mine, Y. (2005). Advances in the value of eggs and egg components for human health. *Journal of Agricultural and Food Chemistry, 53*(22), 8421–8431. https://doi.org/10.1021/jf050964f.

Le Denmat, M., Anton, M., & Beaumal, V. (2000). Characterisation of emulsion properties and of interface composition in O/W emulsions prepared with hen egg yolk, plasma and granules. *Food Hydrocolloids, 14*(6), 539–549. https://doi.org/10.1016/s0268-005x(00)00034-5.

Le Denmat, M., Anton, M., & Gandemer, G. (1999). Protein denaturation and emulsifying properties of plasma and granules of egg yolk as related to heat treatment. *Journal of Food Science, 64*(2), 194–197. Abgerufen von <Go to ISI>://WOS:000080202700003.

Li, J. H., Wang, C. Y., Li, X., Su, Y. J., Yang, Y. J., & Yu, X. B. (2018a). Effects of pH and NaCl on the physicochemical and interfacial properties of egg white/yolk. *Food Bioscience, 23*, 115–120. https://doi.org/10.1016/j.fbio.2017.12.004.

Li, J. H., Wang, C. Y., Zhang, M. Q., Zhai, Y. H., Zhou, B., Su, Y. J., & Yang, Y. J. (2018b). Effects of selected phosphate salts on gelling properties and water state of whole egg gel. *Food Hydrocolloids, 77*, 1–7. https://doi.org/10.1016/j.foodhyd.2017.08.030.

Lin, M. Y., Tay, S. H., Yang, H. S., Yang, B., & Li, H. L. (2017). Replacement of eggs with soybean protein isolates and polysaccharides to prepare yellow cakes suitable for vegetarians. *Food Chemistry, 229*, 663–673. https://doi.org/10.1016/j.foodchem.2017.02.132.

Ma, Z., & Boye, J. I. (2013). Advances in the Design and Production of Reduced-Fat and Reduced-Cholesterol Salad Dressing and Mayonnaise: A Review. *Food and Bioprocess Technology, 6*(3), 648–670. https://doi.org/10.1007/s11947-012-1000-9.

MacLeod, A. J., & Cave, S. J. (1975). Volatile flavor components of eggs. *Journal of the Science of Food and Agriculture, 26*, 351–360.

Marcet, I., Collado, S., Paredes, B., & Diaz, M. (2016). Rheological and textural properties in a bakery product as a function of the proportions of the egg yolk fractions: Discussion and modelling. *Food Hydrocolloids, 54*, 119–129. https://doi.org/10.1016/j.foodhyd.2015.09.023.

McClements, D. J. (2015). *Food Emulsions: Principles, Practice, and Techniques* (2nd ed.). Boca Raton: CRC Press.

McClements, D. J., Bai, L., & Chung, C. (2017). Recent Advances in the Utilization of Natural Emulsifiers to Form and Stabilize Emulsions. In M. P. Doyle & T. R. Klaenhammer (Eds.), *Annual Review of Food Science and Technology, Vol 8* (Vol. 8, pp. 205–236).

McClements, D. J., & Decker, E. A. (2000). Lipid oxidation in oil-in-water emulsions: Impact of molecular environment on chemical reactions in heterogeneous food systems. *Journal of Food Science, 65*(8), 1270–1282. https://doi.org/10.1111/j.1365-2621.2000.tb10596.x.

McClements, D. J., & Grossmann, L. (2021). The science of plant-based foods: Constructing next-generation meat, fish, milk, and egg analogs. *Comprehensive Reviews in Food Science and Food Safety, 20*(4), 4049–4100. https://doi.org/10.1111/1541-4337.12771.

McGee, H. (2004). *On food and cooking: The science and lore of the kitchen*. New York, NY: Scribner.

Nguyen, T. M. N., Nguyen, T. P., Tran, G. B., & Le, P. T. Q. (2020). Effect of processing methods on foam properties and application of lima bean (Phaseolus lunatus L.) aquafaba in eggless cupcakes. *Journal of Food Processing and Preservation, 44*(11). https://doi.org/10.1111/jfpp.14886.

NRC, N. R. C. (1976). *Fat content and composition of animal products*. Washington, DC: The National Academies Press.

Panaite, T. D., Mironeasa, S., Iuga, M., & Vlaicu, P. A. (2019). Liquid egg products characterization during storage as a response of novel phyto-additives added in hens diet. *Emirates Journal of Food and Agriculture, 31*(4), 304–314. https://doi.org/10.9755/ejfa.2019.v31.i4.1937.

Parker, A., Gunning, P. A., Ng, K., & Robins, M. M. (1995). How does xanthan stabilise salad dressing? *Food Hydrocolloids, 9*(4), 333–342. https://doi.org/10.1016/s0268-005x(09)80263-4.

Plagemann, I., Zelena, K., Krings, U., & Berger, R. G. (2011). Volatile favours in raw egg yolk of hens fed on different diets. *Journal of the Science of Food and Agriculture, 91*(11), 2061–2065. https://doi.org/10.1002/jsfa.4420.

Poore, J., & Nemecek, T. (2018). Reducing food's environmental impacts through producers and consumers, Science. *Science, 360*(6392), 987-+. https://doi.org/10.1126/science.aaq0216.

Raikos, V., Campbell, L., & Euston, S. R. (2007). Rheology and texture of hen's egg protein heatset gels as affected by pH and the addition of sugar and/or salt. *Food Hydrocolloids, 21*(2), 237–244. https://doi.org/10.1016/j.foodhyd.2006.03.015.

Raymundo, A., Empis, J., & Sousa, I. (1998). White lupin protein isolate as a foaming agent. Zeitschrift Fur Lebensmittel-Untersuchung Und-Forschung a-Food Research and Technology. *Zeitschrift Fur Lebensmittel-Untersuchung Und-Forschung a-Food Research and Technology, 207*(2), 91–96. https://doi.org/10.1007/s002170050300.

Rondoni, A., Asioli, D., & Millan, E. (2020). Consumer behaviour, perceptions, and preferences towards eggs: A review of the literature and discussion of industry implications. *Trends in Food Science & Technology, 106*, 391–401. https://doi.org/10.1016/j.tifs.2020.10.038.

Rudra, S. G., Hanan, E., Sagar, V. R., Bhardwaj, R., Basu, S., & Sharma, V. (2020). Manufacturing of mayonnaise with pea pod powder as a functional ingredient. Journal of Food Measurement and Characterization. *Journal of Food Measurement and Characterization, 14*(5), 2402–2413. https://doi.org/10.1007/s11694-020-00487-0.

Sarkar, A., & Dickinson, E. (2020). Sustainable food-grade Pickering emulsions stabilized by plant-based particles. *Current Opinion in Colloid & Interface Science, 49*, 69–81. https://doi.org/10.1016/j.cocis.2020.04.004.

Schäfer, C., Neidhart, S., & Carle, R. (2011). Application and sensory evaluation of enzymatically texturised vegetable proteins in food models. *European Food Research and Technology, 232*(6), 1043–1056. https://doi.org/10.1007/s00217-011-1474-0.

Schroder, A., Laguerre, M., Tenon, M., Schroen, K., & Berton-Carabin, C. C. (2021). Natural particles can armor emulsions against lipid oxidation and coalescence.. *Food Chemistry, 347*. https://doi.org/10.1016/j.foodchem.2021.129003.

Sheldon, B. W., & Kimsey, H. R. (1985). The effects of cooking methods on the chemical, physical, and sensory properties of hard-cooked eggs. *Poultry Science, 64*(1), 84–92. https://doi.org/10.3382/ps.0640084.

Silva, F. V. M., & Gibbs, P. A. (2012). Thermal pasteurization requirements for the inactivation of Salmonella in foods. *Food Research International, 45*(2), 695–699. https://doi.org/10.1016/j.foodres.2011.06.018.

Smittle, R. B. (2000). Microbiological safety of mayonnaise, salad dressings, and sauces produced in the United States: A review. *Journal of Food Protection, 63*(8), 1144–1153. Abgerufen von <Go to ISI>://WOS:000088642800023.

Song, H. Y., & McClements, D. J. (2021). Nano-enabled-fortification of salad dressings with curcumin: Impact of nanoemulsion-based delivery systems on physicochemical properties. *Lwt-Food Science and Technology, 145*. https://doi.org/10.1016/j.lwt.2021.111299.

Stadelman, W. J., Newkirk, D., & Newby, L. (2017). *Egg Science and Technology* (Fourth Edition ed.). Boca Raton, FL: CRC Press.

Strixner, T., & Kulozik, U. (2013). Continuous centrifugal fractionation of egg yolk granules and plasma constituents influenced by process conditions and product characteristics. *Journal of Food Engineering, 117*(1), 89–98. https://doi.org/10.1016/j.jfoodeng.2013.02.009.

Strixner, T., Sterr, J., Kulozik, U., & Gebhardt, R. (2014). Structural Study on Hen-egg Yolk High Density Lipoprotein (HDL) Granules. *Food Biophysics, 9*(4), 314–321. https://doi.org/10.1007/s11483-014-9359-y.

Tamanna, N., & Mahmood, N. (2015). Food processing and Maillard reaction products: Effect on human health and nutrition. *International Journal of Food Science, 2015*, 526762–526762. https://doi.org/10.1155/2015/526762.

Tang, C. H., & Sun, X. (2010). Physicochemical and Structural Properties of 8S and/or 11S Globulins from Mungbean Vigna radiata (L.) Wilczek with Various Polypeptide Constitutions. *Journal of Agricultural and Food Chemistry, 58*(10), 6395–6402. https://doi.org/10.1021/jf904254f.

Taslikh, M., Mollakhalili-Meybodi, N., Alizadeh, A. M., Mousavi, M. M., Nayebzadeh, K., & Mortazavian, A. M. (2021). Mayonnaise main ingredients infuence on its structure as an emulsion. *Journal of Food Science and Technology-Mysore*. https://doi.org/10.1007/s13197-021-05133-1.

Tetrick, J., Boot, J. H. A., Jones, C. M., Clements, M. A., Oliveira, M. A., & Albanello, L. (2019). USA Patent No. US Patent Office.

Tsutsui, T. (1988). Functional-properties of heat-treated egg-yolk low-density lipoprotein. *Journal of Food Science, 53*(4), 1103–1106. https://doi.org/10.1111/j.1365-2621.1988.tb13539.x.

USDA. (2020). FSIS food safety guideline for egg products. https://www.fsis.usda.gov/sites/default/files/media_file/2021-05/FSIS-GD-2020-0005.pdf.

Vega, C., & Mercade-Prieto, R. (2011). Culinary biophysics: On the nature of the 6XA degrees C egg. *Food Biophysics, 6*(1), 152–159. https://doi.org/10.1007/s11483-010-9200-1.

Volp, A. R., Seitz, J., & Willenbacher, N. (2021). Structure and rheology of foams stabilized by lupin protein isolate of Lupinus angustifolius. *Food Hydrocolloids, 120*. https://doi.org/10.1016/j.foodhyd.2021.106919.

Wang, A. H., Xiao, Z. G., Wang, J. J., Li, G. Q., & Wang, L. J. (2020). Herstellung und Charakterisierung von Emulsionen, die durch TafeleigelbGranula bei verschiedenen pH-Werten stabilisiert werden. *Journal of the Science of Food and Agriculture, 100*(4), 1470–1478. https://doi.org/10.1002/jsfa.10154.

Wang, Q. L., Jin, G. F., Wang, N., Guo, X., Jin, Y. G., & Ma, M. H. (2017). Lipolysis and oxidation of lipids during egg storage at different temperatures. *Czech Journal of Food Sciences, 35*(3), 229–235. https://doi.org/10.17221/174/2016-cjfs.

Waraho, T., McClements, D. J., & Decker, E. A. (2011). Mechanisms of lipid oxidation in food dispersions. *Trends in Food Science & Technology, 22*(1), 3–13. https://doi.org/10.1016/j.tifs.2010.11.003.

Warren, M. W., & Ball, H. R. (1991). Effect of concentration of egg-yolk and white on fresh scrambled egg favor. *Poultry Science, 70*(10), 2186–2190. https://doi.org/10.3382/ps.0702186.

Warren, M. W., Larick, D. K., & Ball, H. R. (1995). Volatiles and sensory characteristics of cooked egg-yolk, white and their combinations. *Journal of Food Science, 60*(1), 79-+. https://doi.org/10.1111/j.1365-2621.1995.tb05611.x.

Whiley, H., & Ross, K. (2015). Salmonella and eggs: *International Journal of Environmental Research and Public Health, 12*(3), 2543–2556. https://doi.org/10.3390/ijerph120302543.

Xiang, X. L., Jin, G. F., Gouda, M., Jin, Y. G., & Ma, M. H. (2019). Characterization and classification of volatiles from different breeds of eggs by SPME-GC-MS and chemometrics. *Food Research International, 116*, 767–777. https://doi.org/10.1016/j.foodres.2018.09.010.

Yuceer, M., Ilyasoglu, H., & Ozcelik, B. (2016). Comparison of flow behavior and physicochemical characteristics of low-cholesterol mayonnaises produced with cholesterol-reduced egg yolk. *Journal of Applied Poultry Research, 25*(4), 518–527. https://doi.org/10.3382/japr/pfw033.

Pflanzliche Milch- und Sahnealternativen 8

8.1 Einleitung

Pflanzliche Milch ist derzeit das größte Segment innerhalb der pflanzlichen Lebensmittel mit einem Umsatz von rund 2,5 Mrd. US$ im Jahr 2020, was etwa 15 % des gesamten Milchmarktes ausmacht (GFI 2021). Darüber hinaus ist der Absatz dieser Produkte wesentlich stärker gestiegen als der von konventioneller Kuhmilch und viele Lebensmittelunternehmen entwickeln aktiv neue und verbesserte Produkte in dieser Kategorie. Eine Vielzahl pflanzlicher Milchprodukte wurde bereits erfolgreich auf den Markt gebracht, darunter Hafer-, Soja-, Kokosnuss-, Mandel-, Cashew-, Reis- und Hanfmilch (Chalupa-Krebzdak et al. 2018; Sethi et al. 2016). Diese Produkte sind jedoch keinesfalls dieselben, sondern unterscheiden sich in ihren physikochemischen Eigenschaften und sensorischen Attributen wie Aussehen, Textur, Mundgefühl und Geschmacksprofil (Reyes-Jurado et al. 2021). Trotz ihrer Beliebtheit zögern viele Verbraucher*innen noch immer beim Kauf dieser Produkte, weil sie ihre sensorischen Eigenschaften nicht mögen oder sie nicht dieselben Funktionen erfüllen wie herkömmliche Milch (z. B. zum Aufhellen von Kaffee, zur Herstellung von Schlagsahne, zum Kochen oder Backen). Wenn wir allerdings die gewünschten physikochemischen und sensorischen Eigenschaften von Pflanzenmilch besser verstehen, können wir diese Herausforderungen überwinden. Dieses Wissen kann dann genutzt werden, um neue Rezepturen oder Verfahren zu ihrer Herstellung zu entwickeln.

In diesem Kapitel geben wir zunächst einen kurzen Überblick über die Zusammensetzung, die Mikrostruktur und die physikochemischen Eigenschaften herkömmlicher Kuhmilch. Kuhmilch ist häufig der Standard und viele pflanzliche Milchalternativen sind in der Regel so konzipiert sind, dass sie die Eigenschaften von Kuhmilch imitieren. Anschließend gehen wir auf die physikalischen und chemischen Faktoren ein, welche die erwünschten Eigenschaften von Pflanzenmilch beeinflussen. Dieses Kapitel

D. J. McClements et al., *Pflanzliche Lebensmittelalternativen,*
https://doi.org/10.1007/978-3-031-52639-8_8

vergleicht auch die physikochemischen, sensorischen und verdaulichen Eigenschaften von Kuhmilch und Milchalternativen. Abschließend werden einige wichtige zukünftige Forschungsbereiche hervorgehoben, um qualitativ hochwertige pflanzliche Milchalternativen mit verbesserten Ernährungseigenschaften herzustellen.

In diesem Kapitel verwenden wir den Ausdruck „Milch" für pflanzliche Alternativen zur herkömmlichen Kuhmilch. Wir weisen jedoch darauf hin, dass es in vielen Ländern Bemühungen der Milchindustrie und der Behörden gibt, diesen Begriff nur für essbare Flüssigkeiten aus den Milchdrüsen bestimmter Tiere wie Kühen, Ziegen und Schafen zu erlauben. In diesen Ländern müssen bei der Kennzeichnung und Vermarktung dieser Produkte andere Bezeichnungen verwendet werden, z. B. „Getränk auf pflanzlicher Basis". Wir sind jedoch der Meinung, dass der Begriff „Milch" für Produkte auf pflanzlicher Basis angemessen ist, wenn die Zusammensetzung und Verwendungszweck denen der Kuhmilch ähnlich sind.

8.2   Eigenschaften von Kuhmilch

Milch auf pflanzlicher Basis wird oft so konzipiert, dass sie die Zusammensetzung, die Mikrostruktur, die physikochemischen Eigenschaften, die funktionelle Leistung und die sensorischen Eigenschaften von Kuhmilch simuliert. Aus diesem Grund ist es wichtig, die Eigenschaften von Kuhmilch zu verstehen. Kuhmilch ist eine natürliche kolloidale Suspension, bestehend aus Fettkügelchen und Kaseinmizellen. Diese sind in einer wässrigen Lösung dispergiert, die Laktose, Oligosaccharide, Molkenproteine und Salze enthält (Jukkola und Rojas 2017). Kuhmilch dient evolutionär gesehen dazu, Nährstoffe und andere bioaktive Substanzen von der Kuh an das Kalb weiterzugeben. Damit wird das Wachstum des Kalbs gefördert und das Immunsystem stimuliert. Sie enthält daher Makro- und Mikronährstoffe, die das Kalb zum Überleben und Wachsen benötigt, darunter Fette, Kohlenhydrate, Proteine, Vitamine und Mineralien (Chalupa-Krebzdak et al. 2018). In den Industrieländern wird rohe Kuhmilch vor dem Verkauf verschiedenen Verarbeitungsprozessen unterzogen, darunter Separation, Homogenisierung, Pasteurisierung und/oder Sterilisierung (Campbell und Marshall 2016). Rohe oder verarbeitete Milch ist eine äußerst vielseitige Lebensmittelzutat, aus der eine Vielzahl von Milchprodukten wie Sahne, Schlagsahne, Eiscreme, Butter, Joghurt und Käse hergestellt werden kann. Dies wird durch die einzigartige Zusammensetzung und Mikrostruktur der Kuhmilch ermöglicht, die mit pflanzlichen Zutaten nur schwer zu simulieren sind.

8.2.1   Zusammensetzung und Struktur

Natürliche (nicht verarbeitete) Kuhmilch hat eine Zusammensetzung und Mikrostruktur, die von einer Vielzahl von Faktoren beeinflusst wird. Dazu gehören die Tierart, das Alter, der Gesundheitszustand, der Lebensraum und die Ernährung der Tiere (Pereira 2014).

Dennoch ist die Gesamtzusammensetzung von Kuhmilch ziemlich gleichbleibend, mit etwa 87 % Wasser, 4,5 % Laktose, 3,5 % Fett, 3 % Protein, 0,8 % Mineralien und 0,1 % Vitaminen (Pereira 2014). Die wichtigsten Strukturkomponenten in roher Kuhmilch sind Milchfettkügelchen und Kaseinmizellen (Jukkola und Rojas 2017). Die Milchfettkügelchen in Rohmilch haben einen durchschnittlichen Durchmesser von etwa 4,5 μm, wobei die meisten Fetttröpfchen einen Durchmesser von etwa 1 bis 10 μm haben. Strukturell bestehen sie aus einem hydrophoben Kern, der hauptsächlich aus Triacylglycerinen besteht und einer amphiphilen Hülle, der sogenannten Milchfettkügelchenmembran, die aus Phospholipiden, Proteinen, Glykoproteinen, Cholesterin, Sphingomyelin und anderen Bestandteilen besteht (Lopez et al. 2015). Die wichtigsten strukturellen Bestandteile der Membran sind die Phospholipide, die in einer dreischichtigen Struktur mit einer Dicke von etwa 10 bis 20 nm angeordnet sind. Die anderen Bestandteile sind in der Regel in oder zwischen den von den Phospholipidmolekülen gebildeten Schichten eingebettet. In dem hydrophoben Triacylglycerin-Kern können auch andere unpolare Stoffe wie öllösliche Vitamine und Carotinoide gelöst sein, die eine wichtige Nährstoffquelle für das wachsende Kalb darstellen.

Die andere wichtige Art kolloidaler Partikel in Kuhmilch sind die Kaseinmizellen. Diese Partikel werden aus einer Mischung verschiedener Arten von Kaseinmolekülen (α_{S1}, α_{S1}, β und κ) und Mineralien (kolloidales Kalziumphosphat) zusammengesetzt (Lucey und Horne 2018). Kaseinmizellen haben einen mittleren Durchmesser von etwa 150 nm, wobei die Mehrzahl der Mizellen einen Durchmesser von etwa 50 bis 500 nm haben (Broyard und Gaucheron 2015). Die Kaseinmoleküle haben einzigartige molekulare Eigenschaften, die zu vielen der einzigartigen funktionellen Eigenschaften von Milch führen. So sind sie in der Regel relativ kleine, flexible, amphiphile Moleküle, die zahlreiche gebundene Phosphat- und Zuckergruppen enthalten können. Die wässrige Phase der Kuhmilch ist eine leicht saure Lösung (pH 6,5 bis 6,7), die Molkenproteine (β-Lactoglobulin, α-Lactalbumin, Rinderserumalbumin und Immunglobuline), Laktose, Oligosaccharide und Mineralstoffe enthält. Die verschiedenen Molkenproteine haben eine globuläre Struktur und unterscheiden sich leicht in ihrem Molekulargewicht, ihrem isoelektrischen Punkt und ihrer thermischen Denaturierungstemperatur (Tab. 8.1).

8.2.2 Verarbeitung

Die grundlegenden Prozessierungsbedingungen für Kuhmilch können auch für Milchalternativen angewendet werden. In unverarbeiteter (Roh-)Milch sind die nativen Fettkügelchen relativ groß (4,5 μm) und haben eine Dichte (920 kg m^{-3}), die deutlich geringer ist als die Dichte der umgebenden wässrigen Lösung (1036 kg m^{-3}). Dies führt durch die Gravitationskräfte zum Aufrahmen (Lopez et al. 2015). Die Aufrahmgeschwindigkeit von Partikeln in einer kolloidalen Dispersion ist proportional zu ihrem Durchmesser im Quadrat. Folglich kann die Aufrahmgeschwindigkeit reduziert werden, indem die Größe der Fettkügelchen durch Homogenisierung verringert wird. In der

Tab. 8.1 Molekulare und physikochemische Eigenschaften von Kasein- und Molkenproteinen aus Kuhmilch: T_D = thermische Denaturierungstemperatur. Aus McClements (2020) mit Genehmigung

	Anteil am Gesamtprotein (%)	Molekulargewicht (kDa)	Isoelektrischer Punkt	T_D (°C)
Kasein			**4,6**	–
α_{S1}-Kasein	39	23,6		–
α_{S2}-Kasein	10	25,2		–
β-Kasein	36	24,0		–
κ-Kasein	13	19,0		–
Molke			**5,2**	
β-Lactoglobulin	51	18,4	5,4	72
α-Laktalbumin	19	14,2	4,4	35 und 64*
BSA	6	66,3	4,9	64
Immunglobuline	12	Spanne	Spanne	Spanne
Laktoferrin	1–2	78	8–9	70 und 90*

* Die niedrigeren und höheren Temperaturen für α–Laktalbumin und Laktoferrin beziehen sich auf die apo- (Kalzium- bzw. Eisenfrei) bzw. holo- (Kalzium- bzw. Eisenhaltig) Form

Regel haben die Fettkügelchen in homogenisierter Milch einen Durchmesser von weniger als 0,5 μm, was die Aufrahmgeschwindigkeit im Vergleich zu Rohmilch um fast das Hundertfache reduziert. Die Größe der nativen Fettkügelchen in Rohmilch wird in der Regel mit einem Hochdruckhomogenisator reduziert (Campbell und Marshall 2016). Die Zusammensetzung und Struktur der Grenzflächenschicht wird nach der Homogenisierung der Milch deutlich verändert. Die Fetttröpfchen in homogenisierter Milch werden nicht mehr von der nativen Membran umhüllt, sondern von einer Schicht aus Kaseinen (einzelnen Proteinmolekülen und Mizellen) und Molkenproteinen. Dies hat zur Folge, dass sich die physikochemischen Eigenschaften und die funktionellen Eigenschaften der Milch nach der Homogenisierung verändern.

Rohmilch enthält Enzyme und Bakterien, welche die vorhandenen Nährstoffe abbauen oder verwerten können. Dies kann zu einem Verlust der Produktqualität und zu Problemen mit der Lebensmittelsicherheit führen. Daher wird Rohmilch in der Regel einer thermischen Behandlung wie Pasteurisierung oder Sterilisierung unterzogen, um Enzyme und Bakterien zu deaktivieren und so ihre Qualität, Haltbarkeit und Sicherheit zu verbessern (Campbell und Marshall 2016). Diese Wärmebehandlungen können zu erheblichen Veränderungen der molekularen Struktur und der Wechselwirkungen von Milchproteinen führen, wodurch sich ihre Funktionalität ändert (Livney et al. 2003). Darüber hinaus können sie das Farb- und Geschmacksprofil der Milch in einem Ausmaß verändern, das von der Stärke der Wärmebehandlung abhängt (Deeth 2017). Zum Beispiel kann die Milch leicht bräunlich werden und einen gekochten Geschmack haben, wenn sie zu stark erhitzt wird (z. B. Sterilisierung).

Kuhmilch hat in der Regel eine Fettkonzentration von etwa 3 bis 4 %. Die Milch wird normalerweise durch Zentrifugieren in eine fettreiche Rahmfraktion und eine fettarme Magermilchfraktion fraktioniert. Diese Fraktionen können dann so verwendet werden oder sie können in verschiedenen Verhältnissen zu unterschiedlichen Produkten kombiniert werden: Magermilch (<0,5 %), fettarme Milch (1,0 %), fettreduzierte Milch (2,0 %), Vollmilch (3,3 %), leichte Sahne/Kochsahne (10–30 %) und Schlagsahne (>30 %). Das Aussehen, die Viskosität und das Mundgefühl dieser Produkte hängen von ihrem Fettgehalt ab.

8.2.3 Physikochemische und sensorische Eigenschaften

Vollmilch ist eine cremige, weiße Flüssigkeit mit einer relativ geringen Viskosität und einem milden Geschmack (Schiano et al. 2017). Im Allgemeinen hängen die Eigenschaften von Milch jedoch von ihrem Fettgehalt ab, wobei die Wahrnehmung der Cremigkeit mit zunehmendem Fettgehalt steigt (McCarthy et al. 2017a). Instrumentelle Farb- und rheologische Messungen haben gezeigt, dass die Helligkeit und Viskosität von Milch und Sahne mit ihrem Fettgehalt zunimmt (Tab. 8.2). Dies liegt an der vermehrten Lichtstreuung mit steigender Anzahl an Fetttröpfchen (Kap. 4). Das Geschmacksprofil von Milch wird durch den Fettgehalt und die Art des Futters, sowie durch chemische Veränderungen beeinflusst. Diese Veränderungen entstehen durch enzymatische, mikrobielle und physikalische Prozesse, die während der Verarbeitung, des Transports und der Lagerung auftreten (Schiano et al. 2017). Studien über die Präferenzen der Verbraucher*innen zeigen, dass der Geschmack der Milch eine wichtige Rolle für Verbraucher*innen bei der Kaufentscheidung spielt (McCarthy et al. 2017b). Die helle Farbe und der milde Geschmack von Kuhmilch bedeuten, dass das Vorhandensein von einem Fehlaroma oder einer Verfärbung von den Verbraucher*innen leicht wahrgenommen wird. Pflanzliche Milchalternativen haben ausgeprägte Geschmacksprofile und ein anderes Mundgefühl als Kuhmilch. Dies ist einer der Gründe, warum sie von einigen Verbraucher*innen nicht ohne Weiteres akzeptiert werden (Jeske et al. 2018).

Tab. 8.2 Gemessene Helligkeits- und Viskositätswerte von Milchprodukten mit unterschiedlichen Fettgehalten. Die Helligkeitswerte wurden mit einem Kolorimeter gemessen (Kneifel et al. 1992). Die Viskositätswerte sind bei 20°C bestimmt worden (Flauzino et al. 2010).

Produkt	Fettgehalt	L^*	Viskosität (mPa s)
Magermilch	0,1 %	81,7	2,2
Vollmilch	3,6 %	86,1	2,7
Kaffeesahne	10,0 %	86,9	3,9
Schlagsahne	36,0 %	88,1	17,6

Wie andere Arten von kolloidalen Dispersionen ist Kuhmilch thermodynamisch instabil und neigt dazu, mit der Zeit durch Prozesse wie Aufrahmung, Ausflockung, Koaleszenz und partielle Koaleszenz sich zu entmischen (Dickinson 1992; McClements 2015). Milchfettkügelchen haben die Tendenz, sich aufgrund der Schwerkraft nach oben zu bewegen. Unter den normalen pH-Bedingungen in Kuhmilch (pH 6,5–6,7) sind die proteinhaltigen Fetttröpfchen relativ resistent gegen Aggregation, da die dicken anionischen Grenzflächenschichten starke elektrostatische und sterische Abstoßungskräfte erzeugen. Sie aggregieren jedoch, wenn sich der pH-Wert in Richtung des isoelektrischen Punkts der proteinstabilisierte Fetttröpfchen verändert. Sie können zudem auch aggregieren, wenn der wässrigen Phase Mineralionen zugesetzt werden, da diese Veränderung die elektrostatische Abstoßung zwischen den Tröpfchen verringert. Die kontrollierte Aggregation der Fetttröpfchen und der Proteine in der Kuhmilch spielt eine entscheidende Rolle bei der Bildung von Joghurt und Käse (Kap. 9).

Wie bereits erwähnt, wird Kuhmilch in der Regel thermisch verarbeitet (Pasteurisierung oder Ultrahocherhitzung), um Enzyme und Mikroorganismen zu inaktivieren und so ihre Haltbarkeit und Sicherheit zu erhöhen (Deeth 2017). Herkömmliche pasteurisierte Milch ist einige Wochen haltbar, wenn der Behälter nicht geöffnet und gekühlt aufbewahrt wird. Die Haltbarkeit von Kuhmilch kann durch eine extremere Wärmebehandlung (Ultrahocherhitzung) erheblich verlängert werden. Dennoch sollte die Milch etwa eine Woche nach dem Öffnen des Behälters verzehrt werden. Da die Verbraucher*innen mit Kuhmilch vertraut sind, erwarten sie in der Regel, dass pflanzliche Milchalternativen eine ähnliche oder bessere Haltbarkeit aufweisen.

8.2.4   Funktionale Vielseitigkeit

Eine der einzigartigen Eigenschaften von Kuhmilch ist ihre Vielseitigkeit als Lebensmittelzutat. Milch kann nicht nur als Kaltgetränk konsumiert werden, sondern auch mit Frühstücksflocken verzehrt, dem Tee oder Kaffee zugesetzt, als Zutat beim Kochen verwendet oder zur Herstellung einer Vielzahl von Milchprodukten wie Joghurt, Käse, Eiscreme und Schlagsahne verwendet werden (Walstra et al. 2005). Die derzeitige Generation der pflanzlichen Milchalternativen ist für viele dieser Anwendungen nicht geeignet. Beispielsweise aggregieren einige Milchalternativen, wenn sie Tee oder Kaffee zugesetzt werden. Dies führt zur Bildung einer ungewollten Schicht auf ihrer Oberfläche. Außerdem können viele Milchalternativen nicht zur Herstellung von Joghurt, Käse oder Speiseeis mit denselben Verfahren verwendet werden, die normalerweise für herkömmliche Kuhmilch eingesetzt werden.

Die funktionelle Vielseitigkeit der Kuhmilch hängt mit der Einzigartigkeit der in ihr enthaltenen Strukturbestandteile zusammen (Walstra et al. 2005). Die Herstellung von Käse und Joghurt wird durch die Bildung eines 3D-Netzwerks aus Kaseinmolekülen induziert, wenn die Milch angesäuert wird oder wenn Lab (ein hydrolytisches Enzym) zugesetzt wird. Kaseine und Molkenproteine sind amphiphile Moleküle. Dies ermöglicht es ihnen sich an die Oberflächen von Luftblasen oder Fetttröpfchen anzulagern, wodurch Schäume und Emulsionen gebildet werden können. Das Kristallisations- und Schmelzverhalten der Lipidphase im Inneren der Fettkügelchen der Milch ist ebenso eine wichtige funktionelle Eigenschaft. Milchfett ist bei Temperaturen oberhalb von etwa 37°C vollständig flüssig, wird aber teilweise kristallin, wenn es auf niedrigere Temperaturen abgekühlt wird. Dieses Phänomen ist wichtig für die Herstellung von Milcherzeugnissen wie Schlagsahne, Eiscreme und Butter.

Insbesondere neigen die Fettkügelchen zur teilweisen Koaleszenz, wenn sie auf Kühlschranktemperaturen abgekühlt und gleichzeitig geschert oder aufgeschlagen werden. Dabei dringt ein Fettkristall aus einem teilkristallinen Fettkügelchen in einen flüssigen Bereich eines anderen Fettkügelchens ein, wodurch sie aggregieren aber noch einen Teil ihrer ursprünglichen Form beibehalten. In Schlagsahne und Speiseeis bilden die verklumpten Fettkügelchen eine Hülle um die Luftblasen, was die Schaumstabilität erhöht. Darüber hinaus bildet sich in der wässrigen Phase ein Netzwerk aus aggregierten Fettkügelchen, das dem System mechanische Festigkeit verleiht. Bei Butter führt die partielle Koaleszenz der teilkristallinen Milchfettkügelchen während des Kühlens und Butterns zu einer Phasenumkehr, wobei sich das System von einer Öl-in-Wasser- (Milch) in eine Wasser-in-Öl-Emulsion (Butter) umwandelt. Die Fettkristalle in der Ölphase bilden dann ein 3D-Netzwerk, das zu einer halbfesten Textur führt. Dieses Netzwerk ist für die Streichfähigkeit und die erforderlichen plastischen Textureigenschaften verantwortlich. Auch hier ist es aufgrund des unterschiedlichen Phasenverhaltens der Lipidphase und der unterschiedlichen Beschaffenheit des Grenzflächenfilms schwierig, diese Art von Verhalten mit pflanzlichen Milchprodukten zu simulieren.

Kuhmilch besteht aus einer besonderen Mischung von Lipiden, Proteinen, Kohlenhydraten, Vitaminen und Mineralien, die zu ihrem charakteristischen Mundgefühl, ihrem Geschmacksprofil und den Ernährungseigenschaften beitragen. Dies ist besonders wichtig für die Herstellung von Molkereiprodukten wie Käse, da diese auf spezifischen chemischen oder biochemischen Reaktionen basieren. Dabei werden die ursprünglichen Bestandteile der Milch in neue Substanzen mit eigenen Eigenschaften umgewandelt. So sind das charakteristische Aroma und der Geschmack vieler Käsesorten das Ergebnis von enzymatischen Spaltungen von Proteinen und Lipiden, die von natürlichen oder zugesetzten Mikroorganismen (wie Hefen, Schimmelpilzen oder Bakterien) gebildet werden. Milchalternativen auf pflanzlicher Basis enthalten andere Arten von Proteinen und Lipiden als Kuhmilch und deswegen werden nicht dieselben Reaktionsprodukte von Mikroorganismen gebildet (wenn dieselben verwendet werden). Daher haben Käse auf pflanzlicher Basis ein anderes Geschmacksprofil als herkömmlicher Milchkäse. Verbraucher*innen sind mit diesem Aroma möglicherweise nicht vertraut oder finden es nicht ansprechend. Die Technologie und Wissenschaft von Käse auf pflanzlicher Basis und anderen Milchprodukten wird in Kap. 9 ausführlicher behandelt.

8.2.5 Ernährungsphysiologische Eigenschaften

Wie bereits erwähnt, wurde Kuhmilch von der Evolution so konzipiert, dass sie eine vollständige Energie- und Nährstoffquelle für das heranwachsende Kalb darstellt und Lipide, Proteine, Kohlenhydrate, Vitamine, Mineralien und andere wichtige Bestandteile enthält (Chalupa-Krebzdak et al. 2018). Der Verzehr von Milch deckt beim Menschen den Bedarf einiger wichtiger Nährstoffe und kann auch zur Vorbeugung einiger chronischer Krankheiten beitragen (Thorning et al. 2016). Pflanzliche Milch sollte deswegen so entwickelt werden, dass sie dem Nährwertprofil von Kuhmilch zumindest gleichkommt. Darüber hinaus können Milchalternativen zusätzliche ernährungsphysiologische Vorteile bieten. Dazu gehören z. B. die Anreicherung mit Nährstoffen, die in einer rein pflanzlichen Ernährung fehlen könnten, wie z. B. Vitamin B_{12}, Vitamin D oder Kalzium.

8.3 Herstellung von Milchalternativen auf Pflanzenbasis

Milch auf pflanzlicher Basis soll oft ähnliche Eigenschaften wie Kuhmilch aufweisen, wie z. B. Aussehen, Textur, Mundgefühl und Geschmacksprofil. Folglich ist es oft notwendig, die kolloidalen Eigenschaften von Kuhmilch zu simulieren. Dazu gehören die Milchfettkügelchen und Kaseinmizellen, weil diese viele der erwünschten Eigenschaften dieser Produkte ausmachen. Aber auch die anderen Bestandteile der wässrigen Lösung sind wichtig, wie z. B. Zucker, Salze und Molkenproteine. Im Allgemeinen gibt es zwei Hauptansätze für die Herstellung von milchähnlichen kolloidalen Dispersionen aus pflanzlichen Inhaltsstoffen: (*i*) Nutzung, Vermahlung und Fraktionierung von ganzen Pflanzensamen (Sethi et al. 2016), und (*ii*) Emulgierung von extrahieren Ölen und Emulgatoren auf Pflanzenbasis mit Wasser und anderen Bestandteilen (Do et al. 2018; McClements 2020).

8.3.1 Herstellungsprozess durch Nassfraktionierung von ganzen Pflanzensamen

Bei diesem Ansatz wird eine geeignete Quelle pflanzlichen Materials wie Hafer, Sojabohnen, Mandeln, Kokosnussfleisch oder Cashews durch mechanische Kräfte (wie Scherung und Homogenisierung) oder biochemische Reaktionen (wie kontrollierte Enzymhydrolyse) in kleine Fragmente aufgebrochen (McClements 2020; Nikiforidis et al. 2014; Sethi et al. 2016). Die zu diesem Zweck verwendeten Pflanzenmaterialien enthalten häufig natürliche triacylglycerinreiche Ölkörper („oil bodies"), die von einer Schicht aus Phospholipiden und Proteinen umgeben sind (Tzen et al. 1993). Damit ähneln sie der Zusammensetzung und Struktur der Fettkügelchen in Milch (Michalski 2009). Art und Menge der Lipide, Phospholipide und Proteine sind jedoch bei Milchfettkügelchen und Ölkörpern unterschiedlich. Die häufigsten Quellen für Ölkörper in

Pflanzen sind Samen, wie Sojabohnen (Hülsenfrüchtesamen), Hafer (Getreidesamen) und Mandeln (Steinfrucht). Samen enthalten Ölkörper als Energiequelle während des Keimungsprozesses (Pyc et al. 2017). Ölkörper haben einen Durchmesser von einigen Hundert bis einigen Tausend Nanometern, was den Abmessungen der Fettkügelchen in der Milch recht ähnlich ist. Folglich können die Ölkörper in pflanzlichen Milchprodukten viele der wünschenswerten Qualitätsmerkmale der Fettkügelchen in Kuhmilch nachahmen, wie z. B. ein cremiges Aussehen und eine cremige Textur. Sie können auch als Reservoir für hydrophobe Nährstoffe dienen, wie z B. für öllösliche Vitamine und Nutrazeutika.

Auf diese Art und Weise hergestellte Pflanzenmilch, enthält auch andere Arten von kolloidalen Partikeln, die zu ihren physikochemischen, sensorischen und funktionellen Eigenschaften beitragen können. Insbesondere enthalten sie pflanzliche Gewebefragmente wie Stärkekörner und Zellwandmaterialien. Diese Fragmente variieren in ihrer Größe, Form und Zusammensetzung je nach botanischem Ursprung der Pflanze und der Art der verwendeten Verarbeitungsmethoden. Wenn die Fragmente zu groß sind (> 1 μm) und eine höhere Dichte als die kontinuierliche Phase aufweisen, können sie sich absetzen und eine unerwünschte Schicht am Boden des Produkts bilden. Darüber hinaus führen große Fragmente (>50 μm) zu einem unerwünschten rauen Mundgefühl. Die Fragmente des Pflanzengewebes sollten deswegen unter eine bestimmte Größe zerkleinert wurden, um die gewünschten physikochemischen und sensorischen Eigenschaften des Endprodukts zu gewährleisten.

In der Regel wird eine Reihe von Verarbeitungsschritten angewandt, um Pflanzensamen aufzubrechen und pflanzliche Milchalternativen herzustellen (Abb. 8.1a) (Campbell et al. 2011; Iwanaga et al. 2007; Nikiforidis et al. 2014). Zunächst werden die Samen in einer geeigneten wässrigen Lösung (kontrollierter pH-Wert und Ionenzusammensetzung) eingeweicht, um das Gewebe aufzuweichen. Anschließend werden die Samen mechanisch zerkleinert, um das Pflanzengewebe aufzubrechen und die Ölkörper, Stärkekörner und Zellwandfragmente freizusetzen. Die so entstandene Suspension kann dann fraktioniert werden, um gezielt die Ölkörper und Zellwandfragmente in verschiedene Fraktionen aufzutrennen. Dies kann durch Schwerkraftssedimentation, Zentrifugation oder Filtration geschehen. Unerwünschte Bestandteile können so entfernt werden. In einigen Fällen können große Partikel in der Suspension durch chemische oder enzymatische Verfahren weiter aufgespalten werden. So können z. B. spezifische Enzyme zugesetzt werden, die Stärkekörner oder Zellwandfragmente hydrolysieren. Dadurch wird ein weicheres Mundgefühl erzeugt und die Sedimentationsgeschwindigkeit wird verringert. Falls erforderlich, kann ein intensiverer mechanischer Zerkleinerungsprozess eingesetzt werden, um die Größe der im System vorhandenen kolloidalen Partikel zu verringern. So kann die Sedimentation oder Aufrahmung beispielsweise durch einen Hochdruckhomogenisator verringert werden. Dieser erzeugt starke Turbulenz-, Scher- und Kavitationskräfte, welche die Partikel weiter aufbrechen.

Das zur Herstellung verwendete Material wird in der Regel zudem blanchiert, um vorhandene natürliche Enzyme zu inaktivieren und so unerwünschte Veränderungen

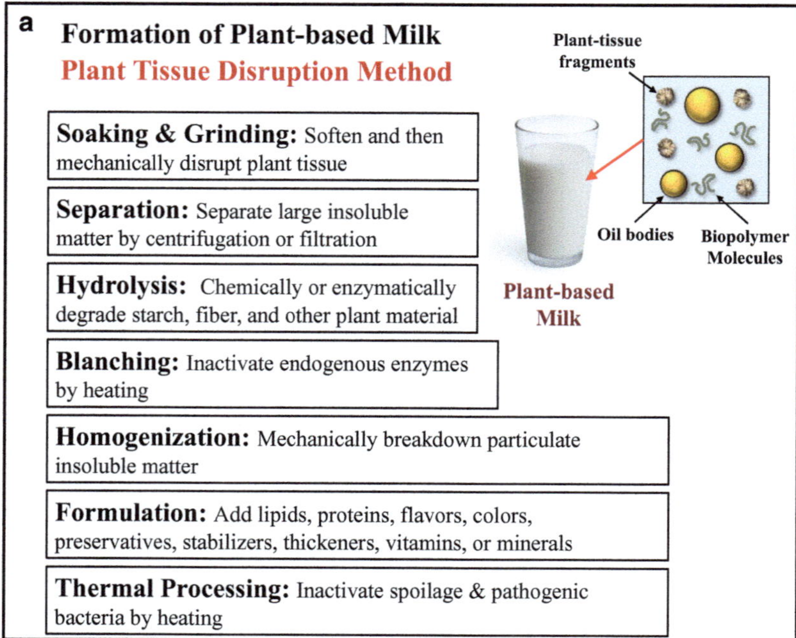

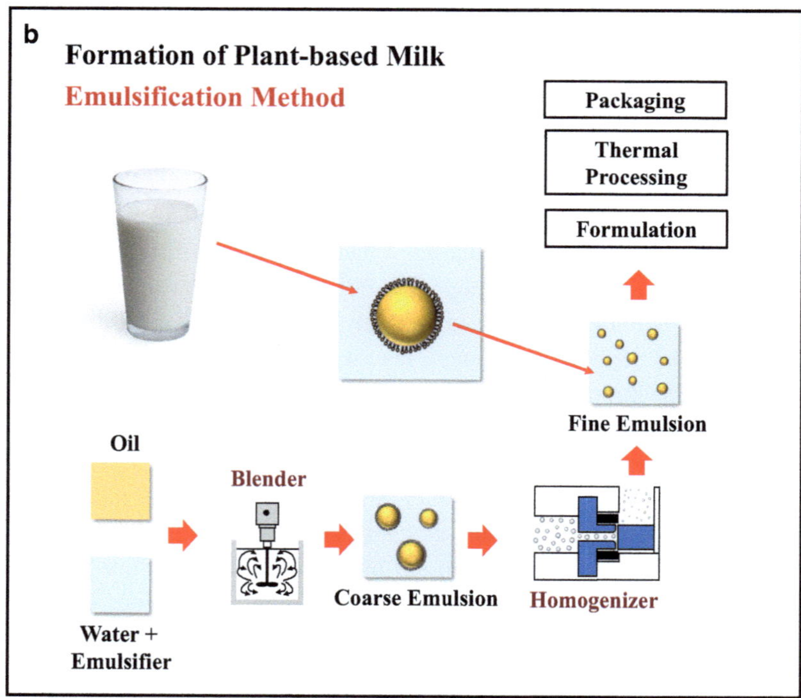

Abb. 8.1   a: Einige gängige Verfahren, die zur Herstellung von Milch auf Pflanzenbasis eingesetzt werden. Diese Verfahren müssen nicht in der angegebenen Reihenfolge durchgeführt werden. **b:** Milch auf Pflanzenbasis kann durch Homogenisierung von Pflanzenöl und Emulgatoren mit Wasser hergestellt werden. In der Regel wird zunächst eine Voremulsion produziert, die dann durch einen Homogenisator geleitet wird.

der Produktqualität zu vermeiden. Außerdem wird es weiter thermisch verarbeitet (pasteurisiert oder sterilisiert), um pathogene Mikroorganismen (und Sporen) sowie hitzestabile Enzyme und Antinährstoffe zu inaktivieren, die zu Verderb oder Problemen mit der Lebensmittelsicherheit führen könnten. Durch diese Prozesse enthält die wässrige Phase des Endprodukts eine Mischung aus gelösten Komponenten wie Zucker, Mineralien und Proteinen, die einige der erwünschten Geschmacks- und Nährwerteigenschaften von Kuhmilch simulieren. Allerdings können dem Produkt am Ende auch andere Inhaltsstoffe wie Farbstoffe, Aromen, Vitamine, Mineralien oder Konservierungsstoffe zugesetzt werden, um die erforderliche Haltbarkeit, die sensorischen Eigenschaften und ein hochwertiges Nährwertprofil zu gewährleisten. Schließlich wird die Milchalternative vor der Lagerung und dem Transport in ein geeignetes Behältnis abgefüllt.

8.3.2 Herstellungsprozess durch Emulgierung isolierter Zutaten

Ein alternativer Ansatz zur Herstellung von Milchalternativen ist die Herstellung von Öl-in-Wasser-Emulsionen nicht aus ganzen Pflanzensamen sondern durch Emulgierung von Öl und weiterer individuell isolierter Zutaten (McClements 2020) (Abb. 8.1b). In diesem Fall sind die Fetttröpfchen so konzipiert, dass sie die Eigenschaften der Fettkügelchen in Kuhmilch nachahmen. Darüber hinaus können andere Inhaltsstoffe hinzugefügt werden, um die Eigenschaften der Kaseinmizellen und anderer funktioneller Bestandteile der Kuhmilch zu simulieren, wie Zucker, Salze, Oligosaccharide und lösliche Proteine. Diese Art von Emulsion kann durch Homogenisierung von Ölen auf pflanzlicher Basis, Emulgatoren, Wasser und anderen Bestandteilen mit einem geeigneten Homogenisierverfahren hergestellt werden. Ein schematisches Diagramm der verschiedenen Herstellungsschritte ist in Abb. 8.1b dargestellt.

Die Ölphase wird durch das Mischen aller öllöslichen Bestandteile (wie hydrophobe Vitamine, Farbstoffe, Aromen und Konservierungsmittel) in einem geeigneten Öl auf Pflanzenbasis (wie Mais-, Sonnenblumen-, Leinsamen-, Oliven- oder Kokosöl) hergestellt. Falls erforderlich, sollte die Ölphase zum Schmelzen von Kristallen erwärmt werden (diese können den Homogenisator verstopfen). Sie sollte jedoch nicht zu lange bei hohen Temperaturen gehalten werden, um eine Oxidation der Lipide und andere unerwünschte chemische Reaktionen zu vermeiden. Die wässrige Phase wird hergestellt, indem ein geeigneter hydrophiler Emulgator (z. B. ein pflanzliches Protein, Polysaccharid, Phospholipid oder Saponin) in einer wässrigen Phase dispergiert wird. In einigen Fällen sind die Emulgatoren vollständig löslich, in anderen Fällen lösen sie sich nur teilweise (insbesondere Proteine auf pflanzlicher Basis). Der pH-Wert dieser Lösung sollte in der Regel mit Säuren, Basen und/oder Puffern kontrolliert werden. Die Wasserphase kann auch andere wasserlösliche Bestandteile wie Aromen, Farbstoffe, Zucker, Salze, Konservierungsmittel und Verdickungsmittel enthalten, die aber auch nach der Homogenisierung zugesetzt werden können. Die Öl- und die Wasserphase werden dann mit einem Hochleistungsdispergierer zu einer Voremulsion vermischt. Diese Emulsion wird anschließend ein oder mehrere Male durch einen Homogenisator geleitet, um die finale Größe der Fetttröpfchen einzustellen und damit die Stabilität des Endprodukts zu verbessern. Zu diesem Zweck können verschiedene Homogenisiergeräte eingesetzt werden, wobei Kolloidmühlen, Hochdruckhomogenisatoren, Ultraschallhomogenisatoren und Microfluidizer die gängigsten Geräte sind. Ausführlichere Informationen über die Inhaltsstoffe und Verarbeitungsprozesse, die zur Herstellung von Milch auf pflanzlicher Basis mit diesem Ansatz verwendet werden können, werden im weiteren Verlauf dieses Abschnitts gegeben. Weitere Informationen über die funktionellen Eigenschaften der verschiedenen Zutaten sind in Kap. 2 zu finden.

8.3.2.1 Inhaltsstoffe

Die Auswahl der Inhaltsstoffe ist essenziell für die Formulierung und spielt eine wichtige Rolle bei der Bestimmung der Stabilität, der physikochemischen Eigenschaften, der Funktionalität und der sensorischen Eigenschaften. Zu diesem Zweck wird eine Reihe verschiedener Inhaltsstoffe verwendet, darunter Öle auf Pflanzenbasis, Emulgatoren, Zusatzstoffe und Wasser (Do et al. 2018). Dies führt zu einer charakteristischen Nährstoffzusammensetzung, die in Tab. 8.3 mit der von Kuhmilch verglichen wird. Es wird deutlich, dass es sowohl bei den Makronährstoffen als auch bei den Mikronährstoffen in den verschiedenen Milchsorten erhebliche Unterschiede gibt, die einige ernährungsphysiologische und gesundheitliche Folgen haben können. Dies wird in Abschn. 8.6 erörtert.

Pflanzenöle: Zur Formulierung von Öl-in-Wasser-Emulsionen können zahlreiche Arten von verzehrbaren Ölen auf Pflanzenbasis verwendet werden, z. B. Mais-, Sonnenblumen-, Raps-, Soja-, Algen-, Leinsamen-, Oliven-, Palm- und Kokosnussöl. Diese Öle bestehen hauptsächlich aus Triglyceriden, die sich in Position und Kettenlänge der Fettsäuren, sowie der Anzahl der Doppelbindungen innerhalb der Fettsäuren unterscheiden. Die Fettsäureprofile dieser Öle spielen eine wichtige Rolle bei der Bestimmung der Eigenschaften der endgültigen Emulsion. Kokosnussöl besteht hauptsächlich aus gesättigten Fettsäuren (C_8 bis C_{12}), was es sehr oxidationsbeständig macht. Außerdem neigt Kokosnussöl dazu, bei niedrigen Temperaturen (<25°C) teilweise kristallin zu sein. Dies kann wichtig sein, um das Schmelz- und Kristallisationsverhalten von Milchfett zu simulieren. Ernährungswissenschaftliche Studien deuten jedoch darauf hin, dass gesättigte Fette unerwünschte gesundheitliche Auswirkungen haben können, wie z. B. ein erhöhtes Risiko für koronare Herzkrankheiten (Ludwig et al. 2018). Im Gegensatz dazu enthalten Algen- und Leinsamenöle relativ hohe Mengen an mehrfach ungesättigten (Omega-3-)Fettsäuren, was sie sehr anfällig für Oxidation macht. Dahingegen sind sie jedoch bei den meisten relevanten Temperaturen flüssig. Ernährungswissenschaftliche Studien deuten darauf hin, dass diese Omega-3-Fettsäuren für die menschliche Gesundheit von Vorteil sind (Goyal et al. 2014; Kaur et al. 2018). Die Grenzflächenspannung, die Viskosität und der Schmelzpunkt eines Pflanzenöls beeinflussen auch seine Fähigkeit, Emulsionen zu bilden und zu stabilisieren (McClements 2015). So nimmt beispielsweise die durch Homogenisierung erzeugte Tröpfchengröße in der Regel mit abnehmender Grenzflächenspannung und Viskosität der

Tab. 8.3 Nährstoffgehalte von Kuhmilch und einer Reihe repräsentativer pflanzlicher Milchalternativen (pro 100 g). Es ist zu beachten, dass die Nährstoffgehalte innerhalb einer bestimmten Produktkategorie je nach Formulierung (z. B. fettreduziert, gesüßt oder zuckerfrei) variieren können. Die Daten stammen aus der USDA Food Database (https://fdc.nal.usda.gov).

		Kuh Milch	Soja Milch	Mandel Milch	Kokosnuss Milch	Reis Milch
Energie	kcal	67	42	15	80	113
Makronährstoffe						
Protein	g	3,3	2,9	0,4	0,7	0,7
Fett	g	3,3	1,7	1,0	2,7	2,3
Kohlenhydrate	g	5,4	3,3	1,3	14,0	22,0
Ballaststoffe	g	0	0,4	0,2	1,3	0,7
Zucker	g	5	2,5	0,8	10,0	12,7
Mineralien						
Kalzium, Ca	mg	130	130	184	130	280
Eisen, Fe	mg	0	0,45	0,28	0,48	0,48
Magnesium, Mg	mg	–	–	6	–	26
Kalium, K	mg	–	130	–	–	65
Natrium, Na	mg	52	42	72	20	94
Vitamine						
Vitamin C	mg	0,50	0	0	3,2	0
Riboflavin	mg	–	0,21	0,01	–	0,34
Vitamin B_{12}	µg	–	1,3	0	0,80	1,5
Vitamin A	IU	210	210	0	0	500
Vitamin D	IU	42	50	1	53	100
Lipide						
Fettsäuren (gesättigt)	g	2,1	0,21	0,1	2,3	0
Fettsäuren (trans)	g	0	0	0	0	0
Cholesterin	mg	15	0	0	0	0

Ölphase ab, da diese Faktoren das Aufbrechen der Tröpfchen erleichtern (McClements 2015). Außerdem müssen kristallisierte Lipide in der Regel vor der Homogenisierung erhitzt werden, um ein Verstopfen der kleinen Röhren und Ventile im Homogenisator zu vermeiden.

Wasser: Das aus der allgemeinen Wasserversorgung stammende Leitungswasser variiert in seinem pH-Wert, seiner mineralischen Zusammensetzung und seiner organischen Zusammensetzung von Ort zu Ort und von Zeit zu Zeit, was die Bildung und Stabilität von

Emulsionen beeinflussen kann (Navarini und Rivetti 2010). Daher sollte das Wasser in der Regel vor der Verwendung aufbereitet werden, um sicherzustellen, dass es geeignete Eigenschaften für die Herstellung pflanzlicher Milchalternativen aufweist. So kann das Wasser beispielsweise durch einen Aktivkohlefilter, eine Umkehrosmoseanlage oder einen Ionenaustauscher geleitet werden, um unerwünschte organische Stoffe und Mineralien zu entfernen. Es kann auch mit ultraviolettem Licht oder Wärme behandelt werden, um eventuell vorhandene unerwünschte Mikroorganismen zu inaktivieren. Dem behandelten Wasser können dann Säuren, Basen, Puffer oder Mineralien zugesetzt werden, um einen bestimmten pH-Wert, ein bestimmtes Geschmacksprofil oder eine bestimmte Funktionalität zu erreichen.

Emulgatoren auf pflanzlicher Basis: Die Auswahl des Emulgators ist einer der wichtigsten Faktoren für die erfolgreiche Herstellung eines pflanzlichen Milchprodukts (McClements 2015). Eine Reihe von Emulgatoren auf pflanzlicher Basis kann zur Bildung und Stabilisierung von Emulsionen verwendet werden, wie z. B. amphiphile Proteine, Phospholipide, Saponine und Polysaccharide (McClements et al. 2017; McClements und Gumus 2016). Diese Emulgatoren können aus natürlichen Quellen isoliert oder durch biotechnologische Methoden hergestellt werden (Kap. 2). Die funktionelle Wirkung dieser Emulgatoren hängt von ihren molekularen Eigenschaften sowie von der Umgebung ab, in der sie verwendet werden (z. B. pH-Wert, Ionenstärke, Temperatur und Wechselwirkungen mit den Inhaltsstoffen). Die Wirksamkeit eines Emulgators hängt von zwei Hauptaspekten ab: Emulsionsherstellung und Emulsionsstabilisierung.

- *Herstellung:* Der Emulgator muss in der Lage sein, schnell an die Oberflächen der bei der Homogenisierung entstehenden Öltröpfchen zu adsorbieren, sich an die Oberflächen anzulagern und dann die Grenzflächenspannung zu verringern. Die Größe der bei der Homogenisierung entstehenden Tröpfchen ist tendenziell geringer bei Emulgatoren, die schnell an die Tröpfchenoberflächen adsorbieren können (schnellere Adsorptionskinetik). Zudem wird die Bildung kleiner Tröpfchen durch Emulgatoren gefördert, die sich an der Öl-Wasser-Grenzfläche so anlagern, dass der Kontakt zwischen den Öl- und Wassermolekülen wirksam reduziert wird (geringere Grenzflächenspannung). Folglich sind kleine Tenside (wie Saponine) tendenziell besser geeignet, kleine Tröpfchen zu bilden, als große amphiphile Polysaccharide (wie Gummi arabicum oder modifizierte Stärke). Die Wirksamkeit eines Emulgators kann durch zwei Parameter charakterisiert werden. Diese beiden Parameter sind die minimal notwendige Emulgatorkonzentration, um kleine Öltröpfchen zu bilden (c_{MIN}) und die minimale Öltröpfchengröße, die erzeugt werden kann (d_{MIN}). Dabei wird die Veränderung des mittleren Partikeldurchmessers (d_{32}) mit zunehmender Emulgatorkonzentration unter standardisierten Bedingungen (Homogenisatortyp, Homogenisierungsdruck, Anzahl der Durchgänge und Öl-Wasser-Verhältnis) bestimmt (Abb. 8.2). Die notwendige Menge des Emulgators, um eine bestimmte Oberfläche zu bedecken, ist die sogenannte Grenzflächenbeladung (Γ). Diese kann dann aus diesen

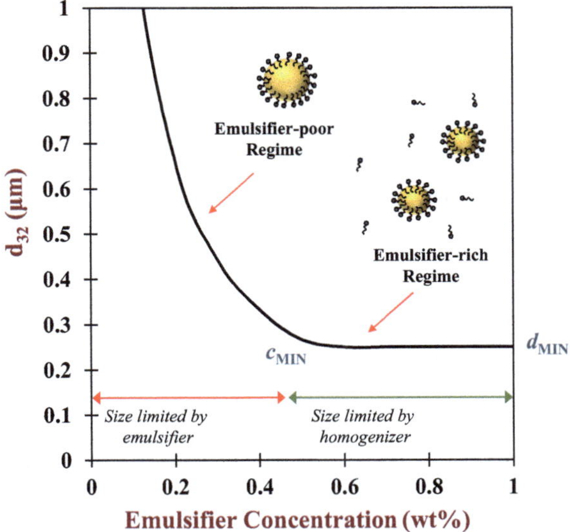

Abb. 8.2 Die Emulgierfähigkeit eines pflanzlichen Emulgators lässt sich unter anderem durch zwei Indizes charakterisieren. c_{MIN} ist die Mindestmenge an benötigtem Emulgator, um unter standardisierten Homogenisierungsbedingungen kleine Tröpfchen zu bilden. d_{MIN} ist die kleinste Tröpfchengröße, die unter diesen Bedingungen erreicht werden kann.

Parametern berechnet werden: $\Gamma = (d_{MIN} \times c_{MIN})/(6\phi)$, wobei ϕ der Volumenanteil der dispersen Phase ist. Je höher die Grenzflächenbeladung ist, desto mehr Emulgator ist für die Herstellung einer Emulsion erforderlich.

- *Stabilität:* Sobald eine Emulsion erfolgreich gebildet wurde, sollte sie über einen längeren Zeitraum oder unter bestimmten Bedingungen (z. B. Schütteln, Kochen oder Zugabe zum Kaffee) stabil bleiben. Die Stabilität einer Emulsion wird hauptsächlich durch die Fähigkeit der Emulgatormolekülschicht bestimmt. Diese Schicht erzeugt optimalerweise elektrostatische und/oder sterische Abstoßungskräfte zwischen den emulgatorstabilisierten Fetttröpfchen. Sie kann jedoch auch von der Elastizität der Emulgatorschicht abhängen, die von der Art der zwischen den adsorbierten Emulgatormolekülen gebildeten Vernetzungen beeinflusst wird.

Verschiedene Emulgatoren auf pflanzlicher Basis haben unterschiedliche Eigenschaften in Bezug auf ihre Fähigkeit Emulsionen zu bilden und zu stabilisieren. Untersuchungen in unserem Labor haben beispielsweise gezeigt, dass die benötigte Menge des pflanzlichen Emulgators in folgender Reihenfolge zunimmt: Saponine < Phospholipide < Proteine < Polysaccharide (Abb. 8.3). In der Praxis hängt die benötigte Menge eines Emulgators von seinen molekularen Eigenschaften ab (wie Molekulargewicht und Oberflächenhydrophobizität). Folglich können verschiedene pflanzliche Proteine (oder andere Emulgatoren) je nach ihrem biologischen Ursprung und ihrer Verarbeitung mehr oder weniger wirksam sein.

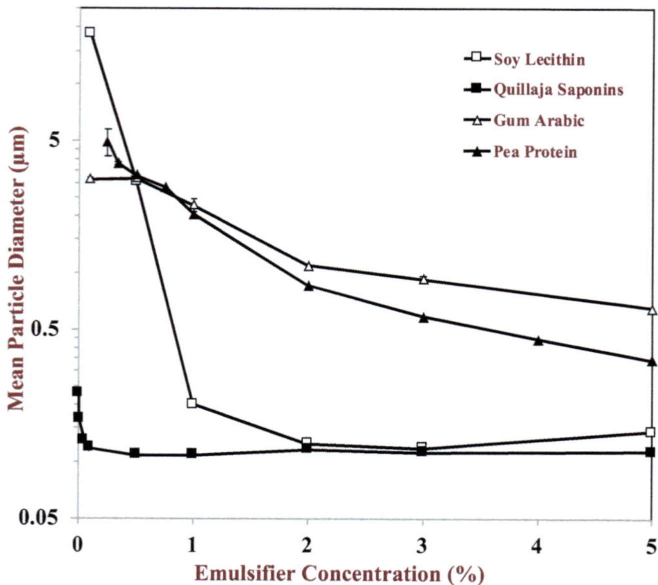

Abb. 8.3 Vergleich der Emulgierfähigkeit verschiedener Emulgatoren auf pflanzlicher Basis. Hier wurden Öl-in-Wasser-Emulsionen durch Homogenisierung hergestellt. Die Daten stammen aus dem Labor des Autors.

Auch bei der Stabilität von durch pflanzlich Emulgatoren stabilisierten Emulsionen gibt es große Unterschiede (Abb. 8.4). Die mit Pflanzenproteinen umhüllten Fetttröpfchen sind bei pH-Werten in der Nähe ihres isoelektrischen Punktes, bei hohen Salzkonzentrationen und bei hohen Temperaturen sehr anfällig für Aggregation, während die mit pflanzlichen Polysacchariden umhüllten Emulsionen gegenüber diesen Faktoren viel resistenter sind. Dies liegt daran, dass Pflanzenproteine die Fetttröpfchen hauptsächlich durch elektrostatische Abstoßung vor Aggregation schützen, während Pflanzenpolysaccharide sie hauptsächlich durch sterische Abstoßung stabilisieren. Außerdem neigen Pflanzenproteine zur Denaturierung, wenn sie über ihre thermische Denaturierungstemperatur (T_m) erhitzt werden. Dadurch wird die Oberflächenhydrophobizität der Fetttröpfchen erhöht und damit die hydrophobe Anziehung zwischen ihnen verstärkt. So zeigen beispielsweise durch Linsen-, Erbsen- und Ackerbohnenprotein stabilisierte Emulsionen bei pH-Werten nahe ihrer isoelektrischen Punkte (pH 5) und bei hohen Salzgehalten (>50 mM NaCl) eine starke Ausflockung (Cansu Ekin Gumus et al. 2017). Umgekehrt sind durch Gummiarabikum stabilisierte Emulsionen sehr widerstandsfähig gegenüber Änderungen des pH-Werts und des Salzgehalts, da sie durch sterische Abstoßung stabilisiert werden (Ozturk et al. 2015a).

Der Einfluss des pH-Werts auf die Partikelgröße und Ladung von Emulsionen, die durch verschiedene pflanzliche Proteine, Polysaccharide, Phospholipide und Saponine stabilisiert werden, wird in Abb. 8.4 verglichen. Diese Messungen zeigen, dass die

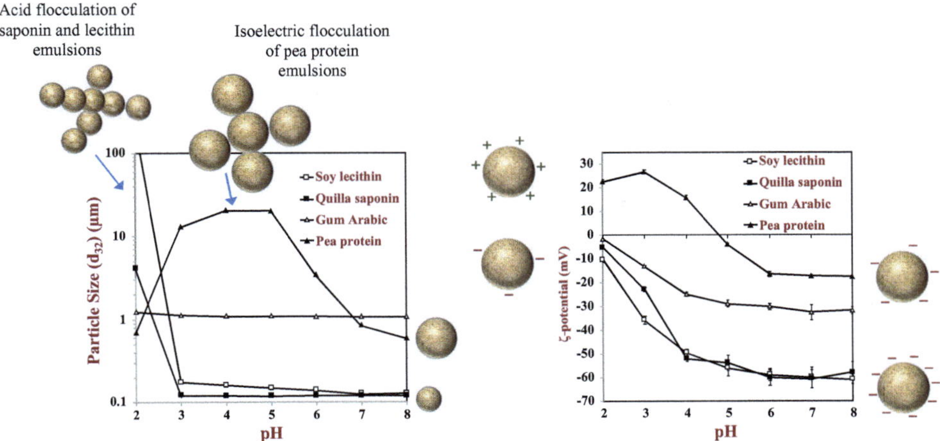

Abb. 8.4 Einfluss des pH-Werts auf das Zeta-potenzial und den mittleren Partikeldurchmesser von Öl-in-Wasser-Emulsionen, die durch verschiedene Arten von Emulgatoren auf Pflanzenbasis stabilisiert werden. Die Daten stammen aus verschiedenen Studien, die im Labor der Autoren durchgeführt wurden.

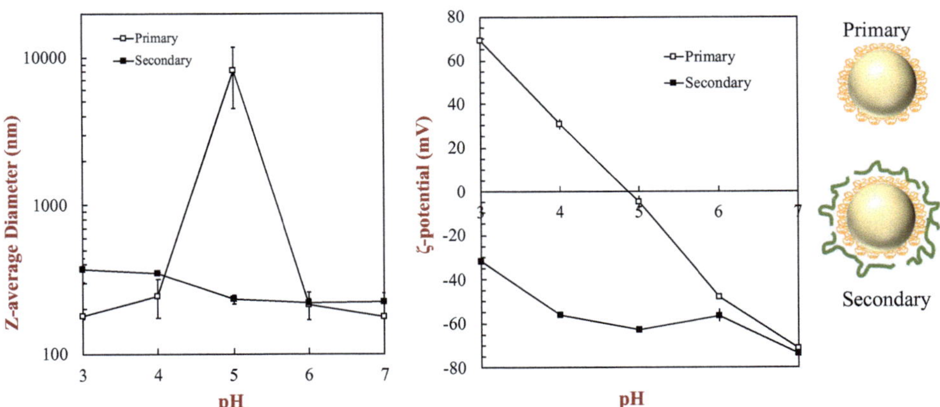

Abb. 8.5 Auswirkung des pH-Werts auf das Zetapotenzial und den mittleren Partikeldurchmesser von Öl-in-Wasser-Emulsionen, die entweder durch ein Protein (β-Lactoglobulin) oder ein Protein/Polysaccharid-Gemisch (β-Lactoglobulin/Pektin) stabilisiert werden, was als primäre bzw. sekundäre Emulsionen bezeichnet wird. Ein ähnlicher Effekt sollte bei pflanzenprotein stabilisierten Fetttröpfchen auftreten.

Aggregationsstabilität der Fetttröpfchen stark von der Art des Emulgators abhängt. So sind proteinstabilisierte Fetttröpfchen bei leicht sauren pH-Werten (in der Nähe ihres isoelektrischen Punkts) anfällig für Aggregation, weil sie ihre Oberflächenladung verlieren und damit die elektrostatische Abstoßung verringert wird. Phospholipid- und saponinstabilisierte Fetttröpfchen sind unter sauren bis leicht basischen Bedingungen stabil, da sie eine starke negative Ladung haben. Sie aggregieren allerdings unter stark sauren Bedingungen, da sie ihre Oberflächenladung verlieren, wenn die anionischen Gruppen protoniert werden. Polysaccharidstabilisierte Fetttröpfchen sind über den gesamten pH-Bereich hinweg stabil gegen Aggregation, da sie in erster Linie durch sterische Abstoßung stabilisiert werden (die einzelnen Tröpfchen sind jedoch relativ groß, sodass sie dennoch zum Aufrahmen neigen können). Bei der Auswahl des Emulgators sollten deswegen die entsprechenden Anwendungsbedingungen berücksichtigt werden.

Die Wirksamkeit von Emulgatoren auf pflanzlicher Basis kann erhöht werden, wenn sie in Kombination verwendet werden (McClements und Jafari 2018). So können beispielsweise Proteine und Kohlenhydrate kovalent miteinander verbunden werden, um Konjugate zu bilden (Gu et al. 2017; McClements und Decker 2018; Zha et al. 2019). Die Proteinkomponente hat eine gute Grenzflächenaktivität, welche die Adsorption der Konjugate an der Grenzfläche fördert. Die Kohlenhydratkomponente hat dahingegen eine starke sterische Abstoßung, die den Widerstand der Emulsionen gegen Aggregation erhöht. Alternativ können Proteine und Polysaccharide durch nicht-kovalente Wechselwirkungen, insbesondere elektrostatische Anziehung, miteinander verbunden werden (Li und de Vries 2018). Diese Komplexe können vor der Homogenisierung gebildet werden, indem das Protein und das Polysaccharid vor der Emulsionsbildung zusammengemischt werden. Sie können auch nach der Homogenisierung gebildet werden, indem das Protein vor der Emulgierung und das Polysaccharid danach zugegeben wird (Guzey und McClements 2006). Es ist auch möglich, Mischungen aus zwei oder mehreren nicht interagierenden Emulgatoren zu verwenden. In diesem Fall adsorbieren die verschiedenen Arten von Emulgatoren an den Tröpfchenoberflächen, und die gesamte Grenzflächenzusammensetzung hängt von ihren relativen Konzentrationen und Oberflächenaktivitäten ab (Reichert et al. 2019). In manchen Situationen führt die Verwendung von gemischten Emulgatoren zu einer besseren Stabilität als bei der Verwendung von einzelnen Emulgatoren, in anderen Fällen kann sie jedoch auch zu einer schlechteren Stabilität führen. Folglich muss die richtige Art und das richtige Verhältnis der verwendeten Emulgatoren empirisch ermittelt werden.

Statt herkömmlicher molekularer Emulgatoren können auch kolloidale Emulgatoren zur Bildung von Pickering-Emulsionen verwendet werden. Diese Partikel können z. B. Protein-, Polysaccharid- und/oder Polyphenolpartikel auf pflanzlicher Basis sein (Sarkar und Dickinson 2020). Diese pflanzlichen Partikel führen in der Regel zur Bildung viel größerer Fetttröpfchen als molekulare Emulgatoren, die jedoch sehr viel resistenter gegen Koaleszenz sind. Sie sind deswegen für die Verwendung in Milch auf pflanzlicher Basis wahrscheinlich ungeeignet, da diese Produkte eine relativ niedrige Viskosität haben und die Tröpfchen daher schnell aufrahmen würden.

Zusatzstoffe: Eine Reihe anderer Zusatzstoffe können in pflanzlicher Milch verwendet werden, um ihre Qualitätseigenschaften zu verbessern, ihre Haltbarkeit zu verlängern, ihre ernährungsphysiologischen Eigenschaften zu verbessern oder ihre Sicherheit zu erhöhen (McClements 2020; McClements et al. 2017; McClements und Gumus 2016).

Hydrophobe Zusatzstoffe werden in der Regel der Ölphase vor dem Homogenisieren zugegeben, während hydrophile Zusatzstoffe der wässrigen Phase entweder vor oder nach dem Homogenisieren zugesetzt werden. Die möglichen Zusatzstoffe werden im Folgenden kurz genannt. Farb- oder Aromastoffe auf pflanzlicher Basis können hinzugefügt werden, um das Aussehen oder das Geschmacksprofil der Produkte zu verbessern. Antioxidantien oder antimikrobielle Stoffe auf pflanzlicher Basis können zugesetzt werden, um die Lagerstabilität und Sicherheit des Produkts zu erhöhen, indem unerwünschte chemische Reaktionen oder mikrobielles Wachstum gehemmt werden. Verdickungsmittel können in die wässrige Phase eingearbeitet werden, um die gewünschte Textur und das gewünschte Mundgefühl zu erzielen und das Aufrahmen oder die Sedimentation von kolloidalen Partikeln zu verhindern. Zu diesem Zweck stehen zahlreiche Arten von Verdickungsmitteln auf pflanzlicher Basis zur Verfügung, wobei die meisten von ihnen Polysaccharide sind (Kap. 2). Diese Polysaccharide können aus Landpflanzen (z. B. Stärke, Cellulose, Guarkernmehl, Johannisbrotkernmehl oder Pektin) oder aus Algen (z. B. Alginat und Carrageen) isoliert oder biotechnologisch hergestellt werden (z. B. Xanthan). Polysaccharide können auch als Stabilisatoren verwendet werden, indem sie die Aggregation von Fetttröpfchen verhindern. So können beispielsweise negativ geladene Alginatmoleküle an kationische Gruppen von Emulgatoren adsorbieren. Dies verringert die Ausflockung um den isoelektrischen Punkt (im Falle von Proteinen), indem es die elektrostatische und sterische Abstoßung zwischen den Tröpfchen verstärkt (Abb. 8.5) (Guzey und McClements 2006). Dieses Phänomen kann z. B. die Stabilität von Emulsionen erhöhen, wenn sie saurem Kaffee zugesetzt werden.

8.3.2.2 Herstellungsverfahren

Wie bereits im Abschn. 8.3.1 erörtert, werden zur Herstellung von Milchalternativen auf pflanzlicher Basis eine Reihe verschiedener Verfahren eingesetzt (Vogelsang-O'Dwyer et al. 2021). Diese werden im Folgenden nochmals für den Emulgieransatz zur Herstellung von pflanzlichen Milchalternativen erläutert. Der wichtigste Schritt ist hierbei jedoch auch die Homogenisierung. Dabei wird die Größe der Fetttröpfchen reduziert, um die erforderlichen physikochemischen und Stabilitätseigenschaften zu erzeugen (Hakansson 2019). Für die Herstellung von Emulsionen in der Lebensmittelindustrie stehen viele verschiedene Arten von Homogenisatoren zur Verfügung, wie z. B. Hochleistungsdispergierer, Kolloidmühlen, Hochdruckhomogenisatoren, Ultraschallhomogenisatoren und Microfluidizer. Jede Homogenisierungstechnologie hat spezifische Vor- und Nachteile und es ist wichtig, die am besten geeignete Technologie für das herzustellende Produkt auszuwählen. Insbesondere unterscheiden sich die Homogenisatoren in Bezug auf die Anschaffungskosten, die Betriebskosten, die Robustheit, die Vielseitigkeit, die Produktionsraten und die Fähigkeit, feine, gleichmäßige Fetttröpfchen zu erzeugen (McClements 2015). Hochdruckhomogenisatoren sind derzeit die am häufigsten verwendeten Homogenisatortypen in der Lebensmittelindustrie, aber es besteht ein zunehmendes Interesse an der Verwendung von Ultraschallhomogenisatoren und Microfluidizern. Diese sind insbesondere bei der Erzeugung kleiner Tröpfchen ($d_{32} < 300$ nm) sehr effektiv.

Milchalternativen werden nach ihrer Herstellung in der Regel einer thermischen Verarbeitung (wie Pasteurisierung oder Sterilisierung) unterzogen, um Enzyme oder Mikroorganismen zu inaktivieren. Die Widerstandsfähigkeit der Emulsion gegenüber thermischer Verarbeitung wird stark von der Art des Emulgators beeinflusst, sowie von der verwendeten Zeit-Temperatur-Kombination (McClements et al. 2017). Einige Emulgatoren sind wesentlich widerstandsfähiger gegen Erhitzung als andere. Polysaccharide und Saponine zum Beispiel erzeugen tendenziell hitzestabilere Emulsionen als Proteine. Die Hitzestabilität von proteinstabilisierten Fetttröpfchen hängt jedoch stark von den Lösungsbedingungen ab. In der Regel sind sie bei niedrigen Salzgehalten und bei pH-Werten, die weit genug vom isoelektrischen Punkt entfernt sind, wesentlich hitzebeständiger gegenüber Aggregation (Cansu Ekin Gumus et al. 2017a; Qamar et al. 2019a). Es sollte deswegen ein pflanzlicher Emulgator gewählt werden, der gegenüber allen thermischen Verarbeitungsprozessen beständig ist. Außerdem muss sichergestellt werden, dass die emulgatorstabilisierten Tröpfchen keine nachteiligen Wechselwirkungen mit anderen Zusatzstoffen in den Systemen eingehen. So können beispielsweise Polyphenole und einige andere sekundäre Pflanzenstoffe mit Proteinen interagieren und deren Emulgatoreffizienz beeinträchtigen.

8.4   Qualitätseigenschaften von Milchalternativen

Milchalternativen werden in der Regel so konzipiert, dass ihre physikochemischen und funktionellen Eigenschaften denen der Kuhmilch entsprechen. In diesem Abschnitt geben wir einen Überblick über die wichtigsten physikochemischen Eigenschaften von Milchalternativen und heben die wichtigsten Faktoren hervor, die diese beeinflussen. Wir legen einen besonderen Schwerpunkt auf mathematische Modelle, die zur Quantifizierung der Auswirkungen dieser Faktoren verwendet werden können. Allgemeinere Informationen über die optischen, rheologischen und Stabilitätseigenschaften von pflanzlichen Lebensmitteln finden Sie in Kap. 4.

8.4.1   Optische Eigenschaften

Die optischen Eigenschaften von Milchalternativen sind in der Regel der von Kuhmilch ähnlich, d. h. sie sind weißliche, trübe Flüssigkeiten mit einem homogenen Erscheinungsbild (McClements 2020). In der Praxis hängt das Aussehen von Milchalternativen von der Art der Inhaltsstoffe und den Verarbeitungsmethoden ab, da diese die Absorption und Streuung der Lichtwellen beeinflussen (Kap. 4). In einigen Fällen können die optischen Eigenschaften einer Milchalternative jedoch erheblich von Kuhmilch abweichen aber dennoch für die Verbraucher*innen akzeptabel sein. Haselnussmilch kann beispielsweise eine hellbraune Farbe haben und damit für die Verbraucher*innen ansprechend sein, weil sie diese Farbe mit einem „nussigen" Geschmack assoziieren.

8.4.1.1 Physikalische Grundlagen

Die physikalischen Grundlagen der optischen Eigenschaften von Lebensmitteln auf pflanzlicher Basis wurden in Kap. 4 ausführlich erörtert, weshalb hier nur ein kurzer Überblick gegeben wird. Das cremige Aussehen von Milchalternativen ist in erster Linie das Ergebnis der Lichtstreuung durch die Fetttröpfchen, Ölkörper oder andere kolloidale Partikel in ihnen. Das Ausmaß der Lichtstreuung hängt von der Größe, der Konzentration und dem Brechungsindexkontrast der Partikel ab (Griffin und Griffin 1985; Stocker et al. 2017). Es ist schwierig, den Brechungsindex der kolloidalen Partikel zu kontrollieren aber die Größe und Konzentration der Partikel können gesteuert werden. In der Regel nimmt die Helligkeit einer Milchalternative mit zunehmender Partikelkonzentration zu und erreicht bei einem mittleren Partikeldurchmesser von etwa 200 nm einen Höchstwert (Abb. 8.6).

Die Farbe von Milchalternativen wird durch die selektive Absorption von Lichtwellen bei bestimmten Wellenlängen im sichtbaren Spektrum aufgrund des Vorhandenseins von Chromophoren bestimmt (Kap. 4). Kuhmilch hat oft einen leicht gelblich-grünen Farbton (positives b^* und negatives a^*). Dies ist auf das Vorhandensein geringer Mengen natürlicher Pigmente im Tierfutter, wie Carotinoide oder Riboflavin, zurückzuführen (McClements 2015; Schiano et al. 2017). So kann die Farbe der Kuhmilch je nach Art des Futters in der Ernährung der Tiere variieren, welches wiederum je nach Haltungsform, geografischer Lage und Jahreszeit unterschiedlich ist (Agabriel et al. 2007; Scarso et al. 2017). Milchalternativen können auch Pigmente enthalten, die ihre Farbe beeinflussen. Diese können von Natur aus in den für die Formulierung verwendeten Zutaten

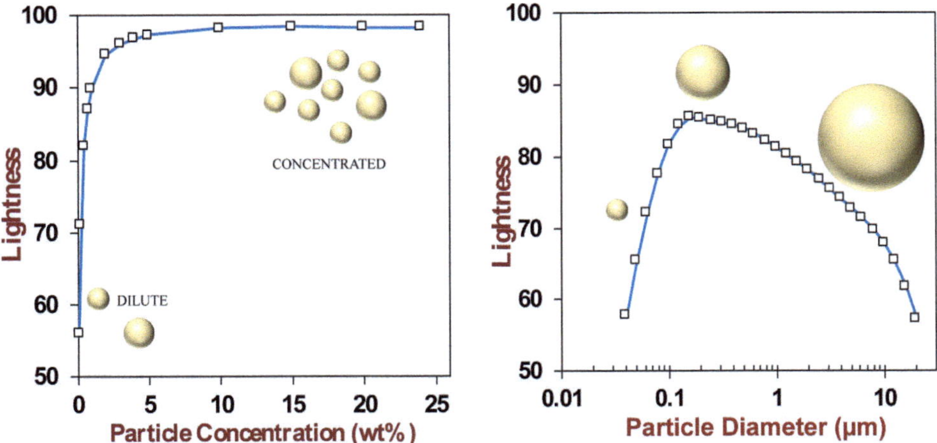

Abb. 8.6 Die Helligkeitswerte einer Milch auf pflanzlicher Basis hängen von der Größe und Konzentration der Partikel ab, die das Licht streuen. Die theoretischen Vorhersagen zur Helligkeit wurden vom Autor anhand der Lichtstreutheorie für in Wasser dispergierte Öltröpfchen berechnet. Für die linke Abbildung wurde angenommen, dass die Partikelgröße konstant ist, während für die rechte Abbildung angenommen wurde, dass die Partikelkonzentration konstant war.

vorhanden sein oder während der Verarbeitung oder Lagerung entstehen (z. B. nicht-enzymatische Bräunungsprodukte). Darüber hinaus können einigen Milchalternativen Pigmente zugesetzt werden, um eine bestimmte Farbe für einen bestimmten Produkttyp zu erzielen. So können beispielsweise braune, rote oder gelbe Pigmente zu Produkten mit Schokoladen-, Erdbeer- oder Bananengeschmack hinzugefügt werden. Für Kennzeichnungszwecke ist es vorteilhaft natürliche und/oder aus Pflanzen gewonnene Pigmente zu verwenden (Kap. 2).

8.4.1.2 Analytische Methoden zur Bestimmung der optischen Eigenschaften

Das Gesamterscheinungsbild von Milchalternativen lässt sich einfach durch Digitalfotografie charakterisieren. Mit Fotos kann festgestellt werden, ob sie einheitlich aussehen oder sich durch Aufrahmung (Schicht oben) und/oder Sedimentation (Schicht unten) getrennt haben. Die optischen Eigenschaften, wie z. B. Helligkeit und Farbe, lassen sich bequem mit instrumentellen Kolorimetern oder Spektrometern quantifizieren (Kap. 4). In der Regel werden die optischen Eigenschaften von diesen Instrumenten in Form von Tristimulus-Farbkoordinaten angegeben, wie z. B. dem $L^*a^*b^*$-System. In diesem System ist L^* die Helligkeit (schwarz bis weiß, 0 bis 100), a^* entspricht den Rottönen/Grüntönen ($\pm$) und b^* sind die Gelbtöne/Bläulichkeit ($\pm$) (Hutchings 1999). Zur Messung wird das Produkt in einen durchsichtigen Behälter gegossen und ein genormter Lichtstrahl wird von seiner Oberfläche reflektiert. Das gemessene Reflexionsspektrum wird dann mithilfe eines geeigneten mathematischen Modells in Tristimulus-Farbkoordinaten umgerechnet (McClements 2002b).

8.4.1.3 Vergleich mit Kuhmilch

Kuhmilch: Vollmilch von Kühen hat einen hohen Helligkeitswert und eine leicht gelblich-grüne Färbung, wie die hohen L^*-Werte, die leicht negativen a^*-Werte und die leicht positiven b^*-Werte zeigen (Tab. 8.4). Die hohe Helligkeit ist auf die starke Streuung der Lichtwellen an den Milchfettkügelchen und Kaseinmizellen zurückzuführen. Der leichte Farbstich ist auf die selektive Absorption von Lichtwellen durch vorhandene Pigmente (wie Carotinoide und Riboflavin) zurückzuführen, die sich in den Milchfettkügelchen oder der wässrigen Phase anreichern (Schiano et al. 2017). Das Aussehen von Kuhmilch wird durch den vorhandenen Fettgehalt beeinflusst (Kneifel et al. 1992). Mit steigendem Fettgehalt nimmt die Helligkeit (L^*) zu, der Grünton ($-a^*$) nimmt ab und der Gelbton ($+b^*$) nimmt zu (Tab. 8.4). Diese Veränderungen lassen sich auf die zunehmende Lichtstreuung zurückführen, die bei einer Erhöhung der Fettkügelchenkonzentration auftritt. Zudem gibt es Veränderungen in der selektiven Lichtabsorption, die bei einer Erhöhung der Pigmentkonzentration auftritt. Deswegen ist es notwendig, Milchalternativen mit unterschiedlichen optischen Eigenschaften zu entwickeln, um verschiedene Arten von Kuhmilch oder Sahne zu imitieren (z. B. Magermilch, fettarme Milch, Vollmilch oder Halbfettmilch).

Tab. 8.4 Gemessene $L*a*b*$-Werte für verschiedene tierische Milchsorten und pflanzliche Milchalternativen. Bei den Kuhmilchprodukten ist der Fettgehalt in Klammern angegeben.

Produkt	$L*$	$a*$	$b*$	Referenz
Magermilch (0,1 %)	81,7	−4,8	+4,1	(Kneifel et al. 1992)
Vollmilch (3,6 %)	86,1	−2,1	+7,8	(Kneifel et al. 1992)
Kaffeesahne (10 %)	86,9	−0,5	+8,6	(Kneifel et al. 1992)
Schlagsahne (36 %)	88,1	−0,2	+8,8	(Kneifel et al. 1992)
Mandelmilch	71,4	+3,3	+16,0	(Zheng et al. 2021)
Cashew-Milch	72,7	+2,9	+15,1	(Zheng et al. 2021)
Kokosnussmilch	85,9	−1,0	+5,1	(Zheng et al. 2021)
Hafermilch	67,8	+4,2	+13,8	(Zheng et al. 2021)
Sojamilch	73,1	+12,1	+2,1	(Durazzo et al. 2015)

Milchalternativen: Auch Milchalternativen sind in der Regel cremig aussehende Flüssig-keiten, deren Helligkeit und Farbwerte sich jedoch deutlich von denen der Kuhmilch unterscheiden können. Im Allgemeinen beeinflussen die zur Herstellung von Milch-alternativen verwendeten Rohstoffe und Verarbeitungsprozesse ihr Aussehen. Die Tri-stimulus-Farbkoordinaten einer Reihe von Milchalternativen werden in Tab. 8.4 mit denen von Kuhmilchprodukten verglichen. Die Milchalternativen haben tendenziell eine gerin-gere Helligkeit als Kuhmilch, was bedeutet, dass sie wässriger aussehen. Sie haben auch deutlich andere Farbkoordinaten ($a*$ und $b*$-Werte) als Kuhmilch. Darüber hinaus kön-nen die optischen Eigenschaften einer bestimmten pflanzlichen Milchart je nach den ver-wendeten Zutaten und Herstellungsverfahren erheblich variieren. So hat beispielsweise die kolorimetrische Analyse von handelsüblicher Sojamilch gezeigt, dass ihre optischen Eigenschaften erheblich variieren können (Liu und Chang 2013): $L*$-Werte von etwa 62 bis 81 (zunehmende Helligkeit); $a*$-Werte von etwa −3 bis +3 (rötliche bis grünliche Färbung); und $b*$-Werte von etwa +7 bis +21 (zunehmende Gelbfärbung). Der Ursprung dieses Effekts ist wahrscheinlich auf Unterschiede in der Zusammensetzung und Struktur der Milch zurückzuführen, insbesondere auf die Art und Konzentration der enthaltenen Pigmente und kolloidalen Partikel. Es ist davon auszugehen, dass einige Arten von Milch-alternativen ihr eigenes charakteristisches wünschenswertes Aussehen haben. So sollen Nuss- und Hafermilch eine leicht bräunliche Färbung aufweisen, die auf spezifische Chro-mophore in den zu ihrer Herstellung verwendeten Pflanzenmaterialien zurückzuführen ist. Manche Verbraucher*innen finden jedoch Milchalternativen mit stark abweichendem Aussehen möglicherweise nicht ansprechend. Aus diesem Grund können die Hersteller von Milchalternativen spezielle Verarbeitungsprozesse anwenden, um Pigmente zu ent-fernen oder sie zu bleichen. Die Helligkeit von Milchalternativen hängt von der Anzahl, der Art und der Größe der darin enthaltenen kolloidalen Partikel ab. Die Hersteller können daher den Helligkeitsgrad ihrer Produkte durch die Kontrolle dieser Parameter so beein-flussen, dass sie dem Aussehen von Kuhmilch näher kommen (McClements 2002a, b).

8.4.2 Textur

Die rheologischen Eigenschaften von flüssigen Milcherzeugnissen werden hauptsächlich durch ihren Fettgehalt bestimmt, wobei die Viskosität mit zunehmendem Gehalt an Milchfettkügelchen steigt (Tab. 8.2). Magermilch ist eine ideale Newton'sche Flüssigkeit mit relativ niedriger Viskosität, während Schlagsahne eine scherverdünnende Flüssigkeit mit relativ hoher Viskosität ist. Milchalternativen werden in der Regel so formuliert, dass sie die texturellen Eigenschaften dieser Milchprodukte nachahmen. Wie in Kap. 4 erörtert, werden die rheologischen Eigenschaften von kolloidalen Dispersionen wie Milch und Milchalternativen hauptsächlich durch die Art der darin enthaltenen kolloidalen Partikel und Polymere bestimmt, darunter Milchfettkügelchen, Fetttröpfchen, pflanzliche Zellfragmente, Proteinaggregate und Hydrokolloide (wie Verdickungsmittel).

8.4.2.1 Physikalische Grundlagen der Rheologie

Die Viskosität von Milch und Milchalternativen kann mithilfe der Theorien beschrieben werden, die zur Beschreibung der Viskosität von kolloidalen Dispersionen entwickelt wurden (Kap. 4). Für verdünnte Systeme mit kugelförmigen Partikeln ($\phi < 5\,\%$) und unter Annahme von Abwesenheit von Wechselwirkungen, kann die Viskosität (η) durch die Einstein-Gleichung beschrieben werden:

$$\eta = \eta_1(1 + 2.5\phi) \tag{8.1}$$

Dabei ist η_1 die Viskosität der kontinuierlichen Phase und ϕ der Volumenanteil der Partikel. Diese Gleichung sagt voraus, dass die Viskosität eines milchähnlichen Produkts mit zunehmender Fetttröpfchenkonzentration linear ansteigen sollte. Sie liefert eine relativ gute Beschreibung der Scherviskosität von Kuhmilch (Magermilch bis Vollmilch) aufgrund des relativ geringen Partikelgehalts. Für Sahneprodukte mit höheren Partikelkonzentrationen ist sie jedoch ungeeignet. In diesem Fall kann die „effective medium theory" (EMT) verwendet werden, um die Abhängigkeit der Viskosität von der Partikelkonzentration zu beschreiben (Genovese et al. 2007; McClements 2015):

$$\eta = \eta_1\left(1 - \frac{\phi}{\phi_C}\right)^{-2} \tag{8.2}$$

ϕ_C ist hier der kritische Packparameter, der einen numerischen Wert von etwa 0,65 hat. Dieser Parameter stellt den Volumenanteil dar, bei dem die kolloidalen Teilchen so dicht gepackt sind, dass sie sich nicht aneinander vorbeibewegen können und das gesamte System ein festkörperähnliches Verhalten (Elastizität) erhält. Vorhersagen unter Verwendung der EMT zeigen, dass die Viskosität von milchähnlichen kolloidalen Dispersionen mit zunehmender Fetttröpfchenkonzentration ansteigen sollte (Abb. 8.7). In der Praxis können die Viskositäten aufgrund des Vorhandenseins anderer Arten von kolloidalen Partikeln (z. B. Kaseinmizellen in Milch oder Hydrokolloide in Milchalternativen) höher sein als diese vorhergesagten Werte.

Abb. 8.7 Die vorhergesagte Viskosität von Milchprodukten nimmt mit steigendem Fettgehalt zu. In der Realität können die Viskositäten noch höher sein als diese berechneten Werte, da auch andere Arten von kolloidalen Partikeln (wie Kaseinmizellen in Milch oder Hydrokolloide in Milchalternativen) zur Viskosität beitragen.

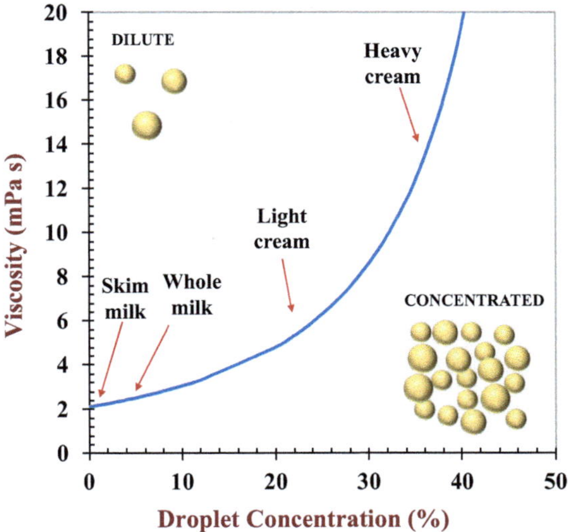

Nichtsdestotrotz nimmt die Viskosität mit zunehmender Partikelkonzentration von etwa 0 bis 20 % relativ langsam zu, steigt dann aber von etwa 20 bis 50 % wesentlich schneller an (Abb. 8.7).Kuhmilchprodukte (Magermilch bis Vollmilch) haben daher relativ niedrige Viskositäten, da sie einen geringen Fettgehalt (0,1 bis 3,6 %) aufweisen. Im Gegensatz dazu haben Sahneprodukte (leichte Sahne bis Schlagsahne) eine relativ hohe Viskosität, da sie einen viel höheren Fettgehalt aufweisen (18 bis über 36 %). Wie bereits erwähnt, tragen auch die Kaseinmizellen in gewissem Maße zur Viskosität von Milch- und Sahneprodukten bei.

Typischerweise sind verdünnte kolloidale Dispersionen (wie Milch) eher ideale Flüssigkeiten, d. h. ihre Viskosität ist unabhängig von der angewandten Scherrate. Im Gegensatz dazu sind konzentrierte Dispersionen (wie Sahne) eher scherverdünnende Flüssigkeiten, d. h. ihre Viskosität nimmt mit zunehmender Scherrate ab. Dieser Effekt ist auf ein Gleichgewicht zwischen Brownscher Teilchenbewegung (die eine zufällige Verteilung der Teilchen begünstigen) und Schereffekten (die eine Ausrichtung der Teilchen auf das Scherfeld begünstigen) zurückzuführen (McClements 2015). Zudem hängt die Viskosität von flüssigen Milchprodukten, insbesondere von Sahneprodukten, auch vom Aggregatszustand der kolloidalen Partikel ab. Fettkügelchen und Kaseinmizellen können z. B. beim Ansäuern ausflocken, da sich dadurch der pH-Wert in Richtung des isoelektrischen Punkts der Proteine (pH 4–5) bewegt. Teilweise kristalline Milchfettkügelchen können teilweise koaleszieren, insbesondere wenn das Produkt geschert wird. Dies kann zu einer starken Aggregation führen. Ausflockung und Aggregation von Fettkügelchen führen dann zu einer Erhöhung des effektiven Volumenanteils der dispersen Phase, da die wässrige Phase in den Aggregaten eingeschlossen ist. Infolgedessen führen diese Phänomene zu einem Anstieg der Viskosität (Gl. 8.2). Bei Milch auf pflanzlicher Basis kann auch der Zusatz von Verdickungsmitteln (wie Polysacchariden)

Tab. 8.5 Rheologische, optische, Stabilitäts- und Partikelgrößeneigenschaften (D_{43}) einer Reihe von pflanzlichen Milchalternativen und Kuhmilch. Die Viskosität ist bei einer Scherrate von $10\ \mathrm{s}^{-1}$ angegeben und die Trenngeschwindigkeit ist im Zentrifugalfeld bestimmt. Wertebereiche entsprechen Spannweite für verschiedene Produkte. Aus (Jeske et al. 2017)

Milchsorte	Viskosität [mPa·s]	Fließindex n	D_{43} [µm]	Trenngeschwindigkeit (%/Stunde)	Helligkeitsindex
Kuhmilch	3,2	1,00	0,60	3,9	81,9
Mandel	3,9–26,3	0,56–0,98	0,9–6,0	1,4–52	52–76
Cashew	5,6	0,97	29	28	66
Kokosnuss	48	0,40	1,7	37	68
Haselnuss	25	0,67	2,2	1,3	56
Hanf	25	0,73	1,5	4,4	69
Macadamia	2,2	1,00	3,4	54	52
Hafer	6,8	0,89	3,8	40	60
Quinoa	13	0,76	82	32	71
Reis	2,8	0,97	11	43	67
Brauner Reis	2,2	1,00	0,72	51	64
Soja	2,6–7,6	0,90–1,00	1,0–1,3	8,6–23	69–75

zur Gesamtviskosität des Systems beitragen. Deswegen können sie ein stark scherverdünnendes Verhalten aufweisen, was zu Fließindexwerten deutlich unter 1 führt (Tab. 8.5).

8.4.2.2 Analytische Methoden zur Bestimmung der Rheologie

In Forschungs- und Entwicklungslabors wird die Rheologie von Milch und Sahne in der Regel mit instrumentellen Rotationsviskosimetern oder Scherrheometern charakterisiert (Rao 2013). In Qualitätssicherungslaboratorien werden in der Regel einfachere und günstigere Versionen dieser Geräte verwendet. Damit lässt sich in der Regel schnell beurteilen, ob ein Produkt bestimmte Texturkriterien erfüllt. Die am häufigsten verwendeten Messgeometrien für flüssige Proben sind Zylinder- und Kegel-Platte-Geometrien (Abb. 8.8). Beim Zylinder-Typ wird die Probe in einen Becher (äußerer Zylinder) gegossen und der konzentrische Zylinder (innerer Zylinder) darin versenkt. Vor der Analyse wird die Probe auf die erforderliche Messtemperatur gebracht, um eine konstante Viskosität zu gewährleisten. Auf den inneren Zylinder wird eine bekannte Spannung (Schubspannung) ausgeübt und seine Schergeschwindigkeit (Scherrate) wird mit einem geeigneten Gerät gemessen (oder andersherum). Die Schubspannung (τ) wird dann in Abhängigkeit von der Schergeschwindigkeit ($d\gamma/dt$ oder $\dot\gamma$) aufgetragen. Die scheinbare Viskosität kann dann in Abhängigkeit von der Schergeschwindigkeit aus der Steigung dieses Diagramms berechnet werden, da $\tau = \eta \times \dot\gamma$ (McClements 2015).

Abb. 8.8 Die Scherviskosität von Milch und Milchalternativen wird in der Regel mit einem Rheometer oder Viskosimeter gemessen. Die gebräuchlichsten Messzellen sind hier abgebildet. Das Bild eines dynamischen Scherrheometers wurde freundlicherweise von Philip Rolfe (Netzsch) zur Verfügung gestellt.

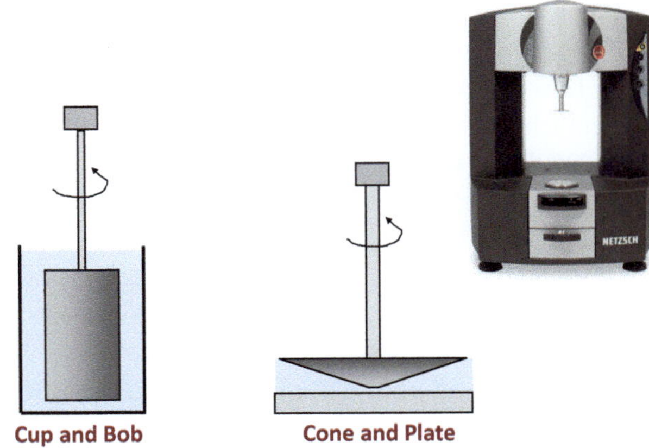

Wie in Kap. 4 erörtert, ist die scheinbare Viskosität einer idealen Flüssigkeit unabhängig von der Scherrate. Dies ist bei Kuhmilchprodukten der Fall, da sie eine niedrige Konzentration an kolloidalen Partikeln aufweisen. Bei einer scherverdünnenden Flüssigkeit kann die scheinbare Scherviskosität jedoch mit zunehmender Schergeschwindigkeit merklich abnehmen. Sahne zeigt so ein Verhalten, da sie einen hohen Fettgehalt hat. Zudem sind einige Milchalternativen scherverdünnend, da sie Verdickungsmittel auf Hydrokolloidbasis enthalten. Die scheinbare Scherviskosität dieser scherverdünnenden Flüssigkeiten kann mit einer Potenzgesetz-Gleichung modelliert werden:

$$\eta = K(\dot{\gamma})^{n-1} \tag{8.3}$$

Hier werden K und n als Konsistenzindex bzw. Fließindex bezeichnet. Der Fließindex gibt Aufschluss über die Fließeigenschaften der Probe: $n = 1$ für eine ideale Flüssigkeit; $n < 1$ für eine scherverdünnende Flüssigkeit; und $n > 1$ für eine scherverdickende Flüssigkeit. Bei einer scherverdünnenden Flüssigkeit nimmt die Viskosität mit zunehmender Schergeschwindigkeit umso stärker ab, je kleiner der Wert von n ist. Diese Art von Verhalten ist wichtig, da es sich auf die Stabilität, die Funktionalität und das Mundgefühl des Endprodukts auswirkt.

8.4.2.3 Vergleich mit Kuhmilch

Kuhmilch: Ausgehend von den diskutierten Gleichungen, hängt die Viskosität von Kuhmilch hauptsächlich vom Volumenanteil der kolloidalen Partikel in der dispersen Phase (Milchfettkügelchen und Kaseinmizellen) sowie von der Viskosität der umgebenden wässrigen Phase ab (Gl. 8.1 und 8.2). Die wässrige Phase der Milch enthält eine Mischung aus löslichen Zuckern (hauptsächlich Laktose), globulären Proteinen (hauptsächlich Molkenproteine) und Mineralien (hauptsächlich Kalium, Natrium und Chlorid). Der Volumenanteil der Milchfettkügelchen hängt von der Milchsorte ab und reicht von etwa 0,1 % ($\phi = 0{,}001$) bei Magermilch bis 3,6 % ($\phi = 0{,}036$) bei Vollmilch. Der Volumenanteil der Kaseinmizellen in der Milch variiert typischerweise von etwa 6 bis 12 % ($\phi = 0{,}06$ bis 0,12 %) (Goff 2019). Der Volumenanteil der Kaseinmizellen ist deutlich höher als der eigentliche Proteingehalt (ca. 4 %) von Milch, weil sie eine beträchtliche Menge an Wasser einschließen. Der Gesamtvolumenanteil der Partikel (Milchfettkügelchen + Kaseinmizellen) in Kuhmilchprodukten (Magermilch bis Vollmilch) dürfte daher zwischen 6 und 16 % liegen. Die vorhergesagte Viskosität ist damit etwa 1,2 bis 1,8-mal größer als die der umgebenden wässrigen Lösung, die nur lösliche Stoffe wie Zucker, Salze und kugelförmige Proteine enthält (Gl. 8.2). Dies lässt sich auch durch Messungen bestätigen. Die gemessenen Viskositäten von Kuhmilch reichen beispielsweise von etwa 1,9 mPa s (Magermilch) bis 2,2 mPa s (Vollmilch) (Li et al. 2018).

Bei niedrigen Temperaturen kann sich das ideale Fließverhalten von Milch ändern. Durch absenken der Temperatur können die Fettkügelchen in der Milch aggregieren, was zu einem Anstieg der Viskosität und einem scherverdünnenden Verhalten führt. Es wurde eine empirische Gleichung entwickelt, um die Auswirkungen von Fettgehalt und Temperatur auf die Viskosität von Kuhmilchprodukten abzuschätzen (Flauzino et al. 2010):

$$\eta(mPa\ s) = 0{,}00847 e^{\frac{E_a}{RT}} e^{5{,}83X} \tag{8.4}$$

In dieser Gleichung ist E_a die Aktivierungsenergie (13,5 kJ/mol), R ist die Gaskonstante (8,31 J/K/mol), T ist die absolute Temperatur (K) und X ist der Anteil der vorhandenen Fettkügelchen, der zwischen 0,05 für Magermilch und 0,4 für Schlagsahne mit hohem Fettgehalt schwankt. Die Modellierungen mit dieser Gleichung sind in Tab. 8.2 dargestellt, die den Anstieg der Viskosität mit zunehmendem Fettgehalt verdeutlicht.

Es wird angenommen, dass das Mundgefühl von milchähnlichen Produkten von ihrer Fähigkeit abhängt, die Reibung im Mund zu verringern. Diese Reibung entsteht, wenn sich die Zunge gegen den Gaumen bewegt. Diese Art des rheologischen Verhaltens wird als Tribologie bezeichnet. Messungen der Tribologie von Kuhmilch haben gezeigt, dass der Reibungskoeffizient mit abnehmendem Gehalt an Milchfettkügelchen abnimmt, was eine Rolle bei der wahrgenommenen Cremigkeit von Produkten mit hohem Fettgehalt spielen kann (Li et al. 2018).

Milchalternativen: Wie Kuhmilch sind auch pflanzliche Milchprodukte kolloidale Dispersionen, aber sie enthalten andere Arten von Partikeln (wie Ölkörper, Fetttröpfchen, pflanzliche Zellfragmente und Proteinaggregate) und Polymere (wie hydrokolloide Verdickungsmittel). Ihre rheologischen Eigenschaften können dennoch mit ähnlichen mathematischen Modellen beschrieben werden, wie sie für die Beschreibung der Rheologie von Kuhmilch verwendet werden (Gl. 8.1 und 8.2). In diesem Fall ist es jedoch auch erforderlich, den effektiven Volumenanteil der verschiedenen Arten von kolloidalen Partikeln und Polymeren zu kennen. Es kann jedoch schwierig sein, die Gesamtkonzentration und Struktur der vorhandenen pflanzlichen Partikel zu kennen.

Darüber hinaus enthalten viele Milchalternativen hydrokolloide Verdickungsmittel wie Johannisbrotkernmehl und Guarkernmehl, um ihre Textur und ihr Mundgefühl zu verändern sowie das Aufrahmen und die Sedimentation von Partikeln zu verzögern. Die Verdickungswirkung dieser Hydrokolloide hängt von ihrer molekularen Konformation, ihrem Aggregatzustand und ihrer Konzentration ab. Typischerweise zeigen Milchalternativen mit Verdickungsmitteln ein scherverdünnendes Verhalten ($n < 1$). In diesem Fall muss die Abnahme der scheinbaren Viskosität mit zunehmender Scherrate kontrolliert werden, um die gewünschten funktionellen und sensorischen Eigenschaften des Endprodukts zu gewährleisten. Im Allgemeinen steigt die Viskosität von Milchalternativen mit zunehmender Konzentration von Fetttröpfchen, Ölkörpern, Zellwandfragmenten und Verdickungsmitteln, wobei das Ausmaß des Anstiegs von der Konformation der Verdickungsmittel abhängt.

Wie in Kap. 4 besprochen, sollte der effektive Volumenanteil der Polymermoleküle (ϕ_{eff}) in den Gleichungen zur Vorhersage der Viskosität von Polymerlösungen verwendet werden und nicht der Volumenanteil der reinen Polymerkette (ϕ): $\phi_{\text{eff}} = R_V \phi$. Hier ist R_V das Volumenverhältnis des Polymers, d. h. das effektive Volumen des Polymers in Lösung (Polymerkette und Lösungsmittel) geteilt durch das Volumen der Polymerkette ohne eingeschlossenes/gebundenes Lösungsmittel. Der effektive Volumenanteil kann viel größer sein als der tatsächliche Volumenanteil, wenn ein Polymermolekül ein hohes Molekulargewicht und eine stark ausgedehnte Struktur hat, da es dann eine große Menge Wasser einschließt.

Folglich sind Polysaccharide mit hohem Molekulargewicht und ausgedehnten Molekülkonformationen (wie Johannisbrotkernmehl und, Guargummi oder Xanthan) wesentlich wirksamere Verdickungsmittel als kompakte kugelförmige Proteine (wie Erbsen- oder Sojaprotein). Es sollte beachtet werden, dass Hydrokolloide in ihren Molekulargewichten und Konformationen von Charge zu Charge und von Lieferant zu Lieferant variieren, was bei der Formulierung von Milchalternativen auf pflanzlicher Basis berücksichtigt werden sollte.

Die rheologischen Eigenschaften von kommerziellen pflanzlichen Milchalternativen sind in Tab. 8.5 dargestellt (Jeske et al. 2018). Die scheinbare Viskosität wurde in diesen Studien mit einem Viskosimeter als Funktion der Scherrate gemessen. Die Viskositäten dieser Produkte variieren stark, wobei die Werte je nach Produkttyp zwischen etwa 2 und 48 mPa s liegen. Darüber hinaus gibt es erhebliche Unterschiede im Scherverdünnungsverhalten der Milchalternativen, wobei der Fließindex (n) von etwa 0,4 (starke Scherverdünnung) bis 1,0 (ideal) reicht. Selbst innerhalb ein und derselben Produktkategorie gibt es beträchtliche Unterschiede. So wurde beispielsweise gezeigt, dass die Viskosität verschiedener handelsüblicher Sojamilchprodukte zwischen etwa 1,2 und 9,9 mPa s liegt (Liu und Chang 2013). Die Unterschiede in der Viskosität von Milchalternativen sind hauptsächlich auf die unterschiedlichen enthaltenen Typen und Konzentrationen von Verdickungsmitteln zurückzuführen. Wie bereits erwähnt, werden diese Verdickungsmittel häufig zugesetzt, um das Aufrahmen oder die Sedimentation von Partikeln während der

Produktlagerung zu verhindern. Zudem beeinflussen sie auch die Textur und das Mundgefühl des Endprodukts.

Die rheologischen Eigenschaften einiger Milchalternativen unterscheiden sich merklich von denen der Kuhmilch. Kuhmilch ist beispielsweise eine ideale Flüssigkeit ($n = 1$) mit einer relativ niedrigen Viskosität (2 bis 3 mPa s), während viele Milchalternativen scherverdünnende Flüssigkeiten ($n < 1$) mit relativ hoher Viskosität sind (Tab. 8.5). Einige Milchalternativen weisen jedoch rheologische Eigenschaften auf, die denen von Kuhmilch sehr ähnlich sind, wie z. B. bestimmte Soja- und Reismilcharten.

8.4.3 Stabilität

Idealerweise sollte die Stabilität von Milchalternativen ähnlich oder besser sein als die von Kuhmilch. Die Produkte sollten während der Lagerung physikalisch, chemisch und biologisch stabil bleiben. Darüber hinaus müssen sie möglicherweise auch gegen bestimmte Verarbeitungsverfahren (wie Pasteurisierung/Sterilisierung) oder Zubereitungsverfahren (wie die Zugabe zu Kaffee) beständig sein (Chung et al. 2017). Aus diesem Grund ist es notwendig, die wichtigsten Stabilitätsfaktoren von pflanzlichen Milchalternativen zu kennen.

Milchalternativen können durch physikalische Mechanismen wie Sedimentation, Aufrahmung, Ausflockung, Koaleszenz oder komplette Phasentrennung (Entölen) instabil werden und sich auftrennen (McClements 2015). Alternativ können sie auch durch chemische Instabilitätsmechanismen wie Hydrolyse oder Oxidation anfälliger für Phasentrennung werden. Darüber hinaus können sie durch mikrobielle Verunreinigungen wie das Wachstum von Schimmelpilzen, Hefen oder Bakterien zersetzt werden. Ein besseres Verständnis der Ursachen dieser Instabilitätsmechanismen kann dazu beitragen, die Haltbarkeit und Sicherheit von Milchalternativen zu erhöhen.

8.4.3.1 Physikalische Grundlage der Instabilität

Schwerkraftbedingte Trennung: Einer der häufigsten Instabilitätsmechanismen in Milchalternativen ist die schwerkraftbedingte Trennung. Sie entsteht dadurch, dass die darin enthaltenen kolloidalen Partikel eine andere Dichte haben als die sie umgebende wässrige Lösung (McClements 2015, 2020). Partikel mit einer geringeren Dichte als die wässrige Lösung, wie z. B. Ölkörper oder Fetttröpfchen, bewegen sich durch Aufrahmung nach oben. Partikel mit einer höheren Dichte, wie z. B. pflanzliche Zellfragmente oder Proteinaggregate, bewegen sich dagegen aufgrund von Sedimentation eher nach unten. Diese Vorgänge führen zur Bildung einer Schicht an der Oberseite und/oder eines Bodensatzes am Boden des Produkts.

Wie in Kap. 4 erläutert, wird die Aufrahmgeschwindigkeit (v) eines Partikels in einer verdünnten kolloidalen Dispersion durch das Stokes'sche Gesetz bestimmt:

$$v = -\frac{gd^2(\rho_2 - \rho_1)}{18\eta_1} \tag{8.5}$$

Dabei ist v die Geschwindigkeit, mit der sich das Teilchen nach oben (oder unten) bewegt, d ist der Teilchendurchmesser, ρ_1 ist die Dichte der wässrigen Phase, ρ_2 ist die Dichte der Teilchen, g ist die Gravitationskonstante und η_1 ist die Viskosität der wässrigen Phase. Diese Gleichung setzt voraus, dass die Teilchen starr und kugelförmig sind, nicht miteinander wechselwirken und in einer idealen Flüssigkeit dispergiert sind. Das Stokes'sche Gesetz besagt, dass die Trenngeschwindigkeit mit abnehmender Partikelgröße und Dichteunterschied sowie mit zunehmender Viskosität der wässrigen Phase abnimmt. Die Partikel bewegen sich nach oben, wenn der Dichteunterschied negativ ist ($\rho_2 < \rho_1$) und nach unten, wenn er positiv ist ($\rho_2 > \rho_1$).

Das Stokes'sche Gesetz wurde zur Vorhersage des Einflusses der Partikelgröße auf die Aufrahmungsgeschwindigkeit von Fetttröpfchen ($\rho_2 = 910\ \mathrm{kg\ m^{-3}}$) und pflanzlichen Partikeln ($\rho_2 = 1200\ \mathrm{kg\ m^{-3}}$) in pflanzlichen „Modell"-milchalternativen verwendet (Tab. 8.6). Eine Abtrennung durch die Schwerkraft erfolgt hierbei recht schnell, wenn der Durchmesser der kolloidalen Partikel etwa 500 nm überschreitet. Dies ist einer der wichtigsten Gründe für die Kontrolle der Größe der kolloidalen Partikel in Milchalternativen. Sind die Partikel nicht klein genug, kann sich das Produkt während der Lagerung aufgrund der Schwerkraft entmischen. In einigen Fällen kann die Partikelgröße durch mechanische (Homogenisierung) oder chemische (Enzymhydrolyse) Verfahren verringert werden. Ist eine Verringerung der Partikelgröße nicht möglich, kann die Trenngeschwindigkeit durch Zugabe von Verdickungsmitteln zur Erhöhung der Viskosität der wässrigen Phase verringert werden. Aus diesem Grund enthalten einige kommerzielle Milchalternativen Verdickungsmittel wie Gellan oder Johannisbrotkernmehl. Der Zusatz dieser Verdickungsmittel verändert jedoch die Textur und das Mundgefühl, was die Akzeptanz verändern kann.

Das Stokes'sche Gesetz verdeutlicht die verschiedenen möglichen Ansätze, um die nachteiligen Auswirkungen der schwerkraftbedingten Trennung auf die Produktqualität zu verringern:

- *Verringerung der Partikelgröße:* Die Trenngeschwindigkeit ist proportional zum Quadrat des Durchmessers der kolloidalen Partikel ($v \propto d^2$). Folglich sollten die kolloidalen Partikel möglichst klein sein ($d < 300\ \mathrm{nm}$). Dies kann z. B. auch erreicht werden in dem Pflanzen so gezüchtet und kultiviert werden, dass die enthaltenen Ölkörper (wie in Soja- und Nussmilch) möglichst klein sind (Tzen et al. 1993; Tzen und Huang 1992). Alternativ ist es möglich, die Größe der Ölkörper durch Homogenisierung des bei der Verarbeitung anfallenden Pflanzenmaterials zu verringern (Al Loman et al. 2018; Preece et al. 2015). Generell kann die Größe der Fetttröpfchen durch Optimierung des Homogenisierungsprozesses verringert werden. Dazu gehören der Homogenisatortyp, der Betriebsdruck, die Anzahl der Durchgänge und die Emulgatoreigenschaften. Die Größe der Fetttröpfchen nimmt in der Regel ab, wenn der Betriebsdruck und die Anzahl der Durchgänge sowie die Emulgatorkonzentration zunehmen (McClements 2015). Sobald sich kleine kolloidale Partikel in einer Milchalternative gebildet haben, muss ihre Aggregation während der Lagerung oder Ver-

Tab. 8.6 Einfluss der Partikelgröße auf die Trenngeschwindigkeit von Fetttröpfchen ($\rho_2 = 930$ kg m^{-3}) und Pflanzenzellfragmenten ($\rho_2 = 1350$ kg m^{-3}), die in wässrigen Lösungen ($\rho_1 = 1050$ kg m^{-3}) mit unterschiedlichen Viskositäten suspendiert sind. Berechnet unter Anwendung des Stokes-Gesetzes.

Fettkügelchen	TRENNGESCHWINDIGKEIT (mm/Tag)					
	Viskosität (mPa s)					
Durchmesser (µm)	**1**	**5**	**10**	**50**	**100**	**500**
0,1	0,1	0,0	0,0	0,0	0,0	0,0
0,2	0,2	0,0	0,0	0,0	0,0	0,0
0,5	1,4	0,3	0,1	0,0	0,0	0,0
1	5,8	1,2	0,6	0,1	0,1	0,0
2	23,0	4,6	2,3	0,5	0,2	0,0
5	144	28,8	14,4	2,9	1,4	0,3
10	576	115	57,6	11,5	5,8	1,2
20	2304	461	230	46,1	23,0	4,6
50	14.400	2880	1440	288	144	28,8

Pflanzenzellfragmente	TRENNGESCHWINDIGKEIT (mm/Tag)					
	Viskosität (mPa s)					
Durchmesser (µm)	**1**	**5**	**10**	**50**	**100**	**500**
0,1	−0,1	0,0	0,0	0,0	0,0	0,0
0,2	−0,6	−0,1	−0,1	0,0	0,0	0,0
0,5	−3,6	−0,7	−0,4	−0,1	0,0	0,0
1	−14,4	−2,9	−1,4	−0,3	−0,1	0,0
2	−57,6	−11,5	−5,8	−1,2	−0,6	−0,1
5	−360	−72	−36,0	−7,2	−3,6	−0,7
10	−1440	−288	−144	−28,8	−14,4	−2,9
20	−5760	−1152	−576	−115	−57,6	−11,5
50	−36.000	−7200	−3600	−720	−360	−72,0

arbeitung verhindert werden. Eine erneute Aggregation führt sonst zu einer Zunahme der Partikelgröße, die zu einer schnelleren schwerkraftbedingten Trennung führt. Strategien zur Verhinderung der Partikelaggregation werden im nächsten Abschnitt behandelt.

- *Erhöhung der Viskosität:* Wie bereits erwähnt, kann die Viskosität der kontinuierlichen wässrigen Phase durch die Zugabe von Verdickungsmitteln erhöht werden. Diese Verdickungsmittel sind in der Regel Hydrokolloide und meistens Polysaccharide. Die Wirksamkeit dieser Stoffe bei der Erhöhung der Viskosität von Lösungen hängt von ihren molekularen Eigenschaften ab, z. B. von ihrem Molekulargewicht und ihrer Konformation. Je höher das Molekulargewicht und je ausgedehnter die Konformation, desto größer ist in der Regel die Verdickungswirkung. Dies bedeutet, dass eine geringere Konzentration erforderlich ist, um die gleiche Viskosität zu erreichen (Kap. 4). Wässrige Lösungen mit Verdickungsmitteln weisen in der Regel ein scherverdünnendes Verhalten auf. Die Polymermoleküle entwirren und orientieren sich mit zunehmender Scherrate, was bei einigen Produkten ein wichtiges Texturmerkmal sein kann. Es ist wichtig zu beachten, dass Verdickungsmittel häufig die Aggregation bestimmter Arten von kolloidalen Partikeln durch Brücken- oder Depletionsmechanismen fördern können (McClements 2015).

- *Verringerung des Dichteunterschieds:* Die Geschwindigkeit der schwerkraftbedingten Trennung ist direkt proportional zum Dichteunterschied ($\Delta\rho = \rho_2 - \rho_1$) zwischen den kolloidalen Partikeln und der wässrigen Phase (McClements 2015, 2020). Folglich kann durch Änderung des Dichteunterschieds die Aufrahmung oder Sedimentation verlangsamt werden. In der Praxis ist dies eine Herausforderung, da die meisten Öle auf pflanzlicher Basis sehr ähnliche Dichten aufweisen, z. B. 910 bis 930 kg m^{-3} (für vollständig flüssige Öle bei Raumtemperatur). Die Dichte der Ölphase kann jedoch erhöht werden, indem ein bei der erforderlichen Temperatur teilweises kristallines Fett verwendet wird (wie Kokosnussöl, Kakaobutter oder Palmöl). Es besteht jedoch die Gefahr, dass die Fetttröpfchen dann teilweise koaleszieren (Fredrick et al. 2010).

Partikelaggregation: Eine häufige Ursache für die Instabilität von Milchalternativen ist die Tendenz der kolloidalen Partikel, wie z. B. Fetttröpfchen, Ölkörper oder Zellwandfragmente, während der Verarbeitung, Lagerung oder Zubereitung von Lebensmitteln zu aggregieren (McClements 2015, 2020). Die Aggregation von Partikeln kann die Qualitätseigenschaften von Milchalternativen auf verschiedene Weise negativ beeinflussen: (a) Für das menschliche Auge erfassbare große Aggregate (>100 µm) können zu einem unerwünschten Aussehen führen; (b) Von der Zunge wahrnehmbare Aggregate (>100 µm) können zu einem unerwünschten Mundgefühl führe; (c) Große Aggregate können durch die Schwerkraft abgetrennt werden (>500 nm) und dadurch zu einer unansehnlichen Cremeschicht im oberen Teil des Produkts und/oder einer Sedimentschicht im unteren Teil führen; und (d) eine umfangreiche Aggregation kann zu einer unerwünschten Verdickung oder Gelierung des Produkts führen.

Die Neigung von kolloidalen Partikeln zur Aggregation hängt vom Gleichgewicht der anziehenden und abstoßenden Wechselwirkungen zwischen ihnen ab (McClements 2015, 2020). Die wichtigsten anziehenden Wechselwirkungen in Milchalternativen sind van-der-Waals-Wechselwirkungen, hydrophobe Wechselwirkungen, Depletionswechselwirkungen und Brückenbildung. Die wichtigsten abstoßenden Wechselwirkungen in den meisten Milchalternativen sind jedoch sterische und elektrostatische Wechselwirkungen (Abb. 8.9). Es kommt zur Aggregation, wenn die anziehenden Kräfte überwiegen und die Teilchen bleiben als einzelne Einheiten bestehen, wenn die abstoßenden Kräfte überwiegen (McClements 2015). Im nächsten Abschnitt werden verschiedene Strategien

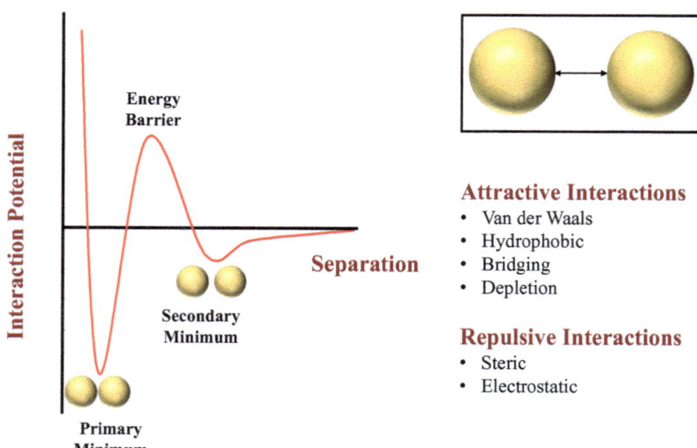

Abb. 8.9 Die kolloidalen Wechselwirkungen zwischen zwei Partikeln können durch Berechnung des Wechselwirkungspotenzials in Abhängigkeit vom Teilchenabstand modelliert werden. Die Gesamtwechselwirkung hängt von der Kombination aus anziehenden und abstoßenden Wechselwirkungen ab. Bei elektrostatisch stabilisierten Systemen weist das Profil häufig ein primäres Minimum, ein sekundäres Minimum und eine Energiebarriere auf

zur Verbesserung der Stabilität von Milchalternativen durch Kontrolle der kolloidalen Wechselwirkungen hervorgehoben:

- *Verstärkung der sterischen Abstoßung:* Sterische Abstoßungskräfte sind eine der wirksamsten Methoden, um die Partikelaggregation zu verzögern. Dies wird in der Regel dadurch erreicht, dass die kolloidalen Partikel mit hydrophilen Polymeren wie Polysacchariden und/oder Proteinen stabilisiert werden. Wenn sich zwei kolloidale Partikel so weit nähern, dass sich diese Polymerschichten überlappen, entsteht eine extrem starke Abstoßung mit kurzer Reichweite. Der Ursprung dieses Effekts liegt hauptsächlich in der Abnahme der Konfigurationsentropie der Polymerketten in den Grenzflächenschichten bei Überlappung. Die Reichweite der sterischen Abstoßung nimmt mit zunehmender Dicke der Polymerbeschichtung zu, was in der Regel zu einer effektiveren sterischen Stabilisierung führt. Durch sterische Abstoßung stabilisierte kolloidale Partikel sind normalerweise resistent gegen Änderungen der Lösungs- und Umgebungsbedingungen, wie z. B. Änderungen des pH-Werts, der Ionenstärke oder der Temperatur.
- *Verstärkung der elektrostatischen Abstoßung:* Die Aggregation von kolloidalen Partikeln kann auch durch eine ausreichend starke elektrostatische Abstoßung zwischen ihnen verhindert werden. Diese elektrostatische Abstoßung entsteht durch das Vorhandensein von geladenen Gruppen auf den Oberflächen der kolloidalen Teilchen, wie Carboxyl- ($-CO_2^-$), Amino- ($-NH_3^+$) oder Phosphatgruppen ($-PO_4^-$). Dabei ist zu beachten, dass kolloidale Partikel mit pflanzlichen Phospholipiden, Proteinen oder

Polysacchariden an ihren Oberflächen typischerweise eine Nettoladung haben, deren Stärke vom pH-Wert der umgebenden wässrigen Phase abhängt (Abb. 8.4). So haben phospholipid- oder saponinstabilisierte Partikel unter neutralen Bedingungen eine hohe negative Ladung. Die Ladung nimmt jedoch ab, sobald die Lösung unter etwa pH 5 gesenkt wird. Infolgedessen kommt es bei stark sauren pH-Werten zu Aggregation, weil sie ihre negative Ladung aufgrund einer Schwächung der elektrostatischen Abstoßung verlieren. Pflanzenproteinstabiliserte Partikel sind unter neutralen Bedingungen auch stark negativ geladen. Sie werden aber unter sauren Bedingungen stark positiv geladen, da der pH-Wert unter ihren isoelektrischen Punkt gesenkt wird. Infolgedessen neigen sie dazu, bei pH-Werten in der Nähe des isoelektrischen Punkts der Proteine zu aggregieren. Dies ist wiederum auf die Schwächung der elektrostatischen Abstoßung zurückzuführen. Im Gegensatz dazu neigen polysaccharid-stabilisierte Partikel (wie Gummi arabicum) bei neutralem pH-Wert zu einer mäßigen negativen Ladung, die mit sinkendem pH-Wert abnimmt. Da sie jedoch hauptsächlich durch sterische Abstoßung stabilisiert werden, hängt die Aggregationsstabilität nicht stark vom pH-Wert ab. Die ionische Zusammensetzung der kontinuierlichen wässrigen Phase beeinflusst ebenfalls das Ausmaß der elektrostatischen Abstoßungskräfte. Mit zunehmender Mineralionenkonzentration nehmen Größe und Reichweite der elektrostatischen Abstoßungskräfte infolge elektrostatischer Abschirmungseffekte ab. Der Grund dafür ist die Ansammlung von Gegenionen an unterschiedlich geladene Gruppen auf den Partikeloberflächen. Dieser Effekt ist besonders ausgeprägt in Gegenwart von mehrwertigen Gegenionen (z. B. kationische Kalziumionen) und anionischen kolloidalen Teilchen, wie sie in Milchalternativen bei neutralem pH-Wert vorkommen.

- *Verringerung der hydrophoben Anziehungskraft:* Die kolloidalen Partikel in Milchalternativen können unpolare Bereiche auf ihren Oberflächen haben, die somit der umgebenden wässrigen Phase ausgesetzt sind. Beispielsweise entfalten sich viele globuläre Proteine (wie Soja- oder Erbsenprotein), wenn sie über ihre thermische Denaturierungstemperatur hinaus erhitzt werden. Dadurch werden unpolare Aminosäureseitengruppen an ihren Oberflächen freigelegt. Die Freilegung dieser unpolaren Gruppen erzeugt eine starke hydrophobe Anziehung, welche die Partikelaggregation durch Verringerung der thermodynamisch ungünstigen Kontaktfläche zwischen unpolaren Gruppen und Wasser begünstigt. Diese hydrophobe Anziehung zwischen kolloidalen Partikeln in Milchalternativen kann durch zwei Strategien verringert werden. Erstens sollten Proteine nicht über ihre thermische Denaturierungstemperatur erhitzt werden (falls möglich) oder es können amphiphile Bestandteile hinzugefügt werden, die an die freiliegenden unpolaren Bereiche adsorbieren und sie bedecken.
- *Vermeidung von Depletion:* Milchalternativen enthalten in der kontinuierlichen wässrigen Phase oft beträchtliche Mengen an nicht adsorbierten Polymeren, wie Polysaccharide aus den pflanzlichen Zellwänden oder zugesetzte Verdickungsmittel (wie Guarkernmehl oder Johannisbrotkernmehl). Diese Polymere können durch ein osmotisches Druckgefälle eine Anziehungskraft zwischen den kolloidalen Teilchen

erzeugen. Der Grund dafür ist, dass die Polymere nicht näher an die Oberflächen der kolloidalen Teilchen herankommen können als ihr Hydratationsradius. Folglich befindet sich um jedes kolloidale Teilchen eine dünne Schicht aus wässriger Phase, in der die Polymerkonzentration praktisch null ist. Infolgedessen besteht ein Unterschied in der Polymerkonzentration zwischen der normalen wässrigen Phase und dieser „Ausschlusszone", was einen osmotischen Druck erzeugt. Dieser osmotische Druck begünstigt die Aggregation der Partikel, da dies das Gesamtvolumen der Ausschlusszone im System verringern würde. Die Stärke dieser Depletionsanziehung wird durch die molare Masse und den Hydratationsradius der Polymermoleküle beeinflusst. Sie wird tendenziell auch stärker, wenn die Polymerkonzentration in der wässrigen Phase steigt. Sobald die Polymerkonzentration einen kritischen Wert überschreitet, können die Anziehungskräfte die Abstoßungskräfte überwiegen, was zu einer Aggregation der Partikel führt. Folglich kann diese Art der Aggregation verhindert werden, indem die Konzentration der nicht adsorbierten Polymere in der wässrigen Phase nicht über den maximalen Wert steigt.

- *Brückenbildung vermeiden:* Milchalternativen können auch andere Arten von Polymeren enthalten, die sich durch attraktive Wechselwirkungen an die Oberflächen der kolloidalen Partikel anlagern können. Sie können zum Beispiel anionische Polysaccharide (wie Pektin, Alginat oder Carrageen) enthalten, die sich an kationische Bereiche auf den Oberflächen der proteinstabilisierten Partikel binden können. In diesem Fall kann sich ein einzelnes Polymermolekül an die Oberflächen von zwei oder mehr kolloidalen Partikeln anlagern, wodurch diese miteinander verbunden werden und die Aggregation/Flockung durch einen Brückenbildungsmechanismus gefördert wird. Die häufigsten Formen der anziehenden Wechselwirkung zwischen Polymeren und Partikeloberflächen sind in der Regel entweder elektrostatisch oder hydrophob. Aggregation aufgrund von Brückenbildung kann vermieden werden, indem keine Polymere eingesetzt werden, die sich an den Oberflächen der kolloidalen Teilchen anlagern können.

Im Allgemeinen sind die wichtigsten Parameter, die zur Kontrolle der kolloidalen Wechselwirkungen in Milchalternativen eingestellt werden können: (a) der Homogenisatortyp und die Betriebsbedingungen, da dies die mittlere Partikelgröße und die Polydispersität beeinflusst; (b) die Art der Emulgatoren, die zur Stabilisierung der kolloidalen Teilchen verwendet werden, da dies ihre Grenzflächendicke, Ladung und Hydrophobizität beeinflusst; (c) der pH-Wert und die mineralische Zusammensetzung der wässrigen Phase, da dies die Größe und Reichweite der elektrostatischen Wechselwirkungen beeinflusst; und (d) Polymertyp und -konzentration, da dies die Depletion und die Brückenbildung beeinflusst.

Art der Aggregation: Die kolloidalen Partikel in Milchalternativen können durch eine Reihe von Mechanismen miteinander aggregieren, darunter Ausflockung, Koaleszenz und partielle Koaleszenz (McClements 2020). Eine Ausflockung findet statt, wenn eine

Reihe von Partikeln zusammenkommen und aggregieren, aber jeder einzelne Partikel seine ursprüngliche Größe beibehält. Die Größe und Form der gebildeten Flocken sowie ihr Widerstand gegen das Aufbrechen beim Rühren hängen von der Stärke der Anziehungskräfte ab. Die Ausflockung führt oft zu einer schnellen Trennung durch die Schwerkraft und zu einem Anstieg der Viskosität eines Produkts. Koaleszenz tritt auf, wenn mehrere Partikel zusammenkommen und zu einem einzigen größeren Partikel verschmelzen. Sie tritt in der Regel dann auf, wenn die anziehenden Wechselwirkungen zwischen den Partikeln relativ stark sind und der Grenzflächenfilm nicht ausreichend stabilisiert, um ein Aufbrechen der Partikel zu verhindern. Die Koaleszenz führt auch zu einer verstärkten gravitationsbedingten Trennung und manchmal zu einer Phasentrennung (Bildung einer Ölschicht auf der Oberseite des Produkts), aber normalerweise nicht zu einem Anstieg der Viskosität. Partielle Koaleszenz kann auftreten, wenn sich mehrere teilkristalline Fetttröpfchen einander nähern und teilweise zu einem unregelmäßigen Aggregat verschmelzen. Diese Aggregate werden dadurch zusammengehalten, dass die Kristalle eines Tropfens durch die Grenzschicht eines anderen Tropfens in einen Bereich mit flüssigem Öl eindringen. Die Bildung dieser Aggregate führt in der Regel zu einer schnellen Aufrahmung und zu einem Anstieg der Viskosität des Produkts. Wird die Probe mit hoher Geschwindigkeit geschert, kann die Aggregation verstärkt werden. Dies kann schließlich zu einer Phaseninversion führen, d. h. zu einem Wechsel von einem O/W- zu einem W/O-System. Partielle Koaleszenz spielt eine wichtige Rolle bei der Herstellung von Milchprodukten wie Butter, Schlagsahne und Eiscreme. Daher kann es wichtig sein, dieses Phänomen bei der Entwicklung von Milchproduktalternativen zu imitieren.

8.4.3.2 Analytische Methoden zur Quantifizierung der Stabilität

Die Abnahme der Qualität von Milchalternativen während der Lagerung oder nachdem sie bestimmten Bedingungen ausgesetzt wurden, kann mit einer Reihe von Analysemethoden bewertet werden (McClements 2015). In der Regel ist eine Kombination von Methoden erforderlich, um ein umfassendes Verständnis des Ursprungs und der Art der beteiligten Instabilitätsmechanismen zu erhalten. So kann es beispielsweise wichtig sein, Veränderungen des Gesamterscheinungsbildes, der Viskosität, der Mikrostruktur, der Partikelgröße und der Partikelladung zu messen. Damit können Erkenntnisse über die Ursache der Instabilität eines Produkts während der Verarbeitung oder Lagerung gewonnen werden. Eine ausführliche Erörterung der verschiedenen Analyseinstrumente und Prüfprotokolle zur Messung der Stabilität von kolloidalen Dispersionen ist an anderer Stelle zu finden (McClements 2015). Die meisten dieser Methoden sind auch für die Messung der Eigenschaften von Milchalternativen anwendbar. Aus diesem Grund geben wir in diesem Abschnitt nur einen kurzen Überblick über die wichtigsten Methoden, die für die Charakterisierung der Stabilität von Milchalternativen geeignet sind.

Gravitationsbedingte Trennung: Sedimentation oder Aufrahmung wird in der Regel durch die Aufzeichnung von Veränderungen im Aussehen der entsprechenden Proben analysiert. Die Proben werden dabei unter kontrollierten Bedingungen in durchsichtigen Behältern aufbewahrt und die optischen Eigenschaften werden einfach mit einer Digitalkamera ausgewertet. Die Geschwindigkeit und das Ausmaß der Trennung können durch Messung der Höhe der sichtbaren Schicht von Creme (obere Phase), Serum oder Sediment quantifiziert werden. Bei optisch undurchsichtigen Proben ist es jedoch oft schwierig, die Position der verschiedenen Schichten genau zu bestimmen. Daher werden Veränderungen im vertikalen Konzentrationsprofil der Partikel in der Probe oft mit empfindlicheren, speziell für diesen Zweck entwickelten instrumentellen Methoden bestimmt. So kann beispielsweise die Aufrahmung und/oder Sedimentation mithilfe von Analysegeräten überwacht werden, die einen Laserstrahl auf die Probe richten. Der Lasterstrahl kann in vertikaler Richtung nach oben und unten bewegt werden. Das Gerät kann dadurch die Reflexion und Transmission in Abhängigkeit von der Höhe der Probe und der Zeit messen und das Aufrahm-/Sedimentationsprofil bestimmen (Abb. 8.10). Wenn die Partikelkonzentration in einer bestimmten Höhe zunimmt, steigt die Reflexion (der Anteil des von der Oberfläche der Probe reflektierten Lichts), während die Transmission abnimmt (der Anteil des durch die Probe durchgelassenen Lichts). Detaillierte Informationen über die Kinetik der gravitationsbedingten Trennung lassen sich so durch Messung der Reflexions- und Transmissionsprofile über die Zeit gewinnen. Eine Einschränkung dieses Instrumententyps besteht darin, dass man oft über einen längeren Zeitraum warten muss, um Informationen über die Trennung des Systems zu erhalten. Ähnliche Geräte sind verfügbar, welche die Trenngeschwindigkeit durch Zentrifugation erhöhen und

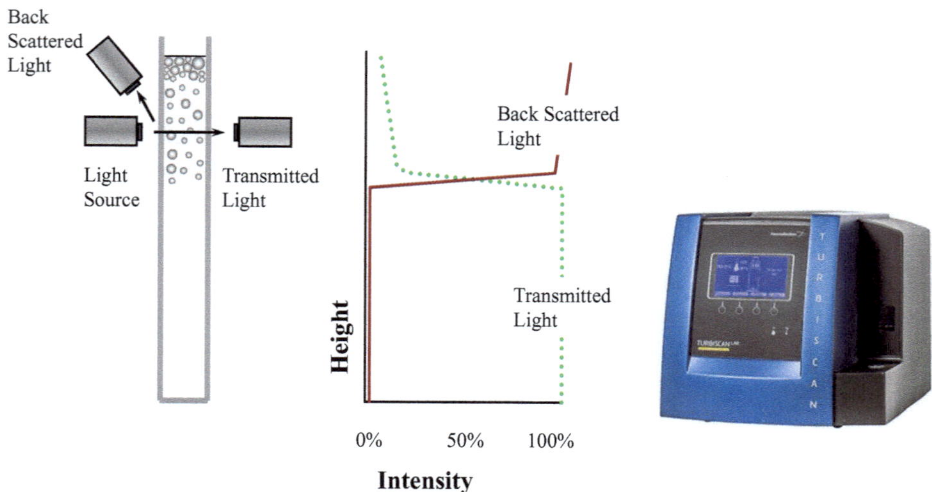

Abb. 8.10 Die Stabilität von Milchalternativen gegenüber Sedimentation oder Aufrahmung lässt sich bequem mit Instrumenten analysieren. Diese Messen die zeitliche Veränderung des durchgelassenen und rückgestreuten Lichts in Abhängigkeit der Probenhöhe. Das Bild des Geräts wurde freundlicherweise von Formulaction zur Verfügung gestellt und mit Genehmigung verwendet.

somit die Messzeit verkürzen. Während der Zentrifugation werden ebenso die Reflexion- und Transmissionsprofile gemessen, um die Kinetik des Trennungsprozesses zu überwachen. Dabei ist zu beachten, dass es möglicherweise Ereignisse nicht erfasst, die über längere Lagerungszeiträume auftreten und zu einer Trennung führen können, wie z. B. Ausflockung oder Koaleszenz.

Partikelgröße: Informationen über die Größe der kolloidalen Partikel in Milchalternativen sind essenziell, da die Größe ihre Anfälligkeit für Aggregation und schwerkraftbedingte Trennng beeinflusst. Zudem kann sich die Partikelgröße auf verschiedene andere wichtige physikochemische Eigenschaften auswirken, wie das Aussehen und das Mundgefühl des Endprodukts. Die am häufigsten verwendeten analytischen Instrumente zur Messung der Größe kolloidaler Partikel sind die statische Lichtstreuung (SLS) und die dynamische Lichtstreuung (DLS). SLS-Geräte richten einen Laserstrahl durch eine verdünnte kolloidale Dispersion und detektieren das Lichtstreumuster (die Änderung der Lichtintensität mit dem Streuwinkel) über eine Reihe von Detektoren. Ein geeignetes mathematisches Modell, z. B. die Mie-Theorie, wird dann von der Gerätesoftware verwendet, um das gemessene Streumuster in eine Partikelgrößenverteilung umzuwandeln. Der Benutzer des Geräts muss die Brechungsindexwerte der dispergierten Phase (Partikel) und der kontinuierlichen Phase (Wasser) eingeben, da das mathematische Modell diese Parameter benötigt.

DLS-Instrumente richten in der Regel einen Laserstrahl auf die Probe und messen dann die Veränderungen der Intensität des reflektierten Lichts im Laufe der Zeit. Die Geschwindigkeit der Schwankungen im Intensitäts-Zeit-Profil gibt Aufschluss über die Partikelgröße: je schneller die Schwankungen, desto kleiner die Größe. Auch hier ist ein geeignetes mathematisches Modell erforderlich, um die Partikelgrößenverteilung aus dem Intensitäts-Zeit-Profil zu berechnen. Einige der DLS-Geräte, die üblicherweise zur Messung der Partikelgröße verwendet werden, können auch die Partikelladung messen (ζ–potential). Dazu verwenden sie einen Laserstrahl, um die Geschwindigkeit und die Bewegungsrichtung der kolloidalen Partikel in einem genau definierten elektrischen Feld zu messen.

Informationen über die Größe und den Aggregatzustand der kolloidalen Teilchen in den Milchalternativen werden auch häufig mit verschiedenen Mikroskoptypen gewonnen, wie z. B. durch konventionelle Lichtmikroskopie, Konfokalmikroskopie, Rasterelektronenmikroskopie, Transmissionselektronenmikroskopie und Rasterkraftmikroskopie. Informationen über die Aggregationsstabilität von Milchalternativen können manchmal auch durch die Messung von Änderungen ihrer Viskosität mit einem Scherviskosimeter oder Rheometer gewonnen werden – die Viskosität steigt in der Regel mit zunehmender Aggregation. Darüber hinaus kann die Aggregation zu einem Anstieg der Aufrahmungs- oder Sedimentationsrate führen, was mit den oben beschriebenen Geräten überwacht werden kann.

8.4.3.3 Vergleich mit Kuhmilch

Nicht homogenisierte Rohmilch ist aufgrund der relativ großen Partikel ($d \approx 3,5\ \mu m$) und des hohen Dichtekontrasts ($\Delta\rho = -110\ \mathrm{kg\ m^{-3}}$) der Milchfettkügelchen sowie der relativ geringen Viskosität der wässrigen Phase ($\approx 2\ \mathrm{mPa\ s}$) tendenziell instabil gegenüber dem Aufrahmen. Die Aufrahmgeschwindigkeit der Milch wird nach der Homogenisierung durch die Verringerung der Größe der Milchfettkügelchen ($d \approx 0,5\ \mu m$) stark erniedrigt. Instabilität durch schwerkraftsbedingte Trennung ist auch bei Milchalternativen ein Problem. Fetttröpfchen oder Ölkörper (die eine geringere Dichte als Wasser haben) neigen zum Aufrahmen, während Zellwandfragmente und Proteinaggregate (die eine höhere Dichte als Wasser haben) zur Sedimentation neigen. Wie bereits erwähnt, nimmt die Aufrahmungs- und Sedimentationsrate mit der Größe der Partikel ab (Tab. 8.6). Daher ist es in der Regel wichtig, die Verarbeitungsprozesse zur Herstellung von Milchalternativen so zu gestalten, dass der Partikeldurchmesser unter einem kritischen Wert fällt ($<0,5\ \mu m$) und die Partikel während der Lagerung nicht miteinander aggregieren.

Die kolloidalen Partikel in Milchalternativen können während der Verarbeitung, der Lagerung, des Transports oder der Verwendung miteinander aggregieren. Aggregation ist in der Regel unerwünscht, weil es zu einem Anstieg der Aufrahmungsrate und der Viskosität führt. Wie bereits erwähnt, kann dies durch relativ starke abstoßende Wechselwirkungen zwischen den Partikeln vermieden werden, wie z. B. sterische und elektrostatische Wechselwirkungen (Abb. 8.9). Darüber hinaus kann es wichtig sein, das Auftreten von Flockung durch Hydrophobizität, Depletion oder Brückenbildung zu vermeiden. Die Aggregationsneigung von Milchalternativen kann durch Manipulation ihrer Zusammensetzung, Mikrostruktur und Verarbeitung gesteuert werden. Darunter fallen insbesondere Parameter wie der pH-Wert, die ionische Zusammensetzung, die Anwesenheit von Hydrokolloiden, die thermische Belastung und die Homogenisierungsbedingungen.

Die Anfälligkeit von pflanzenproteinstabilisierten Fetttröpfchen für pH-induzierte Aggregation ist in Abb. 8.4 dargestellt. Wie bereits erwähnt, neigen die mit Proteinen stabilisierten Fetttröpfchen dazu, am isoelektrischen Punkt der adsorbierten Proteine zu aggregieren. Die phospholipid- und saponinstabilisierten Fetttröpfchen neigen bei sehr niedrigen pH-Werten zur Aggregation, da ihre negative Ladung abnimmt, was wiederum die elektrostatische Abstoßung verringert. Im Gegensatz dazu sind die polysaccharidstabilisierten Fetttröpfchen über den gesamten pH-Bereich hinweg stabil gegenüber Aggregation, da sie hauptsächlich durch sterische Abstoßung stabilisiert werden. Bei der Formulierung von Milchalternativen durch den Emulgieransatz ist es daher entscheidend, einen geeigneten Emulgator auf pflanzlicher Basis zu wählen.

8.5 Sensorische Attribute

Milchalternativen müssen für die Verbraucher*innen hohe sensorische Akzeptanzwerte aufweisen, sonst werden sie nicht regelmäßig konsumiert (Jeske et al. 2018; Makinen et al. 2016). Einige Verbraucher*innen finden Milchalternativen nicht ansprechend, weil sie sensorisch zu stark von Kuhmilch abweichen, wie z. B. das Aussehen, ihre Haptik, ihr Mundgefühl und ihr Geschmacksprofil. Die Verbesserung der sensorischen Eigenschaften von Milchalternativen hängt von der Kenntnis ihrer Interaktion mit den menschlichen Sinnen (insbesondere Sehen, Tasten, Schmecken und Riechen) ab. Darüber hinaus sind Informationen über die sensorischen Eigenschaften von Kuhmilchprodukten nützlich, um bessere Milchalternativen zu entwickeln.

Kuhmilch hat ein cremiges Aussehen, ein cremiges Mundgefühl und ein mildes Geschmacksprofil. Diese Faktoren hängen maßgeblich von der Konzentration der vorhandenen Fettkügelchen ab (McCarthy et al. 2017a). In der Regel steigt die wahrgenommene Cremigkeit mit zunehmendem Fettgehalt. Verbraucher*innen haben individuelle Vorlieben für bestimmte Milchsorten wie Magermilch, fettarme Milch, teilentrahmte Milch oder Vollmilch, was Auswirkungen auf die Entwicklung von Milchalternativen hat. Die einzigartigen sensorischen Eigenschaften von Kuhmilch werden stark von den Milchfettkügelchen beeinflusst, da sie zu ihrem cremigen Aussehen (durch Streuung des Lichts), ihrer Textur (durch Veränderung der Viskosität), ihrem Mundgefühl (durch Verringerung der Reibung) und ihrem Geschmacksprofil (durch Lösen unpolarer Aromen) beitragen (Schiano et al. 2017). Darüber hinaus trägt das Vorhandensein von Kaseinmizellen durch Lichtstreuungseffekte zu den optischen Eigenschaften bei. Aufgrund des homogenen Aussehens, des Mundgefühls und des Geschmacks von Kuhmilch ist es schwierig, ihre sensorischen Eigenschaften genau zu imitieren.

Milchalternativen sind ebenfalls cremige kolloidale Dispersionen, aber ihr Aussehen, ihre Textur und ihr Geschmacksprofil unterscheiden sich oft deutlich von denen der Kuhmilch. Wie bereits erwähnt, haben viele Milchalternativen aufgrund von Unterschieden in ihrer Zusammensetzung und Struktur eine andere Helligkeit und Farbe ($L*a*b*$) als Kuhmilch, was zu Unterschieden in ihren optischen Eigenschaften führt. Darüber hinaus haben viele Milchalternativen eine deutlich höhere Viskosität als Kuhmilch, weil sie Verdickungsmittel enthalten. Milchalternativen können auch Geschmacks- und Geruchsmoleküle aufweisen, die von den ursprünglichen Pflanzen stammen oder während der Verarbeitung erzeugt werden und ihnen besondere Geschmacksprofile verleihen, z. B. „mandelig", „bohnig", „grasig", „haferig", „malzig" oder „nussig" (Jeske et al. 2018). In einigen Fällen sind diese Geschmacksrichtungen erwünscht, in anderen Fällen jedoch unerwünscht. Milchalternativen können auch Partikel wie Zellfragmente oder Proteinaggregate enthalten, die zu einem unangenehmen kreidigen oder körnigen Gefühl im Mund führen.

Das Mundgefühl von Milchalternativen kann häufig durch Homogenisierung oder enzymatische Behandlung verbessert werden, um die Größe der Partikel zu verringern. Im Idealfall sollte die Partikelgröße auf unter 50 μm reduziert werden, damit das Produkt im Mund „weich" erscheint. Studien zeigen, dass die Vorliebe von Milchalternativen in folgender Reihenfolge abnimmt: Hafer > Reis > Mandeln > Soja > Linsen > Hanf (Jeske et al. 2019). Ein Vergleich der sensorischen Eigenschaften von Milchalternativen mit Kuhmilch ergab, dass die Verbraucher*innen Mandelmilch genauso gern mochten wie Kuhmilch, aber Sojamilch eine geringere Akzeptanz als Kuhmilch hat (Kundu et al. 2018). Die geringe Beliebtheit von Sojamilch wurde vor allem auf ihre unerwünschte Farbe, ihren Geschmack und ihr Mundgefühl zurückgeführt.

8.6 Ernährungsphysiologische Attribute

Im Idealfall sollten Milchalternativen dem Nährwertprofil von Kuhmilch entsprechen oder es sogar übertreffen, damit die Umstellung von Kuhmilch auf pflanzliche Milch keine nachteiligen Folgen für die Gesundheit hat. Der Nährstoff- und Kaloriengehalt von Milchalternativen hängt von den Zutaten und den Verfahren ab, die zu ihrer Herstellung verwendet werden. Die Nährwertprofile von Milchalternativen unterscheiden sich daher sowohl untereinander als auch von Kuhmilch (Tab. 8.3). Selbst innerhalb ein und derselben Produktkategorie (z. B. Sojamilch) kann es je nach der verwendeten Zuckermenge und anderer Zusatzstoffe erhebliche Unterschiede in den Nährwertprofilen geben.

Von den in Tab. 8.3 aufgeführten Handelsprodukten haben Kokos- und Reismilch einen höheren Kaloriengehalt als Kuhmilch, während Mandel- und Sojamilch einen niedrigeren Kaloriengehalt aufweisen. Der Proteingehalt von Sojamilch ist ähnlich hoch wie der von Kuhmilch, während Mandel-, Kokosnuss- und Reismilch einen deutlich niedrigeren Gehalt aufweisen. Der Zuckergehalt von Kokos- und Reismilch ist wesentlich höher als der von Kuhmilch, was aus ernährungswissenschaftlicher Sicht unerwünscht sein kann. Interessanterweise kam eine Studie von Wissenschaftlern aus dem Vereinigten Königreich zu dem Schluss, dass der zunehmende Verzehr bestimmter Milchalternativen aufgrund ihres relativ hohen Zuckergehalts negative Auswirkungen auf die Zahngesundheit haben könnte (Sumner und Burbridge 2021).

Die Qualität der Proteine in Kuhmilch und Milchalternativen ist ebenfalls unterschiedlich, z. B. in Bezug auf die Proteinqualität (Tab. 8.7) und die Aminosäurezusammensetzung (Tab. 8.8). Einigen der in Milchalternativen verwendeten Proteine fehlen bestimmte essenzielle Aminosäuren in hohen Konzentrationen. Dies kann negative ernährungsphysiologische Folgen haben, wenn sie eine Hauptproteinquelle in der Ernährung einer Person darstellen. Darüber hinaus unterscheiden sich Kuhmilch und Milchalternativen im Hinblick auf den Gehalt an Vitaminen und Mineralstoffen (Tab. 8.3), was ebenfalls Auswirkungen auf die Gesundheit haben könnte (wenn diese Mikronährstoffe in der Ernährung einer Person zu wenig enthalten sind). Daher könnte es notwendig sein, Milchalternativen mit bestimmten Mikronährstoffen zu formulieren. Zum Beispiel zeigte eine kürzlich durchgeführte Studie im Vereinigten Königreich, dass der ausschließliche Konsum von nicht angereicherten pflanzlichen Milchprodukten einen

Tab. 8.7 Index verdaulicher, essentieller Aminosäuren (Digestible Indispensable Amino Acid Score, DIAAS) für Milchproteine und ausgewählte pflanzliche Proteine, die zur Formulierung von Milch auf pflanzlicher Basis verwendet werden. Der DIAAS ergibt sich aus dem niedrigsten Indexwert (limitierende Aminosäure). Die Daten gelten für Personen ab drei Jahren (Herreman et al. 2020). Mehr Information sind in Kap. 5 zu finden

Protein-quelle	Histidin	Isoleucin	Leucin	Lysin	Met+Cys	Phe+Tyr	Threonin	Trypto-phan	Valin	DIAAS	Limi-tierende AS
Mais	137±37	95±16	176±63	43±18	148±26	178±54	106±13	66±46	96±16	43	Lys
Reis	116±9	95±19	87±13	56±3	122±13	151±38	93±5	146±37	102±19	56	Lys
Weizen	148±28	98±11	95±12	56±14	150±22	138±26	97±11	162±25	98±11	56	Lys
Hanf	116±9	95±18	87±13	56±23	122±13	151±38	93±5	146±37	102±19	56	Lys
Acker-bohne	135±5	114±2	103±6	113±5	64±6	150±4	113±8	87±10	90±2.4	64	M+C
Hafer	114±14	106±4	102±5	68±7	177±62	171±12	106±7	142±22	110±4	68	Lys
Raps	133±7	95±5	85±5	79±11	145±16	116±14	119±7	136±10	98±5	79	Lys
Lupine	153±20	124±11	104±10	92±10	83±10	170±13	129±17	105±5	88±10	83	M+C
Erbsen	124±12	108±14	94±12	130±13	83±14	148±21	117±10	100±9	89±11	83	M+C
Raps	131±9	99±11	85.4±9	85.1±11	143±12	123±8	119±12	144±25	93±11	85	Lys
Soja	149±12	133±9	110±7	114±11	106±14	186±17	130±8	170±27	103±8	103	NA
Kartoffel	125±9	167±10	155±12	145±6	135±7	266±23	204±15	165±18	149±6	125	NA
Molke	106±14	173±24	145±25	151±29	152±26	124±20	213±29	220±58	122±15	106	NA
Kasein	183±12	163±5	152±7	160±5	137±6	255±10	161±5	205±17	159±3	137	NA

Tab. 8.8. Aminosäurezusammensetzung ausgewählter Milch- und Pflanzenproteine. Die Konzentrationen von Asparaginsäure, Asparagin, Glutamin und Tryptophan wurden nicht gemessen. Die Daten sind in Gramm pro 100 Gramm des Rohmaterials angegeben. Aus (Gorissen et al. 2018).

Protein-quelle	Hafer	Lupine	Hanf	Soja	Brau-ner Reis	Erbsen	Molke	Milch	Kasei-nat	Kasein
Essentielle Aminosäuren										
Threonin	1,5	1,6	1,3	2,3	2,3	2,5	5,4	3,5	3,5	2,6
Methionin	0,1	0,2	1	0,3	2	0,3	1,8	2,1	2,2	1,6
Phenyl-alanin	2,7	1,8	1,8	3,2	3,7	3,7	2,5	3,5	4,2	3,1
Histidin	0,9	1,2	1,1	1,5	1,5	1,6	1,4	1,9	2,2	1,7
Lysin	1,3	2,1	1,4	3,4	1,9	4,7	7,1	5,9	5,9	4,6
Valin	2	1,4	1,3	2,2	2,8	2,7	3,5	3,6	3,8	3
Isoleucin	1,3	1,5	1	1,9	2	2,3	3,8	2,9	3	2,3
Leucin	3,8	3,2	2,6	5	5,8	5,7	8,6	7	7,8	5,8
Σ Essentiell	13,7	13,1	11,6	19,9	22,1	23,6	34,1	30,3	32,8	24,8
Nicht-essentielle Aminosäuren										
Serin	2,2	2,5	2,3	3,4	3,4	3,6	4	4	4,2	3,4
Glycin	1,7	2,1	2,1	2,7	3,4	2,8	1,5	1,5	1,5	1,2
Glutamin-säure	11	12,4	7,4	12,4	12,7	12,9	15,5	16,7	16	13,9
Prolin	2,5	2	1,8	3,3	3,4	3,1	4,8	7,3	8,7	6,5
Cystein	0,4	0,2	0,2	0,2	0,6	0,2	0,8	0,2	0,1	0,1
Alanin	2,2	1,7	1,9	2,8	4,3	3,2	4,2	2,6	2,6	2
Tyrosin	1,5	1,9	1,3	2,2	3,5	2,6	2,4	3,8	4,4	3,4
Arginin	3,1	5,5	5,3	4,8	5,4	5,9	1,7	2,6	2,9	2,1
Σ Nicht-essentiell	24,7	28,2	22,4	31,9	36,8	34,4	34,9	38,6	40,4	32,5

Jodmangel herbeiführen kann, weil Kuhmilch (nicht jedoch Milchprodukte) die Hauptquelle für Jod in der Ernährung im Vereinigten Königreich ist (Dineva et al. 2021).

Es gibt jedoch nur wenige systematische Studien, die die langfristigen Auswirkungen der Substitution von Kuhmilch durch Milchalternativen auf die menschliche Ernährung und Gesundheit untersuchen (Vanga und Raghavan 2018). Personen die sich vollständig pflanzlich ernähren und keine Nahrungsergänzungsmittel zu sich nehmen, können einen Mangel an einigen essenziellen Vitaminen und Mineralstoffen haben, z. B. Vitamin B_{12}, Vitamin D, Kalzium, Kalium, Selen, Zink und Jod (s. Kap. 5). Wie bereits erwähnt, schwankt der Kaloriengehalt und das Nährstoffprofil pflanzlicher Milch jedoch stark innerhalb der einzelnen Milchsorten und zwischen ihnen (Tab. 8.3). Folglich hat die Art der verzehrten Milch einen wichtigen Einfluss auf ihre potenziellen ernährungsphysiologischen Auswirkungen. Der Verzehr von zuckergesüßten Milchalternativen mit hohem Kaloriengehalt anstatt von Kuhmilch wird wahrscheinlich negative Auswirkungen auf die Ernährung haben, während der Verzehr von ungesüßten Milchalternativen mit niedrigem Kaloriengehalt wahrscheinlich positive oder neutrale Auswirkungen hat.

Das Wissen über das Verhalten von Lebensmitteln im Gastrointestinaltrakt (GIT) ist nützlich für die Beeinflussung der Bioverfügbarkeit von Nährstoffen, der Pharmakokinetik und der physiologischen Reaktionen, was für die Entwicklung gesünderer Produkte genutzt werden kann (Dupont et al. 2018). Aus diesem Grund untersuchen viele Forscher*innen die Verdauung, die Löslichkeit, die Verstoffwechselung und die Absorption in den Blutkreislauf der verschiedenen Nährstoffe in Lebensmitteln. In jüngster Zeit besteht ein Interesse daran, das Verhalten von Milchalternativen während der Verdauung zu verstehen, da sich dies auf ihre Ernährungs- und Gesundheitseffekte auswirken kann (Zheng et al. 2019a; Zheng et al. 2021). Auch hier ist der Vergleich von Kuhmilch zu Milchalternativ wichtig, um die potenziellen Auswirkungen einer stärker pflanzenbasierten Ernährung auf die menschliche Gesundheit besser zu verstehen.

Es wurden sowohl In-vitro- als auch In-vivo-Studien durchgeführt, um das Verdauungsverhalten von Kuhmilch im menschlichen Darm besser zu verstehen (Egger et al. 2017, 2018, 2019). Während der Passage durch den oberen Darm werden die Lipide und Proteine der Kuhmilch durch Lipasen und Proteasen hydrolysiert, wodurch Fettsäuren, Monoglyceride, Peptide und Aminosäuren freigesetzt werden. Darüber hinaus werden verschiedene kleine Moleküle aus der Milch in den Magen-Darm-Flüssigkeiten gelöst, z. B. Laktose, Oligosaccharide und Mineralien. Kleine hydrophile Moleküle diffundieren durch die Verdauungsflüssigkeiten zu den Oberflächen der Epithelzellwände, wo sie durch passive oder aktive Transportmechanismen absorbiert werden. Hydrophobe Moleküle, wie Fettsäuren und Monoglyceride, verbinden sich mit Gallensalzen sowie Phospholipiden und bilden Mischmizellen. Diese Mischmizellen können auch andere hydrophobe Substanzen lösen, die sich ursprünglich in den Milchfettkügelchen befanden, wie z. B. Carotinoide, Vitamin A und Vitamin D. Die Mischmizellen wandern dann durch die Verdauungsflüssigkeiten zu den Oberflächen der Epithelzellen. Die darin enthaltenen Inhaltsstoffe können dann von den Epithelzellen aufgenommen werden. Nach der Absorption wandern hydrophile Substanzen in die Pfortader, wo sie zur Leber transportiert werden (wo sie möglicherweise weiter verstoffwechselt werden) und dann in den Blutkreislauf gelangen. Im Gegensatz dazu werden hydrophobe Substanzen in Chylomikronen verpackt, wandern durch das Lymphsystem und gelangen direkt in den Blutkreislauf.

Das Verhalten von Kuhmilch im menschlichen Darm wurde anhand von In-vitro-Verdauungsmodellen GIT-Modellen untersucht (Van Hekken et al. 2017; Ye et al. 2019). Die Kaseinmizellen und proteinstabilisierten Fettkügelchen in der Milch aggregieren in der simulierten Magenumgebung. Dies ist auf die Änderung des pH-Werts und der Ionenstärke sowie auf eine Ausflockung durch Brückenbildung durch Wechselwirkung der kationischen Proteine und anionischen Mucinmoleküle zurückzuführen. Diese Aggregate wurden nach dem Eintritt in den simulierten Dünndarm weitgehend abgebaut, was hauptsächlich auf den Wechsel zu einem neutralen pH-Wert (bei dem sowohl die Proteine als auch das Muzin negativ geladen sind), das Vorhandensein amphiphiler Gallensäuren und die Hydrolyse der Lipide und Proteine durch Verdauungsenzyme zurückzuführen ist. Interessanterweise nimmt die Geschwindigkeit der Lipidverdauung im Dünndarm nach der Homogenisierung der Kuhmilch zu, da sich die Oberfläche der Lipide und damit die Angriffsfläche für Lipasen vergrößert (Van Hekken et al. 2017). Die Rate der Lipid- und Proteinverdauung nimmt auch nach der Ultrahocherhitzung zu, was auf Veränderungen in der Struktur der in den Magenflüssigkeiten gebildeten Aggregate zurückgeführt wurde (Ye et al. 2019). Insgesamt zeigen diese Ergebnisse, dass Kuhmilch im menschlichen Verdauungstrakt effektiv verdaut wird und dabei ihre Nährstoffe freisetzt, aber die Geschwindigkeit dieses Prozesses hängt von ihrer Verarbeitung ab.

Kuhmilch wurde im Laufe der Evolution so konzipiert, dass sie das heranwachsende Kalb mit allen benötigten Nährstoffen in einer biologisch verwertbaren Form versorgt (Bourlieu et al. 2018; Le Huerou-Luron et al. 2018; Lee et al. 2018). Kuhmilch weist einige Ähnlichkeiten in ihrer Zusammensetzung und Struktur mit der menschlichen Milch auf. Dies bedeutet, dass sie auch als wertvolle Nährstoffquelle für heranwachsende Säuglinge dienen kann. Kuhmilch enthält auch andere Substanzen, die die Bildung eines gesunden Darmmikrobioms fördern und das Immunsystem des Säuglings stärken können (Bourlieu et al. 2017). Insbesondere enthält Kuhmilch verschiedene Arten von Oligosacchariden, die als Präbiotika wirken und die Bildung eines gesunden Darmmikrobioms stimulieren (Oliveira et al. 2015; Robinson 2019). Die Verdauung der in der Kuhmilch enthaltenen Proteine im menschlichen Darm führt auch zur Bildung eines spezifischen Profils bioaktiver Peptide, die einen gesundheitlichen Nutzen haben können (Park und Nam 2015; Sah et al. 2015). So können diese Milchpeptide beispielsweise antimikrobielle, blutdrucksenkende und präbiotische Wirkungen haben. Kuhmilch ist zudem eine gute Quelle für bioverfügbares Kalzium in der menschlichen Ernährung. Das Kalzium ist bioverfügbar, weil es in Kaseinmizellen enthalten ist und so im menschlichen Darm schnell verdaut werden kann, wodurch das Kalzium in einer leicht absorbierbaren Form freigesetzt wird (Gueguen und Pointillart 2000). Bei der Entwicklung von Milchalternativen kann es daher sinnvoll sein, die Verdauung von Kuhmilchprodukten nachzuahmen, um ähnliche Nährwertprofile und physiologische Wirkungen zu erzielen.

Eine Reihe von Forscher*innen haben auch die Verdauung von Milchalternativen anhand von in-vitro Verdauungsmodellen untersucht (Capuano und Pellegrini 2019). Die Ergebnisse dieser Studien deuten darauf hin, dass sich Milchalternativen wegen ihrer unterschiedlichen Zusammensetzung und Struktur möglicherweise anders verhalten als

Kuhmilch (Do et al. 2018). Studien in solchen Modellsystemen haben gezeigt, dass Öl-körper aus verschiedenen Pflanzen unterschiedlich verdaut werden. So sind beispiels-weise aus Hafer extrahierte Ölkörper aus mehreren Gründen ziemlich resistent gegen Hydrolyse: (a) sie neigen zur Aggregation, wenn sie den Verdauungsflüssigkeiten im Magen und Dünndarm ausgesetzt sind; (b) sie sind von Grenzflächenschichten stabili-siert, die resistent gegen Verdauung sind; und (c) sie enthalten verdauungshemmende Be-standteile, wie Ballaststoffe und sekundäre Pflanzenstoffe (Wilde et al. 2019). Im Gegen-satz dazu werden aus Mandeln extrahierte Ölkörper schneller verdaut, da sie im Dünn-darm weniger anfällig für Aggregation sind und ihre Grenzflächenschichten leichter verdaut werden können (Gallier und Singh 2012). In-vitro-Verdauungsmodelle wurden auch verwendet, um die Verdaulichkeit von Ölkörpern aus anderen Pflanzenmaterialien zu untersuchen, z. B. von Ölkörpern aus Sojabohnen (Ding et al. 2019), Haselnüssen (Capuano et al. 2018) und Sonnenblumenkernen (Makkhun et al. 2015). Diese Modelle wurden auch verwendet, um die Verdaulichkeit von mit Pflanzenprotein stabilisierten Fetttröpfchen in Milchalternativen zu untersuchen, die durch Emulgierungsverfahren hergestellt wurden (C. E. Gumus et al. 2017a). Diese In-vitro-Studien deuten darauf hin, dass die Verdaulichkeit von Milchalternativen von den Eigenschaften der enthaltenen Ölkörper oder Fetttröpfchen abhängt (insbesondere von ihrer Größe, Zusammensetzung und Struktur), sowie von den Eigenschaften der umgebenden Lebensmittelmatrix und der Art der verwendeten Produktionsverfahren. Diese Unterschiede in der Verdaulich-keit können zu Veränderungen in der Bioverfügbarkeit der Nährstoffe, der zeitlichen Ver-änderung des Nährstoffgehalts im Blut und der hormonellen Reaktionen (wie Hunger, Sättigung und Übersättigung) führen.

Es sei auch erwähnt, dass die in der oberen Passage des Gastrointestinaltrakts unver-dauten Komponenten die Zusammensetzung und Funktion des Darmmikrobioms beein-flussen können (Do et al. 2018). Beispielsweise können bestimmte Arten von Ballast-stoffen oder sekundären Pflanzenstoffen in Milchprodukten als Präbiotika wirken, die das Wachstum nützlicher Mikroorganismen im Dickdarm stimulieren können. Es gibt momentan jedoch noch keine langfristige randomisierte kontrollierte Studie, um die Aus-wirkungen von Milchalternativen und Kuhmilch auf die menschliche Ernährung und Gesundheit zu vergleichen.

8.7 Nährstoffanreicherung

Es gibt generell ernährungsphysiologische Bedenken bei einem Wechsel von einer omni-voren zu einer pflanzenbasierten Ernährung (Vanga und Raghavan 2018). Bestimmte für die menschliche Gesundheit wichtige Nährstoffe können in einer pflanzenbasierten Ernährung fehlen, wie z. B. essenzielle Aminosäuren, Omega-3-Fettsäuren, Vitamin B_{12}, Vitamin D, Kalzium, Zink, Kalium, Eisen, Selen und Jod (Bakaloudi et al. 2021; Obeid et al. 2019; Sebastiani et al. 2019). Ein langfristiger Mangel an essenziellen Nähr-stoffen kann sich negativ auf die Gesundheit auswirken, insbesondere bei Kleinkindern und älteren Menschen (Hunt 2019; Sebastiani et al. 2019). Aus diesem Grund besteht ein Interesse daran, pflanzliche Lebensmittel mit fehlenden Nährstoffen anzureichern. Außerdem besteht Interesse daran, sie mit Nutrazeutika anzureichern und damit ihr Nährwertprofil weiter zu verbessern Dazu gehören z. B. Stoffe wie β-Carotin, Lutein, Zeaxanthin, Lycopin, Curcumin, Resveratrol, Quercetin und verschiedene andere gesundheitsfördernde Phytochemikalien (Abuajah et al. 2015; Assadpour und Jafari 2019; McClements 2020).

Milchalternativen eignen sich besonders gut für die Anreicherung mit derartigen bioaktiven Komponenten. Erstens können sie ein regelmäßiger Bestandteil der täglichen Ernährung sein, da sie als Getränk getrunken, als Kaffeeweißer oder in Tee verwendet oder dem Frühstücksmüsli beigemischt werden können. Zweitens haben Milchalternativen sowohl unpolare als auch polare Phasen, sodass sie sowohl hydrophile als auch hydrophobe bioaktive Substanzen solubilisieren können (Abb. 8.11). Drittens können die Phasen so optimiert werden, dass die Bioverfügbarkeit und Bioaktivität der Substanzen optimal sind. So können z. B. die Tröpfchengröße, die Zusammensetzung der Phasen oder die Grenzflächeneigenschaften verändert werden. Bei der Entwicklung dieser angereicherten Milchalternativen muss allerdings sichergestellt werden, dass die Zugabe der bioaktiven Substanzen keine nachteiligen Auswirkungen auf die Produkteigenschaften wie Aussehen, Haptik oder Geschmack hat. Darüber hinaus sollten die Milchalternativen so konzipiert sein, dass die bioaktiven Substanzen während der Lagerung nicht abgebaut werden und dass sie nach dem Verzehr in bioverfügbarer Form vorliegen.

Hydrophile bioaktive Komponenten (wie Vitamin B_{12}) können oft einfach in der wässrigen Phase einer Milchalternative gelöst werden. Unlösliche Mineralsalze, wie Kalziumkarbonat, können in Form von kolloidalen Partikeln in der wässrigen Phase dispergiert werden. Hydrophobe Bioaktivstoffe müssen normalerweise in die Ölphase eingearbeitet werden. Dies kann je nach Art der Pflanzenmilch auf verschiedene Weise geschehen. Erstens können bei Milchalternativen, die durch Emulgierverfahren hergestellt werden, die hydrophoben Bioaktivstoffe vor der Homogenisierung einfach mit der Ölphase vermischt werden (Abb. 8.11). Zweitens kann eine zusätzliche Emulsion mit den bioaktiven Stoffen hergestellt werden und dann mit der Milchalternative gemischt werden (Abb. 8.11).

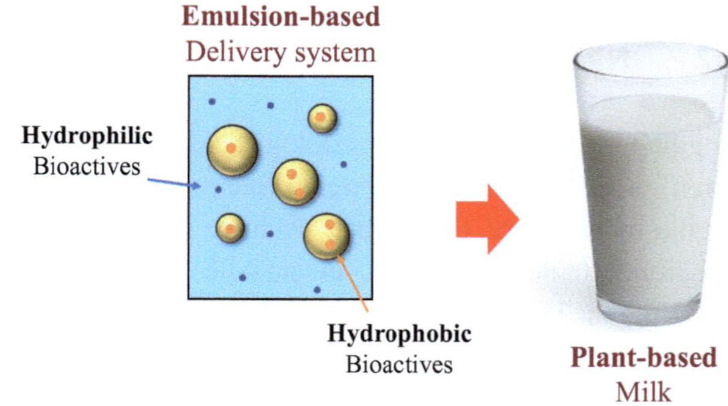

Abb. 8.11 Pflanzenmilch kann mit hydrophoben oder hydrophilen bioaktiven Komponenten angereichert werden, da sie Wasser-, Öl- und Öl-Wasser-Bereiche enthält

Drittens können bestimmte Arten von hydrophoben Bioaktivstoffen (in der Regel phenolische Stoffe wie Curcumin, Resveratrol oder Quercetin) nach der Herstellung der Milchalternative in die Fetttröpfchen oder Ölkörper eingebracht werden, z. B. durch Änderung des pH-Werts (Zhang et al. 2020). In letzterem Fall werden die Bioaktivstoffe zunächst in einer konzentrierten alkalischen Lösung gelöst. Diese wird dann mit der nahezu neutralen Milchalternative gemischt, wodurch die Bioaktivstoffe in den hydrophoben Kern der Fetttröpfchen oder Ölkörper migrieren (Zheng et al. 2019a, b).

Im weiteren Verlauf dieses Abschnitts konzentrieren wir uns auf die Verkapselung öllöslicher bioaktiver Substanzen, da diese in der Regel am schwierigsten einzubringen sind. Vitamin D wurde in eine Reihe verschiedener Modell-Milchalternativen eingearbeitet, darunter eine Emulsion von mit Erbsenprotein stabilisierten Fetttröpfchen in Wasser (Walia und Chen 2020). Die Aufnahme dieses Vitamins durch Epithelzellen (Caco-2-Zellen) wurde fast um das 2,5-fache gesteigert, wenn der durchschnittliche Tröpfchendurchmesser von 350 auf 233 nm verringert wurde. Die Art des Öls hat ebenfalls einen Einfluss auf die Freisetzung von Vitamin D (Schoener et al. 2019). In dieser Studie war die „bioaccessibility" (die aus der Matrix freigesetzte Fraktion) des Vitamins höher, wenn es in Maisöl (reich an einfach ungesättigten Fettsäuren) eingekapselt war im Vergleich zu Leinsamenöl (reich an mehrfach ungesättigten Fettsäuren). Der Unterschied ist wahrscheinlich auf die Solubilisierungskapazität der nach der Verdauung gebildeten Mischmizellen zurückzuführen. Andere Studien zeigen, dass öllösliche Vitamine mit verschiedenen anderen Arten von Emulgatoren auf Pflanzenbasis verkapselt werden können, einschließlich Sojaprotein (Zhang et al. 2020), Quillaja-Saponin (Lv et al. 2019; Ozturk et al. 2015b; Tan et al. 2021), Gummi arabicum (Lv et al. 2019) und Sojalecithin (Mehmood et al. 2019). Dabei muss auch die generelle Zusammensetzung des Lebensmittels beachtet werden. Zum Beispiel kann die Zugabe von Kalzium zu einer Milchalternative die Bioverfügbarkeit von Vitamin D in Fetttröpfchen verringern (Zhou et al. 2021). Kalziumionen fällen möglicherweise die mit Vitaminen beladenen Mischmizellen aus und reduzieren so die Freisetzung des Vitamins. Die Formulierung solcher Milchalternativen mit mehreren bioaktiven Komponenten muss also sorgfältig zusammengestellt werden.

Generell muss die Zusammensetzung und die Mikrostruktur von bioaktiven Formulierungen mit hydrophoben Substanzen optimiert werden, um eine hohe Bioverfügbarkeit zu gewährleisten (McClements 2018). Partikelgröße, Zusammensetzung und Grenzflächenbeschichtung der verwendeten Öltröpfchen beeinflussen die Freisetzung, Stabilität und Absorption von hydrophoben Bioaktivstoffen im Verdauungstrakt, was ihre Gesamtbioverfügbarkeit bestimmt (McClements 2018; McClements et al. 2015). Diese Formulierungen sollten daher so konzipiert sein, dass sie während der Lagerung stabil bleiben, aber die Nährstoffe oder Nutrazeutika in einer bioverfügbaren Form im Verdauungstrakt effizient freisetzen. Die entscheidenden Faktoren für die Bioverfügbarkeit hydrophober Bioaktivstoffe in kolloidalen Systemen werden an anderer Stelle ausführlich erörtert (McClements 2018).

8.8   Umweltauswirkungen: Life Cycle *Assessment*

Viele Verbraucher*innen konsumieren Milchalternativen als Teil einer pflanzlichen Ernährung, weil diese Art der Ernährung nachweislich geringere Umweltauswirkungen hat als eine omnivore Ernährung mit vielen tierischen Lebensmitteln. Die Lebenszyklusanalyse oder „Life Cycle Assessment" (LCA) ist ein systematischer Ansatz, der zum Vergleich der Umweltauswirkungen von Milchalternativen mit Kuhmilch verwendet wurde. Die Ökobilanz quantifiziert die Umweltauswirkungen, die mit der Herstellung, dem Transport, der Lagerung und dem Verkauf eines Produkts verbunden sind (je nach Studie). Dazu gehören z. B. Treibhausgasemissionen, Umweltverschmutzung, Wasserverbrauch, Landnutzung, Verbrauch fossiler Brennstoffe und Verlust der biologischen Vielfalt.

LCAs wurden unter anderem durchgeführt, um die Umweltauswirkungen der Produktion von Kuhmilch mit denen der Produktion von Mandel- und Sojamilch zu vergleichen (Grant und Hicks 2018). Es zeigt sich, dass die Milchalternativen insgesamt besser für die Umwelt sind als Kuhmilch. Dies ist in erster Linie auf den relativ hohen Energieverbrauch, den Einsatz fossiler Brennstoffe und die Emissionen im Zusammenhang mit der Aufzucht von Milchkühen und dem Transport ihrer Milch zurückzuführen. Dennoch schnitt Mandelmilch in Bezug auf die benötigte Wassermenge zur Herstellung relativ schlecht ab. Eine weitere LCA-Studie ergab, dass die Gesamtumweltbelastung von Milchalternativen (Mandel-, Hafer-, Reis- und Sojamilch) viel geringer ist als die von Kuhmilch (Wenzel und Jungbluth 2017). Eine andere umfassende LCA-Studie zu vielen verschiedenen Lebensmitteln ergab ebenfalls, dass Milchalternativen eine viel geringere Umweltbelastung haben als Kuhmilch (Tab. 8.9) (Poore und Nemecek 2018). Die Produktion der Milchalternativen führte zu weniger Treibhausgasemissionen, verursachte weniger Umweltverschmutzung und benötigte weniger Land- und Wasser als die Produktion von Kuhmilch (Poore und Nemecek 2018). Die Umweltauswirkungen der Milchalternativen hingen vor allem von den verwendeten Pflanzenmaterialien ab. So war beispielsweise der Wasserbedarf für die Herstellung von Mandel- und Reismilch wesentlich höher als für die Herstellung von Soja- und Hafermilch. Bei der Flächennutzung war das Gegenteil der Fall. Die Herstellung von Reismilch verursachte allerdings eine

Tab. 8.9 Vergleich der Umweltauswirkungen von pflanzlichen Milchalternativen und Kuhmilch pro Liter (Poore und Nemecek 2018). THG sind hier die Treibhausgasemissionen

	Landnutzung (m^2)	THG (kg CO_2-eq.)	Eutrophierung (g $PO_4{}^3$-eq.)	Wasserverbrauch (L)
Kuhmilch	9,0	3,2	10,7	628
Sojamilch	0,7	1,0	1,1	28
Mandelmilch	0,5	0,7	1,5	371
Hafermilch	0,8	0,9	1,6	48
Reismilch	0,3	1,2	4,7	270

stärkere Umweltverschmutzung (Eutrophierung) im Vergleich zu den anderen Milchalternativen. Eine weitere detaillierte LCA-Studie ergab ebenfalls, dass Milchalternativen weit weniger negative Auswirkungen auf die Umwelt haben als Kuhmilch (Detzel et al. 2021).

Alle bisher besprochenen Ökobilanzstudien beziehen sich auf pflanzliche Milch, die nach dem Prinzip der Nassfraktionierung von ganzen Pflanzensamen hergestellt wurde. Eine Ökobilanz von einer Milchalternative, die nach dem Emulgierverfahren hergestellt wurde, ist von Ripple Foods (Emeryville, CA, USA) durchgeführt worden. Diese Milchalternative besteht aus einer mit Erbsenprotein stabilisierten Sonnenblumenöl-in-Wasser-Emulsion. Die Analyse kam zu dem Ergebnis, dass dieses Produkt wesentlich geringere Treibhausgasemissionen und einen geringeren Wasserverbrauch aufweist als Kuhmilch und Mandelmilch (www.ripplefoods.com). Die Studie ergab auch, dass für die Herstellung von Mandelmilch und Kuhmilch 100- bzw. 25-mal mehr Wasser benötigt wird als für das mit Erbsenprotein emulgierte Produkt (pro Proteinmenge).

Insgesamt zeigen diese LCA-Studien, dass der Ersatz von Kuhmilch durch Milchalternativen erhebliche Vorteile für die Umwelt mit sich bringt, wobei Art und Ausmaß dieser Vorteile von der Art der Milchalternative abhängen.

Es ist zu beachten, dass die Ergebnisse von LCA-Studien von der Art und Qualität der verwendeten Daten sowie von den Annahmen und Rahmenbedingungen beeinflusst werden. Daher gibt es bei den berechneten Umweltauswirkungen von Milchalternativen und Kuhmilch oft erhebliche Unterschiede, die von Faktoren wie der Art der verwendeten Rohstoffe, der geografischen Lage der Rohstoffe, den Herstellungsbetrieben, den Supermärkten, den Anbaubedingungen, den Verarbeitungsvorgängen, der Transportmethode und den Lagerbedingungen abhängen. Dennoch zeigen die Ergebnisse vieler verschiedener Ökobilanzen, dass Milchalternativen umweltfreundlicher und nachhaltiger sind als Kuhmilch.

8.9 Schlussfolgerungen und Ausblick

Bei vielen Verbraucher*innen wächst das Interesse, von Kuhmilch auf pflanzliche Milchalternativen umzusteigen. Die Gründe dafür sind vor alle Bedenken hinsichtlich Nachhaltigkeit, Gesundheit und Ethik (McClements 2020; McClements et al. 2019). Aus diesen Gründen entwickelt die moderne Lebensmittelindustrie Milchalternativen, um Kuhmilch mit Alternativen aus Sojabohnen, Mandeln, Hafer, Kokosnuss und Reis zu ersetzen. Die sensorischen Eigenschaften, die Kosten und die Verfügbarkeit dieser Milchalternativen werden über ihren kommerziellen Erfolg entscheiden. In diesem Kapitel haben wir verschiedene Methoden zur Herstellung von Milchalternativen vorgestellt und die wichtigsten Faktoren untersucht, die ihre physikochemischen, funktionellen, sensorischen und ernährungsphysiologischen Eigenschaften beeinflussen. Außerdem haben wir die Unterschiede und Gemeinsamkeiten zwischen Milchalternativen und Kuhmilchprodukten diskutiert. Viele Verbraucher*innen konsumieren derzeit keine

Milchalternativen, weil sie den Geschmack nicht mögen oder diese nicht dieselben Eigenschaften haben (z. B. in Kaffee oder Tee). In Zukunft werden sich wahrscheinlich jedoch immer mehr Menschen für Milchalternativen entscheiden, da ihre Qualitätseigenschaften und funktionellen Attribute immer weiter verbessert werden.

In Zukunft sollte die Forschung auf die Entwicklung von Milchalternativen mit verbesserten Geschmacksprofilen und einer größeren funktionalen Vielseitigkeit ausgerichtet sein. Um dies zu erreichen, wird ein grundlegendes Verständnis der Wechselwirkungen zwischen der Zusammensetzung, der Struktur, sowie den physikochemischen und sensorischen Eigenschaften benötigt. Darüber hinaus sind Forschungsarbeiten erforderlich, um Produkte mit verbesserten Nährwertprofilen und geringeren Umweltauswirkungen zu entwickeln. Insbesondere wird es wichtig sein, Milchalternativen mit kritischen Mikronährstoffen in bioverfügbaren Formen zu entwickeln (wie z. B. Jod, Kalzium, Kalium, Zink, Vitamin B_{12}, und Vitamin D).

Literatur

Abuajah, C. I., Ogbonna, A. C., & Osuji, C. M. (2015). Functional components and medicinal properties of food: a review. *Journal of Food Science and Technology-Mysore, 52*(5), 2522–2529. https://doi.org/10.1007/s13197-014-1396-5.

Agabriel, C., Cornu, A., Journal, C., Sibra, C., Grolier, P., & Martin, B. (2007). Tanker milk variability according to farm feeding practices: Vitamins A and E, carotenoids, color, and terpenoids. *Journal of Dairy Science, 90*(10), 4884–4896. https://doi.org/10.3168/jds.2007-0171.

Al Loman, A., Callow, N. V., Islam, S. M. M., & Ju, L. K. (2018). Single-step enzyme processing of soybeans into intact oil bodies, protein bodies and hydrolyzed carbohydrates. *Process Biochemistry, 68*, 153–164. https://doi.org/10.1016/j.procbio.2018.02.015.

Assadpour, E., & Jafari, S. M. (2019). A systematic review on nanoencapsulation of food bioactive ingredients and nutraceuticals by various nanocarriers. *Critical Reviews in Food Science and Nutrition, 59*(19), 3129–3151. https://doi.org/10.1080/10408398.2018.1484687.

Bakaloudi, D. R., Halloran, A., Rippin, H. L., Oikonomidou, A. C., Dardavesis, T. I., Williams, J., … Chourdakis, M. (2021). Intake and adequacy of the vegan diet. A systematic review of the evidence. *Clinical Nutrition, 40*(5), 3503–3521. https://doi.org/10.1016/j.clnu.2020.11.035.

Bourlieu, C., Deglaire, A., de Oliveira, S. C., Menard, O., Le Gouar, Y., Carriere, F., & Dupont, D. (2017). Towards infant formula biomimetic of human milk structure and digestive behaviour. *Ocl-Oilseeds and Fats Crops and Lipids, 24*(2), Article D206. https://doi.org/10.1051/ocl/2017010.

Bourlieu, C., Deglaire, A., de Oliveira, S. C., Menard, O., Le Gouar, Y., Carriere, F., & Dupont, D. (2018). Towards infant formula biomimetic of human milk structure and digestive behaviour. *Cahiers De Nutrition Et De Dietetique, 53*(4), 218–231. https://doi.org/10.1016/j.cnd.2017.12.002.

Broyard, C., & Gaucheron, F. (2015). Modifications of structures and functions of caseins: a scientific and technological challenge. *Dairy Science & Technology, 95*(6), 831–862. https://doi.org/10.1007/s13594-015-0220-y.

Campbell, J. R., & Marshall, R. T. (2016). *Dairy Production and Processing: The Science of Milk and Milk Products*. Waveland Press.

Campbell, K. A., Glatz, C. E., Johnson, L. A., Jung, S., de Moura, J. M. N., Kapchie, V., & Murphy, P. (2011). Advances in Aqueous Extraction Processing of Soybeans. *Journal of the American Oil Chemists Society, 88*(4), 449–465. https://doi.org/10.1007/s11746-010-1724-5.

Capuano, E., & Pellegrini, N. (2019). An integrated look at the effect of structure on nutrient bioavailability in plant foods. *Journal of the Science of Food and Agriculture, 99*(2), 493–498. https://doi.org/10.1002/jsfa.9298.

Capuano, E., Peltegrini, N., Ntone, E., & Nikiforidis, C. V. (2018). In vitro lipid digestion in raw and roasted hazelnut particles and oil bodies. *Food & Function, 9*(4), 2508–2516. https://doi.org/10.1039/c8fo00389k.

Chalupa-Krebzdak, S., Long, C. J., & Bohrer, B. M. (2018). Nutrient density and nutritional value of milk and plant-based milk alternatives. *International Dairy Journal, 87*, 84–92. https://doi.org/10.1016/j.idairyj.2018.07.018.

Chung, C., Sher, A., Rousset, P., Decker, E. A., & McClements, D. J. (2017). Formulation of food emulsions using natural emulsifiers: Utilization of quillaja saponin and soy lecithin to fabricate liquid coffee whiteners. *Journal of Food Engineering, 209*, 1–11. https://doi.org/10.1016/j.jfoodeng.2017.04.011.

Deeth, H. (2017). Optimum Thermal Processing for Extended Shelf-Life (ESL) Milk. *Foods, 6*(11), Article 102. https://doi.org/10.3390/foods6110102.

Detzel, A., Kruger, M., Busch, M., Blanco-Gutierrez, I., Varela, C., Manners, R., … Zannini, E. (2021). Life cycle assessment of animal-based foods and plant-based protein-rich alternatives: an environmental perspective. *Journal of the Science of Food and Agriculture.* https://doi.org/10.1002/jsfa.11417.

Dickinson, E. (1992). *Introduction to Food Colloids.* Oxford University Press.

Dineva, M., Rayman, M. P., & Bath, S. C. (2021). Iodine status of consumers of milk-alternative drinks v. cows' milk: data from the UK National Diet and Nutrition Survey. *British Journal of Nutrition, 126*(1), 28–36. https://doi.org/10.1017/S0007114520003876.

Ding, J., Xu, Z., Qi, B., Cui, S., Wang, T., Jiang, L., … Sui, X. (2019). Fabrication and characterization of soybean oil bodies encapsulated in maltodextrin and chitosan-EGCG conjugates: An in vitro digestibility study. *Food Hydrocolloids, 94*, 519–527. https://doi.org/10.1016/j.foodhyd.2019.04.001.

Do, D. T., Singh, J., Oey, I., & Singh, H. (2018). Biomimetic plant foods: Structural design and functionality. *Trends in Food Science & Technology, 82*, 46–59. https://doi.org/10.1016/j.tifs.2018.09.010.

Dupont, D., Le Feunteun, S., Marze, S., & Souchon, I. (2018). Structuring food to control its disintegration in the gastrointestinal tract and optimize nutrient bioavailability. *Innovative Food Science & Emerging Technologies, 46*, 83–90. https://doi.org/10.1016/j.ifset.2017.10.005.

Durazzo, A., Gabrielli, P., & Manzi, P. (2015). Qualitative Study of Functional Groups and Antioxidant Properties of Soy-Based Beverages Compared to Cow Milk. *Antioxidants, 4*(3), 523–532. https://doi.org/10.3390/antiox4030523.

Egger, L., Menard, O., Baumann, C., Duerr, D., Schlegel, P., Stoll, P., … Portmann, R. (2019). Digestion of milk proteins: Comparing static and dynamic in vitro digestion systems with in vivo data. *Food Research International, 118*, 32–39. https://doi.org/10.1016/j.foodres.2017.12.049.

Egger, L., Schlegel, P., Baumann, C., Stoffers, H., Guggisberg, D., Brugger, C., … Portmann, R. (2017). Physiological comparability of the harmonized INFOGEST in vitro digestion method to in vivo pig digestion. *Food Research International, 102*, 567–574. https://doi.org/10.1016/j.foodres.2017.09.047.

Egger, L., Schlegel, P., Baumann, C., Stoffers, H., Guggisberg, D., Brugger, C., … Portmann, R. (2018). Mass spectrometry data of in vitro and in vivo pig digestion of skim milk powder. *Data in Brief, 21*, 911–917. https://doi.org/10.1016/j.dib.2018.09.089.

Flauzino, R. D., Gut, J. A. W., Tadini, C. C., & Telis-Romero, J. (2010). Flow properties and tube friction factor of milk cream: Influence of temperature and fat content. *Journal of Food Process Engineering, 33*(5), 820–836. https://doi.org/10.1111/j.1745-4530.2008.00307.x.

Fredrick, E., Walstra, P., & Dewettinck, K. (2010). Factors governing partial coalescence in oil-in-water emulsions. *Advances in Colloid and Interface Science, 153*(1–2), 30–42. https://doi.org/10.1016/j.cis.2009.10.003.

Gallier, S., & Singh, H. (2012). Behavior of almond oil bodies during in vitro gastric and intestinal digestion. *Food & Function, 3*(5), 547–555. https://doi.org/10.1039/c2fo10259e.

Genovese, D. B., Lozano, J. E., & Rao, M. A. (2007). The rheology of colloidal and noncolloidal food dispersions. *Journal of Food Science, 72*(2), R11–R20.

GFI. (2021). *State of the Industry Report: Plant-Based Meat, Eggs, and Dairy.* G. F. Institute.

Goff, H. D. (2019). *The Dairy Science and Technology eBook.* University of Guelph.

Gorissen, S. H. M., Crombag, J. J. R., Senden, J. M. G., Waterval, W. A. H., Bierau, J., Verdijk, L. B., & van Loon, L. J. C. (2018). Protein content and amino acid composition of commercially available plant-based protein isolates. *Amino Acids, 50*(12), 1685–1695. https://doi.org/10.1007/s00726-018-2640-5.

Goyal, A., Sharma, V., Upadhyay, N., Gill, S., & Sihag, M. (2014). Flax and flaxseed oil: an ancient medicine & modern functional food. *Journal of Food Science and Technology-Mysore, 51*(9), 1633–1653. https://doi.org/10.1007/s13197-013-1247-9.

Grant, C. A., & Hicks, A. L. (2018). Comparative Life Cycle Assessment of Milk and Plant-Based Alternatives. *Environmental Engineering Science, 35*(11), 1235–1247. https://doi.org/10.1089/ees.2018.0233.

Griffin, M. C. A., & Griffin, W. G. (1985). A simple turbidimetric method for the determination of the refractive-index of large colloidal particles applied to casein micelles. *Journal of Colloid and Interface Science, 104*(2), 409–415.

Gu, L. P., Su, Y. J., Zhang, M. Q., Chang, C. H., Li, J. H., McClements, D. J., & Yang, Y. J. (2017). Protection of beta-carotene from chemical degradation in emulsion-based delivery systems using antioxidant interfacial complexes: Catechin-egg white protein conjugates. *Food Research International, 96*, 84–93. https://doi.org/10.1016/j.foodres.2017.03.015.

Gueguen, L., & Pointillart, A. (2000). The bioavailability of dietary calcium. *Journal of the American College of Nutrition, 19*(2), 119S–136S. https://doi.org/10.1080/07315724.2000.10718083.

Gumus, C. E., Decker, E. A., & McClements, D. J. (2017a). Formation and Stability of omega-3 Oil Emulsion-Based Delivery Systems Using Plant Proteins as Emulsifiers: Lentil, Pea, and Faba Bean Proteins. *Food Biophysics, 12*(2), 186–197. https://doi.org/10.1007/s11483-017-9475-6.

Gumus, C. E., Decker, E. A., & McClements, D. J. (2017b). Gastrointestinal fate of emulsion-based omega-3 oil delivery systems stabilized by plant proteins: Lentil, pea, and faba bean proteins. *Journal of Food Engineering, 207*, 90–98. https://doi.org/10.1016/j.jfoodeng.2017.03.019.

Guzey, D., & McClements, D. J. (2006). Formation, stability and properties of multilayer emulsions for application in the food industry. *Advances in Colloid and Interface Science, 128*, 227–248. https://doi.org/10.1016/j.cis.2006.11.021.

Hakansson, A. (2019). Emulsion Formation by Homogenization: Current Understanding and Future Perspectives. In M. P. Doyle & D. J. McClements (Eds.), *Annual Review of Food Science and Technology, Vol 10* (Vol. 10, pp. 239–258). https://doi.org/10.1146/annurev-food-032818-121501.

Herreman, L., Nommensen, P., Pennings, B., & Laus, M. C. (2020). Comprehensive overview of the quality of plant- And animal-sourced proteins based on the digestible indispensable amino acid score [https://doi.org/10.1002/fsn3.1809]. *Food Science & Nutrition, 8*(10), 5379–5391. https://doi.org/10.1002/fsn3.1809.

Hunt, M. W. (2019). Veganism and Children: Physical and Social Well-Being. *Journal of Agricultural & Environmental Ethics, 32*(2), 269–291. https://doi.org/10.1007/s10806-019-09773-4.

Hutchings, J. B. (1999). *Food Color and Appearance* (Second Edition ed.). Springer.

Iwanaga, D., Gray, D. A., Fisk, I. D., Decker, E. A., Weiss, J., & McClements, D. J. (2007). Extraction and characterization of oil bodies from soy beans: A natural source of pre-emulsified soybean oil. *Journal of Agricultural and Food Chemistry, 55*(21), 8711–8716. https://doi.org/10.1021/jf071008w.

Jeske, S., Bez, J., Arendt, E. K., & Zannini, E. (2019). Formation, stability, and sensory characteristics of a lentil-based milk substitute as affected by homogenisation and pasteurisation. *European Food Research and Technology, 245*(7), 1519–1531. https://doi.org/10.1007/s00217-019-03286-0.

Jeske, S., Zannini, E., & Arendt, E. K. (2017). Evaluation of Physicochemical and Glycaemic Properties of Commercial Plant-Based Milk Substitutes. *Plant Foods for Human Nutrition, 72*(1), 26–33. https://doi.org/10.1007/s11130-016-0583-0.

Jeske, S., Zannini, E., & Arendt, E. K. (2018). Past, present and future: The strength of plant-based dairy substitutes based on gluten-free raw materials. *Food Research International, 110*, 42–51. https://doi.org/10.1016/j.foodres.2017.03.045.

Jukkola, A., & Rojas, O. J. (2017). Milk fat globules and associated membranes: Colloidal properties and processing effects. *Advances in Colloid and Interface Science, 245*, 92–101. https://doi.org/10.1016/j.cis.2017.04.010.

Kaur, P., Waghmare, R., Kumar, V., Rasane, P., Kaur, S., & Gat, Y. (2018). Recent advances in utilization of flaxseed as potential source for value addition. *Ocl-Oilseeds and Fats Crops and Lipids, 25*(3), Article A304. https://doi.org/10.1051/ocl/2018018.

Kneifel, W., Ulberth, F., & Schaffer, E. (1992). Tristimulus color reflectance measurement of milk and dairy-products. *Lait, 72*(4), 383-391.

Kundu, P., Dhankhar, J., & Sharma, A. (2018). Development of Non Dairy Milk Alternative Using Soymilk and Almond Milk. *Current Research in Nutrition and Food Science, 6*(1), 203–210. https://doi.org/10.12944/crnfsj.6.1.23.

Le Huerou-Luron, I., Lemaire, M., & Blat, S. (2018). Health benefits of dairy lipids and MFGM in infant formula. *Ocl-Oilseeds and Fats Crops and Lipids, 25*(3), Article D306. https://doi.org/10.1051/ocl/2018019.

Lee, H., Padhi, E., Hasegawa, Y., Larke, J., Parenti, M., Wang, A. D., … Slupsky, C. (2018). Compositional Dynamics of the Milk Fat Globule and Its Role in Infant Development. *Frontiers in Pediatrics, 6*, Article 313. https://doi.org/10.3389/fped.2018.00313.

Li, X. F., & de Vries, R. (2018). Interfacial stabilization using complexes of plant proteins and polysaccharides. *Current Opinion in Food Science, 21*, 51–56. https://doi.org/10.1016/j.cofs.2018.05.012.

Li, Y., Joyner, H. S., Lee, A. P., & Drake, M. A. (2018). Impact of pasteurization method and fat on milk: Relationships among rheological, tribological, and astringency behaviors. *International Dairy Journal, 78*, 28–35. https://doi.org/10.1016/j.idairyj.2017.10.006.

Liu, Z. S., & Chang, S. K. C. (2013). Nutritional profile and physicochemical properties of commercial soymilk. *Journal of Food Processing and Preservation, 37*(5), 651–661. https://doi.org/10.1111/j.1745-4549.2012.00696.x.

Livney, Y. D., Corredig, M., & Dalgleish, D. G. (2003). Influence of thermal processing on the properties of dairy colloids. *Current Opinion in Colloid & Interface Science, 8*(4–5), 359–364, Article Pii s1359-0294(03)00092-x. https://doi.org/10.1016/s1359-0294(03)00092-x.

Lopez, C., Cauty, C., & Guyomarc'h, F. (2015). Organization of lipids in milks, infant milk formulas and various dairy products: role of technological processes and potential impacts. *Dairy Science & Technology, 95*(6), 863–893. https://doi.org/10.1007/s13594-015-0263-0.

Lucey, J. A., & Horne, D. S. (2018). Perspectives on casein interactions. *International Dairy Journal*, *85*, 56–65. https://doi.org/10.1016/j.idairyj.2018.04.010.

Ludwig, D. S., Willett, W. C., Volek, J. S., & Neuhouser, M. L. (2018). Dietary fat: From foe to friend? [https://doi.org/10.1126/science.aau2096]. *Science*, *362*(6416), 764.

Lv, S. S., Zhang, Y. H., Tan, H. Y., Zhang, R. J., & McClements, D. J. (2019). Vitamin E Encapsulation within Oil-in-Water Emulsions: Impact of Emulsifier Type on Physicochemical Stability and Bioaccessibility. *Journal of Agricultural and Food Chemistry*, *67*(5), 1521–1529. https://doi.org/10.1021/acs.jafc.8b06347.

Makinen, O. E., Wanhalinna, V., Zannini, E., & Arendt, E. K. (2016). Foods for Special Dietary Needs: Non-dairy Plant-based Milk Substitutes and Fermented Dairy-type Products. *Critical Reviews in Food Science and Nutrition*, *56*(3), 339–349. https://doi.org/10.1080/10408398.2012.761950.

Makkhun, S., Khosla, A., Foster, T., McClements, D. J., Grundy, M. M. L., & Gray, D. A. (2015). Impact of extraneous proteins on the gastrointestinal fate of sunflower seed (Helianthus annuus) oil bodies: a simulated gastrointestinal tract study. *Food & Function*, *6*(1), 125–134. https://doi.org/10.1039/c4fo00422a.

McCarthy, K. S., Lopetcharat, K., & Drake, M. A. (2017a). Milk fat threshold determination and the effect of milk fat content on consumer preference for fluid milk. *Journal of Dairy Science*, *100*(3), 1702–1711. https://doi.org/10.3168/jds.2016-11417.

McCarthy, K. S., Parker, M., Ameerally, A., Drake, S. L., & Drake, M. A. (2017b). Drivers of choice for fluid milk versus plant-based alternatives: What are consumer perceptions of fluid milk? *Journal of Dairy Science*, *100*(8), 6125–6138. https://doi.org/10.3168/jds.2016-12519.

McClements, D. J. (2002a). Colloidal basis of emulsion color. *Current Opinion in Colloid & Interface Science*, *7*(5–6), 451–455, Article Pii s1359-0294(02)00075-4. https://doi.org/10.1016/s1359-0294(02)00075-4.

McClements, D. J. (2002b). Theoretical prediction of emulsion color. *Advances in Colloid and Interface Science*, *97*(1–3), 63–89, Article Pii s0001-8686(01)00047-1. https://doi.org/10.1016/s0001-8686(01)00047-1.

McClements, D. J. (2015). *Food Emulsions: Principles, Practice, and Techniques* (2nd ed.). CRC Press.

McClements, D. J. (2018). Enhanced delivery of lipophilic bioactives using emulsions: a review of major factors affecting vitamin, nutraceutical, and lipid bioaccessibility. *Food & function*, *9*(1), 22–41. https://doi.org/10.1039/c7fo01515a.

McClements, D. J. (2020). Development of Next-Generation Nutritionally Fortified Plant-Based Milk Substitutes: Structural Design Principles. *Foods*, *9*(4), Article 421. https://doi.org/10.3390/foods9040421.

McClements, D. J., Bai, L., & Chung, C. (2017). Recent Advances in the Utilization of Natural Emulsifiers to Form and Stabilize Emulsions. In M. P. Doyle & T. R. Klaenhammer (Eds.), *Annual Review of Food Science and Technology, Vol 8* (Vol. 8, pp. 205–236). https://doi.org/10.1146/annurev-food-030216-030154.

McClements, D. J., & Decker, E. (2018). Interfacial Antioxidants: A Review of Natural and Synthetic Emulsifiers and Coemulsifiers That Can Inhibit Lipid Oxidation. *Journal of Agricultural and Food Chemistry*, *66*(1), 20–35. https://doi.org/10.1021/acs.jafc.7b05066.

McClements, D. J., & Gumus, C. E. (2016). Natural emulsifiers – Biosurfactants, phospholipids, biopolymers, and colloidal particles: Molecular and physicochemical basis of functional performance. *Advances in Colloid and Interface Science*, *234*, 3–26. https://doi.org/10.1016/j.cis.2016.03.002.

McClements, D. J., & Jafari, S. M. (2018). Improving emulsion formation, stability and performance using mixed emulsifiers: A review. *Advances in Colloid and Interface Science, 251,* 55–79. https://doi.org/10.1016/j.cis.2017.12.001.

McClements, D. J., Li, F., & Xiao, H. (2015). The Nutraceutical Bioavailability Classification Scheme: Classifying Nutraceuticals According to Factors Limiting their Oral Bioavailability. In M. P. Doyle & T. R. Klaenhammer (Eds.), *Annual Review of Food Science and Technology, Vol 6* (Vol. 6, pp. 299–327). https://doi.org/10.1146/annurev-food-032814-014043.

McClements, D. J., Newman, E., & McClements, I. F. (2019). Plant-based Milks: A Review of the Science Underpinning Their Design, Fabrication, and Performance. *Comprehensive Reviews in Food Science and Food Safety, 18*(6), 2047–2067. https://doi.org/10.1111/1541-4337.12505.

Mehmood, T., Ahmed, A., Ahmed, Z., & Ahmad, M. S. (2019). Optimization of soya lecithin and Tween 80 based novel vitamin D nanoemulsions prepared by ultrasonication using response surface methodology. *Food Chemistry, 289,* 664–670. https://doi.org/10.1016/j.foodchem.2019.03.112.

Michalski, M. C. (2009). Specific molecular and colloidal structures of milk fat affecting lipolysis, absorption and postprandial lipemia. *European Journal of Lipid Science and Technology, 111*(5), 413–431. https://doi.org/10.1002/ejlt.200800254.

Navarini, L., & Rivetti, D. (2010). Water quality for Espresso coffee. *Food Chemistry, 122*(2), 424–428. https://doi.org/10.1016/j.foodchem.2009.04.019.

Nikiforidis, C. V., Matsakidou, A., & Kiosseoglou, V. (2014). Composition, properties and potential food applications of natural emulsions and cream materials based on oil bodies. *Rsc Advances, 4*(48), 25067–25078. https://doi.org/10.1039/c4ra00903g.

Obeid, R., Heil, S. G., Verhoeven, M. M. A., van den Heuvel, E., de Groot, L., & Eussen, S. (2019). Vitamin B12 Intake From Animal Foods, Biomarkers, and Health Aspects. *Frontiers in Nutrition, 6,* Article 93. https://doi.org/10.3389/fnut.2019.00093.

Oliveira, D. L., Wilbey, R. A., Grandison, A. S., & Roseiro, L. B. (2015). Milk oligosaccharides: A review. *International Journal of Dairy Technology, 68*(3), 305–321. https://doi.org/10.1111/1471-0307.12209.

Ozturk, B., Argin, S., Ozilgen, M., & McClements, D. J. (2015a). Formation and stabilization of nanoemulsion-based vitamin E delivery systems using natural biopolymers: Whey protein isolate and gum arabic. *Food Chemistry, 188,* 256–263. https://doi.org/10.1016/j.foodchem.2015.05.005.

Ozturk, B., Argin, S., Ozilgen, M., & McClements, D. J. (2015b). Nanoemulsion delivery systems for oil-soluble vitamins: Influence of carrier oil type on lipid digestion and vitamin D-3 bioaccessibility. *Food Chemistry, 187,* 499–506. https://doi.org/10.1016/j.foodchem.2015.04.065.

Park, Y. W., & Nam, M. S. (2015). Bioactive Peptides in Milk and Dairy Products: A Review. *Korean Journal for Food Science of Animal Resources, 35*(6), 831–840. https://doi.org/10.5851/kosfa.2015.35.6.831.

Pereira, P. C. (2014). Milk nutritional composition and its role in human health. *Nutrition, 30*(6), 619–627. https://doi.org/10.1016/j.nut.2013.10.011.

Poore, J., & Nemecek, T. (2018). Reducing food's environmental impacts through producers and consumers. *Science, 360*(6392), 987-+. https://doi.org/10.1126/science.aaq0216.

Preece, K. E., Drost, E., Hooshyar, N., Krijgsman, A., Cox, P. W., & Zuidam, N. J. (2015). Confocal imaging to reveal the microstructure of soybean processing materials. *Journal of Food Engineering, 147,* 8–13. https://doi.org/10.1016/j.jfoodeng.2014.09.022.

Pyc, M., Cai, Y. Q., Greer, M. S., Yurchenko, O., Chapman, K. D., Dyer, J. M., & Mullen, R. T. (2017). Turning Over a New Leaf in Lipid Droplet Biology. *Trends in Plant Science, 22*(7), 596–609. https://doi.org/10.1016/j.tplants.2017.03.012.

Qamar, S., Bhandari, B., & Prakash, S. (2019). Effect of different homogenisation methods and UHT processing on the stability of pea protein emulsion. *Food Research International, 116*, 1374–1385. https://doi.org/10.1016/j.foodres.2018.10.028.

Rao, M. A. (2013). *Rheology of Fluid, Semisolid, and Solid Foods: Principles and Applications* (Third Edition ed.). Springer Science.

Reichert, C. L., Salminen, H., Bonisch, G. B., Schafer, C., & Weiss, J. (2019). Influence of concentration ratio on emulsifying properties of Quillaja saponin – protein or lecithin mixed systems. *Colloids and Surfaces a-Physicochemical and Engineering Aspects, 561*, 267–274. https://doi.org/10.1016/j.colsurfa.2018.10.050.

Reyes-Jurado, F., Soto-Reyes, N., Dávila-Rodríguez, M., Lorenzo-Leal, A. C., Jiménez-Munguía, M. T., Mani-López, E., & López-Malo, A. (2021). Plant-Based Milk Alternatives: Types, Processes, Benefits, and Characteristics. *Food Reviews International*, 1–32. https://doi.org/10.1080/87559129.2021.1952421.

Robinson, R. C. (2019). Structures and Metabolic Properties of Bovine Milk Oligosaccharides and Their Potential in the Development of Novel Therapeutics. *Frontiers in Nutrition, 6*, Article 50. https://doi.org/10.3389/fnut.2019.00050.

Sah, B. N. P., Vasiljevic, T., McKechnie, S., & Donkor, O. N. (2015). Identification of Anticancer Peptides from Bovine Milk Proteins and Their Potential Roles in Management of Cancer: A Critical Review. *Comprehensive Reviews in Food Science and Food Safety, 14*(2), 123–138. https://doi.org/10.1111/1541-4337.12126.

Sarkar, A., & Dickinson, E. (2020). Sustainable food-grade Pickering emulsions stabilized by plant-based particles. *Current Opinion in Colloid & Interface Science, 49*, 69–81. https://doi.org/10.1016/j.cocis.2020.04.004.

Scarso, S., McParland, S., Visentin, G., Berry, D. P., McDermott, A., & De Marchi, M. (2017). Genetic and nongenetic factors associated with milk color in dairy cows. *Journal of Dairy Science, 100*(9), 7345–7361. https://doi.org/10.3168/jds.2016-11683.

Schiano, A. N., Harwood, W. S., & Drake, M. A. (2017). A 100-Year Review: Sensory analysis of milk. *Journal of Dairy Science, 100*(12), 9966–9986. https://doi.org/10.3168/jds.2017-13031.

Schoener, A. L., Zhang, R. J., Lv, S. S., Weiss, J., & McClements, D. J. (2019). Fabrication of plant-based vitamin D-3-fortified nanoemulsions: influence of carrier oil type on vitamin bioaccessibility. *Food & Function, 10*(4), 1826–1835. https://doi.org/10.1039/c9fo00116f.

Sebastiani, G., Herranz Barbero, A., Borras-Novell, C., Casanova, M. A., Aldecoa-Bilbao, V., Andreu-Fernandez, V., … Garcia-Algar, O. (2019). The Effects of Vegetarian and Vegan Diet during Pregnancy on the Health of Mothers and Offspring. *Nutrients, 11*(3), Article 557. https://doi.org/10.3390/nu11030557.

Sethi, S., Tyagi, S. K., & Anurag, R. K. (2016). Plant-based milk alternatives an emerging segment of functional beverages: a review. *Journal of Food Science and Technology-Mysore, 53*(9), 3408–3423. https://doi.org/10.1007/s13197-016-2328-3.

Stocker, S., Foschum, F., Krauter, P., Bergmann, F., Hohmann, A., Happ, C. S., & Kienle, A. (2017). Broadband Optical Properties of Milk [Article]. *Applied Spectroscopy, 71*(5), 951–962. https://doi.org/10.1177/0003702816666289.

Sumner, O., & Burbridge, L. (2021). Plant-based milks: the dental perspective. *British Dental Journal*. https://doi.org/10.1038/s41415-020-2058-9.

Tan, Y. B., Zhou, H. L., Zhang, Z. Y., & McClements, D. J. (2021). Bioaccessibility of oil-soluble vitamins (A, D, E) in plant-based emulsions: impact of oil droplet size. *Food & Function, 12*(9), 3883–3897. https://doi.org/10.1039/d1fo00347j.

Thorning, T. K., Raben, A., Tholstrup, T., Soedamah-Muthu, S. S., Givens, I., & Astrup, A. (2016). Milk and dairy products: good or bad for human health? An assessment of the totality of scientific evidence. *Food & Nutrition Research, 60*, Article 32527. https://doi.org/10.3402/fnr. v60.32527.

Tzen, J. T. C., Cao, Y. Z., Laurent, P., Ratnayake, C., & Huang, A. H. C. (1993). Lipids, proteins, and structure of seed oil bodies from diverse species. *Plant Physiology, 101*(1), 267–276. https://doi.org/10.1104/pp.101.1.267.

Tzen, J. T. C., & Huang, A. H. C. (1992). Surface-structure and properties of plant seed oil bodies. *Journal of Cell Biology, 117*(2), 327–335. https://doi.org/10.1083/jcb.117.2.327.

Van Hekken, D. L., Tunick, M. H., Ren, D. X., & Tomasula, P. M. (2017). Comparing the effect of homogenization and heat processing on the properties and in vitro digestion of milk from organic and conventional dairy herds. *Journal of Dairy Science, 100*(8), 6042–6052. https://doi. org/10.3168/jds.2016-12089.

Vanga, S. K., & Raghavan, V. (2018). How well do plant based alternatives fare nutritionally compared to cow's milk? *Journal of Food Science and Technology-Mysore, 55*(1), 10–20. https:// doi.org/10.1007/s13197-017-2915-y.

Vogelsang-O'Dwyer, M., Zannini, E., & Arendt, E. K. (2021). Production of pulse protein ingredients and their application in plant-based milk alternatives. *Trends in Food Science & Technology, 110*, 364–374. https://doi.org/10.1016/j.tifs.2021.01.090.

Walia, N., & Chen, L. Y. (2020). Pea protein based vitamin D nanoemulsions: Fabrication, stability and in vitro study using Caco-2 cells. *Food Chemistry, 305*, Article Unsp 125475. https://doi. org/10.1016/j.foodchem.2019.125475.

Walstra, P., Wouters, J. T. M., & Geurts, T. J. (2005). *Dairy Science and Technology*. CRC Press.

Wenzel, P., & Jungbluth, N. (2017). The environmental impact of vegan drinks compared to whole milk. *ESU-Services*, 1.

Wilde, P. J., Garcia-Llatas, G., Lagarda, M. J., Haslam, R. P., & Grundy, M. M. L. (2019). Oat and lipolysis: Food matrix effect. *Food Chemistry, 278*, 683–691. https://doi.org/10.1016/j.foodchem.2018.11.113.

Ye, A. Q., Liu, W. L., Cui, J., Kong, X. N., Roy, D., Kong, Y. Y., … Singh, H. (2019). Coagulation behaviour of milk under gastric digestion: Effect of pasteurization and ultra-high temperature treatment. *Food Chemistry, 286*, 216–225. https://doi.org/10.1016/j.foodchem.2019.02.010.

Zha, F. C., Dong, S. Y., Rao, J. J., & Chen, B. C. (2019). The structural modification of pea protein concentrate with gum Arabic by controlled Maillard reaction enhances its functional properties and flavor attributes. *Food Hydrocolloids, 92*, 30–40. https://doi.org/10.1016/j.foodhyd.2019.01.046.

Zhang, A. Q., Chen, S., Wang, Y. Y., Wang, X. B., Ku, N., & Jiang, L. Z. (2020). Stability and in vitro digestion simulation of soy protein isolate-vitamin D-3 nanocomposites. *Lwt-Food Science and Technology, 117*, Article 108647. https://doi.org/10.1016/j.lwt.2019.108647.

Zheng, B., Zhang, X., Lin, H., & McClements, D. J. (2019a). Loading natural emulsions with nutraceuticals using the pH-driven method: formation & stability of curcumin-loaded soybean oil bodies. *Food & Function, 10*(9), 5473–5484. https://doi.org/10.1039/c9fo00752k.

Zheng, B., Zhang, X., Peng, S., & McClements, D. J. (2019b). Impact of curcumin delivery system format on bioaccessibility: nanocrystals, nanoemulsion droplets, and natural oil bodies. *Food & Function, 10*(7), 4339–4349. https://doi.org/10.1039/c8fo02510j.

Zheng, B. J., Zhou, H. L., & McClements, D. J. (2021). Nutraceutical-fortified plant-based milk analogs: Bioaccessibility of curcumin-loaded almond, cashew, coconut, and oat milks. *Lwt-Food Science and Technology, 147*, Article 111517. https://doi.org/10.1016/j.lwt.2021.111517.

Zhou, H. L., Zheng, B. J., Zhang, Z. Y., Zhang, R. J., He, L. L., & McClements, D. J. (2021). Fortification of Plant-Based Milk with Calcium May Reduce Vitamin D Bioaccessibility: An In Vitro Digestion Study. *Journal of Agricultural and Food Chemistry, 69*(14), 4223–4233. https://doi.org/10.1021/acs.jafc.1c01525.

Milchproduktalternativen: Käse, Joghurt, Butter und Eiscreme

9

9.1 Einführung

Milch auf pflanzlicher Basis ist für viele Verbraucher*innen zu einem wichtigen Produkt und einem Grundnahrungsmittel geworden (Kap. 8). Diese Milchalternativen sind in der Regel so formuliert, dass sie ähnliche physikochemische und sensorische Eigenschaften aufweisen wie Milch von Säugetieren (in der Regel Kuhmilch). Im Prinzip können Milchalternativen auch zur Herstellung einer Vielzahl anderer Milchprodukte wie Käse-, Joghurt-, Eiscreme- oder Schlagsahnealternativen verwendet werden. Alternativ können Milchproduktalternativen auch aus pflanzlichen Zutaten hergestellt werden, ohne dass zuvor eine Milchalternative hergestellt wird. In beiden Fällen müssen sie jedoch so konzipiert werden, dass sie ähnliche funktionelle Eigenschaften aufweisen wie die herkömmlichen Milchprodukte.

Ursprünglich wurden Milchprodukte hergestellt, um die Haltbarkeit der Milch zu verlängern. Dazu wurden ihre physikochemischen (z. B. pH-Wert, Ionenstärke oder Wasseraktivität) oder ihre biologischen Eigenschaften (z. B. durch thermische Verarbeitung zur Deaktivierung von Enzymen und Mikroorganismen) verändert. Heutzutage sind Milchprodukte weitverbreitete Lebensmittel, die auch wegen ihres angenehmen Geschmacks und Nährstoffprofils konsumiert werden. Aus pflanzlichen Inhaltsstoffen lassen sich Alternativen zu Milchprodukten herstellen, indem sie durch geeignete Verarbeitungsprozesse in Lebensmittel mit ähnlichen optischen, texturellen und sensorischen Eigenschaften umgewandelt werden. Dieses Kapitel gibt einen Überblick über die Inhaltsstoffe, Verfahren und Eigenschaften der wichtigsten pflanzlichen Milchprodukte: Käse-, Joghurt-, Eiscreme-, Schlagsahne- und Butteralternativen.

D. J. McClements et al., *Pflanzliche Lebensmittelalternativen,*
https://doi.org/10.1007/978-3-031-52639-8_9

9.2   Käsealternativen

9.2.1   Geschichte der pflanzlichen Käsealternativen

Käse auf pflanzlicher Basis hat eine lange Tradition, wurde aber ursprünglich nicht als Käsealternative betrachtet. Der älteste „Käse" auf pflanzlicher Basis ist wahrscheinlich fermentierter Tofu, der in China seit dem 17. Jahrhundert konsumiert wird. Dieses Lebensmittel ist auch als *„Furu"* bekannt, was mit *„verdorbene Milch"* übersetzt werden kann und somit eine ähnliche Konnotation wie Käse auf tierischer Basis hat (Shurtleff und Aoyagi 2011). Interessanterweise wird Tofu in der Regel nicht als Käsealternative, sondern als Fleischersatz betrachtet und fermentierter Tofu wird in westlichen Gesellschaften nur selten als Alternative zu Käse verzehrt. „Analogkäse" ist eine relativ neue Entwicklung und wurde bei seiner Markteinführung meist als billige Imitation von echtem Käse angesehen. Diese Einstellung hat sich jedoch in den letzten Jahren mit der Einführung verbesserter Versionen von Käsealternativen und der zunehmend positiven Wahrnehmung von pflanzlichen Lebensmitteln durch die Verbraucher*innen geändert (GFI 2020).

Käse auf pflanzlicher Basis sind in der Regel so konzipiert, dass sie die physikochemischen, texturellen und sensorischen Eigenschaften von bestimmten Milchkäsesorten wie Cheddar, Roquefort oder Camembert imitieren. Die meisten herkömmlichen Milchkäsesorten haben nur eine Hauptzutat: Milch. Die zahlreichen verschiedenen tierischen Käsesorten werden durch Anpassung der Milchzusammensetzung, der Verarbeitungsprozesse und der Reifebedingungen hergestellt. Im Gegensatz dazu werden pflanzliche Käsesorten in der Regel mit einer Vielzahl von Zutaten und Verfahren hergestellt (Tab. 9.1). In diesem Abschnitt werden deswegen zunächst die Herstellung und die Eigenschaften von Käse auf tierischer Basis beschrieben. Diese Informationen sind für die Herstellung von hochwertigem Käse auf pflanzlicher Basis wichtig, um die gewünschten Eigenschaften genau zu simulieren. Anschließend beschreiben wir die Rohstoffe und Verarbeitungsprozesse, die zur Herstellung von Käse auf pflanzlicher Basis verwendet werden, sowie deren physikochemische Eigenschaften. Darüber hinaus vergleichen wir die ökologische Nachhaltigkeit und die ernährungsphysiologischen Eigenschaften von Käse auf pflanzlicher Basis mit denen von Käse auf tierischer Basis.

9.2.2   Tierische Käsesorten

Es wird angenommen, dass die Herstellung von Käse aus tierischer Milch eines der ältesten Verfahren zur Haltbarmachung von Milch ist. Beispiele für die Herstellung dieser Produkte gab es bereits vor etwa 8000 Jahren (Fox und McSweeney 2017). Der Begriff „Käse" umfasst eine breite Palette von aus Milch gewonnenen Lebensmitteln, die unterschiedliche physikochemische und sensorische Eigenschaften aufweisen, aber

Tab. 9.1 Zusammensetzung in g pro 100 g und Zutaten von ausgewählten kommerziell verfügbaren pflanzlichen Käsealternativen und Kuhmilchkäse, sortiert nach den zwei Herstellungsansätzen. Die Websites wurden im April 2021 aufgerufen. Einige Produkte sind hergestellt durch eine Kombination aus Fraktionierungsansatz und minimal verbarbeiteten Zutaten. *Legende:* Kcal = Kilokalorien; F = Fett; CHO = Kohlenhydrate; P = Protein; B = Ballaststoffe; SF = gesättigte Fette; und S = Natrium. Nachdruck mit Genehmigung von Elsevier (Grossmann und McClements 2021)

Produkt	Inhaltsstoffe	kcal	F (SF)	CHO	P	B	S	Weitere	Website des Unternehmens
Aus fraktionierten Inhaltsstoffen									
Field Roast: Creamy Original: Chao Block	Filtered water, coconut oil, corn and potato starch, modified potato starch, fermented chao tofu (soybeans, water, salt, sesame oil, calcium sulfate), sea salt, natural flavor, olive extract (antioxidant used as a preservative), beta carotene(color), powdered cellulose (to prevent caking), *Übersetzung*: Gefiltertes Wasser, Kokosnussöl, Mais- und Kartoffelstärke, modifizierte Kartoffelstärke, fermentierter Chao-Tofu (Sojabohnen, Wasser, Salz, Sesamöl, Kalziumsulfat), Meersalz, natürliches Aroma, Olivenextrakt (Antioxidationsmittel, das als Konservierungsmittel verwendet wird), Beta-Carotin (Farbstoff), Zellulosepulver (zur Verhinderung des Zusammenbackens),	286	21 (21)	21	0	0	0,93	Kalzium: 0 % DV	https://fieldroast.com/ product/ chao-block-creamy-original/
Daiya: Medium Cheddar Style Block	Filtered Water, Tapioca Starch, Coconut Oil, Vegan Natural Flavors, Pea Protein, Expeller Pressed: Canola and/or Safflower Oil, Chicory Root Fiber, Tricalcium Phosphate, Salt, Xanthan Gum, Lactic Acid (Vegan), Pea Starch, Vegan Enzyme, Cane Sugar, Annatto (Color), Yeast Extract, Coconut Cream, *Übersetzung:* Gefiltertes Wasser, Tapiokastärke, Kokosnussöl, Vegane natürliche Aromen, Erbsenprotein, Expeller Gepresst: Raps- und/oder Distelöl, Zichorienwurzelfaser, Trikalziumphosphat, Salz, Xanthan, Milchsäure (vegan), Erbsenstärke, vegane Enzyme, Rohrzucker, Annatto (Farbe), Hefeextrakt, Kokosnusscreme,	286	21 (16)	25	4	0	0,82	Kalzium: 0,48 g	https://daiyafoods.com/ our-foods/ blocks/medium-cheddar/

(Fortsetzung)

Tab. 9.1 (Fortsetzung)

Produkt	Inhaltsstoffe	kcal	F (SF)	CHO	P	B	S	Weitere	Website des Unternehmens
Follow Your Heart: Dairy-Free Mozzarella Blocks	Filtered Water, Coconut Oil, Modified Potato and Corn Starches, Potato Starch, Sea Salt, Natural Flavor, Olive Extract, Beta Carotene for Color, *Übersetzung:* Gefiltertes Wasser, Kokosnussöl, modifizierte Kartoffel- und Maisstärke, Kartoffelstärke, Meersalz, natürliches Aroma, Olivenextrakt, Beta-Carotin als Farbstoff,	286	21 (21)	21	0	0	0,93	Kalzium: 0 % DV	https://followyourheart.com/products/dairy-free-mozzarella-blocks/
Follow Your Heart: Dairy-Free Parmesan Shredded	Filtered Water, Organic Palm Fruit Oil†, Modified Potato Starch, Expeller-Pressed Canola Oil, Natural Flavors (Contains Autolyzed Yeast), Organic Vegetable Glycerin, Less than 2 % of: Sea Salt, Calcium Phosphate, Bamboo Fiber, Sodium Phosphate, Carrageenan, Lactic Acid, Nutritional Yeast, Organic Chickpea Miso (Organic Handmade Rice Koji, Organic Whole Chickpeas, Sea Salt, Water, Koji Spores), Sunflower Lecithin, Citric Acid, Annatto, *Übersetzung:* Gefiltertes Wasser, Bio-Palmfruchtöl, modifizierte Kartoffelstärke, expellergepresstes Rapsöl, natürliche Aromen (enthält autolysierte Hefe), biologisches pflanzliches Glycerin, weniger als 2 %: Meersalz, Kalziumphosphat, Bambusfaser, Natriumphosphat, Carrageen, Milchsäure, Nährhefe, Bio-Kichererbsen-Miso (Bio-Reis-Koji, Bio-Kichererbsen, Meersalz, Wasser, Koji-Sporen), Sonnenblumenlecithin, Zitronensäure, Annatto,	321	25 (13)	29	0	0	1,64	Kalzium: 20 % DV	https://followyourheart.com/products/dairy-free-parmesan-shredded/

(Fortsetzung)

Tab. 9.1 (Fortsetzung)

Produkt	Inhaltsstoffe	kcal	F (SF)	CHO	P	B	S	Weitere	Website des Unternehmens
Follow your heart: Dairy-Free Mozzarella	Filtered Water, Organic Expeller-Pressed Soybean Oil, Organic Soymilk Powder (Organic Soybeans), Natural Flavors (Plant Sources), Inulin (Chicory Root Extract), Agar Agar, Sea Salt, Organic Soy Protein, Lactic Acid (Vegetable Source) *Übersetzung:* Gefiltertes Wasser, Bio-Sojabohnenöl, Bio-Sojamilchpulver (Bio-Sojabohnen), natürliche Aromen (pflanzliche Quellen), Inulin (Zichorienwurzel-Extrakt), Agar Agar, Meersalz, Bio-Sojaprotein, Milchsäure (pflanzliche Quelle)	286	29 (5)	7	4	4	0,34	Kalzium: 0 % DV	https://followyourheart.com/products/dairy-free-mozzarella-block-soy/
Violife: Just like Feta block	Filtered Water, Coconut Oil, Potato Starch, Salt (Sea Salt), Glucono Delta Lactone, Flavor (vegan sources), Olive Extract, Vitamin B12, *Übersetzung:* Gefiltertes Wasser, Kokosnussöl, Kartoffelstärke, Salz (Meersalz), Glucono Delta Lactone, Aroma (vegane Quellen), Olivenextrakt, Vitamin B12,	321	29 (25)	11	0	0	0,68	Kalzium: 0,0 g Vit. B12: 30 % DV	https://violifefoods.com/us/product/just-like-feta-block/
Violife: Just Like Cream Cheese Original	Filtered Water, Coconut Oil, Potato Starch, Salt (Sea Salt), Glucono-Delta-Lactone, Flavor (vegan sources), Olive Extract, Vitamin B12, *Übersetzung:* Gefiltertes Wasser, Kokosnussöl, Kartoffelstärke, Salz (Meersalz), Glucono-Delta-Lacton, Aroma (vegane Quellen), Olivenextrakt, Vitamin B12,	233	23 (20)	7	0	0	0,47	Kalzium: 0,0 g Vit. B12: 30 % DV	https://violifefoods.com/us/product/just-like-cream-cheese-original/

(Fortsetzung)

Tab. 9.1 (Fortsetzung)

Produkt	Inhaltsstoffe	kcal	F (SF)	CHO	P	B	S	Weitere	Website des Unternehmens
Bute Island Foods: Sheese Block Gouda Style	Water, Coconut Oil (21 %), Modified Potato Starch, Maize Starch, Gluten Free Oat Fibre, Modified Maize Starch, Thickeners (Carrageenan, Guar Gum), Salt, Natural Flavourings, Acidity Regulators (Lactic Acid, Sodium Lactate), Yeast Extract, Colour (Carotenes), *Übersetzung:* Wasser, Kokosnussöl (21 %), modifizierte Kartoffelstärke, Maisstärke, glutenfreie Haferfasern, modifizierte Maisstärke, Verdickungsmittel (Carrageen, Guarkernmehl), Salz, natürliche Aromen, Säureregulatoren (Milchsäure, Natriumlactat), Hefeextrakt, Farbstoff (Carotine),	292	23 (19)	19	0,5	5,1	1,7 (als NaCl)	Kalzium: 0,15 g	https://www. buteisland. com/products/ sheese-blocks/gouda-style/
Simply V: Fein cremige Genießerscheiben	53 % Cashewnuss-Zubereitung (Trinkwasser, 2 % geröstete Cashews), Kokosnussöl, modifizierte Stärke, Stärke, Salz, Kartoffeleiweiß, Aroma, färbende Lebensmittel (Karotten- und Apfelkonzentrat), Antioxidationsmittel: Natriumascorbat,	272	19 (18)	24	<0,5		2 (als NaCl)		https://www. simply-v.de/
OATzarella: Original Mini Cheese Wheel	Water, organic steel cut oats, organic extra virgin olive oil, organic tapioca flour, natural flavors, sea salt, organic agar agar, lactic acid (vegan), *Übersetzung:* Wasser, Bio-Haferflocken, natives Bio-Olivenöl extra, Bio-Tapiokamehl, natürliche Aromen, Meersalz, Bio-Agar-Agar, Milchsäure (vegan),	179	16	11	0	0	0,68		https://oat-zarella.com/ cheeses

(Fortsetzung)

Tab. 9.1 (Fortsetzung)

Produkt	Inhaltsstoffe	kcal	F (SF)	CHO	P	B	S	Weitere	Website des Unternehmens
Aus ganzen oder minimal verarbeiteten Inhaltsstoffen									
Fermented Tofu	Tofu (98 %) (soya beans, water, magnesium chloride, calcium sulphate), sea salt, vegan yogurt culture: *Str. Thermophilus,* (depending on manufacturer) *Übersetzung:* Tofu (98 %) (Sojabohnen, Wasser, Magnesiumchlorid, Kalziumsulfat), Meersalz, vegane Joghurtkultur: *Str. Thermophilus,* (je nach Hersteller)	116	8 (1,2)	5,15	8,15		2,87	Kalzium: 1,23 g	https://fdc. nal.usda. gov/fdc-app. html#/food-details/174305/ nutrients
Kite Hill: Almond Milk Ricotta Alternative	Almond Milk (Water, Almonds), Salt, Enzymes, Tartaric Acid, Cultures, *Übersetzung:* Mandelmilch (Wasser, Mandeln), Salz, Enzyme, Weinsäure, Kulturen,	246	21 (2)	9	9	4	0,40	Kalzium: 0,1 g	https://www. kite-hill.com/ our-food/ artisanal-delicacy/
Parmela Creamery: Nut Cheese Pepper Jack Slices	Nutmilk (Water, Cashews), Coconut Oil, Modified Food Starch, Potato Starch, Sea Salt, Peppers (Jalapeno, Habanero), Natural Flavor, Annatto, Yeast Extract, Cultures *Übersetzung:* Nussmilch (Wasser, Cashews), Kokosnussöl, modifizierte Stärke, Kartoffelstärke, Meersalz, Paprika (Jalapeno, Habanero), natürliches Aroma, Annatto, Hefeextrakt, Kulturen	286	25 (18)	21	7	0	0,91	Kalzium: 2 % DV	https://www. parmelacreamery.com/ products/ slices
Catalyst Creamery: Muenster Style H*mp Seed Cheese	Hemp milk (filtered water, hemp hearts), organic apple cider vinegar, organic coconut oil, tapioca, nutritional yeast, kappa carrageenan, sea salt, cultured cane sugar, organic mustard, organic onion powder, organic smoked paprika *Übersetzung:* Hanfmilch (gefiltertes Wasser, Hanfkerne), Bio-Apfelessig, Bio-Kokosöl, Tapioka, Nährhefe, Kappa-Carrageen, Meersalz, kultivierter Rohrzucker, Bio-Senf, Bio-Zwiebelpulver, Bio-Räucherpaprika	Nicht verfügbar							https://www. catalystcreamery.com/ cheesecave/ muenster

(Fortsetzung)

Tab. 9.1 (Fortsetzung)

Produkt	Inhaltsstoffe	kcal	F (SF)	CHO	P	B	S	Weitere	Website des Unternehmens
Cheeze & Thank You: Artisanal Herbed Feta	Organic tofu (water, organic whole soybeans, calcium sulfate, magnesium chloride), organic refined coconut oil, white wine vinegar, sea salt, less than 2 % of spice, vegan source lactic acid *Übersetzung:* Bio-Tofu (Wasser, ganze Bio-Sojabohnen, Kalziumsulfat, Magnesiumchlorid), raffiniertes Bio-Kokosöl, Weißweinessig, Meersalz, weniger als 2 % Gewürze, vegane Milchsäurequelle	214	16 (11)	4	7	0	1,46	Kalzium: 15 % DV	https://www.cheezeand-thankyou.com/cheezes
Cheeze & Thank You: Artisanal Mozzarella Capri	Organic soy milk (soybeans, water), organic refined coconut oil, tapioca flour, less than 2 % of garlic, sea salt, spice, kalamata olives, sundried tomato, kappa carrageenan, vegan source lactic acid *Übersetzung:* Bio-Sojamilch (Sojabohnen, Wasser), raffiniertes Bio-Kokosöl, Tapiokamehl, weniger als 2 % Knoblauch, Meersalz, Gewürze, Kalamata-Oliven, sonnengetrocknete Tomaten, Kappa-Carrageen, vegane Milchsäure	393	36 (29)	11	4	0	0,68	Kalzium: 2 % DV	https://www.cheezeand-thankyou.com/cheezes
Treeline Cheese: Classic	Cashew nuts, filtered water, vegan lactic acid, vegan *L. Acidophilus*, hickory smoked sea salt, *Übersetzung:* Cashewnüsse, gefiltertes Wasser, vegane Milchsäure, veganer *L. Acidophilus*, Hickory geräuchertes Meersalz,	500	39 (7)	18	18	4	0,45	Kalzium: 0,0 g	https://www.treeline-cheese.com/pages/classic
Treeline Cheese: Plain	Cashew nuts, filtered water, sea salt, lemon juice, vegan L, Acidophilus, *Übersetzung:* Cashewnüsse, gefiltertes Wasser, Meersalz, Zitronensaft, veganer *L. Acidophilus*,	321	25 (4)	14	7	0	0,46	Kalzium: 0,07 g	https://www.treeline-cheese.com/pages/plain

(Fortsetzung)

Tab. 9.1 (Fortsetzung)

Produkt	Inhaltsstoffe	kcal	F (SF)	CHO	P	B	S	Weitere	Website des Unternehmens
Happy Cheeze: Happy White	Cashews (64 %), water, salt, vegan fermentation and edible mold cultures, *Übersetzung*: Cashews (64 %), Wasser, Salz, vegane Fermentation und essbare Schimmelpilzkulturen,	359	27,3 (5,9)	13,3	13,9		1,2 (als NaCl)		https://happy-cheeze.com/products/vegane-camembert-kaese-alternative-dr-mannahs
The Frauxmagerie: Botanic True Blue	Raw cashews, nutritional yeast, vegan probiotics, salt, bacterial culture, filtered water *Übersetzung*: Rohe Cashews, Nährhefe, vegane Probiotika, Salz, Bakterienkulturen, gefiltertes Wasser	440	36 (4)	12	16	4	0,26	Kalzium: 4 % DV	https://thefrauxmagerie.com/product/botanic-true-blue/
Miyoko's Creamery: Aged Sharp English Farmhouse Cashew Milk Cheese	Organic Cashew Milk (Organic Cashews, Filtered Water), Organic Chickpea Miso (Organic Rice Koji (Organic Rice, Koji Spores), Organic Whole Chickpeas, Sea Salt, Water), Nutritional Yeast, Sea Salt, Natural Flavors (derived from Oregano, Plum, Flaxseed), Cultures *Übersetzung*: Bio-Cashewmilch (Bio-Cashews, gefiltertes Wasser), Bio-Kichererbsen-Miso (Bio-Reis-Koji (Bio-Reis, Koji-Sporen), Bio-Kichererbsen ganz, Meersalz, Wasser), Nährhefe, Meersalz, natürliche Aromen (aus Oregano, Pflaume, Leinsamen), Kulturen	393	29 (5)	25	14	4	0,71	Kalzium: 0,04 g	https://miyokos.com/products/vegan-cheese-wheel
Miyoko's Creamery: Organic Cashew Milk Mozzarella	Organic Cashew Milk (Filtered Water, Organic Cashews), Organic Coconut Oil, Organic Tapioca Starch, Sea Salt, Organic Agar, Mushroom Extract, Organic Konjac, Cultures, *Übersetzung*: Bio-Cashew-Milch (gefiltertes Wasser, Bio-Cashews), Bio-Kokosöl, Bio-Tapiokastärke, Meersalz, Bio-Agar, Pilzextrakt, Bio-Konjak, Kulturen,	214	18 (11)	4	4	0	0,75	Kalzium: 0,04 g	https://miyokos.com/products/fresh-vegan-mozzarella-cheese

(Fortsetzung)

Tab. 9.1 (Fortsetzung)

Produkt	Inhaltsstoffe	kcal	F (SF)	CHO	P	B	S	Weitere	Website des Unternehmens
Miyoko's Creamery: Cultured Vegan Cheddar Cheese Block	Miyoko's Cultured Vegan Milk (Oat Milk (Filtered Water, Organic Oats), Navy Beans, Organic Garbanzo Beans, Cultures), Filtered Water, Organic Coconut Oil, Faba Bean Protein, Potato Starch, Organic Tapioca Starch, Contains Less Than 2 % Of Sea Salt, Calcium Sulfate, Natural Flavors, Organic Yeast Extract, Organic Annatto, Organic Cultured Dextrose, Konjac, Organic Locust Bean Gum *Übersetzung:* Miyoko's Cultured vegane Milch (Hafermilch (gefiltertes Wasser, Bio-Hafer), Bohnen, Bio-Kichererbsen, Kulturen), gefiltertes Wasser, Bio-Kokosöl, Ackerbohnen-Protein, Kartoffelstärke, Bio-Tapiokastärke, enthält weniger als 2 % Meersalz, Kalziumsulfat, natürliche Aromen, Bio-Hefeextrakt, Bio-Annatto, Bio-Kulturdextrose, Konjac, Bio Johannisbrotkernmehl	250	16 (13)	18	11	0	0,96	Kalzium: 0,52 g	https://miyokos.com/products/cultured-vegan-farmhouse-cheddar-chunk
Nuts for Cheese: Organic Un-Brie-Lievable Wedge	Organic cashews, organic coconut oil, organic coconut milk, water, organic quinoa rejuvelac (water, organic quinoa), sea salt, nutritional yeast, organic chickpea miso (organic rice, organic chickpeas, sea salt, water, koji spores), fermented organic oregano extract (water, organic oregano, organic raw cane sugar, active cultures) *Übersetzung:* Bio-Cashews, Bio-Kokosöl, Bio-Kokosmilch, Wasser, Bio-Quinoa-Rejuvelac (Wasser, Bio-Quinoa), Meersalz, Nährhefe, Bio-Kichererbsen-Miso (Bio-Reis, Bio-Kichererbsen, Meersalz, Wasser, Koji-Sporen), fermentierter Bio-Oregano-Extrakt (Wasser, Bio-Oregano, Bio-Rohrohrzucker, aktive Kulturen)	467	43 (20)	17	10	3	0,67	Kalzium: 0,03 g	https://nutsforcheese.com/vegan-cheese-products/

(Fortsetzung)

Tab. 9.1 (Fortsetzung)

Produkt	Inhaltsstoffe	kcal	F (SF)	CHO	P	B	S	Weitere	Website des Unternehmens
Kuhmilchkäse									
Camembert	Pasteurisierte Milch, Salz, Starterkulturen, nicht-tierisches Lab (je nach Hersteller)	300	24 (15)	0,5	20	0	0,84	Kalzium: 0,39 g Vit. A: 241 µg Vit. B12: 1,3 µg	(USDA 2021)
Cheddar	Milch, Salz, Kulturen, Enzyme (Lab) (je nach Hersteller)	408	34 (19)	2,4	23	0	0,65	Kalzium: 0,71 g Vit. A: 316 µg Vit. B12: 1,1 µg	(USDA 2021)
Mozzarella	Pasteurisierte Kuhmilch, Salz, nicht-tierisches Lab, Starterkulturen (je nach Hersteller)	298	20 (12)	4,4	24	0	0,7	Kalzium: 0,69 g Vit. A: 203 µg Vit. B12: 1,7 µg	(USDA 2021)
Parmigiano Reggiano	Milch, Salz, tierisches Lab (je nach Hersteller)	393	29 (21)	0	32	0	0,68	Kalzium: 1,25 g Vit. A: 1071 IU	(USDA 2021)

alle mit relativ ähnlichen Verarbeitungsmethoden hergestellt werden. Im Allgemeinen wird Käse durch die kontrollierte Agglomeration von Milchproteinen hergestellt (insbesondere Kaseinen), was zu einem gelierten Produkt mit halbfesten Eigenschaften führt. Die Agglomeration der Kaseine wird in der Regel durch Säuerung und/oder Enzymzusatz herbeigeführt, was zur Bildung eines Käsebruchs führt. Der Bruch wird dann von den nicht aggregierten Komponenten als Molke abgetrennt (Johnson 2017). Üblicherweise wird Käse nach seiner Art (Lab-, Frisch- oder Schmelzkäse), seiner Textur (z. B. Weichkäse, halbfester Schnittkäse, Schnittkäse, Hartkäse) und der verwendeten Milch (z. B. Kuh, Büffel oder Ziege) klassifiziert. Es sind jedoch noch viel mehr Käsesorten bekannt und viele von ihnen folgen regionalen Traditionen und Vorschriften. Im weiteren Verlauf dieses Abschnitts werden die Verarbeitungsprozesse zur Herstellung von Käse auf tierischer Basis und seine physikochemischen Eigenschaften kurz beschrieben.

9.2.2.1 Inhaltsstoffe

Käse wird aus Milch hergestellt, einer nährstoffreichen Flüssigkeit, die von den Milchdrüsen der Säugetiere zur Ernährung ihres Nachwuchses produziert wird (Fox und McSweeney 2017). Im Prinzip kann jede kaseinreiche Milch zur Käseherstellung verwendet werden, am häufigsten wird jedoch Milch von Kühen, Ziegen, Büffeln und Schafen verwendet. Seltenere handwerklich hergestellte Käsesorten werden aus der Milch anderer Tierarten wie von Eseln, Kamelen, Lamas und Elchen hergestellt (Faccia et al. 2019; Holsinger et al. 1995; Konuspayeva et al. 2017). Im Folgenden werden wir uns hauptsächlich mit Kuhmilch beschäftigen, da sie die am häufigsten für die Käseherstellung verwendete Milch ist.

Die Qualität der Kuhmilch hängt von einer Vielzahl von Faktoren ab, wie z. B. Rasse, Laktationsstadium, Klima, Futtermittel und Art des Haltungssystems (Franzoi et al. 2019). Eine Studie an 2800 Holstein-Friesian-Kühen zeigte beispielsweise, dass der durchschnittliche Kaseingehalt in den ersten 10 Tagen der Laktation bei 3,05 % lag, im zweiten Monat auf unter 2,50 % sank und im elften Monat auf 2,96 % anstieg. Ähnliche Abhängigkeiten wurden für Faktoren wie Alter und Jahreszeit festgestellt (Ng-Kwai-Hang et al. 1982). Außerdem wird die Milchqualität durch die Lagerungsbedingungen vor der Weiterverarbeitung beeinflusst. Im Allgemeinen muss die für die Käseherstellung verwendete Milch bestimmte Qualitätsstandards erfüllen, wie z. B. die Abwesenheit antimikrobieller Komponenten, eine geringe mikrobielle Belastung (einschließlich Sporen und relevanter Krankheitserreger/coliformer Keime), pH-Wert, die Anzahl somatischer Zellen und die Empfindlichkeit gegenüber der Fermentation mit Starterkulturen und Lab (Metz et al. 2020).

Die Hauptbestandteile der Milch sind Wasser (87 %), Laktose (4 bis 5 %), Fett (3 bis 4 %), Protein (3 %), Mineralstoffe (0,8 %) und Vitamine (0,1 %) (McClements et al. 2019). Das Vorhandensein von Proteinen und Kalzium in der Milch ist für die Herstellung von Käse besonders wichtig. Der Gehalt an diesen Bestandteilen beeinflusst den Ertrag und die Qualität des Käses. In der Regel spielt die Kaseinfraktion, die etwa 80 %

der Gesamtproteine in der Milch ausmacht, die wichtigste Rolle bei der Käseherstellung. Die Molkenproteinfraktion, die die restlichen 20 % der Gesamtproteine ausmacht, ist allerdings auch für einige Käsesorten (z. B. Ricotta) von Bedeutung. Die Kaseine in der Milch bilden Mizellen, die als natürliche Nanopartikel mit einem mittleren Durchmesser von etwa 200 nm klassifiziert werden können. Kaseine setzen sich aus mehreren Unterproteinfraktionen zusammen, die in der Milch in unterschiedlichen Konzentrationen vorhanden sind: α_{S1}-, β-, α_{S2} - und κ-Kaseine (Farrell et al. 2004). Diese Subproteinfraktionen werden in den Kaseinmizellen durch hydrophobe Wechselwirkungen und Salzbrücken (Kalziumphosphat-Nanocluster) zusammengehalten (Lucey und Horne 2018). Einzelne Kaseinmizellen werden normalerweise durch die Anwesenheit von glykosyliertem κ-Kasein an der Mizellenoberfläche daran gehindert zu aggregieren. Der hydrophile Teil dieses Moleküls (das „Glykomakropeptid") ragt in die umgebende wässrige Phase hinein und erzeugt eine starke sterische und elektrostatische Abstoßung zwischen den Kaseinmizellen. Dadurch wird eine hydrophile „haarige Schicht" an ihren Oberflächen gebildet, die den hydrodynamischen Radius der Mizellen um etwa 5–10 nm erhöht (Dalgleish 2011). Bei der Käseherstellung unter Verwendung von Lab wird das κ-Kasein durch dieses Enzym teilweise hydrolysiert, was zur Freisetzung des hydrophilen Glykomakropeptids führt. Dadurch wird die sterische und elektrostatische Abstoßung zwischen den Kaseinmizellen verringert, was ihre Aggregationsneigung fördert. Daher ist die Käseherstellung bei Milch mit geringem κ-Kaseingehalt in der Regel nicht möglich (Hallén et al. 2010).

9.2.2.2 Käseherstellung

Das Hauptziel der Käseherstellung besteht darin, aus flüssiger Milch einen viskoelastischen Feststoff herzustellen. Bei der Herstellung wird ein Sol-Gel-Übergang induziert und der entstandene Käsebruch abgetrennt, welcher in der Regel einen etwa 10-fach höheren Proteingehalt als die ursprüngliche Milch aufweist. Im Folgenden werden die wichtigsten Verarbeitungsprozesse zur Käseherstellung beschrieben (Kammerlehner

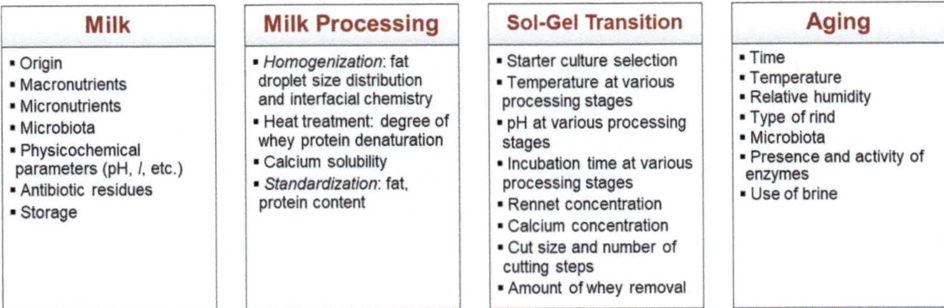

Abb. 9.1 Übersicht über einige wichtige Parameter, die bei der der Käseherstellung die Textur und den Geschmack Käses beeinflussen. Modifiziert aus (Hinrichs 2014)

2009; Kessler 2002; McSweeney et al. 2017), welche typischerweise eine Reihe von Verarbeitungs- und Reifungsschritten umfasst (Abb. 9.1 und 9.7):

- *Pasteurisierung:* Die für die Käseherstellung verwendete Milch wird normalerweise pasteurisiert, um Krankheitserreger zu inaktivieren, die mikrobielle Gesamtbelastung zu verringern und Enzyme zu inaktivieren, die den Reifungsprozess des Käses beeinträchtigen könnten. In der Regel wird dies durch eine Kurzzeiterhitzung erreicht, bei der die Milch 15–30 s lang auf 72–74 °C erhitzt wird. Ein Vorteil dieser Methode ist, dass sie nicht zu einer starken Denaturierung der Milchproteine führt. Eine starke Denaturierung würde sich negativ auf ihre Fähigkeit auswirken, die für die Käseherstellung erforderlichen gelartigen Strukturen zu bilden (Hougaard et al. 2010).
- *Standardisierung:* Die Zusammensetzung der für die Käseherstellung verwendeten Milch wird in der Regel standardisiert, um die für die jeweilige Käsesorte erforderliche spezifische Zusammensetzung zu erreichen (z. B. Fett- und Proteingehalt). Der Fettgehalt wird standardisiert, indem Vollmilch, Rahm und/oder Magermilch in unterschiedlichen Verhältnissen gemischt werden. Alternativ können automatisierte Verarbeitungsanlagen eingesetzt werden, welche die Rahm- und Magermilchphasen nach der Separation durch Steuerung des Volumenstroms und unter Verwendung kontinuierlicher Fettgehaltsmessungen mischen (z. B. durch Dichte- oder Infrarotspektroskopiemessungen). Der Proteingehalt wird in der Regel durch Filtrationsverfahren wie Mikrofiltration und/oder Ultrafiltration standardisiert.
- *Säuerung:* Die Umwandlung von Laktose in Milchsäure durch Bakterien spielt bei den meisten Käseherstellungsverfahren eine entscheidende Rolle und hat einen Einfluss auf die Käseeigenschaften. Normalerweise sinkt der pH-Wert in den ersten 24/48 h der Käseherstellung auf etwa 5,6 bis 4,9 (mit Lab koagulierter Käse) bzw. 4,9 bis 4,5 (mit Säure koagulierter Käse), bevor er während der Reifung ansteigt. Je nach Käsesorte kann der finale pH-Wert nach der Reifung zwischen 5,1 und 7,0 liegen. Verschiedene mesophile und thermophile Milchsäure- und Propionsäurebakterien werden der Milch zugesetzt, um diese Säuerung zu bewirken. Die Senkung des pH-Wertes beeinflusst Prozessparameter wie Enzymaktivität, Synärese, Kalziumlöslichkeit und Proteolyse.
- *Gerinnung/Dicklegung:* Je nach gewünschter Käsesorte kann der Sol-Gel-Übergang auf unterschiedliche Weise erreicht werden. Bei labkoaguliertem Käse wird der pH-Wert auf 6,7 bis 6,3 gesenkt und Lab zugesetzt, um die Proteinaggregation zu induzieren. Lab ist ein Gemisch aus Proteasen, das hauptsächlich aus der Endopeptidase Chymosin besteht. Chymosin spaltet das Glykomakropeptid von κ-Kasein ab, was zur Aggregation der Kaseinmizellen führt. Bei säuregefällten Käsen wird der pH-Wert auf 4,6 eingestellt und dadurch die Proteinaggregation induziert (oder etwas höher, wenn geringe Mengen Lab zugesetzt werden). Bei einigen Käsesorten, wie z. B. Ricotta, wird die Säuerung mit einer Wärmebehandlung kombiniert, um die gewünschten Textureigenschaften des Endprodukts zu erreichen.

- *Verarbeitung des Käsebruchs:* Nachdem eine ausreichende Kaseinaggregation erreicht ist, kann der Bruch in kleinere Stücke geschnitten werden. Damit wird die Freisetzung der flüssigen Molke aus dem Käsebruch gefördert. Die Größe dieser Stücke beeinflusst die Härte des Endprodukts: je kleiner die Stücke, desto härter der Käse. Bei einigen Käsesorten wird der Käsebruch jedoch nicht geschnitten, z. B. bei Quark. Die Menge der freigesetzten Molke hängt auch von der Bearbeitungszeit ab. Kürzere Schnittzeiten werden für Weichkäse mit hohem Wassergehalt verwendet, während längere Schnittzeiten für Halbweich- und Hartkäse mit geringerem Wassergehalt verwendet werden. Bei einigen Käsesorten wird die Synärese durch Erhitzen des Bruchs auf etwa 36 bis 55°C weiter gefördert, um die hydrophoben Wechselwirkungen zwischen den Kaseinmolekülen zu verstärken und so den Austritt der flüssigen Molke zu fördern. Ein Teil der vorhandenen Milchsäure und Laktose im Bruch kann durch einen zusätzlichen Waschschritt entfernt werden, um ein weiteres Absinken des pH-Wertes zu verhindern (falls erforderlich). Anschließend wird der Käsebruch in Formen gefüllt, gepresst und (je nach Käsesorte) in einem Salzbad inkubiert.
- *Reifung:* Die Reifung des Käses erfolgt in der Regel bei 10–25°C über einen Zeitraum von mehreren Tagen bis zu mehreren Wochen. In der Regel werden nach der ersten Reifungsphase niedrigere Temperaturen verwendet, wenn die Reifezeit mehrere Wochen oder Monate lang ist. Der Wasserverlust während des Reifungsprozesses führt zur Bildung einer natürlichen Rinde und erhöht die Härte des Käses (wenn er nicht in Plastikbeuteln gereift ist). Während der Reifung wird die Protein-Fett-Matrix des Käses durch Proteolyse und Lipolyse teilweise abgebaut, wodurch sich die Mikrostruktur, die Textur und der Geschmack verändern. Außerdem werden in den ersten Tagen die Laktose und das Laktat in Zwischenprodukte umgewandelt. Die aus diesen Prozessen resultierenden Zwischenprodukte werden weiter in eine Vielzahl verschiedener Aromaverbindungen umgewandelt, die für die einzigartigen Geschmacksprofile der verschiedenen Käsesorten verantwortlich sind. Diese Prozesse sind das Ergebnis von enzymatischer Umwandlung sowie von mikrobieller Aktivität, die noch in der Milch vorhanden ist oder durch Starterkulturen induziert wird. Die unterschiedlichen Geschmacksprofile der verschiedenen Käsesorten sind hauptsächlich auf die verschiedenen aromatischen Moleküle zurückzuführen, die von den verschiedenen Enzymen und Mikroorganismen im Reifungsprozess des Käses gebildet werden. Bei der Herstellung einiger Käsesorten wird zusätzlich die Oberfläche des Käses mit Reifungskulturen wie Hefen und Bakterien bestrichen (Dugat-Bony et al. 2015). Hefen sind in der Regel die erste mikrobielle Spezies, die auf der Käserinde wächst. Sie verstoffwechseln die von den Starterkulturen produzierte Milchsäure und desaminieren Aminosäuren, wodurch der pH-Wert ansteigt und das anschließende Bakterienwachstum erleichtert wird.

Die oben beschriebenen Vorgänge führen zur Herstellung eines viskoelastischen, halbfesten Produkts, das ein charakteristisches Aussehen, eine charakteristische Textur und ein charakteristisches Geschmacksprofil aufweist. Die meisten handelsüblichen Milchkäsesorten folgen diesem übergreifenden Herstellungsschema, allerdings mit einigen Abweichungen (wie im nächsten Abschnitt beschrieben). Dieser Prozess wurde über mehrere Jahrhunderte entwickelt, verbessert und verfeinert. Im Prinzip können Käseprodukte auf pflanzlicher Basis nach einem analogen Verfahren hergestellt werden. Sie können jedoch auch über andere Verarbeitungswege hergestellt werden, die später beschrieben werden.

9.2.2.3 Beispiele für die Herstellung von bestimmten Käsesorten

Der im vorangegangenen Abschnitt beschriebene allgemeine Prozess der Käseherstellung kann individuell verändert werden, um verschiedene Käsesorten zu produzieren. Im Prinzip können alle beschriebenen Materialien und Verfahren (Milch, Pasteurisierung, Standardisierung, Säuerung, Gerinnung, Käsebruchverarbeitung und Reifung) verändert werden, um ein Käseprodukt mit unterschiedlichen Eigenschaften zu erhalten (Coker et al. 2005). Dies führt zu einer großen Vielfalt an Parametern, die verändert werden können (Abb. 9.1). Als Beispiel sollen hier Camembert und Cheddarkäse beschrieben werden, die sich in Textur und Geschmack deutlich unterscheiden. Weitere Einzelheiten zu den Herstellungsprozessen verschiedener Käsesorten sind in Kammerlehner (2009) beschrieben.

- *Camembert:* Camembert ist ein Weichkäse mit einem Fettgehalt in der Trockenmasse von etwa 45–60 % und einem NaCl-Gehalt von unter 2 %. Die Milch wird zunächst auf einen Fettgehalt von etwa 3 % oder mehr standardisiert und dann 15 s bei 72 °C pasteurisiert (wenn Käse nicht aus Rohmilch hergestellt wird) Nach dem Abkühlen auf 30–32 °C werden Starterkulturen (wie *Lactococcus lactis* subsp. *lactis* und *cremoris*) und Oberflächenreifungskulturen (wie *Penicillium candidum, Geotrichum candidum* und *Kluyveromyces marxianus*) zugesetzt. Die Milch wird dann fermentiert, bis ein pH-Wert von etwa 6,5 bis 6,3 erreicht ist. Dann wird Lab zugegeben und die Mischung 15 bis 20 min lang inkubiert. Der gebildete Bruch wird in Stücke von etwa 15 bis 20 mm geschnitten. Etwa 10 bis 20 % der Ausgangsmenge werden bei einem pH-Wert von etwa 5 bis 6 als Molke abgetrennt, bevor der Käsebruch weiter mechanisch behandelt wird, um die Synärese zu fördern. Anschließend werden weitere 15 bis 30 % der Molke abgetrennt. Der so entstandene Bruch wird in Käseformen überführt und 10 bis 20 h lang ohne Druck geformt. Anschließend wird der Käse (pH 4,5–5,2) etwa 100 min lang in einer Salzlösung mit einer NaCl-Konzentration von 16 bis 18 % und einem pH-Wert von 4,9 bei 16 bis 20 °C inkubiert. Schließlich wird der Käse getrocknet und 6 bis 11 Tage bei 12 bis 17 °C und 85 bis 95 % relativer Luftfeuchtigkeit gelagert, um das Wachstum des Oberflächenschimmels zu initiieren und zu fördern. Der hergestellte Camembert-Käse hat nach der Herstellung im Kern einen pH-Wert von etwa 7.
- *Cheddar:* Cheddar ist ein Hartkäse mit einem Fettgehalt in der Trockenmasse von >48 %. Die Rohmilch wird auf etwa 3,2 bis 3,5 % Fett standardisiert und 15 s lang bei 72 °C pasteurisiert, dann auf etwa 30 °C abgekühlt und mit Starterkulturen (in der

Regel *Lactococcus lactis* subsp. *cremoris*) angeimpft. Die Milch wird inkubiert, bis ein pH-Wert von 6,6 bis 6,5 erreicht ist und dann wird Lab zugegeben. Nach etwa 45 min wird der Bruch in 4 bis 5 mm große Stücke geschnitten und der Käsebruch 20 bis 25 min lang gerührt. Anschließend wird der Käsebruch 20 bis 25 min lang auf 38°C erhitzt, wobei 50 bis 60 % (von der Ausgangsmasse) der Molke bei einem pH-Wert von etwa 6,0 entfernt werden. Danach wird der Käsebruch in Blöcke geschnitten und mehrmals gewendet, um den Abzug der Molke zu fördern. Schließlich werden die Blöcke bei einem pH-Wert von 5,3 bis 5,4 erneut in Stücke von etwa 4 mm geschnitten. Anschließend wird Salz hinzugefügt (3 %) und der Käse in Formen gefüllt. Der Käse wird durch sein Eigengewicht oder durch zusätzlichen Druck gepresst, an der Oberfläche getrocknet und bis zu mehreren Monaten in Paraffinfolie gelagert, wobei er einen pH-Wert von etwa 5,0 bis 5,4 erreicht.

Die große Vielfalt an Milchkäsesorten ist das Ergebnis von individueller Feinabstimmung dieser Prozesse, die Milch in Produkte mit charakteristischen physikochemischen und sensorischen Eigenschaften wie Aussehen, Textur und Geschmack umwandeln.

Diese Prozesse führen zu einer typischen Mikrostruktur, die Käse zu einem beliebten Lebensmittel macht. Diese resultierende Mikrostruktur von zwei Käsesorten ist beispielhaft in Abb. 9.2 dargestellt. Parmigiano Reggiano weist ein kontinuierliches, durch Lab

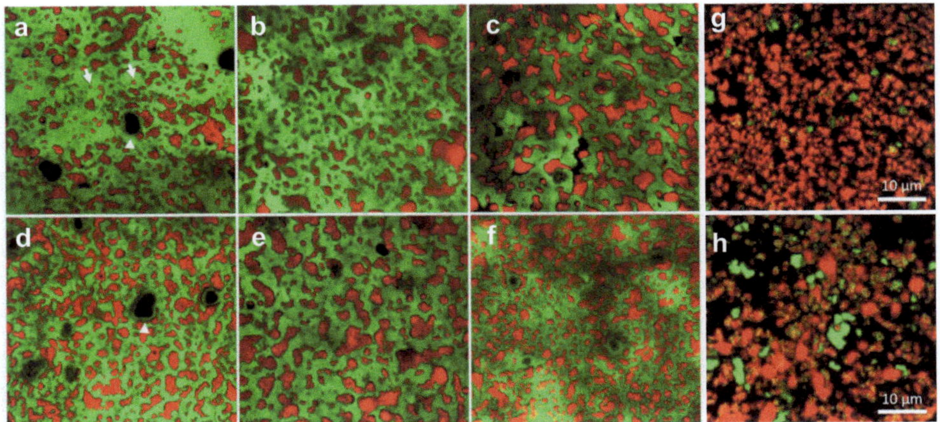

Abb. 9.2 Mikrostruktur von Parmigiano Reggiano nach 12 bis 50 Monaten Reifung (**a–f**), Frischkäse mit verschiedenen Stabilisatoren (Carrageen, Johannisbrotkernmehl; **g** und (Carrageen, Johannisbrotkernmehl, Gelatine, Zitrusfasern; **h**, dargestellt durch konfokale Laser-Scanning-Mikroskopie. Die Pfeile zeigen intakte Fettkügelchen. Die grüne Farbe zeigt das Protein, die rote Farbe die Fettphase. Modifiziert aus (Alinovi et al. 2020; D'Incecco et al. 2020) unter CC BY 4.0 (http://creativecommons.org/licenses/by/4.0/)

induziertes Kaseinprotein-Netzwerk mit eingebetteten, teilweise koaleszierten Fettkügelchen auf. Frischkäse hat dahingegen eine Struktur aus kleinen Fettkügelchen, die von Proteinaggregaten und mit Molke gefüllten Poren umgeben sind (Wolfschoon Pombo 2021).

9.2.2.4 Wichtige physikalische, chemische und funktionelle Eigenschaften

Ein Käseherstellungsprozess dient der Umwandlung von Milch in eine bestimmte Art von Käse. Von den verschiedenen Käsesorten werden unterschiedliche Material- und Funktionseigenschaften erwartet. Pizzakäse sollte z. B. eine angemessene Schmelz- und Dehnbarkeit aufweisen. In diesem Abschnitt gehen wir auf einige der wichtigsten Eigenschaften von Käse ein, insbesondere auf die Textur, das Aussehen, die Schmelzeigenschaften, die sensorischen Attribute und die Verarbeitungsfähigkeit sowie auf die Methoden zur Messung dieser Parameter.

Textureigenschaften und Erscheinungsbild
Bei der Entwicklung von Käse auf pflanzlicher Basis ist es wichtig, die Farbe und Textur von echtem Käse nachzuahmen. Farbmessungen ($L^*a^*b^*$) einer Reihe von Käsesorten auf tierischer und pflanzlicher Basis sind in Tab. 9.2 zusammengefasst. Diese Ergebnisse zeigen, dass die Farbe von echtem Cheddar leicht hell ($L^* = 53$ bis 58), ein bisschen rötlich (a$^* = +6$ bis $+7$) und stark gelblich (b$^* = +28$ bis $+32$) ist, während die Farbe der pflanzlichen Alternativen andere Werte aufweisen: $L^* = 36$ bis 51, $a^* = +6$ bis $+23$, $b^* = +24$ bis $+44$.

Was die texturellen Eigenschaften betrifft, so weist Käse sowohl viskose als auch elastische Eigenschaften auf und kann häufig als viskoelastischer Feststoff eingestuft werden (Kap. 4). Die Textureigenschaften werden in der Regel durch Zug- und Dehnungsversuche sowie durch rheologische Verfahren analysiert. Häufig werden Texturprofilanalysen (Doppelkompressionstests) durchgeführt, um Einblicke in die texturellen Eigenschaften von Käse zu erhalten (Tab. 9.2). Die Ergebnisse zeigen, dass die Härte der verschiedenen pflanzlichen Käsesorten (8,4–19 kg) der von echtem Cheddar-Käse (15–16 kg) recht ähnlich ist. Die Härte gibt Aufschluss über die benötigte Kraft zur Verformung des Materials. Andere wichtige Parameter dieser Messungen sind: (*i*) *Elastizität (,,springiness")*, die die Fähigkeit des Materials beschreibt, sich von einer Verformung zu erholen und nach der ersten Verformung wieder in die ursprüngliche Form zurückzugehen; (*ii*) *Adhäsionskraft (,,adhesiveness")*, die die Tendenz eines Materials beschreibt, an einem anderen Material (z. B. Zunge, Messer) zu haften; (*iii*) *Kohäsionskraft (,,cohesiveness")*, beschreibt das Ausmaß der plastischen Verformung und die Fähigkeit des Materials, einer zweiten Verformung standzuhalten; und (*iv*) *Kaubarkeit (,,chewiness")*, die den Widerstand gegen die Zersetzung während des Kauens beschreibt (Fox et al. 2017). So sollte beispielsweise Mozzarella eine geringe Härte und eine hohe Kohäsivität aufweisen, während Cheddar-Käse die entgegengesetzten Eigenschaften haben sollte.

Tab. 9.2 Vergleich einiger Farb- und Textureigenschaften von Käse auf tierischer und pflanzlicher Basis. Eine Methodenbeschreibung der Texturprofilanalyse ist in Kap. 4 zu finden. Die Messungen der Textur und Farbe von Milch- und Pflanzenkäse wurden im Labor der Autoren durchgeführt. Die Autoren danken Kanokporn Leethanapanich (UMass) für die freundliche Bereitstellung der Daten.

Produkt	Farbwerte			Texturprofil-Analyse					
	L^*	a^*	b^*	Härte (g)	Adhäsion (g sec)	Resilienz (%)	Kohäsion	Elastizität %	Kaubarkeit
Grafton village 2 year aged cheddar cheese	58,0	5,7	31,7	15 300	−489	3,82	0,14	39,5	845
Kerrygold Skellig sweet natural cheese	53,6	7,4	28,8	15 300	−269	2,78	0,10	23,7	367
Kerrygold reserve cheddar cheese	55,6	6,0	28,0	16 000	−180	3,1	0,10	27,3	439
Miyoko's creamery cultured vegan cheese block	35,6	17,1	32,7	18 000	−245	9,9	0,24	38,8	1680
Violife Epic Mature cheddar flavor block	51,2	5,8	24,4	19 200	−31,2	24,2	0,43	41,2	3290
Violife Just like Cheddar slice 100 % Vegan	46,3	22,1	41,8	16 100	−23,3	41,3	0,74	42,0	4970
Daiya deliciously dairy-free cheddar style slices	45,0	23,4	44,1	8 380	−144,1	4,9	0,09	36,9	282
365 by Whole Foods Market plant-based cheddar cheese alternative	43,5	18,6	32,8	14 000	−56,1	31,4	0,62	36,7	3200

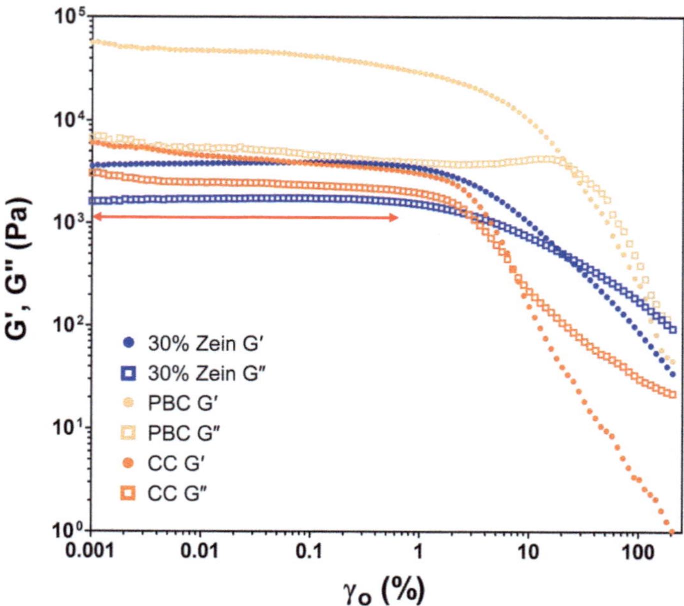

Abb. 9.3 Amplitudensweeps von tierischem Cheddar-Käse (CC), Cheddar-Käse auf Pflanzen-basis (PBC) und 30 %igem Zein-„Käse". Der horizontale Pfeil zeigt den ungefähren Bereich des linearen viskoelastischen Bereichs des Zein-käses an. Käse auf pflanzlicher Basis kann andere Textureigenschaften aufweisen, wie hier mit höheren elastischen Eigenschaften (G') und einem anderen Fließgrenzen im Vergleich zu normalem Käse gezeigt wird. Modifiziert und nachgedruckt mit Genehmigung von Elsevier aus (Mattice und Marangoni 2020)

Weitere Einblicke in die viskoelastischen Eigenschaften von Käse können mithilfe der Rheologie gewonnen werden. Abb. 9.3 zeigt einen Amplitudensweep für Cheddar-Käse und zwei Modell-Käsesorten auf pflanzlicher Basis. Hierbei wird der linear viskoelastische Bereich eines Käseprodukts durch Messung von G' und G" in Abhängigkeit von der angelegten Deformation (oder Spannung) bestimmt. Innerhalb dieses Bereichs wird die Käsestruktur durch die aufgebrachte Spannung nicht irreversibel verformt, aber oberhalb dieses Bereichs findet eine plastische Deformation statt. Wie in Abb. 9.3 dargestellt, können Käse auf pflanzlicher Basis sehr unterschiedliche Schermoduln und Fließgrenzen aufweisen, was zu unterschiedlichen Eigenschaften beim Schneiden, Kauen und Verarbeiten führt. Außerdem ist G' größer als G", weil die Käsesorten überwiegend elastische Materialien sind (bei relativ geringen Deformationen). Höhere G'-Werte und die höhere Fließgrenze des Cheddarkäses auf pflanzlicher Basis deuten darauf hin, dass er mehr Textur hat und mehr Elastizität aufweist.

Weitere Methoden zur Beschreibung des viskoelastischen Verhaltens von Käse sind Kriech- und Spannungsrelaxationstests. Diese Tests können unter Scher- oder Normalkraft-bedingungen durchgeführt werden. Bei diesen Tests wird das Material im linearen visko-elastischen Bereich unter konstanter Spannung (Kriechen) oder De formation(Relaxation) verformt, und die resultierende Deformation bzw. Spannung wird gemessen (siehe Kap. 4). Um mehr Einblick in dieses Materialverhalten zu erhalten, wurden verschiedene Modelle zur Beschreibung der viskoelastischen rheologischen Eigenschaften von Käse verwendet (Muthukumarappan und Swamy 2017):

- *Maxwell-Modell:* Beschreibt die Rheologie eines Materials unter Verwendung einer Kombination aus einer Feder und einem Dämpfer in Serienschaltung. Es eignet sich für die Modellierung von Spannungsrelaxationsexperimenten, d. h. für Messungen der zeitlichen Veränderung der Spannung unter konstanter Verformung. Das Maxwell-Modell wurde verwendet, um die Textureigenschaften von normalem und fettreduziertem Käse zu beschreiben.
- *Voigt-Kelvin-Modell:* Beschreibt die Rheologie eines Materials mithilfe einer Kombination aus zahlreichen Federn und Dämpfern, die seriell und parallel angeordnet sind (Abb. 9.4). Es eignet sich für die Modellierung von Kriechversuchen, d. h. von Messungen der Deformation eines Materials, wenn eine konstante Spannung angelegt wird. Das Voigt-Kelvin-Modell wurde verwendet, um die rheologischen Eigenschaften von Cheddar- und Mozzarella-Käse zu beschreiben.
- *Peleg-Modell:* Dieses Modell verwendet den folgenden Ausdruck zur Beschreibung von Spannungs-Relaxations- und Kriechkurven:

$$\frac{t}{Y(t)} = \frac{1}{ab} + \frac{t}{a} \tag{9.1}$$

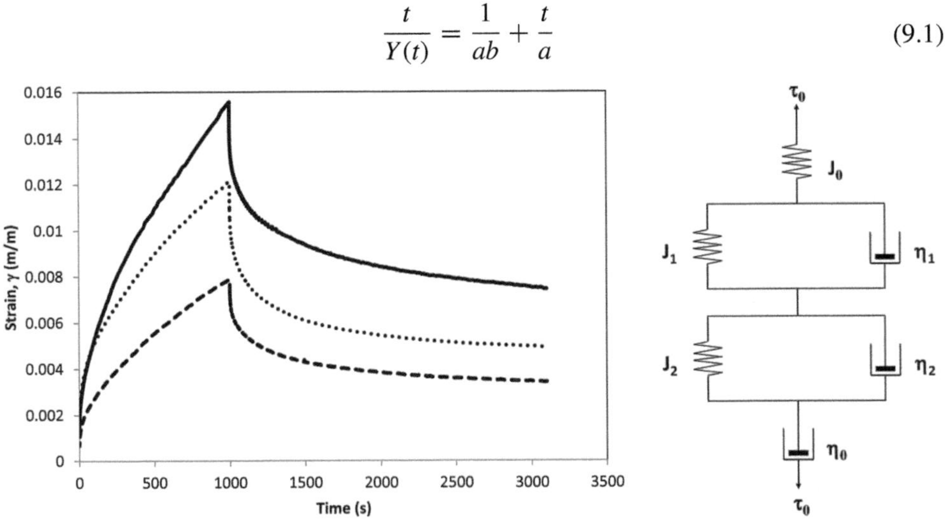

Abb. 9.4 Käse ist ein viskoelastisches Material. Die viskoelastischen Eigenschaften können durch Kriech- und Relaxationsversuche analysiert werden (siehe Kap. 4), die wiederum durch verschiedene Modelle beschrieben werden können. Hier ist ein Kriechversuch für verschiedene Mozzarella-Käse dargestellt, bei dem ein Spannungssprung von $\tau = 0$ auf τ_0 erfolgt und τ_0 anschließend konstant gehalten wird. Gemessen wird die resultierende Deformation mit anschließender Rückbildung der Struktur nach Wegnahme der Spannung. Ein solches Verhalten kann durch eine Reihe von Voigt-Kelvin-Elementen aus parallelen Federn und Stoßdämpfern modelliert werden. Nachgedruckt mit Genehmigung von Elsevier aus (Sharma et al. 2017)

Dabei ist $Y(t)$ der Abklingkoeffizient, t die Relaxationszeit, a das Ausmaß des Spannungsabbaus während der Relaxation und b die Rate der Spannungsrelaxation (Peleg 1979). Ist $a = 0$ und $b = 0$, dann relaxiert sich die Spannung überhaupt nicht (ideal elastischer Festkörper). Umgekehrt, wenn $a = 1$ und $b = 1$ ist, erreicht das Spannungsniveau seinen Minimalwert (ideale Flüssigkeit). Dieses Modell wurde verwendet, um die Rheologie von Edamer Käse zu beschreiben.

Mehrere Parameter beeinflussen die texturellen Eigenschaften von Käseprodukten. Einige der wichtigsten sind die Zusammensetzung der Milch (Standardisierung), Verfahrensschritte wie Homogenisierung (für einige Käsesorten) und thermische Verarbeitung (für die meisten Käsesorten) sowie produktspezifische Herstellungsvariablen (wie Labkonzentration, Kalziumkonzentration, Natriumkonzentration, pH-Wert und Menge der entfernten Molke). So kann beispielsweise die Anreicherung von Käse mit Kalzium und Phosphor vor der Labzugabe zu einer Erhöhung der Härte, der Elastizität, der Kohäsion und der Kaubarkeit führen (Chevanan et al. 2006).

Die Reifungsphase ist entscheidend für die Kontrolle der texturellen Eigenschaften von Käse (Irudayaraj 1999). Dies liegt daran, dass sie eine partielle Proteolyse des Kaseins induziert und dadurch das Proteinnetzwerk verändert wird sowie Peptide aus den Kaseinen freigesetzt werden. Diese Prozesse können die Härte des Käses in Abhängigkeit vom pH-Wert und dem Wasser-Kasein-Verhältnis erhöhen oder verringern (Lawrence et al. 1987). So neigt beispielsweise ein Cheddar-Käse infolge der Proteolyse zu steigenden Härtewerten. Dahingegen entwickelt Camembert-Käse eine eher weiche und cremige Textur während der Reifung. Dies liegt an der Diffusion von Kalzium in die äußeren Schichten und des Anstiegs des pH-Werts, was wiederum die Proteinlöslichkeit erhöht und die Kalziumlöslichkeit verringert. Die Texturunterschiede werden zudem mit dem Wasser-Kasein-Verhältnis in Verbindung gebracht, das bei Cheddar niedrig und bei Camembert hoch ist (Irudayaraj 1999; Schlesser et al. 1992). Es sei darauf hingewiesen, dass einige Käsesorten nicht gereift sind (z. B. Ricotta, Hüttenkäse und frischer Pasta filata-Käse) und die texturellen Eigenschaften dieser Produkte hauptsächlich durch die verwendeten Verarbeitungsschritte erreicht werden.

Ein weiterer wichtiger Texturfaktor ist der pH-Wert, da er eine Reihe von physikochemischen Parametern beeinflusst. Die elektrostatischen Wechselwirkungen und die Löslichkeit von Milchproteinen werden durch den pH-Wert beeinflusst, wodurch sich die Art des gebildeten 3D-Protein-Netzwerks beeinflussen lässt. Außerdem hängt die Wasserlöslichkeit von Kalzium vom pH-Wert ab und dadurch auch die Fähigkeit Wechselwirkungen zwischen den Proteinmolekülen zu fördern. Typischerweise wird eine weichere Struktur bei Lab-induzierten Käsen erzielt, wenn der pH-Wert näher am isoelektrischen Punkt der Kaseine liegt, da dadurch mehr Kalzium gelöst und das Kaseinnetzwerk geschwächt wird (Pastorino et al. 2003). Wenn zum Beispiel der pH-Wert bei der Camembert-Herstellung ausreichend niedrig ist, wird mehr Kalzium in der Molkefraktion gelöst. Wenn der pH-Wert während der Reifungsphase dann wieder ansteigt, wird der Käse weicher und kann sogar flüssig werden, weil weniger Kalziumionen für die Kaseinvernetzung zur Verfügung stehen. Dies führt zu einer höheren Proteinlöslichkeit während der Reifungsphase und damit zu einer niedrigeren Gelfestigkeit (Batty et al. 2019).

Schmelzfähigkeit
Das Schmelzverhalten ist ein weiteres wichtiges Qualitätsmerkmal vieler Käsesorten. Die meisten Käsesorten neigen dazu, im Temperaturbereich von 30 bis 75°C weich zu werden (Abb. 9.5) (Karoui et al. 2003; Ray et al. 2016; Schenkel et al. 2013a, b). Einige Käsesorten schmelzen jedoch beim Erhitzen nicht. Dies liegt an den starken Proteinnetzwerken, die durch zahlreiche kovalente Bindungen zusammengehalten werden (Lucey et al. 2003). Die Schmelzeigenschaften von Käse sind besonders wichtig für Käsesorten, die als Pizzabelag verwendet werden. Der Gel-Sol-Übergang, der für das Schmelzen von Käse verantwortlich ist, ist hauptsächlich das Ergebnis von zwei Vorgängen (Schenkel et al. 2013b). Zunächst ist das Erweichen bis 40°C hauptsächlich auf das Schmelzen von Fettkristallen zurückzuführen. Wird die Temperatur weiter erhöht, verändern sich die

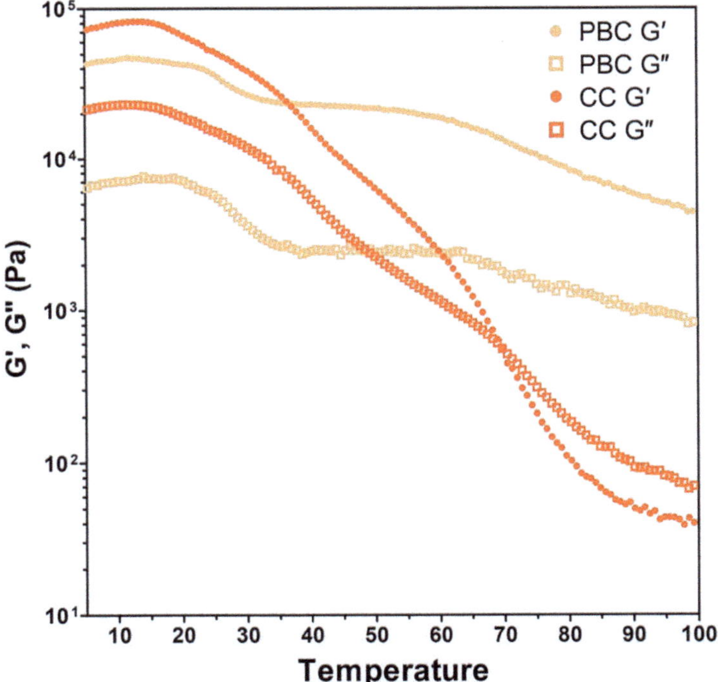

Abb. 9.5 Jede Käsesorte hat ihr eigenes Schmelzverhalten. Die Unterschiede im Schmelzverhalten eines Cheddar-Käses (CC) und eines Cheddar-Käses auf pflanzlicher Basis (PBC) werden hier durch Messung der Änderungen des Elastizitäts- und Viskositätsmoduls in Abhängigkeit von der Temperatur dargestellt. Der Cheddar-Käse ändert seine Struktur bei etwa 70°C ($G' = G''$) von einer hauptsächlich festen Struktur zu einem hauptsächlich flüssigen Material. Nachgedruckt mit Genehmigung von Elsevier aus (Mattice und Marangoni 2020)

Wechselwirkungen zwischen den einzelnen Kaseinmolekülen, da die hydrophoben Anziehungen bei höheren Temperaturen stärker werden. Dies führt zu einer Kontraktion und Schwächung des 3D-Kaseinnetzwerks und begünstigt somit das Schmelzen (Lucey et al. 2003). Generell kann jede Änderung der Kasein-Kasein-Wechselwirkungen das Schmelzverhalten von Käse beeinflussen.

Die Schmelzeigenschaften von Käse können durch den Zusatz von Schmelzsalzen wie Citraten (z. B. Natriumcitrat) und Phosphaten (z. B. Natriumphosphat) gesteuert werden. Der Zusatz von Schmelzsalzen erhöht die Schmelzfähigkeit von Käse, indem die Festigkeit des Kaseinnetzwerks durch mehrere Mechanismen verringert wird: (*i*) Verringerung der Bildung von Kalziumbrücken zwischen den Kaseinmolekülen durch Bindung von Kalziumionen; (*ii*) Erhöhung der Proteinlöslichkeit durch Anstieg des pH-Werts; und (*iii*) Erhöhung der Proteinlöslichkeit durch einen Einsalzeffekt (Guinee 2017). Die Art und Menge der verwendeten Schmelzsalze muss sorgfältig kontrolliert werden, um die gewünschten physikochemischen Eigenschaften des Endprodukts zu erhalten.

Geschmacksprofil

Die Entwicklung hocharomatischer Käsesorten aus eher neutral schmeckender Milch erfordert eine Reihe komplexer chemischer und biochemischer Umwandlungen, die von den verwendeten Zutaten, Verfahren und Reifebedingungen abhängen. Die Herkunft der für die Käseherstellung verwendeten Rohmilch hat einen wichtigen Einfluss auf das Geschmacksprofil des Endprodukts. Die Art (z. B. Kuh, Schaf, Ziege oder Büfel), das Futter, das Alter und die Gesundheit der Tiere spielen eine wichtige Rolle bei der Entwicklung des Käsegeschmacks (Faulkner et al. 2018). Beispielsweise führt die Weidefütterung zu einem Anstieg der Konzentration von β-Carotin in der Milch, das zu p-Kresol abgebaut werden kann und zu einem „Stall"-Geschmack führt (Kilcawley et al. 2018). Darüber hinaus beeinflussen die bei der Käseherstellung angewandten Verarbeitungsschritte die Entwicklung des Käsegeschmacks. Es ist allgemein bekannt, dass Käse aus Rohmilch einen anderen Geschmack entwickelt als Käse aus pasteurisierter Milch. Wenn beispielsweise französische Käsesorten (Brie, Camembert, Saint Nectaire usw.) aus Rohmilch hergestellt werden, verändern sich die Aromaintensität und die Geschmackseigenschaften. Insbesondere die scharfen, buttrigen, bitteren, ziegenartigen und pilzigen Geschmacksattribute sind eher bei den Käsen aus Rohmilch vorhanden (Chambers et al. 2010). Ein weiterer wichtiger Faktor, der das Käsearoma beeinflusst, ist die Fermentation und die damit verbundene Umwandlung der Zutaten während der Reifung. Dieser Schritt beinhaltet die Produktion und Freisetzung spezifischer Verbindungen aus Lipiden, Proteinen und Kohlenhydraten durch verschiedene Enzyme, die aus der Milch, dem zugegebenen Lab oder aus der Mikroflora stammen können. Diese Enzyme wandeln die Zutaten in verschiedene Moleküle um, darunter Carbonsäuren, Laktone, Ketone, Alkohole und Aldehyde, die zum Geschmacksprofil beitragen (Ianni et al. 2020).

Die enthaltenen Lipide, Proteine und Kohlenhydrate können durch Enzyme abgebaut werden. Dies führt dazu, dass während der Reifung verschiedene Arten von charakteristischen Geschmacksverbindungen entstehen. Freie Fettsäuren werden durch Hydrolyse von Triacylglycerinmolekülen aus den Lipiden freigesetzt. Kurzkettige Fettsäuren, die häufig in Milchfett vorkommen, tragen dabei direkt zum Geschmacksprofil von Käse bei (Collins et al. 2003). Zusätzlich werden diese freien Fettsäuren durch Reaktionen wie Veresterung, intramolekulare Veresterung von Hydroxysäuren, partielle β-Oxidation und Thiolreaktionen weiter umgewandelt. Zu den entstehenden flüchtigen Verbindungen gehören Butylester, γ- und δ-Lactone, 2-Methylketone und Thioester. Es ist jedoch anzumerken, dass Lipidoxidationsreaktionen nicht der Hauptfaktor für die Entwicklung von flüchtigen Verbindungen in Käse sind (McSweeney 2004). Proteine werden durch die Wirkung von Proteasen zu Peptiden und Aminosäuren hydrolysiert, die den Geschmack und das Aroma beeinflussen (Laska 2010). Zusätzlich katalysieren verschiedene Enzyme (Deaminasen, Transaminasen, Lyasen und Decarboxylasen) den kontinuierlichen Abbau der Peptide und Aminosäuren. Dies führt zur Entstehung flüchtiger Verbindungen wie Ketosäuren, schwefelhaltige Verbindungen und Amine (McSweeney 2017). Schließlich kann Laktose durch Glykolyse abgebaut werden, wodurch Laktat entsteht (wenn die richtigen Mikroorganismen vorhanden sind). Die Laktose kann anschließend weiter in flüchtige Verbindungen umgewandelt werden, nämlich Propionat und Acetat (Eugster et al. 2019).

Zerkleinerbarkeit
Einige Käsesorten werden in geriebener Form verkauft, weil sie dadurch leichter zu verwenden sind. Insbesondere Verbraucher*innen und Lebensmittelhersteller verwenden geriebenen Käse, weil er sich gleichmäßig auf die Oberfläche von Lebensmitteln verteilen lässt (z. B. auf Pizza) und weil er eine höhere Schmelzgeschwindigkeit hat (Apostolopoulos und Marshall 1994). Damit ein Käse optimal und gleichmäßig gerieben werden kann, muss sein viskoelastisches Verhalten sorgfältig kontrolliert werden. Ist ein Käse zu weich, hat einen hohen Feuchtigkeitsgehalt, ein niedriges Elastizitätsmodul und/oder eine hohe Oberflächenenergie wird er nicht optimal zerkleinert, weil er z. B. am Messer haftet oder zu viele Feinanteile entstehen (Childs et al. 2007). Ist der Käse hingegen zu hart, hat einen niedrigen Feuchtigkeitsgehalt und/oder ein hohes Elastizitätsmodul, ist er oft zu gummiartig und trocken für eine effiziente Zerkleinerung, da er während des Zerkleinerungsprozesses in zu kleine Teile zerfällt (Kindstedt 1995). Generell sollten spröde Strukturen verhindert werden, um die Reibefähigkeit von Käsen zu verbessern (Banville et al. 2013).

Diese Eigenschaften müssen bei der Formulierung von Käse auf pflanzlicher Basis berücksichtigt werden. Bei handelsüblichen Käsesorten sind die Bildung von Feinanteilen und das Anhaften des Käses an der Klinge häufige Probleme beim Zerkleinern (Childs et al. 2007). Diese Probleme sollten daher bereits in der Produktentwicklungsphase berücksichtigt werden.

9.2.3   Inhaltsstoffe für pflanzliche Käsealternativen

Pflanzliche Käsesorten werden aus einer Vielzahl von Rohstoffen hergestellt. Im Gegensatz zu pflanzlichen Fleischalternativen ist die Hauptzutat nicht immer Protein, sondern kann auch Stärke sein. In diesem Abschnitt geben wir einen kurzen Überblick über die wichtigsten Zutaten, die zur Herstellung von Käse auf pflanzlicher Basis verwendet werden. Für weitere Informationen wird der Leser auf das Kapitel über pflanzliche Zutaten (Kap. 2) sowie auf aktuelle Übersichtsartikel und Bücher verwiesen (BeMiller und Whistler 2009; Day 2013; Grossmann und Weiss 2021; Kyriakopoulou et al. 2021; McClements et al. 2019, 2021; Nadathur et al. 2016; Zia-ud-Din et al. 2017).

9.2.3.1 Polysaccharide

Bei pflanzlichen Käsealternativen mit Polysacchariden wird in der Regel Stärke als wichtigste funktionelle Zutat verwendet (Tab. 9.1). Stärke ist ein Polysaccharid, das aus Ketten von Glukosemolekülen besteht, die durch α-*1–4* (Amylose) oder α-*1–4* und α-*1–6* (Amylopektin) glykosidische Bindungen verbunden sind. Amylose ist ein lineares Polysaccharid, während Amylopektin ein stark verzweigtes Polysaccharid ist. Das Verhältnis von Amylose zu Amylopektin sowie ihr Molekulargewicht und der Grad der Verzweigung variieren zwischen den verschiedenen pflanzlichen Ausgangsmaterialien, was ihre funktionellen Eigenschaften in den Endprodukten verändert. In Käse auf pflanzlicher Basis werden in der Regel aus Tapioka, Kartoffeln und Mais gewonnene Stärken verwendet:

- Tapiokastärke wird aus der Wurzel von *Manihot esculenta* gewonnen, die auch als Cassava oder Maniok bekannt ist. Die Stärkekörnchen in den Wurzeln haben einen Durchmesser von 4 bis 35 µm. Die Stärke wird durch Waschen und Zerkleinern der Wurzeln extrahiert, sodass sich ein Brei bildet. Die Stärkekörner werden dann durch eine Abfolge von Sieben mit abnehmender Porengröße, Hydrozyklonen und Dekanterzentrifugen aus der Suspension fraktioniert. Die erhaltenen Fraktionen werden im letzten Schritt getrocknet, um ein Stärkepulver zu erhalten (Breuninger et al. 2009).
- Bei der Herstellung von Kartoffelstärke werden ähnliche Verfahren angewandt. Die Kartoffeln werden zerkleinert und der entstehende Kartoffelsaft wird durch eine Reihe von Zentrifugalsieben, Zentrifugalseparatoren und Hydrozyklonen geleitet, um die Stärkekörner (1–120 µm) von den Fasern (80–500 µm) zu trennen (Grommers und van der Krogt 2009).
- Maisstärke wird gewonnen durch Nassvermahlen von eingeweichten Maiskörnern, welche dann durch Zyklonabscheidung, Sieben, Zentrifugieren und Filtrieren verarbeitet werden, um die Körner vom Keim, den Proteinen und Fasern zu trennen (Eckhoff und Watson 2009).

Stärke wird in Käse auf pflanzlicher Basis verwendet, da sie verdickend, gelierend und wasserbindend wirkt. Beim Erhitzen in Wasser quellen die Stärkekörner auf, die Viskosität nimmt zu und es kann sich ein Gel bilden. Beim Abkühlen werden Wasser und andere Inhaltsstoffe in dem von den Stärkemolekülen gebildeten 3D-Polymernetzwerk eingeschlossen, was als „setback" bezeichnet wird (Kasprzak et al. 2018). Wenn Stärkekörner in Wasser dispergiert und erhitzt werden, beginnen die Stärkekörner Wasser zu absorbieren und zu quellen. Die Quellung führt zu einer Vergrößerung des effektiven Volumens des Granulats, wodurch sich die Viskosität erhöht (Kap. 4). Wenn die Temperatur weiter erhöht wird, wird ein kritisches Quellungsverhältnis erreicht und die Stärkekörner beginnen zu zerfallen. Dies führt zur Freisetzung von Stärkemolekülen (hauptsächlich Amylose). Der Punkt, an dem dieses Phänomen auftritt, wird in der Regel als „Verkleisterungstemperatur" bezeichnet. Bei dieser Temperatur wird die maximale Viskosität während des Erhitzens beobachtet und danach sinkt sie ab, da die Stärkekörner aufbrechen. Die Verkleisterungstemperatur wird durch das Verhältnis von Amylose zu Amylopektin beeinflusst und ist daher nicht für jeden Stärkebestandteil gleich. Die „pasting temperatures" (die Temperatur ab der die Viskosität stark ansteigt) für herkömmliche Stärken liegen bei 63°C für Tapioka, 64°C für Kartoffeln und 80°C für Mais (Taggart und Mitchell 2009). Wenn die Lösung wieder abgekühlt wird, assoziieren die freigesetzten Amylosemoleküle und bilden durch Wasserstoffbrückenbindungen Vernetzungen untereinander. Dadurch bildet sich ein 3D-Netzwerk aus aggregierten Stärkemolekülen, das dem Endprodukt viskoelastische Eigenschaften verleiht.

Amylose und Amylopektin beeinflussen die Textureigenschaften auf unterschiedliche Weise. Amylose hat geringe Verdickungseigenschaften, kann aber aufgrund eines hohen Grades an Retrogradation starke irreversible Gele bilden. Im Gegensatz dazu hat Amylopektin hohe Verdickungseigenschaften, bildet aber nur schwache und reversible Gele (Schirmer et al. 2015). Die Verdickungseigenschaften werden auch durch die Granulatgröße beeinflusst. Pflanzen, die größere Stärkekörnchen produzieren (z. B. Kartoffeln), besitzen höhere Verdickungseigenschaften, insbesondere beim Erhitzen (Schirmer et al. 2013).

Da Stärken verschiedener Herkunft unterschiedliche funktionelle Eigenschaften haben, werden bei der Herstellung von Käse auf pflanzlicher Basis häufig mehrere Arten von Stärken verwendet. Dadurch kann ein optimaler Grad an Retrogradation, Schmelztemperatur und finaler Gelstärke sowie viskoelastischer Eigenschaften erreicht werden. Letztlich hängt die Funktionalität der Stärke von der Korngröße, dem Verhältnis von Amylose zu Amylopektin, den molekularen Eigenschaften von Amylose und Amylopektin sowie von etwaigen physikalischen, chemischen oder enzymatischen Modifikationen der Stärke ab (Breuninger et al. 2009; Schirmer et al. 2015). So haben einige Stärken von Natur aus eine hohe Tendenz zur Retrogradation (z. B. Maisstärke), während andere eine viel geringere Retrogradationsneigung aufweisen (z. B. Kartoffel- und Tapiokastärke) (Jackson 2003). Dies beeinflusst wiederum die endgültige Textur von Käse auf pflanzlicher Basis. Darüber hinaus werden Stärken mit einem hohen Amylopektingehalt („waxy starch") häufig in pflanzlichen Käseformulierungen verwendet, da ihre geringere Tendenz zur Retrogradation eine weichere Textur ermöglicht. Außerdem haben solche Stärken hervorragende Schmelzeigenschaften, was eine wichtige Eigenschaft einiger Käsesorten ist. Dieses Verhalten wurde z. B. für Kartoffel- und Reisstärken mit hohem Amylopektingehalt, aber auch für Tapiokastärken beschrieben. Die Schmelzeigenschaften können generell durch die Verwendung von Mischungen aus solchen Stärken und Proteinen verbessert werden (Bergsma 2017). Schließlich können die verwendeten Stärken in unterschiedlichem Maße modifiziert werden, um ihre physiko-chemischen und funktionellen Eigenschaften zu verändern. Das Molekulargewicht von Stärken kann durch Säure- oder Enzymhydrolyse verringert werden, um die Viskosität der Suspension während der Gelatinierung zu verringern und die Gelfestigkeit bei der Retrogradation zu erhöhen. Die Hydrophobizität von Stärken kann durch Octenylsucci-nat-Derivatisierung erhöht werden, was die Ölbindung verbessert. Zudem kann auch das Innere der Stärkekörner kovalent vernetzt werden, um ihre Hitze- und Scherstabilität zu erhöhen, was für einige Anwendungen wichtig ist (Klemaszewski et al. 2016; Taggart und Mitchell 2009). Bei der Verwendung von Stärke in Käse auf pflanzlicher Basis sollten die Stärken zu einer dehnbaren und formbaren Masse gelieren und beim Abkühlen durch partielle Retrogradation ein viskoelastisches Gel bilden. Neuere Studien zeigen, dass insbesondere Tapiokastärke diese wünschenswerten Eigenschaften aufweist (Mattice und Marangoni 2020).

9.2.3.2 Proteine

Derzeit werden für die Formulierung von Käseprodukten auf pflanzlicher Basis hauptsächlich Pflanzenproteine aus Soja, Erbsen, Lupinen, Kartoffeln, Nüssen und Mais verwendet. Die wichtigsten funktionellen Proteineigenschaften für diese Anwendung sind Emulgierung, Gelierung und Wasserbindung. Sie können jedoch auch weitere wichtige Rollen für die Qualität des Endprodukts haben, da sie als Vorläufer für Geschmacksstoffe fungieren. Folglich sollten die Hersteller das am besten geeignete Pflanzenprotein bzw. die am besten geeignete Kombination von Pflanzenproteinen auswählen, um die für das Endprodukt erforderlichen physikochemischen, funktionellen und sensorischen Eigenschaften zu erzielen. Dies setzt häufig ein gutes Verständnis von verschiedenen Eigenschaften voraus. Dazu gehören Löslichkeit bei unterschiedlichen pH-Werten und Ionenstärken, Grenzflächenaktivität, thermische Denaturierungstemperatur, Gelierungseigenschaften, Wasserbindefähigkeit und Zugänglichkeit für enzymatische Modifikationen wie Proteolyse und Vernetzung. Die wichtigsten funktionellen Eigenschaften von Pflanzenproteinen werden in den Kapiteln 2 und 4 sowie in verschiedenen Übersichtsartikeln ausführlicher behandelt (Day 2013; McClements und Grossmann 2021; Nadathur et al. 2016). Die wichtigsten Eigenschaften von Pflanzenproteinen für die Verwendung in Käse auf pflanzlicher Basis sind in folgender Tabelle zusammengefasst Tab. 9.3.

Von diesen Proteinen hat sich in letzter Zeit vor allem Zein als nützlich für die Formulierung von Käse auf pflanzlicher Basis erwiesen. Zein wird aus dem Endosperm von Mais extrahiert und wird als Prolamin eingestuft. Es ist in Wasser unlöslich, aber

Tab. 9.3 Einige wichtige Proteineigenschaften, die bei der Herstellung von Käse auf pflanzlicher Basis wichtig sind. Modifiziert aus (Grossmann und McClements 2021)

Protein-quelle	Löslichkeit	Thermische De-naturierung	Enzymatische Quervernetzung	Flüssigkeits-bindung
Proteine aus Hülsen-früchten	*Minimale Löslich-keit bei niedrigen Ionenstärken:* 7S-Globuline pH 4,5–7,0; 11S-Globuline pH 4,0–7,5 *Löslichkeit bei hohen Ionen-stärken:* 7S-Globuline haben eine Löslichkeit von >90 % bei pH 3–9; die Löslichkeit der meisten 11S-Globuline ist bis zu einem pH von 5–6 eher gering	Soja-Glycinin (11S) hat eine $T_\mathrm{d} = 78$–$94°C$ bei pH 7,6; β-Conglycinin hat eine T_d zwischen $67°C$ und $87°C$ Erbsen-Legumin hat eine $T_\mathrm{d} = 87°C$, Erbsenprotein $T_\mathrm{d} = 76$–$82°C$ Lupinenglobuline denaturieren bei 94–$114°C$	Erbsen-, Soja- und Lupinenproteine können mit Trans-glutaminase ver-netzt werden	Die Ölbindeka-pazität ist in der Regel bei Soja am höchsten, gefolgt von Lupinen- und Erbsenprotein
Kartoffel-proteine	Patatin hat eine minimale Löslich-keit bei einem pH-Wert von 3,5 und $I = 200$ mM aber eine höhere Lös-lichkeit bei niedri-gen Ionenstärken ($I = 0,15$ mM); die 16–25 kDa-Frak-tion hat eine sehr hohe Löslichkeit in einem breiten pH-Bereich von 2,5 bis 12	Patatin denaturiert bei $T_\mathrm{d} = 59$–$60°C$ bei $I = 10$ mmol L^{-1} und pH 7; die Protease-inhibitor-Fraktion denaturiert bei $T_\mathrm{d} = 66$–$68°C$	Kartoffelproteine können mit Trans-glutaminase, Per-oxidase, Laccase und Tyrosinase vernetzt werden	
Nuss-proteine	Cashewproteine haben eine mini-male Löslichkeit im pH-Bereich von 4,0 bis 5,0	Cashew-Proteine gelieren nach einer Wärmebehandlung bei $100°C$ bei einer Konzentration von 6,5 bis 13,5 %		Nussproteine haben eine Ölab-sorptionskapazität in der Größen-ordnung von 3–4 g Öl pro g Protein
Zein (Mais-protein)		Glasübergangs-temperatur $= 139°C$		

in konzentrierten wässrigen Ethanollösungen löslich. Industriell wird Zein aus Mais in der Regel durch Zerkleinern und anschließender Lösungsmittelextraktion gewonnen, wobei eine Reihe von Proteinsubfraktionen gewonnen werden können: α-Zein, β-Zein, γ-Zein und δ-Zein. Von diesen Unterfraktionen ist das α-Zein (21–26 kDa) die am häufigsten vorkommende Fraktion (Anderson und Lamsal 2011). Es ist ein hydrophobes Protein, das von der Pflanze produziert wird, um Lutein in einer Dreifachhelix mit einem hydrophoben Kern zu speichern (Anderson und Lamsal 2011; Momany et al. 2006). In Lebensmittelanwendungen hat sich Zein als nützliches Protein für die Verkapselung hydrophober Verbindungen erwiesen (wie öllösliche Vitamine und Nahrungsergänzungsmittel). Da Zein in Wasser unlöslich ist, aggregiert es leicht und bildet Proteinpartikel. Diese Partikel werden auch in Emulsionen zur Stabilisierung der Öl-Wasser-Grenzfläche durch den Pickering-Effekt eingesetzt (Fathi et al. 2018). Im wasserfreien Zustand hat Zein eine Glasübergangstemperatur von etwa 139 °C, aber Wasser plastifiziert das Protein (Madeka und Kokini 1996). Diese Plastifizierung ermöglicht die Herstellung einer gummiartigen, dehnbaren Masse bei Temperaturen weit unterhalb der Glasübergangstemperatur. Dieses Phänomen wurde genutzt, um pflanzliche Käseanaloga mit ähnlichen texturellen Eigenschaften wie Cheddar-Käse herzustellen (Mattice und Marangoni 2020, 2021).

9.2.3.3 Fette

Fette und Öle beeinflussen ebenso die physikochemischen, funktionellen, sensorischen und ernährungsphysiologischen Eigenschaften von Käse auf pflanzlicher Basis. In normalem Käse aus tierischer Milch liegen die Fette hauptsächlich als Triglyceride vor (Brady 2013). Die wichtigsten Fettsäuren in Milchfetten sind gesättigt (~70 %), einfach ungesättigt (~25 %) und mehrfach ungesättigt (~2,3 %). Darüber hinaus enthält Milch auch beträchtliche Mengen an kurzkettigen Fettsäuren, z. B. Buttersäure und Caprylsäure. Diese kurzkettigen Fettsäuren sind flüchtig, was wichtige Auswirkungen auf das Aromaprofil von Käse auf tierischer Basis hat (Macedo und Malcata 1996; Månsson 2008). Milchfett hat auch einen hohen Anteil an langkettigen gesättigten Fettsäuren, die bei Umgebungstemperatur teilweise kristallin sind, was für die Herstellung von halbfesten Käsesorten entscheidend ist. Die Fette in Käse liegen in der Regel in emulgierter Form vor und tragen somit zur Lichtstreuung bei, was zum gewünschten Aussehen dieser Erzeugnisse führt (Kap. 4). Darüber hinaus können sie als Lösungsmittel für unpolare Aromamoleküle dienen, was für das Aromaprofil von Käse auf pflanzlicher Basis wichtig ist.

Idealerweise sollten die Fette in Käseprodukten auf pflanzlicher Basis ähnliche texturelle Eigenschaften aufweisen wie Milchfett. Daher ist es wichtig, den Festfettgehalt („solid fat content" (SFC)) von pflanzlichen Käseformulierungen zu kennen und zu kontrollieren, um die gewünschten sensorischen und texturellen Eigenschaften zu erhalten (Abb. 9.6). Dazu können viele verschiedene pflanzliche Öle und Fette verwendet werden. Zu den gängigsten gehören Avocado-, Raps-, Kakao-, Kokosnuss-, Mais-, Palm-, Distel-, Sesam-, Soja- und Sonnenblumenöl (Sha und Xiong 2020). Nur Kakao-, Kokos-

Abb. 9.6 Der Festfettgehalt (solid fat content, SFC) bei unterschiedlichen Temperaturen von Speisefetten hängt von der Fettsäurezusammensetzung ab, die durch ihren biologischen Ursprung bestimmt wird. Fette auf pflanzlicher Basis sollten die SFC-Profile von Fetten auf tierischer Basis nachahmen, um optimale sensorische und texturelle Eigenschaften in pflanzlichen Alternativen zu erhalten. Nachgedruckt mit Genehmigung von Elsevier aus (Grossmann und McClements 2021)

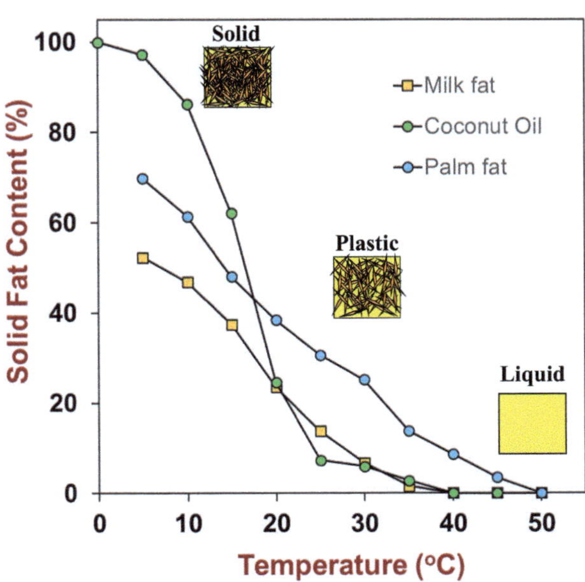

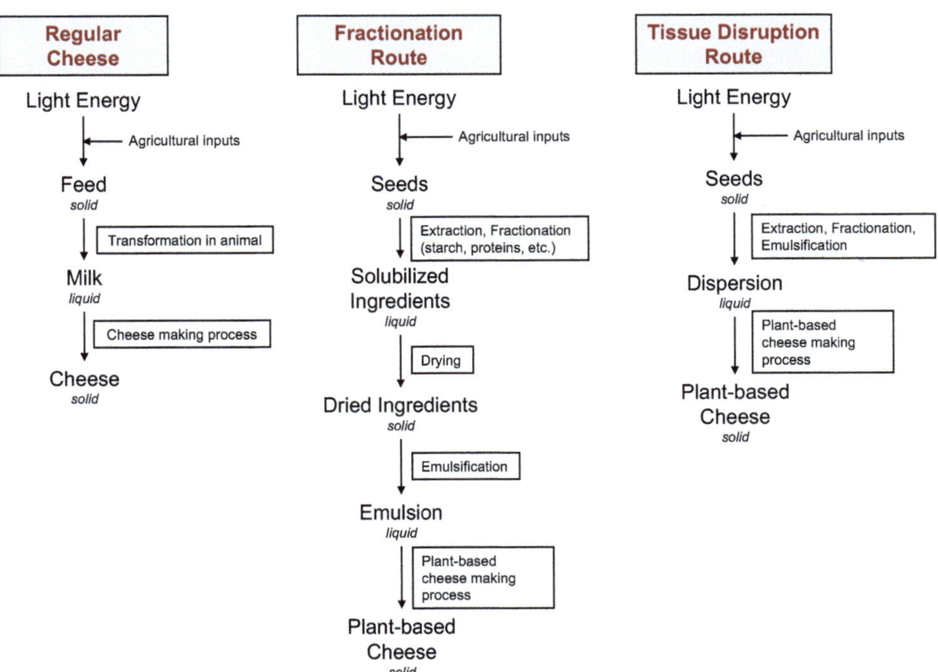

Abb. 9.7 Übersicht der Wertschöpfungskette und der Phasenübergänge vom Rohmaterial bis zum fertigen festen viskoelastischen Käse auf tierischer und pflanzlicher Basis. Insbesondere der Fraktionierungsansatz erfordert viele Phasenübergänge, um das finale Produkt zu erhalten. Nachdruck mit Genehmigung von Elsevier (Grossmann und McClements 2021)

nuss- und Palmöl sind bei Raumtemperatur fest und können daher zur Erzeugung der gewünschten Textureigenschaften in pflanzlichen Käsen verwendet werden. Sie können auch mit Ölen mit niedrigerer Schmelztemperatur gemischt werden, um die optimalen Schmelzeigenschaften zu erzeugen.

Im Allgemeinen gibt es eine große Vielfalt an kommerziell nutzbaren pflanzlichen Quellen, aus denen Speisefette und -öle gewonnen werden können, wie z. B. Algen, Raps, Mais, Leinsamen, Oliven, Palmfrüchte, Erdnüsse, Färberdisteln und Sonnenblumen. Da diese Pflanzen in verschiedenen Regionen der Welt wachsen und die Fette in verschiedenen Teilen der Pflanze gespeichert werden, gibt es auch eine große Vielfalt an unterschiedlichen physikalischen und chemischen Eigenschaften (z. B. Fettsäurezusammensetzung, Schmelzpunkt und Oxidationsstabilität). Der Schmelzpunkt von Lipiden steigt tendenziell mit zunehmender Länge der Fettsäureketten und abnehmender Anzahl der Doppelbindungen. Die meisten pflanzlichen Öle enthalten einen relativ hohen Anteil an ungesättigten Fettsäuren und sind dadurch bei Raumtemperatur eher flüssig (Kap. 2). Daher können sie nicht die wünschenswerten Textur- und Schmelzeigenschaften erzeugen, die für bestimmte Käsesorten erforderlich sind. Der Schmelzpunkt dieser flüssigen Öle kann durch Hydrierung erhöht werden, um die Anzahl der Doppelbindungen in den Fettsäuren zu verringern. Diese Methode ist jedoch unpopulär geworden, da sie zur Bildung ungesunder Transfettsäuren führt, wenn der Prozess nicht sorgfältig kontrolliert wird (Hu et al. 2001).

Einige pflanzliche Lipide enthalten von Natur aus einen hohen Anteil an gesättigten Fettsäuren, wie z. B. Kokosnussöl und Kakaobutter. Deswegen können sie dazu verwendet werden, um ähnliche Textur- und Schmelzeigenschaften wie Milchfett zu erzeugen. In der Regel wird ein festes Pflanzenfett (z. B. Kokosnussöl) mit einem flüssigen Pflanzenöl (z. B. Sonnenblumenöl) gemischt, um einen bestimmten Festfettgehalt bei einer definierten Temperatur zu erhalten (Abb. 9.6). Es ist jedoch wichtig zu wissen, dass der relativ hohe Gehalt an gesättigten Fetten in Quellen wie Kokosnussöl und die damit verbundenen gesundheitlichen Auswirkungen umstritten sind (Ludwig et al. 2018b). Ein höherer Gehalt an ungesättigten Fettsäuren in pflanzlichen Käsealternativen beeinflusst ebenso deren ernährungsphysiologische Eigenschaften und Haltbarkeit (McClements und Decker 2017). Ungesättigte Fettsäuren, insbesondere mehrfach ungesättigte Fettsäuren (wie sie in hohen Konzentrationen in Leinsamen- oder Algenölen vorkommen), haben wahrscheinlich positive Auswirkungen auf die Gesundheit (Saini und Keum 2018; Shahidi und Ambigaipalan 2018). Die gesundheitlichen Auswirkungen der verschiedenen Arten von Fetten werden in Kap. 5 ausführlich diskutiert.

Die Nachteile von ungesättigten Fettsäuren sind die niedrigere Schmelztemperatur und die hohe Anfälligkeit für Lipidoxidation. Dadurch kann die Textur und der Geschmack (durch Ranzigwerden) negativ beeinträchtigt werden (Arab-Tehrany et al. 2012; McClements und Decker 2017; Nogueira et al. 2019). Zur Verringerung der Oxidation ungesättigter Lipide können verschiedene Strategien angewandt werden: Verringerung der Exposition gegenüber Sauerstoff, Hitze oder Licht durch Kontrolle der Lagerungsbedingungen oder Verwendung geeigneter Verpackungsmaterialien; Verringerung der

Verunreinigung durch Pro-Oxidantien (z. B. Übergangsmetallionen oder Lipoxygenase); Zugabe von Antioxidantien und Chelatbildnern (z. B. Polyphenole oder EDTA); und Anpassung der Lebensmittelmatrix (Jacobsen 2015; Jacobsen et al. 2013; McClements und Decker 2018).

9.2.4 Herstellung von Käse auf pflanzlicher Basis

Bei der Herstellung von Käse auf pflanzlicher Basis werden in der Regel andere Verarbeitungsprozesse angewandt als bei der Herstellung von Käse auf tierischer Basis. Das Hauptziel dieser Verfahren besteht jedoch generell darin, pflanzliche Produkte mit ähnlichen Eigenschaften wie die herkömmlichen Käseprodukte zu erhalten. Dies kann durch die Verwendung verschiedener Zutaten und Verarbeitungsprozesse erreicht werden, die in diesem Abschnitt erläutert werden.

9.2.4.1 Überblick Herstellungsmethoden

Pflanzliche Käsealternativen werden durch einen anderen Herstellungsweg als tierische Käse produziert. Die Herstellung von Käse auf tierischer Basis beginnt mit der Auswahl eines geeigneten Futtermittels für die Kühe, z. B. Gras, Soja oder Getreide. Diese Materialien werden im Verdauungstrakt der Kuh aufgespalten und dadurch die Bausteine für die Milchproduktion freigesetzt. Anschließend wird die Kuh gemolken und die gewonnene flüssige Milch wird durch die bereits erwähnten Verarbeitungsschritte in Käse verwandelt: Pasteurisierung, Standardisierung, Säuerung, Gerinnung, Käsebruchbildung und Reifung (je nach Käsesorte). Der wichtigste Prozessschritt ist die Sol-Gel-Umwandlung der flüssigen Milch in einen festen Käse, welche durch Enzyme und/oder Säuerung eingeleitet wird. Dies steht im Gegensatz zur Herstellung von Käse auf pflanzlicher Basis. Hier wird die Struktur anders erzeugt:

- *Fraktionierungsverfahren:* Bei diesem Verfahren werden extrahierte und isolierte funktionelle Inhaltsstoffe auf pflanzlicher Basis verwendet. Polysaccharide, Proteine und Fette werden aus verschiedenen Quellen gewonnen und gezielt kombiniert, um die gewünschte Zusammensetzung zu erreichen. Die in Käse auf Pflanzenbasis verwendeten Proteine stammen in der Regel aus Sojabohnen, Erbsen, Bohnen, Lupinen und Kartoffeln. Stärke ist das am häufigsten verwendete Polysaccharid, das normalerweise aus Mais, Erbsen, Tapioka oder Kartoffeln gewonnen wird. Auch andere Polysaccharide können als funktionelle Inhaltsstoffe verwendet werden, z. B. Pektin, Guarkernmehl, Johannisbrotkernmehl, Cellulose, Agar, Alginat, Carrageen und Xanthan. Flüssige Öle und feste Fette auf pflanzlicher Basis werden in der Regel aus Sojabohnen, Sonnenblumenkernen, Rapssamen, Kokosnüssen, Ölpalmen oder Kakaobohnen gewonnen. Die fraktionierten Protein- und/oder Polysaccharidbestandteile werden häufig in Wasser dispergiert und dann mit Öl gemischt, um eine Öl-in-Wasser-Emulsion mit Biopolymeren in der wässrigen Phase zu erzeugen. Schließlich kann diese Mischung durch verschiedene Verfahren verfestigt werden, z. B. durch Erhitzen, Abkühlen, Aussalzen, Änderung des pH-Werts oder Zugabe von Enzymen. Einige der häufigsten Phänomene, die zur Erzeugung solcher Strukturen genutzt werden, sind: Solubilisierung, Denaturierung und Aggregation von Proteinen; Verkleisterung und Retrogradation von Stärken; „Coil-Helix"-Übergänge von Hydrokolloiden; und Emulgierung, Schmelzen oder Kristallisation von Ölen oder Fetten. Insgesamt werden bei diesem Ansatz zur Herstellung von pflanzlichem Käse mehreren Arten von Phasenübergängen vom Rohstoff bis zum Endprodukt induziert: *fest* (pflanzliches Ausgangsmaterial) → *flüssig* (Extraktion/Fraktionierung) → *fest* (getrocknete Zutaten) → *flüssig* (Emulsion) → *fest* (Käse auf Pflanzenbasis) (Abb. 9.7).

- *Herstellung aus ganzen Pflanzensamen:* Im Gegensatz zum Fraktionierungsansatz werden die Inhaltsstoffe bei diesem Verfahren nicht aus dem Pflanzenmaterial extrahiert, isoliert und dann wieder neu kombiniert. Stattdessen wird das gesamte Pflanzenmaterial für die Produktion verwendet. So wurden beispielsweise ganze Nüsse ohne Extraktionsschritt als Zutat für die Herstellung von Käse auf pflanzlicher Basis verwendet. Bei dieser Verarbeitungsmethode werden die Zutaten (in der Regel Samen) in einer wässrigen Lösung eingeweicht, um die Schalen und die Zellwände aufzuweichen. Anschließend wird das Material homogenisiert, um eine konzentrierte kolloidale Dispersion herzustellen. Diese Dispersion enthält die im Rohmaterial enthaltenen Bestandteile: Ölkörper, pflanzliche Zellfragmente, gelöste Biopolymere, Zucker und Salze. Ein zusätzlicher Separationsschritt kann dann zur Abtrennung unerwünschter Stoffe (z. B. Überschuss an Fasern) oder zur Feinabstimmung der Zusammensetzung erfolgen. Um einen Sol-Gel-Übergang in diesem System herbeizuführen, können die gleichen Prinzipien wie beim Fraktionierungsansatz angewendet werden. Ein wichtiger Unterschied bei diesem Verfahren im Vergleich zum Fraktionierungsansatz besteht jedoch darin, dass vom Rohstoff zum Endprodukt nur zwei Phasenübergänge stattfinden: *fest* (pflanzliches Ausgangsmaterial) → *flüssig* (Dispersion) → *fest* (Käse auf Pflanzenbasis) (Abb. 9.7). Dieser Verarbeitungsweg sollte daher weniger Energie verbrauchen. Eine kürzlich durchgeführte Studie deutet z. B. darauf hin, dass stark raffinierte Zutaten eine höhere Umweltbelastung aufweisen (Lie-Piang et al. 2021).

Der Hauptunterschied zwischen diesen beiden Verarbeitungsansätzen liegt in den Inhaltsstoffen, die innerhalb der Verfahren für den Sol-Gel-Übergang verantwortlich sind. Isolierte Inhaltsstoffe erzeugen den Sol-Gel-Übergang im Fraktionierungsansatz und diese Zutaten werden aus verschiedenen pflanzlichen Materialien gewonnen. Beim Verfahren zur Herstellung aus ganzen Pflanzensamen wird der Sol-Gel-Übergang durch Inhaltsstoffe induziert, die aus dem ursprünglichen Rohmaterial stammen. Bei beiden Verfahren werden verschiedene Ansätze für den Sol-Gel-Übergang verwendet, um die Aggregation zu erzeugen und einen „Bruch" zu erhalten: Selbstassoziation, enzymatische Vernetzung, pH-Änderungen, Zugabe von Salzen oder thermische Behandlung. Einige Verfahren beinhalten auch Kombinationen dieser verschiedenen Ansätze (Tab. 9.4).

Tab. 9.4 Studien zur Herstellung von Käsealternativen auf Pflanzenbasis. Nachgedruckt mit Genehmigung von Elsevier aus (Grossmann und McClements 2021)

Inhaltsstoffe	Vorbehandlung	Sol-Gel-Übergang	Eigenschaften	Referenz
Fraktionierungsansatz: Emulsionsgele auf Stärke- oder Proteinbasis (dispergierte Öl-/Fettkristallphase)				
Nicht modifizierte waxy-Kartoffelstärke, Kartoffelprotein, Sonnenblumenöl		Verkleisterung → Gelbildung	Halbhart, schmelzend	(Bergsma 2017)
Modifizierte, vorgelatinierte Maisstärke mit hohem Amylosegehalt, Backfett, Puffersalze		Verkleisterung, Schmelzen → Gelbildung, Kristallisation	Halbweich, gute Zerkleinerung, schlechte Schmelzbarkeit	(Zwiercan et al. 1987)
Verschiedene Stärken, Fett, Carrageen, Xanthan, Guarkernmehl, Puffersalze und andere		Verkleisterung, Schmelzen → Gelbildung, Kristallisation		(Atapattu und Fannon 2014)
Zein, Sonnenblumenöl mit hohem Ölsäuregehalt, Kokosnussöl, Stärke, Xanthan		Selbstorganisation/aggregation, Plastifizierung, Schmelzen, Verkleisterung → plastifiziertes Proteinnetzwerk	Hohe Dehnbarkeit, schwächere Struktur bei erhöhter T	(Mattice und Marangoni 2020)
Fraktionierungsansatz: Emulsionsgel auf Proteinbasis (gefüllt/partikulär)				
Zein, Kartoffelprotein, Olivenöl		Enzymatische Vernetzung (Tyrosinase)	Scherverdünnendes Verhalten, krümelige Textur	(Glusac et al. 2018)
Zein, Erbsenprotein, Maisöl		Enzymatische Vernetzung (Tyrosinase)	Pastenartige Struktur	(Glusac et al. 2019)
Sojatofu, Sojaproteinisolat, Maltodextrin, Palmöl		Enzymatische Vernetzung (Transglutaminase)	Frischkäseartig	(Lim et al. 2011)
Erbsenglobuline, Sonnenblumen-„sahne"-fraktion, Glukose		Enzymatische Vernetzung (Transglutaminase) + Ansäuerung durch Starterkulturen		(Holz-Schietinger et al. 2014)

(Fortsetzung)

Tab. 9.4 (Fortsetzung)

Inhaltsstoffe	Vorbehandlung	Sol-Gel-Übergang	Eigenschaften	Referenz
Sojaglobuline, Sonnenblumenöl oder Mungbohne 8S, Palmöl oder Sojaglobuline, Erbsenglobuline, Erbsenprolamine, Xanthan	Wärmebehandlung	Hitze-Aggregation/ Ansäuerung mit Starterkulturen	Schmelz- und Dehneigenschaften	(Holz-Schietinger et al. 2014)
Minimal Verarbeitete Zutaten: Emulsionsgel auf Proteinbasis (gefüllt/partikulär)				
Cashew-, Sojamilch	Wärmebehandlung	Ionengelierung mit mehrwertigen Kationen	Halbhart, Proteingehalt in der Trockenmasse bis zu 64 %	(Oyeyinka et al. 2019)
Lupinenpaste, Öl, emulgierende Salze		Wärmeaggregation	Proteingehalt bis zu 14,9 %, erhöhte Ölabscheidung, Festigkeit und geringere Elastizität im Vergleich zur Kontrolle	(Awad et al. 2014)
Sojamilch analog	Wärmebehandlung	Ansäuerung mit Starterkulturen	Weiterverarbeitung zu einer Weichkäsealternative	(Matias et al. 2014)
Sojamilch analog	Wärmebehandlung	Ansäuerung mit Starterkulturen, Ionengelierung ($CaSO_4$)	Halbhart, Härte höher als bei handelsüblichen Proben	(Chumchuere et al. 2000)
Sojamilch-Analogon, Kokosnussöl, Carrageen, Emulgiersalze	Wärmebehandlung	Ansäuerung mit Starterkulturen/Glucono-delta-Lacton	Frischkäsealternative, Proteingehalt bis zu 19,5 %	(Li et al. 2013)
Sojamilch, Sojaöl, Okara	Wärmebehandlung	Ansäuerung mit Starterkulturen	Frischkäsealternative, Proteingehalt bis zu 17,6 %	(Giri et al. 2018)
Sojamilch	Wärmebehandlung	Ansäuerung mit Starterkulturen	*L. rhamnosus* fermentiert Soja-Oligosaccharide	(Liu et al. 2006)
Sojamilch, Straucherbsenmilch	Wärmebehandlung	Ansäuerung mit Starterkulturen, Ionengelierung mit mehrwertigen Kationen ($CaCl_2$)	Bis zu 58,7 % Protein in der Trockenmasse	(Verma et al. 2005)

(Fortsetzung)

Tab. 9.4 (Fortsetzung)

Inhaltsstoffe	Vorbehandlung	Sol-Gel-Übergang	Eigenschaften	Referenz
Sojamilch	Wärmebehandlung	Ansäuerung mit Starterkulturen, Ionengelierung mit mehrwertigen Kationen (Ca^{2+}-Laktat)	Hartkäsesorte, Fettgehalt 11,8 % nach 3 Monaten Reifezeit	(El-Ella 1980)
Sojamilch	Wärmebehandlung	Ionengelierung mit mehrwertigen Kationen ($CaSO_4$), Ansäuerung mit Zitronensäure	Frischkäsealternative nach dem Mischen mit Palmöl und Polysacchariden	(Zulkurnain et al. 2008)
Sojamilch	Wärmebehandlung	Ionengelierung mit mehrwertigen Kationen		(Chikpah et al. 2015)
Macadamia-Mandel-Nussmilch	Wärmebehandlung	Ansäuerung mit Starterkulturen, enzymatische Vernetzung (Transglutaminase)	Frisch-, Gesalzte-, weichgereifte Käsesorten	(Holz-Schietinger et al. 2014)
Sojamilch	Wärmebehandlung	Enzymreicher *Moringa* oleifera-Extrakt	Weicher, weißer Käse	(Sánchez-Muñoz et al. 2017)
Sojamilch	Wärmebehandlung	Pflanzliche und mikrobielle Proteasen	Nur Käsebruch produziert	(Murata et al. 1987)
Cashewkerne		Ansäuerung mit fermentierter Quinoa-Dispersion	Brie-, Kräuter-, Cheddar-, Rot- und Blauschimmelkäsealternativen	(Chen et al. 2020)

In den folgenden Abschnitten werden wir diese Verfahren genauer beschreiben. Es ist zu beachten, dass einige der beschriebenen Verfahren eher nur die Bildung eines „Bruchs" auf pflanzlicher Basis beschreiben und die Umwandlung in ein käseähnliches Produkt durch Reifung manchmal nicht beschrieben wurde.

9.2.4.2 Herstellung aus fraktionierten Inhaltsstoffen

Bei der Herstellung durch den Fraktionierungsansatz wird eine Öl-in-Wasser-Emulsion aus isolierten und funktionellen Inhaltsstoffen gebildet, die zuvor in den verschiedenen Phasen gelöst werden. Die Zutaten sind in der Regel Proteine, Fette und Polysaccharide. Die hergestellte Emulsion wird dann durch einen Sol-Gel-Übergang verfestigt. Meistens

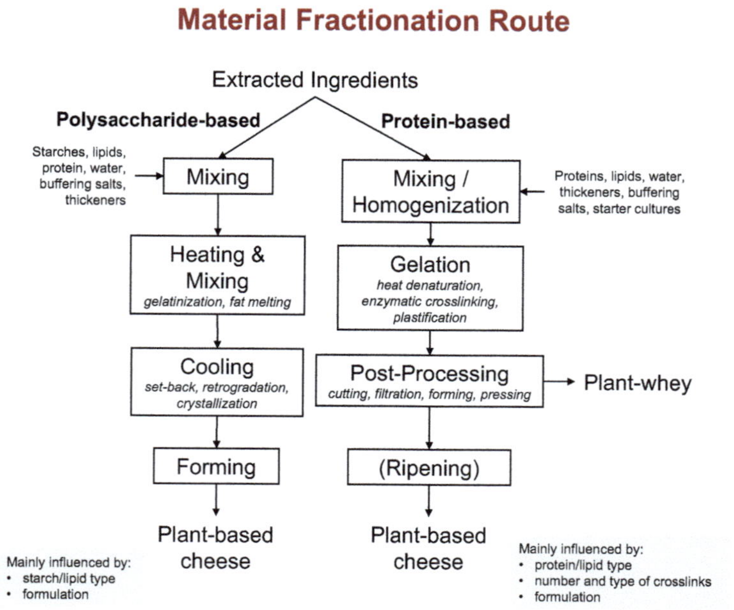

Abb. 9.8 Vergleichendes Prozessdiagramm der verschiedenen Verarbeitungsverfahren zur Herstellung von pflanzlichen Käsealternativen durch den Fraktionierungsansatz. Dieser kann auf verschiedenen extrahierten Polysacchariden (links) oder Proteinen (rechts) basieren. Nachgedruckt mit Genehmigung von Elsevier aus (Grossmann und McClements 2021)

wird eine Mischung aus Stärken und Fetten oder eine Kombination aus Proteinen und Fetten verwendet, um die gewünschte Textur zu erzeugen (Abb. 9.8).

Polysaccharid-basiert. Für pflanzlichen Käse auf Polysaccharidbasis wird in der Regel Stärke verwendet, aber auch andere Polysaccharide wie Alginat, Carrageen oder Guarkernmehl können als Geliermittel eingesetzt werden. Die Verfahren zur Herstellung solcher Käse auf pflanzlicher Basis sind hauptsächlich in Patenten beschrieben und werden im Folgenden erläutert (Atapattu und Fannon 2014; Bergsma 2017; Klemaszewski et al. 2016; Schelle et al. 2020; Zwiercan et al. 1987).

Das Verfahren zur Herstellung von Käse auf pflanzlicher Basis aus Stärke beinhaltet die Verkleisterung des Stärkekorns bei erhöhten Temperaturen, gefolgt von einem Sol-Gel-Übergang beim Abkühlen durch Retrogradation. Das Abkühlen ermöglicht die Rückbildung und anschließende Gelbildung der gelatinierten Stärkemoleküle (Taggart und Mitchell 2009). Da während dieses Prozesses Öl eingearbeitet wird, entsteht ein viskoelastisches Gel, welches entweder ein Netzwerk aus Biopolymeren mit eingebetteten Tröpfchen sein kann (auch als emulsionsgefülltes Gel bezeichnet) oder ein dreidimensionales Lipidnetzwerk aus aggregierten Tröpfchen ist. Häufig besteht dieses Netzwerk aus Fetttröpfchen und Wasser, die in einem halbfesten, dreidimensionalen Netzwerk aus Stärke eingeschlossen sind. Die verwendeten Fette und Öle spielen eine

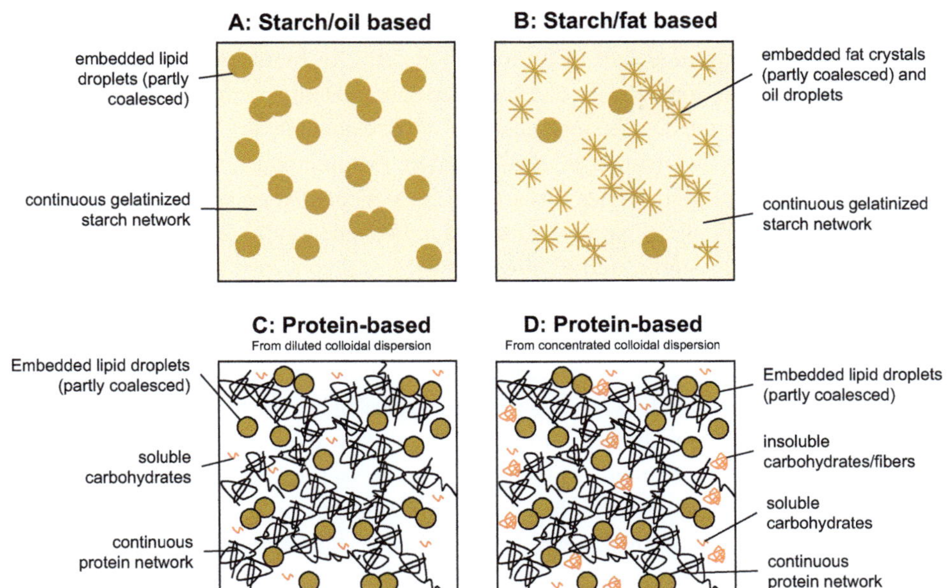

Abb. 9.9 Bei der Herstellung von Käse auf pflanzlicher Basis werden verschiedene viskoelastische Emulsionsgele gebildet. Stärkestrukturen werden häufig im Fraktionierungsansatz hergestellt, während Gele auf Proteinbasis durch den Fraktionierungsansatz oder durch minimal verarbeitete Zutaten erzeugt werden können. Je nach Verfahren kann man unterscheiden, ob die Proteinstrukturen aus einer verdünnten kolloidalen Dispersion (z. B. Sojamilch auf Pflanzenbasis, bei der unlösliche Partikel abgetrennt werden) hergestellt werden, oder ob sie aus einer konzentrierten kolloidalen Dispersion (z. B. pastenartige gemahlene Nüsse) unter Verwendung des gesamten Pflanzenmaterials stammen. Nachgedruckt mit Genehmigung von Elsevier (Grossmann und McClements 2021)

wichtige Rolle bei der Bestimmung der Produktstruktur. Die Tröpfchen oder Fettkristalle können teilweise koaleszieren, was zur finalen Struktur des Produkts beiträgt (Abb. 9.9A, B).

Wie bereits erwähnt, beinhaltet die Herstellung von Käse auf pflanzlicher Basis unter Verwendung von Stärke einen Emulgier- und Erhitzungsschritt. Die Art und Menge der verwendeten Stärke und anderer Inhaltsstoffe beeinflussen die endgültigen Eigenschaften des Produkts. Ein pflanzlicher Käse auf Stärkebasis wurde beispielsweise durch extensives Mischen und Erhitzen einer Kombination aus Stärke (15–22 % „waxy"-Kartoffelstärke), Protein (0,5–8 % Kartoffelprotein), Fetten (15–35 % gehärtetes Pflanzenfett) und Wasser (35–75 %) auf 70–90°C hergestellt (Bergsma 2017). In diesem Patent wurde die geschmolzene und verkleisterte Emulsion in Formen gefüllt und der Sol-Gel-Übergang durch einen Kühlschritt eingeleitet. Ein weiteres Käseanalogon auf Stärkebasis wurde mit einem ähnlichen Ansatz patentiert. Hierbei wurde Quellstärke auf Mais-basis mit hohem Amylosegehalt (>20 %) verwendet. Die Stärke wurde dann mit Fett (22,8 %), Puffersalzen und Wasser oberhalb der Schmelztemperatur des Fetts gemischt. Anschließend wurde die Dispersion dann auf 4 °C abgekühlt, um ein viskoelastisches Material zu erhalten (Zwiercan et al. 1987). Andere Autoren haben auch gezeigt und pa-tentiert, dass Käse auf pflanzlicher Basis mit verschiedenen Arten von Stärke hergestellt werden kann, einschließlich nativer Stärke, säurebehandelter Maisstärke, mit Octenyl-succinat modifizierter Stärke und Hydroxypropyldistärkephosphat (Atapattu und Fan-non 2014). Auch andere Hydrokolloide wie Carrageen und Guarkernmehl wurden zu-gesetzt, um die texturellen Eigenschaften dieser Produkte zu verändern. Darüber hinaus wurden Puffersalze verwendet, um sicherzustellen, dass der pH-Wert des pflanzlichen Käses dem von echtem Milchkäse nahe kommt (etwa pH 5 bis 6). Die Autoren dieses Patents verwendeten einen ähnlichen Produktionsansatz wie der zuvor beschriebene. Die Hydrokolloide und Fette wurden in Gegenwart von Wasser auf 83 °C erhitzt, um sie auf-zulösen und zu schmelzen. Anschließend wurden die Bestandteile zu einer Öl-in-Wasser-Emulsion vermischt. Die Emulsion wurde dann wieder abgekühlt und der Sol-Gel-Über-gang wurde durch die Vernetzung der Stärkemoleküle sowie durch die Kristallisation der Fettphase (die einen Schmelzpunkt zwischen 30 und 52 °C hatte) induziert. Die Autoren gaben an, dass der Wassergehalt der Formulierung zwischen 20 und 80 % und der Fett-gehalt zwischen 15 und 30 % liegen kann.

Protein-basiert. Proteine (hauptsächlich Kaseine) sind einer der wichtigsten Bestand-teile, die für den Sol-Gel-Übergang in Käse auf Milchbasis verantwortlich ist (Lamich-hane et al. 2018). Verschiedene Pflanzenproteine wurden auf ihr Potenzial hin unter-sucht, die texturellen Eigenschaften von Kaseinen in Milchprodukten zu imitieren. Dies hat sich jedoch als schwierig erwiesen, da Pflanzenproteine in der Regel große kugel-förmige Moleküle sind. Dies ist im Gegensatz zu Kaseinen, die kleine flexible Moleküle sind und sich zu komplexen Makromolekülstrukturen (Kaseinmizellen) zusammenfügen können. Außerdem weisen die in Kasein enthaltenen Proteine posttranslationale Modi-fikationen wie Phosphorylierungen und Glykosylierungen auf. Dadurch sind sie in der Lage, Kalzium zu binden, sich zu Aggregaten zusammenzuschließen und abstoßende Wechselwirkungen zu induzieren. Es ist schwierig, diese Eigenschaften der Kasein-moleküle und -mizellen mit Pflanzenproteinen nachzuahmen. Einzelne individuelle Pflanzenproteine sind relativ klein, z. B. haben die 7S- und 11S-Sojaglobulin-Protein-fraktionen einen Gyrationsradius von unter 6 nm (Glantz et al. 2010; Guo et al. 2012) und sind damit wesentlich kleiner als Kaseinmizellen (um die 200 nm). Durch kont-rolliertes Erhitzen bei bestimmten pH-Werten und Ionenstärken lassen sich aus diesen Pflanzenproteinen jedoch Aggregate mit einem ähnlichen Durchmesser wie Kasein-mizellen erzeugen. Die funktionellen Eigenschaften dieser kolloidalen Partikel unter-scheiden sich jedoch in der Regel von denen der Kaseinmizellen. Diese Unterschiede lassen sich auf Unterschiede in ihrer Oberflächenchemie (z. B. Ladung oder Hydropho-bizität) zurückführen, die ihr Koagulationsverhalten beeinflussen (Chen et al. 2019).

Aus diesem Grund untersuchen Forscher weiterhin die Bildung und die Eigenschaften verschiedener Arten von pflanzlichen Proteinaggregaten, um die Funktionalität von Kaseinmizellen besser nachahmen zu können. So hängen beispielsweise die Texturmerkmale und das Wasserbindermögen der mit solchen Aggregaten gebildeten Gele von ihrer Größe sowie von der Vernetzungsmethode ab (Wang et al. 2017; Wu et al. 2019). Unterschiedliche Vernetzungsmethoden beeinflussen die Art und Anzahl der zwischen den Proteinaggregaten gebildeten Bindungen, was wiederum die Eigenschaften der Gele beeinflusst (Ni et al. 2015). Dies wurde in einer Studie gezeigt, in der verschiedene Geliermethoden untersucht wurden. Hier wurden die texturellen Eigenschaften der Gele auf Pflanzenbasis (15 % Erbsenprotein) durch die verwendete Geliermethode beeinflusst (Ben-Harb et al. 2018). Die untersuchten Methoden waren: (*i*) Säuerung durch Zugabe von Glucono-delta-Lacton; (*ii*) enzymatische Vernetzung durch Zugabe von Chymosin und Transglutaminase; und (*iii*) Hitzegelierung durch thermische Behandlung. Interessanterweise führten alle drei Geliermethoden zu einem Sol-Gel-Übergang, aber die texturellen Eigenschaften der gebildeten Gele waren unterschiedlich. So wiesen die säureinduzierten Gele die höchste Elastizität (hohes G') auf, während die enzymatisch induzierten Gele erst nach höheren Deformationswerten sich plastisch verformten. Mit einzelnen oder kombinierten Ansätzen lassen sich also pflanzliche Gele mit unterschiedlichen texturellen und sensorischen Eigenschaften erzeugen, was wichtige Konsequenzen für die Entwicklung von weichen und harten Käsesorten auf pflanzlicher Basis hat. Dieselbe Studie zeigte auch, dass diese Pflanzenproteine zur Herstellung halbfester käseähnlicher Materialien verwendet werden können (Ben-Harb et al. 2018). Es ist daher wichtig, die Aggregationsmechanismen weiter zu untersuchen, um kaseinähnliche pflanzliche Inhaltsstoffe zu erhalten.

Es wurden mehrere Verfahren zur Gewinnung von Käsealternativen auf Proteinbasis beschrieben, die durch den Fraktionierungsansatz hergestellt werden können (Abb. 9.8). Diese Verarbeitungsverfahren führen zu halbfesten Emulsionsgelen, die aus einem dreidimensionalen kontinuierlichen Proteinnetzwerk mit eingebetteten Fetttröpfchen, Wasser und anderen Bestandteilen bestehen (Abb. 9.9). Die eingesetzten Techniken lassen sich in die Kategorien Selbstassoziation, enzymatische Vernetzung, thermische Behandlung und Ansäuerung (sowie Kombinationen aus diesen Verfahren) einteilen, die im Folgenden näher beschrieben werden:

- Selbstassoziationsverfahren beruhen auf der Tendenz bestimmter Proteintypen, sich spontan mit ihren Nachbarn zu verbinden. Die Proteine aggregieren dabei durch hydrophobe Wechselwirkungen, wenn sie in Wasser dispergiert werden. Dies ist ein ähnlicher Mechanismus wie bei Kasein, wenn das Glykomakropeptid freigesetzt wird. Das häufigste Lebensmittelprotein, das auf der Grundlage dieses Mechanismus aggregiert, ist Zein aus Mais (Glusac et al. 2018, 2019; Mattice und Marangoni 2020). Zum Beispiel haben Mattice und Marangoni (2020) 30 % Zein mit 1,5 % Fett, 2,8 % Stärke und 0,7 % Xanthan gemischt. Diese Dispersion wurde dann bei 80°C für 5 min plastifiziert, was zur Bildung eines dehnbaren, proteinreichen Materials führte. Interessanterweise wies der durch dieses Verfahren gewonnene Käse auf Pflanzenbasis ähnliche Textureigenschaften auf wie Cheddar-Käse, wenn er durch Texturprofilanalyse und Zugversuchstests charakterisiert wurde. Ein Nachteil der Verwendung von Zein für Käseformulierungen auf pflanzlicher Basis ist jedoch der eher geringe Gehalt an essenziellen Aminosäuren in diesem Protein und die damit verbundene niedrige Proteinqualität (PDCAAS- oder DIAAS-Wert) (Boye et al. 2012).

- Bei der enzymatischen Vernetzung werden spezifische Enzyme (insbesondere Transglutaminase und Tyrosinase) eingesetzt, um die Bildung von Protein-Protein-Vernetzungen und die Gelierung zu fördern. In einer Reihe von Studien wurden 40 % Öl-in-Wasser-Emulsionen durch Homogenisierung einer wässrigen Erbsenproteinlösung mit einer Zein-haltigen Ölphase hergestellt (Glusac et al. 2018, 2019). Die Emulsionen wurden dann mit Tyrosinase inkubiert, da Transglutaminase Zein nicht vernetzt (Mattice und Marangoni 2021). Das Vorhandensein des Zeins und die Zugabe der Tyrosinase erhöhten die Elastizität der Emulsionsgele erheblich. In einer ähnlichen Studie ergab eine Mischung aus Kartoffelprotein und Zein eine Paste, die sich zur Herstellung von Käsealternativen eignete (Glusac et al. 2018). Mit Transglutaminase vernetzte Sojaproteine (10–20 %) wurden ebenfalls als Ausgangsmaterial für die Herstellung von pflanzlichem Käse verwendet (Lim et al. 2011). Andere Forscher verwendeten eine Mischung aus Globulinen der Erbse (4 %), Sonnenblumenlipiden (20 %) und Starterkulturen, um Käsealternativen herzustellen (Holz-Schietinger et al. 2014). In diesem Patent wurde die Transglutaminase nach 1 h Inkubation mit den Starterkulturen zugegeben. Anschließend wurde das System bis zum Erreichen eines End-pH-Wertes von 4,2 inkubiert, die pflanzliche Molkefraktion entfernt und bei 4 °C gelagert.

- Wärmebehandlungen können auch zur Herstellung von halbfesten Käsealternativen auf Pflanzenbasis eingesetzt werden. So wurde in einem Patent ein Käse auf pflanzlicher Basis hergestellt, indem 6 % Globuline aus Soja und 20 % Sonnenblumenöl mit Wasser vermischt wurden. Die resultierende Öl-in-Wasser-Emulsion wurde dann erhitzt und abgekühlt, um eine schmelzbare Käsealternative zu erhalten (Holz-Schietinger et al. 2014). Dieselben Autoren kombinierten eine Säuerung mit einer thermischen Behandlung, indem sie 4 % 8S-Proteine aus der Mungbohne bei pH 7,4 und 50 mM NaCl mit 20 % Palmöl mischten. Die Emulsion wurde nach dem Erhitzen auf 95 °C mit Starterkulturen und 3 % Natriumcitrat angeimpft. Überraschenderweise führte dieses Verfahren zu einem reversibel schmelzenden Käse auf Pflanzenbasis. Im Gegensatz dazu wurde ein dehnbarer Käse hergestellt, indem Globuline aus Soja (4 %) und Erbse (2 %), sowie Erbsenprolamine (2 %) gemischt wurden und die Mischung auf 95 °C erhitzt wurde. In der Abkühlphase wurden dann Starterkulturen zugesetzt. Die hohe Dehnbarkeit und das Schmelzverhalten dieses Produkts wurden mit der Zugabe der Prolamine in Verbindung gebracht.

Zusammenfassend lässt sich sagen, dass eine Reihe verschiedener fraktionierter Zutaten und Verarbeitungsprozesse verwendet werden können, um Käse auf pflanzlicher Basis

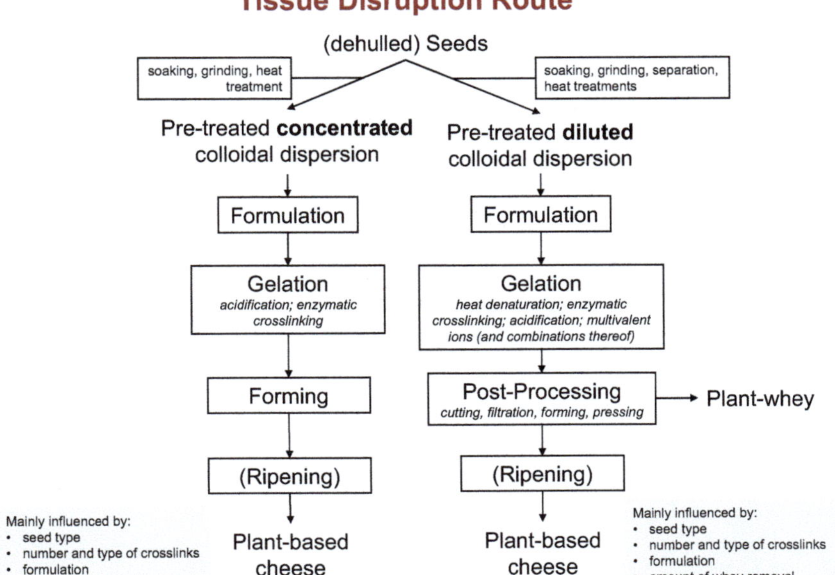

Abb. 9.10 Vergleichendes Prozessdiagramm der verschiedenen Verarbeitungsverfahren zur Herstellung von Käse auf pflanzlicher Basis mit minimal verarbeiteten Zutaten durch konzentrierte (d. h. eine „Pflanzensamenpaste", die häufig auf Nüssen basiert; links) oder verdünnte (d. h. eine Milch auf pflanzlicher Basis; rechts) kolloidale Dispersionen. Nachgedruckt mit Genehmigung von Elsevier aus (Grossmann und McClements 2021)

durch den Fraktionierungsansatz herzustellen. Die in diesem Abschnitt beschriebenen Verfahren führen zur Bildung von halbfesten Emulsionsgelen, die aus Stärke- oder Proteinnetzwerken bestehen und die Fetttröpfchen sowie Flüssigkeiten einschließen. Es ist wahrscheinlich, dass Käsealternativen auf pflanzlicher Basis durch viele weitere Arten und Kombinationen von pflanzlichen Inhaltsstoffen hergestellt werden können und es sind eindeutig weitere Arbeiten in diesem Bereich erforderlich.

9.2.4.3 Herstellung aus ganzen oder minimal prozessierten Pflanzensamen

Bei der Herstellung aus ganzen Pflanzenteilen werden in der Regel Samen verwendet, um Käseanaloga herzustellen (Abb. 9.10). Die Samen zunächst eingeweicht und dann aufgeschlossen, um eine verdünnte (Abb. 9.9C) oder konzentrierte (Abb. 9.9D) (pflanzliche) Milch herzustellen. Diese kolloidale Dispersion wird anschließend in ein festes viskoelastisches Emulsionsgel umgewandelt. Die Dispersion kann alle Bestandteile des Ausgangsmaterials enthalten, oder sie kann einer minimalen Verarbeitung unterzogen worden sein, um einige unerwünschte Bestandteile zu entfernen (unlösliche Partikel oder Fasern) (McClements et al. 2019). Die kolloidale Dispersion kann dann durch einen Sol-

Gel-Übergang in ein käseähnliches Produkt umgewandelt werden. In der Regel wird als Ausgangsmaterial eine Milch auf Pflanzenbasis verwendet (Tab. 9.4) und der Sol-Gel-Übergang wird durch Erhitzen, Ansäuern, enzymatisches Vernetzen, Aussalzen oder durch eine Kombination dieser Verfahren induziert. Übliche Ausgangsmaterialien für die Herstellung von Käsealternativen mit diesem Ansatz sind Soja-, Erbsen-, Lupinen-, Hafer- und Nussmilch.

Ein Sol-Gel-Übergang kann induziert werden, indem nur eine Wärmebehandlung ohne weitere Schritte durchgeführt wird. Awad et al. (2014) verwendeten Lupinensamen als proteinreichen Rohstoff für die Herstellung eines Analogkäses auf Pflanzenbasis. Die Lupinensamen wurden eingeweicht und gemahlen, um eine kolloidale Dispersion zu bilden. Anschließend wurden Öle (17,5 %), Wasser (11,8 %) und emulgierende Salze eingearbeitet und die Dispersion auf 85–90°C erhitzt und für 10 min inkubiert. Die entstandene heiße flüssige Dispersion wurde dann in Formen gegossen und abgekühlt. Allerdings wurde berichtet, dass der mit diesem Verfahren hergestellte Lupinenkäse eine stärkere Ölabscheidung, eine höhere Festigkeit, eine geringere Elastizität und schlechtere sensorische Eigenschaften als normaler Käse aufweist.

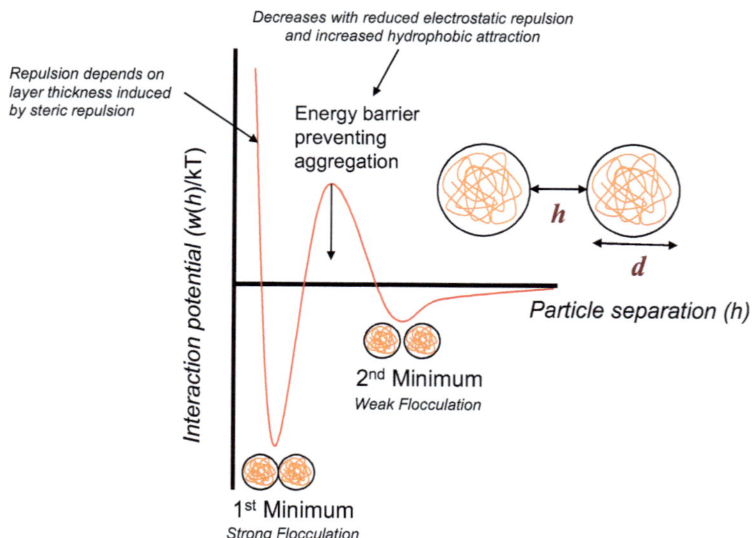

Abb. 9.11 Schematische Darstellung des Wechselwirkungspotenzials zwischen zwei Proteinen. Diese sind als kolloidale kugelförmige Partikel modelliert, mit Angabe des primären Minimums, des sekundären Minimums und der Energiebarriere. Bei der Herstellung von pflanzlichem Käse auf Proteinbasis muss die Energiebarriere durch Verringerung der elektrostatischen Abstoßung (Zugabe von Salz oder Einstellung des pH-Werts) und/oder durch Erhöhung der hydrophoben Wechselwirkungen (thermische Behandlung) gesenkt werden, um eine Aggregation der Proteine zu erreichen. Nachgedruckt mit Genehmigung von Elsevier aus (Grossmann und McClements 2021)

Die meisten Studien in diesem Bereich haben den Sol-Gel-Übergang durch eine Kombination aus einer Wärmebehandlung und einer anderen Technik induziert, z. B. eine Wärmebehandlung in Verbindung mit einem Säuerungsschritt (Tab. 9.4). Bei diesem Verfahren wird eine Proteindispersion zunächst erhitzt und anschließend kalt geliert. Die Wärmebehandlung bewirkt, dass sich die globulären Pflanzenproteine entfalten, funktionelle Gruppen an der Oberfläche freigesetzt werden und durch hydrophobe sowie andere anziehende Wechselwirkungen (z. B. Salzbrücken) aggregieren (Abb. 9.11) (Ni et al. 2015). Durch die Wärmebehandlung werden auch unerwünschte Enzyme inaktiviert, wie z. B. Lipoxygenasen, die Fehlaromen begünstigen können. Es ist wichtig, dass die Erhitzungsbedingungen (Zeit und Temperatur) sorgfältig kontrolliert werden. Dadurch wird sichergestellt, dass es während des Erhitzungsschritts nicht zu einer übermäßigen Proteinaggregation und Gelierung kommt. Der endgültige Sol-Gel-Übergang wird dann in der Regel durch ein anderes Verfahren herbeigeführt, das die anziehenden Wechselwirkungen zwischen den denaturierten oder teilweise denaturierten Proteinmolekülen erhöht. Dies kann z. B. durch Zugabe von Mineralionen oder durch Veränderung des pH-Werts in Richtung des isoelektrischen Punkts erreicht werden. Diese Verfahren fördern die Aggregation, indem sie die elektrostatische Abstoßung zwischen den Proteinmolekülen verringern (welche durch den Erhitzungsschritt weiter beeinflusst wurde) (Zhang et al. 2018; Zheng et al. 2020). Viele Forscher haben dieses zweistufige Verfahren (Thermische Behandlung + ein weiteres Verfahren) angewandt, um die Eigenschaften von normalem Käse besser nachahmen zu können. Diese Ansätze werden im Folgenden näher beschrieben.

9.2.4.3.1 Verdünnte kolloidale Dispersion

Traditionelle Verfahren. Fermentierter Tofu ist ein typisches Produkt, das ähnliche Eigenschaften wie Käse aufweist und bei dessen Herstellung ähnliche Verarbeitungsschritte angewandt werden (Zhang et al. 2018; Zheng et al. 2020). Hier wird die Sojamilch zunächst wärmebehandelt und anschließend durch die Zugabe von Mineralsalzen oder Säuren geliert. Die Sojamilch wird zunächst auf 65–95 °C erhitzt, um eine teilweise Denaturierung der globulären Proteine zu bewirken und die hydrophoben und anderen funktionellen Gruppen freizulegen. Forscher haben berichtet, dass Disulfidbrücken nicht wesentlichen zur Tofustruktur beitragen, wenn er durch dieses Verfahren hergestellt wird (Kohyama et al. 1995). Der Erhitzungsprozess fördert jedoch die Entfaltung und Aggregation von Proteinen, führt aber nicht zur Bildung eines Gels. Die Sol-Gel-Umwandlung wird dann durch Zugabe von Kalziumionen und/oder durch Änderung des pH-Werts der Lösung erreicht (Zhang et al. 2018; Zheng et al. 2020). Nach der Gelbildung wird der Sojaquark gepresst, um die Sojamolke freizusetzen. Die Härte des Tofus kann durch die Menge der entfernten Molke kontrolliert werden (Kao et al. 2003). Der Bruch wird weiter gepresst und mit Stämmen von *Actinomucor* spp., *Rhizopus* spp. oder dem Edelschimmelpilz *Mucor* spp. beimpft. Ähnlich wie bei der normalen Käseherstellung induzieren die Starterkulturen die Proteolyse des Sojaproteins. Zudem finden weitere chemische Reaktionen statt, die zur Bildung von Peptiden, Aminosäuren und verschiedenen

Aromastoffen führen (Liu et al. 2018). Die Verwendung unterschiedlicher Ausgangsstoffe und Mikroorganismen führt jedoch dazu, dass sich die sensorischen Eigenschaften von Käsen auf pflanzlicher Basis von denen auf tierischer Basis unterscheiden. Aus diesem Grund untersuchen Forscher neue Fermentationsstrategien, um den Geschmacksprofilen von echtem Käse besser zu entsprechen.

Absenkung des pH-Werts. Die Milchsäurefermentation (d. h. die Herstellung von einem sauren „Bruch") ist ein weiterer Ansatz zur Bildung viskoelastischer Gele aus kolloidalen Dispersionen. Matias et al. (2014) haben gezeigt, dass die Gelierung durch Beimpfen von Sojamilch mit geeigneten Starterkulturen erreicht werden kann. So wurde beispielsweise ein Käse auf Pflanzenbasis hergestellt, indem Sojamilch 10 min lang auf 95 °C erhitzt, abgekühlt und dann *Bifidobacterium animalis* subsp. *lactis* Bb-12, *L. acidophilus* La-5 und *S. thermophilus* zugesetzt wurde. Unterschiedliche Texturen wurden erreicht, indem die Fermentation bis zu verschiedenen finalen pH-Werten durchgeführt wurde. So wurde beispielsweise bei einem pH-Wert von 5,7 ein weicher, quarkartiger Käse erzeugt. Dahingegen entstand bei einem pH-Wert von 4,8 ein härterer Käse, wenn die pflanzliche Molkefraktion entfernt wurde (Matias et al. 2014). Der finale pH-Wert ist wichtig, da er das Ausmaß der elektrostatischen Wechselwirkungen zwischen den Proteinmolekülen beeinflusst, was sich auf ihre Struktur und ihre Widerstandsfähigkeit gegenüber Deformation auswirkt. Diese Studie hat gezeigt, dass die texturellen Eigenschaften von Käsealternativen durch die Steuerung der Fermentationsbedingungen und des finalen pH-Werts eingestellt werden können. Die härtere Käseformulierung wurde auch mit einer fettreichen Sojamilch und Hydrokolloiden gemischt, um ein Analogon zu Frischkäse zu erhalten. In einer anderen Studie wurde *Streptococcus thermophilus* mit *Lactobacillus fermentum* kombiniert, um Sojamilch zu fermentieren. Die Milch wurde dann zu einem Schnittkäse weiterverarbeitet. Die Sojamilch wurde 30 min lang bei 63 °C erhitzt und anschließend bis zu einem pH-Wert von 4,5 fermentiert. Der entstandene Sojaquark wurde dann gepresst, um die Soja-molke zu entfernen. Der erhaltene Pflanzenkäse wies ähnliche texturelle Eigenschaften auf wie sein Gegenstück aus Kuhmilch, die sensorische Akzeptanz war jedoch niedriger (Chumchuere et al. 2000). Mit einem ähnlichen Ansatz wurde Sojamilch mit *Lactobacillus casei* ssp. *casei* auf einen End-pH-Wert von 6,3 oder mit einer Mischung aus *Lactobacillus acidophilus* und *Bifidobacterium animalis* subsp. *lactis* in Kombination mit Glucono-delta-lacton auf einen End-pH-Wert zwischen 4,7 und 7,2 fermentiert, was je nach den verwendeten Bedingungen zur Bildung von streichfähigen oder festen Käsesorten führte (Sojaöl wurde zugesetzt, um die gewünschte Streichfähigkeit zu erreichen) (Giri et al. 2018; Li et al. 2013). Li et al. (2013) zeigten außerdem, dass die Protease Papain zur Verbesserung des Mundgefühls von Streichkäse auf Sojabasis beitragen kann. Dies wurde auf ihre Fähigkeit zurückgeführt, die Partikelgröße von Proteinaggregaten zu verringern und dadurch das cremige Mundgefühl zu verbessern. Darüber hinaus wurden Pflanzenkäse hergestellt, indem Sojamilch mit Milchsäurebakterien *(Lactobacillus rhamnosus)* auf einen End-pH-Wert zwischen 4,7 und 5,2 fermentiert und der entstandene Käsebruch anschließend geschnitten, gepresst und gesalzen wurde (Liu et al. 2006).

Die strukturellen und physikochemischen Eigenschaften von Pflanzenkäse, der durch eine Kombination aus Hitze- und pH-verfahren hergestellt wird, unterscheiden sich von denen echter Käse. Labkäse aus Kuhmilch wird durch andere molekulare und kolloidale Wechselwirkungen stabilisiert und weist dadurch eine andere Struktur auf. So wird beispielsweise die dreidimensionale Struktur von Labkäse durch eine Kombination aus Kalziumbrücken, Wasserstoffbrücken und hydrophoben Wechselwirkungen stabilisiert (Paula Vilela et al. 2020). Dies steht im Gegensatz zu den Wechselwirkungen in pflanzlichen Käsealternativen, bei denen die hydrophobe Anziehungskraft die Haupttriebkraft für Protein-Protein-Wechselwirkungen ist. Hydrophobe Wechselwirkungen werden insbesondere durch die Wärmebehandlung und die damit verbundene Proteinentfaltung verstärkt. Durch die zusätzliche Minimierung der Nettoladung durch die Fermentation nahe an den isoelektrischen Punkt wird die Anziehung weiter erhöht (Abb. 9.11).

Zugabe von Mineralsalzen. Um die molekularen Wechselwirkungen in Käse auf Milchbasis besser nachzuahmen, können mehrwertige Kationen zu wärmebehandelter Pflanzenmilch hinzugefügt werden. Die Kationen können dann eine ähnliche Rolle wie Kalzium in Milch spielen (Chikpah et al. 2015). Solche Erhitzungs- und Ionengelierungsansätze wurden auch für die Umwandlung von Pflanzenmilch in Käsealternativen verwendet. So wurden z. B. Soja- und Cashewnussmilch gemischt, um den Nährwert des Endprodukts zu verbessern (Oyeyinka et al. 2019). Bei der Herstellung der Pflanzenmilch wurden die Samen zunächst eingeweicht, gemahlen und anschließend gefiltert, um unlösliche Komponenten zu entfernen. Die höchste sensorische Akzeptanz wurde bei einem Mischungsverhältnis von 60 % Sojamilch mit 40 % Cashewnussmilch festgestellt. Ähnlich wie bei der Tofuherstellung wurden die pflanzlichen Milchprodukte zunächst gekocht und dann Ammoniumaluminiumsulfat zugesetzt, um die Gerinnung zu fördern (Tab. 9.4). Die Zusammensetzung des so hergestellten Käses auf Pflanzenbasis betrug 64 % Protein und 6 % Fett (Trockenmasse). Durch die Kombination von zwei oder mehr pflanzlichen Rohstoffen kann also pflanzlicher Käse mit verbesserten Eigenschaften hergestellt werden.

Darüber hinaus kann die Ionengelierung mit der Säuregelierung kombiniert werden, um pflanzliche Käsesorten mit unterschiedlichen Eigenschaften zu erzeugen (Tab. 9.4) (El-Ella 1980; Verma et al. 2005; Zulkurnain et al. 2008). Die Kombination von Ionen- und Säuregelierung wirkt sich auf die texturellen Eigenschaften von Käseanaloga auf pflanzlicher Basis aus, da die Anzahl der deprotonierten Carboxylgruppen ($-COO^-$) durch Absenkung des pH-Werts abnimmt. Dadurch verringert sich auch die Anzahl der zwischen den Proteinmolekülen gebildeten Kalziumbrücken (Canabady-Rochelle et al. 2009). Dieser kombinierte Ansatz wurde zur Herstellung von Käseanaloga aus mit *Lactococcus lactis* fermentierter und wärmebehandelter Sojamilch verwendet (El-Ella 1980). Die Autoren verwendeten Kalziumlactat, um Kalziumionen in die fermentierte Sojamilch einzubringen, was zu einem Sol-Gel-Übergang führte. Anschließend wurde der Käsebruch gepresst, gesalzen und unter kontrollierten Bedingungen bis zu drei Monate lang gelagert. Eine sensorische Analyse ergab, dass die Geschmacksintensität des Käses während der Lagerung zunahm. Der pflanzliche Käse hatte nach 4 Wochen Reifung ein relativ fades Geschmacksprofil, das sich nach 2 bis 3 Monaten zu einem leicht sauren und käsigen Geschmack entwickelte. Einen ähnlichen Ansatz verfolgten Verma et al. (2005) die Säuerung, Kalziumzusatz und Wärmebehandlung kombinierten, um einen Käse auf Pflanzenbasis herzustellen. Eine Mischung aus Straucherbsenmilch und Sojamilch wurde mit *Streptococcus thermophilus* und *Lactobacillus delbrueckii* subsp. *bulgaricus* beimpft. Nach der Fermentation wurde die Käsebruchbildung durch Zugabe von Kalzium (0,02 % $CaCl_2$) und eine Wärmebehandlung (bis 95 °C, 15 min) induziert. Die Pflanzenmolke wurde anschließend durch Filtration und Pressen entfernt.

Enzymatische Vernetzung. Die enzymatische Vernetzung kann auch dazu verwendet werden, pflanzliche Milch zu koagulieren und in einen „Käsebruch" umzuwandeln. In mehreren Forschungsartikeln und Patenten wurden verschiedene Arten von Enzymen beschrieben, die zur Einleitung des Sol-Gel-Übergangs verwendet werden können (Brown et al. 2013; Holz-Schietinger et al. 2014; Murata et al. 1987; Sánchez-Muñoz et al. 2017). So wurde beispielsweise eine Mischung aus Macadamia- und Mandeln zunächst 30 s lang in kochendem Wasser blanchiert, 16 h lang aufgeweicht und dann durch Mahlen zerkleinert (Brown et al. 2013; Holz-Schietinger et al. 2014). Nach Abtrennung unlöslicher Partikel durch Zentrifugation, wurden die „Magermilch- und Rahmphasen" separiert und in definierten Verhältnissen rekombiniert. Es wurde also eine ähnliche Standardisierung wie bei der Herstellung von Milchkäse angewandt, um den gewünschten Fett- und Trockenmassegehalt zu erhalten. Zusätzlich wurde die standardisierte Pflanzenmilch vor der Pflanzenkäseproduktion durch einen Wärmebehandlungsschritt pasteurisiert. Auf der Grundlage dieser standardisierten Milch wurden verschiedene Käsesorten durch enzymatische Vernetzung hergestellt, z. B. Frisch-, Weich- und gesalzene (Cheddar-ähnliche) Pflanzenkäse. Für die Herstellung dieser verschiedenen Käsesorten waren die ersten Verarbeitungsschritte ähnlich. Die standardisierte Milch wurde mit mesophilen Starterkulturen beimpft. Dazu gehörten *Geotrichum candidum*, *Penicillium candidum* und *Debaromyces hansenii* für weichgereiften Käse. Die Starterkulturen bewirkten ein Absinken des pH-Wertes, der nach einer Stunde 5,6 und nach 12 h 4,4 erreichte. Anschließend wurde der fermentierten Milch mikrobielle Transglutaminase beigemischt. Das Enzym löste den Sol-Gel-Übergang aus, indem es die Bildung einer Isopeptidbindung zwischen Lysin und Glutamin induzierte. Diese Enzymreaktion wurde 12 h lang bei Raumtemperatur durchgeführt, was zur Entstehung eines Käsebruchs auf Pflanzenbasis führte. Der Bruch wurde dann in Stücke von etwa 1,3 cm Länge geschnitten. Der freigesetzte Pflanzenmolkeanteil (40–50 %) wurde von der Bruchmasse abgetrennt und die Bruchmasse wurde mit einem einfachen Schneebesen gerührt.

Aus diesem Material wurden dann verschiedene Käsesorten auf Pflanzenbasis hergestellt. Für frischen und gesalzenen Käse wurde der Käsebruch geformt und anschließend gepresst. Bei weichem, gereiftem Käse wurde der Käsebruch ohne Druck geformt. Nach dem Formen wurden die Käsesorten dann für 30 min bei 10 °C in Salzlösungen eingelegt. Die Frischkäsesorten wurden anschließend direkt in Verpackungsmaterial umgefüllt. Der weichgereifte Käse wurde dahingegen 17 Tage lang bei Temperaturen von 10 bis 16 °C und einer relativen Luftfeuchtigkeit von 75 bis 90 % gereift. Der gesalzene Käse wurde drei Wochen lang bei 13 °C und 55 % relativer Luftfeuchtigkeit gereift und anschließend geräuchert oder gewachst. Darüber hinaus verbesserte die Zugabe von exogenen Proteasen und Lipasen die texturellen und sensorischen Eigenschaften des pflanzlichen Käses, was wahrscheinlich auf ähnliche chemische Vorgänge wie bei Käse auf Milchbasis zurückzuführen ist (s. Abschn. 9.2.2). Als letzter Punkt ist zu nennen, dass in diesem Patent gezeigt wurde, dass durch die Fermentation mit *Staphylococcus xylosus* und *Brevibacterium* flüchtige Verbindungen entstehen (wie 3-Methylbutansäure und Dimethyltrisulfid), die typischerweise in echtem Käse vorkommen (Holz-Schietinger et al. 2014).

Eine andere enzymatische Technik wurde von Murata et al. (1987) verwendet. In dieser Studie hydrolysierten die Autoren die Pflanzenproteine teilweise mit verschiedenen Proteasen, anstatt Querverbindungen zwischen ihnen zu erzeugen. Dieser Ansatz entspricht also eher der Herstellung von Milchkäse unter Verwendung von Lab, was zur teilweisen Hydrolyse des κ-Kaseins führt. Die Autoren zeigten, dass durch die Proteolyse mit den meisten der untersuchten Proteasen einen Käsebruch entsteht, wenn die Proteolyse bei einem pH-Wert von 6,1 in Sojamilch durchgeführt wurde. Ausnahmen waren *Aspergillus* saitoi Proteasen, Chymosin und Pepsin. Es ist also interessant festzustellen, dass zwei völlig unterschiedliche enzymatische Ansätze (Vernetzung von Proteinen *vs.* Hydrolyse von Proteinen) beide zu Käsebruch auf pflanzlicher Basis führen können. Es besteht sicherlich weiterer Forschungsbedarf, um zu verstehen, wie sich diese unterschiedlichen Ansätze auf die texturellen und sensorischen Eigenschaften von Käse auf Pflanzenbasis auswirken und um ihr Potenzial für die Skalierung der Produktion auf kommerzielles Niveau zu ermitteln.

9.2.4.3.2 Konzentrierte Kolloidale Dispersion

Bisher haben wir verschiedene Methoden zur Herstellung von Käsebruch und Käse auf pflanzlicher Basis aus verdünnten pflanzlichen Milchdispersionen erörtert. Es ist aber auch möglich, sie aus konzentrierten Dispersionen herzustellen. In diesem Fall wird das gesamte Pflanzenmaterial zur Herstellung des Käses verwendet (Abb. 9.10). Dieser Ansatz dürfte deswegen nachhaltiger sein, da weniger Verarbeitungsschritte erforderlich sind (abhängig vom Rohmaterial). Darüber hinaus können dadurch nützliche funktionelle oder ernährungsphysiologisch wertvolle Komponenten im Endprodukt erhalten bleiben, z. B. Phospholipide und Ballaststoffe (Nikiforidis 2019; Sánchez-Zapata et al. 2009). Fermentierte Nusspasten werden zu diesem Zweck häufig verwendet. Bei den auf diese Weise hergestellten Käsesorten handelt es sich häufig um Camembert-Käse. Um Käse auf pflanzlicher Basis aus fermentierter Nusspaste zu gewinnen, werden die Nüsse in heißem Wasser hydratisiert, um die Zellwände aufzuweichen und die Mikroorganismen zu inaktivieren. Die aufgeweichten Nüsse werden dann zu einer konzentrierten kolloidalen Dispersion gemahlen und es werden mesophile Starterkulturen und -pilze zugesetzt, z. B. *Lactococcus lactis* subsp. *lactis, Lactococcus lactis* subsp. *cremoris* und *Penicillium camemberti*. Die Paste wird dann etwa 24 h lang fermentiert, geformt und mehrere Wochen lang bei einer Temperatur von etwa 12 bis 18°C und einer relativen Luftfeuchtigkeit >80 % weiter fermentiert. In dieser Zeit entwickelt der Pflanzenkäse sein charakteristisches Geschmacksprofil und durch die Bildung eines Oberflächenschimmels auch sein charakteristisches Aussehen. Mit diesem Verfahren wurden verschiedene Pflanzenkäse aus gemahlenen Cashewkernen hergestellt, die mit unterschiedlichen Starterkulturen fermentiert wurden (Chen et al. 2020). Die Autoren wiesen nach, dass die Gattungen *Lactococcus, Pediococcus* und *Weissella* die Hauptformen von Bakterien waren, die in den Cashew-Käsesorten „Brie" und „Blue" wuchsen. Die Autoren berichteten auch, dass die Allergenität der Proteine durch die Fermentierung abnahm. Es sind jedoch noch weitere Forschungsvorhaben erforderlich, um die strukturelle Zusammensetzung besser zu verstehen und diesen Prozess zu optimieren. Wahrscheinlich entsteht bei diesem Ansatz ein viskoelastisches Emulsionsgel, bei dem die Fetttröpfchen in eine koagulierte Proteinmatrix mit Ballaststoffen eingebettet sind. Das Vorhandensein eines hohen Anteils an Ballaststoffen wäre ein ernährungsphysiologischer Vorteil für diese Art von Käsealternative. Wie bereits erwähnt, enthalten diese pflanzlichen Analogkäse ähnliche Bestandteile wie die Ausgangsmaterialien, da bei ihrer Herstellung keine Trennungs- oder Extraktionsverfahren angewandt werden. Daher fällt keine Pflanzenmolke an und der fertige Nusskäse ist reich an Proteinen, Fetten und Ballaststoffen (Tab. 9.1).

Diese minimale Prozessierungsmethode eignet sich demnach auch für die Herstellung bestimmter Arten von Käsealternativen auf Pflanzenbasis. Sie erfordert einen geringeren Verarbeitungsaufwand als die Fraktionierung, da die Inhaltsstoffe nicht aus den Rohstoffen isoliert werden müssen. Der Nachteil ist jedoch, dass die Funktionalität der Inhaltsstoffe in vielen pflanzlichen Materialien nicht ausreicht, um die gewünschten texturellen und sensorischen Eigenschaften zu erreichen. Deswegen müssen häufig weitere Inhaltsstoffe hinzugefügt werden, um eine gleichbleibend hohe Qualität zu erzielen (Tab. 9.1). In Zukunft könnten die texturellen Eigenschaften von Pflanzenkäse durch die Auswahl von Rohstoffkombinationen mit den gewünschten Eigenschaften weiter optimiert werden, z. B. durch die Mischung verschiedener Pflanzenmilchen. Darüber hinaus müssen die Sol-Gel- und Reifungsprozesse weiter optimiert werden, indem ein besseres Verständnis der beteiligten kolloidalen Wechselwirkungen und chemischen Reaktionen gewonnen wird.

9.2.5 Nachhaltigkeits- und Gesundheitsaspekte

Dieser Abschnitt gibt einen kurzen Überblick über die möglichen Auswirkungen des Ersatzes von tierischem Käse durch pflanzlichen Käse auf die ökologische Nachhaltigkeit und die menschliche Gesundheit.

9.2.5.1 Treibhausgasemissionen

Kuhmilchkäse ist die am häufigsten konsumierte Käsesorte und wird daher als Referenz verwendet. Mehrere Studien deuten darauf hin, dass der größte Teil der Treibhausgasemissionen bei der Herstellung von Käse während der Produktion der Milch durch die Kuh emittiert wird. Je nach verwendeten Annahmen (z. B. Käsesorte, Randbedingungen usw.) wird geschätzt, dass der Schritt der Milchproduktion für 65 bis 98 % (durchschnittlich 82 %) der gesamten CO_2-eq Emissionen von Käse verantwortlich ist (Bava et al. 2018; Finnegan et al. 2018; González-García et al. 2013; Üçtuğ 2019; van Middelaar et al. 2011). Im Gegensatz dazu ist der Einfluss der Verarbeitung von Milch zu Käse und der folgenden Schritte (Logistik, Verkauf, etc.) viel geringer. Diese Teile der Lieferkette werden durch Faktoren wie den Einsatz erneuerbarer Energien, die Abwasserbehandlung, die Verpackung und die Logistik beeinflusst (Bava et al. 2018; Dalla Riva et al. 2017; González-García et al. 2013; Tarighaleslami et al. 2020). Somit trägt die Kuhmilch selbst wesentlich zu den gesamten Treibhausgasemissionen von Käse bei. Dies liegt auch daran, dass für die Herstellung von 1 kg Käse etwa 4 bis 10 L Milch benötigt werden. Ein Kilogramm Kuhmilch hat ein globales Erwärmungspotenzial von etwa 1,39 kg CO_2-eq pro L (Minimum: 0,54; Maximum: 7,50 kg CO_2-eq pro L) (Clune et al. 2017). Die Auswirkungen der Treibhausgasemissionen, die mit der Herstellung von Rohmilch für Käse verbunden sind, reichen also von etwa 1,62 (für Frischkäse) bis 8,3 (für Schnittkäse) kg CO_2-eq pro kg Käse, was zu durchschnittlichen Gesamtemissionen von 8,86 (min: 5,33; max: 16,4) kg CO_2-eq pro kg Käse führt (Clune et al. 2017; Finnegan et al. 2018).

Tab. 9.5 Treibhausgasemissionen ausgewählter Zutaten, die für die Herstellung von Käse auf pflanzlicher und tierischer Basis verwendet werden. In der Regel werden 4–10 L Milch für die Herstellung von 1 kg tierischem Käse benötigt. Die Daten in Klammern zeigen die Minimal- und Maximalwerte. Entnommen aus (Braun et al. 2016; Clune et al. 2017; Henderson und Unnasch 2017; Schmidt 2015; Usubharatana und Phungrassami 2015)

Zutat	Treibhausgasemissionen in kg CO_2-eq pro kg oder L
Mandel- und Kokosnussmilch	0,42 (0,39–0,44)
Sojamilch	0,88 (0,66–1,40)
Sojaprotein-Isolat	2,4 pro kg Protein
Erbsenmilch	0,39
Tapiokastärke	0,59
Baumnüsse	1,42 (0,43 bis 3,77)
Palmöl	1,4–2,0
Sonnenblumenöl	0,8
Tofu	0,98 (0,87–1,1)
Kuhmilch	1,39 (0,54–7,50)
Käse	8,86 (5,33–16,35)

Im Vergleich dazu haben die für Käse auf pflanzlicher Basis verwendeten Zutaten in der Regel wesentlich geringere Treibhausgasemissionen (Tab. 9.5). Diese Werte sind jedoch mit Vorsicht zu interpretieren, solange keine umfassenden Ökobilanzen für Käse auf pflanzlicher Basis durchgeführt wurden. Außerdem haben die für die Herstellung von Käse auf pflanzlicher Basis verwendeten Zutaten nicht den gleichen Nährwert wie Milch, sodass es oft schwierig ist, die Umweltauswirkungen auf einer entsprechenden Nährwertbasis genau zu berechnen. Außerdem ist nicht beschrieben, wie viel Pflanzenmilch benötigt wird, um Pflanzenkäse herzustellen. Dieses Verhältnis hat aber ebenfalls erhebliche Auswirkungen auf die Bewertung der ökologischen Nachhaltigkeit.

Allerdings sind die Treibhausgasemissionen von Pflanzenmilch allgemein geringer als die von Kuhmilch. Dies würde zu geringeren Treibhausgasemissionen für Käse auf pflanzlicher Basis führen, wenn ein ähnliches Umwandlungsverhältnis von Milch zu Käse angenommen wird. Es sind jedoch noch weitere Forschungsarbeiten erforderlich, um eine zuverlässige Bewertung durchzuführen. Einige erste Annahmen lassen sich jedoch bereits aus bestehenden Produkten und Wertschöpfungsketten ableiten. So wird beispielsweise Käse auf der Basis von Nüssen häufig ohne Abtrennung der Molke hergestellt. Das bedeutet, dass das Umwandlungsverhältnis 1 ist und 1 kg pflanzliche Dispersion etwa 1 kg pflanzlichen Käse ergibt (auf Trockengewichtsbasis). Daher kann angenommen werden, dass ein Käse auf pflanzlicher Nussbasis 5,1 bis 6,9 kg weniger CO_2-eq pro kg Weich- bzw. Halbhartkäse emittiert (unter der Annahme von 1,42 kg CO_2-eq für 1 kg Nüsse gegenüber 6,5–8,3 kg CO_2-eq für den tierischen Käse (Clune et al. 2017; Finnegan et al. 2018)). Diese vorläufigen Daten werden durch die Tatsache untermauert, dass Tofu ein viel geringeres Treibhauspotenzial als Käse hat, aber ähnliche Herstellungsprozesse erfordert. Bei der Herstellung von 1 kg Tofu werden 0,98 kg CO_2-eq emittiert. Dieser Wert schließt die Emissionen im Zusammenhang mit der landwirtschaftlichen Produktion und der Herstellung des Produkts ein (Mejia et al. 2018). Dies steht im Gegensatz zu den Emissionen von Käse, die im Schnitt wie oben beschrieben bei 8,86 kg CO_2-eq pro kg Käse liegen (Clune et al. 2017). Wie bereits erwähnt, können die tatsächlichen Emissionen etwas anders ausfallen, wenn der Nährwert (z. B. der Gehalt an essenziellen Aminosäuren) berücksichtigt wird und ähnliche Produktkategorien verglichen werden (Tessari et al. 2016).

Zusammenfassend lässt sich sagen, dass Käse auf pflanzlicher Basis das Potenzial hat, weniger Treibhausgasemissionen zu erzeugen als Käse auf der Basis von Tiermilch. Es sind aber weitere life cycle assessments erforderlich. Auf Grundlage der in Kap. 8 erörterten life cycle assessments für pflanzliche Milch würde man allerdings erwarten, dass pflanzlicher Käse zu weniger Umweltverschmutzung, Landnutzung, Wasserverbrauch und Verlust der biologischen Vielfalt führt als echter Käse.

9.2.5.2 Gesundheitliche Aspekte

Käse ist ein nährstoffreiches Lebensmittel mit einem hohen Anteil an Makro- und Mikronährstoffen, die für die menschliche Gesundheit von Nutzen sein können, darunter Proteine, Lipide, Vitamine und Mineralien. Die Umstellung von tierischen auf pflanzliche Käsesorten kann daher Auswirkungen auf die ernährungsphysiologischen Eigenschaften haben. Aus diesem Grund werden in diesem Abschnitt die möglichen ernährungsphysiologischen und gesundheitlichen Folgen des Verzehrs von Käse auf pflanzlicher Basis erörtert.

Der Verzehr von „gesunden" pflanzlichen Lebensmitteln wird in Beobachtungsstudien mit positiven gesundheitlichen Ergebnissen in Verbindung gebracht (Kim et al. 2018, 2019; Satija et al. 2017). Menschen die mehr gesunde pflanzliche Lebensmittel verzehren haben eine geringere Gesamtmortalität und haben ein geringeres Risiko für Herz-Kreislauf-Erkrankungen (Kim et al. 2018). In diesen Studien werden Vollkornprodukte, Obst, Gemüse, Nüsse, Hülsenfrüchte, Tee und Kaffee als gesunde pflanzliche Lebensmittel angesehen. Im Gegensatz dazu gelten raffinierte Mehle, Süßigkeiten, Snacks, Backwaren, Fruchtsäfte und zuckergesüßte Getränke als ungesunde pflanzliche Lebensmittel. In anderen Studien auch berichtet, dass Menschen, die sich gesund vegetarisch ernähren, seltener an ischämischen Herzkrankheiten sterben, aber es gab keinen Zusammenhang zwischen der Gesamtmortalität und der Krebsmortalität (Dinu et al. 2017). Diese positiven Auswirkungen stehen im Gegensatz zu einigen Beobachtungsstudien, die keine derartigen Effekte feststellen konnten und eine vegetarische Ernährung sogar mit einem erhöhten Risiko für bestimmte Krankheiten, wie z. B. Schlaganfall, in Verbindung brachten (Appleby et al. 2016; Mihrshahi et al. 2017; Mj et al. 2013; Tong et al. 2019). Dieser Effekt hängt höchstwahrscheinlich mit der Tatsache zusammen, dass eine vegetarische Ernährung nicht unbedingt nur gesunde Lebensmittel enthalten kann (Magkos et al. 2020; Mihrshahi et al. 2017). Eine Ernährung, die reich an zuckerhaltigen und stärkehaltigen Lebensmitteln ist, gilt zwar immer noch als vegetarisch, kann aber negative gesundheitliche Auswirkungen haben. Solche methodischen Lücken wurden durch die Verwendung von „Ernährungsindizes" und durch die Einteilung von Lebensmitteln in verschiedene Gesundheitskategorien geschlossen. Dabei zeigte sich, dass eine Zunahme des Verzehrs gesunder pflanzlicher Lebensmittel mit positiven gesundheitlichen Auswirkungen verbunden ist, wie oben erwähnt (Kim et al. 2018, 2019; Satija et al. 2017).

In diesem Zusammenhang ist es wichtig, die potenziellen Auswirkungen von Käse auf pflanzlicher Basis auf die menschliche Gesundheit zu diskutieren. Käse auf pflanzlicher Basis enthält oft relativ große Mengen an verarbeiteten Inhaltsstoffen, wie Stärke und Fette (Tab. 9.1). Bei herkömmlichem Milchkäse haben die meisten Beobachtungsstudien keinen Zusammenhang zwischen dem Käsekonsum und einer höheren Sterblichkeit oder einem höheren Risiko für Herz-Kreislauf-Erkrankungen festgestellt (de Goede et al. 2016; Farvid et al. 2017; Guo et al. 2017; Hjerpsted und Tholstrup 2016; Mazidi et al. 2019; Pala et al. 2019). Diese Ergebnisse sind jedoch mit Vorsicht zu interpretieren, da randomisierte Interventionsstudien noch fehlen (Sacks et al. 2017). Darüber hinaus scheinen die meisten Ernährungsstudien darauf hinzudeuten, dass der Konsum von normalem Milchkäse positive oder neutrale Auswirkungen auf die menschliche Gesundheit hat (de Goede et al. 2016; Farvid et al. 2017; Guo et al. 2017; Hjerpsted und Tholstrup 2016; Mazidi et al. 2019; Pala et al. 2019). Dies liegt möglicherweise daran, dass Käse eine Reihe von Inhaltsstoffen enthält, die die Gesundheit fördern könnten. Dazu gehören hohe Mengen an Kalzium, Protein, möglicherweise gesundheitsfördernder Fettsäuren (z. B. konjugierte Linolsäure), Vitaminen und anderen Verbindungen, die sich positiv auf den Körper auswirken können (Hjerpsted und Tholstrup 2016; Magkos et al. 2020). Diese Ergebnisse sind etwas überraschend, da Milchprodukte wie Käse einen hohen Gehalt an gesättigten Fettsäuren aufweisen. Gesättigte Fette werden mit einer höheren Gesamtmortalität und einem erhöhten Risiko für Herz-Kreislauf-Erkrankungen in Verbindung gebracht, weil sie die LDL-Cholesterinkonzentration im Blut erhöhen. Um dieses Risiko zu minimieren, sollten gesättigte Fettsäuren mit einfach oder mehrfach ungesättigten Fettsäuren in der Ernährung ersetzet werden (nicht aber mit raffinierten Kohlenhydraten und Zuckern) (Sacks et al. 2017). Die Auswirkungen der verschiedenen Arten von gesättigten Fettsäuren auf die menschliche Gesundheit sind jedoch nach wie vor sehr umstritten (Heileson 2020; Lawrence 2021).

Über die gesundheitlichen Auswirkungen des Verzehrs von Käse auf pflanzlicher Basis liegen wesentlich weniger Daten vor. Deswegen wird sich die Diskussion an dieser Stelle auf die Hauptzutaten beschränken (Tab. 9.1). Kuhmilchkäse ist reich an Proteinen, Fetten, Kalzium, Phosphor, Vitamin A und Vitamin B_{12} (Górska-Warsewicz et al. 2019). Darüber hinaus liegen diese Nährstoffe in hoher Bioverfügbarkeit vor. Dies gilt zum Beispiel für die Hauptproteinfraktion in Milch. Kaseine haben eine hohe Proteinqualität mit einem „Digestible Indispensable Amino Acid Score" (DIAAS) von 1,29. Dieser Wert liegt damit höher als für die herkömmlichen Pflanzenproteine (Guillin et al. 2021; Mathai et al. 2017). Außerdem wird das in der Milch enthaltene Kalzium leicht vom menschlichen Körper aufgenommen. Etwa 30 % vom verzehrten Kalzium gelangen in den Blutkreislauf, was eine höhere Bioverfügbarkeit ist als für das in den meisten pflanzlichen Quellen enthaltene Kalzium (Yang et al. 2012). Ein Grund für die geringere Bioverfügbarkeit der Nährstoffe in Pflanzen ist das Vorhandensein von Antinährstoffen, die die Verdauung und Absorption hemmen, wie Trypsininhibitoren und Phytate (Kap. 5).

Im Gegensatz dazu enthalten viele pflanzliche Käsezubereitungen nicht die gleichen Nährstoffe wie Milchkäse (Tab. 9.1). Dies gilt insbesondere für die Formulierungen, die hauptsächlich isolierte Zutaten enthalten und auf Stärke und Ölen basieren. Diese Käsesorten auf pflanzlicher Basis liefern keine nennenswerten Mengen an Kalzium, Protein, Vitamin A und Vitamin B_{12} für die menschliche Ernährung (es sei denn, sie sind angereichert). Darüber hinaus können diese Rezepturen relativ hohe Mengen an gesättigten Fettsäuren aus den verwendeten pflanzlichen Fetten enthalten, wie z. B. Kokosnussöl (>90 % gesättigte Fettsäuren). Es ist jedoch umstritten, ob Kokosnussfett (was aus einem hohen Anteil an mittelkettigen gesättigten Fettsäuren besteht) ähnlich negative Auswirkungen auf den LDL-Spiegel hat wie tierische Fette (die einen hohen Anteil an langkettigen gesättigten Fettsäuren enthalten) (Eyres et al. 2016; Hewlings 2020). Darüber hinaus können die Formulierungen einen hohen Anteil an raffinierten Kohlenhydraten (schnell verdauliche Stärke) aufweisen, die bei regelmäßigem Verzehr aufgrund der Dysregulierung der Insulinreaktion negative Auswirkungen auf die menschliche Gesundheit haben können (Ludwig et al. 2018a).

Es ist möglich, Käseprodukte auf pflanzlicher Basis mit einem gesünderen Nährwertprofil herzustellen, was ein wichtiger Schwerpunkt der künftigen Forschung und Entwicklung sein sollte. Käsealternativen auf der Basis von Nüssen sind ein gutes Beispiel für eine ernährungsphysiologisch sinnvollere Formulierung. Nüsse sind reich an mehreren wichtigen Nährstoffen, enthalten wenig gesättigte Fettsäuren und ihr Verzehr korreliert positiv mit einigen Gesundheitsparametern (Chen et al. 2017; Fardet und Boirie 2014; Schwingshackl et al. 2017). Cashewnüsse enthalten zum Beispiel einen hohen Anteil an Ölsäure, Protein und Ballaststoffen. Sie enthalten auch verschiedene Vitamine (wie z. B. B_1 (37 % Tagesbedarf), B_5 (17 % Tagesbedarf), B_6 (32 % Tagesbedarf) und K (32 % Tagesbedarf)) und Mineralstoffe (wie z. B. Zink (61 % Tagesbedarf), Eisen (51 % Tagesbedarf), Magnesium (82 % Tagesbedarf), Kupfer (110 % Tagesbedarf), Selen (28 % Tagesbedarf) und Phosphor (85 % Tagesbedarf)) in beträchtlichen Mengen (USDA 2021). Obwohl es sich bei Nüssen um nährstoffreiche Lebensmittel handelt, fehlen ihnen jedoch einige der wichtigen Nährstoffe, die normalerweise in Käse enthalten sind, z. B. Kalzium, Vitamin A und Vitamin B_{12}. Um diesen Mangel zu beheben, könnten die pflanzlichen Käsesorten mit diesen Nährstoffen angereichert werden. Alternativ könnten die Verbraucher*innen darüber aufgeklärt werden, welche Art von Lebensmitteln sie essen sollten, um eine ausreichende Aufnahme aller erforderlichen Nährstoffe zu gewährleisten.

Ein weiterer wichtiger Nährstoff, der bei der gesundheitlichen Diskussion berücksichtigt werden muss, ist Salz. Viele Käsesorten enthalten einen hohen Salzgehalt (USDA 2021). So enthalten beispielsweise Cheddar, Feta, Gouda, Camembert und Parmigiano-Reggiano relativ viel Natrium, d. h. etwa 600 bis 1500 mg Natrium pro 100 g Käse. Einige andere Käsesorten haben einen geringeren Natriumgehalt, z. B. Schweizer Käse und Ricotta enthalten in der Regel 100 bis 200 mg Natrium pro 100 g Käse. Die Aufnahme hoher Natriummengen wird mit einem erhöhten Blutdruck in Verbindung gebracht, der bei manchen Menschen zu einer höheren Rate an koronaren Herzerkrankungen, Schlaganfällen, Herzversagen und Nierenversagen führen kann (Chobanian und Hill 2000; Farquhar et al. 2015; Wang et al. 2020). Die blutdrucksteigernde Wirkung ist besonders stark bei Personen, die zur Gruppe der „salzsensiblen" Personen gehören, was 30–50 % der Hypertoniker und 25 % der normotensiven Personen betrifft (Balafa und Kalaitzidis 2021; Gholami et al. 2020). Eine sehr niedrige Natriumzufuhr ist ebenfalls schädlich für die menschliche Gesundheit und sollte daher ebenso vermieden werden (Adedinsewo et al. 2021; Messerli et al. 2020). Die empfohlene tägliche Salzaufnahme liegt bei etwa 2,3 g für Erwachsene, sodass der Verzehr von Käse erheblich zur Gesamtsalzaufnahme beitragen kann (Santos et al. 2021). Dies trifft auch auf die in diesem Kapitel besprochenen Käsesorten auf pflanzlicher Basis zu (Tab. 9.1), die ebenfalls erhebliche Mengen an Salz und Natrium enthalten. Folglich sollte sich die künftige Forschung und Entwicklung auf die Herstellung von Käse auf pflanzlicher Basis mit geringeren Salzgehalten und der richtigen Menge an Mikronährstoffen konzentrieren.

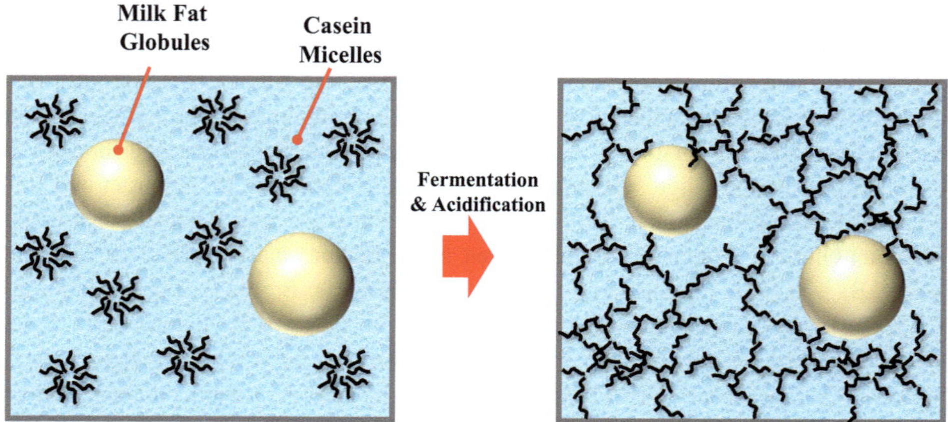

Abb. 9.12 Joghurt kann durch Zugabe von Starterkulturen zur Milch hergestellt werden, um das System anzusäuern. Dies bewirkt die Dissoziation der Kaseinmizellen und die Bildung eines 3D-Protein-Netzwerks, das die Fetttröpfchen im Inneren des Gels einschließt.

9.3　Alternativen zu Joghurt, Eiscreme, Schlagsahne und Butter

9.3.1　Joghurt

Milchjoghurt ist ein gesäuertes Lebensmittel, das durch Fermentation von Milch mit (typischerweise) *Streptococcus thermophilus* und *Lactobacillus delbrueckii* subsp. *bulgaricus* hergestellt wird, bis der pH-Wert unter 4,5 fällt und die endgültige Konzentration an Milchsäurebakterien 10^8 koloniebildende Einheiten/g übersteigt (Montemurro et al. 2021). Die Herstellung von Joghurt erfolgt in der Regel durch eine Reihe von definierten Prozessschritten. Die Milch wird zunächst standardisiert, um die erforderliche Ausgangszusammensetzung (Fett- und Trockenmassegehalt) zu erreichen. Anschließend wird sie homogenisiert, wärmebehandelt und dann mit Milchsäurebakterien angeimpft und bei 40–44°C fermentiert, um die Gelierung einzuleiten. Der Sol-Gel-Übergang wird durch eine Abnahme der elektrostatischen und sterischen Abstoßung (Freisetzung von κ-Casein aus der Mizelle) zwischen den Proteinmolekülen verursacht (Sinaga et al. 2017). Während der Fermentation wandeln die Milchsäurebakterien einen Teil der Laktose in Milchsäure um, wodurch der pH-Wert der wässrigen Phase in Richtung des isoelektrischen Punkts des Kaseins (etwa 4,6) sinkt. Infolgedessen nimmt die negative Ladung der Kaseinmizellen ab und die κ-Casein-„Haare" an der Oberfläche der Mizellen fallen zusammen. Darüber hinaus werden Kalziumionen aus den Mizellen freigesetzt, da weniger anionische Carboxylgruppen für ihre Bindung zur Verfügung stehen. Infolgedessen dissoziieren die Mizellen und die Proteine aggregieren mit ihren Nachbarn und bilden so ein 3D-Protein-Netzwerk (Abb. 9.12), das für eine gewisse mechanische Festigkeit sorgt

(Lucey 2020). Daher haben Joghurts eine Fließgrenze, wenn sie belastet werden. Sobald die Verformung und/oder das Fließen einsetzt, zeigen Joghurts scherverdünnende Eigenschaften, da sich die aggregierten Biopolymere im Scherfeld ausrichten und orientieren (Abb. 9.14), was am besten durch das Herschel-Bulkley-Modell beschrieben wird (Hassan et al. 2003):

$$\tau = \tau_{y} + K(\dot{\gamma})^{n} \tag{9.2}$$

Dabei ist τ die Schubspannung (Pa), τ_{y} die Fließgrenze, K der Konsistenzindex (der auch als „Herschel-Bulkley-Index" bezeichnet wird) (Pa s^{n}), $\dot{\gamma}$ ist die Scherrate (s^{-1}) und n ist der Herschel-Bulkley-Index. Für $n < 1$ ist die Flüssigkeit scherverdünnend, während für $n > 1$ die Flüssigkeit scherverdickend ist. Diese Gleichung wurde beispielsweise zur Beschreibung der texturellen Eigenschaften von Joghurts verwendet, die mit *S. thermophilus* und *L. delbrueckii* ssp. *bulgaricus* fermentiert wurden. Die Fermentierung führte zu Werten von $\tau_{y} = 15{,}4$ Pa, $K = 0{,}9$ Pa s^{n} und einem Herschel-Bulkley-Index von 0,65 (Hassan et al. 2003). Schließlich ist noch zu erwähnen, dass das Gel von Joghurts durch Rühren aufgebrochen werden kann, was zu einem „gerührten Joghurt" führt, der eine geringere Fließgrenze aufweist.

Auch für die Herstellung von Joghurts auf Pflanzenbasis werden Fermentationsverfahren eingesetzt. Die derzeit auf dem Markt befindlichen pflanzlichen Joghurtprodukte basieren in der Regel auf Soja-, Hafer-, Erbsen-, Mandel-, Cashew-, Kokosnuss- und Lupinensamen (Boeck et al. 2021; Montemurro et al. 2021). Es hat sich als schwierig erwiesen, aus diesen Rohstoffen durch Fermentation ein stabiles Gel zu erzeugen, da die Gele nicht die gleichen Textur- und Flüssigkeitsbindungseigenschaften aufweisen wie Milchjoghurt. Dies liegt daran, dass sich die Molekularstruktur und die Wechselwirkungen von Pflanzenproteinen von denen des Kaseins unterscheiden und der Gesamtproteingehalt einiger pflanzlicher Milchprodukte niedriger ist als der von Kuhmilch (insbesondere bei Joghurtanaloga auf Getreidebasis (Bernat et al. 2014)). Wie bereits erwähnt, haben Kaseinmoleküle und Mizellen andere strukturelle Eigenschaften als globuläre Pflanzenproteine und deren Aggregate. Deswegen führt die Ansäuerung bei Pflanzenproteinen zu anderen Wechselwirkungen und strukturellen Organisationen als bei Kasein, was wiederum zu anderen Geleigenschaften führt. Um die Struktur zu verbessern, werden Hydrokolloide wie Stärke, Gellan, Guarkernmehl, Johannisbrotkernmehl, Xanthan, Pektine, Agar oder Carrageenan häufig in Joghurts auf pflanzlicher Basis eingearbeitet, um deren strukturelle und mechanische Eigenschaften zu verbessern (Boeck et al. 2021). Darüber hinaus hat sich gezeigt, dass eine Denaturierung oder teilweise Denaturierung der Pflanzenproteine die strukturbildenden Fähigkeiten der Proteine in säurefermentierten Produkten verbessert (Montemurro et al. 2021). So erwies sich beispielsweise die teilweise Denaturierung als vorteilhaft für die Strukturbildung in Joghurtalternativen auf Erbsenproteinbasis. Dies liegt daran, dass durch die teilweise Denaturierung funktionelle Gruppen freigesetzt werden. Wenn die richtigen Temperatur-Zeit-Kombinationen verwendet werden, kann eine übermäßige Aggregation während der

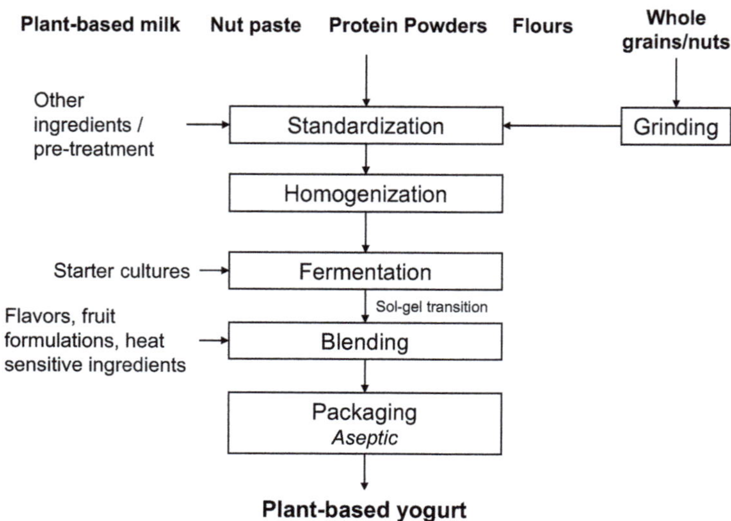

Abb. 9.13 Mögliche Verarbeitungsverfahren und Rohstoffe für die Herstellung von pflanzlichen Joghurtalternativen. Zur Herstellung von Joghurt auf pflanzlicher Basis können verschiedene Rohstoffe verwendet werden. Eine Wärmebehandlung kann hinzugefügt werden, wenn ungewünschte Mikroorganismen vorhanden sind oder das Produkt bei Raumtemperatur gelagert wird. Es ist anzumerken, dass größere Stücke erst nach der Homogenisierung zugegeben werden können (je nach Verfahren). Modifiziert nachaus (Montemurro et al. 2021)

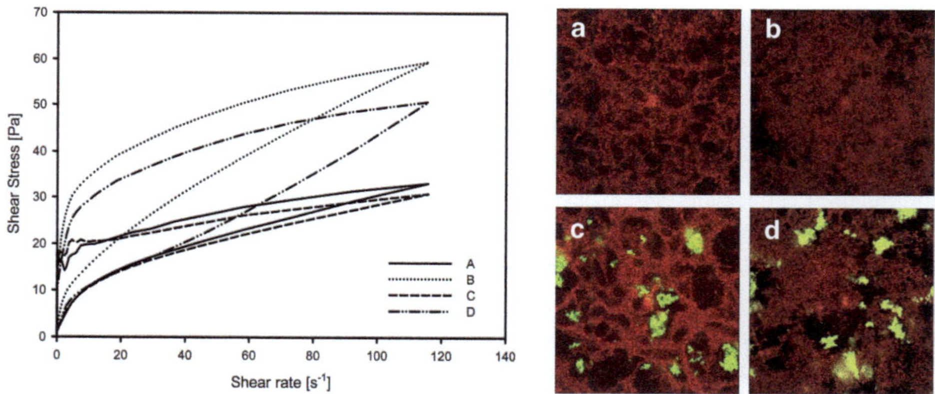

Abb. 9.14 Die texturellen Eigenschaften von Joghurt auf pflanzlicher Basis sollten denen von Joghurt aus tierischer Milch ähneln. Joghurt ist ein nicht-newtonsches Material mit scherverdünnenden Eigenschaften. Durch die Verwendung spezifischer Starterkulturen können die texturellen Eigenschaften des Joghurts verändert werden. In dieser Abbildung wurde ein Joghurt auf Kuhmilchbasis mit verschiedenen (**a–d**) Stämmen von Exopolysaccharid-bildenden Starterkulturen (*S. thermophilus* und *L. delbrueckii* ssp. *bulgaricus*) fermentiert. Rot im Mikroskopbild zeigt Protein an, grün Exopolysaccharide. Nachgedruckt mit Genehmigung von Elsevier aus (Hassan et al. 2003)

Wärmebehandlung verhindert werden, was eine optimierte Gelierung während der nachfolgenden Säuerung ermöglicht (Klost und Drusch 2019).

Ein beispielhaftes Prozessdiagram für die Herstellung eines Joghurts auf Pflanzenbasis ist in Abb. 9.13 dargestellt. Zunächst wird eine „Milch" auf Pflanzenbasis aus einem oder mehreren Ausgangsstoffen hergestellt. Dieser Prozess umfasst in der Regel mechanische Zerkleinerungs-, Misch- und Dispergierschritte (Kap. 8). Nach der Standardisierung und Formulierung wird diese Milch in der Regel homogenisiert und pasteurisiert, was zur Verkleisterung der Stärke führen kann (falls vorhanden). Durch einen Filtrationsschritt kann die pflanzliche Milch oder Dispersion konzentriert werden, um den gewünschten Trockensubstanzgehalt zu erhalten. Dies ist wichtig, um die optimalen strukturellen Eigenschaften zu erzielen. Die pflanzliche Dispersion wird dann mit Starterkulturen beimpft, um die Säuerung einzuleiten. Im Prinzip können für die Herstellung von Pflanzenjoghurts die gleichen Starterkulturen wie für Milchjoghurt verwendet werden (z. B. Milchsäurebakterien), nämlich *Streptococcus thermophilus* und *Lactobacillus delbrueckii* subsp. *bulgaricus* (Tab. 9.6). Diese Arten sind jedoch oft weniger geeignet, um optimale Wachstumsraten, Säuregrade und die Produktion flüchtiger Aromaverbindungen unter den vorherrschenden Bedingungen in Pflanzenproteindispersionen zu erreichen (im Vergleich zu Kuhmilch). So wurde z. B. für die Fermentation einer Erbsenproteindispersion mit *Lactobacillus delbrueckii* ssp. *bulgaricus* und *Streptococcus thermophilus* ein Absinken des pH-Wertes von 6,6 auf 4,7 (nach 18 h) berichtet (Klost und Drusch 2019). Dieser pH-Wert ist deutlich höher als bei Milchjoghurt, der typischerweise einen pH-Wert von unter 4,5 aufweist (Dahlan und Sani 2017). Dies liegt zum Teil daran, dass Kuhmilch Laktose enthält, die von den Milchsäurebakterien für die mikrobielle Fermentation genutzt werden kann. Dahingegen wird der Erbsenproteindispersion häufig Saccharose zugesetzt, um die Abwesenheit von Laktose auszugleichen. Aus diesem Grund werden einigen Formulierungen organische Säuren wie Zitronensäure oder Apfelsäure zugesetzt, um den gewünschten End-pH-Wert zu erreichen (Boeck et al. 2021).

Daher wurden Studien durchgeführt, um die Wirksamkeit anderer Bakterien zu bewerten, die für die Fermentation von pflanzlichen Rohstoffen besser geeignet sein könnten. Potenzielle Bakterien für diesen Zweck können identifiziert werden, indem man das gewünschte pflanzliche Material spontan (ohne animpfen) fermentieren lässt. Anschließend werden dann bestimmte Bakterien, die während dieses Prozesses wachsen konnten, für weitere Studien ausgewählt. So wurde beispielsweise *Lactiplantibacillus plantarum* aus einer spontan fermentierten Quinoadispersion gewonnen und zeigte im Vergleich zu *Weissella confuse* DSM 20194 verbesserte Säuerungseigenschaften und eine höhere Freisetzung von Gesamtphenolen (Lorusso et al. 2018). Es wurden zudem auch andere Starterkulturen zur Herstellung verschiedener Arten von Joghurts auf Pflanzenbasis verwendet, wie in Tab. 9.6 aufgelistet. Diese Bakterien können auch so ausgewählt werden, dass sie Exopolysaccharide produzieren, um die texturellen Eigenschaften der Joghurts auf Pflanzenbasis zu verbessern (Abb. 9.14). Das Vorhandensein von Exopolysacchariden kann von Vorteil sein, wenn die ursprünglichen pflanzlichen

Tab. 9.6 Übersicht über einige ausgewählte Zutaten, Verarbeitungsparameter und Starterkulturen, die bei der Herstellung von Joghurt auf Pflanzenbasis verwendet werden. Übernommen aus (Montemurro et al. 2021) unter CC BY 4.0 (http://creativecommons.org/licenses/by/4.0/)

Hauptzutat	Verwendete Starterkulturen	Vor-Behandlung	Status	Referenz
Haferproteinkonzentrat (15 % w/w)	*Streptococcus thermophilus* und *Lactobacillus delbrueckii* subsp. *bulgaricus* (kommerzielle Stämme für die Joghurtherstellung)	Wärmebehandlung bei 90°C für 30 min	Experimentell	(Brückner-Gühmann et al. 2019)
Kartoffelproteinisolat (5 % w/v)	*Streptococcus thermophilus* und *Lactobacillus delbrueckii* subsp. *bulgaricus* (kommerzielle Stämme für die Joghurtherstellung)	Hochdruck-Homogenisierung (200 MPa)	Experimentell	(Levy et al. 2021)
Erbsenproteinisolat (10 % w/w)	*Streptococcus thermophilus* und *Lactobacillus delbrueckii* subsp. *bulgaricus* (kommerzielle Stämme für die Joghurtherstellung)	Wärmebehandlung 60°C für 60 min und Hochdruckhomogenisierung (3 MPa)	Experimentell	(Klost und Drusch 2019)
Sojamilch (6,8 % Feststoffe)	*Streptococcus thermophilus* und *Lactobacillus delbrueckii* subsp. *bulgaricus* (kommerzielle Stämme für die Joghurtherstellung)	Konzentrierung (Wärmebehandlung bei 90°C für 15 min), Zusatz von Erdbeer- oder Orangenkonfitüre (30 % w/w)	Experimentell	(Al-Nabulsi et al. 2014)
Brauner Reis, eingeweichter Reis oder gekeimter Reis (22 % w/v)	Kommerzielle thermophile Vorspeisen	Gelatinezusatz, Wärmebehandlung bei 95°C für 30 min, Filtration	Experimentell	(Cáceres et al. 2019)
Sojamilch	*Streptococcus thermophilus* St1342, *Lactobacillus delbrueckii* subsp. *bulgaricus* Lb1466 und ein probiotischer Stamm (*Lactobacillus acidophilus* L10, *Lacticaseibacillus paracasei* L26, *Bifidobacterium lactis* B94)	Wärmebehandlung bei 90°C für 30 min	Experimentell	(Donkor et al. 2005)
Entfettetes Sojamehl (11,6 % w/w)	*Streptococcus thermophilus* ATCC 19987 und *Lacticaseibacillus casei* ATCC 393	Hitzebehandlung bei 121°C für 15 min und Zusatz von Gelatine	Experimentell	(Cheng et al. 1990)
Hirsemehl (8 % w/v)	*Lacticaseibacillus rhamnosus* GR-1 und *Streptococcus thermophilus* C106	Wärmebehandlung bei 90–95°C für 60 min	Experimentell	(Stefano et al. 2017)

(Fortsetzung)

Tab. 9.6   (Fortsetzung)

Hauptzutat	Verwendete Starter-kulturen	Vor-Behandlung	Status	Referenz
Mandel (8 % w/w)	*Limosilactobacillus reuteri* ATCC 55730 (Probiotikum) und *Streptococcus thermophilus* CECT 986	Hochdruckhomogenisierung (172 MPa für 2–4 s) und Wärmebehandlung bei 85°C für 30 min	Experimentell	(Bernat et al. 2015)
Emmermehl (30 % w/v)	*Lactiplantibacillus plantarum* 6E, *Lacticaseibacillus rhamnosus* SP1, *Weissella cibaria* WC4 (EPS-Produzent)	Stärkeverkleisterung bei 60°C für 30 min, Verwendung eines EPS-produzierenden Milchsäurebakterien-Stammes	Experimentell	(Coda et al. 2011)
Quinoa (35 % w/v)	*Lactiplantibacillus plantarum* T6B10, *Lacticaseibacillus rhamnosus* SP1 (probiotisch), *Weissella confusa* DSM 20194, (EPS-Produzent)	Stärkeverkleisterung bei 63°C für ca. 19 min	Experimentell	(Lorusso et al. 2018)
Lupinenproteinisolat (2 % w/v)	*Lactiplantibacillus plantarum* TMW 1460 und TMW 11468, oder *Pediococcus pentosaceus* BGT B34 und *Levilactobacillus brevis* BGT L150	Wärmebehandlung (140°C für 10 s oder 80°C für 60 s) und EPS-produzierender Milchsäurebakterien-Stamm	Experimentell	(Hickisch et al. 2016)
Haferflocken (25 % w/w)	*Lactiplantibacillus plantarum* LP09	Enzymatische Behandlungen (Xylanase und α-Amylase)	Experimentell	(Luana et al. 2014)
Reis- (10 % w/w), Linsen- (5 % w/w) und Kichererbsenmehl (5 % w/w)	*Lactiplantibacillus plantarum* DSM33326, *Levilactobacillus brevis* DSM33325, *Lacticaseibacillus rhamnosus* SP1 (probiotisch)	Wärmebehandlung bei 80°C für 15 min	Experimentell	(Pontonio et al. 2020)
Quinoa-Mehl (14,3 % w/w)	*Weissella cibaria* MG1 (EPS-Produzent)	Wärmebehandlung bei 121°C für 15 min, α-Amylase- und Proteasebehandlung, Hochdruckhomogenisierung (180 MPa)	Experimentell	(Zannini et al. 2018)
Soja (10 % w/v)	*Lactiplantibacillus plantarum* B1–6	Wärmebehandlung bei 108°C für 15 min	Experimentell	(Rui et al. 2019)

(Fortsetzung)

Tab. 9.6 (Fortsetzung)

Hauptzutat	Verwendete Starter-kulturen	Vor-Behandlung	Status	Referenz
Soja, eingeweichte Sojabohnen oder gekeimte Soja-bohnen (10 % w/v)	*Levilactobacillus brevis* KCTC 3320	Wärmebehandlung bei 121°C für 15 min	Experi-mentell	(Hwang et al. 2018)
Erdnuss (16,7 % w/w)	*Enterococcus faecalis* T110 (probiotisch)	Wärmebehandlung im Autoklaven bei 121°C und 15 psi für 3–5 min	Experi-mentell	(Bansal et al. 2016)
Sojamilch (12,5 % w/w)	*Bifidobacterium longum* SPM1205	Wärmebehandlung bei 95°C für 5 min, Zugabe von Agar, Erdbeersirup (20 % w/w) und 0,05 % (w/w) gefriergetrocknete Erdbeerwürfel	Experi-mentell	(Park et al. 2012)
Soja und ein pigmentreicher Ex-trakt (Rote Beete, Hibiskus, Opuntien, roter Rettich)	–	–	Experi-mentell	(Dias et al. 2020)
Geschälte Soja-bohnen (7,9 % w/v)	*Streptococcus thermophi-lus* und *Lactobacillus del-brueckii* subsp. *bulgaricus* (kommerzielle Stämme für die Joghurtherstellung)	Zugabe von Pektin	Kom-mer-ziell	(Grasso et al. 2020)
Geschälte Soja-bohnen (9 % w/v)	*Streptococcus thermophi-lus* und *Lactobacillus del-brueckii* subsp. *bulgaricus* (kommerzielle Stämme für die Joghurtherstellung)	–	Kom-mer-ziell	(Grasso et al. 2020)
Kokosöl (20 % w/v) und modifizierte Maisstärke	*Streptococcus thermophi-lus* und *Lactobacillus del-brueckii* subsp. *bulgaricus* (kommerzielle Stämme für die Joghurtherstellung)	Zugabe von Pektin	Kom-mer-ziell	(Grasso et al. 2020)
Cashew-„Milch" (97 % v/v) und Tapiokastärke	*Streptococcus thermophi-lus* und *Lactobacillus del-brueckii* subsp. *bulgaricus* (kommerzielle Stämme für die Joghurtherstellung)	Zugabe von Johannisbrot-kernmehl	Kom-mer-ziell	(Grasso et al. 2020)
Mandel-„Milch" (95 % v/v) und Tapiokastärke	*Streptococcus thermophi-lus* und *Lactobacillus del-brueckii* subsp. *bulgaricus* (kommerzielle Stämme für die Joghurtherstellung)	Zugabe von Johannisbrot-kernmehl	Kom-mer-ziell	(Grasso et al. 2020)

(Fortsetzung)

Tab. 9.6 (Fortsetzung)

Hauptzutat	Verwendete Starter-kulturen	Vor-Behandlung	Status	Referenz
Hanfsaft 96 % (Wasser, Hanfsamen 3 % w/v) und Reis-stärke	Ausgewählte Stämme von *Bifidobacterium* und *Lactobacillus acidophilus*	Zugabe von Agar	Kommerziell	(Grasso et al. 2020)
Hafer 12 % (w/v)	–	Zugabe von Kartoffel-stärke und Kartoffel-protein	Kommerziell	(Greis et al. 2020)
Hafer 8,5 % (w/v)	–	Zugabe von modifizierter Stärke, Pektin	Kommerziell	(Greis et al. 2020)
Hafer 8 % (w/v)	–	Zugabe von Kartoffel-protein, Stärke (Mais, Kartoffel), Pektin	Kommerziell	(Greis et al. 2020)
Hafer 12 % (w/v)	–	Zugabe von Kartoffel-protein, Tapiokastärke, Kartoffelstärke, Xanthan, Johannisbrotkernmehl	Kommerziell	(Greis et al. 2020)
Hafer	–	Zugabe von Erbsen-protein, modifizierter Kartoffelstärke	Kommerziell	(Greis et al. 2020)
Hafer 12 % (w/v) (OATLY) ®	Kommerzielle Stämme für die Joghurtherstellung	Zugabe von Kartoffel-stärke	Kommerziell	Oatly AB, Schweden
Soja 10,7 % (w/v) (ALPRO) ®	*Streptococcus thermophilus* und *Lactobacillus delbrueckii* subsp. *bulgaricus* (kommerzielle Stämme für die Joghurtherstellung)	Zugabe von Pektin	Kommerziell	Alpro Comm. VA, Belgien
Hafer 8 % (w/v) (YOSA) ®	*Bifidobacterium* BB12 und *Lacticaseibacillus rhamnosus* GG	Zugabe von Pektin	Kommerziell	Fazer Oy, Finnland

Zutaten (z. B. das Protein) während des Prozesses nicht die erforderlichen mechanischen Eigenschaften erzeugen (Montemurro et al. 2021).

Ein großer Vorteil der Fermentierung von pflanzlichen Rohstoffen ist die Verringerung der Antinährstoffe. Zu diesen Verbindungen gehören unter anderem Raffinose, Phytin-säure, Tannine, Alkaloide, Lektine und Protease-Inhibitoren (Montemurro et al. 2021). Es ist bekannt, dass die Fermentierung solche antinutritiven Verbindungen reduzieren kann (Tangyu et al. 2019). So wurde beispielsweise gezeigt, dass die Fermentation von Reis-, Kichererbsen- und Linsenmehl mit *Lactoplantibacillus plantarum* DSM33326 und *Levilactobacillus brevis* DSM33325 den Gehalt an Phytinsäure, kondensierten Tanninen, Saponinen und Raffinose reduziert (Pontonio et al. 2020). Auch die Aktivität von Trypsininhibitoren kann durch die Fermentation reduziert werden (Montemurro et al. 2021). Daher scheint die Herstellung von Joghurt aus pflanzlichen Rohstoffen vorteilhaft zu sein, um Antinährstoffe in den verwendeten Zutaten zu reduzieren.

Eine der größten Herausforderungen bei der Herstellung von Joghurts auf pflanzlicher Basis ist die Erzielung eines sensorischen Profils, welches eine hohe Akzeptanz aufweist und vergleichbar mit Milchjoghurt ist. Die wichtigsten aromatischen Verbindungen, die den Geschmack von Milchjoghurt beeinflussen, sind Acetaldehyd, Aceton, Acetoin und Diacetyl sowie Essigsäure, Ameisensäure, Buttersäure und Propansäure (Routray und Mishra 2011). Im Gegensatz dazu werden Joghurts auf pflanzlicher Basis mit „bohnigen" und „rosinenartigen" Aromen sowie mit „bitterem Geschmack" und „Adstringenz" in Verbindung gebracht, insbesondere Joghurts auf Sojabasis (Montemurro et al. 2021). In ähnlicher Weise wurden „Bitterkeit", „Adstringenz" und „grünliche" Noten auch in Joghurtformulierungen auf Getreidebasis beschrieben, was auf das Vorhandensein von phenolischen Verbindungen und die durch Lipoxygenase beschleunigte Lipidoxidation zurückzuführen ist (Doehlert et al. 2010; Montemurro et al. 2021). Um Fehlaromen zu entfernen oder zu reduzieren, können verschiedene Ansätze eingesetzt werden, wie z. B. Pflanzenzucht, Abtrennung von Aromavorstufen, thermische Verarbeitung, Vakuumdestillation, Fermentation und Geschmacksmaskierung (Tangyu et al. 2019).

Als letztes muss erwähnt werden, dass sich der Nährwert von Joghurts auf pflanzlicher Basis von dem eines Milchjoghurts unterscheidet. Das Nährwertprofil von Joghurtalternativen kann je nach den verwendeten Rohstoffen, Verarbeitungsprozessen und Zusatzstoffen erheblich variieren. So können sie mehr oder weniger Zucker, Proteine und gesättigte Fette enthalten als ihre Pendants aus der Milchwirtschaft. Darüber hinaus enthalten die zur Herstellung von Joghurtalternativen verwendeten pflanzlichen Rohstoffe in der Regel weniger Kalzium und Vitamin B_{12} als Kuhmilch, sodass pflanzliche Produkte häufig mit diesen Mikronährstoffen angereichert sind (Boeck et al. 2021).

9.3.2 Eiscreme

Speiseeis ist ein strukturell komplexes kolloidales Lebensmittel. Es enthält verschiedene Arten von Partikeln (kristalline Fetttröpfchen, Luftblasen und Eiskristalle), die in einer gefrierkonzentrierten wässrigen Lösung verteilt sind (Abb. 9.15) (Goff 1997). Es wird in der Regel aus einer Mischung von Milch, Fett (Sahne oder andere Fette), fettfreien Milchbestandteilen, Emulgatoren, Hydrokolloiden, Aromastoffen und anderen Inhaltsstoffen hergestellt. Dabei wird zunächst ein Eismix produziert, indem alle Zutaten mit Wasser vermischt werden. Der Eismix wird dann pasteurisiert, homogenisiert, auf 4°C gekühlt, inkubiert, bei -3 bis -7°C eingefroren (oft unter mechanischem Rühren) und dann bei -25 bis -40°C gelagert.

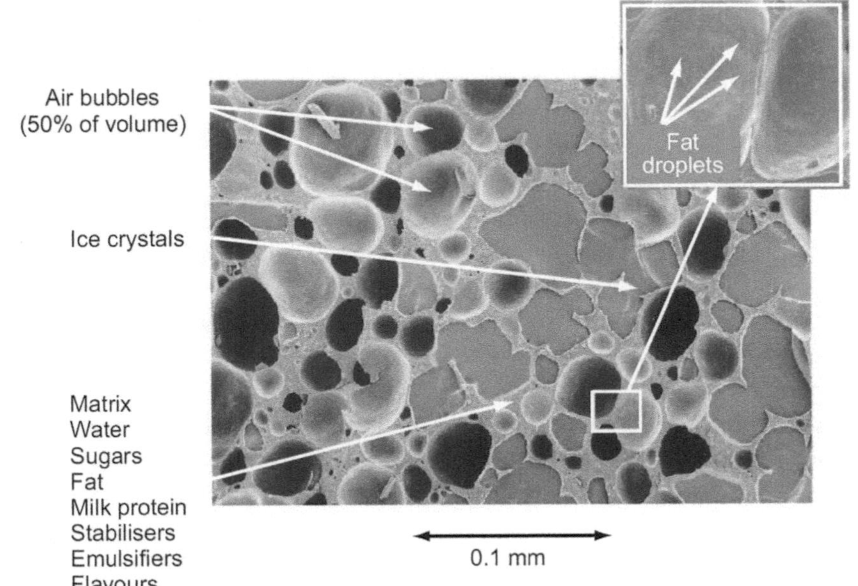

Abb. 9.15 Rasterelektronenmikroskopische Darstellung der Mikrostruktur von Speiseeis, das aus Partikeln (kristalline Fetttröpfchen, Luftblasen und Eiskristalle) besteht, die in einer gefrierkonzentrierten wässrigen Lösung verteilt sind. Nachgedruckt mit Genehmigung von Elsevier aus (Cebula und Hoddle 2009)

Jeder Verarbeitungsschritt und jede Zutat wird verwendet, um eine bestimmte Aufgabe zu erfüllen (Goff 1997):

- *Pasteurisierung:* Lebensmittelsicherheit
- *Homogenisierung:* Emulsionsbildung, verbesserte Aufschlagbarkeit, homogeneres Produkt
- *Kühlung:* Kristallisation von Fetttröpfchen, Hydratisierung von Inhaltsstoffen
- *Inkubation/Reifung:* Veränderung der Fetttröpfchenoberfläche
- *Gefrieren:* Eiskristallbildung, Lufteinschluss, Bildung einer festen Struktur

Bei der Homogenisierung entstehen kleine Fettkügelchen, die von einer Schicht aus Proteinen (in der Regel Kaseine) umhüllt sind. Beim Abkühlen kristallisiert die Lipidphase im Inneren der Fetttröpfchen teilweise aus. Während der Reifungsphase verdrängen die zugesetzten Tenside mit niedrigem Molekulargewicht (wie Lecithin, Mono-/Diacylglyceride oder Polysorbate) die Proteine teilweise von den Grenzflächen der Fetttröpfchen. Dies ist wichtig, weil es die partielle Koaleszenz während der anschließenden Kühl-, Gefrier- und Scherverfahren fördert. Die dicke Proteinschicht, die sich ursprünglich um die Fettkügelchen befand, hemmt durch sterische Wechselwirkungen diesen Prozess. Während der partiellen Koaleszenz aggregieren die teilkristallinen Fetttröpfchen miteinander, weil feste Fettkristalle aus einem Tröpfchen in einen flüssigen Ölbereich in einem anderen teilkristallinen Tröpfchen eindringen. Dies ist bei der Herstellung von Speiseeis von Bedeutung, da es zu einem Netzwerk aus kristallinen Fetttröpfchen um die Luftblasen herum und innerhalb der wässrigen Phase führt, was zur mechanischen Festigkeit des Endprodukts beiträgt. Die Geschwindigkeit der partiellen Koaleszenz hängt vom Gehalt an festem Fett in der Lipidphase ab. Der Festfettgehalt wird wiederum von der Temperatur beeinflusst. Partielle Koaleszenz tritt in der Regel bei einer Temperatur auf, bei der die Fetttröpfchen teilweise kristallin sind. Daher ist es bei der Entwicklung von Speiseeis auf pflanzlicher Basis von entscheidender Bedeutung, Pflanzenfette mit einem ähnlichen Kristallisationsverhalten wie Milchfett zu identifizieren. Nur so können ähnliche mechanische Eigenschaften, Schmelzverhalten und Mundgefühl erzeugt werden.

Ein weiterer wichtiger Aspekt ist der Zusatz von Verbindungen mit niedrigem Molekulargewicht (z. B. Zucker, Mineralien), die zum Geschmack von Speiseeis beitragen und den Schmelzpunkt der wässrigen Phase senken. Durch die Erniedrigung des Schmelzpunkts kann die Härte und das Schmelzverhalten von Speiseeis beeinflusst werden. Dies wird häufig durch den Zusatz von Zucker gesteuert und durch die Zugabe von anderen fettfreien Milchinhaltsstoffen noch weiter verstärkt (z. B. Laktose und Mineralien). Das Vorhandensein dieser gelösten Stoffe führt dazu, dass sich beim Gefrieren eine gefrierkonzentrierte wässrige Phase bildet, die zur erwünschten weichen Textur von Speiseeis beiträgt. Diese nicht gefrorene wässrige Phase ist in der Regel eine hochviskose konzentrierte Lösung, in der die Eiskristalle und andere Partikel eingebettet sind. Hydrokolloide (z. B. Carrageen, Johannisbrotkernmehl oder Xanthan) können auch zugesetzt werden, um das Wachstum von Eis- und Laktosekristallen zu verlangsamen und so die Bildung großer Kristalle zu vermeiden. Dadurch wird ein „körniges" Mundgefühl vermieden und zusätzlich Wasser gebunden, was das Abtropfen verlangsamt (Cook und Hartel 2010). Generell sollten die Eis- und Laktosekristalle einen Durchmesser von etwa 10–20 µm haben, um ein glattes Mundgefühl im Endprodukt zu erzeugen.

Schließlich ist das Einschlagen von Luft in den Eismix während des Gefrierens wichtig, um eine glatte und weiche Textur zu erhalten. Die Luftblasen haben einen mittleren Durchmesser von etwa 50 µm (Clarke 2007; Goff und Hartel 2013). Diese Luftblasen werden durch partiell koaleszierte Fettkügelchen und Proteine stabilisiert. Die Menge an eingearbeiteter Luft wird in der Regel durch den „Overrun" beschrieben, d. h. die Zunahme des Volumens im Vergleich zum Ausgangsvolumen der Mischung:

$$\%\text{Overrun} = 100 \times \frac{V_\text{P} - V_\text{M}}{V_\text{M}} \tag{9.3}$$

Dabei ist V_M das Volumen des anfänglichen Eismixes und V_P das Volumen des finalen Eisprodukts. Üblicherweise liegt der Overrun irgendwo zwischen 25 und 120 %, wobei für billigere Produkte ein höherer Overrun verwendet wird (Clarke 2007; Goff und Hartel 2013).

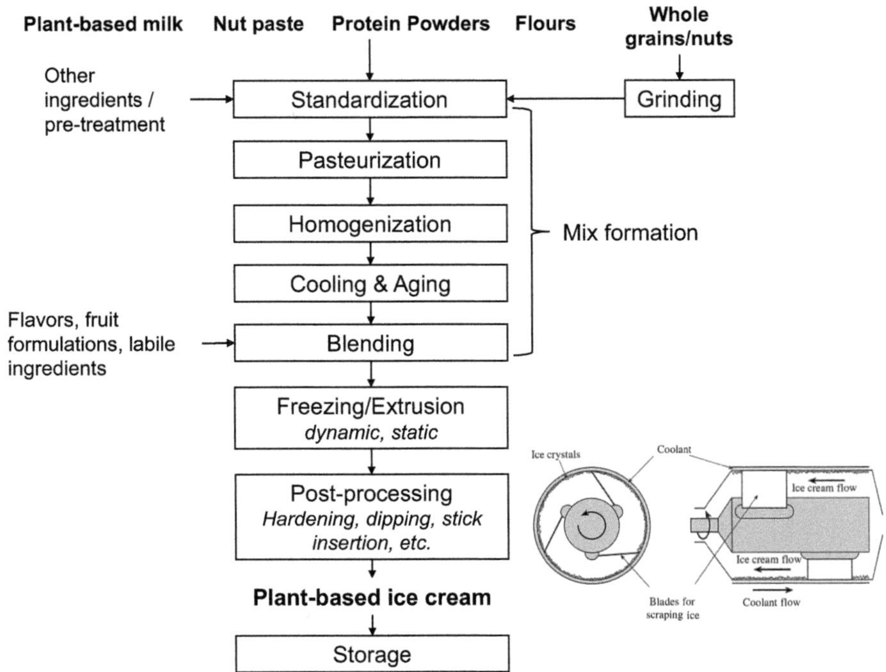

Abb. 9.16 Die Herstellung von Speiseeis auf pflanzlicher Basis erfolgt durch ähnliche Prozesse wie die von Milcheis, aber die Verfahren müssen an die unterschiedlichen Rohstoffe angepasst werden. Als weitere Inhaltstoffe können Zucker, Emulgatoren, Stabilisatoren und Fette/Öle hinzugefügt werden. Die Vorverarbeitung kann zudem Mischen, Pasteurisieren und primäre Emulsionsbildung umfassen. Es ist anzumerken, dass die Homogenisierung auch vor der Pasteurisierung erfolgen kann und das größere Stücke nach dem ersten Gefrierprozess hinzugegeben werden können. Die Abbildung zeigt das Funktionsprinzip eines kontinuierlichen Freezers, der den Eiscrememix gefriert und Luft durch Mischen und Wandabschaben einschließt. Nachgedruckt mit Genehmigung von Elsevier aus (Aldazabal et al. 2006)

Speiseeis auf pflanzlicher Basis kann mit ähnlichen Verarbeitungsschritten wie Milcheis hergestellt werden, aber die verwendeten Inhaltsstoffe sind unterschiedlich. Speiseeisalternativen können aus Pflanzenmilch (wie Cashew-, Erbsen- oder Hafermilch) hergestellt werden oder aus isolierten Zutaten, die dann zu einem Speiseeismix gemischt werden (z. B. Mehle, Konzentrate oder Isolate). In der Regel wird dazu eine Mischung aus Proteinen, Lipiden, Zuckern, Salzen, Hydrokolloiden, Emulgatoren, Farbstoffen und Aromen zusammengemischt. Die verwendeten pflanzlichen Inhaltsstoffe sollten die gleichen funktionellen Eigenschaften wie die Inhaltsstoffe in Milch aufweisen, verhalten sich aber in der Realität aufgrund ihrer unterschiedlichen molekularen Eigenschaften oft anders.

Der Hauptunterschied zwischen der Herstellung von Milcheis und ihren pflanzlichen Alternativen besteht darin, dass pflanzliche Proteine und Fette verwendet werden

(Abb. 9.16). Wie bereits erwähnt, werden Milchproteine als funktionelle Zutat verwendet (Emulgierung, Wasserbindevermögen und Schäumbarkeit). Daher sollten Pflanzenproteine ausgewählt werden, die ähnliche Emulgier- und Wasserbindeeigenschaften wie Milchproteine aufweisen, um ähnliche Partikeldurchmesser und Viskositäten zu erzeugen. Die Abwesenheit dieser Eigenschaften kann durch die Zugabe anderer Emulgatoren auf pflanzlicher Basis oder durch den Zusatz von Hydrokolloiden wie Gummi arabicum, Stärke, Xanthan oder Carrageen ausgeglichen werden. Milchfett ist wichtig für die Stabilisierung der Luftblasen, die Textur, das Mundgefühl und das Schmelzverhalten. Daher sollten Fette auf pflanzlicher Basis diese Eigenschaften imitieren. In der Regel bedeutet dies, dass der Festfettgehalt der pflanzlichen Fette bei bestimmten Temperaturen (oder Temperaturprofil) dem des Milchfetts entsprechen sollte. Dies könnte durch die Verwendung von Ölen auf pflanzlicher Basis erreicht werden, die bei Raumtemperatur teilweise fest sind, wie Palm- oder Kokosnussöl (Abb. 9.6). Palmöl hat einen Festfettgehalt von etwa 60 % bei 5 °C, was dem von Milchfett mit einem Festfettgehalt von etwa 56 % bei 4 °C recht ähnlich ist (Lopez et al. 2006; Noor Lida et al. 2002). Kokosnussöl kann ebenfalls verwendet werden, hat aber einen wesentlich höheren Festfettgehalt als Milchfett (~80 % bei 5 °C) (Smith 2015). Aus diesem Grund können feste Fette auf pflanzlicher Basis (z. B. Palm- oder Kokosöl) mit Pflanzenölen (z. B. Raps-, Sonnenblumen- oder Sojabohnenöl) gemischt werden, um einen geeigneten Festfettanteil zu erzielen. Durch die Auswahl und Mischung der richtigen pflanzlichen Inhaltsstoffe können so optimierte Rezepturen für die Herstellung von Speiseeis auf pflanzlicher Basis entwickelt werden. Zwei Produktbeispiele mit Zutatenlisten sind im Folgenden aufgeführt (Zutatenliste Oktober 2021):

- *Ben & Jerry's Chocolate Fudge Brownie* (Ben & Jerry's Homemade Holdings Inc., USA): Mandelmilch (Wasser, Mandeln), Zuckersirup (Zucker, Wasser), Kokosnussöl, Zucker, Kakao (mit Alkali verarbeitet), Weizenmehl, Sojaöl, Kakaopulver, Maissirup, Erbsenprotein, Sonnenblumenlecithin, Maisstärke, Guarkernmehl, Vanilleextrakt, Johannisbrotkernmehl, Salz, Backpulver, natürliches Aroma (Kokosnuss), Sojalecithin, Gerstenmalz.
- *Oatly Chocolate* (Oatly AB, Schweden): Wasser, Hafer, Zucker, Dextrose, Rapsöl, Glukosesirup, vollständig hydrierte pflanzliche Öle (Kokosnuss, Raps), Kakao 2,5 %, Kokosnussöl, Emulgator (Mono- und Diglyceride von Speisefettsäuren), Stabilisator (Johannisbrotkernmehl, Guarkernmehl), Salz, natürliches Aroma.

Wie bei anderen Produkten auf pflanzlicher Basis unterscheidet sich das Nährwertprofil von Speiseeisalternativen von dem von Milcheis und hängt von der Art und Menge der verschiedenen Inhaltsstoffe ab, die für ihre Herstellung verwendet werden. In Zukunft wird es wichtig sein, die Nährwertprofile und die möglichen Auswirkungen auf die menschliche Gesundheit von Speiseeis aus Kuhmilch mit Speiseeis auf pflanzlicher Basis zu vergleichen. Da Speiseeis jedoch hauptsächlich zum Genuss konsumiert wird, könnte das Nährwertprofil weniger wichtig sein als bei anderen Produkten. Auch der Vergleich der Umweltauswirkungen muss weiter erforscht werden.

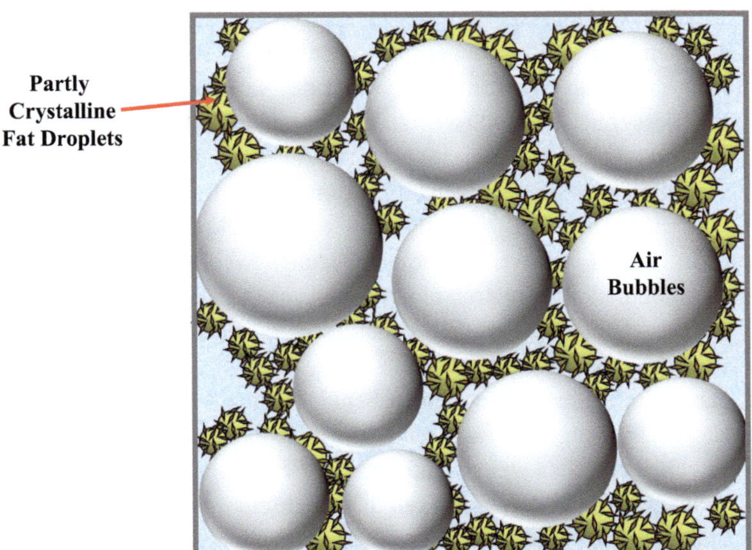

Abb. 9.17 Schlagsahne ist eine komplexe kolloidale Dispersion. Diese besteht aus Luftblasen, die von Proteinen sowie aggregierten Fetttröpfchen umhüllt und in einer wässrigen Phase dispergiert sind.

9.3.3 Schlagsahne

Schlagsahne ist ebenfalls eine komplexe kolloidale Dispersion (Abb. 9.17). Sie besteht aus Luftblasen, die in einem wässrigen Medium suspendiert sind (McClements 2015). Die Luftbläschen werden durch eine Mischung aus Proteinmolekülen und teilkristallinen Fetttröpfchen stabilisiert. Die Fetttröpfchen aggregieren miteinander und bilden eine Hülle um die Luftblasen. Dieser Film verleiht den Luftblasen eine gewisse mechanische Festigkeit und Stabilität.

Schlagsahne wird in der Regel durch Schlagen von Sahne mit Luft bei relativ niedrigen Temperaturen (0 bis 7°C) hergestellt. Bei diesen Temperaturen ist die Fettphase teilweise kristallin, was zu einer partiellen Koaleszenz der Fetttröpfchen führt. Die aggregierten Fetttröpfchen bilden dadurch in der kontinuierlichen Phase ein 3D-Netzwerk, das zur Textur und Stabilität des Endprodukts beiträgt. Beim Aufschlagen werden dann durch die erzeugten mechanischen Kräfte Luftblasen in die wässrige Phase eingearbeitet. Diese werden durch eine Mischung aus adsorbierten Proteinen und aggregierten Fettkügelchen stabilisiert. Die globulären Proteine können sich nach der Adsorption an der Grenzfläche teilweise entfalten und dann miteinander interagieren, was die mechanische Festigkeit der Grenzflächenschicht erhöht und damit den Widerstand der Luftblasen gegen Koaleszenz oder Zerfall verstärkt. Hydrokolloide, wie z. B. Gelatine oder Gummi arabicum, werden häufig Schlagsahne aus Kuhmilch zugesetzt, um die wässrige Phase zu verdicken. Dadurch wird ihre Stabilität verbessert, da die Aufrahmung und Koaleszenz der Luftblasen verlangsamt werden. Die Zugabe von Zucker kann die Schaumqualität ebenso erhöhen aber auch verringern. Wird Zucker vor dem Aufschlagen zugegeben, verringern sich häufig das Schaumvolumen und die Schaumstabilität. Dies wird darauf zurückgeführt, dass Zucker die Stabilität der globulären Molkenproteine erhöht, was ihre Entfaltung und Aggregation an der Luft-Wasser-Grenzfläche hemmt und damit ihre Tendenz zur Bildung eines Grenzflächenfilms um die Luftblasen verringert. Umgekehrt wird die Stabilität des Schaums oft verbessert, wenn Zucker nach dem Aufschlagen zugesetzt wird. In diesem Fall werden die anziehenden Wechselwirkungen zwischen den adsorbierten Proteinmolekülen durch einen osmotischen Effekt verstärkt und zudem die Viskosität der wässrigen Phase erhöht, wodurch die Bewegung der Luftblasen gehemmt wird (und damit Aufrahmen und Koaleszenz).

Bei der Herstellung einer hochwertigen Schlagsahne auf pflanzlicher Basis muss das Verhalten der Milchfettkügelchen während des Aufschlagprozesses nachgeahmt werden. Wie bei Speiseeis hängt dies weitgehend von der Erzeugung einer Grenzschicht um die Fetttröpfchen herum ab, die derjenigen um die Milchfettkügelchen herum ähnelt. Zudem sollte eine Lipidphase verwendet werden, die einen ähnlichen Festfettgehalt und ein ähnliches Kristallisationsverhalten wie Milchfett bei verschiedenen Temperaturen aufweist. Dies kann durch die Verwendung geeigneter Emulgatoren auf pflanzlicher Basis (z. B. Proteine und Phospholipide) sowie durch die Verwendung einer Mischung von Ölen/ Fetten auf pflanzlicher Basis (z. B. Kokosnussöl und Sonnenblumenöl) erreicht werden (Abb. 9.6). Generell kann Schlagsahne z. B. auf Sojabasis hergestellt werden. Allerdings war eine Teilhydrolyse der Sojaproteine erforderlich, um ein geeignetes Schaumvolumen und eine ausreichend hohe Schaumstabilität zu erhalten (Fu et al. 2020).

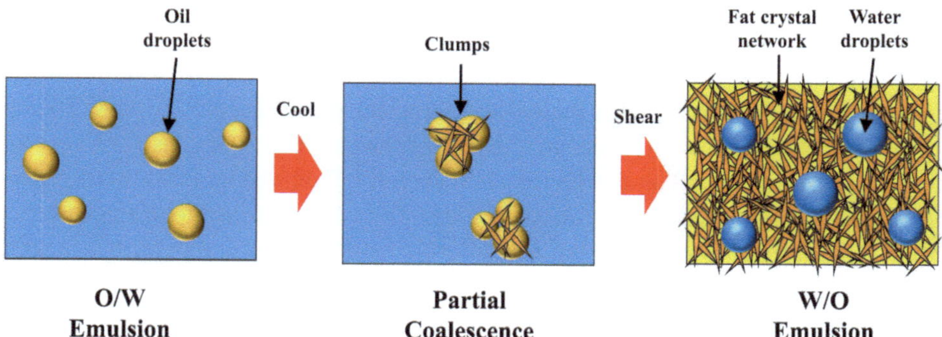

Abb. 9.18 Bei der Herstellung von Butter oder Butteralternativen auf pflanzlicher Basis wird eine Öl-in-Wasser-Emulsion in eine Wasser-in-Öl-Emulsion durch teilweise Koaleszenz umgewandelt, was durch Kühlung und gleichzeitige Scherung erreicht wird.

9.3.4 Butter

Die aus Kuhmilch hergestellte Butter ist ein weiteres komplexes kolloidales System. Sie besteht zu etwa 80 % aus Milchfett, 18 % Wasser und 2 % Milchtrockenmasse. Strukturell besteht Butter aus Wassertröpfchen, die in einer teilkristallinen Lipidphase dispergiert sind. Diese teilkristalline Phase bildet ein 3D-Netzwerk von aggregierten Fettkristallen, die in flüssigem Öl suspendiert sind (Abb. 9.18).

In der Regel wird Butter aus pasteurisiertem Milchrahm in einem kontrollierten Phasenumkehrverfahren hergestellt. Dabei wird abhängig vom Festfettgehalt ein spezifischer Kühl- und Erhitzungsprozess durchgeführt, um eine optimales Verhältnis von kristallisiertem Fett zu flüssigem Öl zu erhalten (z. B. $8°C \rightarrow 21°C \rightarrow 20°C$ (Kessler 2002)). Anschließend wird der gereifte Rahm gerührt und während dieses Vorgangs wird der Rahm (Öl-in-Wasser-Emulsion) durch einen Phasenumkehrprozess in Butter umgewandelt (Wasser-in-Öl-Emulsion) (Abb. 9.18). Die teilweise kristallinen Fettkügelchen verklumpen während des „Butterns" durch ein Phänomen, das als partielle Koaleszenz bekannt ist. Diese Aggregate werden im weiteren Verlauf des Prozesses immer größer und schließlich kommt es zu einer Phaseninversion. Dieses System enthält dann Wassertröpfchen und einige Luftblasen, die in einem 3D-Fettkristallnetz eingeschlossen sind. Die strukturellen Eigenschaften von Butter hängen vom Gehalt an festem Fett und der Morphologie der Fettkristalle ab, die von der ursprünglichen Fettsäurezusammensetzung des Milchfets und der thermisch-mechanischen Behandlung des Produkts bestimmt werden. Dies führt zu einer Struktur, die stark durch die Fließgrenze beeinflusst wird. Diese

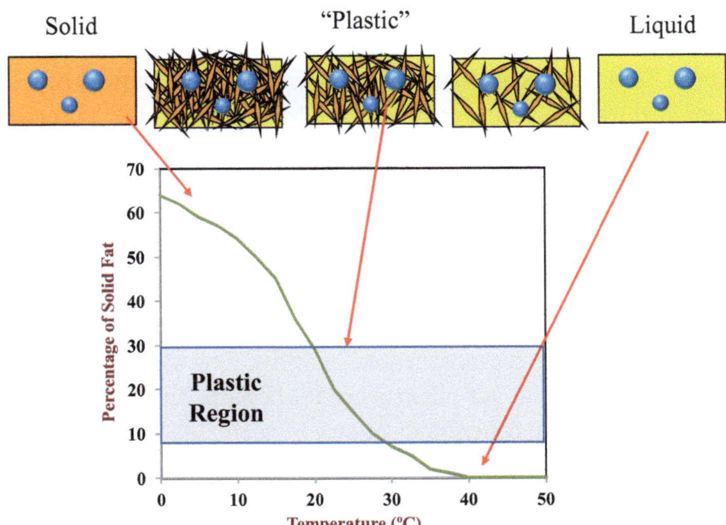

Abb. 9.19 Die erwünschten funktionellen Eigenschaften von Butter und ihren pflanzlichen Alternativen hängen vom Temperaturprofil des Festfettgehalts sowie von der Morphologie und den Wechselwirkungen der Fettkristalle ab.

sollte hoch genug sein, um zu verhindern, dass die Butter unter ihrem eigenen Gewicht zusammenfällt, aber niedrig genug, um ihre Streichfähigkeit zu gewährleisten. Daher ist es wichtig, das Festfettgehalts-Temperaturprofil sowie die Morphologie der Fettkristalle und ihre Wechselwirkungen sorgfältig zu kontrollieren, um die gewünschten texturellen und sensorischen Eigenschaften des Endprodukts zu erhalten (Abb. 9.19). Generell sollten Butteralternativen bei Kühlschranktemperaturen streichfähig sein, nicht direkt bei Raumtemperatur kollabieren und im Mund schmelzen.

Pflanzliche Alternativen zu Butter gibt es schon seit vielen Jahren in Form von Margarineprodukten. Diese wurden ursprünglich als „billigere" Alternative zu Butter entwickelt, werden aber jetzt weiterentwickelt, um die wachsende Nachfrage nach Lebensmitteln auf pflanzlicher Basis zu befriedigen. Diese Produkte können nach einem ähnlichen Verfahren wie Butter hergestellt werden, z. B. durch Kühlung und mechanisches Rühren einer Öl-in-Wasser-Emulsion, um eine Phasenumkehr herbeizuführen und eine Wasser-in-Öl-Emulsion mit einer teilweise verfestigten Fettphase zu erzeugen. Es ist jedoch wichtig, einen geeigneten Emulgator auf pflanzlicher Basis auszuwählen (z. B. Mono- und Diacylglyceride oder Lecithine), um die ursprüngliche Öl-in-Wasser-Emulsion zu bilden. Zudem muss ein geeignetes Lipid auf pflanzlicher Basis (z. B. Palm-, Kokos-, Shea- oder Sonnenblumenfett) verwendet werden, das den erforderlichen Festfettgehalt und die gewünschten Fettkristalleigenschaften aufweist.

9.4 Ausblick

Bei der kommerziellen Herstellung von Milchprodukten auf pflanzlicher Basis wurden bereits beträchtliche Fortschritte erzielt und eine Reihe erfolgreicher Produkte auf den Markt gebracht. Es sind jedoch noch weitere Forschungs- und Entwicklungsarbeiten erforderlich, um qualitativ hochwertige pflanzliche Milchproduktalternativen herzustellen, insbesondere Käsealternativen. Einige dieser Produkte sollten so konzipiert sein, dass sie die wünschenswerten funktionellen, nutritiven und sensorischen Eigenschaften bestehender Milchprodukte (wie z. B. Cheddarkäse oder Joghurt) genau simulieren. Andere Produkte könnten jedoch auch so konzipiert werden, dass sie ihre eigenen einzigartigen Eigenschaften haben. Zum Beispiel könnten sie so entwickelt werden, dass sie nur die gleichen funktionellen Eigenschaften wie Milchprodukte aufweisen (wie z. B. Schmelzeigenschaften), aber andere sensorische und nutritive Eigenschaften haben. Die Entwicklung von Milchprodukten auf pflanzlicher Basis nach dem Prinzip „Funktionalität zuerst" würde die Entstehung neuer Produktkategorien ermöglichen.

Auf Grundlage der in diesem Kapitel diskutierten Produkte und Technologien heben wir eine Reihe wichtiger Bereiche hervor, in denen unserer Meinung nach noch weitere Forschung und Entwicklung erforderlich ist:

- *Sensorische Eigenschaften:* Es besteht nach wie vor ein dringender Bedarf, die sensorischen Eigenschaften von pflanzlichen Milchalternativen besser zu verstehen und zu kontrollieren, um ihre Akzeptanz bei den Verbraucher*innen zu erhöhen. Ein unangenehmes Mundgefühl und unerwünschte Aromen werden oft mit dieser Produktkategorie in Verbindung gebracht. So wurde beispielsweise berichtet, dass Käse auf pflanzlicher Basis einen bohnigen und „körnigen" Geschmack hat (insbesondere solche, die aus Sojabohnen hergestellt werden), während für Joghurts auf pflanzlicher Basis häufig bohnige, rosinenartige, bittere und adstringierende Aromaprofile berichtet wurden (Montemurro et al. 2021; Short et al. 2021). In diesem Kapitel wurden einige Strategien zur Verbesserung der sensorischen Eigenschaften von Milchprodukten erörtert, darunter Fermentierung, thermische Behandlungen und Pflanzenzüchtung. Dennoch sind noch weitere Forschungsarbeiten nötig, um die wünschenswerteren Geschmacksprofile zu erzielen. Je vertrauter die Verbraucher*innen mit pflanzlichen Lebensmitteln werden, desto größer könnte auch ihre Akzeptanz für die mit ihnen verbundenen einzigartigen Geschmacksprofile werden.

- *Proteingele:* Milchprodukte wie Käse und Joghurt enthalten 3D-Netzwerke aus aggregierten Milchproteinen, die ihnen ihre einzigartige Textur, Wasserbindeeigenschaften und andere charakteristische funktionelle Attribute verleihen. Wie in diesem Kapitel erörtert, ist es schwierig, die strukturellen und funktionellen Eigenschaften von Milchproteingelen mit Pflanzenproteinen nachzuahmen, da diese andere molekulare Eigenschaften aufweisen. Stattdessen müssen Pflanzenproteine in der Regel in Kombination mit Hydrokolloiden verwendet werden, um vergleichbare funktionelle Eigenschaften zu erzielen. Folglich haben Produkte auf pflanzlicher Basis oft einen geringeren Proteingehalt. Um dieses Problem zu lösen, müssen die Geliereigenschaften von Pflanzenproteinen besser verstanden werden, entweder in reinen Proteinformulierungen oder in Kombination mit anderen pflanzlichen Inhaltsstoffen. Darüber hinaus ist eine verstärkte Zusammenarbeit zwischen Agrar- und Lebensmittelwissenschaften erforderlich, um Zutaten mit den gewünschten funktionellen Eigenschaften herzustellen. Dazu gehören z. B. Proteine mit einem höheren Anteil an hydrophoben Aminosäuren an der Oberfläche, da dies die Geliereigenschaften verbessern kann.

- *Minimal verarbeitete Zutaten:* Viele der in diesem Kapitel vorgestellten Verarbeitungsmethoden basieren auf extrahierten und isolierten Zutaten. Wertvolle gesundheitsfördernde Bestandteile wie Ballaststoffe und Mikronährstoffe werden bei der Isolierung oft aus diesen Zutaten entfernt. Außerdem sind für die Isolierung dieser Inhaltsstoffe oft Verarbeitungsschritte erforderlich, die Energie, Wasser und Chemikalien verbrauchen, was die Nachhaltigkeit des Prozesses negativ beeinflussen kann. In Zukunft wäre es von Vorteil, pflanzliche Milchprodukte aus Zutaten zu gewinnen, die nur minimal verarbeitet werden. So bleiben gesundheitsfördernde Nährstoffe erhalten und es werden weniger Energie und Ressourcen verbraucht. Es sollten daher neue Verarbeitungsprozesse entwickelt werden, die die Umwandlung minimal verarbeiteter pflanzlicher Zutaten in Milchalternativen ermöglichen. Ein Beispiel für diesen Ansatz sind die aus Nüssen hergestellten Käsealternativen. Dabei ist zu beachten, dass Pflanzen Antinährstoffe und potenziell toxische Verbindungen enthalten können, die bei der Verarbeitung entfernt oder inaktiviert werden sollten.

- *Gesundheit und Nachhaltigkeit:* Es besteht ein Bedarf, die Ernährungs- und Nachhaltigkeitsprofile von Milchproduktalternativen besser zu erforschen und zu verstehen, um etwaige gesundheitliche und ökologische Vor- oder Nachteile im Vergleich zu echten Milchprodukten besser beurteilen zu können. Diese Vergleiche sollten mit standardisierten, validierten Methoden von unabhängigen Forschern durchgeführt werden, die kein Eigeninteresse an den Ergebnissen haben.

Literatur

Adedinsewo DA, Pollak AW, Carter RE. 2021. Dietary sodium and mortality: how much do we really know? *European Heart Journal.* 00:1–3.

Aldazabal J, Martín-Meizoso A, Martínez-Esnaola JM, Farr R. 2006. Deterministic model for ice cream solidification. *Computational Materials Science.* 38(1):9–21.

Alinovi M, Mucchetti G, Andersen U, Rovers TAM, Mikkelsen B, et al. 2020. Applicability of Confocal Raman Microscopy to Observe Microstructural Modifications of Cream Cheeses as Influenced by Freezing. *Foods.* 9(5):679.

Al-Nabulsi A, Shaker R, Osaili T, Al-Taani M, Olaimat A, et al. 2014. Sensory Evaluation of Flavored Soy Milk-Based Yogurt: A Comparison between Jordanian and Malaysian Consumers. *Journal of Food Science and Engineering.* 4:27–35.

Anderson TJ, Lamsal BP. 2011. Zein Extraction from Corn, Corn Products, and Coproducts and Modifications for Various Applications: A Review. *Cereal Chemistry.* 88(2):159–173.

Apostolopoulos C, Marshall RJ. 1994. A Quantitative Method for the Determination of Shreddability of Cheese. *Journal of Food Quality.* 17(2):115–158.

Appleby PN, Crowe FL, Bradbury KE, Travis RC, Key TJ. 2016. Mortality in vegetarians and comparable nonvegetarians in the United Kingdom. *Am J Clin Nutr.* 103(1):218–230.

Arab-Tehrany E, Jacquot M, Gaiani C, Imran M, Desobry S, Linder M. 2012. Beneficial effects and oxidative stability of omega-3 long-chain polyunsaturated fatty acids. *Trends in Food Science & Technology.* 25(1):24–33.

Atapattu C, Fannon J. 2014. Improved Dry Blend for Making Cheese Analogue.

Awad RA, Salama WM, Farahat AM. 2014. Effect of lupine as cheese base substitution on technological and nutritional properties of processed cheese analogue. *Acta Sci Pol Technol Aliment.* 13(1):55–64.

Balafa O, Kalaitzidis RG. 2021. Salt sensitivity and hypertension. *Journal of Human Hypertension.* 35(3):184–192.

Bansal S, Mangal M, Sharma SK, Yadav DN, Gupta RK. 2016. Optimization of process conditions for developing yoghurt like probiotic product from peanut. *LWT.* 73:6–12.

Banville V, Morin P, Pouliot Y, Britten M. 2013. Physical properties of pizza Mozzarella cheese manufactured under different cheese-making conditions. *Journal of Dairy Science.* 96(8):4804–4815.

Batty D, Waite-Cusic JG, Meunier-Goddik L. 2019. Influence of cheese-making recipes on the composition and characteristics of Camembert-type cheese. *Journal of Dairy Science.* 102(1):164–176.

Bava L, Bacenetti J, Gislon G, Pellegrino L, D'Incecco P, et al. 2018. Impact assessment of traditional food manufacturing: The case of Grana Padano cheese. *Science of The Total Environment.* 626:1200–1209.

BeMiller JN, Whistler RL, eds. 2009. *Starch: Chemistry and Technology.* London: Academic Press. 3rd edition ed.

Ben-Harb S, Panouillé M, Huc-Mathis D, Moulin G, Saint-Eve A, et al. 2018. The rheological and microstructural properties of pea, milk, mixed pea/milk gels and gelled emulsions designed by thermal, acid, and enzyme treatments. *Food Hydrocolloids.* 77:75–84.

Bergsma J. 2017. Vegan cheese analogue. *WO2017150973A1.*

Bernat N, Cháfer M, Chiralt A, González-Martínez C. 2014. Vegetable milks and their fermented derivative products. *International Journal of Food Studies.* 3(1).

Bernat N, Cháfer M, Chiralt A, González-Martínez C. 2015. Probiotic fermented almond "milk" as an alternative to cow-milk yoghurt. *International Journal of Food Studies.* 4(2).

Boeck T, Sahin AW, Zannini E, Arendt EK. 2021. Nutritional properties and health aspects of pulses and their use in plant-based yogurt alternatives. *Comprehensive Reviews in Food Science and Food Safety.* 20(4):3858–3880.

Boye J, Wijesinha-Bettoni R, Burlingame B. 2012. Protein quality evaluation twenty years after the introduction of the protein digestibility corrected amino acid score method. *British Journal of Nutrition.* 108(S2):S183–211.

Brady J. 2013. *Introductory Food Chemistry.* Ithaca: Comstock Publishing Associates. Illustrated edition ed.

Braun M, Muñoz I, Schmidt JH, Thrane M. 2016. Sustainability of Soy Protein from Life Cycle Assessment. *The FASEB Journal.* 30(S1):894.5–894.5.

Breuninger WF, Piyachomkwan K, Sriroth K. 2009. Chapter 12 – Tapioca/Cassava Starch: Production and Use. In *Starch (Third Edition)*, eds. J BeMiller, R Whistler, pp. 541–568. San Diego: Academic Press.

Brown PO, CASINO M, Voccola LS, VARADAN R. 2013. Methods and compositions for consumables. *CA2841470A1.*

Brückner-Gühmann M, Vasil'eva E, Culetu A, Duta D, Sozer N, Drusch S. 2019. Oat protein concentrate as alternative ingredient for non-dairy yoghurt-type product. *Journal of the Science of Food and Agriculture.* 99(13):5852–5857.

Cáceres PJ, Peñas E, Martínez-Villaluenga C, García-Mora P, Frías J. 2019. Development of a multifunctional yogurt-like product from germinated brown rice. *LWT.* 99:306–312.

Canabady-Rochelle L-S, Sanchez C, Mellema M, Banon S. 2009. Study of Calcium−Soy Protein Interactions by Isothermal Titration Calorimetry and pH Cycle. *J. Agric. Food Chem.* 57(13):5939–5947.

Cebula DJ, Hoddle A. 2009. 9 – Chocolate and couvertures: applications in ice cream. In *Science and Technology of Enrobed and Filled Chocolate, Confectionery and Bakery Products*, ed. G Talbot, pp. 163–82. Woodhead Publishing.

Chambers DH, Esteve E, Retiveau A. 2010. Effect of Milk Pasteurization on Flavor Properties of Seven Commercially Available French Cheese Types. *Journal of Sensory Studies.* 25(4):494–511.

Chen G-C, Zhang R, Martínez-González MA, Zhang Z-L, Bonaccio M, et al. 2017. Nut consumption in relation to all-cause and cause-specific mortality: a meta-analysis 18 prospective studies. *Food Funct.* 8(11):3893–3905.

Chen JM, Al KF, Craven LJ, Seney S, Coons M, et al. 2020. Nutritional, Microbial, and Allergenic Changes during the Fermentation of Cashew 'Cheese' Product Using a Quinoa-Based Rejuvelac Starter Culture. *Nutrients.* 12(3):648.

Chen M, Lu J, Liu F, Nsor-Atindana J, Xu F, et al. 2019. Study on the emulsifying stability and interfacial adsorption of pea proteins. *Food Hydrocolloids.* 88:247–255.

Cheng Y j., Thompson L d., Brittin H c. 1990. Sogurt, a Yogurt-like Soybean Product: Development and Properties. *Journal of Food Science.* 55(4):1178–1179.

Chevanan N, Muthukumarappan K, Upreti P, Metzger LE. 2006. Effect of Calcium and Phosphorus, Residual Lactose and Salt-to-Moisture Ratio on Textural Properties of Cheddar Cheese During Ripening. *Journal of Texture Studies.* 37(6):711–730.

Chikpah SK, Teye M, Annor J a. F, Teye GA. 2015. Potentials of sodom apple (Calotropis procera) extract as a coagulant to substitute alum in soy cheese production in Ghana. *Elixir Food Science.* 79:30166–30170.

Childs JL, Daubert CR, Stefanski L, Foegeding EA. 2007. Factors Regulating Cheese Shreddability. *Journal of Dairy Science.* 90(5):2163–2174.

Chobanian AV, Hill M. 2000. National Heart, Lung, and Blood Institute Workshop on Sodium and Blood Pressure. *Hypertension.* 35(4):858–863.

Chumchuere S, MacDougall DB, Robinson RK. 2000. Production and properties of a semi-hard cheese made from soya milk. *International Journal of Food Science & Technology.* 35(6):577–581.

Clarke C. 2007. *The Science of Ice Cream.* Royal Society of Chemistry.

Clune S, Crossin E, Verghese K. 2017. Systematic review of greenhouse gas emissions for different fresh food categories. *Journal of Cleaner Production.* 140:766–783.

Coda R, Rizzello CG, Trani A, Gobbetti M. 2011. Manufacture and characterization of functional emmer beverages fermented by selected lactic acid bacteria. *Food Microbiology.* 28(3):526–536.

Coker CJ, Crawford RA, Johnston KA, Singh H, Creamer LK. 2005. Towards the classification of cheese variety and maturity on the basis of statistical analysis of proteolysis data—a review. *International Dairy Journal.* 15(6):631–643.

Collins, Y. F., McSweeney, P. L. H., Wilkinson, M. G. (2003). Lipolysis and free fatty acid catabolismin cheese: a review of current knowledge. *International Dairy Journal.* *13*(11): 841–866.https://doi.org/10.1016/S0958-6946(03)00109-2

Cook K l. k., Hartel R w. 2010. Mechanisms of Ice Crystallization in Ice Cream Production. *Comprehensive Reviews in Food Science and Food Safety.* 9(2):213–222.

Dahlan HA, Sani NA. 2017. The interaction effect of mixing starter cultures on homemade natural yogurt's pH and viscosity. *International Journal of Food Studies.* 6(2).

Dalgleish D. 2011. On the structural models of bovine casein micelles—review and possible improvements. *Soft Matter.* 7(6):2265–2272.

Dalla Riva A, Burek J, Kim D, Thoma G, Cassandro M, De Marchi M. 2017. Environmental life cycle assessment of Italian mozzarella cheese: Hotspots and improvement opportunities. *Journal of Dairy Science.* 100(10):7933–7952.

Day L. 2013. Proteins from land plants – Potential resources for human nutrition and food security. *Trends in Food Science & Technology.* 32(1):25–42.

de Goede J, Soedamah-Muthu SS, Pan A, Gijsbers L, Geleijnse JM. 2016. Dairy Consumption and Risk of Stroke: A Systematic Review and Updated Dose–Response Meta-Analysis of Prospective Cohort Studies. *J Am Heart Assoc.* 5(5).

Dias S, Castanheira EMS, Fortes AG, Pereira DM, Gonçalves MST. 2020. Natural Pigments of Anthocyanin and Betalain for Coloring Soy-Based Yogurt Alternative. *Foods.* 9(6):771.

D'Incecco P, Limbo S, Hogenboom J, Rosi V, Gobbi S, Pellegrino L. 2020. Impact of Extending Hard-Cheese Ripening: A Multiparameter Characterization of Parmigiano Reggiano Cheese Ripened up to 50 Months. *Foods.* 9(3):268.

Dinu M, Abbate R, Gensini GF, Casini A, Sofi F. 2017. Vegetarian, vegan diets and multiple health outcomes: A systematic review with meta-analysis of observational studies. *Critical Reviews in Food Science and Nutrition.* 57(17):3640–3649.

Doehlert DC, Angelikousis S, Vick B. 2010. Accumulation of Oxygenated Fatty Acids in Oat Lipids During Storage. *Cereal Chemistry.* 87(6):532–537.

Donkor O n., Henriksson A, Vasiljevic T, Shah NP. 2005. Probiotic Strains as Starter Cultures Improve Angiotensin-converting Enzyme Inhibitory Activity in Soy Yogurt. *Journal of Food Science.* 70(8):m375–m381.

Dugat-Bony E, Straub C, Teissandier A, Onésime D, Loux V, et al. 2015. Overview of a Surface-Ripened Cheese Community Functioning by Meta-Omics Analyses. *PLOS ONE.* 10(4):e0124360.

Eckhoff SR, Watson SA. 2009. Chapter 9 – Corn and Sorghum Starches: Production. In *Starch (Third Edition)*, eds. J BeMiller, R Whistler, pp. 373–439. San Diego: Academic Press.

El-Ella WMA. 1980. Hard Cheese Substitute from Soy Milk. *Journal of Food Science.* 45(6):1777–1778.

Eugster E, Fuchsmann P, Schlichtherle-Cerny H, Bütikofer U, Irmler S. 2019. Formation of alanine, α-aminobutyrate, acetate, and 2-butanol during cheese ripening by Pediococcus acidilactici FAM18098. *International Dairy Journal.* 96:21–28.

Eyres L, Eyres MF, Chisholm A, Brown RC. 2016. Coconut oil consumption and cardiovascular risk factors in humans. *Nutr Rev.* 74(4):267–280.

Faccia M, Gambacorta G, Martemucci G, Difonzo G, D'Alessandro AG. 2019. Chemical-Sensory Traits of Fresh Cheese Made by Enzymatic Coagulation of Donkey Milk. *Foods.* 9(1):1–13.

Fardet A, Boirie Y. 2014. Associations between food and beverage groups and major diet-related chronic diseases: an exhaustive review of pooled/meta-analyses and systematic reviews. *Nutr Rev.* 72(12):741–762.

Farquhar WB, Edwards DG, Jurkovitz CT, Weintraub WS. 2015. Dietary Sodium and Health. *Journal of the American College of Cardiology.* 65(10):1042–1050.

Farrell HM, Jimenez-Flores R, Bleck GT, Brown EM, Butler JE, et al. 2004. Nomenclature of the Proteins of Cows' Milk—Sixth Revision. *Journal of Dairy Science.* 87(6):1641–1674.

Farvid MS, Malekshah AF, Pourshams A, Poustchi H, Sepanlou SG, et al. 2017. Dairy Food Intake and All-Cause, Cardiovascular Disease, and Cancer Mortality. *Am J Epidemiol.* 185(8):697–711.

Fathi M, Donsi F, McClements DJ. 2018. Protein-Based Delivery Systems for the Nanoencapsulation of Food Ingredients. *Comprehensive Reviews in Food Science and Food Safety.* 17(4):920–936.

Faulkner H, O'Callaghan TF, McAuliffe S, Hennessy D, Stanton C, et al. 2018. Effect of different forage types on the volatile and sensory properties of bovine milk. *Journal of Dairy Science.* 101(2):1034–1047.

Finnegan W, Yan M, Holden NM, Goggins J. 2018. A review of environmental life cycle assessment studies examining cheese production. *Int J Life Cycle Assess.* 23(9):1773–1787.

Fox PF, Guinee TP, Cogan TM, McSweeney PLH. 2017. Cheese: Structure, Rheology and Texture. In *Fundamentals of Cheese Science*, eds. PF Fox, TP Guinee, TM Cogan, PLH McSweeney, pp. 475–532. Boston, MA: Springer US.

Fox PF, McSweeney PLH. 2017. Chapter 1 – Cheese: An Overview. In *Cheese (Fourth Edition)*, eds. PLH McSweeney, PF Fox, PD Cotter, DW Everett, pp. 5–21. San Diego: Academic Press.

Franzoi M, Niero G, Visentin G, Penasa M, Cassandro M, De Marchi M. 2019. Variation of Detailed Protein Composition of Cow Milk Predicted from a Large Database of Mid-Infrared Spectra. *Animals.* 9(4):176.

Fu L, He Z, Zeng M, Qin F, Chen J. 2020. Effects of soy protein composition in recombined soy-based cream on the stability and physical properties of whipping cream. *Journal of the Science of Food and Agriculture*. 100(6):2732–2741.

GFI. 2020. 2020 State of the Industry Report. The Good Food Institute.

Gholami A, Rezaei S, Jahromi LM, Baradaran HR, Ghanbari A, et al. 2020. Is salt intake reduction a universal intervention for both normotensive and hypertensive people: a case from Iran STEPS survey 2016. *Eur J Nutr*. 59(7):3149–3161.

Giri SK, Tripathi MK, Kotwaliwale N. 2018. Effect of composition and storage time on some physico-chemical and rheological properties of probiotic soy-cheese spread. *J Food Sci Technol*. 55(5):1667–1674.

Glantz M, Devold TG, Vegarud GE, Lindmark Månsson H, Stålhammar H, Paulsson M. 2010. Importance of casein micelle size and milk composition for milk gelation. *Journal of Dairy Science*. 93(4):1444–1451.

Glusac J, Davidesko-Vardi I, Isaschar-Ovdat S, Kukavica B, Fishman A. 2018. Gel-like emulsions stabilized by tyrosinase-crosslinked potato and zein proteins. *Food Hydrocolloids*. 82:53–63.

Glusac J, Davidesko-Vardi I, Isaschar-Ovdat S, Kukavica B, Fishman A. 2019. Tyrosinase-crosslinked pea protein emulsions: Impact of zein incorporation. *Food Research International*. 116:370–378.

Goff HD. 1997. Colloidal aspects of ice cream—A review. *International Dairy Journal*. 7(6):363–373.

Goff HD, Hartel RW. 2013. *Ice Cream*. Springer US. 7th ed.

González-García S, Castanheira ÉG, Dias AC, Arroja L. 2013. Environmental performance of a Portuguese mature cheese-making dairy mill. *Journal of Cleaner Production*. 41:65–73.

Górska-Warsewicz H, Rejman K, Laskowski W, Czeczotko M. 2019. Milk and Dairy Products and Their Nutritional Contribution to the Average Polish Diet. *Nutrients*. 11(8):1–19.

Grasso N, Alonso-Miravalles L, O'Mahony JA. 2020. Composition, Physicochemical and Sensorial Properties of Commercial Plant-Based Yogurts. *Foods*. 9(3):252.

Greis M, Sainio T, Katina K, Kinchla AJ, Nolden A, et al. 2020. Dynamic texture perception in plant-based yogurt alternatives: Identifying temporal drivers of liking by TDS. *Food Quality and Preference*. 86:104019.

Grommers HE, van der Krogt DA. 2009. Chapter 11 – Potato Starch: Production, Modifications and Uses. In *Starch (Third Edition)*, eds. J BeMiller, R Whistler, pp. 511–539. San Diego: Academic Press.

Grossmann L, McClements DJ. 2021. The science of plant-based foods: Approaches to create nutritious and sustainable plant-based cheese analogs. *Trends in Food Science & Technology*. 118:207–229.

Grossmann L, Weiss J. 2021. Alternative Protein Sources as Technofunctional Food Ingredients. *Annual Review of Food Science and Technology*. 12(1):93–117.

Guillin FM, Gaudichon C, Guérin-Deremaux L, Lefranc-Millot C, Azzout-Marniche D, et al. 2021. Multi-criteria assessment of pea protein quality in rats: a comparison between casein, gluten and pea protein alone or supplemented with methionine. *British Journal of Nutrition*. 125(4):389–397.

Guinee TP. 2017. Chapter 46 – Pasteurized Processed and Imitation Cheese Products. In *Cheese (Fourth Edition)*, eds. PLH McSweeney, PF Fox, PD Cotter, DW Everett, pp. 1133–1184. San Diego: Academic Press.

Guo J, Astrup A, Lovegrove JA, Gijsbers L, Givens DI, Soedamah-Muthu SS. 2017. Milk and dairy consumption and risk of cardiovascular diseases and all-cause mortality: dose–response meta-analysis of prospective cohort studies. *Eur J Epidemiol*. 32(4):269–287.

Guo J, Yang X-Q, He X-T, Wu N-N, Wang J-M, et al. 2012. Limited Aggregation Behavior of β-Conglycinin and Its Terminating Effect on Glycinin Aggregation during Heating at pH 7.0. *J. Agric. Food Chem.* 60(14):3782–91.

Hallén E, Lundén A, Tyrisevä A-M, Westerlind M, Andrén A. 2010. Composition of poorly and non-coagulating bovine milk and effect of calcium addition. *Journal of Dairy Research.* 77(4):398–403.

Hassan AN, Ipsen R, Janzen T, Qvist KB. 2003. Microstructure and Rheology of Yogurt Made with Cultures Differing Only in Their Ability to Produce Exopolysaccharides. *Journal of Dairy Science.* 86(5):1632–1638.

Heileson JL. 2020. Dietary saturated fat and heart disease: a narrative review. *Nutrition Reviews.* 78(6):474–485.

Henderson PA, Unnasch S. 2017. Life Cycle Assessment of Ripple Non-Dairy Milk.

Hewlings S. 2020. Coconuts and Health: Different Chain Lengths of Saturated Fats Require Different Consideration. *J Cardiovasc Dev Dis.* 7(4):1–15.

Hickisch A, Beer R, Vogel RF, Toelstede S. 2016. Influence of lupin-based milk alternative heat treatment and exopolysaccharide-producing lactic acid bacteria on the physical characteristics of lupin-based yogurt alternatives. *Food Research International.* 84:180–188.

Hinrichs J. 2014. *Dairy Processing Lecture on Cheese Production.* Work. Pap.

Hjerpsted J, Tholstrup T. 2016. Cheese and Cardiovascular Disease Risk: A Review of the Evidence and Discussion of Possible Mechanisms. *Critical Reviews in Food Science and Nutrition.* 56(8):1389–1403.

Holsinger VH, Smith PW, Tunick MH. 1995. Overview: Cheese Chemistry and Rheology. In *Chemistry of Structure-Function Relationships in Cheese*, eds. EL Malin, MH Tunick, pp. 1–6. Boston, MA: Springer US.

Holz-Schietinger C, Klapholz S, Wardan R, Casino M, Brown PO, Eisen M. 2014. Non-dairy cheese replica comprising a coacervate. *WO2014110540A1.*

Hougaard AB, Ardö Y, Ipsen RH. 2010. Cheese made from instant infusion pasteurized milk: Rennet coagulation, cheese composition, texture and ripening. *International Dairy Journal.* 20(7):449–458.

Hu FB, Manson JE, Willett WC. 2001. Types of Dietary Fat and Risk of Coronary Heart Disease: A Critical Review. *Journal of the American College of Nutrition.* 20(1):5–19.

Hwang CE, Haque MA, Lee JH, Song YH, Lee HY, et al. 2018. Bioconversion of γ-aminobutyric acid and isoflavone contents during the fermentation of high-protein soy powder yogurt with Lactobacillus brevis. *Appl Biol Chem.* 61(4):409–421.

Ianni A, Bennato F, Martino C, Grotta L, Martino G. 2020. Volatile Flavor Compounds in Cheese as Affected by Ruminant Diet. *Molecules.* 25(3):1–16.

Irudayaraj J. 1999. Texture development in cheddar cheese during ripening. *Canadian Biosystems Engineering/Le Genie des biosystems au Canada.* 41(4):253–258.

Jackson DS. 2003. STARCH | Functional Properties. In *Encyclopedia of Food Sciences and Nutrition (Second Edition)*, ed. B Caballero, pp. 5572–5575. Oxford: Academic Press.

Jacobsen C. 2015. Some strategies for the stabilization of long chain n-3 PUFA-enriched foods: A review. *European Journal of Lipid Science and Technology.* 117(11):1853–1866.

Jacobsen C, Sørensen A-DM, Nielsen NS. 2013. 4 – Stabilization of omega-3 oils and enriched foods using antioxidants. In *Food Enrichment with Omega-3 Fatty Acids*, eds. C Jacobsen, NS Nielsen, AF Horn, A-DM Sørensen, pp. 130–49. Woodhead Publishing.

Johnson ME. 2017. A 100-Year Review: Cheese production and quality. *Journal of Dairy Science.* 100(12):9952–9965.

Kammerlehner J. 2009. *Cheese Technology.* Freising: B&L MedienGesellschaft mbH & Co. KG.

Kao F-J, Su N-W, Lee M-H. 2003. Effect of Calcium Sulfate Concentration in Soymilk on the Microstructure of Firm Tofu and the Protein Constitutions in Tofu Whey. *J. Agric. Food Chem.* 51(21):6211–6216.

Karoui R, Laguet A, Dufour É. 2003. Fluorescence spectroscopy: A tool for the investigation of cheese melting – Correlation with rheological characteristics. *Lait.* 83(3):251–264.

Kasprzak MM, Macnaughtan W, Harding S, Wilde P, Wolf B. 2018. Stabilisation of oil-in-water emulsions with non-chemical modified gelatinised starch. *Food Hydrocolloids.* 81:409–418.

Kessler HG. 2002. *Food and Bio Process Engineering – Dairy Technology.* München: Kessler, N. Verlag A. Kessler.

Kilcawley KN, Faulkner H, Clarke HJ, O'Sullivan MG, Kerry JP. 2018. Factors Influencing the Flavour of Bovine Milk and Cheese from Grass Based versus Non-Grass Based Milk Production Systems. *Foods.* 7(3):1–43.

Kim H, Caulfield LE, Garcia-Larsen V, Steffen LM, Coresh J, Rebholz CM. 2019. Plant-Based Diets Are Associated With a Lower Risk of Incident Cardiovascular Disease, Cardiovascular Disease Mortality, and All-Cause Mortality in a General Population of Middle-Aged Adults. *Journal of the American Heart Association.* 8(16):e012865.

Kim H, Caulfield LE, Rebholz CM. 2018. Healthy Plant-Based Diets Are Associated with Lower Risk of All-Cause Mortality in US Adults. *The Journal of Nutrition.* 148(4):624–631.

Kindstedt PS. 1995. Factors Affecting the Functional Characteristics of Unmelted and Melted Mozzarella Cheese. In *Chemistry of Structure-Function Relationships in Cheese*, eds. EL Malin, MH Tunick, pp. 27–41. Boston, MA: Springer US.

Klemaszewski JL, Fonteyn D, Bouron F, LEMONNIER L. 2016. Cheese product with modified starches. *WO2016195814A1.*

Klost M, Drusch S. 2019. Structure formation and rheological properties of pea protein-based gels. *Food Hydrocolloids.* 94:622–630.

Kohyama K, Sano Y, Doi E. 1995. Rheological Characteristics and Gelation Mechanism of Tofu (Soybean Curd). *J. Agric. Food Chem.* 43(7):1808–1812.

Konuspayeva G, Camier B, Aleilawi N, Al-Shumeimyri M, Al-Hammad K, et al. 2017. Manufacture of dry- and brine-salted soft camel cheeses for the camel dairy industry. *International Journal of Dairy Technology.* 70(1):92–101.

Kyriakopoulou K, Keppler JK, van der Goot AJ. 2021. Functionality of Ingredients and Additives in Plant-Based Meat Analogues. *Foods.* 10(3):600.

Lamichhane P, Kelly AL, Sheehan JJ. 2018. Symposium review: Structure-function relationships in cheese. *Journal of Dairy Science.* 101(3):2692–2709.

Laska M. 2010. Olfactory Perception of 6 Amino Acids by Human Subjects. *Chemical Senses.* 35(4):279–287.

Lawrence GD. 2021. Perspective: The Saturated Fat–Unsaturated Oil Dilemma: Relations of Dietary Fatty Acids and Serum Cholesterol, Atherosclerosis, Inflammation, Cancer, and All-Cause Mortality. *Advances in Nutrition.* (0):1–10.

Lawrence RC, Creamer LK, Gilles J. 1987. Texture Development During Cheese Ripening. *Journal of Dairy Science.* 70(8):1748–1760.

Levy R, Okun Z, Davidovich-Pinhas M, Shpigelman A. 2021. Utilization of high-pressure homogenization of potato protein isolate for the production of dairy-free yogurt-like fermented product. *Food Hydrocolloids.* 113:106442.

Li Q, Xia Y, Zhou L, Xie J. 2013. Evaluation of the rheological, textural, microstructural and sensory properties of soy cheese spreads. *Food and Bioproducts Processing.* 91(4):429–439.

Lie-Piang A, Braconi N, Boom RM, van der Padt A. 2021. Less refined ingredients have lower environmental impact – A life cycle assessment of protein-rich ingredients from oil- and starch-bearing crops. *Journal of Cleaner Production.* 292:126046.

Lim T, Easa A, Karim A, Bhat R, Liong M. 2011. Development of soy-based cream cheese via the addition of microbial transglutaminase, soy protein isolate and maltodextrin. *British Food Journal*. 113(9):1147–1172.

Liu D-M, Li L, Yang X-Q, Liang S-Z, Wang J-S. 2006. Survivability of Lactobacillus rhamnosus during the Preparation of Soy Cheese. *Food Technol. Biotechnol.* 44(3):417–422.

Liu J, Han B, Deng S, Sun S, Chen J. 2018. Changes in proteases and chemical compounds in the exterior and interior of sufu, a Chinese fermented soybean food, during manufacture. *LWT*. 87:210–216.

Lopez C, Briard-Bion V, Camier B, Gassi J-Y. 2006. Milk fat thermal properties and solid fat content in emmental cheese: a differential scanning calorimetry study. *J Dairy Sci.* 89(8):2894–2910.

Lorusso A, Coda R, Montemurro M, Rizzello CG. 2018. Use of Selected Lactic Acid Bacteria and Quinoa Flour for Manufacturing Novel Yogurt-Like Beverages. *Foods*. 7(4):51.

Luana N, Rossana C, Curiel JA, Kaisa P, Marco G, Rizzello CG. 2014. Manufacture and characterization of a yogurt-like beverage made with oat flakes fermented by selected lactic acid bacteria. *International Journal of Food Microbiology*. 185:17–26.

Lucey JA. 2020. Chapter 16 – Milk protein gels. In *Milk Proteins (Third Edition)*, eds. M Boland, H Singh, pp. 599–632. Academic Press.

Lucey JA, Horne DS. 2018. Perspectives on casein interactions. *International Dairy Journal*. 85:56–65.

Lucey JA, Johnson ME, Horne DS. 2003. Invited Review: Perspectives on the Basis of the Rheology and Texture Properties of Cheese. *Journal of Dairy Science*. 86(9):2725–2743.

Ludwig DS, Hu FB, Tappy L, Brand-Miller J. 2018a. Dietary carbohydrates: role of quality and quantity in chronic disease. *BMJ*. 361:k2340.

Ludwig DS, Willett WC, Volek JS, Neuhouser ML. 2018b. Dietary fat: From foe to friend? *Science*. 362(6416):764–770.

Macedo AC, Malcata FX. 1996. Changes in the major free fatty acids in Serra cheese throughout ripening. *International Dairy Journal*. 6(11):1087–1097.

Madeka HR-TSU of NJ, Kokini JL. 1996. Effect of glass transition and cross-linking on rheological properties of zein: development of a preliminary state diagram. *Cereal chemistry (USA)*.

Magkos F, Tetens I, Bügel SG, Felby C, Schacht SR, et al. 2020. A Perspective on the Transition to Plant-Based Diets: a Diet Change May Attenuate Climate Change, but Can It Also Attenuate Obesity and Chronic Disease Risk? *Advances in Nutrition*. 11(1):1–9.

Månsson HL. 2008. Fatty acids in bovine milk fat. *Food Nutr Res*. 52.

Mathai JK, Liu Y, Stein HH. 2017. Values for digestible indispensable amino acid scores (DIAAS) for some dairy and plant proteins may better describe protein quality than values calculated using the concept for protein digestibility-corrected amino acid scores (PDCAAS). *British Journal of Nutrition*. 117(4):490–499.

Matias NS, Bedani R, Castro IA, Saad SMI. 2014. A probiotic soy-based innovative product as an alternative to petit-suisse cheese. *LWT – Food Science and Technology*. 59(1):411–417.

Mattice KD, Marangoni AG. 2020. Physical properties of plant-based cheese products produced with zein. *Food Hydrocolloids*. 105:105746.

Mattice KD, Marangoni AG. 2021. Physical properties of zein networks treated with microbial transglutaminase. *Food Chemistry*. 338:128010.

Mazidi M, Mikhailidis DP, Sattar N, Howard G, Graham I, Banach M. 2019. Consumption of dairy product and its association with total and cause specific mortality – A population-based cohort study and meta-analysis. *Clinical Nutrition*. 38(6):2833–2845.

McClements DJ, Decker EA. 2017. Lipids. In *Fennema's Food Chemistry*, p. Chapter 5. Boca Raton, USA: CRC Press. 5th ed.

McClements DJ, Decker E. 2018. Interfacial Antioxidants: A Review of Natural and Synthetic Emulsifiers and Coemulsifiers That Can Inhibit Lipid Oxidation. *J. Agric. Food Chem.* 66(1):20–35.

McClements DJ, Grossmann L. 2021. The science of plant-based foods: Constructing next-generation meat, fish, milk, and egg analogs. *Comprehensive Reviews in Food Science and Food Safety.* 20(4):1–52.

McClements DJ, Newman E, McClements IF. 2019. Plant-based Milks: A Review of the Science Underpinning Their Design, Fabrication, and Performance. *Comprehensive Reviews in Food Science and Food Safety.* 18(6):2047–2067.

McClements DJ, Weiss J, Kinchla AJ, Nolden AA, Grossmann L. 2021. Methods for Testing the Quality Attributes of Plant-Based Foods: Meat- and Processed-Meat Analogs. *Foods.* 10(2):260.

McSweeney PLH. 2004. Biochemistry of cheese ripening. *International Journal of Dairy Technology.* 57(2):19.

McSweeney PLH. 2017. Chapter 14 – Biochemistry of Cheese Ripening: Introduction and Overview. In *Cheese (Fourth Edition)*, eds. PLH McSweeney, PF Fox, PD Cotter, DW Everett, pp. 379–387. San Diego: Academic Press.

McSweeney PLH, Fox PF, Cotter PD, Everett DW. 2017. *Cheese: Chemistry, Physics and Microbiology.* Boston, MA: Academic Press. 4. Edition ed.

Mejia A, Harwatt H, Jaceldo-Siegl K, Sranacharoenpong K, Soret S, Sabaté J. 2018. Greenhouse Gas Emissions Generated by Tofu Production: A Case Study. *Journal of Hunger & Environmental Nutrition.* 13(1):131–142.

Messerli FH, Hofstetter L, Syrogiannouli L, Rexhaj E, Siontis GCM, et al. 2020. Sodium intake, life expectancy, and all-cause mortality. *European Heart Journal.* 00:1–10.

Metz M, Sheehan J, Feng PCH. 2020. Use of indicator bacteria for monitoring sanitary quality of raw milk cheeses – A literature review. *Food Microbiology.* 85:103283.

Mihrshahi S, Ding D, Gale J, Allman-Farinelli M, Banks E, Bauman AE. 2017. Vegetarian diet and all-cause mortality: Evidence from a large population-based Australian cohort – the 45 and Up Study. *Preventive Medicine.* 97:1–7.

Mj O, Pn S, J S, K J-S, J F, et al. 2013. Vegetarian dietary patterns and mortality in Adventist Health Study 2. *JAMA internal medicine.* 173(13).

Momany FA, Sessa DJ, Lawton JW, Selling GW, Hamaker SAH, Willett JL. 2006. Structural Characterization of α-Zein. *J. Agric. Food Chem.* 54(2):543–547.

Montemurro M, Pontonio E, Coda R, Rizzello CG. 2021. Plant-Based Alternatives to Yogurt: State-of-the-Art and Perspectives of New Biotechnological Challenges. *Foods.* 10(2):316.

Murata K, Kusakabe I, Kobayashi H, Akaike M, Park YW, Murakami K. 1987. Studies on the Coagulation of Soymilk-protein by Commercial Proteinases. *Agricultural and Biological Chemistry.* 51(2):385–389.

Muthukumarappan K, Swamy GJ. 2017. Chapter 10 – Rheology, Microstructure, and Functionality of Cheese. In *Advances in Food Rheology and Its Applications*, eds. J Ahmed, P Ptaszek, S Basu, pp. 245–276. Woodhead Publishing.

Nadathur S, Wanasundara DJPD, Scanlin L. 2016. *Sustainable Protein Sources.* Amsterdam: Academic Press.

Ng-Kwai-Hang KF, Hayes JF, Moxley JE, Monardes HG. 1982. Environmental Influences on Protein Content and Composition of Bovine Milk. *Journal of Dairy Science.* 65(10):1993–1998.

Ni Y, Wen L, Wang L, Dang Y, Zhou P, Liang L. 2015. Effect of temperature, calcium and protein concentration on aggregation of whey protein isolate: Formation of gel-like micro-particles. *International Dairy Journal.* 51:8–15.

Nikiforidis CV. 2019. Structure and functions of oleosomes (oil bodies). *Advances in Colloid and Interface Science.* 274:102039.

Nogueira MS, Scolaro B, Milne GL, Castro IA. 2019. Oxidation products from omega-3 and omega-6 fatty acids during a simulated shelf life of edible oils. *LWT*. 101:113–122.

Noor Lida HMD, Sundram K, Siew WL, Aminah A, Mamot S. 2002. TAG composition and solid fat content of palm oil, sunflower oil, and palm kernel olein belends before and after chemical interesterification. *Journal of the American Oil Chemists' Society*. 79(11):1137–1144.

Oyeyinka AT, Odukoya JO, Adebayo YS. 2019. Nutritional composition and consumer acceptability of cheese analog from soy and cashew nut milk. *Journal of Food Processing and Preservation*. 43(12):e14285.

Pala V, Sieri S, Chiodini P, Masala G, Palli D, et al. 2019. Associations of dairy product consumption with mortality in the European Prospective Investigation into Cancer and Nutrition (EPIC)-Italy cohort. *Am J Clin Nutr*. 110(5):1220–1230.

Park SY, Lee DK, An HM, Kim JR, Kim MJ, et al. 2012. Producing Functional Soy-Based Yogurt Incubated with Bifidobacterium Longum SPM1205 Isolated from Healthy Adult Koreans. *Biotechnology & Biotechnological Equipment*. 26(1):2759–2764.

Pastorino AJ, Hansen CL, McMahon DJ. 2003. Effect of pH on the Chemical Composition and Structure-Function Relationships of Cheddar Cheese. *Journal of Dairy Science*. 86(9):2751–2760.

Paula Vilela T, Gomes AM, Ferreira JP. 2020. Probing the structure-holding interactions in cheeses by dissociating agents – A review and an experimental evaluation with emmental cheese. *Curr Res Food Sci*. 3:201–206.

Peleg M. 1979. Characterization of the Stress Relaxation Curves of Solid Foods. *Journal of Food Science*. 44(1):277–281.

Pontonio E, Raho S, Dingeo C, Centrone D, Carofiglio VE, Rizzello CG. 2020. Nutritional, Functional, and Technological Characterization of a Novel Gluten- and Lactose-Free Yogurt-Style Snack Produced With Selected Lactic Acid Bacteria and Leguminosae Flours. *Frontiers in Microbiology*. 11:1664.

Ray CA, Gholamhosseinpour A, Ipsen R, Hougaard AB. 2016. The effect of age on Cheddar cheese melting, rheology and structure, and on the stability of feed for cheese powder manufacture. *International Dairy Journal*. 55:38–43.

Routray W, Mishra HN. 2011. Scientific and Technical Aspects of Yogurt Aroma and Taste: A Review. *Comprehensive Reviews in Food Science and Food Safety*. 10(4):208–220.

Rui X, Zhang Q, Huang J, Li W, Chen X, et al. 2019. Does lactic fermentation influence soy yogurt protein digestibility: a comparative study between soymilk and soy yogurt at different pH. *Journal of the Science of Food and Agriculture*. 99(2):861–867.

Sacks FM, Lichtenstein AH, Wu JWY, Appel LJ, Creager MA, et al. 2017. Dietary Fats and Cardiovascular Disease: A Presidential Advisory From the American Heart Association. *Circulation*. 136(3):e1–23.

Saini RK, Keum Y-S. 2018. Omega-3 and omega-6 polyunsaturated fatty acids: Dietary sources, metabolism, and significance – A review. *Life Sciences*. 203:255–267.

Sánchez-Muñoz MA, Valdez-Solana MA, Avitia-Domínguez C, Ramírez-Baca P, Candelas-Cadillo MG, et al. 2017. Utility of Milk Coagulant Enzyme of Moringa oleifera Seed in Cheese Production from Soy and Skim Milks. *Foods*. 6(8):62.

Sánchez-Zapata E, Fuentes-Zaragoza E, Fernández-López J, Sendra E, Sayas E, et al. 2009. Preparation of dietary fiber powder from tiger nut (Cyperus esculentus) milk ("Horchata") byproducts and its physicochemical properties. *J Agric Food Chem*. 57(17):7719–7725.

Santos JA, Tekle D, Rosewarne E, Flexner N, Cobb L, et al. 2021. A Systematic Review of Salt Reduction Initiatives Around the World: A Midterm Evaluation of Progress Towards the 2025 Global Non-Communicable Diseases Salt Reduction Target. *Advances in Nutrition*. 00:1–13.

Satija A, Bhupathiraju SN, Spiegelman D, Chiuve SE, Manson JE, et al. 2017. Healthful and unhealthful plant-based diets and the risk of coronary heart disease in US adults. *J Am Coll Cardiol.* 70(4):411–422.

Schelle M, Cowperthwaite S, Kizer L, Renninger N. 2020. Compressible non-dairy cheese analogs, formulations and processes for making same. *US20200323231A1.*

Schenkel P, Samudrala R, Hinrichs J. 2013a. The effect of adding whey protein particles as inert filler on thermophysical properties of fat-reduced semihard cheese type Gouda. *International Journal of Dairy Technology.* 66(2):220–230.

Schenkel P, Samudrala R, Hinrichs J. 2013b. Thermo-physical properties of semi-hard cheese made with different fat fractions: Influence of melting point and fat globule size. *International Dairy Journal.* 30(2):79–87.

Schirmer M, Höchstötter A, Jekle M, Arendt E, Becker T. 2013. Physicochemical and morphological characterization of different starches with variable amylose/amylopectin ratio. *Food Hydrocolloids.* 32(1):52–63.

Schirmer M, Jekle M, Becker T. 2015. Starch gelatinization and its complexity for analysis. *Starch – Stärke.* 67(1–2):30–41.

Schlesser JE, Schmidt SJ, Speckman R. 1992. Characterization of Chemical and Physical Changes in Camembert Cheese During Ripening. *Journal of Dairy Science.* 75(7):1753–1760.

Schmidt JH. 2015. Life cycle assessment of five vegetable oils. *Journal of Cleaner Production.* 87:130–138.

Schwingshackl L, Schwedhelm C, Hoffmann G, Lampousi A-M, Knüppel S, et al. 2017. Food groups and risk of all-cause mortality: a systematic review and meta-analysis of prospective studies. *The American Journal of Clinical Nutrition.* 105(6):1462–1473.

Sha L, Xiong YL. 2020. Plant protein-based alternatives of reconstructed meat: Science, technology, and challenges. *Trends in Food Science & Technology.* 102:51–61.

Shahidi F, Ambigaipalan P. 2018. Omega-3 Polyunsaturated Fatty Acids and Their Health Benefits. *Annu. Rev. Food Sci. Technol.* 9(1):345–381.

Sharma P, Munro PA, Gillies G, Wiles PG, Dessev TT. 2017. Changes in creep behavior and microstructure of model Mozzarella cheese during working. *LWT – Food Science and Technology.* 83:184–192.

Short EC, Kinchla AJ, Nolden AA. 2021. Plant-Based Cheeses: A Systematic Review of Sensory Evaluation Studies and Strategies to Increase Consumer Acceptance. *Foods.* 10(4):725.

Shurtleff W, Aoyagi A. 2011. *History of Fermented Tofu: A Healthy Nondairy/Vegan Cheese (1610–2011): Extensively Annotated Bibliography and Sourcebook.* Lafayette, CA: Soyinfo Center.

Sinaga H, Bansal N, Bhandari B. 2017. Effects of milk pH alteration on casein micelle size and gelation properties of milk. *International Journal of Food Properties.* 20(1):179–197.

Smith KW. 2015. 11 – Specialty oils and fats in ice cream. In *Specialty Oils and Fats in Food and Nutrition*, ed. G Talbot, pp. 271–84. Woodhead Publishing.

Stefano DE, White J, Seney S, Hekmat S, McDowell T, et al. 2017. A Novel Millet-Based Probiotic Fermented Food for the Developing World. *Nutrients.* 9(5):529.

Taggart P, Mitchell JR. 2009. 5 – Starch. In *Handbook of Hydrocolloids (Second Edition)*, eds. GO Phillips, PA Williams, pp. 108–41. Sawston, UK: Woodhead Publishing.

Tangyu M, Muller J, Bolten CJ, Wittmann C. 2019. Fermentation of plant-based milk alternatives for improved flavour and nutritional value. *Appl Microbiol Biotechnol.* 103(23):9263–9275.

Tarighaleslami AH, Ghannadzadeh A, Atkins MJ, Walmsley MRW. 2020. Environmental life cycle assessment for a cheese production plant towards sustainable energy transition: Natural gas to biomass vs. natural gas to geothermal. *Journal of Cleaner Production.* 275:122999.

Tessari P, Lante A, Mosca G. 2016. Essential amino acids: master regulators of nutrition and environmental footprint? *Scientific Reports*. 6(1):26074.

Tong TYN, Appleby PN, Bradbury KE, Perez-Cornago A, Travis RC, et al. 2019. Risks of ischaemic heart disease and stroke in meat eaters, fish eaters, and vegetarians over 18 years of follow-up: results from the prospective EPIC-Oxford study. *BMJ*. 366:l4897.

Üçtuğ FG. 2019. The Environmental Life Cycle Assessment of Dairy Products. *Food Eng Rev*. 11(2):104–121.

USDA. 2021. *FoodData Central*. https://fdc.nal.usda.gov.

Usubharatana P, Phungrassami H. 2015. Carbon Footprint of Cassava Starch Production in North-Eastern Thailand. *Procedia CIRP*. 29:462–467.

van Middelaar CE, Berentsen PBM, Dolman MA, de Boer IJM. 2011. Eco-efficiency in the production chain of Dutch semi-hard cheese. *Livestock Science*. 139(1):91–99.

Verma P, Agrawal US, Sharma AK, Sarkar BC, Sharma HK. 2005. Optimization of process parameters for the development of a cheese analogue from pigeon pea (Cajanus cajan) and soy milk using response surface methodology. *International Journal of Dairy Technology*. 58(1):51–58.

Wang X, He Z, Zeng M, Qin F, Adhikari B, Chen J. 2017. Effects of the size and content of protein aggregates on the rheological and structural properties of soy protein isolate emulsion gels induced by CaSO4. *Food Chemistry*. 221:130–138.

Wang Y-J, Yeh T-L, Shih M-C, Tu Y-K, Chien K-L. 2020. Dietary Sodium Intake and Risk of Cardiovascular Disease: A Systematic Review and Dose-Response Meta-Analysis. *Nutrients*. 12(10):2934.

Wolfschoon Pombo AF. 2021. Cream cheese: Historical, manufacturing, and physico-chemical aspects. *International Dairy Journal*. 117:104948.

Wu C, Ma W, Chen Y, Navicha WB, Wu D, Du M. 2019. The water holding capacity and storage modulus of chemical cross-linked soy protein gels directly related to aggregates size. *LWT*. 103:125–130.

Yang J, Punshon T, Guerinot ML, Hirschi KD. 2012. Plant Calcium Content: Ready to Remodel. *Nutrients*. 4(8):1120–1136.

Zannini E, Jeske S, Lynch KM, Arendt EK. 2018. Development of novel quinoa-based yoghurt fermented with dextran producer Weissella cibaria MG1. *International Journal of Food Microbiology*. 268:19–26.

Zhang Q, Wang C, Li B, Li L, Lin D, et al. 2018. Research progress in tofu processing: From raw materials to processing conditions. *Critical Reviews in Food Science and Nutrition*. 58(9):1448–1467.

Zheng L, Regenstein JM, Teng F, Li Y. 2020. Tofu products: A review of their raw materials, processing conditions, and packaging. *Comprehensive Reviews in Food Science and Food Safety*. 19(6):3683–3714.

Zia-ud-Din, Xiong H, Fei P. 2017. Physical and chemical modification of starches: A review. *Critical Reviews in Food Science and Nutrition*. 57(12):2691–2705.

Zulkurnain M, Goh M-H, Karim AA, Liong M-T. 2008. Development of a Soy-Based Cream Cheese. *Journal of Texture Studies*. 39(6):635–654.

Zwiercan GA, Lacourse NL, Lenchin JM. 1987. Imitation cheese products containing high amylose starch as total caseinate replacement. *US4695475A*.

Erfolgreiche Umstellung auf eine pflanzliche Ernährung

10.1 Einleitung

Wie in diesem Buch immer wieder betont wurde, besteht bei vielen Verbraucher*innen ein wachsendes Interesse an einer stärker pflanzlich orientierten Ernährung, was viele Lebensmittelhersteller*innen dazu veranlasst hat, neue pflanzliche Produkte zu entwickeln. In der Tat gibt es in diesem Marktsegment bereits mehrere sehr erfolgreiche kommerzielle Produkte, darunter die Produkte von Beyond Meat und Impossible Foods (Abb. 10.1 und 10.2). Dennoch gibt es noch viel Raum für Wachstum. Derzeit ernährt sich nur ein kleiner Teil der Verbraucher*innen überwiegend pflanzlich und pflanzliche Lebensmittelalternativen haben in allen Kategorien, in denen sie konkurrieren (wie Fleisch, Meeresfrüchte, Eier, Milch, Joghurt und Käse), nur einen geringen Marktanteil. Der Übergang zu einer stärker pflanzlich orientierten Ernährung birgt noch viele Herausforderungen, die bewältigt werden müssen. Diese könnten der Lebensmittelindustrie, Unternehmerinnen und Investoreninnen allerdings neue Chancen eröffnen. In diesem letzten Kapitel heben wir einige der wichtigsten Themen hervor, die unserer Meinung nach angegangen werden sollten, um diesen Übergang zu fördern. Dazu gehören Themen der Angebotsseite, wie die Erhöhung der Verfügbarkeit von hochwertigen pflanzlichen Lebensmitteln, sowie Themen der Nachfrageseite, wie die Steigerung des Bewusstseins und des Wunsches der Verbraucher*innen nach pflanzlichen Lebensmitteln.

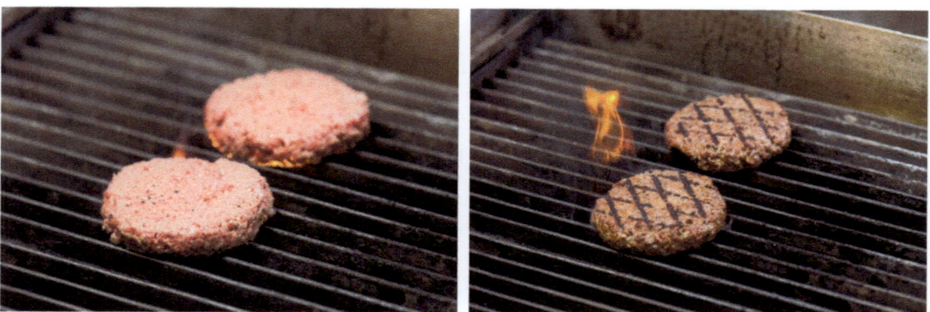

Abb. 10.1 Pflanzliche Burger vor und nach dem Braten. Die Bilder wurden freundlicherweise von Impossible Foods zur Verfügung gestellt und mit Genehmigung verwendet

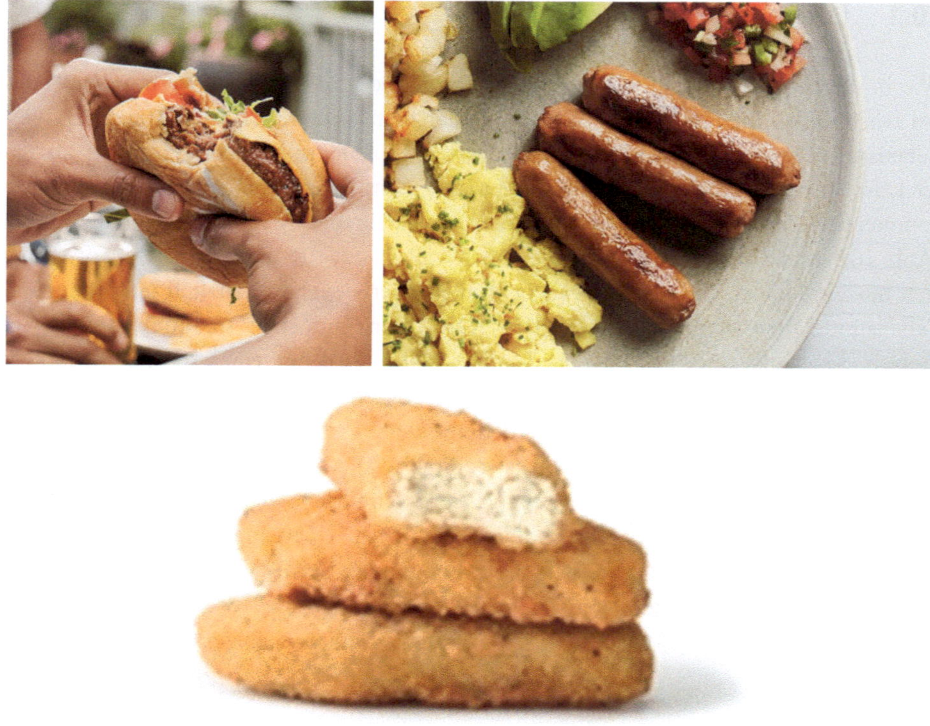

Abb. 10.2 Pflanzliche Burger, Würstchen und Chicken Nuggets. Die Bilder wurden freundlicherweise von Beyond Meat zur Verfügung gestellt und mit Genehmigung verwendet

10.2 Forschung

10.2.1 Innovation bei den Inhaltsstoffen

Die Entwicklung und Herstellung der nächsten Generation hochwertiger Lebensmittel auf pflanzlicher Basis würde durch eine Erhöhung der Quantität, Qualität und Vielfalt pflanzlicher Inhaltsstoffe mit genau definierten und konsistenten funktionellen Eigenschaften erheblich erleichtert werden. Derzeit gibt es nur ein relativ begrenztes Angebot an pflanzlichen Inhaltsstoffen (insbesondere Proteinen), die für die Formulierung von Lebensmitteln auf pflanzlicher Basis verwendet werden können und ihre funktionellen Eigenschaften sind häufig für die gewünschte Anwendung ungeeignet oder sie schwanken von Charge zu Charge erheblich. Es gibt mehrere Bereiche, in denen Innovationen in diesem Bereich erforderlich sind:

- Die Identifizierung neuer nachhaltiger Quellen für pflanzliche Inhaltsstoffe, die wirtschaftlich in ausreichendem Umfang für die Verwendung in der Lebensmittelindustrie produziert werden können, z. B. Nutzpflanzen, Algen, industrielle Nebenströme oder landwirtschaftliche Rückstände.
- Die Entwicklung neuer Sorten von landwirtschaftlichen Nutzpflanzen durch Züchtung oder gentechnische Verfahren, die einen höheren Gehalt an hochwertigen funktionellen Inhaltsstoffen aufweisen.
- Die Entwicklung innovativer oder die Optimierung bestehender Verarbeitungsmethoden, um nachhaltig pflanzliche Inhaltsstoffe mit ausreichend hoher Reinheit und Funktionalität zu isolieren.
- Die Identifizierung funktioneller Inhaltsstoffe, deren Herstellung weniger Verarbeitungsschritte erfordert, was die Abfallmenge verringern und die Nachhaltigkeit erhöhen dürfte.
- Die Entwicklung standardisierter Analysemethoden zur Charakterisierung und zum Vergleich der Eigenschaften pflanzlicher Inhaltsstoffe, damit ihre Eignung für bestimmte Anwendungen kritisch beurteilt werden kann. Idealerweise sollten diese Methoden erschwinglich, schnell und einfach sein, damit sie von der Industrie leicht übernommen werden können.

10.2.2 Lebensmittelqualität

Die Hersteller*innen der ersten Generation pflanzlicher Lebensmittel konzentrierten sich auf die Nachahmung des Aussehens, der Textur und des Geschmacks strukturierter fleischhaltiger Produkte wie Burger, Würstchen, Nuggets und Fleischbällchen

(Abb. 10.1 und 10.2). Bei diesen Produkten handelt es sich um weit verbreitete Lebensmittel, deren Struktur, physikochemische Eigenschaften und Qualitätsmerkmale leichter zu imitieren sind als die von Lebensmitteln aus ganzen Muskeln wie Rindersteaks, Schweinekoteletts, Hühnerbrust und Fischfilets. Wissenschaftler*innen an Hochschulen und in der Industrie arbeiten bereits an der Entwicklung der Wissenschaft und der Technologie, die für die Herstellung hochwertiger Lebensmittel mit ganzen Muskeln erforderlich sind, jedoch gibt es noch viel Forschungsbedarf. Dies hängt von der Entwicklung eines besseren Verständnisses der pflanzlichen Inhaltsstoffe, der Verarbeitungs- und Herstellungsverfahren und den Grundprinzipien des Strukturdesigns ab. Außerdem müssen neue funktionelle Inhaltsstoffe identifiziert und innovative Verarbeitungstechnologien, physikalische Prinzipien der weichen Materie und rechnerische Modelle für Simulationen entwickelt werden. Idealerweise werden frei zugängliche Datenbanken erstellt, die Informationen über die funktionellen Eigenschaften verschiedener pflanzlicher Inhaltsstoffe in standardisierter Form bereitstellen, damit Forscher*innen und Hersteller*innen die für bestimmte Anwendungen am besten geeigneten Zutaten auswählen können (Clayton und Specht 2021). Diese Datenbanken würden Informationen über die Löslichkeit, Verdickung, Bindung, Schaumbildung und Geliereigenschaften verschiedener Proteine sowie darüber liefern, wie Umgebungsbedingungen (wie pH-Wert, Ionenstärke und Temperatur) diese Eigenschaften beeinflussen. Idealerweise sollten Struktur-Funktions-Beziehungen entwickelt werden, welche die molekularen Eigenschaften von Proteinen mit ihren funktionellen Eigenschaften in Lebensmitteln verbinden. Fortgeschrittene Computertechniken können eine wichtige Rolle dabei spielen, diese Beziehungen herzustellen und sie dann zu nutzen, um pflanzliche Lebensmittelalternativen auf rationalere und systematischere Weise zu entwickeln. Insbesondere können sie die Simulation der komplexen hierarchischen Strukturen erleichtern, die in Nahrungsmitteln mit ganzen Muskeln und pflanzlichen Bestandteilen zu finden sind.

10.2.3 Ernährungsphysiologische Auswirkungen

Wenn die Ernährungswende hin zu pflanzlichen Lebensmittelalternativen erfolgreich ist, wird ein großer Teil der Weltbevölkerung tierische Lebensmittel durch pflanzliche Alternativen ersetzen. Wie bereits in diesem Buch erörtert, unterscheiden sich das Ernährungsprofil und die gesundheitlichen Auswirkungen von pflanzlichen Lebensmitteln von denen tierischer Lebensmittel (Kap. 5). Folglich könnte der Übergang zu einer stärker pflanzlich geprägten Ernährung erhebliche Auswirkungen auf die Gesundheit der Allgemeinbevölkerung haben. Die erste Generation pflanzlicher Lebensmittel konzentrierte sich weitgehend auf die Herstellung von Produkten, die köstlich aussehen, eine gute Textur haben, hervorragend schmecken und die Eigenschaften echter tierischer Lebensmittel genau nachahmen. Dies war von entscheidender Bedeutung, denn der Geschmack ist der wichtigste Faktor, den die Verbraucher*innen beim Kauf dieser Lebensmittel berücksichtigen (Parry und Szejda 2019). Bei der Entwicklung der nächsten Generation von pflanzlichen Lebensmitteln müssen jedoch auch die Auswirkungen auf Ernährung und Gesundheit berücksichtigt werden. Die moderne Lebensmittelindustrie war sehr erfolgreich bei der Herstellung von erschwinglichen und köstlichen Lebensmitteln, wurde jedoch für die Produktion ungesunder Lebensmittel (mit hohem Fett-, Salz- und Zuckergehalt) kritisiert, die mit der Zunahme chronischer Krankheiten wie Fettleibigkeit, Diabetes, Bluthochdruck und Herzerkrankungen in Verbindung gebracht werden. Der Übergang von tierischen zu pflanzlichen Lebensmitteln ist eine ideale Gelegenheit für die Lebensmittelindustrie, den Gesundheitswert ihrer Produkte zu erhöhen und dadurch das Wohlbefinden der Menschen zu verbessern. Folglich besteht ein Bedarf an mehr Forschung, um die Beziehung zwischen den Nährwertprofilen, dem Verhalten im Magen-Darm-Trakt und den gesundheitlichen Auswirkungen von pflanzlichen Lebensmitteln im Vergleich zu den tierischen Lebensmitteln zu verstehen. Studien zur Verdaulichkeit von pflanzlichen Lebensmitteln, z. B. zur Geschwindigkeit und Effektivität der Verdauung von Makronährstoffen, sowie zur Pharmakokinetik der Absorption von Nährstoffen und Nutrazeutika müssen ebenso durchgeführt werden wie die Auswirkungen von pflanzlichen Lebensmitteln auf das Darmmikrobiom und die menschliche Gesundheit. Dieses Wissen kann dann genutzt werden, um gesündere Versionen von pflanzlichen Lebensmittelalternativen zu entwickeln, die sicherstellen, dass die nächste Generation dieser Produkte zu einer gesünderen Gesellschaft beitragen kann.

10.2.4 Umweltauswirkungen

Zahlreiche Lebenszyklusanalysen haben gezeigt, dass viele pflanzliche Lebensmittelalternativen die Umwelt wesentlich weniger belasten als gleichwertige tierische Produkte. Ihre Umweltauswirkungen und Nachhaltigkeit können jedoch noch weiter verbessert werden. Ein besseres Verständnis der Funktionsweise von Zutaten könnte es Lebensmittelhersteller*innen beispielsweise ermöglichen, pflanzliche Lebensmittelalternativen aus Zutaten herzustellen, die aus lokalen Regionen stammen, anstatt sie quer durch die Welt zu transportieren. Dies würde die Anzahl der Kilometer verringern, die Zutaten und Lebensmittel transportiert werden müssen und damit den Verbrauch fossiler Brennstoffe reduzieren sowie die wirtschaftliche Rentabilität verbessern (je nach Inhaltsstoff). Die Verarbeitung von Lebensmitteln in der Nähe ihrer Anbauorte könnte die lokale Wirtschaft ankurbeln, insbesondere in ländlichen Gebieten, indem sie Arbeitsplätze in der Landwirtschaft und Industrie schafft. Um dieses Ziel zu erreichen, müssen wir besser verstehen, wie sich Inhaltsstoffe aus verschiedenen landwirtschaftlichen Nutzpflanzen verhalten. Wir müssen auch untersuchen, wie sie extrahiert und verarbeitet werden können, um die erforderlichen funktionalen Eigenschaften zu erzielen.

Verschiedene andere Ansätze können ebenfalls genutzt werden, um die Nachhaltigkeit der pflanzlichen Nahrungsmittelproduktion zu erhöhen (Clayton und Specht 2021).

Derzeit sind die landwirtschaftlichen Nutzpflanzen, die als Quelle für pflanzliche Inhaltsstoffe dienen, nicht für diesen Zweck optimiert. Stattdessen wurden sie für die Produktion von Ölen oder Stärke optimiert. Mithilfe traditioneller selektiver Züchtung oder moderner gentechnischer Verfahren können diese Pflanzen so verändert werden, dass sie mehr nützliche Inhaltsstoffe enthalten und ihre Extrahierbarkeit und Funktionalität verbessert wird, was die Kosten und Umweltauswirkungen verringern würde. Außerdem muss sichergestellt werden, dass ein möglichst großer Teil der erzeugten Pflanzen in wertvolle Inhaltsstoffe umgewandelt und nicht verschwendet wird. Folglich sollten nachhaltige und wirtschaftliche Verwendungsmöglichkeiten für alle anfallenden Abfallströme gefunden werden. Darüber hinaus ist die Optimierung bestehender sowie die Entwicklung neuer energie- und ressourceneffizienter Produktionsverfahren erforderlich, um die Nachhaltigkeit zu verbessern und die Umweltauswirkungen der Produktion von pflanzlichen Lebensmitteln und Zutaten zu verringern.

Mehr Informationen über die ökologischen Vorteile einer Umstellung von einer tierischen auf eine pflanzliche Ernährung würden dazu beitragen, die Verbraucher*innen und die Regierungen bei ihren Entscheidungen zu unterstützen. Es besteht daher ein Bedarf an umfassenderen Lebenszyklusanalysen   (Nachhaltigkeitsanalysen) für bestimmte Arten von pflanzlichen Lebensmitteln wie Fleisch, Meeresfrüchte, Eier und Milch. Diese Studien sollten von unabhängigen Wissenschaftler*innen durchgeführt werden, die kein persönliches Interesse an den Ergebnissen haben. Bessere Informationen über die relativen Auswirkungen von tierischen und pflanzlichen Produkten auf die Treibhausgasemissionen, den Wasserverbrauch, die Flächennutzung, die Umweltverschmutzung und den Verlust der biologischen Vielfalt wären für Regierungen, Industrie und Verbraucher*innen wichtig. Idealerweise sollte ein standardisiertes Protokoll entwickelt werden, das von der Industrie leicht übernommen, von den Regierungen reguliert und von den Verbraucher*innen verstanden werden kann. Darüber hinaus sollten die Grundsätze und Verfahren, die diesem Protokoll zugrunde liegen, von Fachleuten auf diesem Gebiet entwickelt, von unabhängigen Expert*innen transparent bewertet und für die verschiedenen Interessengruppen in der Lebensmittelindustrie tragfähig sein. Die Verfügbarkeit dieser Analysen würde die Identifizierung von Zutaten und Prozessen erleichtern, die zu einem nachhaltigeren Lebensmittelproduktionssystem führen. Wären die Ergebnisse dieser Analysen auf den Lebensmitteletiketten deutlich und einheitlich angegeben, könnten die Verbraucher*innen auf der Grundlage ihrer Umweltauswirkungen entscheiden, welche Produkte sie aus bestimmten Lebensmittelkategorien wählen.

Die Umweltauswirkungen der Produktion von pflanzlichen Lebensmittelalternativen können auch durch den Einsatz moderner technologischer Innovationen in der gesamten Lieferkette verringert werden, z. B. durch Automatisierung, künstliche Intelligenz, Big Data, Blockchain, Biotechnologie, Nanotechnologie und Strukturdesign (McClements 2019).

10.2.5 Sozioökonomische Auswirkungen

Es wurde vorausgesagt, dass die Umstellung auf eine moderne pflanzliche Ernährung enorme sozioökonomische Auswirkungen haben wird (Tubb und Seba 2020). Die Umsätze der Fleisch-, Fisch-, Ei- und Milchindustrie könnten stark zurückgehen, ebenso wie die, anderer Industriezweige, die von ihnen abhängig sind. So würden beispielsweise die Ackerbauern, deren Erzeugnisse derzeit hauptsächlich zur Fütterung von Nutztieren verwendet werden, Umsatzeinbußen hinnehmen müssen. Auch die Hersteller*innen von Saatgut, Düngemitteln, Pestiziden, Traktoren und anderen landwirtschaftlichen Geräten, die von diesen Landwirt*innen verwendet werden, müssen mit Umsatzeinbußen rechnen. Die Nachfrage nach Schlachthöfen und Fleischverarbeitungsbetrieben wird deutlich zurückgehen. Infolgedessen werden viele Menschen ihren Arbeitsplatz und ihren Lebensunterhalt verlieren, was erhebliche Auswirkungen auf die Gemeinden haben wird. Daher sind Forschungsarbeiten erforderlich, um die sozioökonomischen Folgen der Umgestaltung des modernen Lebensmittelsystems besser zu verstehen und wirksame Strategien zur Bewältigung der unvermeidlichen Veränderungen zu ermitteln. Dies wird wahrscheinlich ein relativ langsamer Übergang sein, da die Nachfrage nach proteinreichen Lebensmitteln bei einer weiterwachsenden Weltbevölkerung zunimmt. Dennoch besteht ein dringender Handlungsbedarf, damit diese Probleme so bald wie möglich angegangen werden können. Darüber hinaus wird es wichtig sein, die Preise für pflanzliche Lebensmittelalternativen zu senken, um sie einer breiteren Bevölkerungsschicht zugänglich zu machen.

10.3 Bildung

Das Wachstum der pflanzlichen Lebensmittelindustrie wird von Arbeitskräften abhängen, die über das Wissen und die Fähigkeiten verfügen, neue Produkte zu planen, zu entwickeln, herzustellen und zu analysieren. Ein großer Teil des erforderlichen Wissens ist Teil der traditionellen Lebensmittelwissenschaft und -technologie, aber es gibt auch Aspekte, die derzeit nicht in umfassender und integrierter Weise behandelt werden. Darüber hinaus sind viele der in diesem Bereich tätigen Personen in anderen Disziplinen ausgebildet worden und verfügen nicht über die grundlegenden Kenntnisse der physikalischen, chemischen, biologischen und ingenieurswissenschaftlichen Prinzipien, die für pflanzliche Lebensmittelalternativen relevant sind. Es besteht daher ein Innovationsbedarf in der Ausbildung. Auf universitärer Ebene könnte dies die Überarbeitung bestehender Lehrveranstaltungen beinhalten, wie z. B. die Aufnahme von Lehrinhalten über pflanzliche Lebensmittelalternativen in die Studiengänge Lebensmittelchemie, Lebensmittelanalytik, Lebensmittelmikrobiologie und Lebensmitteltechnologie. Alternativ könnten auch neue Studiengänge für Studierenden eingerichtet werden, die sich speziell mit der Wissenschaft und Technologie pflanzlicher Lebensmittel befassen. Wir hoffen, dass dieses Buch als Quelle für diese Art von Kursen dienen wird. Universitäten wie die UC Berkeley in Kalifornien (USA) haben innovative Lehrveranstaltungen entwickelt. Diese integrieren Wirtschaft und Wissenschaft im Bereich pflanzlicher Lebensmittelalternativen. Dabei werden externe Referent*innen aus dem akademischen Bereich und der Industrie, die in diesem Bereich tätig sind, hinzugezogen. Außerdem werden die Studierenden in Produktentwicklungsprojekte einbezogen. Darüber hinaus bietet das Good Food Institute, eine gemeinnützige Organisation, kostenloses Online-Material an, das für die Entwicklung von Kursen in diesem Bereich genutzt werden kann (https://gfi.org/resource/teaching-library/). Es besteht auch ein Bedarf an Intensivkursen über pflanzliche Lebensmittelalternativen für Personen, die bereits in der Lebensmittelindustrie tätig sind und mehr über die wissenschaftlichen und technologischen Hintergründe von Inhaltsstoffen, Verarbeitungsprozessen, physikochemischen Eigenschaften, sensorischen Merkmalen und ernährungsphysiologischen Eigenschaften von pflanzlichen Lebensmittelalternativen erfahren möchten. Neben Lebensmitteltechnolog*innen und Ernährungswissenschaftler*innen besteht auch in anderen Disziplinen wie Chemieingenieurwesen, Soziologie, Wirtschaftswissenschaften, Verbraucherwissenschaften und Marketing ein Bedarf an Ausbildung und Öffentlichkeitsarbeit zu pflanzlichen Lebensmittelalternativen. Um ein größeres Publikum anzusprechen, sollten akademische Kurse und Schulungen sowohl persönlich als auch online angeboten werden. Es sollte auch die Möglichkeit geben, diese Kurse auf Abruf anzusehen, um die Flexibilität für Menschen mit anderen Verpflichtungen zu erhöhen.

10.4   Verbraucher*innenwahrnehmung

Obwohl die Zahl der Menschen, die pflanzliche Lebensmittelalternativen in ihre Ernährung aufnehmen, rapide gestiegen ist, konsumieren die meisten Verbraucher*innen diese Produkte noch immer nicht regelmäßig. Es besteht daher ein Bedarf an mehr Forschung, um die Faktoren zu verstehen, welche die Vorlieben und Entscheidungen der Verbraucher*innen beeinflussen. Dieses Wissen kann verwendet werden, um Produkte zu entwickeln, die besser auf die Bedürfnisse der Verbraucher*innen zugeschnitten sind. Außerdem kann es dazu dienen, Botschaften zu formulieren, die mehr Menschen ermutigen, pflanzliche Lebensmittelalternativen auszuprobieren und zu konsumieren, um langfristig ihr Konsumverhalten zu ändern. Gegenwärtig sind die ersten Nutzer*innen pflanzlicher Lebensmittel jünger, städtischer und ethnisch vielfältiger als die Allgemeinbevölkerung. In Zukunft wird es wichtig sein, auch andere demografische Gruppen zu ermutigen, sich pflanzlich zu ernähren. Ein Beispiel für die Art des benötigten Ansatzes ist der von Good Food Institute in Auftrag gegebene Bericht. Dieser untersuchte die Faktoren, welche die Wahrnehmung pflanzlicher Lebensmittelalternativen in der Allgemeinbevölkerung beeinflussen (Parry und Szejda 2019). Die Autor*innen dieses Berichts kamen zu dem Ergebnis, dass der Geschmack der wichtigste Faktor für die Entscheidung der Verbraucher*innen war, aber auch andere Faktoren eine Rolle spielten, darunter

Produktvertrautheit, Lebensmitteltraditionen, Gesundheit, Ernährung, Tierschutz und Umweltbelange. Sie ermittelten auch mehrere Faktoren, die zur potenziellen Auswahl und Vorliebe der Menschen für pflanzliche Lebensmittelalternativen beitragen, wie z. B. Verpackung und Marketing. Ein vertieftes Verständnis der Verbraucherwahrnehmung von pflanzlichen Lebensmittelalternativen und der Einflussfaktoren auf ihre Ernährungsentscheidungen könnte zu neuen Marketingstrategien führen. Diese Strategien könnten dazu beitragen, dass sich mehr Menschen für eine nachhaltige und gesündere pflanzliche Ernährung entscheiden.

10.5 Unterstützung durch Regierungen

Die negativen Auswirkungen der modernen Lebensmittelversorgung auf die menschliche Gesundheit und die Umwelt machen es zu einer dringenden Angelegenheit für die Politik. Es gibt mehrere Dinge, die Regierungen tun können, um den Übergang zu einer gesünderen und nachhaltigeren pflanzlichen Lebensmittelversorgung zu unterstützen. Es werden mehr Fördermittel benötigt, um die Grundlagenforschung zur Entwicklung von pflanzlichen Lebensmittelalternativen zu unterstützen. Wie in diesem Buch immer wieder hervorgehoben wird, handelt es sich bei diesen Lebensmitteln um hochkomplexe Materialien, deren Eigenschaften noch immer schlecht verstanden werden, was die Entwicklung und Herstellung der nächsten Generation hochwertiger, gesunder und nachhaltiger Produkte behindert. Die Forschung im gesamten Spektrum muss unterstützt werden: die Entwicklung neuer landwirtschaftlicher Nutzpflanzen und Verfahren, die neue Quellen für pflanzliche Inhaltsstoffe liefern; die Entwicklung neuer Isolierungs- und Extraktionsverfahren zur Gewinnung pflanzlicher Inhaltsstoffe aus diesen Nutzpflanzen; die Etablierung von strukturellen Prinzipien, um pflanzliche Inhaltsstoffe zu hochwertigen Lebensmitteln mit den erforderlichen physikochemischen, funktionellen und sensorischen Eigenschaften zusammenzusetzen; die Entwicklung und Optimierung von Verarbeitungstechnologien zur wirtschaftlichen Herstellung von Lebensmitteln auf pflanzlicher Basis in großem Maßstab; verbesserte Kenntnisse über die Wechselwirkung von Lebensmitteln auf pflanzlicher Basis mit den menschlichen Sinnen (Geruch, Geschmack und Mundgefühl), um die Akzeptanz bei den Verbraucher*innen zu verbessern; und erweiterte Kenntnisse über das gastrointestinale Verhalten sowie die gesundheitlichen Auswirkungen von Lebensmitteln auf pflanzlicher Basis im Vergleich zu solchen auf tierischer Basis.

Die Regierungen könnten den Übergang zu einer stärker pflanzlich orientierten Ernährung auch dadurch erleichtern, dass sie den Hersteller*innen von pflanzlichen Zutaten und Lebensmitteln mehr Subventionen und steuerliche Anreize bieten. Darüber hinaus könnten sie durch Aufklärungskampagnen die potenziellen gesundheitlichen, nachhaltigen und ethischen Vorteile des Verzehrs pflanzlicher Lebensmittel hervorheben. Lokale und nationale Regierungen könnten die Einführung pflanzlicher Lebensmittel in ihren Ernährungsprogrammen und in großen Einrichtungen, wie Schulen,

Krankenhäusern und Militärstützpunkten, fördern. Diese Aktivitäten könnten Teil von Kampagnen für eine gesunde Ernährung sein, die große Vorteile für die Gesundheit der Bevölkerung, die Nachhaltigkeit des Lebensmittelsystems und die Wirtschaft haben könnten. Bessere Ernährungsgewohnheiten würden die Kosten im Gesundheitswesen für viele ernährungsbedingte chronische Krankheiten senken und krankheitsbedingte Fehlzeiten verringern.

Regierungen müssen auch einen klaren rechtlichen Rahmen schaffen, der es den aufstrebenden Unternehmen in der pflanzlichen Lebensmittelindustrie ermöglicht, neue Produkte schneller auf den Markt zu bringen. So wehrte sich die traditionelle tierische Lebensmittelindustrie dagegen, dass pflanzliche Produkte mit Begriffen wie „Fleisch", „Fisch", „Milch", „Eier" oder „Käse" gekennzeichnet werden, da diese Bezeichnungen nur für Lebensmittel vorbehalten sein sollten, die von Tieren stammen. In einigen Ländern hat dies zu Problemen bei der Entwicklung und Vermarktung von Alternativen zu tierischen Lebensmitteln geführt. Schließlich müssen die Regierungen den Aufbau der nationalen und internationalen Infrastruktur erleichtern, die für den Übergang von tierischen zu pflanzlichen Lebensmitteln erforderlich ist, z. B. neue Produktions-, Vertriebsund Lagersysteme sowie neue Normen und Prüfverfahren.

Im Allgemeinen müssen die Regierungen nationale Strategien entwickeln, die den Übergang zu einem Lebensmittelsystem fördern, das Nachhaltigkeit, menschliche Gesundheit, Umwelt, Tierschutz und Gerechtigkeit in den Vordergrund stellt. Eine solche Strategie würde sicherstellen, dass staatliche Maßnahmen (Subventionen, Anreize, Steuern und andere politische Instrumente) diese Ziele erreichen.

10.6 Ansätze für Lebensmittelsysteme

Der Übergang zu einer stärker pflanzlich geprägten Ernährung würde von einem integrierten Ansatz profitieren, der Züchter*innen, Landwirt*innen, Erzeuger*innen, Einzelhändler*innen, Verbraucher*innen, Mediziner*innen und Regierungen zusammenbringt. Alle Interessengruppen sollten ermutigt werden, sich aktiv an der Entwicklung einer wirksamen Strategie zur Erleichterung dieses Übergangs zu beteiligen, da dieser Wandel erhebliche Auswirkungen auf vielen Ebenen der Gesellschaft haben wird. Wie bereits erwähnt, könnten Menschen, die derzeit in der Fleisch-, Fisch-, Ei- oder Milchindustrie arbeiten, ihren Arbeitsplatz verlieren, was erhebliche Auswirkungen auf ihr Leben sowie auf die Gemeinden haben würde. Die Umstellung vorhandener Arbeitskräfte, Produktionsanlagen und Vertriebsnetze auf die Produktion pflanzlicher Lebensmittel ist möglich, aber nicht in allen Fällen realisierbar. Es wird daher wichtig sein, dass Regierungen politische Maßnahmen ergreifen, um diese wichtigen Themen anzugehen. So könnte die Regierung beispielsweise Bildungsprogramme, Steuern oder Subventionen einsetzen, um Landwirt*innen bei der Umstellung von der Viehzucht auf den Anbau von Nutzpflanzen zu unterstützen.

Es sei darauf hingewiesen, dass die meisten pflanzlichen Erzeugnisse (wie Sojabohnen) derzeit zur Tierfütterung angebaut werden. In Zukunft könnten die Landwirt*innen weniger Futterpflanzen anbauen, dafür aber ihren Wert steigern, indem sie Sorten auswählen, deren physikochemische und ernährungsphysiologische Eigenschaften besser für die Herstellung von pflanzlichen Lebensmittelalterativen geeignet sind. Auch dies kann andere Steuern, Subventionen oder Anreize von Seiten der Regierungen erfordern, um diesen Übergang zu fördern. In Zukunft könnte es zum Beispiel eine Prämie für die handwerkliche Landwirtschaft geben, die relativ kleine Mengen hochwertiger tierischer Lebensmittel produziert, die besser für die menschliche Gesundheit und die Umwelt sowie weniger schädlich für das Tierwohl sind.

10.7 Schlussgedanken

Die kritische Rolle, welche die Lebensmittelversorgung für unsere Gesundheit und Umwelt spielt, wird von Verbraucher*innen, Industrie und Regierungen zunehmend anerkannt. Es ist inzwischen allgemein anerkannt, dass das moderne Lebensmittelproduktionssystem umgestaltet werden muss, um die negativen Auswirkungen auf die globale Erwärmung, den Verlust der biologischen Vielfalt, die Umweltverschmutzung, den Tierschutz und die menschliche Gesundheit zu bekämpfen. Viele Wissenschaftler*innen, Unternehmer*innen, Investor*innen und Behörden haben diese Herausforderungen und Chancen erkannt und arbeiten nun aktiv daran, das Lebensmittelsystem durch technologische und politische Innovationen zu verändern. Insbesondere die Entwicklung alternativer Proteine als Ersatz für herkömmliche tierische Proteine wurde als eine der wichtigsten Möglichkeiten zur Verbesserung der Umwelt- und Gesundheitsauswirkungen der Lebensmittelversorgung erkannt. In diesem Buch haben wir uns auf die Entwicklung von pflanzlichen Lebensmittelalternativen konzentriert, die als gesunde und nachhaltige Alternativen zu proteinreichen tierischen Lebensmitteln wie Fleisch, Meeresfrüchten, Eiern und Milchprodukten gedacht sind. Aber auch andere Quellen alternativer Proteine werden wahrscheinlich eine wichtige Rolle bei der Ernährungswende spielen, darunter Proteine aus Zellkulturen, Pilzen und Insekten. Abb. 10.3 zeigt Lebensmittel, die aus Milchproteinen hergestellt wurden. Diese Proteine stammen nicht von einer Kuh, sondern von Zellkulturen. Darüber hinaus könnten aus pflanzlichen Zutaten innovative pflanzliche Lebensmittel hergestellt werden, die nicht darauf ausgelegt sind, tierische Lebensmittel zu simulieren. Tofu, Seitan und Tempeh sind bereits etablierte proteinreiche Alternativen zu tierischen Produkten. Es könnten jedoch völlig neue Arten von proteinreichen Lebensmitteln geschaffen werden, die in Aussehen, Beschaffenheit und Geschmack noch nicht existieren. Diese Produkte könnten auch so gestaltet werden, dass sie nachhaltig und gesund sind, z. B. durch den Zusatz von Ballaststoffen, Nutrazeutika, Vitaminen und Mineralien.

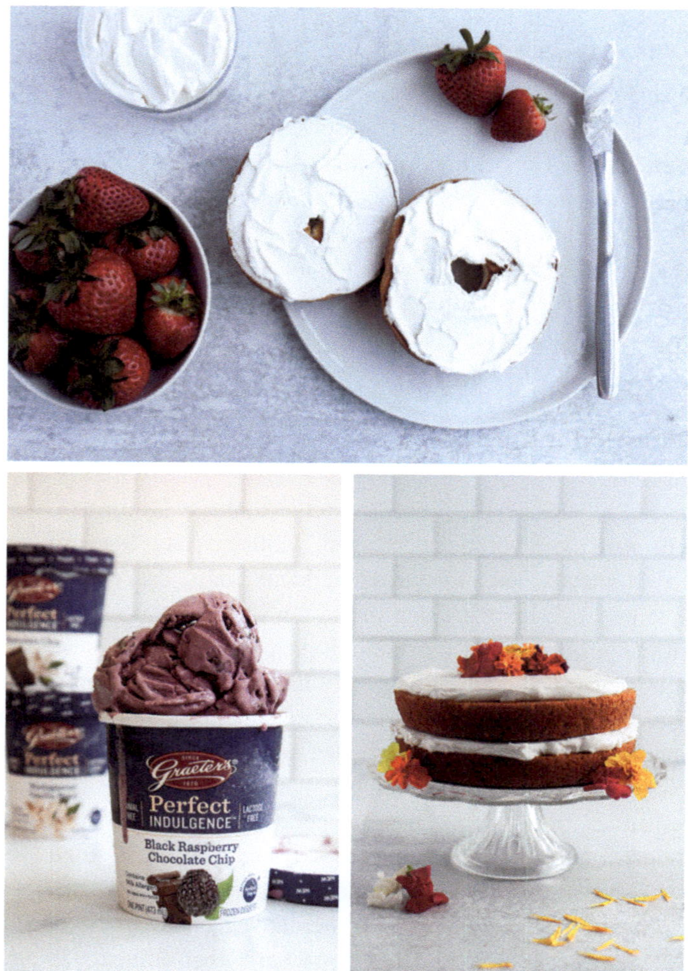

Abb. 10.3 Lebensmittel aus Milchproteinen, die nicht von Kühen, sondern von Zellkulturen (Fermentation) hergestellt wurden. Die Bilder wurden freundlicherweise von Perfect Day (Kalifornien) zur Verfügung gestellt und mit Genehmigung verwendet

Wir sind der Überzeugung, dass Menschen in Zukunft ihre Konsummenge an tierischen Produkten drastisch reduzieren müssen, um die Umweltbelastung zu mindern und ihre Gesundheit zu fördern. Wissenschaft und Technologie werden bei diesem Übergang eine entscheidende Rolle spielen. Wir hoffen, dass dieses Buch dazu beiträgt, weitere Forschungsfragen in diesem wichtigen Gebiet anzuregen und dass es zur Entwicklung einer breiteren Palette hochwertiger pflanzlicher Lebensmittel beiträgt.

Literatur

Clayton, E. R. und L. Specht. (2021). „Introduction to plant-based meat." https://gfi.org/science/the-science-of-plant-based-meat/.

McClements, D. J. (2019). Future Foods: How Modern Science is Transforming the Way We Eat. New York, N.Y., Springer Scientific.

Parry, J. und K. Szejda (2019). How to drive plant-based food purchasing. Washington, D.C., The Good Food Institute: 1–25.

Tubb, C. und T. Seba (2020). Rethinking food and agriculture 2020–2030. North Haven, CT, RethinkX.

Stichwortverzeichnis

3D-Netzwerk, halbfestes, 60

A

Abbau, chemische, 113, 235, 302, 421
Abfall reduzieren, 581
Absorption, selektive, 175
Absorptionskoeffizient, 183
Absorptionsspektrum, 180, 183, 184
Abstoßung, elektrostatische, 65, 73, 79, 105, 108, 225, 386, 392, 403, 438, 448, 449, 466, 472, 505
Abstoßungskraft, sterische, 224
Additive, 141
Agar, 497, 549
Agrarindustrie, 11
Agrarrevolution, 294
Agrarsektor, 379
Alge, 8, 26, 58, 63, 86, 187, 229, 277, 289, 294, 363, 394, 420, 444, 524
  gewonnene Zutaten aus, 54
Allesfresser, 292
Alpha-Linolensäure (ALA), 63
Aminosäure, 26, 34, 47, 85, 225, 253–260, 329, 333, 348, 350, 365, 366, 393, 411, 467, 474–477, 479, 507, 517, 537, 544, 565
  unpolare, 467
Aminosäurezusammensetzung, 253, 254, 366, 474
Anthocyan, 282, 346
Anthropologen, 292
Antibiotikum, 9, 15

Antioxidans, 63, 69, 113, 229, 283, 290, 346, 394, 395, 404, 420, 451, 525
Anwendungen von pflanzlichem Käse, 544
Aroma, 66, 67, 72, 83, 88, 229, 235–237, 243, 334, 349, 363, 393, 421, 439, 451, 495, 497, 507, 516, 556, 560, 565
Aromavorstufe, 556
Arthrospira platensis (Spirulina), 244
Automatisierung, 11, 584

B

Backware
  vegetarische, 424
Ballaststoff, 20, 40, 41, 44, 51, 86, 113–115, 251, 256, 269, 273–275, 286, 289–291, 295, 296, 301, 336, 344, 364, 412, 427, 479, 495, 541, 565
Bearbeitungsmethode, mechanische, 351
Bereich, linear viskoelastischer, 512
Bewertung, sensorische, 242
Big Data, 11, 584
Bildanalyseprogramm, 192
Bindung
  glykosidische, 49, 55, 157, 270, 271, 344, 518
Bioaktivstoff, hydrophiler, 480
Bioaktivstoff, hydrophober, 480
Biomarker, 289, 290
Biopolymer, 71–80, 87, 100–105, 107, 110–112, 114, 115, 121, 171, 176, 202, 206, 208, 209, 222, 227–229, 234, 329, 361, 526, 549

Nanoemulsion, 66, 109
Nanopartikel auf Polysaccharidbasis, 82
Nanotechnologie, 11, 584
Nassmahlgerät, 117
Nassvermahlung, 118
Nebenstrom, 88, 581
Newtonsche Flüssigkeit, 140, 144
Nuss, 251, 261, 269, 275, 280, 288, 292–294,
    303, 334, 526, 531, 535, 541, 544, 545
Nusspaste, fermentierte, 541
Nutrazeutikum, hydrophobes, 283
Nutrazeutikum, 14, 25, 69, 251, 282–284, 288,
    295, 296, 302, 395, 412, 441, 583, 589
Nutzpflanze, landwirtschaftliche, 5, 89, 302
Nutztier, 4, 5, 7, 13, 15, 63, 585

O
Oberflächenglanz, 174
Öl, ätherisches, 69
Oleogel, 81, 340
Oligosacchar, 49, 435, 443, 477, 478, 528
Oligosaccharid, 269, 271, 272, 286, 434
Ölqualität, 59
Öltröpfchen, proteinbeschichtete, 72
Öl-Wasser-Verteilungskoeffizient, 235
Omega-3, 263, 265–267, 275, 289, 293, 294,
    444
Omega-6, 63, 265, 266
Omega-9, 63, 265
Ovalbumin, 27, 32, 35, 382, 383, 400
Oxalat, 151, 281, 287
Oxidation, 37, 40, 63, 229, 332, 349, 359, 394,
    404, 412, 420, 443, 444, 462, 517, 524
Oxidationsreaktion, 63, 229

P
Packungsparameter, kritischer, 198
Partikel, kolloidaler, 56, 72, 82, 89, 110–114,
    146, 179, 208, 224, 226, 382, 399, 408,
    410, 415, 420, 421, 453, 463, 466
Partikeltechnologie, fortschrittliche, 112
Pasteurisierung, 149, 153, 154, 387, 405, 434,
    436, 438, 452, 462, 506, 508, 525, 557
PDCAAS (protein digestibility-corrected amino
    acid score), 43, 259, 534
Pektin, 344
Peleg-Modell, 513
Perimysium, 323, 325
Pestizid, 5, 9, 11, 13, 302, 585

Pflanze, ölreiche, 37
Pflanzenmilch, 117, 121, 123, 152, 155, 433,
    441, 480, 539, 542, 544, 559
Pflanzenprotein, globuläres, 422, 549
Pflanzenzucht, 41, 556
Phasentrennung, 37, 99, 102, 103, 106, 137,
    218, 227, 232, 462
    assoziative, 105
    in Biopolymeren, 100
Phenolsäure, 42
Phenol-Schwefelsäure-Methode, 54
pH-Gelierung, 108
Phosphatgruppe, 34, 58, 466
Phospholipid, 56, 58, 64, 65, 82, 89, 111, 229,
    263, 285, 333, 381, 394, 397, 405, 409,
    415, 435, 440, 446–448
Phytat, 151, 256, 287, 364, 546
Phytinsäure, 151, 152, 159, 280, 281, 287, 556
Phytochemikalie, 480
Phytosterin, 58, 81, 269, 284
Pickering-Mechanismus, 408, 415, 419
Pigment, natürliches, 189, 395
Pigment, 59, 66, 113, 173, 187, 193, 326, 347,
    356, 359, 453–455
Plasmid, mikrobielles, 46
Polymermaterial, kolloidales, 245
Polysaccharid, kaltgehärtetes, 144, 537
Polysaccharid
    pflanzliches, 52
Prooxidans, 59, 63, 65, 404, 420
Protein
    flexibles, 30, 32, 36
    globuläres, 30, 32, 34, 35, 72, 79, 80, 129,
        199, 335, 383, 396, 406, 410, 467
    lösliches, 71, 228, 381, 443
Proteinzusammensetzung, 259

R
Radius, hydrodynamischer, 76, 199
Raman-Spektroskopie, 55
Randomisierte kontrollierte Studie (RCT), 263
Rasterkraftmikroskopie, 55, 471
Reaktion
    chemische, 42, 67, 228, 235, 327, 349, 350,
        359, 363, 387, 393, 395, 440, 443, 451,
        537
    enzymatische, 67, 203, 350
Rheometer, mechanische, VII
Röntgenbeugungsanalyse, 48
Röntgentomografie, 231

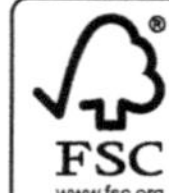

MIX
Papier aus verantwortungsvollen Quellen
Paper from responsible sources
FSC® C105338

If you have any concerns about our products,
you can contact us on
ProductSafety@springernature.com

In case Publisher is established outside the EU,
the EU authorized representative is:
**Springer Nature Customer Service Center GmbH
Europaplatz 3, 69115 Heidelberg, Germany**

Printed by Libri Plureos GmbH
in Hamburg, Germany